R. Brunkhorst, J. Schölmerich
Differenzialdiagnose und Differenzialtherapie
Entscheidungen in der Inneren Medizin

R. Brunkhorst, J. Schölmerich

Differenzialdiagnose und Differenzialtherapie

Entscheidungen in der Inneren Medizin

1. Auflage

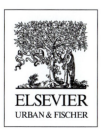

URBAN & FISCHER München

Zuschriften und Kritik an:
Elsevier GmbH, Urban & Fischer Verlag, Hackerbrücke 6, 80335 München

Wichtiger Hinweis für den Benutzer
Die Erkenntnisse in der Medizin unterliegen laufendem Wandel durch Forschung und klinische Erfahrungen. Herausgeber und Autoren dieses Werkes haben große Sorgfalt darauf verwendet, dass die in diesem Werk gemachten therapeutischen Angaben (insbesondere hinsichtlich Indikation, Dosierung und unerwünschten Wirkungen) dem derzeitigen Wissensstand entsprechen. Das entbindet den Nutzer dieses Werkes aber nicht von der Verpflichtung, anhand weiterer schriftlicher Informationsquellen zu überprüfen, ob die dort gemachten Angaben von denen in diesem Buch abweichen und seine Verordnung in eigener Verantwortung zu treffen.
Für die Vollständigkeit und Auswahl der aufgeführten Medikamente übernimmt der Verlag keine Gewähr.
Wie allgemein üblich wurden Warenzeichen bzw. Namen (z. B. bei Pharmapräparaten) nicht besonders gekennzeichnet.

Bibliografische Information der Deutschen Nationalbibliothek
Die Deutsche Nationalbibliothek verzeichnet diese Publikation in der Deutschen Nationalbibliografie; detaillierte bibliografische Daten sind im Internet über http://dnb.d-nb.de abrufbar.

Alle Rechte vorbehalten
1. Auflage 2010
© Elsevier GmbH, München
Der Urban & Fischer Verlag ist ein Imprint der Elsevier GmbH.

Für Copyright in Bezug auf das verwendete Bildmaterial siehe Quellennachweis.

Das Werk einschließlich aller seiner Teile ist urheberrechtlich geschützt. Jede Verwertung außerhalb der engen Grenzen des Urheberrechtsgesetzes ist ohne Zustimmung des Verlages unzulässig und strafbar. Das gilt insbesondere für Vervielfältigungen, Übersetzungen, Mikroverfilmungen und die Einspeicherung und Verarbeitung in elektronischen Systemen.

Um den Textfluss nicht zu stören, wurde bei Patienten und Berufsbezeichnungen die grammatikalisch maskuline Form gewählt. Selbstverständlich sind in diesen Fällen immer Frauen und Männer gemeint.

Planung und Lektorat: Christina Nußbaum, Alexander Gattnarzik, Dr. med. Constance Spring
Redaktion: Dr. med. Kathrin Feyl, Leipzig; Dr. med. Anne-Kristin Schulze, Berlin
Herstellung: Peter Sutterlitte, Johannes Kressirer
Flussdiagramme: Stefan Dangl, München
Satz: Kösel, Krugzell
Druck und Bindung: Printer Trento, Trento
Umschlaggestaltung: SpieszDesign, Neu-Ulm

ISBN 978-3-437-42501-1

Vorwort

Patienten durch die Festlegung des richtigen diagnostischen und therapeutischen Pfades Leid zu ersparen, ist für uns Mediziner Pflicht und intellektueller Reiz gleichermaßen. Ein erfahrener und im Hinblick auf die richtige Diagnose treffsicherer Arzt genießt zu Recht hohes Ansehen.

Die medizinischen Untersuchungsmethoden sind heute in den meisten Fällen hinreichend genau, um Krankheiten mit lebensbedrohlichen Konsequenzen erkennen zu können. Neben der nach wie vor unentbehrlichen und im Hinblick auf den diagnostischen Wert unübertroffenen Anamneseerhebung und der körperlichen Untersuchung gibt es aber inzwischen eine nur schwer überschaubare Zahl komplizierter und aufwändiger technischer Methoden und Laboruntersuchungen. Gleichzeitig stellen sich in der medizinischen Diagnostik neue Herausforderungen: Viele Diagnosen müssen in Eile gestellt werden. Der Sinn einer diagnostischen Maßnahme muss sorgfältig abgewogen werden. Der erwartete Nutzen muss dem Risiko, den Kosten und der Beeinträchtigung des Patienten gegenübergestellt werden. Grundsätzlich ist Diagnostik nur „nützlich" (wirtschaftlich und zumutbar), wenn die Diagnose Konsequenzen für die Behandlung des Patienten hat. Nur in seltenen Fällen ist eine diagnostische Maßnahme „um der Gewissheit willen" berechtigt.

Die Differenzialdiagnose unterschiedlicher Symptome ist daher in der inneren Medizin wesentlicher Bestandteil der Aus- und Weiterbildung.

Ist die Diagnose erst einmal gestellt, sind erneut Entscheidungen zu fällen, die dann im Wesentlichen die Wahl des therapeutischen Verfahrens und der erforderlichen Kontrollen des Therapieerfolges und des weiteren Verlaufes beinhalten. Angesichts der großen Anzahl denkbarer Optionen muss auch dieser Auswahlprozess in Studium und Weiterbildung intensiv gelernt und geübt werden.

Das Ziel des vorliegenden Buches ist, genau diese Prozesse an insgesamt 128 Symptomen bezüglich des diagnostischen Vorgehens und 109 Diagnosen bezüglich des differenzialtherapeutischen Vorgehens darzustellen. Die Differenzialdiagnostik im ersten Teil soll die Studenten und jungen Ärzte in die Lage versetzen, Symptome zu bewerten und eigenständig eine Stufendiagnostik zu planen. Dabei soll jeder Handlungsschritt begründet werden. Im zweiten Teil soll dann ausgehend von der Diagnose ein therapeutischer Stufenplan geübt werden und Schritt für Schritt begründbar sein.

Jedes Symptom und jede Diagnose werden auf einer Doppelseite dargestellt, wobei eine Seite einem Algorithmus reserviert ist und auf der anderen Seite ein erklärender Fließtext den Entscheidungsbaum erläutert und begründet.

Das Prinzip der Algorithmen wurde gewählt, um der Komplexität der Erstellung eines Diagnose- und Therapieplanes gerecht zu werden. Die Einwände gegen ein solches Vorgehen sind den Herausgebern und Autoren sehr wohl bewusst: Eine Krankheit kann besonders im Verlauf und bei nicht selten multimorbiden Patienten nicht immer in das „Korsett" eines Algorithmus geschnürt werden. Das Vorhandensein paralleler Erkrankungen und Komplikationen wird unzureichend Berücksichtigung finden können.

Wir sehen auf der anderen Seite die Vorteile: Notwendige Basiskenntnisse können durch Algorithmen systematisch abgefragt und gelernt werden. Die große Zahl der diagnostischen und therapeutischen Möglichkeiten wird gewichtet und eingeordnet.

Wir hoffen, dass diese Art der Darstellung das Lernen ebenso wie das rasche Nachschlagen erleichtert und zudem den Studenten und angehenden Ärzten in Weiterbildung Anlass gibt, sich an ein begründetes und logisches Vorgehen sowohl bei der Diagnostik als auch bei der Therapie zu gewöhnen.

Hannover und Regensburg
April 2010

Die Herausgeber

✚ Online-Benutzerhinweise

Liebe Leser,

Sie finden die gesamten Flussdiagramme des Buchs und zu einigen Beiträgen zusätzliche Abbildungen, Texte und Tabellen auf unsere website http://www.elsevier.de/das-plus-im-web.
Nach Eingabe des im Buch eingedruckten Zugangscodes leitet Sie das Inhaltsverzeichnis per Link schnell auf den einzelnen Beitrag weiter.

Anschriften der Herausgeber und Autoren

Herausgeber

Prof. Dr. med. Reinhard Brunkhorst
Klinikum Hannover Oststadt
Abt. f. Nieren-, Hochdruck und Gefäß-
krankheiten
Podbielskistr. 380
30659 Hannover

Prof. Dr. med. Jürgen Schölmerich
Universitätsklinikum Regensburg
Klinik u. Poliklinik Innere Medizin I
93042 Regensburg

Autoren

Prof. Dr. med. Hans-Dieter Allescher
Klinikum Garmisch-Partenkirchen
Zentrum für Innere Medizin
Gastroenterologie, Hepatologie und
Stoffwechsel
Auenstr. 6
82467 Garmisch-Partenkirchen

Prof. Dr. med. Peter Berlit
Alfried Krupp Krankenhaus
Klinik für Neurologie
Alfried-Krupp-Str. 21
45131 Essen

Prof. Dr. med. Thomas Berger
Universitäts-Klinik für Neurologie
Anichstr. 35
6020 Innsbruck
Österreich

Dr. med. Gabriele Birkenfeld
Klinikum der Universität Regensburg
Klinik u. Poliklinik Innere Medizin I
93053 Regensburg

PD Dr. med. Cornelius Bollheimer
Klinikum der Universität Regensburg
Klinik u. Poliklinik Innere Medizin I
93042 Regensburg

Dr. med. Herbert Bruckmayer
Kreisklinik Trostberg
Innere Klinik
Siegertshöhe 1
83308 Trostberg

Dr. med. Peter Brunotte
Klinikum Hannover Nordstadt
Neurologische Klinik
Haltenhoffstr. 41
30167 Hannover

PD Dr. med. Roland Büttner
Klinikum der Universität Regensburg
Klinik u. Poliklinik Innere Medizin I
93042 Regensburg

Dr. med. Klaus-Peter Czudaj
Praxis für innere Medizin und
Pneumologie
Sternbusch 24
48153 Münster

Dr. med. Dominic Dellweg
Fachkrankenhaus Kloster Grafschaft
Abt. für Pneumologie, Beatmungs-
und Schlafmedizin
Annostr. 1
57392 Schmallenberg

Prof. Dr. med. Reinhard Dengler
Medizinische Hochschule Hannover
Neurologische Klinik mit Neuro-
physiologie
Carl-Neuberg-Str. 1
30625 Hannover

Dr. med. Robert Dinser
Justus-Liebig-Universität Gießen
Kerckhoff Klinik Abt. Rheumatologie
und klin. Immunologie
Benekestr. 2–8
61231 Bad Nauheim

Dr. med. M. Dollinger
Klinikum der Med. Fakultät der
Martin-Luther-Universität
Klinik für Innere Medizin
Ernst-Grube-Str. 40
06120 Halle

Dr. med. Dorothee Dorlars
Klinikum Kassel GmbH
Mönckebergstr. 41–43
34125 Kassel

PD Dr. med. Matthias Ebert
Klinikum rechts der Isar der Tech-
nischen Universität München
II Medizinische Klinik
Ismaninger Str. 22
81675 München

Prof. Dr. med. Matthias Eder
Medizinische Hochschule Hannover
Abt. für Hämatologie/Onkologie
Carl-Neuberg-Str. 1
30625 Hannover

Dr. med. Esther Endlicher
Klinikum der Universität Regensburg
Klinik u. Poliklinik Innere Medizin I
93042 Regensburg

Dr. med. Markus Fahlbusch
Klinikum Hannover
Krankenhaus Siloah
Urologische Klinik
Roesebeckstr. 15
30449 Hannover

PD Dr. med. Peter Fickert
Karl-Franzens-Universität Graz
Medizinische Universitätsklinik
Auenbruggerplatz 15
8036 Graz
Österreich

Dr. med. Felix Flohr
Medizinische Universitätsklinik
Abt. Innere Medizin II
Hugstetter Str. 49
79106 Freiburg

Dr. med. Thomas Fühner
Medizinische Hochschule Hannover
Abteilung Pneumologie
Carl-Neuberg-Str. 1
30625 Hannover

Prof. Dr. med. Baptist Gallwitz
Medizinische Universitätsklinik
Abt. Innere Medizin IV
Otfried-Müller-Str. 10
72076 Tübingen

Prof. Dr. med. Markus Gaubitz
Praxis für Innere Medizin
und Rheumatologie
Von-Esmarch-Str. 50
48149 Münster

Prof. Dr. med. Alexander L. Gerbes
Klinikum Großhadern
Med. Klinik und Poliklinik II
Marchioninistr. 15
81377 München

Dr. med. Jens Heinz Gerth
Friedrich-Schiller-Universität
Klinik für Innere Medizin III
Erlanger Allee 101
07747 Jena

Dr. med. Christiane Girlich
Universitätsklinikum Regensburg
Klinik u. Poliklinik Innere Medizin I
93042 Regensburg

Prof. Dr. med. Beate Gleissner
Universitätskliniken des Saarlandes
Medizinische Klinik I
Kirrberger Str.
66424 Homburg

PD Dr. med. Thomas Glück
Kreisklinik Trostberg
Innere Klinik
Siegertshöhe 1
83308 Trostberg

Dr. med. Stefan Gölder
Klinikum Augsburg
Medizinische Klinik III
Stenglinstr. 2
86009 Augsburg

Prof. Dr. med. Oliver Gross
Universitätsklinikum Göttingen
Abt. Nephrologie und Rheumatologie
Robert-Koch-Str. 40
37075 Göttingen

Prof. Dr. med. Volker Groß
Klinikum St. Marien
Medizinische Klinik II
Mariahilfbergweg 5–7
92224 Amberg

Prof. Dr. med. Dietrich D. Gulba
Krankenanstalten Düren
Medizinische Klinik I
Roonstr. 30
52351 Düren

Prof. Dr. med. Marianne Haag-Weber
Klinikum St. Elisabeth
Nephrologie
Elisabethstr. 23
94315 Straubing

Prof. Dr. med. Viola Hach-Wunderle
Venenzentrum Frankfurt
Fahrgasse 89
60311 Frankfurt

Dr. med. Michael Hamm
Fachkrankenhaus Diekholzen
des Landkreises Hildesheim
Klinik für Pneumologie
Bahnberg 5
31199 Diekholzen

Dr. med. Ingvild Hansen
Medizinische Universitätsklinik
Abt. Innere Medizin II
Hugstetter Str. 49
79106 Freiburg

Dr. med. Wolf Harms
Klinikum Region Hannover
KH Oststadt-Heidehaus
Med. Klinik II Pneumologie
Podbielskistr. 380
30659 Hannover

Prof. Dr. med. Johannes Hensen
Klinikum Hannover Nordstadt
Medizinische Klinik
Haltenhoffstr. 41
30167 Hannover

Dr. med. Thomas R. W. Herrmann
Klinik u. Poliklinik f. Urologie
der Med. Hochschule Hannover
Carl-Neuberg-Str. 1
30625 Hannover

Prof. Dr. med. Felix J. F. Herth
Universitätsklinikum Heidelberg
Thoraxklinik-Abteilung Pneumologie
und Beatmungsmedizin
Amalienstr. 5
69126 Heidelberg

Dr. med. Mirja Hickstein
Klinikum Hannover Nordstadt
Medizinische Klinik
Haltenhoffstr. 41
30167 Hannover

Dr. med. Marc-Sören Hochtritt
Dialysepraxis Celle
Hannoversche Straße 24
29221 Celle

PD Dr. med. Martin Holtmann
St. Vincenz-Krankenhaus
Medizinische Klinik I
Rottstr. 11
45711 Datteln

Prof. Dr. med. Marius M. Höper
Medizinische Hochschule Hannover
Abteilung Pneumologie
Carl-Neuberg-Str. 1
30625 Hannover

Dr. med. Silke Hörnschemeyer-Decker
Klinikum Hannover Nordstadt
Neurologische Klinik
Haltenhoffstr. 41
30167 Hannover

Dr. med. Oliver Kastrup
Neurologische Universitätsklinik
Hufelandstr. 55
45147 Essen

Dr. med. Sarah Kaufmann
Städtisches Klinikum Karlsruhe
Medizinische Klinik I
Moltkestraße 90
76133 Karlsruhe

Alexandra Keinert
Universitätsklinikum Heidelberg
Thoraxklinik – Abteilung Pneumologie
und Beatmungsmedizin
Amalienstr. 5
69126 Heidelberg

Dr. med. Jutta Keller
Israelitisches Krankenhaus
Akad. Lehr-Krankenhaus d. Univ.
Hamburg, Gastroenterol.
Funktionslabor
Orchideenstieg 14
22297 Hamburg

PD Dr. med. Ahmed A. Khattab
Inselspital
Universitätsklinik f. Kardiologie
Freiburgstraße 10
3010 Bern
Schweiz

Dr. med. Robert Koch
Kreisklinik Trostberg
Innere Klinik
Siegertshöhe 1
83308 Trostberg

Dr. med. Stefan Köppen
Klinikum Hannover Nordstadt
Medizinische Klinik
Haltenhoffstr. 41
30167 Hannover

Prof. Dr. med. Markus Kuczyk
Klinik u. Poliklinik f. Urologie
der Med. Hochschule Hannover
Carl-Neuberg-Str. 1
30625 Hannover

Dr. med. Manfred Kuhn
Fachinternistische Gemeinschaftspraxis
Untere Königstr. 46
34117 Kassel

Prof. Dr. med. Frank Lammert
Universitätsklinikum des Saarlandes
Innere Medizin II
Kirrberger Straße
66421 Homburg

PD Dr. med. Ulf Landmesser
Universität Zürich
Medizinische Fakultät
Klinik für Kardiologie
Rämistr. 100
8091 Zürich
Schweiz

Dr. med. Katharina Laubner
Medizinische Universitätsklinik
Abt. Innere Medizin II
Hugstetter Str. 49
79106 Freiburg

Prof. Dr. med. Peter Layer
Medizinische Klinik
Israelitisches Krankenhaus
Orchideenstieg 14
22297 Hamburg

Prof. Dr. med. Markus Lerch
Universitätsklinikum Greifswald
Abt. Gastroenterologie, Endokrinologie,
Ernährungsmed. Klinik innere Med. A
Friedrich-Loeffler-Str. 23 a
17489 Greifswald

Dr. med. Urs Lichtenauer
Medizinische Universitätsklinik
Abt. Innere Medizin II
Hugstetter Str. 49
79106 Freiburg

Prof. Dr. med. Guntram Lock
Albertinenkrankenhaus
II. Medizinische Klinik
Süntelstr. 11A
22457 Hamburg

Prof. Dr. med. Matthias Löhr
CLINTEC, K53
Dept. of Surgical Gastroenterology
Karolinska Institutet at Karolinska
University Hospital Huddinge
SE-141 86 Stockholm
Schweden

Dr. med. Hans-Peter Lorenzen
Klinikum Hannover
Medizinische Klinik I
Angiologie
Podbielskistr. 380
30659 Hannover

Dr. med. Stephanie Mayer
Klinikum der Universität Regensburg
Abt. Hämatologie und Internistische
Onkologie
93042 Regensburg

Dr. med. Julia Mayerle
Universitätsklinikum Greifswald
Abt. Gastroenterologie, Endokrinologie,
Ernährungsmed. Klinik innere Med. A
Friedrich-Loeffler-Str. 23 a
17489 Greifswald

Dr. med. Martina Mayr
Klinikum rechts der Isar der
Technischen Universität München
II Medizinische Klinik
Ismaninger Str. 22
81675 München

Prof. Dr. med. Gert Meyer
Medizinische Universität Innsbruck
Klinik für Innere Medizin/Nephrologie
Innrain 52
6020 Innsbruck
Österreich

Dr. med. Axel S. Merseburger
Klinik u. Poliklinik f. Urologie der
Med. Hochschule Hannover
Carl-Neuberg-Str. 1
30625 Hannover

Prof. Dr. med. Helmut Messmann
Klinikum Augsburg
Medizinische Klinik III
Stenglinstr. 2
86009 Augsburg

Dr. med. Anke Möller
Klinikum Ernst von Bergmann
Zentrale Notaufnahme
Charlottenstr. 72
14467 Potsdam

Prof. Dr. med. Gerhard A. Müller
Universität Göttingen
Medizinische Klinik
Abt. Nephrologie/Rheumatologie
Robert-Koch-Str. 40
37075 Göttingen

Prof. Dr. med. Ulf Müller-Ladner
Justus-Liebig-Universität Gießen
Kerckhoff Klinik Abt. Rheumatologie
und klin. Immunologie
Benekestr. 2 – 8
61231 Bad Nauheim

Dr. med. Karsten Müssig
Universitätsklinikum Tübingen
Medizinische Klinik IV
Otfried-Müller-Str. 10
72076 Tübingen

Prof. Dr. med. Ralph Naumann
Stiftungsklinikum Mittelrhein GmbH
Zentrum für Innere Medizin
Johannes-Müller-Str. 7
56068 Koblenz

Dr. med. Michael Nebel
KfH Dialysezentrum Köln-Merheim
Ostmerheimer Str. 212
51109 Köln

Dr. med. Jost Niedermeyer
Krankenhaus Bad Oeynhausen
Wielandstr. 28
32545 Bad Oeynhausen

PD Dr. med. Florian Obermeier
Klinikum der Universität Regensburg
Klinik u. Poliklinik Innere Medizin I
93042 Regensburg

Prof. Dr. med. Peter Otto
Lerchenweg 1
30938 Burgwedel

Dr. med. Jens Panse
Universitätsklinikum Aachen
Medizinische Klinik IV
Onkologie/Hämatologie
Pauwelsstr. 30
52074 Aachen

Prof. Dr. med. Klaus G. Parhofer
Klinikum Großhadern
Med. Klinik und Poliklinik II
Marchioninistr. 15
81377 München

Prof. Dr. med. Jürgen Pausch
Klinikum Kassel GmbH
Mönckebergstr. 41–43
34125 Kassel

Dr. med. Susanne Petri
Medizinische Hochschule Hannover
Neurologische Klinik mit Neurophysiologie
Carl-Neuberg-Str. 1
30625 Hannover

Prof. Dr. med. Michael Pfeifer
Krankenhaus Donaustauf
Ludwigstraße 68
93093 Donaustauf

Prof. Dr. med. Michael Pfreundschuh
Universität des Saarlandes
Medizinische Fakultät
Zentrum für Innere Medizin I
66421 Homburg

PD Dr. med. Mathias Pletz
Medizinische Hochschule Hannover
Abteilung Pneumologie
Carl-Neuberg-Str. 1
30625 Hannover

Prof. Dr. med. Walter Reinisch
Universität Wien
Medizinische Fakultät
Universitätsklinik für Innere Medizin IV
Währinger Gürtel 18–20
1090 Wien
Österreich

Prof. Dr. med. Gert Richardt
Segeberger Kliniken GmbH
Med. Klinik II /Allg. Innere Med.
Herz-Kreislauf-Zentrum
Am Kurpark 1
23795 Bad Segeberg

Dr. med. Felix Rockmann
Krankenhaus der Barmherzigen Brüder
Notfallzentrum
Prüfeninger Str. 86
93049 Regensburg

Dr. med. Brigitta Rumberger
Klinik für Innere Medizin II
Alfried Krupp Krankenhaus
Rüttenscheid
Alfried-Krupp-Straße 21
45131 Essen

Prof. Dr. med. Bernd Salzberger
Klinikum der Universität Regensburg
Klinik u. Poliklinik Innere Medizin I
93042 Regensburg

Prof. Dr. med. Tilman Sauerbruch
Medizinische Klinik und Poliklinik I
Sigmund-Freud-Str. 25
53127 Bonn

Dr. med. Gabriele Sauter
Ernst-Moritz-Arndt-Universität
Klinik u. Poliklinik f. Innere Medizin A
Friedrich-Loeffler-Str. 23a
17489 Greifswald

Dr. med. Phillipe Schafhausen
Universitätsklinikum Hamburg-Eppendorf
Medizinische Universitätsklinik II
Onkologie und Hämatologie
Martinistr. 52
20251 Hamburg

Dr. med. Carsten Schmidt
Universitätsklinikum Jena
Innere Medizin II
Bachstr. 18
07740 Jena

Prof. Dr. med. Wolff Schmiegel
Ruhr-Universität Bochum
Medizinische Universitätsklinik
Knappschaftskrankenhaus Bochum
In der Schornau 23–25
44892 Bochum

Prof. Dr. med. Bernd Schönhofer
Klinikum Region Hannover
KH Oststadt-Heidehaus
Med. Klinik II Pneumologie
Podbielskistr. 380
30659 Hannover

Dr. med. Friedrich Schorr
Medizinische Klinik C
Klinikum der Stadt Ludwigshafen
am Rhein GmbH
Bremserstr. 79
67063 Ludwigshafen

Dr. med. Christoph Schrader
Medizinische Hochschule Hannover
Neurologische Klinik mit
Neurophysiologie
Carl-Neuberg-Str. 1
30625 Hannover

Prof. Dr. med. Andreas Schwartz
Klinikum Hannover Nordstadt
Neurologische Klinik
Haltenhoffstr. 41
30167 Hannover

Dr. med. Michael Seidler
Klinik u. Poliklinik f. Urologie
der Med. Hochschule
Hannover
Carl-Neuberg-Str. 1
30625 Hannover

Prof. Dr. med. Jochen Seufert
Medizinische Universitätsklinik
Abt. Innere Medizin II
Hugstetter Str. 49
79106 Freiburg

PD Dr. med. Britta Siegmund
Charité-Universitätsmedizin Berlin
Campus Benjamin Franklin
Medizinische Klinik
Hindenburgdamm 30
12200 Berlin

Prof. Dr. med. Peter Simon
Universitätsklinikum Greifswald
Abt. Gastroenterologie, Endokrinologie,
Ernährungsmed. Klinik innere Med. A
Friedrich-Loeffler-Str. 23a
17489 Greifswald

PD Dr. med. Peter Staib
St.-Antonius-Hospital
Klinik für Hämatologie und Onkologie
Dechant-Deckers-Str. 8
52249 Eschweiler

Prof. Dr. med. Andreas Stallmach
Universitätsklinikum Jena
Innere Medizin II
Bachstr. 18
07740 Jena

Prof. Dr. med. Erwin Stark
Klinikum Offenbach GmbH
Neurologie
Starkenburgring 66
63069 Offenbach

Prof. Dr. med. Bernhard J. Steinhoff
Diakonie Kork Epilepsiezentrum
Landstr. 1
77694 Kehl

PD Dr. med. Johannes Strunk
Krankenhaus Porz am Rhein GmbH
Rheumatologie
Urbacher Weg 19
51149 Köln

Dr. med. Ingo H. Tarner
Justus-Liebig-Universität Gießen
Kerckhoff Klinik Abt. Rheumatologie
und klin. Immunologie
Benekestr. 2–8
61231 Bad Nauheim

Prof. Dr. med. Jürgen Tebbenjohanns
Klinikum Hildesheim GmbH
Medizinische Klinik I
Weinberg 1
31134 Hildesheim

PD Dr. med. Christian Teschendorf
Ruhr-Universität Bochum
Medizinische Universitätsklinik
Knappschaftskrankenhaus Bochum
In der Schornau 23–25
44892 Bochum

Dr. med. Theodoros Thomas
Klinikum Hannover Nordstadt
Medizinische Klinik
Haltenhoffstr. 41
30167 Hannover

Prof. Dr. med. Herbert Tilg
Bezirkskrankenhaus
Interne Abteilung
Milserstr. 10
6060 Hall in Tirol
Österreich

Dr. med. Christoph Tillmanns
St.-Gertrauden-Krankenhaus
Kardio-MRT-Zentrum
Paretzer Str. 12
10713 Berlin

Dr. med. Andrea Titz
Christian-Albrechts-Universität Kiel
Klinik für Allgemeine Innere Medizin
I. Med. Universitätsklinik
Schittenhelmstr. 12
24105 Kiel

Dr. med. Ralph Tölg
Segeberger Kliniken GmbH
Herz-Kreislauf-Zentrum
Allgemeine Innere Medizin
Am Kurpark 1
23795 Bad Segeberg

Prof. Dr. med. Michael Trauner
Karl-Franzens-Universität Graz
Medizinische Universitätsklinik
Auenbruggerplatz 15
8036 Graz
Österreich

Prof. Dr. med. Friedrich von Weizsäcker
Akademisches Lehrkrankenhaus
der Charité
Schlosspark-Klinik
Heubnerweg 2A
14059 Berlin

Sandra Waalkes
Klinik u. Poliklinik f. Urologie
der Med. Hochschule Hannover
Carl-Neuberg-Str. 1
30625 Hannover

Prof. Dr. med. Peter Wagener
Praxis für Innere Medizin und
Rheumatologie
Führser Mühlweg 70
31582 Nienburg

Prof. Dr. med. Jürgen Weiß
Praxis für Dermatologie
Osterstr. 24
30159 Hannover

Prof. Dr. med. Thomas Weiss
Diakoniekrankenhaus
Henriettenstiftung GmbH
Marienstr. 72–90
30171 Hannover

Dr. med. Martin-Walter Welker
Klinikum der Johann Wolfgang Goethe
Universität, Medizinische Klinik I
Theodor-Stern-Kai 7
60596 Frankfurt

Prof. Dr. med. Hans-Jürgen Welkoborsky
Klinikum Region Hannover GmbH
Krankenhaus Nordstadt
HNO-Klinik
Haltenhoffstr. 41
30167 Hannover

Prof. Dr. med. Tobias Welte
Medizinische Hochschule Hannover
Abt. Pneumologie
Carl-Neuberg-Str. 1
30625 Hannover

Prof. Dr. med. Burkhard Wiechens
Klinikum Region Hannover GmbH
Krankenhaus Nordstadt
Augenklinik
Haltenhoffstr. 41
30167 Hannover

Prof. Dr. med. Uwe Wiegand
Sana Klinikum Remscheid GmbH
Burger Str. 211
42859 Remscheid

PD Dr. med. Reiner Wiest
Klinikum der Universität Regensburg
Klinik u. Poliklinik Innere Medizin I
93042 Regensburg

Dr. med. Jürgen Wilke
Kreisklinik Trostberg
Innere Klinik
Siegertshöhe 1
83308 Trostberg

Dr. med. Ulrike Woenckhaus
Kirchbergring 74
97999 Igersheim

Prof. Dr. med. Gunter Wolf
Friedrich-Schiller-Universität
Klinik für Innere Medizin III
Erlanger Allee 101
07747 Jena

Dr. med. Karin Wollersen
Universitätsklinikum Freiburg
Innere Medizin II
Hugstetter Str. 49
79106 Freiburg

PD Dr. med. Christian Wrede
Helios-Klinikum Berlin-Buch
Schwanebecker Chaussee 50
13125 Berlin

Prof. Dr. med. Stefan Zeuzem
Klinikum der Johann Wolfgang Goethe
Universität, Medizinische Klinik I
Theodor-Stern-Kai 7
60596 Frankfurt

Abkürzungen

1,25-(OH)₂-D₃	1,25-Dihydroxycholecalciferol	**BSG**	Blutkörperchensenkungsgeschwindigkeit
25-(OH)-D₃	25-Hydroxycholecalciferol	**BWK**	Brustwirbelkörper
A.	Arterie	**BWS**	Brustwirbelsäule
ACA	Anticentromer-Antikörper	**BZ**	Blutzucker
ACE	angiotensin converting enzyme	**Ca**	Kalzium
ACD	Anämie chronischer Erkrankungen	**cAMP**	zyklisches Adenosinmonophosphat
ACTH	adrenokortikotropes Hormon	**cANCA**	anti-neutrophile zytoplasmatische Antikörper mit zytoplasmatischem Fluoreszenzmuster (anti-neutrophil cytoplasmatic antibodies)
ADA	American Diabetes Association		
ADH	antidiuretisches Hormon (Adiuretin, Vasopressin)		
5-ASA	5-Aminosalicylsäure	**CBAVD**	kongenitale beidseitige Aplasie des Vas deferens
AEG	adenocarcinoma of esophagogastric junction (gastroösophagealer Übergang)	**CCC**	cholangiozelluläres Karzinom
		CCP	zyklisches zitrulliniertes Peptid
AEP	akustisch evozierte Potenziale	**cCT**	zerebrale CT
AFP	Alpha-Fetoprotein	**CDC**	centers for disease control and prevention
AG	Atemgeräusch	**CDT**	Carbohydrate-Deficient-Transferrin
AGS	androgenitales Syndrom	**CEA**	carcino-embryonales Antigen
AIDS	acquired immunodeficiency syndrome	**CED**	chronisch entzündliche Darmerkrankungen
AIHA	Immunhämolyse	**CFTR**	cystic fibrosis transmembrane regulator
AK	Antikörper	**CIDP**	chronische inflammatorische demyelinisierende Polyneuropathie
AL(A)T	Alaninaminotransferase (ältere Bezeichnung ➤ GPT)		
		CL⁻	Chlorid
ALL	akute lymphatische Leukämie	**CK**	Kreatinkinase
ALP	alkalische Phosphatase	**CLL**	chronisch lymphatische Leukämie
AMA	antimitochondriale Antikörper	**CML**	chronisch myeloische Leukämie
AMD	altersbedingte Makulopathie	**cMRT**	zerebrale MRT
AML	akute myeloische Leukämie	**CMT I**	Charcot-Marie-Tooth-Erkrankung Typ I
ANA	antinukleäre Antikörper	**CMV**	Zytomegalievirus
ANCA	Granulozyten-Zytoplasma-Antikörper (anti-neutrophil cytoplasmatic antibodies)	**COPD**	chronic obstructive pulmonary disease (chronisch obstruktive Atemwegserkrankung)
ANF	antinukleärer Faktor	**CPAP**	continuous positive airway pressure
Anti-CCP	Antikörper gegen zyklisches zitrulliniertes Peptid	**CRF**	corticotropin releasing factor
		CRH	corticotropin releasing hormone, Corticoliberin
Anti-GBM	Antikörper gegen die glomeruläre Basalmembran		
		CRP	C-reaktives Protein
Anti-HBc	Antikörper gegen Hepatitis-B-core-Antigen	**CT**	Computertomographie
AP	alkalische Phosphatase	**CTA**	CT-Angiographie
ARDS	adult respiratory distress syndrome (akute respiratorische Insuffizienz)	**CTX**	Chemotherapie
		Cu	Kupfer
AS(A)T	Aspartataminotransferase (ältere Bezeichnung ➤ GOT)	**CVI**	chronische venöse Insuffizienz
		CYC	Cyclophosphamid
ASH	alkoholische Steatohepatitis	**d**	Tag
ASL	Antistreptolysin	**DD**	Differenzialdiagnose
ASR	Achillessehnenreflex	**dDAVP**	Desmopressin: synthetisches, oral, nasal und intravenös verfügbares ADH-Analogon
ASS	Acetylsalicylsäure		
AST	Aspartataminotransferase	**DHEAS**	Dehydroepiandrosteronsulfat
AVK	arterielle Verschlusskrankheit	**DIC**	disseminated intravascular coagulation (disseminierte intravaskuläre Gerinnung, Verbrauchskoagulopathie)
AZA	Azathioprin		
BAL	bronchoalveoläre Lavage		
BB	Blutbild	**Diff-BB**	Differenzialblutbild
BGA	Blutgasanalyse	**DIP**	distales Interphalangealgelenk
BMI	Body-Mass-Index	**DLCO**	Diffusionskapazität der Lunge für Kohlenmonoxid (CO)
BNP	brain-type natriuretic peptide (Brain-Typ-natriuretisches Peptid)		
		D. m.	Diabetes mellitus

DMP	diabetische Makulopathie	GHRH	growth hormone releasing hormone
DNA (DNS)	deoxyribonucleic acid (Desoxyribonukleinsäure)	GIT	Gastrointestinaltrakt
		GK	Glaskörper
DOPA	Dopamin	GOT	Glutamat-Oxalazetat-Transaminase
DOTA	tetra-aza-cyclododecane-tetraacetic acid	GN	Glomerulonephritis
DSA	digitale Subtraktionsangiographie	GnRH	Gonadotropin-Releasing-Hormon
dsDNA-AK	Antikörper gegen doppelsträngige Desoxyribonukleinsäure	GPI	Glykosyl-Phosphatidyl-Inositol
		GPT	Glutamat-Pyruvat-Transaminase
DXA	dual-energy x-ray absorptiometry	GT	Gesamttestosteron
E2	Estradiol	γ-GT	Gamma-Glutamyltransferase
EBUS	endobronchialer Ultraschall	h	Stunde
EBV	Epstein-Barr-Virus	H	Wasserstoff
Echo	Echokardiographie	HAV	Hepatitis-A-Virus
EEG	Elektroenzephalogramm	Hb	Hämoglobin
EF	Ejektionsfraktion	HBsAG	Hepatitis-B-surface-Antigen
EGFR	epidermal growth factor receptor	HBV	Hepatitis-B-Virus
EK	Erythrozytenkonzentrat	HCC	hepatozelluläres Karzinom
EKG	Elektrokardiogramm	hCG	humanes Choriongonadotropin
EMG	Elektromyographie	HCO_3^-	Bikarbonat
ENA	extractable nuclear antigens (extrahierbare nukleäre Antigene) (= Autoantikörper gegen extrahierbare nukleäre Antigene)	HCV	Hepatitis-C-Virus
		HDL	high-density lipoproteins
		HDV	Hepatitis-D-Virus
		HEV	Hepatitis-E-Virus
ENG	Elekroneurographie	HF	Herzfrequenz
EP	evozierte Potenziale	HFE	Genlokus
EPT	endoskopische Papillotomie	HH	Hornhaut
ERC	endoskopisch retrograde Cholangiographie	HHL	Hypophysenhinterlappen
ERCP	endoskopisch retrograde Cholangio-Pankreatikographie	HIPA	heparininduzierter Plättchenaktivierungstest
		HIT	heparininduzierte Thrombozytopenie
ERD	erosive Refluxkrankheit	HIV	human immunodeficiency virus (humanes Immundefizienzvirus)
ESD	endsystolischer Durchmesser		
EUS	endoskopischer Ultraschall	HLA	human leucocyte antigen
ev.	eventuell	HNPCC	hereditary non-polyposis colon cancer
EZV	Extrazellulärvolumen	HP	Helicobacter pylori
F	Fluor	HPLC	high pressure/performance liquid chromatography
FAG	Fluoreszenzangiographie		
FAI	freier Androgen-Index	HPT	Hyperparathyreoidismus
Fe	Eisen	HR	high resolution
FFP	fresh frozen plasma	HRCT	hochauflösendes (high resolution) CT
FHHC	familiäre hypokalzurische Hyperkalzämie	HRT	Hormonersatztherapie
FMS	Fibromyalgie-Syndrom	HSV	Herpes-simplex-Virus
FNH	fokale noduläre Hyperplasie	HU	Hounsfield-Unit
FSGS	fokal segmentale Glomerulosklerose	HUS	hämolytisch-urämisches Syndrom
FSH	follikelstimulierendes Hormon	HVL	Hypophysenvorderlappen
fT3	freies Trijodthyronin (Thyroxin)	HWS	Halswirbelsäule
fT4	freies Tetrajodthyronin	HZV	Herpes-zoster-Virus
FUO	fever of unknown origin (Fieber unbekannter Ursache)	IA-2	Inselzellantigen 2
		IAA	Insulin-Autoantikörper
G	Grading = histopathologischer Differenzierungsgrad eines Tumors, i. d. R. G1 (hohe Differenzierung) bis G4 (fehlende Differenzierung)	ICA	Inselzell-Antikörper
		ICD	implantierbarer Kardioverter-Defibrillator
		i. d. R.	in der Regel
		IFG	impaired fasting glucose (abnorme Nüchternglukose)
GAD	Glutamatdecarboxylase		
GF	Gesichtsfeld	IFP	idiopathische Fazialisparese
GFR	glomeruläre Filtrationsrate	Ig	Immunglobulin
ggf.	gegebenenfalls	IGF	insulin-like growth factor
GGT	Gamma-Glutamyltransferase	IGF-1	insulin-like growth factor 1
GH	growth hormone (Wachstumshormon, Syn.: Somatotropin)	IGFBP-3	IGF-Bindungsprotein 3

IGT	impaired glucose tolerance (gestörte Glukosetoleranz)	NaCl	Natriumchlorid (Kochsalz)
		NAT	Nukleinsäureamplifikationstechniken
IKZ	Inkubationszeit	NET	neuroendokriner Tumor
IL	Interleukin	NERD	nichterosive Refluxkrankheit
INR	international normalized ratio	NG	Nebengeräusch
INF-α	Interferon-α	NHL	Non-Hodgkin-Lymphome
iPTH	intaktes Parathormon	NLG	Nervenleitgeschwindigkeit
i. S.	im Serum	NN	Nebenniere
ITP	idiopathische thrombozytopenische Purpura	NNH	Nasennebenhöhlen
i. U.	im Urin	NNR	Nebennierenrinde
i. v.	intravenös	NPH	neutrales Protamin Hagedorn
J.	Jahre	NSAR	nichtsteroidale Antirheumatika
JÜR	Jahresüberlebensrate	NSCLC	non small cell lung cancer
KCE	Keratoconjunctivitis epidemica	NTX	Nierentransplantation
KHK	koronare Herzerkrankung	OAD	orales Antidiabetikum
KM	Knochenmark	OAE	otoakustische Emissionen
KM	Kontrastmittel	o. B.	ohne Befund
KMUS	kontrastmittelunterstützter Ultraschall	ÖGD	Ösophagogastroduodenoskopie
KRK	kolorektales Karzinom	OGTT	oraler Glukosetoleranztest
Lj.	Lebensjahr	PO_4^{3-}	Phosphat
LDH	Laktatdehydrogenase	PA	pulmonal-arteriell
LDL	low-density lipoproteins	PAVK	periphere arterielle Verschlusskrankheit
LE	Lungenembolie	PCI	perkutane koronare Intervention
LH	luteinisierendes Hormon	PCO_2	Kohlendioxid-Partialdruck
LK	Lymphknoten	PCO-Syndrom	Syndrom der polyzystischen Ovarien
LKM	liver-kidney microsomal antibodies	PCR	Polymerase-Kettenreaktion
LTX	Lebertransplantation	PCT	Prokalzitonin
LWK	Lendenwirbelkörper	PDR	proliferative diabetische Retinopathie
LWS	Lendenwirbelsäule	PET	Positronen-Emissions-Tomographie
LV	linksventrikulär	PG	Prostaglandin
M.	Morbus	pHTP	primärer Hyperparathyreoidismus
MCH	mean corpuscular hemoglobin (mittlerer korpuskulärer Hämoglobingehalt)	PIP	proximales Interphalangealgelenk
		PNH	paroxysmale nächtliche Hämoglobinurie
MCHC	mean corpuscular hemoglobin concentration (mittlere korpuskuläre Hämoglobinkonzentration)	p.o.	per os
		PO_2	Sauerstoff-Partialdruck
		PPI	Protonenpumpeninhibitoren
MCP	Metakarpophalangealgelenk	PSA	prostataspezifisches Antigen
MCTD	mixed connective tissue disease	PSG	Polysomnographie
MCV	mean corpuscular volume (mittleres korpuskuläres Volumen)	PTA	perkutane transluminale Angioplastie
		PTCD	perkutane transhepatische Cholangiographie und Drainage
MDP	Magen-Darm-Passage		
MDS	myelodysplastisches Syndrom	PTH(rp)	Parathormon(-related-Peptide)
MEN	multiple endokrine Neoplasie	PTS	postthrombotisches Syndrom
MGUS	monoklonale Gammopathie unklarer Signifikanz	PTT	partiel thromboplastin time (partielle Thromboplastinzeit)
MIBG	Meta-Iodo-Benzyl-Guanidin (Szintigraphieverfahren)	RA	rheumatoide Arthritis
		RAST	Radio-Allergo-Sorbent-Test
MIBI	Methyl-Iso-Butyl-Isonitril (Szintigraphieverfahren)	RDW	red cell distribution width = Erythrozytenverteilungsbreite
6-MP	6-Mercaptopurin	REM	rapid eye movement
MRA	Magnetresonanzangiographie	RG	Rasselgeräusche
MRC	Magnetresonanz-Cholangiographie	RNS	Ribonukleinsäure
MRCP	Magnetresonanz-Cholangio-Pankreatikographie	Ro-AK	Teilfraktion der ENA
		RPGN	rapid progrediente Glomerulonephritis
MRT	Magnetresonanztomographie	RPI	Retikulozyten-Produktions-Index
MTP	Metatarsophalangealgelenk	RR	Blutdruck gemessen mit der Riva-Rocci-Methode
N.	Nervus		
Na	Natrium	rtPA	rekombinanter Gewebeplasminogenaktivator

RTX	Strahlentherapie	TCR	T-Zell-Rezeptor
s.	siehe	TEE	transösophageale Echokardiographie
SAB	Subarachnoidalblutung	TIPS	transjugulärer intrahepatischer portosystemischer Shunt
s. c.	subkutan		
SCLC	small cell lung cancer	TKI	Tyrosinkinaseinhibitor
SCT	Stammzelltransplantation	TLCO	Transferfaktor für Kohlenmonoxid
SD	Schilddrüse	TNF	Tumornekrosefaktor
SD	standard deviation (Standardabweichung)	TSH	thyreoideastimulierendes Hormon
SEP	somatosensorisch evozierte Potenziale	TTP	thrombotisch-thrombozytopenische Purpura
SGA	small for gestational age	TVT	tiefe Venenthrombose
SH	Sulfonylharnstoff	u. a.	unter anderem
SHBG	Sexualhormon-bindendes-Globulin	UICC	Union internationale contre le cancer
sIL-2-Rezeptor	löslicher Interleukin-2-Rezeptor	UN	urea nitrogen (Harnstoff)
SIRS	systemic inflammatory response syndrome	u. U.	unter Umständen
SHT	Schädel-Hirn-Trauma	V.	Vena
SLA	soluble liver antigen	v. a.	vor allem
SLE	systemischer Lupus erythematodes	V. a.	Verdacht auf
SMA	smooth muscle antibodies	VATC	videoassistierte thorakoskopische Chirurgie
s. o.	siehe oben	VEP	visuell evozierte Potenziale
SO	Sphinkter Oddi	VIP	vasoaktives intestinales Peptid
SS(T)	Schwangerschaft(stest)	VIPom	VIP-produzierender Tumor
St. p.	Status post (Zustand nach)	Vit.	Vitamin
sTfR	löslicher Transferrin-Rezeptor	VZV	Varizella-Zoster-Virus
STH	somatotropes Hormon (Somatotropin)	WHO	World Health Organization
s. u.	siehe unten	z. A.	zum Ausschluss
SWK	Sakralwirbelkörper	z. B.	zum Beispiel
TBB	transbronchiale Biopsie	Z. n.	Zustand nach
Tbc	Tuberkulose	ZNS	zentrales Nervensystem
Tc	Technetium	ZVD	zentraler Venendruck

Inhaltsverzeichnis

Teil 1 Vom Symptom zur Diagnose

Akute Oberbauchschmerzen ... 2	Halbseitenlähmung 86	Nykturie 176
Akutes Abdomen 4	Halsschmerzen 88	Nystagmus 178
Anämie 6	Halsschwellungen 90	Obstipation 180
Analschmerz 8	Heiserkeit 92	Ödeme 182
Antriebslosigkeit 10	Hirsutismus 94	Okkulte Blutung: positiver
Anurie/Oligurie 12	Hodenschwellung 96	Haemokkulttest 184
Appetitstörung 14	Hörstörungen 98	Parästhesien 186
Arterielle Hypertonie 16	Hörsturz 100	Parkinson-Syndrom 188
Aszites 18	Husten 102	Pleuraerguss 190
Atemnot 20	Hyperglykämie 104	Polydipsie 192
Aufstoßen 22	Hyperkaliämie 106	Polyurie 194
Bauchkolik 24	Hyperkalzämie 108	Proteinurie 196
Beinschwellung 26	Hypernatriämie 110	Rückenschmerzen 198
Bluthusten 28	Hyperurikämie 112	Schlafstörungen 200
Blutungsneigung 30	Hypoglykämie 114	Schluckauf 202
Bradykardie 32	Hypogonadismus 116	Schluckstörung (Dysphagie) 204
BSG-Erhöhung 34	Hypokaliämie 118	Schock 206
Chronische Oberbauch-	Hypokalzämie 120	Schwindel 208
schmerzen 36	Hyponatriämie 122	Sehstörungen: Doppeltsehen,
Claudicatio 38	Hypotonie 124	Schielen 210
CRP-Erhöhung 40	Ikterus 126	Sensibilitätsstörungen 212
Durchfall 42	Ileus 128	Sodbrennen 214
Dysurie 44	Infertilität 130	Splenomegalie 216
Epileptischer Anfall 46	Juckreiz 132	Sprech-/Sprachstörungen 218
Epistaxis 48	Knochenschmerz 134	Stimmstörungen 220
Erbrechen (Emesis) 50	Knochenschwund 136	Stridor 222
Erektile Dysfunktion 52	Körpergeruch 138	Synkope 224
Erytheme 54	Koma 140	Tachykardie 226
Exantheme 56	Kopfschmerzen 142	Tagesschläfrigkeit 228
Exophthalmus 60	Leberherd 144	Thoraxschmerz 230
Exsikkose 62	Leibesumfangszunahme 146	Thrombophilie 232
Extremitätenschmerz 64	Leistungsknick 148	Tinnitus 234
Fazialisparese 66	Leukopenie 150	Transaminasenerhöhung 236
Fettleber 68	Leukozytose 152	Tremor (Zittern) 238
Fieber 70	Lipaseerhöhung 154	Unterbauchschmerzen 240
Fieber unbekannter Ursache	Lymphknotenschwellung 156	Untere gastrointestinale Blutung 242
(FUO) 72	Mediastinalverbreiterung 158	Urämie 244
Flush 74	Metabolische Alkalose 160	Urtikaria 246
Gelenkschwellung, Gelenk-	Metabolische Azidose 162	Visusverlust 248
schmerz 76	Meteorismus 164	Wachstumsstörungen/
Geschmacksstörungen/	Muskelkrämpfe 166	Kleinwuchs 250
Mundgeruch 78	Muskelschmerzen 168	Zyanose 252
Gewichtsverlust 80	Muskelschwäche 170	Zyklusstörungen 254
Gewichtszunahme 82	Nebenniereninzidentalom ... 172	Zytopenie im peripheren Blut ... 256
Hämaturie 84	Niereninsuffizienz 174	Zytose im peripheren Blut 258

Teil 2 Von der Diagnose zur Therapie

Akromegalie	262
Akute Bronchitis	264
Akute Leukämie	266
Akute Pankreatitis	268
Akuter Gefäßverschluss der Extremitäten	270
Akutes Nierenversagen	272
Ankylosierende Spondylitis	274
Arthrosen	276
Asthma bronchiale	278
Bronchialkarzinom	280
Cholelithiasis	282
Cholezystitis und Cholangitis	284
Chronische Bronchitis	286
Chronische lymphatische Leukämie	288
Chronische myeloische Leukämie	290
Chronische Pankreatitis	292
Chronische venöse Insuffizienz	294
Colitis ulcerosa	296
COPD	298
Degenerative Wirbelsäulenveränderungen	300
Diabetes mellitus Typ 1	302
Diabetes mellitus Typ 2	304
Dumping-Syndrom	306
Dyslipoproteinämie	308
Erworbene Herzklappenfehler	310
Essenzielle Hypertonie	312
Fibromyalgie-Syndrom	314
Gallenblasentumoren	316
Gastritis	318
Gastroösophageale Refluxkrankheit	320
Gicht	322
Glomerulonephritis	324
Glutensensitive Enteropathie	326
Hämorrhoidalleiden	328
Harnblasenkarzinom	330
Harnwegsinfektionen	332
Hepatozelluläres Karzinom	334
Herzinsuffizienz	336
Herzrhythmusstörungen	338
HIV-Infektion und AIDS	340
Hodgkin-Lymphom	342
Hyperthyreose	344
Hypoparathyreoidismus	346
Hypophyseninsuffizienz	348
Hypothyreose	350
Infektiöse Arthritis	352
Infektiöse Endokarditis	354
Interstitielle Lungenerkrankungen	356
Interstitielle Nephritis	358
Ischiassyndrom	360
Kardiomyopathien	362
Kolorektales Karzinom	364
Koronare Herzerkrankung (KHK)	366
Leberzirrhose	368
Lungenembolie	370
Lyme-Borreliose	372
Magenkarzinom	374
Malassimilationssyndrom	376
Meningitis	378
Mesenterialgefäßverschluss	380
Metabolisches Syndrom	382
Migräne	384
Morbus Basedow	386
Morbus Crohn	388
Morbus Wegener	390
Morbus Werlhof	392
Myelodysplastisches Syndrom (MDS)	394
Myeloproliferative Erkrankungen	396
Myokarditis und Perikarditis	398
Nebennierenrindeninsuffizienz	400
Nephrotisches Syndrom	402
Neuroendokriner Tumor	404
Nierenzellkarzinom	406
Non-Hodgkin-Lymphome	408
Obere gastrointestinale Blutung	410
Ösophaguskarzinom	412
Osteoporose	414
Pankreaskarzinom	416
Phäochromozytom	418
Plasmozytom	420
Pneumonie	422
Pneumothorax	424
Poly- und Dermatomyositis	426
Polyneuropathie	428
Polyzystische Nierenerkrankung	430
Porphyrien	432
Postcholezystektomiesyndrom	434
Primärer Hyperparathyreoidismus	436
Prolaktinom	438
Prostatakarzinom	440
Psoriasisarthritis	442
Reaktive Arthritis und Reiter-Syndrom	444
Rheumatoide Arthritis	446
Sarkoidose	448
Schlaganfall	450
Sklerodermie	452
Systemischer Lupus erythematodes (SLE)	454
Thrombopenie	456
Thrombo- und Varikophlebitis	458
Thyreoiditis	460
Tiefe Venenthrombose	462
Toxische Leberschäden	464
Tuberkulose	466
Ulkuskrankheit	468
Urolithiasis	470
Varikose	472
Vaskulitiden	474
Virushepatitis	476
Wurzelkompressionssyndrom	478

Anhang

Quellennachweis	482
Literaturverzeichnis	483
Register	494

Teil 1
Vom Symptom zur Diagnose

J. Keller, P. Layer

Akute Oberbauchschmerzen

Definition

Akute epigastrische, supra- oder periumbilikale Schmerzen sind häufig und treten meist in Kombination mit weiteren dyspeptischen Symptomen wie Druck- oder Völlegefühl, Aufstoßen, Übelkeit oder Sodbrennen auf (> Kap. chronische Oberbauchschmerzen). Liegt ein schweres Krankheitsbild vor mit heftigen Bauchschmerzen, zusätzlicher peritonealer Symptomatik (Abwehrspannung), Störung der Darmperistaltik (Ileus, Stuhl- und Windverhalt) und/oder Kreislaufschock, spricht man von einem > akuten Abdomen.

Anamnese

Gefragt werden sollte nach **Art, Lokalisation, Ausstrahlung** und **Ausmaß** der Beschwerden. Dies lässt u. a. eine orientierende Differenzierung zwischen **viszeralen** (von Eingeweiden ausgehend, schwer lokalisierbar, dumpf, drückend, krampfartig oder wellenförmig, häufig vegetative Begleitsymptome) und **somatischen** Schmerzen (durch Alteration des Peritoneums, schärfer, genauer lokalisierbar und kontinuierlich, ggf. reflektorische Bauchdeckenspannung) zu. Zusätzliche Fragen nach **begleitenden Symptomen** wie Erbrechen, Blutungen, Ikterus, Fieber, Gewichtsverlust, Veränderungen des Stuhlverhaltens oder der Miktion, extraintestinalen Symptomen, auslösenden Faktoren, Vorerkrankungen (z. B. Gallensteine, KHK), Bauchoperationen, Risikofaktoren (z. B. Alkohol, Medikamente, Reisen) helfen, das differenzialdiagnostische Spektrum einzugrenzen.

Untersuchungen

Körperliche Untersuchung: Bei **akutem Abdomen** ❶ ist die Bauchdecke typischerweise gespannt, das Abdomen ist stark bis extrem druckschmerzhaft und es finden sich die Auskultationsbefunde eines Ileus. Bei einer solchen Symptomatik muss eine **Notfalldiagnostik** erfolgen (> Kap. Akutes Abdomen).

Bei akutem **Oberbauchschmerz ohne akutes Abdomen** ❷ kann die körperliche Untersuchung unauffällig sein, meist besteht aber zumindest ein Druckschmerz im Bereich des Oberbauchs. Die weiteren potenziellen Untersuchungsbefunde sind wie die zugrunde liegenden Ursachen äußerst variabel. Zu bedenken ist auch die Möglichkeit, dass intrathorakale Erkrankungen (KHK/Hinterwandinfarkt, basale Pleuritis) sich auch bzw. ausschließlich mit Schmerzausstrahlung in das Abdomen manifestieren können.

Die körperliche Untersuchung wird ergänzt durch ein **basales Laborprogramm** (Blutbild, Elektrolyte und Retentionswerte, BSG, Leber- und Pankreasenzyme, Elektrophorese, Urinstatus, Blutkultur [bei Fieber]) sowie **Abdomensonographie** und **EKG** ❸. Diese Untersuchungen klären in einem Teil der Fälle die Diagnose (z. B. Gallenkolik bei Cholezystolithiasis > Abb. 1) ❹, sodass dann eine gezielte Therapie erfolgen kann. Bei Patienten ohne Alarmsymptome (z. B. Hinweise auf gastrointestinale Blutung) und mit unauffälligen Befunden in der Basisdiagnostik ❺, ist eine symptomatische probatorische medikamentöse (z. B. PPI oder Spasmolytika) und diätetische Therapie gerechtfertigt. Sollten die Beschwerden hierunter nicht innerhalb kurzer Zeit abklingen ❻, sowie bei Patienten mit Alarmsymptomen oder auffälligen, aber nicht wegweisenden Befunden in der Basisdiagnostik ❼ sind weitere Untersuchungen, in erster Linie eine Ösophagogastroduodenoskopie (ÖGD) indiziert. Die sonstigen Maßnahmen richten sich nach Lokalisation und Charakteristik des Beschwerdebildes sowie etwaigen Begleitsymptomen und schließen weitere **endoskopische, röntgenologische** und **Laboruntersuchungen** ein.

Differenzialdiagnosen

Ursachen akuter Oberbauchschmerzen		
Mögliche Erkrankungen	Häufigkeit	Weiterführende Untersuchungen
Gastroenteritis	++++	meist selbstlimitiert, ggf. Stuhluntersuchungen, Endoskopie
Gallenkolik	+++	Sonographie
akute Cholezystitis	+++	Sonographie
Ulcus ventriculi/duodeni	+++	ÖGD
akute Appendizitis (beginnende Symptomatik)	+++	Sonographie
akute Pankreatitis	+++	Sonographie/CT
akute Pyelonephritis	+++	Urinuntersuchung
Mesenterialinfarkt	++	Gefäßdarstellung (Duplex-Sonographie, CT-/MRT-Angiographie)
basale Pneumonie	++	Röntgen Thorax
Herzinfarkt	++	EKG
Milzinfarkt	++	Sonographie/Angio-CT
Urämie	+	Laboruntersuchungen
familiäres Mittelmeerfieber	+	Laboruntersuchungen
Porphyrie	+	Laboruntersuchungen
diabetische Pseudoperitonitis	+	Laboruntersuchungen

Akute Oberbauchschmerzen

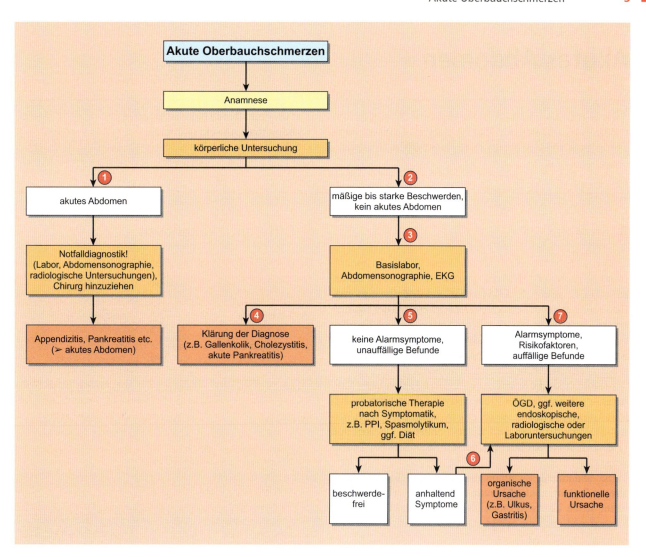

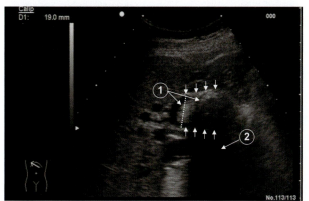

Abb. 1 Abdomensonographie einer 83-jährigen Patientin mit akuten Oberbauchschmerzen, erhöhten Cholestase- und Entzündungsparametern. Die Abbildung zeigt eine Choledocholithiasis mit zwei sehr großen Gallensteinen ❶ vor der Hepaticusgabel mit typischem Schallschatten ❷. Die kurzen Pfeile markieren die Grenzen des proximal massiv erweiterten Ductus choledochus (ca. 2 cm, normal ≤ 7 mm).

C. Schmidt, A. Stallmach
Akutes Abdomen

Definition

Der Begriff „akutes Abdomen" ist ein Sammelbegriff für verschiedene Erkrankungen, die mit einer akut einsetzenden, rasch progredienten Symptomatik einhergehen. Kennzeichnend ist die Trias:

- **starke anhaltende Bauchschmerzen**
- **abdominale Abwehrspannung**
- **Schocksymptomatik.**

Sehr häufig liegt eine potenziell letal verlaufende Erkrankung zugrunde.

Anamnese

Trotz des häufig hohen Zeitdrucks ist eine genaue Anamneseerhebung notwendig ❶. Die Fragen konzentrieren sich auf die **Art** (akut vs. chronisch), **Lokalisation** und **Begleitsymptomatik** des aufgetretenen Schmerzes. Der Schweregrad der Schmerzen korreliert nicht immer mit der Stärke des schädigenden Stimulus. Eine Ausnahme bildet der **akute, vernichtende Schmerz** bei einer **Hohlorganperforation** mit den darauffolgenden Zeichen des „brettharten Abdomens".

Die Beziehung des Schmerzes zu anderen Faktoren wie Nahrungsaufnahme oder Menstruationszyklusphase kann zusätzliche Hinweise ergeben. Assoziierte Symptome wie Gewichtsverlust, Veränderungen der Stuhlgewohnheiten, Übelkeit und Erbrechen sowie ein Ikterus sind von diagnostischer Bedeutung.

Die abdominale Symptomatik kann insbesondere beim **älteren Patienten** oder **Kleinkind** fehlgedeutet werden, da sie häufig keine klaren Angaben über Beginn und Entwicklung machen und auch die Symptome gelegentlich nur mild sein können.

Untersuchungen

Durch eine sorgfältige körperliche Untersuchung ❷ einschließlich **Inspektion** (Distension des Abdomens, Darmsteifungen im Rahmen einer Hyperperistaltik), **Auskultation** (Vorhandensein oder Fehlen von Darmgeräuschen) und **Perkussion** des Abdomens (Raumforderungen, Aszites, Gasbildung) sowie **Palpation** der Bauchdecken (diffuse oder lokale Abwehrspannung, Loslassschmerz) und **rektale Untersuchung** können häufig richtungsweisende Befunde erhoben werden.

Da eine drohende oder vorhandene Schocksymptomatik typisch für das akute Abdomen ist, ist bei der körperlichen Untersuchung eine Dokumentation der **Vitalparameter** (Puls, Blutdruck, Atemfrequenz, Temperatur) zwingend erforderlich.

Es ist von zentraler Bedeutung rasch die **vitale Gefährdung** für den Patienten **abzuschätzen,** ggf. auf eine zeitraubende Diagnostik zu verzichten und durch einen chirurgischen Eingriff (Probelaparotomie) die Diagnose zu stellen und gleichzeitig eine Therapie zu ermöglichen ❸.

Differenzialdiagnosen

Ursachen eines akuten Abdomens		
Mögliche Erkrankungen	Häufigkeit	Weiterführende Untersuchungen ❹
akute Cholezystitis	++++ (10 – 35%)	Schmerz im rechten Oberbauch, Sonographie, Leukozytose
akute Appendizitis	++++ (10 – 25%)	Schmerz McBurney, Temperaturdifferenz, Leukozytose, Sonographie
akute Pankreatitis	++++ (10%)	α-Amylase, Sonographie, CT
Divertikulitis	+++ (8%)	Schmerz im linken Unterbauch, Leukozytose, Sonographie, CT
Infektionen (Clostridium difficile – Toxinbildung, tuberkulöse Peritonitis, Enterovireninfektion, Ruptur einer Echinokokkuszyste)	+++	mikrobiologische Diagnostik
Entzündung/Peritonitis (Ulkusperforation [> Abb. 1], Ruptur von Pankreaspseudozysten, Milzruptur bei infektiöser Mononukleose, intraabdominale Blutungen)	++	Röntgen Abdomenübersicht, Sonographie (freie Flüssigkeit)
vaskuläre Ursachen (Embolie, Mesenterialischämie, Milz- oder Niereninfarkt, Aortenaneurysma, Vaskulitis)	++	Sonographie, CT, Angiographie
gynäkologische Ursachen (Extrauteringravidität, Stieldrehung einer Ovarialzyste, Endometriose, Salpingitis)	+	β-HCG, Sonographie
urogenitale Ursachen (Zystitis, Pyelonephritis, akuter Harnverhalt, Konkrementobstruktion)	+	Urinstatus, Sonographie, Urogramm
extraabdominale Ursachen (Angina pectoris, Myokardinfarkt, Perikarditis, basale Pneumonie)	(+)	EKG, Röntgen Thorax, Troponin
metabolische Ursachen (Porphyrie, Urämie, Pseudoperitonitis diabetica)	(+)	Familienanamnese, Labor
Intoxikationen (Bleiintoxikation)	(+)	Labor

Akutes Abdomen

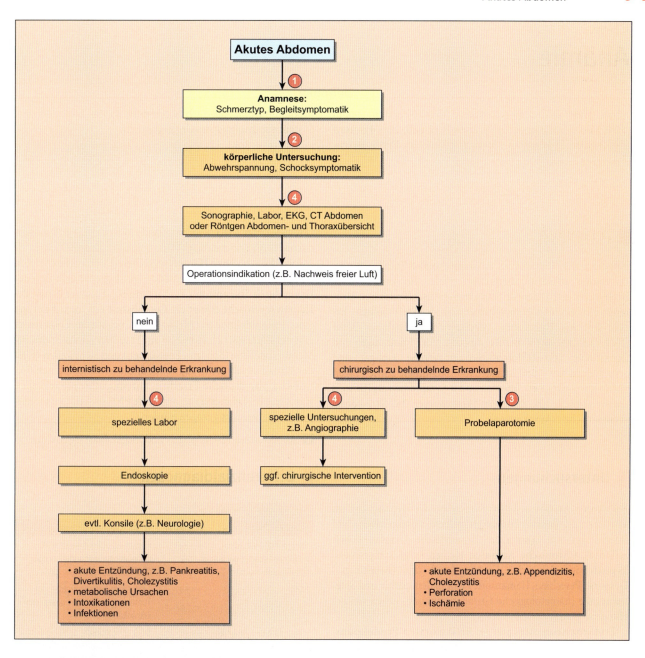

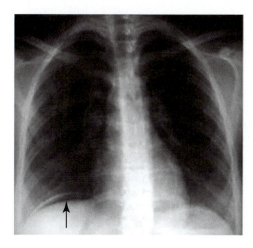

Abb. 1 Radiologische Darstellung von freier Luft (Pfeil) bei Ulkusperforation.

J. Panse
Anämie

Definition

Nach WHO-Definition besteht eine Anämie bei Hämoglobin (Hb)-Konzentrationen bei **Frauen < 12 g/dl,** bei **Männern < 13 g/dl.** Hb-Werte sind immer Summe aus Erythrozytenproduktion und -abbau bzw. -verlust, da das blutbildende System ein dynamisches Organ darstellt!

Anamnese

Pathologische Blutbilder i. S. e. **Anämie** sind oft Zufallsbefunde. Da **immer abklärungsbedürftig,** erfolgt die Anamnese ❶ häufig nach der Diagnose. Vor dem ethnisch/familiären Hintergrund (Hämoglobinopathien/Enzymdefekte!) sollten Ernährung, Alkoholkonsum, Medikamenteneinnahme, Beruf (Bleiexposition in 150 Berufsgruppen), Vorerkrankungen und Operationen (Gastrektomie) erfragt werden. Obligat sind Schwangerschafts- und Menstruationsanamnese sowie Fragen nach Blutungszeichen, Infekten und B-Symptomen als Hinweis auf systemische Erkrankungen (Malignome, Tbc, Sarkoidose, rheumatische Erkrankungen).

Untersuchungen

Bei **akuten Anämien** stehen Symptome der Hypotension im Vordergrund, daneben Blässe (Nagelbett, Konjunktiven) und Ikterus, ggf. mit Schmerzen (hämolytische Anämie, Sichelzellkrise). **Chronische Anämien** bleiben lange symptomlos. Typisch sind Schwäche, Leistungsknick und (Belastungs-) Dyspnoe. Petechien, Hämatome, Lymphadenopathie und Splenomegalie (hämatologische Grunderkrankung) geben weitere Hinweise ❷.
Erythrozytenindices und der **Retikulozyten-Produktions-Index (RPI)** ❷ führen zur exakten **funktionellen Anämieeinteilung.** Ein RPI < 2,5 spricht immer für eine **Bildungs- bzw. Reifungsstörung** ❸. Unauffällige Erythrozytenindices ❹ zeigen **Hypoproliferation** durch **Knochenmarkpathologien** ❺ (Neoplasien) oder durch **verminderte Stimulation** ❻ (Nephro-, Endokrinopathie, Infektion) an. Ursachen **mikrozytärer Anämien** ❼ sind Eisenmangel ❽, Thalassämien ❾, die sideroachrestische Anämie und Bleiexposition ❿. Differenzialdiagnostisch entscheidend ist der **Eisenstatus** (Ferritin, sTfR), die Beurteilung des **Blutausstrichs** (Anisozytose) bzw. die RDW und die **Hb-Elektrophorese** (Thalassämie). Wichtig ist die Abgrenzung der Anämie chronischer Erkrankungen **(ACD)** ⓫, der eine Eisenverwertungsstörung zugrunde liegt. Eine **Makrozytose** ⓫ kann durch Alkoholismus, Hepatopathie, Hypothyreose und Artefakte (Agglutination, Hyperglykämie, Leukozytose) entstehen, hier hilft der Blutausstrich. Folsäure- und Vitamin-B$_{12}$-Mangel bedingen **megaloblastäre Anämien** ⓬ (MCV > 110 fl, LDH ↑↑), entscheidend ist der Megaloblastennachweis im Knochenmark (DD: refraktäre Anämie).
Ein RPI > 2,5 ohne **Hämolysezeichen** (LDH ↑, Haptoglobin ↓) weist auf Blutverlust und intakte Erythropoese bzw. Regeneration durch Therapie mit Fe, Vitamin B$_{12}$, Folsäure ⓭ hin. Bei Hämolyseverdacht erfolgt ein **Coombstest** zur Identifizierung einer Immunhämolyse (AIHA) ⓮, bei negativem Coombstest gibt der Blutausstrich Hinweise auf Fragmentationssyndrome, Membrandefekte (Sphäro-, Eliptozyten) und Sichelzellen ⓯. Ist der Blutausstrich nicht wegweisend, müssen medikamentöse, toxische, physikalische Ursachen, Enzymopathien (Favismus), Hämolyse bei Lebererkrankungen, die PNH und Hämoglobinopathien in Betracht gezogen werden ⓰.

✚ Abbildungen Eisenmangel- und megaloblastäre Anämie

Differenzialdiagnosen

Ursachen von Anämien		
Mögliche Erkrankungen	Häufigkeit	Weiterführende Untersuchungen
Eisenmangel (weltweit häufigste Ursache parasitäre Erkrankungen)	++++	Abklärung obligat → Urin-Stix, Ösophagogastroduodenoskopie (ÖGD), Koloskopie, iatrogen?
ACD	++++	CRP, Akutphaseparameter, ggf. Tumorsuche, Klinik rheumatoider Erkrankung?
megaloblastäre Anämien	+++	ÖGD obligatorisch, Schilling-Test = Goldstandard, oft verzichtbar, Intrinsic-Faktor-, Belegzell-, Schilddrüsen-AK; V. a. Folsäuremangel → immer Mitbestimmung von Vitamin B$_{12}$
Immunhämolyse (AIHA)	++	Suche nach Grunderkrankung (Lymphom, Kollagenose, Infektion) oder Auslöser (Medikamente), Differenzierung von Kälte- (IgM) und Wärme- (IgG) Antikörpern
Fragmentationssyndrom	++	Thrombozyten ↓ →, Mikroangiopathie (TTP, HUS, DIC) Thrombozyten normal → mechanische Ursache (z. B. künstliche Herzklappe)
PNH	+	GPI-verankerte Oberflächenmarker (CD55, CD59, CD16, CD24)
hereditäre Sphärozytose	+	MCHC > 36%

Anämie

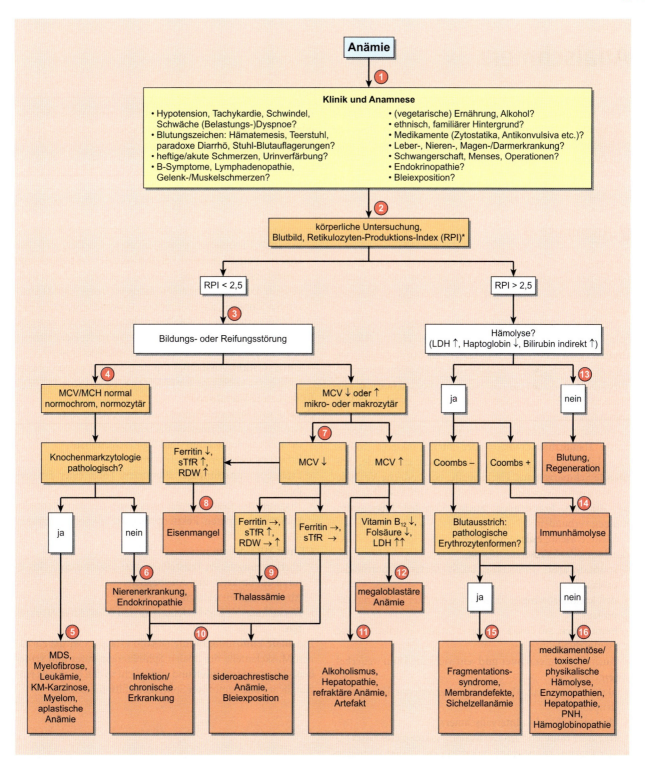

*Der RPI beschreibt die Regenerationsfähigkeit des Erythrons; bei intakter Erythropoese ist der RPI meist > 3.
Je ausgeprägter die Anämie (Hkt. ↓), desto länger ist die Retikulozytenverweildauer (physiologisch 1 Tag)
im Blut (= SHIFT**), zudem muss die gemessene Retikulozytenzahl Hkt.-abhängig nach unten korrigiert werden.
Daraus ergibt sich der RPI:

$$\frac{\% \text{ Retikulozyten} \times \text{bestimmter Hkt.}}{\text{Shift in Tagen} \times 0{,}45 \text{ (Soll-Hkt.)}}$$

**SHIFT (in Tagen): Hkt. 0,45 ~ 1,0; Hkt. 0,35 ~ 1,5; Hkt. 0,25 ~ 2,0; Hkt. 0,15 ~ 2,5

Besondere Abkürzungen: sTfR = löslicher Transferrin-Rezeptor
RDW = red cell distribution width, Erythrozytenverteilungsbreite
PNH = paroxysmale nächtliche Hämoglobinurie

P. Otto

Analschmerz

Definition

Der Analschmerz ist definiert durch schwer lokalisierbare quälende dumpfe, drückende, ziehende oder krampfartige Missempfindungen im Analbereich, nicht selten mit Ausstrahlung zum Kreuzbein. Eine Sonderform sind die **Tenesmen**: krampfartig zwanghafter, oft unergiebiger Stuhldrang oder Stuhlentleerungen bei entzündlichem Reizzustand, z. B. bei Colitis ulcerosa.

Anamnese ❶

Eine genaue Schmerzanalyse ❷ umfasst Qualität, Auslösung und Entwicklung bzw. Dauer der Schmerzen. Sie lässt meist eine weitgehende Eingrenzung bis hin zur exakten Diagnose zu.

Da der Hämorrhoidalkomplex im anästhetischen Schleimhautbereich liegt, weisen **Schmerzen bei einem Hämorrhoidalleiden** immer auf eine anodermale Mitbeteiligung wie Vorfall, inkarzerierter prolabierter Hämorrhoidalknoten, Thrombose, Reizung („Anitis") oder eine begleitende anale Erkrankung wie Fissur (> Abb. 1), inkomplette Fistel, auch Karzinom hin.

Umschriebene Krankheitsbilder wie Fissur, Fistel, inkarzerierter Hämorrhoidalprolaps oder intersphinkterer Abszess lösen **lokalisierbare, scharfe, schneidende, stechende, drückende Schmerzen** aus. Flächenhafte, entzündliche Veränderungen wie Anitis, peranale Dermatitis (> Abb. 2) sind dagegen mit **diffusen, brennenden, auch juckenden Missempfindungen** verbunden.

Weitere wichtige diagnostische Hinweise ergeben sich durch Beachtung der **Schmerzauslösung**:
- **spontan:** anale Thrombose, inkarzerierter Hämorrhoidalprolaps
- **defäkationsabhängig:** Fissur, inkarzerierter Hämorrhoidalprolaps
- **beim Sitzen, auf Druck:** Abszess, Thrombose, inkarzerierter Hämorrhoidenprolaps.
- Auch die **Schmerzdauer und -entwicklung** kann weiterhelfen:
- **akut:** Fissur, anale Thrombose, inkarzerierter Hämorrhoidenprolaps
- **chronisch:** Fistel – „Intervallschmerz" (mehrere Minuten nach Defäkation): inkomplette Fistel.
- Der Pruritus ani ist eine Sonderform des analen Schmerzes und stellt eine spezifische Reizbeantwortung der Analregion dar.

Untersuchungen

Die **körperliche Untersuchung** ❸ umfasst:
- **Inspektion** der Analregion einschließlich der Nates (Gesäßbacken): akute oder chronische Ekzeme, Fistelmündungen, periproktitische Abszesse, Marisken (Hautfalten, > Abb. 3), perianale Thrombosen, prolabierende Hämorrhoidalknoten
- äußere **Palpation** und **digital-rektale Untersuchung:** schmerzhafte Schwellung (Abszess), derber Strang (Fistelverlauf), Leistenlymphknoten, indolente derbe Areale (Analrandkarzinome!), angeborene oder erworbene Stenosen, palpable Resistenzen im Analkanal, Beurteilung der Prostata, bei Verdacht auf akute Analfissur vorher Lokalanästhesie wegen begleitendem schmerzhaften Sphinkterkrampf!
- **Untersuchung Analkanal** mit dem Spreizspekulum: Beurteilung des Anoderms zur Fistel- bzw. Fissursuche.

Bildgebende Verfahren ❹:
Prokto- und Sigmoidokoloskopie ermöglichen eine:
- Beurteilung des Hämorrhoidalkomplexes
- Beurteilung der Rektum- und Sigmaschleimhaut
- Erfassung tiefsitzender Malignome
- Erfassung punktförmiger Blutungen: Folge einer Entzündung
- Diagnose des Rektumprolapssyndroms, des partiellen oder kompletten inneren Rektumprolaps (Funktionsproktoskopie).

CT und MRT dienen zur:
- überlagerungsfreien Darstellung aller anatomischen Strukturen des Beckens- und Analbereichs
- Abszess- und Fisteldiagnostik
- Darstellung der Lagebeziehung zu den muskulären Strukturen.

Die **anale Endosonographie** (EAUS) erfasst exakt die einzelnen Muskelanteile des analen Sphinkterapparates und seiner benachbarten Strukturen und ermöglicht so den Nachweis entzündlicher und tumoröser Sphinkterinfiltrationen.

Analschmerz

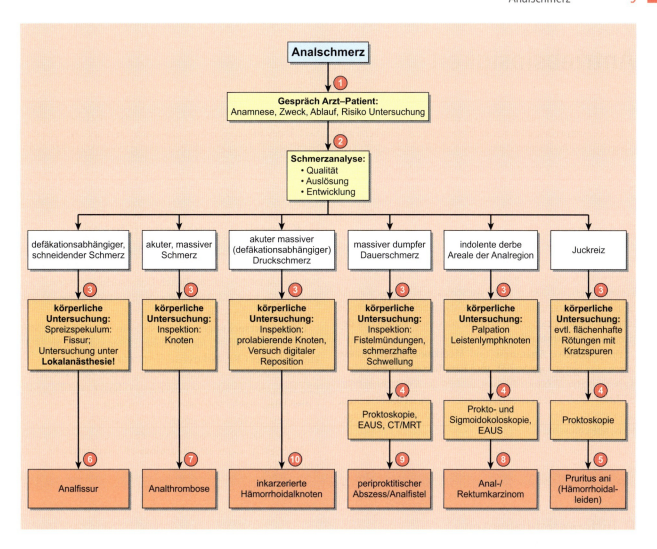

Differenzialdiagnosen

Ursachen von Analschmerzen		
Mögliche Erkrankungen	Häufigkeit	Weiterführende Untersuchungen
Hämorrhoidalleiden (❺, ❿)	+++	Inspektion, digital-rektale Untersuchung, Proktoskopie
Pruritus ani ❺	+++	Inspektion, digital-rektale Untersuchung, Proktoskopie
Analfissur ❻	+/++	Lokalanästhesie, digital-rektale Untersuchung, Spekulumuntersuchung
Analthrombose ❼	+/++	Inspektion
Anal-/Rektumkarzinom oder Rezidiv ❽	+/++	digital-rektale Untersuchung, Proktoskopie, Sigmoidokoloskopie, EAUS
periproktitischer Abszess/Analfistel ❾	+	Inspektion, äußere Palpation, digital-rektale Untersuchung, Spekulum, Proktoskopie, EAUS, MRT

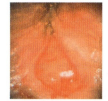

Abb. 1 Akute Analfissur.

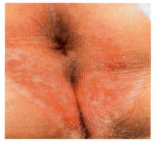

Abb. 2 Kontaktdermatitis.

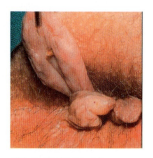

Abb. 3 Große Mariske, Analläppchen.

M. Hickstein, J. Hensen

Antriebslosigkeit

Definition

Antriebslosigkeit bezeichnet den Zustand eines Patienten, der von ihm selbst oder seiner Umgebung als Schwäche auf psychischer und/oder auf physischer Ebene empfunden wird. Der Betroffene fühlt sich nicht mehr in der Lage, den Aktivitäten des täglichen Lebens nachzukommen. Der Patient äußert Abgeschlagenheit, Müdigkeit oder Erschöpfung. Ein antriebsloser Mensch wirkt häufig lethargisch, geistig träge und abgestumpft und ist zu Aktivitäten kaum zu motivieren.

Anamnese ❶

Es ist wichtig, dem Patienten **genau zuzuhören** und seine Beschwerden ernst zu nehmen. Redestil und Flüssigkeit des Patientenberichts lassen erste Aufschlüsse über das Krankheitsbild zu. Fragen nach Niedergeschlagenheit und Interesselosigkeit dienen einer ersten Einschätzung einer möglichen **depressiven Symptomatik**.

Die **vegetative Anamnese** und **Medikamentenanamnese** sowie eine behutsame **Sozial- und Familienanamnese** liefern weitere wertvolle Informationen. Besteht der Verdacht auf Gedächtnis- und/oder Konzentrationsstörungen, ist die Erhebung des kognitiven Status, ggf. mit Hilfe standardisierter Leistungstests, aufschlussreich.

Körperliche und weiterführende Untersuchungen

Bei der kompletten **körperlichen Untersuchung** ist unter anderem zu achten auf Hautturgor, Lymphknotenschwellungen oder endokrinologische Stigmata ❷.

Laboruntersuchungen sollten stets im Rahmen einer Stufendiagnostik erfolgen. Als Basislabor bieten sich z. B. an: Blutbild, BSG oder CRP, Elektrolyte, Kreatinin etc. ❸

In Abhängigkeit von diesen Befunden und dem klinischen Bild erfolgen dann ggf. die **erweiterte Labor**- sowie die **apparative Diagnostik**. Aufgrund der mannigfaltigen Differenzialdiagnosen fällt diese sehr unterschiedlich aus ❹.

Ergeben sich Hinweise auf psychische Ursachen der Antriebslosigkeit, sollte eine **neurologisch-psychiatrische Diagnostik** folgen ❺.

Differenzialdiagnosen

Ursachen für Antriebslosigkeit		
Mögliche Erkrankungen	Häufigkeit	Weiterführende Untersuchungen
Stoffwechselerkrankungen, Endokrinopathien ❻	++	außer Basislabor: fT$_3$, fT$_4$, Schilddrüsen-AK, HbA1c, Nierenwerte, Lipidstatus, Kortisol basal, BGA; Sonographie, Röntgen, CT, MRT, Szintigraphie, endokrinologische. Funktionstests
onkologische/hämatologische Erkrankungen ❼	+++	Differenzialblutbild, Eisen, Ferritin, Transferrinrezeptor, Serum-/Immun-Elektrophorese, ggf. Tumormarker; Beckenkammpunktion, Bildgebung
Vergiftung und Medikamentenüberdosierung ❽	++++	Alkohol-/Medikamentenspiegel, Urin-Toxikologie, Lebersyntheseparameter, Differenzialblutbild, Nierenwerte, Gerinnung, Konzentration der toxischen Stoffe
Infektionen ❾	+++	Labor, serologische und mikrobiologische Untersuchungen, Bildgebung
chronische Lungenerkrankungen ❿	++++	BGA, Differenzialblutbild, Bildgebung, Lungenfunktion, ggf. Schlaflabor
gastrointestinale und Lebererkrankungen ❿	++++	Lebersyntheseparameter, Lipase, serologische Untersuchungen, ggf. Autoantikörper; Bildgebung, Endoskopie, Biopsie
Herz-Kreislauf-Erkrankungen ❿	++++	indikationsbezogen: CK, CK-MB, Myoglobin, Troponin; EKG, Echokardiographie, Doppler/Duplex, Ergometrie, 24-h-EKG und -Blutdruck
Nierenerkrankungen ❿	++++	Nierenretentionswerte, Elektrolyte, Kreatinin-Clearance, BGA, Differenzialblutbild, Lipidstatus, Urinanalysen
Mangelerkrankungen ⓫	++	Eisenstoffwechsel, Vitaminkonzentrationen, Gesamtprotein, BMI, Bildgebung, alimentäre von somatischen Ursachen (wie Tumorkachexie) abgrenzen
Kollagenosen	+	Basislabor, rheumatologische Untersuchungen, Autoantikörper, Bildgebung
andere (chronisches Schmerzsyndrom, chronisches Müdigkeitssyndrom)	+++	Ausschlussdiagnose
psychiatrische/neurologische Erkrankungen ⓬	+++	spezifische Diagnostik

Antriebslosigkeit

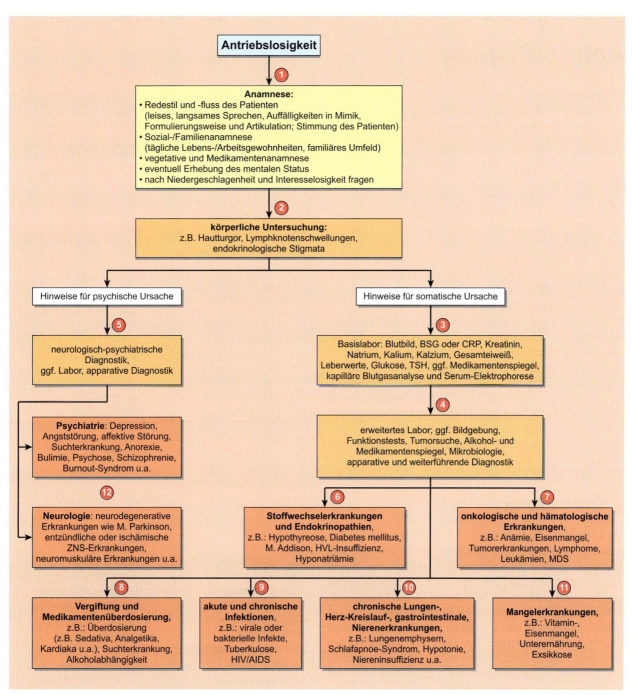

Abkürzungen: MDS = myelodysplastisches Syndrom
HVL = Hypophysenvorderlappen

J. Gerth, G. Wolf
Anurie/Oligurie

Definition
Unter einer Anurie versteht man eine Diuresemenge < 100 ml/d, unter einer Oligurie von < 500 ml/Tag.

Anamnese

Zunächst sollte nach **renalen Vorerkrankungen** (auch Nierenerkrankungen bei Angehörigen) bzw. Erkrankungen mit einem Risiko für die Nierenfunktion gefragt werden. Weitere Fragen betreffen die **Dauer** der Oligurie/Anurie und das **Miktionsverhalten** vor Eintritt derselben (Dysurie, Pollakisurie), um Hinweise auf Harnabflussstörungen bzw. aszendierende Harnwegsinfektionen zu erhalten ❶.

Bei älteren Patienten sollte die etwaige **Trinkmenge** abgeschätzt werden, um die Möglichkeit eines prärenalen Nierenversagens im Rahmen einer Exsikkose beurteilen zu können ❶.

Ferner sollten evtl. **Symptome einer Systemerkrankung** bzw. Vaskulitis, Auslandsaufenthalte und Berufsanamnese sowie Medikamentenanamnese bzw. Kontrastmitteleinsatz eruiert werden. Daneben sind kurzfristig zurückliegende Zustände mit instabilem Kreislauf von Interesse, die auf ein akutes, prärenales Nierenversagen bzw. eine ischämische Tubulusnekrose hinweisen können ❶.

Untersuchungen

Die **körperliche Untersuchung** ❷ konzentriert sich auf den Volumenstatus und die Kreislaufsituation, um ein prärenales Nierenversagen frühzeitig erkennen und behandeln zu können. Niedriger Blutdruck und (Erfordernis-) Tachykardie weisen auf eine Kreislaufinsuffizienz als Ursache der Oligurie/Anurie hin.

Weiterhin wird überprüft, ob ein **Klopfschmerz** in den Nierenlagern vorhanden oder eine gefüllte Harnblase zu tasten ist. Auf Zeichen einer Systemerkrankung ist zu achten. Zeichen einer länger bestehenden Niereninsuffizienz sind: blasse Haut und Schleimhäute, graues Hautkolorit, urämischer Fötor und Kratzspuren an der Haut (urämischer Pruritus).

Differenzialdiagnostisch wegweisend ist eine **Ultraschalluntersuchung** der Nieren und der Harnblase, in der eine bestehende Nierenschädigung bis hin zu Schrumpfnieren diagnostiziert werden kann. Weiterhin dient die Sonographie der Nieren dazu, eine Harnstauung bzw. ein Harnabflusshindernis zu erkennen ❸.

Mit der Bestimmung der **Nierenretentionsparameter** lässt sich das Ausmaß der Niereninsuffizienz feststellen. Weitere Analysen dienen dazu, bereits manifestierte Folgeerkrankungen einer chronischen Niereninsuffizienz zu erkennen ❸.

Eine mögliche Gewinnung geringer Urinmengen kann dazu beitragen, eine Harnwegsinfektion bzw. eine intrinsisch renale bzw. glomeruläre Erkrankung zu diagnostizieren ❸.

Differenzialdiagnosen

Ursachen von Anurie/Oligurie		
Mögliche Erkrankungen	Häufigkeit	Weiterführende Untersuchungen
prärenales Nierenversagen ❹		
vermindertes Intravasalvolumen, z. B. Pankreatitis	+++	Anamnese, klinische Untersuchung
vermindertes intraarterielles Blutvolumen, z. B. Leberzirrhose, nephrotisches Syndrom, Herzinsuffizienz	++	Anamnese, klinische Untersuchung, Labordiagnostik, Echokardiographie
gestörte intrarenale Hämodynamik durch präglomeruläre Vasokonstriktion (z. B. NSAR) und postglomeruläre Vasodilatation (z. B. ACE-Hemmer)	++	Medikamentenanamnese
erhöhte Kapazität des Gefäßsystems, z. B. Sepsis, Anaphylaxie	+++	klinische Untersuchung, Labordiagnostik
intrarenales Nierenversagen ❺		
akute Glomerulonephritis	+	Labor-, Urindiagnostik, Nierenbiopsie
interstitielle Nephritis	+	Anamnese, Labordiagnostik, Nierenbiopsie
akute Tubulusnekrose (ischämisch, toxisch)	+	Anamnese, klinische Untersuchung, Nierenbiopsie
renovaskuläre Erkrankungen (arterielle Verschlüsse, Thrombembolien, Dissektionen)	+	Duplexsonographie, Schnittbilduntersuchungen, Angiographie
postrenales Nierenversagen ❻		
Obstruktion des oberen Harntraktes, intrinsisch z. B. Lithiasis, Urothelkarzinom; extrinsisch z. B. M. Ormond	++	Sonographie, CT/MRT
Obstruktion des unteren Harntraktes, z. B. benigne Prostatahyperplasie, Harnblasenkarzinom Phimose	+++	Sonographie, Zystoskopie
neurogene Blase	+	Zystomanometrie, Miktionszystureterographie, Urodynamik

Anurie/Oligurie

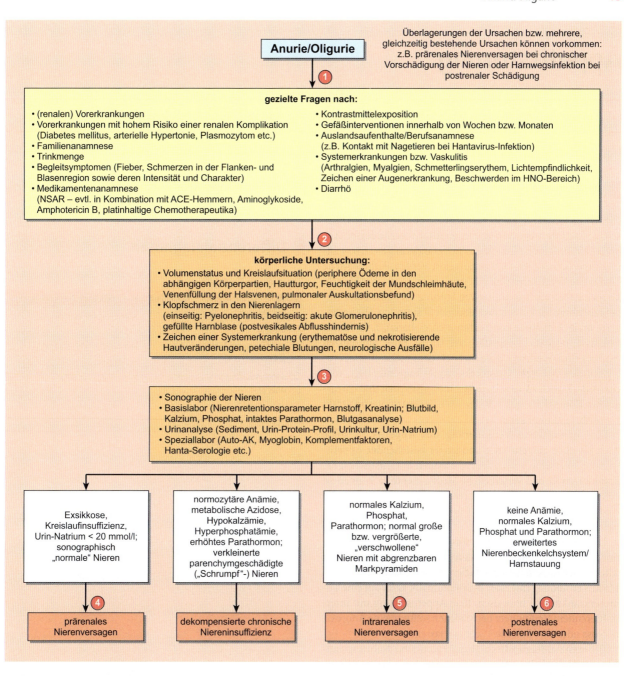

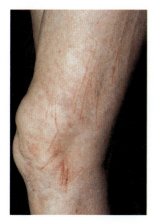

Abb. 1 Pruritus mit Kratzexkoriationen bei chronischer Niereninsuffizienz [Rassner].

Ch. Wrede
Appetitstörung

Definition
Ein quantitativ oder qualitativ verändertes Verlangen nach Nahrung wird als Appetitstörung bezeichnet.

Anamnese

Die Art und Dauer der Appetitstörung ist für die weitere Differenzialdiagnose wegweisend. Ein **qualitativ veränderter Appetit** ❶ kann durch physiologische Veränderungen, z. B. während einer Schwangerschaft ❷, ausgelöst werden. Pathologische qualitative Veränderungen, z. B. Abneigung gegenüber Fleisch, können neben einer quantitativen Störung im Sinne einer Appetitabnahme bei Tumorerkrankungen ❸ auftreten. Die gesteigerte orale Aufnahme von bestimmten essbaren, z. B. Stärke, Erdnüsse, oder nicht essbaren, wie Haare, Erde, Substanzen wird als Pica-Syndrom ❹ bezeichnet, dem meist eine neurologisch-psychiatrische Grunderkrankung zugrunde liegt, welches jedoch auch zu verschiedenen internistischen und chirurgischen Komplikationen, z. B. Bezoaren im Gastrointestinaltrakt (> Abb. 1), führen kann.

Eine **quantitative Veränderung des Appetits** ❺ sollte nach plötzlich aufgetretener und länger bestehender Appetitstörung unterschieden werden. Alle akuten internistischen Erkrankungen ❻ und verschiedene Medikamente ❼ können zu einem reduzierten Appetit führen. Zur weiteren Abklärung sind die Anamnese, Klinik und Untersuchungsergebnisse wegweisend.

Länger bestehende Appetitstörungen gehen in der Regel mit einer gleichsinnigen Veränderung des Gewichts einher. Im Alter ist der Appetit häufig reduziert. Eine Abnahme des Appetits in Verbindung mit einer B-Symptomatik kann auf eine Tumorerkrankung ❸ hinweisen. Eine Appetitstörung mit intermittierendem Heißhunger bei Mädchen sollte an eine Anorexia nervosa oder eine Bulimie ❽ denken lassen.

Differenzialdiagnostisch abzugrenzen sind Nahrungsmittelunverträglichkeiten, die zu verändertem Essverhalten führen, beispielsweise bei Magenulzera (scharfe Gewürze), Cholezystolithiasis (fettreiche Speisen) oder Malassimilationssyndromen (z. B. Gluten).

Untersuchungen

Die körperliche Untersuchung gibt zunächst Hinweise auf den **Ernährungsstatus,** der bei länger bestehender Appetitstörung in der Regel reduziert ist. **Ernährungsbedingte Mangelzustände** an Vitaminen und Spurenelementen können zu charakteristischen Symptomen, z. B. Mundwinkelrhagaden bei Eisenmangel oder eine atrophische Glossitis bei Vitamin-B_{12}-Mangel führen. Tumorerkrankungen gehen oft mit Lymphknotenvergrößerungen oder anderen tastbaren Raumforderungen einher. Bei kurzfristiger Appetitstörung im Rahmen einer akuten Erkrankung steht die jeweilige Klinik im Vordergrund.

Differenzialdiagnosen

Ursachen von Appetitstörungen		
Mögliche Erkrankungen	Häufigkeit	Weiterführende Untersuchungen
Appetitstörung bei akuter Erkrankung	++++	Abklärung der Erkrankung
Appetitstörung bei Tumorerkrankungen	+++	Tumorsuche und -staging
Schwangerschaft (> Abb. 2)	++	Schwangerschaftstest
Anorexie, Bulimie	+	psychiatrische Abklärung
Pica-Syndrom	–	psychiatrische Abklärung

Appetitstörung

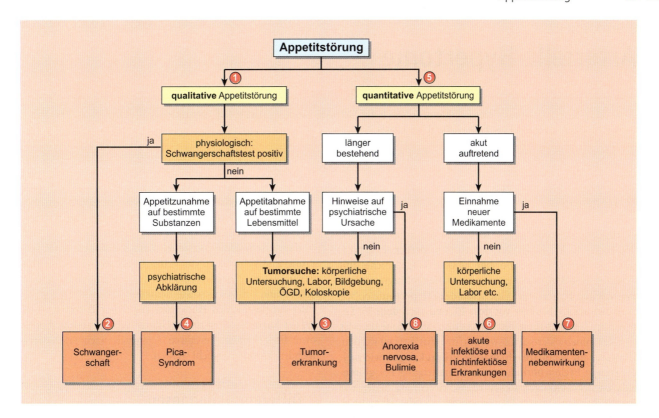

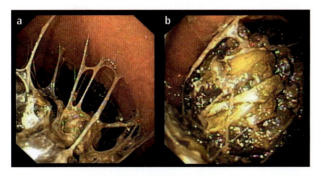

Abb. 1 Endoskopisches Bild eines Bezoars im Magen (a) und (b), der dunkle Haarballen ist gut zu erkennen.

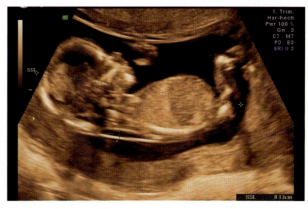

Abb. 2 Sonographisches Bild einer Frühschwangerschaft (13. SSW). [Isbruch].

R. Brunkhorst
Arterielle Hypertonie

Definition

Die arterielle Hypertonie ist eine Erhöhung des nach der Methode von Riva-Rocchi (RR) gemessenen Blutdrucks am Oberarm über 140/90 mmHg (> Kap. Essenzielle Hypertonie).

Anamnese

Bei der Anamneseerhebung ❶ sollte nach möglichen Ursachen und Folgeschäden der Hypertonie geforscht werden. Eine positive Familienanamnese und eine längere Vorgeschichte mit hypertensiven Blutdruckwerten sprechen für die Diagnose einer **essenziellen Hypertonie**. Eine **sekundäre Hypertonie** entwickelt sich relativ häufiger vor dem 40. und nach dem 55. Lebensjahr. Die Einnahme östrogenhaltiger Medikamente oder von Nebennierensteroiden sowie Lakritze muss erfragt werden. Hinweise auf **renoparenchymatöse Erkrankungen** wie rezidivierende Pyelonephritiden oder Ödemneigung bei **glomerulären Erkrankungen** sollten ebenso Beachtung finden wie das Vorhandensein von Flankenschmerzen oder Hämaturie. Rasche Gewichtszunahme ist mit einem **Cushing-Syndrom**, Gewichtsabnahme und anfallsartiger Blutdruckanstieg sind mit einem **Phäochromozytom** vereinbar. Sorgfältig muss anamnestisch nach dem Vorhandensein von kardiovaskulären Komplikationen eines schon länger bestehenden Bluthochdrucks geforscht werden.

Untersuchungen

Die **körperliche Untersuchung** ❷ umfasst die Blutdruckmessung an beiden Armen und ggf. auch an den Beinen im Liegen und im Stehen. Bei einem Unterschied über 20 mmHg zwischen den Extremitäten kann eine vorgeschaltete Gefäßstenose (z. B. Aortenisthmusstenose) vorliegen. Auch abgeschwächte Fußpulse können ein entsprechendes Zeichen sein. Wiederholte Messungen (nach 5 Minuten) im Sitzen helfen, einen situationsbedingten Blutdruckanstieg auszuschließen. Fällt der Blutdruck im Stehen ab, weist dies auf eine **sekundäre Hypertonie** hin, steigt der diastolische Wert, spricht dies eher für eine **essenzielle Form**.

Schon der Aspekt kann zur Diagnose eines **Cushing-Syndroms** bzw. den Folgen einer Steroideinnahme (Stammfettsucht, Stiernacken, Akne, Striae) führen. Die Untersuchung des **Augenhintergrunds** ist obligatorisch.

Das Abdomen sollte sorgfältig links und rechts der Mittellinie auskultiert werden, da systolische/diastolische Strömungsgeräusche für eine **Nierenarterienstenose** sprechen. Das Abdomen wird im Hinblick auf ein Aortenaneurysma oder das Vorliegen von Zystennieren palpiert. Bei der körperlichen Untersuchung ist auf das Vorliegen kardiovaskulärer Folgeerkrankungen zu achten.

Zur **Basisdiagnostik** ❸ gehören u. a. apparative Untersuchungen. Dadurch werden Hinweise auf hypertoniebedingte Folgeschäden und die Genese der Hypertonie gewonnen (> Kap. Essenzielle Hypertonie). Zum **Basislabor** zählen u. a. Serum- und Urinelektrolyte, Fettstoffwechsel- und Schilddrüsenparameter, Nierenretentionswerte, Nüchternblutzucker, Blutbild und Urinstatus sowie -sediment.

Bei entsprechenden Hinweisen aus dieser Basisdiagnostik und der Anamnese ❹ muss mit Hilfe spezieller Labormethoden sowie bildgebender Verfahren ❺ gezielt nach sekundären Hochdruckformen gesucht werden.

Differenzialdiagnosen

Ursachen der arteriellen Hypertonie (Schätzungen anhand von Literaturangaben)		
Mögliche Erkrankungen	Häufigkeit	Weiterführende Untersuchungen und Befunde
essenzielle Hypertonie	> 92–94 %	Ausschlussdiagnose
renoparenchymatös	2–3 %	Anamnese, Serumkreatinin, -harnstoff, glomeruläre Filtrationsrate, Urinstatus, Sediment, Sonographie
renovaskulär	1–2 %	Alter < 35 und > 60 Jahre mit Arteriosklerose, Duplex-Sonographie, evtl. Szintigraphie mit und ohne Captopril, Angiographie
Morbus Conn	0,3 %	Hypokaliämie, Renin-Aldosteron-Quotient im Blut, CT, MRT
Morbus Cushing	< 0,1 %	Kortisol im 24-h-Urin (< 100 μg), Dexamethason-Hemmtest, CT, MRT
Phäochromozytom	< 0,1 %	Katecholamine, Metanephrin, Vanillinmandelsäure (VMS) im 24-h-Urin, Katecholamine im Serum, CT, MRT, Sonographie, Metajodbenzylguanidin-Szintigraphie, Octreotid-Szintigraphie, PET
orale Kontrazeptiva, Glukokortikoide, Cyclosporin u. a.	0,5–1 %	Anamnese
Hyperthyreose	< 0,1 %	TSH, T_3, T_4
Aortenisthmusstenose	< 0,1 %	RR-Differenz zwischen den Armen oder zwischen Armen und Beinen
Karzinoid	< 0,1 %	Anamnese, Hydroxyindolessigsäure

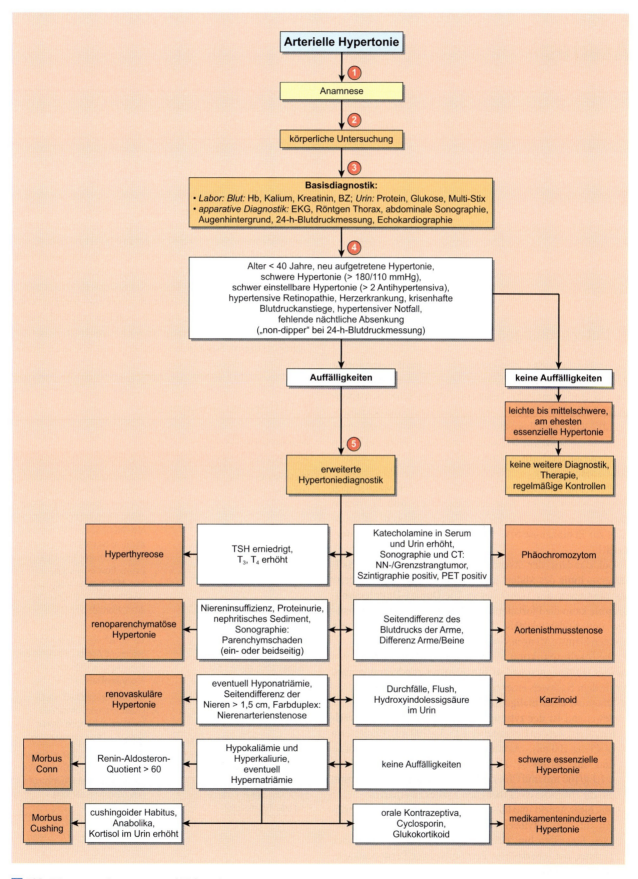

Abb. Nierenarterienstenose und Nebennierentumor.

A. L. Gerbes
Aszites

Definition

Aszites ist die Ansammlung von Flüssigkeit in der freien Bauchhöhle. Aszites ist meist die Folge von Leberzirrhose, Peritonealkarzinose oder ausgeprägter Herzinsuffizienz.

Anamnese

Fragen nach Symptomen und möglichen Ursachen für einen Pfortaderhochdruck, Rechtsherzinsuffizienz, Tumorerkrankungen oder eine entzündliche Ursache des Aszites stehen im Vordergrund: Alkoholkonsum, virale Hepatitis, bekannte Tumoren ❶.

Untersuchungen

Die Inspektion des Patienten erlaubt bei **prall gespanntem Abdomen** die Verdachtsdiagnose eines Aszites ❷. Befunde, die auf eine **chronische Lebererkrankung** hinweisen (periphere Ödeme, Leberhautzeichen, Kollateralvenen an der Bauchwand), Bauchwandhernien, Kachexie sowie Zeichen einer Rechtsherzinsuffizienz (Halsvenenstauung, Orthopnoe) liefern Hinweise auf das Vorhandensein von Aszites und auch auf dessen Genese.

Weiterhin empfiehlt sich die Methode der wandernden Dämpfungsgrenze bei Seitenlagerung ❸ (> Abb. 1). Wegen geringer Spezifität sind technische Untersuchungen, insbesondere zur Erstdiagnose bzw. bei geringgradigem Aszites, erforderlich.

Goldstandard der Aszitesdiagnostik ist die **Ultraschalluntersuchung** des Abdomens ❹, die auch wertvolle Hinweise auf die Genese des Aszites liefert. Die **Duplex-Dopplersonographie** kann die Pfortaderdurchblutung weiter charakterisieren und Kollateralgefäße nachweisen. Schnittbildverfahren können kleinste Mengen von Aszites nachweisen.

Die **Aszitespunktion** ❺ dient der Differenzierung von Aszites bei malignen und nichtmalignen Grunderkrankungen sowie dem Nachweis einer spontan bakteriellen Peritonitis.

- **Diagnose eines malignen Aszites** ❻:
Beweisend ist der **zytologische Nachweis von Tumorzellen.** Meist werden Gesamteiweiß (> 3 g/100 ml), Cholesterin (> 45 mg/100 ml), Albumingradient (Albuminkonzentration im Serum – Albuminkonzentration im Aszites, < 1,1 g/100 ml) und CEA im Aszites (> 2,5 ng/ml) bestimmt, um die Diagnose eines malignen Aszites zu erhärten.
Milchiger Aspekt und hohe Triglyzeridkonzentrationen weisen auf einen **chylösen Aszites** nach Trauma oder operativen Eingriffen hin. Hämorrhagischer Aszites kann nach Trauma, bei tuberkulöser Peritonitis oder Peritonealkarzinose und gelegentlich bei ausgeprägter Rechtsherzinsuffizienz auftreten.

- **Entzündlicher Aszites** ❼:
Die klassische, sekundär bakterielle Peritonitis bei Aszites ist selten, durch eine intestinale Perforation verursacht und weist daher meist mehrere Erreger mit hoher Keimkonzentration auf. Im Gegensatz dazu ist die **spontan bakterielle Peritonitis** (SBP) bei über 10% aller Aszitespatienten in der Klinik nachzuweisen ❽. Der Keimnachweis erfolgt durch direkte Inokulation von Kulturflaschen mit frisch gewonnener Aszitesflüssigkeit. Aus Zeit- und Kostengründen wird zunächst immer die **Granulozytenkonzentration** im Aszites bestimmt. Definitionsgemäß liegt eine SBP bei mehr als 250 Granulozyten/µl Aszites vor.

Differenzialdiagnosen

Ursachen von Aszites		
Mögliche Erkrankungen	Häufigkeit	Weiterführende Untersuchungen
Pfortaderhochdruck (mit Leberzirrhose)	++++	laborchemische Diagnostik für Lebererkrankungen: Child-Score (Bilirubin, Albumin, Prothrombinzeit, Enzephalopathie, Aszites) bzw. MELD-Score (INR, Kreatinin, Bilirubin) als prognostische Scores bei Leberzirrhose, Ultraschall, Duplex-Dopplersonographie, CT bzw. MRT zum Nachweis von Leberzirrhose, Budd-Chiari-Syndrom, Pfortaderthrombose
maligner Aszites: Peritonealkarzinose (überwiegend bei Ovarialkarzinom), Metastasenleber, hepatozelluläres Karzinom (HCC)	+++	bildgebende Verfahren zum Tumornachweis, Tumormarker im Serum und Aszites, Histologie des Primärtumors, Untersuchung des Aszitespunktats
kardialer Aszites	+	bei ausgeprägter Rechtsherzinsuffizienz oder Pericarditis constrictiva; Röntgen Thorax, Herzecho, Lebervenenstauung
entzündlicher Aszites (überwiegend SBP; gelegentlich bei sekundär bakterieller Peritonitis, akuter Pankreatitis oder Tuberkulose)	++	Untersuchung der Aszitesflüssigkeit, konventionelle Diagnostik für die genannten Erkrankungen (mit Ausnahme der SBP)

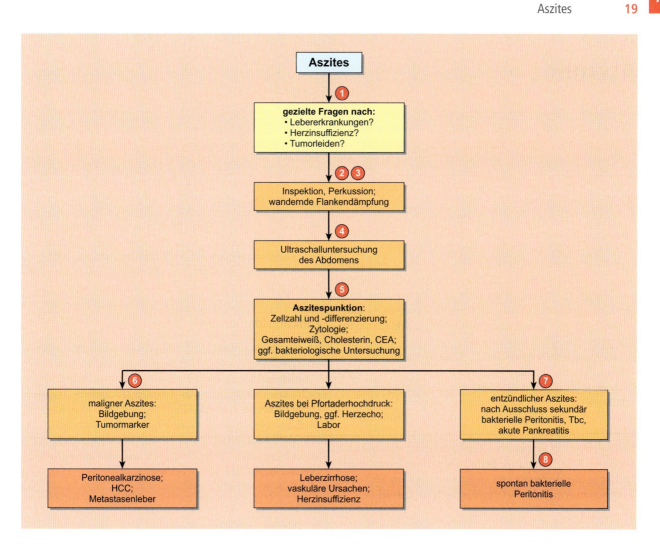

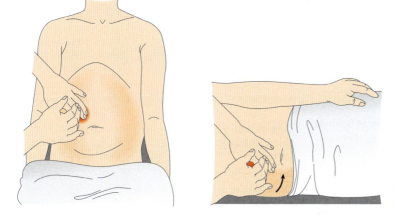

Abb. 1 Schematische Darstellung der Seitenlagerung.

M. Hamm
Atemnot

Definition

Atemnot bzw. Dyspnoe beschreiben das Empfinden einer gesteigerten Atemtätigkeit durch erhöhten Atembedarf, erhöhte Atemarbeit oder verminderte Leistungsbreite der Atempumpe. Das Symptom Atemnot wird sehr unterschiedlich wahrgenommen und unterliegt starken emotionalen Einflüssen.

Anamnese

Atemnot tritt oft erst bei fortgeschrittenen kardiopulmonalen Erkrankungen auf. Die Wahrnehmung von Luftnot korreliert schlecht mit objektiven Befunden. Atemnot kann pulmonale (hoher Atemwegswiderstand, verminderte Gasaustauschfläche und Lungendehnbarkeit, Totraumventilation), kardiale (Lungenstauung) oder extrapulmonale Ursachen (Anämie, Azidose, Adipositas, Thoraxdeformität, neuromuskuläre Erkrankungen, Höhenaufenthalt, Psyche) haben ❶.

Graduierung der Dyspnoe (NYHA-Klassifikation):
- keine Dyspnoe bei Belastung (Grad I)
- Dyspnoe bei stärkerer Belastung wie Treppensteigen (Grad II)
- bei leichter Belastung wie Gehen in der Ebene (Grad III)
- in Ruhe (Grad IV).

Es werden gezielt Fragen zur Charakterisierung der Atemnot gestellt ❷. Keine vorschnelle Festlegung auf eine bekannte Erkrankung! Bei Änderung von chronischer Luftnot sind neue Ursachen zu erwägen (z. B. Lungenembolie bei COPD).

Untersuchungen

Bei der **körperlichen Untersuchung** ❸ achtet man auf: Atemtiefe und -frequenz, Sprechdyspnoe, Distanzgeräusche, Zyanose, Blässe, Fieber; vertiefte Atmung bei metabolischer Azidose, paradoxe Atmung bei beidseitiger Zwerchfellparese oder Verlegung der oberen Atemwege (z. B. Schlafapnoe); periodische Atmung bei Herzinsuffizienz. Halsvenenstauung und Ödeme bei Herzinsuffizienz, Obstruktion der V. cava oder Perikardtamponade.

Die **Auskultation und Perkussion** können typische Befunde z. B. bei Atemwegsobstruktion, Lungenemphysem, Pneumothorax, Pneumonie, Lungenfibrose, Lungenödem ergeben.

Bildgebende Diagnostik

Die bildgebende Diagnostik ❹ umfasst bei Dyspnoe obligatorisch eine **Röntgen-Thoraxaufnahme in 2 Ebenen** (➤ Abb. 1a). Je nach Verdacht kommen weitere Untersuchungen in Frage: Durchleuchtung (Zwerchfellparese bei Zwerchfellhochstand), Computertomographie, CT-Angiographie oder Perfusionsszintigraphie (V. a. Lungenembolie), EKG (Arrhythmien oder Myokarderkrankungen), (transösophageale) Echokardiographie (Herzinsuffizienz), Sonographie (Pleura- bzw. Perikardergüsse) und Bronchoskopie (➤ Abb. 1b) (Atemwegsverlegung).

Labordiagnostik

Wichtige Untersuchungen ❹ sind arterielle Blutgasanalyse (BGA), Pulsoximetrie (in der Notfallmedizin), Blutbild (Anämie) und Schnelltests auf Troponin (Herzinfarkt), D-Dimere (Lungenembolie) und BNP (b-type natriuretic peptide, Herzinsuffizienz).

Funktionsdiagnostik

Als mitarbeitsabhängige (!) Verfahren ❹ stehen Spirometrie, Bodyplethysmographie (Differenzierung einer restriktiven Ventilationsstörung bzw. einer Überblähung), Bronchospasmolysetest (bei obstruktiven Atemwegserkrankungen), bronchiale Provokation mit Methacholin und Peak-Flow-Messung (Asthma bronchiale), Transferfaktor für Kohlenmonoxid (TLCO, Quantifizierung von Gasaustauschstörungen), Ergospirometrie (Belastungslimitation) und 6-Minuten-Gehtest (Verlaufsbeobachtung) zur Verfügung.

Differenzialdiagnosen

Ursachen von Atemnot		
Mögliche Erkrankungen	Häufigkeit	Weiterführende Untersuchungen
obstruktive Atemwegserkrankungen (Asthma bronchiale, COPD, Emphysem)	++++	Bodyplethysmographie, BGA, TLCO, CT-Thorax, Alpha1-Pi, Provokation, Peak-Flow-Protokoll, Allergiediagnostik
interstitielle Lungenerkrankungen, Lungenfibrose	++	Bodyplethysmographie, TLCO, CT-Thorax, Bronchoskopie mit Histologie
Lungenembolie, ggf. rezidivierend; pulmonale Hypertonie	+++	Echokardiographie, D-Dimere, CT-Thorax, Perfusionsszintigraphie, Rechtsherzkatheter
Linksherzinsuffizienz	++++	EKG, Echokardiographie, BNP, Troponin
Pneumonie	+++	Röntgen-Thorax, Bronchoskopie
Atemwegsverlegung (Tumoren, Fremdkörper)	++	Bronchoskopie, Röntgen-Thorax, CT-Thorax
Pleuraerguss	+++	Sonographie, Punktion
Pneumothorax	+	Röntgen-Thorax
vocal cord dysfunction	+	Video-Laryngoskopie
schwere metabolische Azidose	+	BGA, Nierenfunktion, BZ
psychogene Dyspnoe	+++	Ausschlussdiagnose

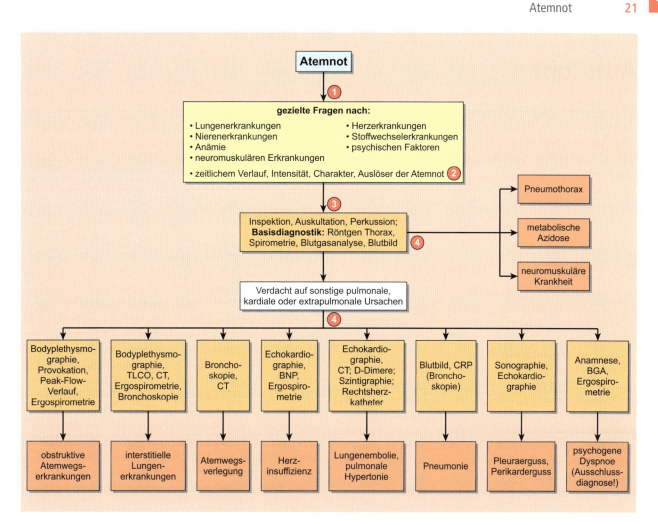

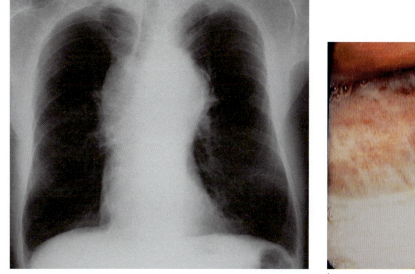
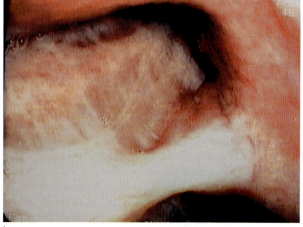

Abb. 1 Zentrales Bronchialkarzinom mit Mediastinalverbreiterung, endobronchialer Kompression und Infiltration des linken Hauptbronchus: Röntgenaufnahme (a), bronchoskopischer Befund (b).

H. D. Allescher
Aufstoßen

Definition

Aufstoßen umschreibt das Austreten von Luft aus dem Magen und der Speiseröhre. Dieser meist physiologische Vorgang dient der Entlüftung des Magens und kann bei Genuss von gashaltigen Getränken und Speisen, beim Schlucken von Luft (**Aerophagie**) und bei vermehrten Gärungsprozessen in der Speiseröhre oder im Magen beobachtet werden. Häufig tritt Aufstoßen zusammen mit Sodbrennen oder gastroösophagealem Reflux auf.

Anamnese

Im Vordergrund der Anamnese ❶ stehen Fragen nach einer Assoziation zu Mahlzeiten und speziellen Nahrungsbestandteilen sowie nach Sodbrennen, saurem Geschmack oder Gärungsgeruch.

Häufig ist das Aufstoßen mit dem Rückfluss von saurem Mageninhalt im Rahmen eines gastroösophagealen Refluxes assoziiert und kann dann ➤ **Sodbrennen** auslösen. Ständiges geräuschvolles Aufstoßen ist häufig Ausdruck von vermehrtem **Luftschlucken** ❷. Aber auch verstärkte **intestinale Gasproduktion** durch Nahrungsmittelintoleranzen (Laktosemalabsorbtion), verstärkte Gärungsprozesse im Magen (Gastroparese), Dünndarm (bakterielle Fehlbesiedelung) oder in der Speiseröhre (Achalasie) können zu Aufstoßen führen. Gelegentlich ist dieser Vorgang mit dem Hochwürgen von Magen- oder Speiseröhreninhalt (**Regurgitation**) ❸ verbunden. Dabei ist es wichtig, nach Dysphagie, Erbrechen oder Regurgitation von unverdauten oder vergorenen Speiseresten zu fragen.

Untersuchungen

Eine weitere diagnostische Abklärung erfolgt in der Regel nur, wenn Aufstoßen vermehrt und konstant auftritt. Mittels einer **Ösophagogastroduodenoskopie** (ÖGD) ❹ werden zunächst Speiseröhre und Magen zum Ausschluss einer Achalasie und einer Retention in die Speiseröhre sowie einer Magenentleerungsstörung untersucht. Auch strukturelle Anomalien der Kardiaregion (Hiatushernie), der Magenausgangsregion (peptische Stenose) und der Dünndarmschleimhaut (Sprue) lassen sich so feststellen.

Kann die Ursache des Aufstoßens von Luft so nicht gefunden werden, folgen ggf. eine **Röntgenuntersuchung** (KM-Passage) und eine **pH-Metrie/Impedanzmessung** der Speiseröhre, um eine Aerophagie, eine große axiale Hiatushernie oder Lagestörungen des Magens nachzuweisen ❺.

Mit Hilfe der **pH-Metrie** ist es möglich, einen vermehrten sauren ösophagealen Reflux festzustellen (nichterosive Refluxkrankheit, NERD) ❻. Mit der **Impedanzmessung** können zudem auch nichtsaure Refluxepisoden, die mit dem Aufstoßen verbunden sind, erfasst sowie Luftschlucken und Luftaufstoßen direkt nachgewiesen werden.

Ergibt sich aufgrund der Symptomatik oder der Endoskopiebefunde der Verdacht auf eine Motilitätsstörung der Speiseröhre, kommen eine **Röntgenbreischluckuntersuchung** der Speiseröhre ❼ und ggf. eine **Ösophagusmanometrie** ❽ infrage.

Eine H_2-Exhalationsuntersuchung im Rahmen eines **H_2-Glukose-Atemtests** ❾ kann eine bakterielle Fehlbesiedlung ausschließen. Motilitätsstörungen der Speiseröhre oder des Magens erfordern weiterführende **Laboruntersuchungen** (ANA, ACA, SCL-70, Anti-Hu1, HbA1c), um die Ursachen herauszufinden ❿.

Sehr häufig kommt Aufstoßen jedoch im Rahmen **funktioneller Magen-Darm-Beschwerden** vor (funktionelle Dyspepsie, Reizdarm) ⓫. Hier werden in der Regel mit den apparativen Untersuchungen keine eindeutigen pathologischen Befunde gefunden; es handelt sich um eine Ausschlussdiagnose. Oft weisen die Anamnese und die Kombination mit anderen Beschwerden den Weg.

Gelegentlich ist das Aufstoßen Ausdruck einer psychischen oder psychiatrischen Erkrankung ⓬, an die unabhängig von den Untersuchungsbefunden gedacht werden sollte.

Differenzialdiagnosen

Ursachen von Aufstoßen		
Mögliche Erkrankungen	Häufigkeit	Weiterführende Untersuchungen
gastroösophageale Refluxkrankheit (➤ Kap. in Teil 2)	++++	ÖGD, pH-Metrie, Impedanzmessung
Aerophagie	++	Ausschlussdiagnose, Impedanzmessung
Achalasie	+	Anamnese, ÖGD, Röntgen, Manometrie
Ösophagusstenose	+	Anamnese, ÖGD, Röntgen
Gastroparese	+	ÖGD, Magenentleerungsuntersuchung
Nahrungsmittelintoleranzen	++	H_2-Laktose-Atemtest, Diät
bakterielle Fehlbesiedelung	+	H_2-Glukose-Atemtest
funktionelle Dyspepsie	+	Anamnese, Ausschlussdiagnose

Aufstoßen

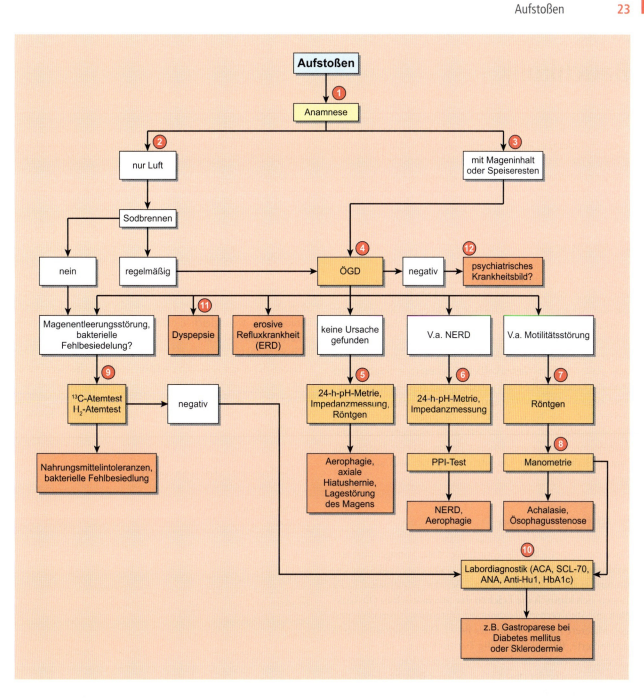

C. Schmidt, A. Stallmach
Bauchkolik

Definition

Der Begriff Kolik beschreibt **heftige, krampfartige abdominale Schmerzen,** die durch spastische Kontraktionen eines Hohlorgans mit Zug am Mesenterium und Reizung der dort verlaufenden sensiblen Nervenfasern ausgelöst werden. Häufig werden die Beschwerden von einer vegetativen Symptomatik mit Schweißausbruch, Übelkeit und Erbrechen begleitet. Eine Kolik tritt insbesondere als Darm-, Gallen- oder Nierenkolik auf.

Anamnese

Eine Differenzierung kolikartiger Schmerzen gelingt zumeist durch die Anamnese, insbesondere die **Lokalisation** lässt oft auf die Ätiologie der Beschwerden schließen. Krampfartige Schmerzen im Bereich des rechten Oberbauches, die schnell ein Schmerzmaximum erreichen, dann nur noch geringe Schwankungen aufweisen und in die rechte Schulter ausstrahlen können, deuten auf eine **Gallenkolik** hin. Schmerzen hingegen, die vom Rücken oder der Flanke in die Blasenregion oder das äußere Genitale ausstrahlen und dabei „kommen und gehen", weisen auf eine **Nierenkolik** hin. In ihrer Intensität stark schwankende Schmerzen, die sich auf verschiedene abdominale Regionen projizieren können, deuten auf eine **Darmkolik** hin; oft haben bei den Patienten Voroperationen stattgefunden.

Untersuchungen

Nach der körperlichen Untersuchung ist die **Sonographie des Abdomens** die Methode der Wahl zur weiteren Abklärung abdominaler Beschwerden/Koliken. Bei der intestinalen Kolik finden sich **klinisch die Zeichen der mechanischen Obstruktion** mit Stuhlverhalt, abdominaler Distension, Erbrechen und ggf. Miserere (beim Vollbild des Ileus). Die Sonographie stellt distendierte, flüssigkeitsgefüllte Darmschlingen, oft mit einer „Pendelperistaltik" dar ❶. Geübte Untersucher erkennen oft auch die Ursache der Obstruktion. Mit der **Röntgenaufnahme des Abdomens** lassen sich Spiegelbildungen, distendierte oder stuhlgefüllte Darmschlingen darstellen ❷. Distal eines Hindernisses ist der Darm typischerweise luftleer. Eine **Koloskopie** ist die Methode der Wahl zur weiteren Abklärung einer Kolonobstruktion, insbesondere bei einem Tumorverdacht ❸. Mittels oraler **Kontrastmittelgabe** gelingt oft die Lokalisation der (insbesondere proximalen) Obstruktion, zudem hat bei partieller Obstruktion das Kontrastmittel einen guten laxierenden Effekt. Eine **Computertomographie** kann in selteneren Fällen eine Herniation oder auch Fremdkörper darstellen ❹.

Die reine **Cholezystolithiasis** ist in aller Regel asymptomatisch. Bei der **Cholezystitis** findet sich ein deutlicher Druckschmerz im rechten Oberbauch. Labordiagnostisch bestehen erhöhte Entzündungsparameter sowie eine mäßige Cholestase. Mittels der Sonographie lässt sich meist die Cholezystolithiasis sichern, zudem lassen sich die Zeichen der Cholezystitis nachweisen ❺. Eine **Cholangiolithiasis** führt oft zu einem deutlicheren Anstieg der Cholestaseparameter. Die transabdominale Sonographie ermöglicht den Nachweis der biliären Obstruktion sowie oft die Darstellung von Konkrementen oder Tumoren ❻, wenngleich die Endosonographie eine deutlich höhere Sensitivität hat ❼. Die ERC wird vor allem therapeutisch eingesetzt.

Neben der Anamnese sichern **Hämaturie** und heftiger Harndrang weitgehend die Diagnose einer **Nephrolithiasis.** In der Sonographie stellen sich typischerweise ein erweitertes Nierenbecken/Ureter (➤ Abb. 1) und ggf. das ursächliche Konkrement dar ❽.

Differenzialdiagnosen

Ursachen von Koliken		
Mögliche Erkrankungen	Häufigkeit	Weiterführende Untersuchungen
Briden, Volvulus, Hernien	++++	Sonographie, Röntgen-Abdomen, CT
Koprostase	+++	Sonographie, Röntgen-Abdomen (mit Kontrastmittel)
Kolonkarzinom, Polyp	++	Koloskopie
Fremdkörper, Gallensteine, Bezoar	+	Sonographie, Röntgen-Abdomen
intestinale Pseudoobstruktion	(+)	Manometrie, Ausschluss anderer Entitäten
Cholangiolithiasis	+++	Sonographie, Endosonographie
Cholezystolithiasis/Cholezystitis	+++	Sonographie
Malignome des biliopankreatischen Systems	+	Sonographie, Endosonographie, CT, MRT
Nephrolithiasis	+++	Sonographie

Bauchkolik

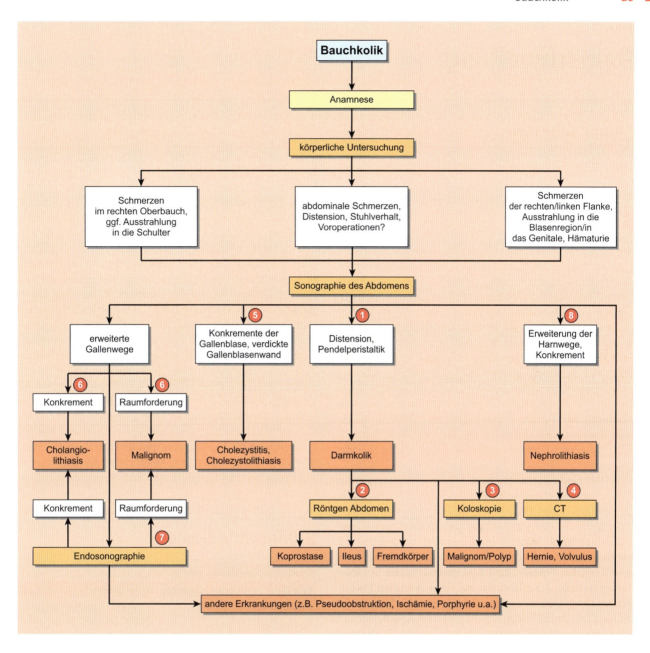

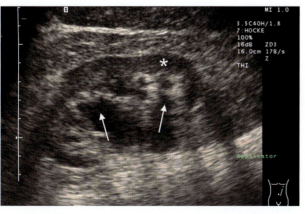

Abb. 1 Ultraschallbild einer Niere mit mittelgradiger Harnstauung, die eine deutliche Kelch- und Pyelonektasie (Pfeile) sowie einen leicht verschmälerten Parenchymsaum (*) aufweist.

F. Rockmann
Beinschwellung

Definition
Ein- oder beidseitiges meist an den Knöcheln beginnendes und nach proximal fortschreitendes Ödem, erkennbar an der Zunahme des Beinumfangs.

Anamnese

Die allgemeine Anamnese umfasst Zeitpunkt des Auftretens, Dauer und Ausprägung der Beinschwellung sowie Schmerzen, Gewichtsveränderungen und Allgemein- bzw. Begleitsymptome. Bestehende Vorerkrankungen bzw. eine Schwangerschaft müssen ebenfalls erfragt werden.

Bei einer **einseitigen** ❶ Beinschwellung muss an erster Stelle eine **Phlebothrombose** ❷ ausgeschlossen werden (Frage nach Immobilisation, Operation, Malignom etc.). Lokale Traumata und Entzündungen der unteren Extremität oder neu aufgetretene Raumforderungen im Bereich der Leiste (Lymphknoten, Tumoren) können anamnestisch Hinweise auf **posttraumatisches Ödem, Lymphangitis** ❸ bzw. eine **venöse oder lymphatische Abflussstörung** ❹ geben. Hier muss auch nach Fieber und Tropenaufenthalten gefragt werden (Filiariasis).

Bei den **beidseitigen** ❺ Beinschwellungen müssen zunächst Symptome einer **Herzinsuffizienz** ❻ erfragt werden (Nykturie, Belastungsdyspnoe, Orthopnoe). Die Alkohol- und Drogenanamnese kann Hinweise auf Lebererkrankungen geben **(portaler Hochdruck)** ❼. Oligo-/Anurie bzw. Hämaturie und Hypertonie sind klinische Zeichen einer Nierenerkrankung, die zu einem **renalen Eiweißverlust bzw. nephrotischen Syndrom** ❽ führen kann. Auch Hinweise auf einen **enteralen Eiweißverlust** ❽ müssen erfragt werden (Diarrhö, Verfärbung des Stuhls, veränderte Konsistenz). Bei diskreten Knöchelödemen muss ferner an **Medikamente** gedacht werden (ACE-Hemmer, Kalziumkanalblocker etc.), außerdem kommen sie häufig auch **physiologisch** vor (Ausschlussdiagnose) ❾.

Untersuchungen

Wegweisend ist die Inspektion (Verteilung und Ausprägung der Beinschwellung).

Bei der **einseitigen** Beinschwellung sind Wadendruckschmerz sowie Plantarschmerz wesentliche Zeichen für eine **Phlebothrombose** ❷. Hier müssen eine sonographische Untersuchung und ggf. eine Phlebographie erfolgen. Überwärmung bzw. eine Läsion sind Zeichen einer lokalen Infektion **(Erysipel)** ❸. Bei Traumata ist hier ggf. eine röntgenologische Abklärung erforderlich. Die Beteiligung des Fußrückens bzw. der Zehen sowie eine relativ derbe Konsistenz sind Hinweise auf ein **Lymphödem** ❹. In diesem Fall sollte nach einem Abflusshindernis mittels Sonographie bzw. CT des Beckens/Abdomens gesucht werden.

Generalisierte Ödeme sprechen häufig für das Vorliegen eines **Eiweißmangels.** Beim **nephrotischen Syndrom** liegen meist periorbitale Ödeme vor, im Übrigen entspricht das Auftreten der Ödeme meist der Schwerkraft ❽. Bei einer **Leberzirrhose** ❼ bestehen häufig Aszites, Hepatosplenomegalie und venöse Umgehungskreisläufe. Hier sind diagnostisch der Eiweißgehalt im Serum (Norm 65–85 g/l), Elektrolyte und Retentionsparameter, Leberwerte sowie die Eiweißausscheidung im 24-h-Urin wegweisend. Eine Abdomensonographie ist indiziert. Gestaute Halsvenen, hepatojugulärer Reflux sowie der kardiale Auskultationsbefund geben Hinweise auf eine (Rechts-) **Herzinsuffizienz** ❻. Hier sollten ein Röntgen-Thorax, ein EKG sowie eine Echokardiographie und eine kardiale Enzymdiagnostik (CK, Troponin, pro-BNP) erfolgen. Das **Myxödem** ist induriert und schwer eindrückbar, die diagnostische Abklärung der Schilddrüse erfolgt mittels Sonographie und Labor.

Differenzialdiagnosen

Ursachen von Beinschwellungen		
Mögliche Erkrankungen	Häufigkeit	Weiterführende Untersuchungen
Phlebothrombose	+++	Doppler-Sonographie, Phlebographie, D-Dimere
Lymphödem	+++	Sonographie Bein, Leiste; CT Abdomen/Becken
nephrotisches Syndrom	+	Urinsediment, Proteinurie, Hyperlipidämie, Nierenbiopsie
Leberzirrhose	++	Sonographie, Leberbiopsie, Child-Pugh-Kriterien, Leberwerte
medikamenteninduziert	++	Anamnese, Ausschlussdiagnose
Herzinsuffizienz	+++	EKG, Echo, Herzenzyme
Niereninsuffizienz	+++	GFR, Urinstatus und Sediment, Ursachenabklärung
exsudative Enteropathie	+	fäkale Fettausscheidung, Darmbiopsie
Myxödem	+	TSH, fT_3, fT_4, SD-Sonographie
Erysipel	+++	Blutkulturen

Beinschwellung

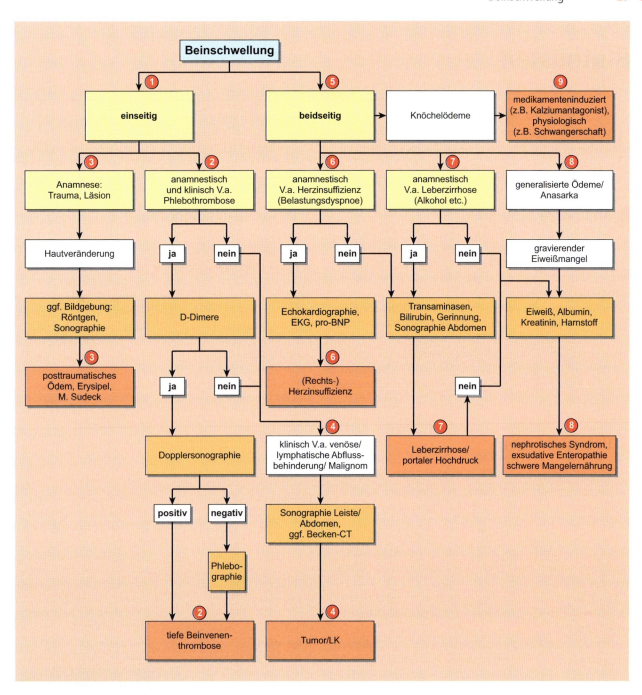

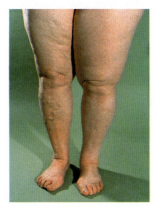

Abb. 1 Sekundäres Lymphödem links nach Hysterektomie und Lymphadenektomie wegen eines Karzinoms. [Renz-Polster]

K.-P. Czudaj

Bluthusten

Definition

Mit dem Begriff **Hämoptyse** wird das Abhusten von blutigem Sputum oder Blut bezeichnet. Unter **Hämoptoe** versteht man das Abhusten von Blut größerer Menge (> 300 ml Blut in 24 h).

Bluthusten bedarf stets der diagnostischen Abklärung. Ein abwartendes Verhalten ist nicht gerechtfertigt!
Ursachen für Hämoptysen bleiben in bis zu 35% der Fälle ungeklärt.

Anamnese

Zunächst sollte gefragt werden, ob Hinweise auf eine Blutung aus den **unteren Atemwegen** bestehen könnten oder ob eine Blutung aus dem **Nasen-Rachen-Raum** oder dem **Gastrointestinaltrakt** möglich wäre ❶.

Die Anamnese sollte weitere Fragen klären: Blutmenge, Häufigkeit des Bluthustens, Assoziation zu Begleiterkrankungen oder Begleitsymptomen wie Fieber, respiratorischer Infekt, Dyspnoe (in Ruhe oder bei Belastung), Nachtschweiß oder Gewichtsverlust. Im Mittelpunkt der Medikamentenanamnese steht die Frage nach der Anwendung gerinnungshemmender Medikamente ❷.

Untersuchungen

Die körperliche Untersuchung kann lediglich eine grobe Orientierung zur Blutungsursache geben, z. B. Inspektion von Nase und Rachen oder Auskultation von Rasselgeräuschen über der Lunge ❸.

Weiterhin sollte nach Zeichen einer allgemeinen Blutungsneigung (wie Hämatomen oder Petechien), einer Beinvenenthrombose sowie für eine Nierenbeteiligung bzw. ein Nierenversagen gesucht werden.

Da die körperliche Untersuchung meist nicht zielführend ist, ist eine weiterführende, insbesondere bildgebende Diagnostik erforderlich.

Dabei bildet die **Röntgenuntersuchung des Thorax** die stets zu fordernde Standarduntersuchung ❹. Ein verdächtiger oder pathologischer Röntgen-Thorax-Befund sollte durch ein **Thorax-CT** erhärtet werden ❺.

Zur Differenzierung sind weitere diagnostische Schritte erforderlich: **Bronchoskopie** ❻ und ggf. **mikroskopische** und **mikrobiologische Untersuchungen von Sputum bzw. Bronchialsekret**.

Auch bei eindeutigen Hinweisen auf eine Blutung außerhalb der unteren Atemwege (HNO-Bereich, Gastrointestinaltrakt) sollte zwecks Ausschlussdiagnostik eine **Bronchoskopie** ❻ erwogen werden. Ansonsten erfordert Bluthusten stets eine Bronchoskopie zur diagnostischen Klärung inklusive Lokalisation der Blutungsquelle!

Differenzialdiagnosen

Ursachen von Bluthusten		
Mögliche Erkrankungen	Häufigkeit	Weiterführende Untersuchungen
Bronchialkarzinom	+++	Röntgen-Thorax, Thorax-CT, Bronchoskopie, histologische Sicherung
medikamentös induziert (Therapie mit Thrombozytenaggregationshemmern und Antikoagulanzien)	+++	Medikamentenanamnese, Medikamenten-Auslassversuch
Bronchitis (akut oder chronisch)	++	Bronchoskopie, mikrobiologische Untersuchung von Sputum und/oder Bronchialsekret
Pneumonie	++	Röntgen-Thorax, ggf. Thorax-CT, mikrobiologische Untersuchung von Sputum und/oder Bronchialsekret
Lungenabszess	++	Röntgen-Thorax, Thorax-CT, mikrobiologische Untersuchung von Sputum und/oder Bronchialsekret
Tuberkulose	++	Tuberkulin-Test, Röntgen-Thorax, mikroskopische und mikrobiologische Untersuchung von Sputum und/oder Bronchialsekret
Bronchiektasen	++	Thorax-CT, mikrobiologische Untersuchung von Sputum und/oder Bronchialsekret
Lungenembolie	+	Blutgasanalyse, Echokardiographie, D-Dimere, Pulmonalis-Angio-CT, eventuell Lungenventilations- und -perfusions-Szintigraphie
pulmorenales Syndrom (z. B. Goodpasture-Syndrom)	+	Urinuntersuchung, Antikörper, Nierenbiopsie
Gerinnungsstörungen und Koagulopathien	+	Laboruntersuchungen (Gerinnungsanalysen)

Siehe auch die Kap. ➤ Bronchialkarzinom, ➤ akute und chronische Bronchitis, ➤ Lungenembolie, ➤ Tuberkulose, ➤ Pneumonie, ➤ Atemnot.

✚ Abbildungen Bronchialkarzinom, Tuberkulose, Bronchiektasen, Lungenembolie.

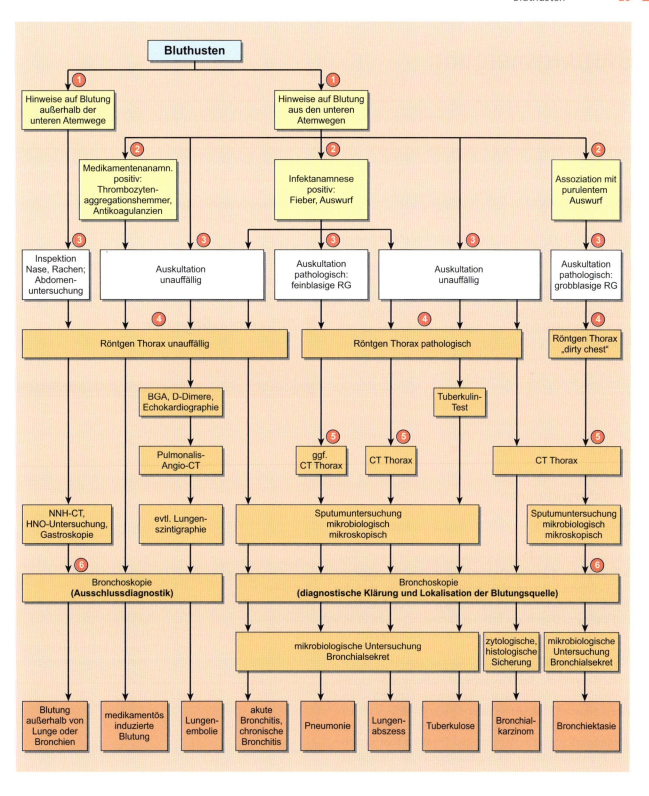

P. Staib
Blutungsneigung

Definition

Bei einer Blutungsneigung (= **hämorrhagische Diathese**) kommt es entweder spontan oder nach Bagatelltraumen zu Haut- bzw. Weichteileinblutungen oder zu inneren oder äußerlich sichtbaren Blutungen (z. B. ➤ Epistaxis).

Anamnese

Fragen nach Beginn der Blutungsneigung und **Medikamenteneinnahme** geben Aufschluss über den zeitlichen und möglicherweise einen medikamentös bedingten Zusammenhang. Kürzlich zurückliegende **Infekte** deuten auf eine Autoimmunthrombozytopenie hin. Weiter sollte nach Hinweisen auf eine **Lebererkrankung** (Alkoholabusus, chronische Hepatitis) oder auf eine **rheumatische** bzw. **Autoimmunerkrankung** (Gelenkschmerzen, -schwellungen, Hautveränderungen) gefragt werden. Leistungsknick und Abgeschlagenheit sowie B-Symptome (Fieber, Nachtschweiß, Gewichtsverlust) sind mögliche Zeichen einer **hämatologischen Systemerkrankung.** Gelenkblutungen oder große Weichteilblutungen seit früher Kindheit sind typisch für eine **Hämophilie.** Sind weitere Familienmitglieder betroffen, so deutet dies ebenfalls auf einen **hereditären Defekt** hin, wie z. B. die Hämophilie ❶.

Untersuchungen

Punktförmige Einblutungen in die Haut (**Petechien,** ➤ Abb. 1) am gesamten Integument mit Betonung der Unterschenkel sind typische Zeichen einer Thrombozytopenie (➤ Kap. Thrombopenie) bzw. Thrombozytenfunktionsstörung ❷. Störungen der Gefäßwand (**Vasopathie**) präsentieren sich in ähnlicher Weise mit eher kleineren Einblutungen. Großflächige Hauteinblutungen (**Hämatome** bzw. **Sugillationen,** ➤ Abb. 2) oder auch Gelenkblutungen sind Zeichen einer plasmatischen Gerinnungsstörung ❷.

Ein **Blutbild** ❸ mit Differenzierung gibt Aufschluss über die Thrombozytenzahl. Bei Hinweisen auf eine zugrunde liegende hämatologische Systemerkrankung bei zusätzlichem Nachweis einer Anämie, Leukozytose oder Leukozytopenie wird eine Knochenmarkspunktion erforderlich. Durch Bestimmung der Thrombozytenzahl aus Heparin- und Citratblut lässt sich eine sog. **Pseudothrombozytopenie** ausschließen ❸. Die globalen **Gerinnungstests** Quick und partielle Thromboplastinzeit (aPTT) zeigen Störungen im Bereich der plasmatischen Gerinnung an.

Bei pathologischen Globaltests ❺ schließen sich ggf. Einzelfaktorbestimmungen ❻ an, sofern keine Antikoagulanzien verwendet wurden oder eine Verbrauchskoagulopathie (DIC) vorliegt. Bei normalen Globaltests (Quick, aPTT) und normalen Thrombozytenwerten (❹, ❼) sollte ein **Faktor-XIII-Mangel** und/oder **ein von-Willebrand-Jürgens (vWJ)-Syndrom** sowie eine **Thrombozytenfunktionsstörung** ausgeschlossen werden. Letztere wird über eine Messung der Blutungszeit (in vivo und in vitro) sowie über einen Kapillarresistenztest (Rumpel-Leede-Test) überprüft ❽. Nur extrem selten sind spezielle Laboruntersuchungen zum Nachweis einer hereditären Thrombozytopathie erforderlich.

Differenzialdiagnosen

Ursachen von Blutungsneigung (hämorrhagischer Diathese)		
Mögliche Erkrankungen	Häufigkeit	Weiterführende Untersuchungen
Autoimmunthrombozytopenie (ITP bzw. Morbus Werlhof)	+++	Ausschlussdiagnose!, Virusinfektionen (z. B. HIV), Medikamente (Hapten), Autoantikörpertests (SLE), Knochenmarkspunktion (Ausschluss Lymphom, Leukämie)
Thrombozytenfunktionsstörung durch Medikamente, Hepatopathie oder hereditär	+++	Anamnese (z. B. ASS); Leberwerte, Thrombozytenfunktionstests
plasmatische Gerinnungsstörung, erworben: Antikoagulanzien, Leberinsuffizienz/-zirrhose; hereditär: Hämophilien	++	Einzelfaktoranalyse
Vaskulopathie (erworben); Purpura senilis	++	Anamnese: Steroidtherapie, Vitamin-C-Mangel
Vaskulopathie (hereditär)	+	körperlicher Befund: Teleangiektasien (M. Osler-Weber-Rendu), Gelenküberdehnbarkeit (Ehlers-Danlos-Syndrom)

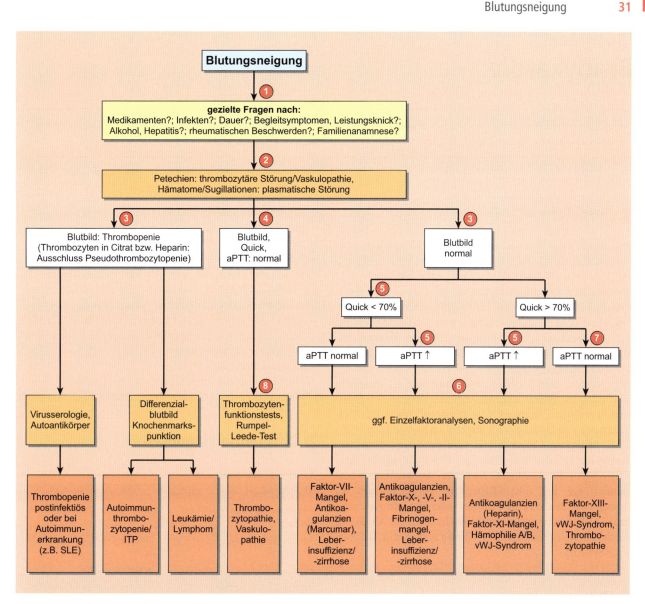

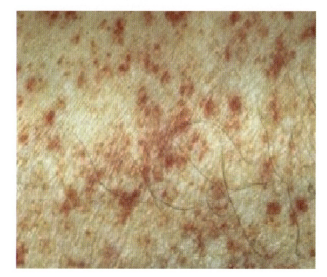

Abb. 1 Hämorrhagische Diathese in Form von Petechien (Punktblutungen).

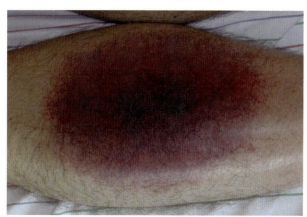

Abb. 2 Hämorrhagische Diathese in Form von Sugillationen (flächenhafte Blutung).

Bradykardie

J. Tebbenjohanns

Definition

Kardiale Arrhythmien beruhen auf einer **Störung der Reizbildung oder der Erregungsleitung** des Herzens, sie können angeboren oder erworben sein. Liegt die durchschnittliche Herzfrequenz < 60/min spricht man von einer **Bradykardie**.

Anamnese

Bradykarde Arrhythmien äußern sich zumeist in **Allgemeinsymptomen** (z. B. Müdigkeit, Abgeschlagenheit, Leistungsabfall, Schwindel, Belastungsdyspnoe) oder seltener auch in **gravierenden Symptomen** wie Synkope, Schock oder Herz-Kreislauf-Stillstand. Hohes **Lebensalter** und degenerative Prozesse führen oft zu bradykarden Herzrhythmusstörungen. Zur Ursachenklärung muss nach **strukturellen Herzerkrankungen** (Vitien, Herzinsuffizienz, KHK, Hypertonie), endokrinen Störungen (Hypothyreose) und Elektrolytstörungen gefragt werden. Eine **Medikamentenanamnese** ist gezielt zu erheben, insbesondere kommen Digitalis, Betablocker, Kalziumantagonisten (Verapamil oder Diltiazem) sowie alle Antiarrhythmika als Ursache der Bradykardien infrage ❶.

Die häufigsten **Ursachen** von Bradykardien sind die Störungen der Sinusknotenfunktion wie Sinusbradykardie, sinuatriale (SA-) Blockierungen, Syndrom des kranken Sinusknotens, ggf. mit intermittierendem Vorhofflimmern als sogenanntes Brady-Tachy-Syndrom oder der atrioventrikulären (AV) Überleitung (unterschiedliche Grade des AV-Blocks durch Leitungsstörungen im AV-Knoten und/oder im His-Purkinje-System).

Untersuchungen

Es folgt eine ausführliche **körperliche Untersuchung** mit Blutdruckmessung. Eine Bradykardie ist durch Palpation des Pulses während simultaner Auskultation des Herzens leicht festzustellen, auch gelingt hierdurch bereits ein Erkennen von Extrasystolen mit möglichem peripherem Pulsdefizit. Vitientypische Geräusche sowie Zeichen der Herzinsuffizienz werden erfasst ❷.

Wichtige weiterführende Untersuchungen sind:

- **EKG** ❸:
  12-Kanal-EKG (➤ Abb. 1) zum Zeitpunkt der klinischen Symptomatik und Langzeit-EKG.
  Falls kein eindeutiger Befund besteht, erfolgt die Aufzeichnung mit einem externen oder implantierbaren Ereignisrekorder (Eventrecorder). Letzteres ist bei schwerer, mutmaßlich rhythmogener Synkope ohne vorherige Diagnose notwendig.
- **Echokardiographie (Echo)** ❹:
  Zur Klärung von strukturellen Herzerkrankungen wie KHK, Vitien.
- **Ergometrie (Belastungs-EKG)** ❺:
  Zur Detektion von ischämieinduzierten Bradykardien, ggf. Linksherzkatheter.
- **Labor** ❻:
  Es kommen Bestimmungen der Medikamentenspiegel sowie von Troponin etc. zum Einsatz, um eine medikamenteninduzierte Bradykardie oder Akutereignisse wie einen Herzinfarkt diagnostizieren zu können. Aber auch nichtkardiale Erkrankungen wie eine Hypothyreose oder Elektrolytstörungen lassen sich so erkennen.
- **Langzeit-Blutdruck** ❼:
  Zur Diagnose bzw. zum Ausschluss einer arteriellen Hypertonie.

Differenzialdiagnosen

Ursachen für eine Bradykardie		
Mögliche Erkrankungen	Häufigkeit	Weiterführende Untersuchungen
allgemeiner Alterungsprozess	++++	keine, ggf. Ausschlussdiagnostik
koronare Herzkrankheit	+++	Belastungs-EKG, ggf. Herzkatheter
Vitium	+	Echokardiographie
hypertensive Herzkrankheit	++	Langzeit-Blutdruckmessung; Echokardiographie; Augenhintergrund
Medikamente	++	Anamnese, ggf. Spiegelbestimmung
nichtkardiale Erkrankungen	+	Anamnese, Labor
Elektrolytstörungen	+++	Labor
AV-Block, z. B. bei Sportlern, KHK, bei Medikamenteneinnahme etc.	+++	Langzeit-EKG
Vorhofflimmern, z. B. idiopathisch, bei Mitralvitien, KHK, arterieller Hypertonie	+++	Langzeit-EKG
Sick-Sinus-Syndrom	+++	Belastungs-EKG

Bradykardie

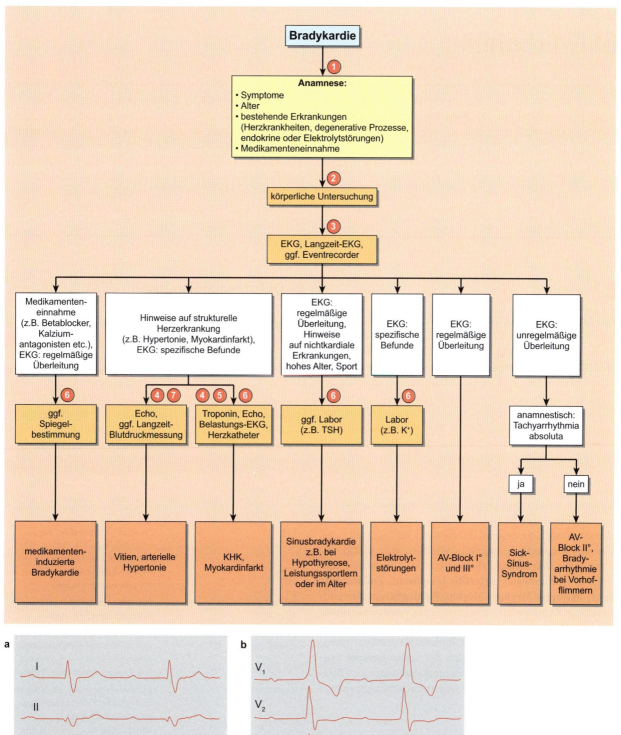

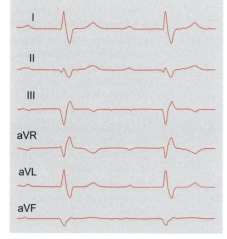
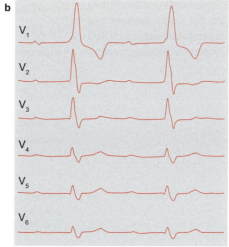

Abb. 1 12-Kanal-EKG mit Sinusrhythmus, AV-Block I° (380 ms), Rechtsschenkelblock und linksanteriorem Hemiblock. Z. n. Hinterwandinfarkt. a: Ableitungen I, II, III, aVR, aVL und aVF, b: Ableitungen V_1–V_6.

G. Lock

BSG-Erhöhung

Definition

Die Blutkörperchensenkungsgeschwindigkeit (BSG) entspricht der **Absenkung der Höhe der Plasmaschicht** über den Blutzellen nach einer und zwei Stunden in einem mit Citratblut gefüllten Senkungsröhrchen bei Raumtemperatur (Methode nach Westergren). Dabei werden 1,6 ml Vollblut mit 0,4 ml 3,8%igem Na-Citrat gemischt und in ein senkrecht stehendes Röhrchen mit mm-Graduierung bis zu einer Höhe von 200 mm aufgezogen. Die Einheit der BSG ist mm/h.

Die **Referenzbereiche** sind alters- und geschlechtsabhängig: Männer unter 50 ≤ 15 mm/h, über 50 ≤ 20 mm/h; Frauen unter 50 ≤ 20 mm/h, über 50 ≤ 30 mm/h. Die Literaturwerte für die Normgrenzen schwanken allerdings erheblich. Abhängig vom Ein-Stunden-Ergebnis kann unterschieden werden zwischen einer leichten (bis 30 mm/h) und einer starken Senkungsbeschleunigung (bis 50 mm/h); sehr ausgeprägte Senkungsbeschleunigungen werden als „Sturzsenkung" (ab 90 mm/h) bezeichnet.

Vorgehen

Physiologische BSG-Veränderungen finden sich z. B. nach fettreichen Mahlzeiten (Erhöhung der Chylomikronen), in der prämenstruellen Phase oder in der Schwangerschaft (Maximum der doppelten Normgrenze in der Zeit um die Geburt!); auch orale Kontrazeptiva können über eine Fibrinogensteigerung die BSG erhöhen. Als **Störgrößen** gelten Veränderungen der Außentemperatur (bei 27 °C kann sich die BSG verdoppeln!) oder die Gabe von an Erythrozyten bindende Medikamente wie Dextrane. Für ca. 5 % aller erhöhten BSG-Werte fehlt eine zufriedenstellende Erklärung.

Bei einer erhöhten BSG ist zunächst nach dem **klinischen Kontext** zu fragen ❶. Bei akuten Infektionen, rheumatischen Systemerkrankungen oder bekannten metastasierenden Grundleiden ist eine BSG-Erhöhung zu erwarten. Eine **Sturzsenkung** kann dagegen insbesondere bei vagen oder vieldeutigen Symptomen ein richtungweisendes Indiz für Erkrankungen wie **Polymyalgia rheumatica** (im Unterschied z. B. zu einer Fibromyalgie), **Arteriitis temporalis, Endocarditis lenta, multiples Myelom, Morbus Waldenström** oder auch **Leukämie, Lymphom** oder metastasiertes **Prostatakarzinom** sein ❷. Diagnostisch helfen hier **bildgebende Verfahren** (Röntgen oder MRT von Schädel, Wirbelsäule und Röhrenknochen) oder **Laboranalysen** weiter. Bei **nephrotischem Syndrom** oder **fortgeschrittenen Nierenerkrankungen** sind BSG-Erhöhungen die Regel, ohne dass weitere Entzündungsprozesse vorliegen müssen ❼.

Differenzialdiagnosen

Differenzialdiagnose bei deutlich erhöhter BSG oder Sturzsenkung		
Erkrankung	Häufigkeit	Weiterführende Untersuchung
systemische Infektion ❶	+++	Anamnese, Blutkulturen, Urinstatus und -kultur, Röntgen Thorax, Sonographie Abdomen
metastasiertes Malignom ❶	+++	Anamnese, Bildgebung (Sonographie Abdomen, CT Thorax und Abdomen)
rheumatische Erkrankung ❶	+++	Anamnese und körperliche Untersuchung mit Stigmata und Befunden wie bei rheumatoider Arthritis, Kollagenosen, Vaskulitiden
nephrotisches Syndrom, fortgeschrittene Niereninsuffizienz ❼	++	Kreatinin, Harnstoff, Urinstatus, Eiweißausscheidung im 24-Stunden-Urin
Endokarditis ❸	+	Anamnese (Klappenfehler, Klappenersatz), Auskultation, mehrere Blutkulturen vor einer antibiotischen Therapie, Echokardiographie (transthorakal, transösophageal)
Polymyalgia rheumatica	+	Anamnese, anderweitige Laboruntersuchungen (CRP, Anämie), Ansprechen auf Steroidtherapie
Arteriitis temporalis ❹	+	schmerzhafte oder verdickte Temporalarterien, Claudicatio masticatoria, Sehstörungen, Sonographie, Biopsie
Plasmozytom ❺	++	Blutbildveränderungen, monoklonale Gammopathie in der Eiweißelektrophorese („peak" in der γ-Globulinfraktion, > Abb. 1), Immunfixation, Knochenmarkspunktion
M. Waldenström ❺	(+)	monoklonale IgM-Vermehrung
maligne Lymphome ❻	++	B-Symptomatik, tastbare Lymphknoten- oder Milzvergrößerung, LDH, Blutbildveränderungen, Histologie aus LK, Knochenmarkspunktion
monoklonale Gammopathie unklarer Signifikanz (MGUS) ❺	+	wie Plasmozytom, Befunde bis auf monoklonale Gammopathie negativ

BSG-Erhöhung

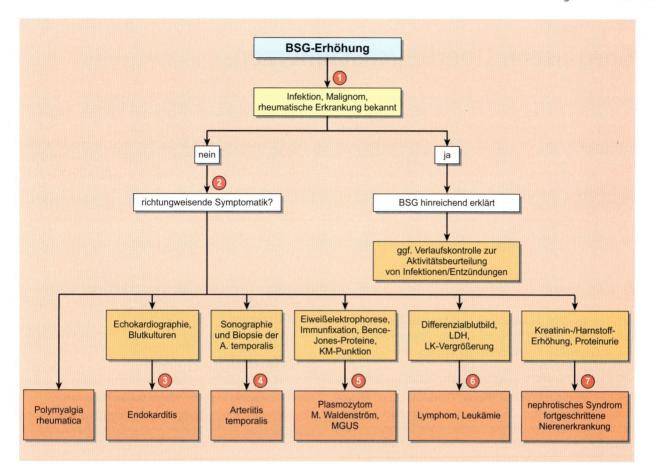

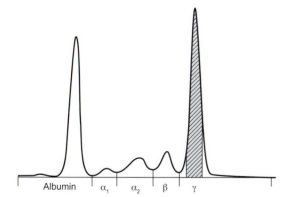

Abb. 1 Eiweißelektrophorese bei Plasmozytom, „peak" in der γ-Globulinfraktion.

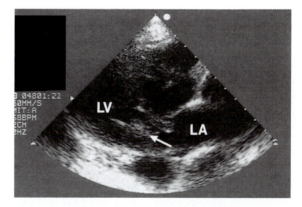

Abb. 2 Echokardiogramm bei infektiöser Endokarditis (parasternale Längsachse). Vegetation auf dem vorderen Mitralklappensegel (Pfeil). LA = linker Vorhof, LV = linker Ventrikel. [Forbes/Jackson]

J. Keller, P. Layer
Chronische Oberbauchschmerzen

Definition

Chronische oder rezidivierende epigastrische, supra- oder periumbilikale Schmerzen zählen zu den wichtigsten Befindlichkeitsstörungen (Prävalenz 20–45%). Sie treten häufig in Kombination mit Druck- oder Völlegefühl, Aufstoßen, Übelkeit oder Sodbrennen auf. Dieser einem Oberbauchorgan (meist dem Magen) zugeordnete Beschwerdekomplex, wird als **Dyspepsie** bezeichnet. In etwa der Hälfte der Fälle findet sich bei ärztlicher Untersuchung eine organische Ursache, sonst besteht eine funktionelle Dyspepsie.

Abzugrenzen sind die heftigen, akuten Schmerzen im Rahmen des akuten Abdomens, die ebenfalls im Oberbauch lokalisiert sein können (> Kap. Akute Oberbauchschmerzen und Akutes Abdomen).

Anamnese

Art, Lokalisation, Ausstrahlung und **Ausmaß** der Beschwerden sind zu erfragen ❶. Dies lässt u. a. eine orientierende Differenzierung zwischen **viszeralen** und **somatischen** Schmerzen zu (> Kap. Akute Oberbauchschmerzen).

Zusätzliche Fragen nach **begleitenden Symptomen** wie Erbrechen, Blutungen, Ikterus, Fieber, Gewichtsverlust, Meteorismus, Veränderungen des Stuhlverhaltens oder der Miktion, extraintestinalen Symptomen, auslösenden Faktoren, Vorerkrankungen (z. B. Gallensteine, KHK), Bauchoperationen, Risikofaktoren (z. B. Alkohol, Medikamente, Reisen) sind differenzialdiagnostisch wichtig.

Untersuchungen

Bei chronischen oder chronisch rezidivierenden dyspeptischen Beschwerden kann die **körperliche Untersuchung** ❶ komplett unauffällig sein, meist besteht aber zumindest ein Oberbauchdruckschmerz. Die weiteren potenziellen Untersuchungsbefunde sind wie die zugrunde liegenden Ursachen äußerst variabel.

Die körperliche Untersuchung wird ergänzt durch ein **basales Laborprogramm:** Blutbild, Elektrolyte und Retentionswerte, BSG/CRP, Leber- und Pankreasenzyme, Elektrophorese, Urinstatus sowie **Abdomensonographie** und **EKG** (bei anamnestischen Hinweisen auf kardiale Erkrankung/Risikofaktoren) ❷. Bei unauffälligen Befunden können Patienten, bei denen keine Warnsymptome wie insbesondere Alter > 40 (–45) Jahre, Gewichtsabnahme, Fieber, Hinweise auf gastrointestinale Blutung, Anämie oder erhöhte Entzündungsparameter bestehen, zunächst probatorisch für 2–4 Wochen mit PPI behandelt werden ❸. Bei Beschwerden, die nicht innerhalb dieser Zeit auf therapeutische Maßnahmen ansprechen ❹ oder bei Vorliegen von Warnsymptomen ❺ ist außerdem eine Ösophagogastroduodenoskopie (**ÖGD**) erforderlich. Die sonstigen Maßnahmen richten sich nach Lokalisation und Charakteristik des Beschwerdebildes sowie Begleitsymptomen und schließen weitere endoskopische, röntgenologische und Funktionsuntersuchungen mit ein. Die Diagnose einer funktionellen Dyspepsie ist eine Ausschlussdiagnose, die unter anderem eine unauffällige ÖGD erfordert.

Differenzialdiagnosen

Ursachen chronischer bzw. rezidivierender Oberbauchschmerzen		
Mögliche Erkrankungen	Häufigkeit	Weiterführende Untersuchungen
funktionelle Dyspepsie	++++ (ca. 50% der Fälle)	Ausschlussdiagnose (unauffällige ÖGD erforderlich)
gastroösophageale Refluxerkrankung	+++ (ca. 25%)	ÖGD, pH-Metrie
Ulcus ventriculi/duodeni	+++ (15–25%)	ÖGD
Kohlenhydratmalabsorption, insbesondere Laktoseintoleranz	+++	H_2-Atemtests
Gallenwegserkrankungen (Steine, Entzündungen)	+++	Sonographie
Malignome (Magen, Galle, Pankreas, Leber, Metastasen, Peritonealkarzinose)	+ (ca. 1%)	endoskopische und radiologische Untersuchungen
chronisch-entzündliche Darmerkrankungen	+	Endoskopie, ggf. radiologische Untersuchungen
Magenentleerungsstörungen (z. B. Obstruktion, Gastroparese)	+	ÖGD, Magenentleerungstest (Szintigraphie, 13C-Atemtest)
Darm- (> Abb. 1) oder kardiale Ischämie (Angina abdominalis oder koronare Herzerkrankung)	+	Gefäßdarstellung (Duplex-Sonographie, CT-/MRT-Angiographie, kardiale Diagnostik)
chronische Pankreatitis	+	Sonographie, radiologische Untersuchungen, Pankreasfunktionstests
Nierensteine	+	Sonographie
Stoffwechselerkrankungen und Intoxikationen (Porphyrie, C1-Esterase-Inhibitormangel, Urämie)	+	Laboruntersuchungen

Chronische Oberbauchschmerzen 37

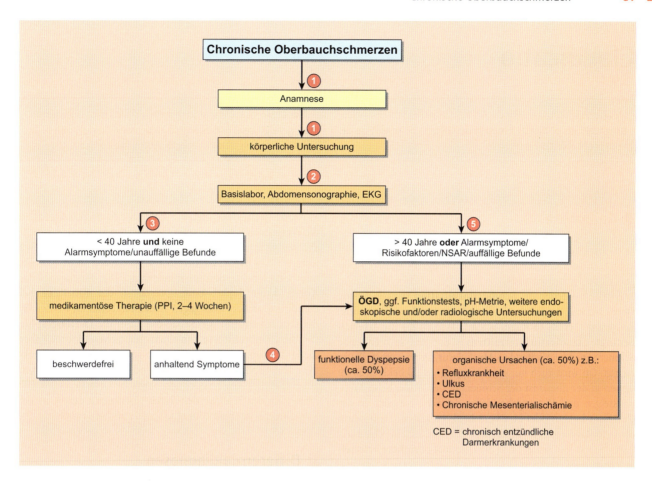

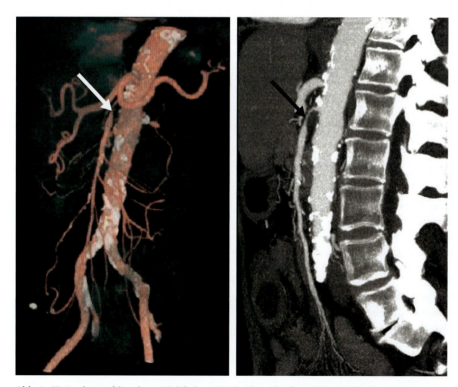

Abb. 1 CT-Angiographie einer 82-jährigen Patientin mit chronischen Oberbauchschmerzen, die auf einer Mesenterialischämie als Folge einer Stenose der A. mesenterica superior (Pfeile) beruhen.

Th. Weiss
Claudicatio

Definition

Der Begriff steht meist für die Claudicatio intermittens: belastungsabhängige Beschwerden in den Beinen beim Gehen, die zum Stehenbleiben zwingen.

Häufigste Ursachen sind arterielle Durchblutungsstörungen, gefolgt von orthopädisch/neurologischen Problemen; selten ist sie Folge einer venösen Abflussstörung.

Anamnese

Der Charakterisierung des Schmerzes und seines Auslösers kommt die entscheidende Weichenstellung vor weiteren diagnostischen Schritten zu ❶.

Zunächst werden die **Schmerzlokalisation** (Gesäß, Leiste, Oberschenkel, Wade oder Fuß) und der **Auslöser** (Belastung, Bewegung, bereits in Ruhe) geklärt. Typisch für die **arteriell bedingte Claudicatio intermittens** ist der dumpfe, brennende Schmerz in der arbeitenden Muskulatur, der zu einer Pause zwingt. Oft wird auch nur ein Spannungsgefühl beklagt. Beim Gehen in der Ebene ist der Schmerz in der Wade, beim Treppensteigen und Bergangehen kann der Schmerz auch in der Gesäßmuskulatur oder im Oberschenkel lokalisiert sein, wenn die Gefäßläsion weit proximal liegt. Bereits durch die charakteristische Anamnese lässt sich die Diagnose **periphere arterielle Verschlusskrankheit** (PAVK) im Stadium II nach Fontaine oder Claudicatio intermittens praktisch sichern.

Erfasst werden sollte zudem, ob die bekannten **Risikofaktoren für eine Atherosklerose** vorliegen. Zu beachten ist, dass die PAVK ein Prädiktor für eine schwere generalisierte Atherosklerose darstellt mit einem hohen kardiovaskulären Risiko.

Untersuchungen

Die **Inspektion und Palpation** liefern weitere Hinweise ❷. Bei einer arteriellen Durchblutungsstörung kann die Haut blass und kühl, gelegentlich auch livide marmoriert sein. Die Haut ist eher trocken, das einseitige Fehlen von Haaren, die Alopecia cruris oder Unterschenkelglatze sind weitere mögliche Symptome. Muskelatrophien weisen auf eine länger bestehende Durchblutungsstörung hin, können aber auch bei neurogenen oder orthopädischen Problemen auftreten.

Der **Pulstastbefund und die Gefäßauskultation** erhärten den klinischen Verdacht und geben weitere Informationen über die Lokalisation der Gefäßveränderungen.

Ergänzt wird die Diagnostik durch die **periphere Dopplerdruckmessung** mit Bildung des Knöchel-Arm-Index ❸. Der Wert liefert eine Abschätzung über das Ausmaß der Perfusionseinschränkung. Die **Duplex-Sonographie** gibt Informationen über die Ausprägung der atherosklerotischen Veränderungen und evtl. den Stenosegrad (➤ Abb. 1). Bei der Diagnose einer Thrombangiitis obliterans hilft ein Scoresystem ❺. Bei normalem Pulstastbefund und Doppler-Druckwerten kann die Messung nach Belastung eine PAVK demaskieren ❹. Fallen die Werte nach Belastung im Vergleich zum Systemdruck nicht ab, ist eine arterielle Genese ausgeschlossen. Es sei denn, eine Kompression der A. poplitea bei Muskelarbeit führt zu einer intermittierenden Blutflussminderung. Die Einengung der Arterie kann duplex-sonographisch in der Kniekehle bei Plantarflexion des Fußes gegen Widerstand erkannt werden ❼. Bei Diabetikern mit Mediasklerose kann die **Oszillographie** (➤ Abb. 2) hilfreich sein, um einen qualitativen Eindruck über die Einschränkung der Perfusion zu gewinnen ❻. Klinik, normale Dopplerdruckwerte in Ruhe und nach Belastung weisen auf eine orthopädische oder neurologische Ursache ❾ hin. Die Linderung der Beschwerden durch Hochlagern der Beine bei Z. n. Thrombose spricht für eine Claudicatio venosa ❽.

Differenzialdiagnosen

Ursachen von belastungsabhängigen Beschwerden im Bein (Claudicatio)		
Mögliche Erkrankungen	Häufigkeit	Weiterführende Untersuchungen
arterielle Durchblutungsstörung	++++	Doppler und Duplex-Sonographie
Claudicatio spinalis	+++	Doppler, neurologische Untersuchung
Arthrose	+++	Anamnese, Klinik
Poplitea Entrapment	+	Duplex-Sonographie, Provokationstests
Thrombangiitis obliterans	+	Doppler, Angiographie, Score (Labor)
Claudicatio venosa	+	Anamnese, normaler Doppler, Besserung durch Hochlagern, Kompression

✚ Tabellen Stadieneinteilung PAVK und Knöchel-Arm-Druckindex.
Abbildung Doppler-Druckmessung

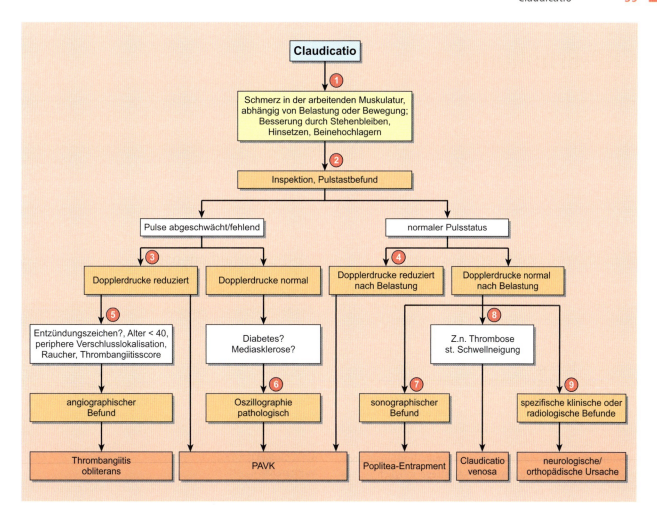

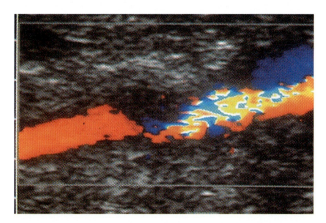

Abb. 1 Duplex-sonographisches Bild einer hochgradigen Popliteastenose.

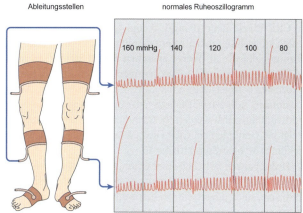

Abb. 2 Schema Oszillographie.

G. Lock
CRP-Erhöhung

Definition

Das **C-reaktive Protein** ist ein klassisches **Akute-Phase-Protein,** das ursprünglich während der Akute-Phase-Reaktion bei Pneumokokkenpneumonien entdeckt und beschrieben wurde. Dem CRP werden sowohl proinflammatorische (Induktion von Monozyten und proinflammatorischen Zytokinen) wie antiinflammatorische (verminderte Akkumulation neutrophiler Zellen an Entzündungsherden, Beseitigung apoptotischer Zellen) Wirkungen zugeschrieben. Der Normbereich des CRP-Wertes liegt bei < 5 mg/l (cave: in vielen Laboratorien wird der Wert als mg/dl, somit um eine Zehnerpotenz geringer, ausgedrückt!).

Indikation und Interpretation

Das CRP wird als **Screeningparameter** bei vermuteten Infektionen ❹, ❿, entzündlichen ❾, rheumatischen ❼ oder auch malignen ❻ und traumatischen ❽ Erkrankungen eingesetzt. Ähnlich wie die BSG (> Kap. BSG-Erhöhung) ist es zwar wenig spezifisch, aber dennoch im klinischen Alltag ausgesprochen wertvoll als **Indikator** sowohl des Vorhandenseins wie auch des Ausmaßes **einer entzündlichen Reaktion.** Es dient darüber hinaus beispielsweise bei Fieber **zur orientierenden Unterscheidung** zwischen einer **bakteriellen und viralen Infektion** ❹ und ❿. So liegen bei **CRP-Werten > 100 mg/l** ❶ fast immer bakterielle Infektionen vor. Bei lokal begrenzten Entzündungen bei Leberinsuffizienz oder unter Immunsuppression sind **deutlich geringere CRP-Anstiege** möglich ⓫. Gegenüber der BSG hat das CRP den deutlichen Vorteil des rascheren Ansprechens; allerdings kann im Frühstadium auch bei schweren Infektionen das CRP noch normal sein, was bei der Erstuntersuchung zu einer Fehlinterpretation oder Unterschätzung des Krankheitsbildes führen kann.

CRP-Werte über 10 mg/l ❶ und ❸ zeigen in aller Regel einen klinisch signifikanten Entzündungsprozess oder auch ein Tumorleiden ❻ an. **Werte zwischen 5 und 10 mg/l** ❷ sind vieldeutig und können neben geringgradigeren Entzündungsprozessen beispielsweise auch durch Zigarettenrauchen, Alkoholabusus, Adipositas, Diabetes oder eine geringe körperliche Aktivität ausgelöst werden ❺. Nach neueren Untersuchungen zeigt bei Gesunden ein **CRP von > 4 mg/l** darüber hinaus ein erhöhtes Myokardinfarktrisiko an.

Diskrepanzen zwischen einer erhöhten BSG und einem normalen CRP-Wert können Ausdruck einer „falsch positiven" BSG sein, sind andererseits bei bestimmten Erkrankungen aber durchaus häufiger anzutreffen. So liegt beispielsweise bei Patienten mit einem aktiven Lupus erythematodes häufig ein normales CRP, aber eine erhöhte BSG vor. Bei der Polymyalgia rheumatica und der Arteriitis temporalis (> Abb. 1) dagegen scheint das CRP besser als die BSG die Krankheitsaktivität abzubilden; bei der Polymyalgie beispielsweise sollen 7 – 20 % der Patienten normale BSG-Werte aufweisen ❼.

Differenzialdiagnosen

Ursachen von CRP-Erhöhungen		
Mögliche Erkrankungen	Häufigkeit	Weiterführende Untersuchungen
systemische bakterielle Infektionen ❹	+++	Blutkulturen, Urinstatus und -kulturen, Röntgen-Thorax, Sonographie Abdomen
systemische Virusinfektionen ❿	+++	CRP in der Regel < 100 mg/l; ggf. spezifische Virusserologie
solide Tumoren und systemische maligne Erkrankungen ❻	+++	Bildgebung (Röntgen-Thorax, Sonographie Abdomen), LDH, Blutbild
systemisches inflammatorisches Syndrom (SIRS) z. B. bei Pankreatitis (> Abb. 2)	++	Lipase, Bildgebung (ggf. cCT)
systemische rheumatologische Erkrankungen ❼	++	spezifische rheumatologische Anamnese und Untersuchung, Rheumafaktoren, antinukleäre Antikörper, Röntgen
posttraumatisch, postoperativ ❽	+++	in der Regel Absinken des CRPs innerhalb der ersten 3 – 4 Tage; erneuter Anstieg spricht für Infektion!
erhöhtes kardiovaskuläres Risiko ❺		Werte > 4 mg/l sollen erhöhtes kardiovaskuläres Risiko auch bei asymptomatischen Probanden anzeigen

CRP-Erhöhung 41

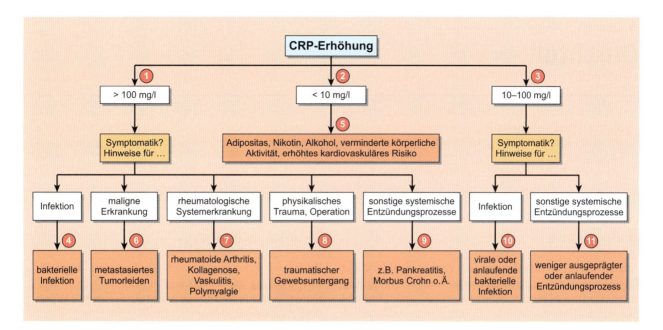

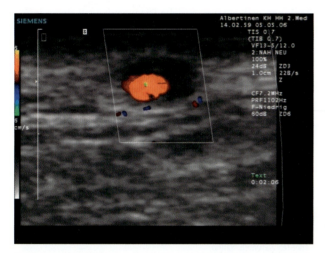

Abb. 1 Sonographisch nachgewiesene Wandverdickung bei Arteriitis temporalis.

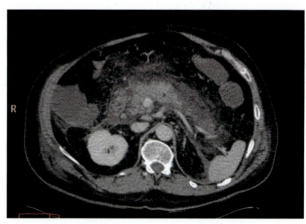

Abb. 2 Bild einer nekrotisierenden Pankreatitis im CT.

W. Reinisch
Durchfall

Definition

Auch wenn eine einheitliche Definition von Durchfall (Diarrhö), der solide wissenschaftliche Erhebungen zugrunde liegen, nicht existiert, wird der Begriff mit einer **gesteigerten Frequenz** (> 3-mal täglich), einer **verminderten Konsistenz** (ungeformt) und einer **gesteigerten Menge** (> 250 g pro Tag) des Stuhles assoziert. Praktisch sind lediglich die beiden erstgenannten Veränderungen relevant, da Messungen des Stuhlgewichts in der klinischen Routine kaum Anwendung finden.

Anamnese

Akuten Durchfallerkrankungen liegt zumeist eine **infektiöse Genese** zugrunde, die bei **viralem oder toxischem Ursprung** vorwiegend von mildem, selbstlimitierendem Verlauf sind und nur selten diagnostischer oder therapeutischer Maßnahmen bedürfen ❶. Durchfallepisoden, die über 48 Stunden andauern und mit Fieber, starken abdominalen Schmerzen, ausgeprägten Blutbeimengungen im Stuhl oder Dehydrierung einhergehen, sollten allerdings einer raschen weiteren Diagnostik zugeführt werden ❷. In diesen Fällen ist meist von einer **bakteriellen Genese** auszugehen. Eine weitere Abklärung ist zudem bei speziellen Patientengruppen erforderlich, wie Ältere oder Patienten unter Immunsuppression ❷.

Die Befragung des Patienten nach Ingestion potenziell kontaminierten/r Wassers oder Nahrung, Einnahme bestimmter Medikamente (Antibiotika, NSAR), Kontakten mit Tieren, sexuellen Praktiken oder Baden in einem Schwimmbecken kann hilfreiche Hinweise auf die mögliche Ursache liefern ❸. Die **chronische Durchfallerkrankung** ist durch eine Dauer von > 4–6 Wochen definiert ❹. Die **osmotische Diarrhö** ❺ ist von der Nahrungszufuhr abhängig und äußert sich zumeist in breiig-voluminösen Stuhlmassen ausgelöst durch nicht resorbierbare Darminhalte. Die **sekretorische Diarrhö** ❻, zumeist von flüssiger Konsistenz und unbeeinflusst von der Nahrungsaufnahme, ist überwiegend infektiös vermittelt und somit akut. Chronische Ursachen sind Medikamente (Laxanzien, Furosemid, Theophyllin, Misoprostol, Di-5-ASA, Gold) oder Toxine (Arsen, Pilze, Kaffee, Cola) sowie seltener Gallensäuren, z. B. nach Ileozökalresektion, oder hormonproduzierende Tumoren. **Funktionelle Diarrhöen** ❼ beruhen auf Störungen der intestinalen Motilität und im Allgemeinen wechseln im Beschwerdebild Episoden von Durchfall und Obstipation einander ab. Eine **inflammatorische Diarrhö** ❽, wie im Rahmen einer chronisch entzündlichen Darmerkrankung (CED), nach Bestrahlung oder bei Ischämie, ist zumeist begleitet von abdominalen Schmerzen sowie Blutbeimengungen im Stuhl.

Untersuchungen

Bei Durchfallerkrankungen sollte die **komplette körperliche Untersuchung** mit besonderem Augenmerk auf den Hydrationszustand, Körpertemperatur und die abdominale Palpation des Patienten durchgeführt werden ❾.

Der Bericht von an Durchfall Erkrankten in der Umgebung des Patienten oder einer rezenten **Reise in (sub-)tropische Regionen** verlangt eine gezielte Diagnostik nach einem infektiösen Agens durch Stuhlkulturen und eventuell mikroskopischen Untersuchungen von frischem Stuhl. Bei Fieber sind zudem **Blutkulturen** erforderlich. Andere diagnostische Maßnahmen inkludieren laborchemische Untersuchungen und je nach Verdachtsdiagnosen auch gezielte Diagnostik mittels Ileokolonoskopie z. B. bei Verdacht auf CED ❿.

Differenzialdiagnosen

Ursachen für Durchfall		
Mögliche Erkrankungen	Häufigkeit	Weiterführende Untersuchungen
Infektionen ⓫, z. B. toxinbildende Bakterien, Rota- oder Norwalkviren, Salmonellen, E. coli, Giardia lamblia (➤ Abb. 1)	+++++	Anamnese, Labor, Stuhlkultur, mikroskopische Stuhluntersuchung
osmotische Diarrhö ❺, z. B. Laktosemalabsorption, Fruktoseintoleranz, Zöliakie, Pankreasinsuffizienz, „bacterial overgrowth", Medikamente/Laxanzien, Sorbitol/Mannitol („Sweetener")	+++++	Anamnese, spezielle Labortests (Atemtests, EMA, tiefe Duodenalbiopsie)
sekretorische Diarrhö ❻, ausgenommen Infektionen	++	Anamnese, Medikamentenanamnese, Octreotidscan (synthetisches Somatostatinanalogon), Nachweis intestinaler Hormone im Blut
funktionelle Diarrhö ❼	++++	Anamnese, zumeist Ausschlussdiagnose
entzündliche Diarrhö ❽	++	Anamnese, Ileokolonoskopie

✚ Tabelle Infektiöse Ursachen für Durchfall

Durchfall 43

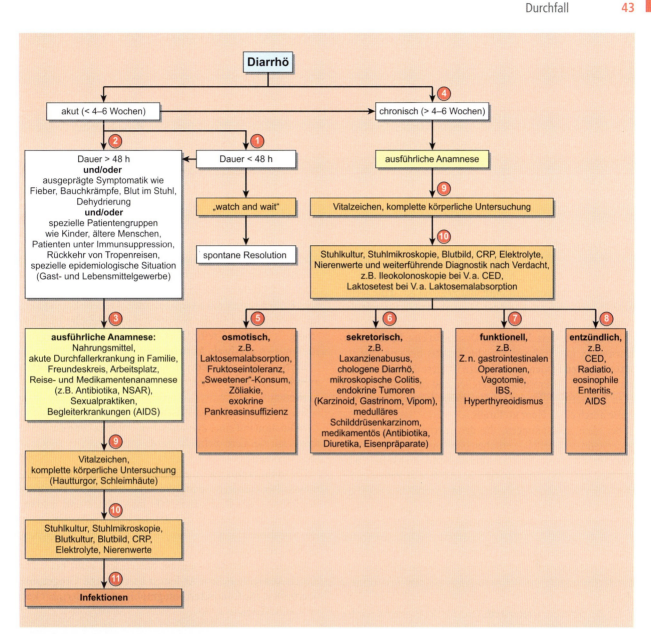

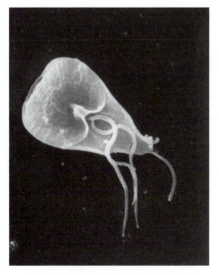

Abb. 1 Giardia lamblia.

M. Fahlbusch
Dysurie

Definition

Dysurie bezeichnet jegliche Missempfindung bei der Blasenentleerung. Der Begriff umfasst sämtliche Zustände schmerzhaften und erschwerten Wasserlassens. Dysurie tritt bei Reizung des distalen Harnleiters, der Harnblase, der Prostata und der Harnröhre auf.

Anamnese ❶

Eine **initiale** Dysurie, d. h. zu Beginn der Miktion, weist auf eine Erkrankung der Harnröhre und Prostata hin. Eine **terminale** Dysurie, also am Ende der Miktion, spricht für eine Reizung in der Blase oder am Blasenhals.

Die häufigste Ursache für eine Dysurie ist eine **Infektion** der **Harnwege,** hier insbesondere die **Zystitis** bei erwachsenen, sexuell aktiven Frauen. Bei Männern ist diese deutlich seltener, kann aber auf die Prostata übergreifen und zur akuten bakteriellen **Prostatitis** führen. Eine **Urethritis** zeigt sich typischerweise durch einen Fluor urethralis.

Bei allen Erkrankungen, die den mechanischen Auslasswiderstand der Harnblase erhöhen (Obstruktion), kommt es zu einer **Hypertrophie der Blasenmuskulatur,** am häufigsten bei der **benignen Prostatahyperplasie (BPH).** Die Patienten leiden unter ständigem Harndrang (frequency, urgency) und Harnstrahlabschwächung. Eine ähnliche Symptomatik kann prinzipiell auch von **Harnröhrenstrikturen** ausgelöst werden.

Die Dysurie ist ein typisches Spätsymptom bei lokal fortgeschrittenen **Blasentumoren.** Ebenso kann ein fortgeschrittenes **Prostatakarzinom** durch Infiltration des Blasenhalses oder durch Obstruktion des Blasenauslasses eine Dysurie verursachen.

Ein tief sitzender **Ureterstein** kann bei der Passage des intramuralen Harnleiters die Harnblase derart reizen, dass eine Dysurie auftritt. Ein **Blasenstein** reizt die Blase direkt mechanisch und führt oft zu einer komplizierten Infektion.

Funktionelle Blasenentleerungsstörungen führen zu einer ausgeprägten Dysurie, ohne dass in der Folge ein pathologischer Befund erhoben werden kann. Diese Erkrankungen werden Chronic-Pelvic-Pain-Syndrom **(CPPS)** genannt.

Untersuchungen

Die **urologische Untersuchung** umfasst die Beurteilung der Nierenlager, die Palpation des Abdomens und männlichen Genitales und die **rektale Untersuchung** der Prostata. Die Inspektion der weiblichen Harnröhre wird am sinnvollsten mit der Abnahme von Katheterurin kombiniert. Klopfschmerzhafte Nierenlager weisen auf eine Nierenbeckenentzündung hin. Bei einer Urozystitis kann ein suprapubischer Druckschmerz vorliegen ❷.

Die **Harnuntersuchung** (> Abb. 1) steht im Mittelpunkt der Diagnostik ❷. Ein unauffälliges Sediment schließt eine Infektion beim unbehandelten Patienten praktisch aus. Leukozyten und Erythrozyten oder sogar Bakterien im Mittelstrahl- oder Katheterurin weisen stark auf eine bakterielle Entzündung hin ❸. Beweisend ist die positive mikrobiologische Untersuchung ❹. Bei einer Urethritis ist die Urinkultur häufig negativ. Hier müssen **urethrale Abstriche** entnommen werden.

Erythrozyten allein oder in Kombination mit einer **Leukozyturie** können auf eine Urolithiasis oder einen Blasentumor hinweisen ❺.

Bei Verdacht auf einen Blasentumor ist die **Zystoskopie** in Kombination mit einer **zytologischen** Untersuchung des Urins angezeigt. Größere Befunde werden heute bereits sonographisch gefunden ❻.

Die **sonographische** Untersuchung der Nieren gibt Informationen über Tumoren, Steine und Abflussstörungen. Durch die Bestimmung des **Restharns** erhält man schnell und unkompliziert Hinweise auf die Qualität der Blasenentleerung. Eine **Harnstrahlmessung** (Uroflow) ist lediglich in urologischen Fachabteilungen möglich ❽.

Besteht der Verdacht auf ein Steinleiden, kann man dies mittels konventionellem Abdomen-Leerbild und **Urographie** überprüfen. Die **Computertomographie** ist sensibler, aber keine Routinediagnostik ❼.

Differenzialdiagnosen

Ursachen von Dysurie		
Mögliche Erkrankungen	Häufigkeit	Weiterführende Untersuchungen
Harnwegsinfekt	++++	Urinkultur
BPH	+++	Restharn, Uroflow
Blasentumoren	++	Zytologie, Endoskopie
Blasensteine	++	Sonographie, Radiologie
Harnröhrenstrikturen	++	Restharn, Uroflow
distale Uretersteine	(+)	Urographie, CT

Dysurie

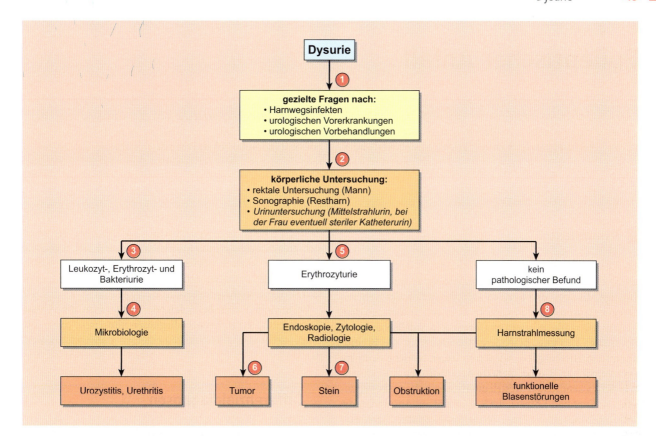

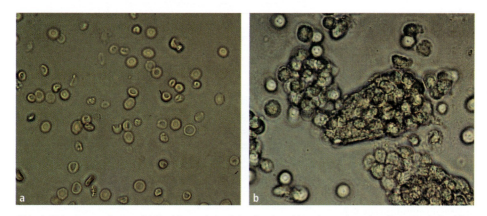

Abb. 1 Urinuntersuchung. a) Mikrohämaturie im Lichtmikroskop; b) Leukozyturie und Leukozytenzylinder (Phasenkontrastmikroskop). [Renz-Polster]

B. J. Steinhoff

Epileptischer Anfall

Definition

Ein epileptischer Anfall beruht auf der plötzlichen synchronisierten pathologischen Exzitabilitätssteigerung eines mehr oder weniger umschriebenen kortikalen Neuronenverbandes. Gelegentlich umfasst diese theoretisch die gesamte Großhirnrinde (**generalisierter Anfall**). Bei Anfällen umschriebener Genese (**fokal**), die entweder ohne (**einfach fokal**) oder mit (**komplex fokal**) Bewusstseinsstörung einhergehen, folgt die Symptomatik der Funktion der erregten Hirnrinde.

Anamnese

Entscheidend sind immer die Gleichförmigkeit, das Fremdartige und Paroxysmale, die üblicherweise limitierte Dauer (wenige Minuten) und letztlich auch die Option der weiteren Erregungsausbreitung im Gehirn, dann mit vorhersagbarem Verlauf („Semiologie"), und oft Übergang in Anfallsphasen mit Bewusstseinsstörung. Besondere Bedeutung hat die **Fremdanamnese.** Hierbei gilt es, wiederum Dauer, typische sichtbare Symptomatik (z. B. oroalimentäre Automatismen wie Schmatzen, Schlucken, Kauen, Nestelautomatismen, Versivbewegungen von Kopf und Körper), die Reagibilität auf Ansprache, die Augenstellung und die Frage, ob die Augen geöffnet waren (typisch), Stürze sowie die Abläufe des postiktalen Verhaltens zu erfragen. Sekundärerscheinungen wie lateraler Zungenbiss, Einnässen, Verletzungen oder postiktaler Kopfschmerz oder Muskelkater sind wichtige Indizien, ferner die tageszeitliche Bindung, die Frage nach Auslöseumständen wie Schlaf- oder Alkoholentzug, Flickerlicht, Fieber (bei Säuglingen und Kleinkindern) oder exogenen Noxen (Medikamente, Drogen). Sehr hilfreich kann die Videodokumentation typischer Anfälle sein ❶.

Untersuchungen

Bei der Inspektion ist auf Schädelasymmetrien, dysplastischen Körperbau, Hinweise auf fokal neurologische Defizite wie asymmetrische Motorik oder Lage, Fazialismundastschwäche, dermatologische Stigmata wie Café-au-Lait-Flecken, Tubera, Naevus flammeus (tuberöse Sklerose, Morbus Sturge-Weber) zu achten. Es schließt sich die gewissenhafte neurologische Untersuchung einschließlich Hirnnervenstatus, Muskulatur, Motorik, Kraft, Reflexstatus, Sensibilität und Koordination an ❷.

Diagnostisch weiterführend ist das **Elektroenzephalogramm** (EEG) (➤ Abb. 1). Die **MRT** (➤ Abb. 2) unterstützt die Suche nach möglichen epileptogenen Läsionen wie Tumoren, vaskulären Läsionen, Sklerosen, Dysplasien, Traumafolgen, Zysten etc. Die kraniale CT sollte nur noch im Notfall (wenn MRT nicht verfügbar) oder in speziellen Fällen zum Nachweis von Kalk eingesetzt werden.

Laboruntersuchungen umfassen ggf. Liquoruntersuchung zum Ausschluss entzündlicher Ursachen, Bestimmung der Kreatinkinase und von Prolaktin im Serum (jeweils optional deutlich erhöht) nach epileptischen Anfällen. Ebenso lassen sich anfallsbegünstigende Konstellationen wie Hypoglykämie oder andere klinisch relevante metabolische Störungen ausschließen. Mitunter werden toxikologische Untersuchungen und Drogenscreening notwendig ❸.

Bei uneinheitlichen Befunden oder Symptomen, die auf eine der wesentlichen Differenzialdiagnosen hinweisen, sollten die unten genannten Zusatzuntersuchungen durchgeführt werden ❹.

Differenzialdiagnosen

Differenzialdiagnosen bei V. a. epileptischen Anfall		
Mögliche Erkrankungen	Häufigkeit	Weiterführende Untersuchungen
Synkopen ❺	+++	Videobeispiele Augenzeugen vorführen, EEG, Langzeit-Video-EEG, EKG, Belastungs-EKG, Langzeit-EKG, Schellong-Test, ggf. Kipptischuntersuchung, Event-Recorder
dissoziative (psychogene) Anfälle ❻	+++	Videobeispiele Augenzeugen vorführen, EEG, Langzeit-Video-EEG
transitorisch ischämische Attacken inklusive Drop attacks ❼	++	EKG, Langzeit-EKG, Dopplersonographie, vaskuläre Risikofaktoren eruieren, Bildgebung (MRT)
transiente globale Amnesie ❽	+	EEG, MRT, typische Fremdanamnese, lange Attackendauer
Narkolepsie/Kataplexie ❾	+	EEG, Langzeit-Video-EEG mit Polysomnographie, multiple sleep latency test; Labor: HLA-DR2-AK (hohe Spezifität bei Narkolepsie)
Parasomnien ❿	++	EEG, Langzeit-Video-EEG mit Polysomnographie
Bewegungsstörungen ⓫	++	EEG, MRT, Videodokumentation, typische Anamnese
Migräne mit Aura, Migräne im Kindesalter ⓬	++	EEG, MRT, typische Anamnese

Epileptischer Anfall

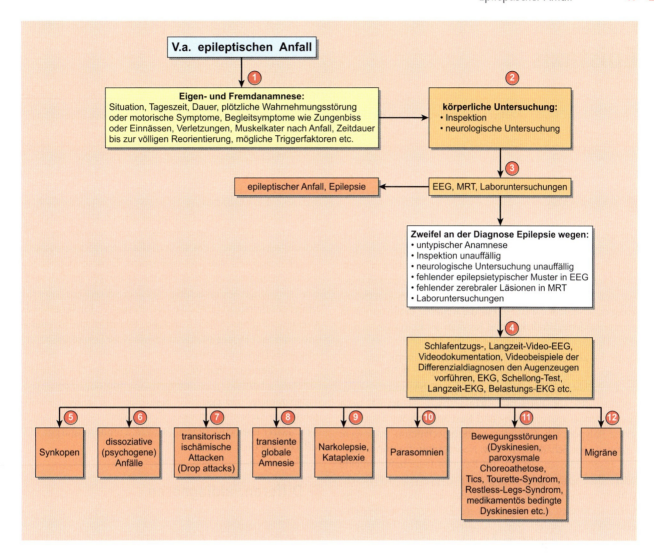

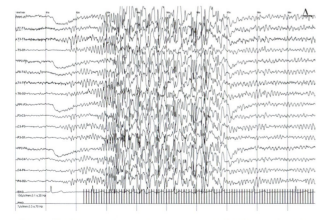

Abb. 1 EEG-Kurve bei einem Patienten mit wiederholten epileptischen Anfällen.

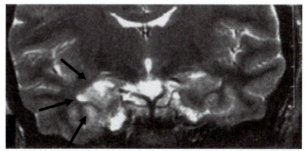

Abb. 2 MRT bei einem Patienten mit rezidivierenden epileptischen Anfällen (Hippokampussklerose).

F. Rockmann
Epistaxis

Definition

Nasenbluten. Unterschieden werden die anteriore Blutung im Bereich des Locus Kiesselbachii und die posteriore Blutung aus der A. sphenopalatina.

Anamnese

Die Epistaxis ist ein häufiges, meist harmloses Symptom, das nur selten zu einem bedrohlichen Blutverlust führt. Posteriore Blutungen sind oft schwieriger zu stillen und bedürfen in jedem Fall einer HNO-ärztlichen Vorstellung. **Lokale Ursachen** müssen von einem Geschehen im Rahmen einer **Systemerkrankung** unterschieden werden. Für die weiteren Maßnahmen ist es entscheidend, Häufigkeit und Ausmaß der Blutung zu ermitteln (❶, ❹).

Als **lokale Ursachen** ❷ kommen physikalische und chemische Schädigungen der Nasenschleimhaut, z. B. Rhinitis sicca, Fremdkörper, Nasenbohren, heftiges Schneuzen, Kokainkonsum etc., in Betracht. Anamnestisch ist ferner nach Nasenfremdkörpern, Nasen- und Nasennebenhöhlentumoren sowie Polypen, z. B. Granuloma teleangiectaticum, zu fragen. Traumata wie Schädelbasis- bzw. Nasenseptumfrakturen müssen ausgeschlossen werden. Im Rahmen fieberhafter Infekte oder allergischer Rhinitis liegt eine Hyperämie der Nasenschleimhaut vor, sodass diese besonders kontaktvulnerabel ist.

Das Auftreten einer Epistaxis im Rahmen einer **Systemerkrankung** erfordert eine genauere Anamnese. Im Vordergrund stehen hier Gefäß- und Kreislaufkrankheiten ❸, insbesondere arterielle Hypertonie und Atherosklerose, sowie eine hämorrhagische Diathese ❺. Hierbei muss insbesondere auf eine Thrombopenie, z. B. Knochenmarkdepression, medikamentös-toxisch, autoimmun, Hypersplenismus, idiopathisch, infektiös etc., bzw. Thrombopathie, z. B. myeloproliferative Erkrankungen, medikamentös-toxisch, urämisch etc., geachtet werden. Seltenere Teleangiektasien (Morbus Osler-Rendu-Weber) bzw. Vaskulitiden ❻ (Morbus Wegener) kommen ebenfalls in Betracht, erstere besonders bei rezidivierenden, schwer stillbaren Blutungen. Hier müssen eine genaue Familien- und eine ausführliche Organanamnese erfolgen. Weitere Gerinnungsstörungen, z. B. im Rahmen eines Gerinnungsfaktor- oder Vitamin-K- bzw. Vitamin-C-Mangels führen ebenfalls häufig zur Epistaxis. Selten sind Infektionskrankheiten wie Typhus Ursache einer Epistaxis.

Untersuchungen

Zunächst erfolgt die **Inspektion** ❼ der Nasenschleimhaut bzw. des Nasenseptums. Bei stärkeren oder posterioren Blutungen steht die Blutstillung durch einen HNO-Arzt im Vordergrund, der auch die weiteren Maßnahmen übernehmen sollte. Außerdem sind **Verletzungen** im Gesichts- und Schädelbereich zu untersuchen. Auf weitere **Blutungsstigmata,** wie Zahnfleisch- oder Schleimhautblutungen, Petechien und Hämatome, sowie **Teleangiektasien** im Lippen- und Mundbereich ist zu achten. Sie geben Hinweise auf Thrombopenien, Thrombopathien sowie Gerinnungsstörung und Morbus Osler-Rendu-Weber ❺. Eine sorgfältige Untersuchung des **Herz-Kreislauf-Systems** erfolgt anschließend (arterielle Hypertonie) ❸. Ein besonderes Augenmerk gilt noch dem Vorliegen einer möglichen **Hepato- und/oder Splenomegalie** als Ausdruck einer Lebererkrankung oder eines Hypersplenismus.

Laborchemisch sind die Bestimmungen des Blutbilds mit Differenzialblutbild, Gerinnungsstatus, Blutungszeit, Retentionsparameter und ggf. cANCA wichtig ❽. Eine Röntgenaufnahme der Nebenhöhlen sowie des Schädels (seitlich) sollten bei unklarer Epistaxis erfolgen. Bei V. a. Tumoren sind ggf. CT/MRT erforderlich.

Differenzialdiagnosen

Ursachen von Epistaxis		
Erkrankungen	Häufigkeit	Weiterführende Untersuchungen
Hypertonie	++	RR-Messung, Ursachenabklärung
physikalische Schädigung der Nasenschleimhaut	+++	Inspektion, Anamnese
chemische Schädigung der Nasenschleimhaut	+	Anamnese
Trauma	+	Inspektion, Anamnese
Morbus Osler-Rendu-Weber	+	Familienanamnese, körperliche Untersuchung
Thrombopenie	+++	Blutbild, Differenzialblutbild, Abdomensonographie, KM-Punktion, spezielle Abklärung
Morbus Wegener	+	cANCA, (Nieren-)Biopsie
Thrombopathien	++	Retentionsparameter, (Medikamenten-) Anamnese
Gerinnungsstörung	+++	Gerinnungsfaktoren, Leberwerte, Ernährungsstatus
Tumoren/Polypen	++	CT, MRT, Biopsie

Epistaxis 49

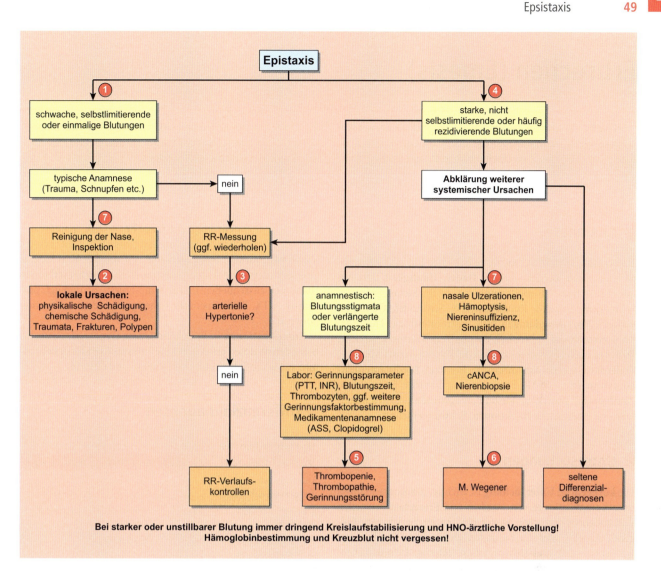

E. Endlicher
Erbrechen (Emesis)

Definition

Erbrechen beschreibt das kraftvolle retrograde Entleeren von Magen- oder Darminhalt infolge unwillkürlicher Kontraktionen von Magen-, Zwerchfellmuskulatur und Bauchpresse. Die Ursachen von Erbrechen sind vielfältig. Für eine zielgerichtete Therapie (chirurgisch oder medikamentös) ist die Abklärung der Ursache entscheidend.

Anamnese

Die Anamnese weist auf mögliche Ursachen hin und sollte folgende Aspekte berücksichtigen: **Dauer, Häufigkeit** und **Art** des Erbrechens, **Begleitsymptome** (z. B. Fieber, Nausea, Schmerzen, Diarrhö, Kopfschmerzen, Schwindel, Gewichtsverlust), **Vorerkrankungen** (z. B. gastrointestinale Tumoren, Cholezystolithiasis, chronisch entzündliche Darmerkrankung, Diabetes mellitus, Niereninsuffizienz, Hypothyreose, Migräne, Epilepsie, Depressionen, Anorexie, Bulimie), **Medikamenteneinnahme** (z. B. NSAR, Erythromycin, Digoxin, Sulfasalazin, Azathioprin, Diuretika, Kalziumantagonisten), gastrointestinale und systemische **Infektionen, Schwangerschaft.**

Untersuchungen

Die **körperliche Untersuchung** ist wichtig, um Konsequenzen oder Komplikationen von Übelkeit und Erbrechen beurteilen und mögliche Ursachen weiter eingrenzen zu können. Folgende Aspekte sind u. a. besonders zu beachten: Zeichen von Gewichtsverlust und Dehydratation, Ikterus, Lymphknotenschwellungen, abdominale Untersuchung (Resistenzen? Darmgeräusche?, Druckschmerz?, Abwehrspannung?), ggf. neurologische Untersuchung.

Erkrankungen des Gastrointestinaltrakts (GIT) ❶ lassen sich durch laborchemische Untersuchungen sowie eine Abdomensonographie sichern, so z. B. Gastroenteritis, Cholezystitis oder Appendizitis. Zur Beurteilung (Lokalisation) einer mechanischen Obstruktion ist eine Abdomenübersichtsaufnahme sinnvoll, bei V. a. mukosale Läsionen (z. B. Ulkus/Refluxösophagitis mit Komplikationen) eine Ösophagogastroduodenoskopie (ÖGD), bei V. a. Gastroparese eine Magen-Darm-Passage (MDP).

Übelkeit und Erbrechen sind häufig zu beobachtende Nebenwirkungen von **Medikamenten** ❷, sodass vor umfangreicher Diagnostik eine sorgfältige Medikamentenprüfung sinnvoll ist. Serumspiegelbestimmungen können eine Intoxikation anzeigen, z. B. bei Einnahme von Digoxin oder Theophyllin.

Eine **Schwangerschaft** ist die häufigste endokrine Ursache ❸ für Erbrechen (➤ Abb. 1). Durch Bestimmung von Kreatinin und Harnstoff kann eine **Niereninsuffizienz** diagnostiziert werden, bei V. a. **diabetische Ketoazidose** sind erhöhte Blutzuckerwerte wegweisend, eine **Hypothyreose** kann durch ergänzende Bestimmung von TSH ausgeschlossen werden.

Bei V. a. eine **neurologische Ursache** ❹ (z. B. spontan auftretendes Erbrechen ohne vorausgehende Übelkeit bei erhöhtem Hirndruck) bietet sich eine cCT an. Der V. a. Meningitis erfordert eine Liquorpunktion (cave: vorher erhöhten Hirndruck ausschließen!). Eine symptomatische und ggf. präventive (CTX, RTX, Operation) Therapie ist je nach Situation notwendig.

Komplikationen (z. B. Dehydratation, Hypokaliämie, metabolische Alkalose) erfordern eine intravenöse Flüssigkeitszufuhr sowie die Substitution von Kalium und Chlorid.

Differenzialdiagnosen

Ursachen von Erbrechen		
Mögliche Erkrankungen	Häufigkeit	Weiterführende Untersuchungen
Ösophaguskarzinom/ Tumoren des GIT	++++	ÖGD u. Biopsie, ggf. Koloskopie
Ösophagusmotilitätsstörungen	+++	Röntgenkontrastuntersuchung/ Manometrie/ÖGD
(Reflux-)Ösophagitis mit/ ohne Komplikationen	++	ÖGD (pH-Metrie)
schmerzreflektorisch (z. B. Gallenkolik, Nierenkolik)	+++	Abdomensonographie, Laborchemie
endokrin/metabolisch (z. B., Hyperemesis gravidarum, Urämie, entgleister Diabetes mellitus, Hypothyreose)	+++	Schwangerschaftstest, Kreatinin, Harnstoff, TSH
neurologische Erkrankungen (z. B. Migräne, Epilepsie, vestibuläre Ursachen)	++++	neurologische Untersuchung, cCT, Nystagmusprüfung
iatrogen (medikamentös, postoperativ, chemo-/ strahlentherapieinduziert)	++++	Serumspiegelbestimmungen, auslösendes Medikament ab-/ersetzen, präventive, symptomatische Therapie
Infektionen (z. B. Gastroenteritis)	++++	Laborchemie, Abdomensonographie

Erbrechen (Emesis)

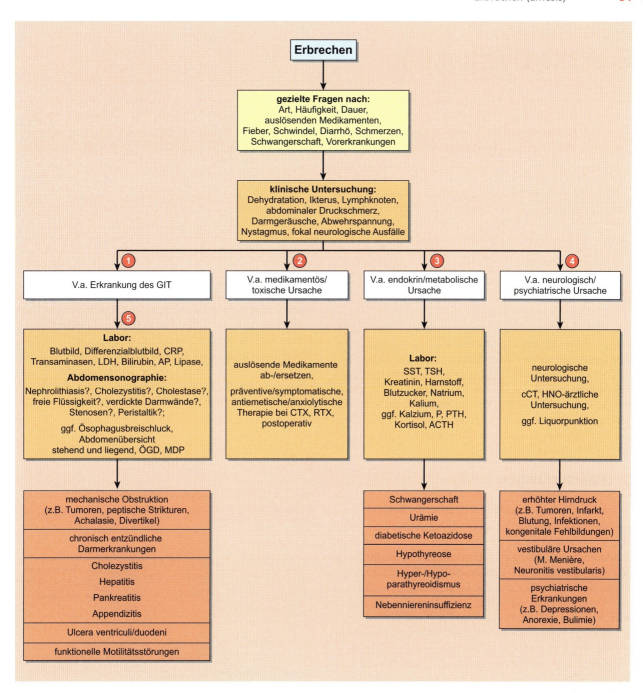

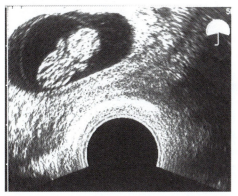

Abb. 1 Schwangerschaft als häufigste endokrine Ursache für Erbrechen (Ultraschallbild).

S. Köppen, J. Hensen
Erektile Dysfunktion

Definition

Als erektile Dysfunktion (ED) bezeichnet man die Unfähigkeit, eine Erektion zu erreichen oder eine für die sexuelle Befriedigung ausreichende Erektion aufrechtzuerhalten. Der Begriff „Impotenz" wird heutzutage wegen seiner abwertenden Bedeutung vermieden.

Die ED wird nur selten als Beschwerde angegeben, sie muss, ebenso wie der Libidoverlust, häufig gezielt erfragt werden.

Ätiologisch liegen der ED entweder eine **psychische** ⓫ oder **eine organische Ursache** ⓭ zu Grunde, wahrscheinlich am häufigsten eine **Kombination** beider Faktoren ⓬. Dabei überwiegen bei den jüngeren Männern psychogene, bei den Älteren eher organische Ursachen.

Anamnese

Die Anamnese ❶ besteht aus einer allgemeinen Anamnese mit Fragen zu Krankheiten, Operationen und Verletzungen. Bestehen Symptome anderer Krankheiten? Erfasst werden sollten die Einnahme von Medikamenten und Lebensstilfaktoren. Bei der **Sexualanamnese** sollte das spezifische Problem eingegrenzt werden, u. U. mit dem Einsatz von standardisierten Fragen und Fragebögen. Erfragt werden z. B. Art und Umstände der Erektionsstörung, weitere sexuelle Störungen usw.

Untersuchungen

Es sollten eine **Inspektion** und **Palpation** des Penis erfolgen. Ferner ist auf Hinweise auf einen Hypogonadismus (➤ Kap. Hypogonadismus) zu achten. Außerdem sind Zeichen einer Schilddrüsenerkrankung zu berücksichtigen. Weiterhin gehören eine Beurteilung des kardiovaskulären Systems und eine digitorektale Untersuchung zur körperlichen Untersuchung. Das Vorliegen einer Adipositas kann Hinweise auf weitere Risikofaktoren wie Diabetes mellitus Typ II und Fettstoffwechselstörungen liefern. Eine **neurologische Untersuchung** sollte bei entsprechenden anamnestischen Hinweisen erfolgen ❷.

Laboruntersuchungen ❸ umfassen je nach Befund Blutzucker und ggf. einen oralen Glukosetoleranztest, Triglyzeride und Cholesterin, TSH, Nierenfunktionswerte und Transaminasen. Die morgendliche Bestimmung von Testosteron (Tagesrhythmik!) und sexualhormonbindendem Globulin (SHBG) kann erfolgen, bei erniedrigtem freiem Androgen sollten Prolaktin, LH und FSH bestimmt werden. Vor geplanter Androgentherapie oder bei V. a. ein Prostatakarzinom sollte das prostataspezifische Antigen (PSA) bestimmt werden.

Die **apparative Diagnostik** ❸ wird heute meist nur noch durchgeführt, wenn ein Therapieversuch mit aufsteigenden Dosen von Phosphodiesterase-5-Hemmern (z. B. Sildenafil) ex iuvantibus nach Ausschluss eines Hypogonadismus nicht erfolgreich war. Zur weiterführenden, **semiinvasiven Diagnostik** gehört die Schwellkörperinjektionstestung (SKAT-Test, z. B. mit Prostaglandin E1) mit integrierter Duplex-Sonographie zur Erfassung der kavernös-arteriellen Perfusion. Ergänzende Verfahren sind die EMG des Sphincter ani externus, die penile sympathische Hautantwort (PSHA), die Registrierung der nächtlichen penilen Tumeszenzen („Rigiscan®") und das Schlaflabor. Die **invasive Diagnostik** umfasst die Pharmako-Phalloarteriographie (radiologische Darstellung des penilen Einstroms), die Pharmako-Cavernosometrie und -Cavernosographie (Quantifizierung und Darstellung des kavernösen Abstroms).

Differenzialdiagnosen

Ursachen einer erektilen Dysfunktion (oft kombiniert)		
Mögliche Erkrankungen	Häufigkeit	Weiterführende Untersuchungen
endokrine Störungen (ohne Diabetes) ❹, z. B.:	+++	
• Hypogonadismus		• morgendliche Bestimmung von Testosteron und sexualhormonbindendem Globulin, wenn FAI ↓ Prolaktin LH, FSH messen
• Schilddrüsenerkrankungen		• TSH
Diabetes mellitus ❹	+++++	Glukose, OGTT
kardiovaskuläre Erkrankungen ❺, (➤ Arterielle Hypertonie, ➤ Koronare Herzkrankheit)	+++++	Triglyzeride, Cholesterin
neurologische Erkrankungen ❻	+++	spezifische neurologische Diagnostik
Penisanomalien ❼	+	
Operations- oder Traumafolgen ❽	+++	Anamnese
Medikamentennebenwirkung ❾	+++	Medikamentenanamnese
Noxen ❿	+++	Anamnese
Schlafapnoe-Syndrom	+++	Schlaflabor
psychische Ursachen ⓫	+++	psychologische/psychiatrische Diagnostik

Erektile Dysfunktion

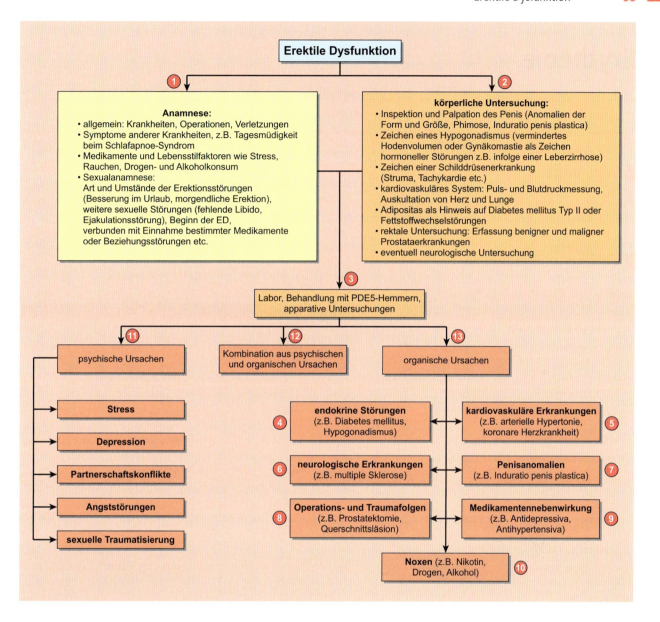

J. Weiß
Erytheme

Definition
Erytheme sind flächenhafte Hautrötungen infolge einer **Gefäßdilatation.**

Anamnese

Diagnostisch wegweisend sind Fragen zu früheren und familiären Hauterkrankungen sowie der Entstehungsdynamik der Erytheme ❶. **Akute Erytheme** sind meist Folge von Infekten, Neoplasien, internistischen Erkrankungen und Arzneimittelreaktionen. **Chronische Erytheme** sind häufiger Manifestationen von Dermatosen.

Differenzialdiagnosen

Differenzialdiagnostische Befunde häufiger Erytheme			
Lokalisation	Mögliche Erkrankung	Häufigkeit	Weiterführende Diagnostik
1. umschriebene Erytheme ❸			
Schmetterlingserythem (Gesicht)	systemischer Lupus erythematodes ❾	++	Arthritis, Organmanifestationen (Herz, Niere, ZNS), Serologie: ANF, ENA, dsDNA-AK
Wangenerythem	polymorphe Lichtdermatose	++++	im Frühjahr bei jungen Frauen, Lupus-Serologie negativ
einseitiges Gesichtserythem	Erysipel ❽	+++	akuter Beginn mit Fieber, Malaise, Druckdolenz, Lymphadenitis
generalisiertes Gesichtserythem	Rubeosis faciei	++++	gehäuft bei Hypertonie, COPD, Diabetes; familiäre Variante: Erythema faciale perstans
chronische Wangenerytheme	Rosazea ❾	+++++	zusätzlich Papeln, Pusteln und Teleangiektasien; Lupus-Serologie: negativ
chronische Palmarerytheme	Palmarerythem	+++	kaum Symptome; gehäuft bei Hepatopathien, Diabetes, Rheuma und in der Schwangerschaft; familiäre Form bekannt
Unterschenkel/Fußerytheme (einseitig)	Erysipel ❽	+++	s.o., Rezidiverysipele sind zuweilen symptomfrei!; Kompression wird nicht toleriert
Unterschenkel	Stauungsekzem	++++	schleichender Beginn, nicht druckdolent; Kompression führt zur Besserung
2. figurierte und knotige Erytheme ❹			
anuläre Erytheme: gesamtes Integument	Erythema migrans (Wanderröte)	+++	Borreliose-Stadium 1, kaum Symptome, Serologie nur in 50% der Fälle positiv
knotige Erytheme: • oberer Stamm, Oberarmstreckseiten	• Sweet-Syndrom (➤ Abb. 1) ❿	++	• münzförmige erythematöse dermale Infiltrate; typisch Druckdolenz sowie pseudovesikulöse Oberfläche; meist hohes Fieber im Schub, im Blutbild Neutrophilie; sehr häufig mit Leukämien assoziiert
• Tibiakanten	• Erythema nodosum (➤ Abb. 2) ⓫	+++	• extrem druckdolente Infiltrate; meist durch Infekte (Streptokokken, Yersinien, Mykobakterien), bei Sarkoidose und Schwangerschaft
plaqueförmige Erytheme: • Beine	• Pannikulitis ⓬	+++	• Herde großflächiger und nicht so druckdolent wie E. nodosum; Auslöser: Infekte, Pankreatopathien, α1-Antitrypsinmangel; meist Biopsie erforderlich
• Unterschenkel	• Myxödem	++	• flächige erythematöse dermale Infiltrate; bei Schilddrüsenerkrankungen und Paraproteinämien
3. multiforme Erytheme ❺			
Arme, Beine, oft disseminiert, Schleimhäute	Erythema exsudativum multiforme (➤ Abb. 3) ❺	+++	münzförmige, kissenartige, oft zentral bullöse Erytheme (schießscheibenartig), meist postherpetisch
4. großflächige Erytheme (Erythrodermien) ❻			
generalisiert, oft Prädilektionsstellen	Dermatosen (Psoriasis, Ekzeme) (➤ Abb. 4 und 5) ❼	+++++	meist chronischer Verlauf, Familienanamnese, Verteilungsmuster
großflächig, stammbetont	Alterserythrodermien ❼	+++	chronisch, Blutbild und Biopsie zur Abgrenzung eines kutanen T-Zell-Lymphoms oder Sézary-Syndroms
großflächig disseminiert	akute Erythrodermien ❼	++	akuter Verlauf, meist Medikamente

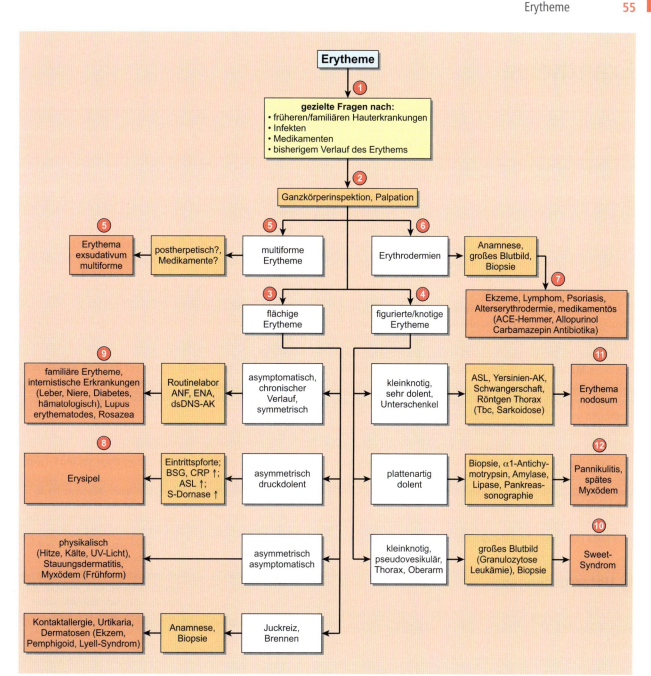

Untersuchungen

Inspektion: Ein **lachsroter Farbton** spricht für entzündliche hyperämische Prozesse, ein **dunkelroter** für Stauungen oder Stasen. Die **Palpation** ❷ der Erytheme lässt Schlüsse zu, in welcher Hautschicht die pathologischen Veränderungen oder der Entzündungsprozess lokalisiert sind. **Druckdolenz** ist selten und dann diagnostisch wegweisend auf das Vorliegen eines Erysipels oder eines Erythema nodosum.

Laboruntersuchungen sind zur Differenzialdiagnostik meist nicht erforderlich. In der Tabelle ist die weiterführende Labordiagnostik aufgeführt. Biopsien werden bei der diagnostischen Einordnung von figurierten oder knotigen Erythemen häufig benötigt.

J. Weiß
Exantheme

---- **Definition** ----

Exantheme sind disseminierte oder generalisierte Hautveränderungen, **Enantheme** ihr Gegenpart an den Schleimhäuten. Charakteristisch ist das Vorliegen von verschiedenen Effloreszenzentypen.

Anamnese

Exantheme sind in den meisten Fällen **arzneimittel- oder infektbedingt,** die entsprechende Anamneseerhebung ❶ ist deshalb diagnostisch entscheidend. Die Differenzialdiagnose parainfektiös versus allergisch ist dann schwierig, wenn ein Infekt medikamentös behandelt wurde.

Aus der **Dynamik der Hautveränderungen** lassen sich wichtige diagnostische Hinweise ableiten. Bei einer Primärsensibilisierung gegen Medikamente erscheint das allergische Exanthem am 7.–10. Therapietag. Dieses kann auch nach Absetzen eines Medikaments beginnen bzw. fortschreiten, falls die Substanz noch im Gewebe vorhanden ist. Verzögerte Arzneimittelsensibilisierungen sind vor allem bei Allopurinol, ACE-Hemmern sowie Carbamazepin/Phenytoin bekannt.

Die **Lokalisation eines Exanthems** hat eine geringere diagnostische Aussagekraft. **Allergische Exantheme bevorzugen** eine zentrifugale Ausbreitung mit Beginn am oberen Stamm, während **parainfektiöse Exantheme** eher peripher beginnen und eine Streckseitenbetonung der Extremitäten zeigen.

Die diagnostische Zuordnung wird dadurch noch erschwert, dass sowohl medikamenten- wie infektassoziierte Exantheme eine hohe inter- und intraindividuelle Variabilität aufweisen.

Untersuchungen

Zur Einordnung von Exanthemen ist eine sorgfältige **Ganzkörperinspektion** unabdingbar ❷. **Serologische Untersuchungen** sind nur bedingt hilfreich. Die Infektserologie ist in der Akutphase meist noch nicht positiv. Bei urtikariellen Exanthemen ❼ kann der Nachweis von spezifischem IgE zur Diagnose von Medikamentenallergien weiterhelfen, dies jedoch erst 1–2 Wochen nach Exanthembeginn. Aussagekräftiger sind in diesen Fällen jedoch **Hauttests oder Expositionstests nach Abklingen** des Exanthems. Hautbiopsien sind diagnostisch wegweisend bei Dermatosen (z. B. Psoriasis, Lichen ruber, allergische Vaskulitis).

Die starke Zunahme der Syphilis in den letzten Jahren macht eine **serologische Untersuchung bei jedem nicht eindeutigen Exanthem** sinnvoll.

Differenzialdiagnosen

- **1. makulöse Exantheme** ❸ (➤ Abb. 1): ausgelöst durch Virus-, bakterielle Infekte und Arzneimittel; allergische Vaskulitis bevorzugt an abhängigen Partien mit hämorrhagischen Herden (➤ Abb. 2)
- **2. papulöse oder knotige Exantheme** ❹: Prurigo, Krätze (➤ Abb. 3) oder exanthematischer Lichen ruber (➤ Abb. 4)
- **3. schuppige Exantheme** ❺: Psoriasis (➤ Abb. 5), Psoriasis guttata, Schuppenröschen (Pityriasis rosea), Tinea (besonders bei Kindern, z. B. Microsporie) oder Pityriasis versicolor (Kleiepilzflechte, ➤ Abb. 6)
- **4. vesikulöse/bullöse Exantheme** ❻: Windpocken, Hand-Mund-Fuß-Exanthem (Coxsackie-Viren), selten arzneimittelbedingt
- **5. urtikarielle Exantheme** ❼: starker Juckreiz, Kratzspuren aber selten; Urtikaria im Gegensatz zu urtikariellen Arzneimittel-/Infektexanthemen mit schubförmigem Verlauf.

Klinische Charakteristika von häufig vorkommenden exanthematischen Dermatosen		
Mögliche Erkrankungen	Häufigkeit	Weiterführende Diagnostik und Befunde
Pityriasis rosea (Schuppenröschen)	+++++	schuppige Erytheme, Beginn mit Primärplaque: münzgroßes anuläres schuppiges Erythem, dann nach etwa 2 Wochen Exanthem mit charakteristischer spaltlinienbetonter Ausbreitung am Stamm, keine Allgemeinsymptome
Psoriasis guttata	++++	linsengroße schuppige Erytheme, meist juckende linsengroße Herde, Psoriasisphänomene zu Beginn nicht auslösbar, Köbner-Phänomen (isomorpher Reizeffekt) nachweisbar
Lichen ruber	++++	kleine, stark juckende, polygonale Papeln an Unterarmbeugeseiten, unterem Rücken und Gesäß sowie Mundschleimhaut; Köbner-Phänomen häufig, Wickham-Streifen
Tinea corporis (Microsporie)	+++	disseminiert, oft Gesicht, schuppige Erytheme, die im Verlauf anuläre Formen zeigen; Pusteln und kleine Abszesse möglich; keine/kaum Symptome; Langzeitpilzkultur diagnostisch.
Vasculitis allergica	+++	Unterschenkel, bei Bettlägerigen Flanken; hämorrhagische (Glasspateldruck!) Flecken, Blutblasen und selten Nekrosen; Blutbildveränderungen und Allgemeinsymptome möglich, multifaktorielle Auslösung: Medikamente, Infekte, Kollagenosen, Tumoren

Exantheme

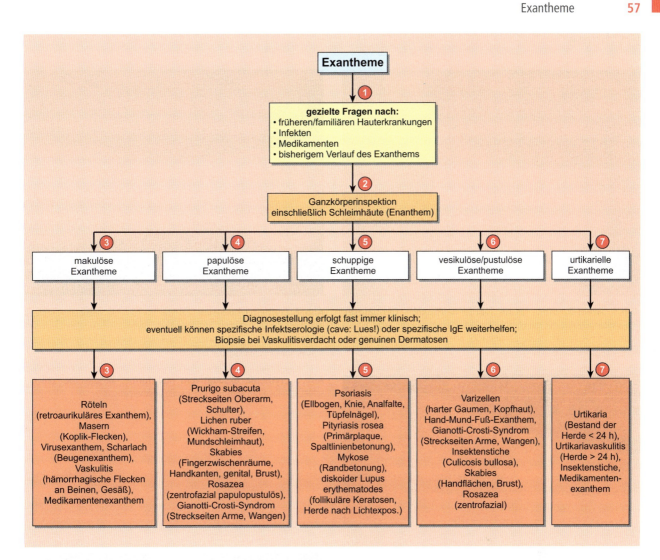

Erytheme

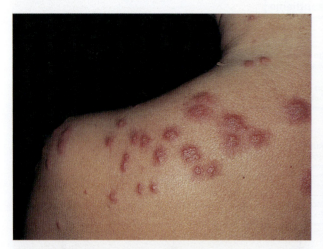

Abb. 1 Sweet-Syndrom (akute febrile neutrophile Dermatose). Druckdolente Herde mit gruppiert stehenden Pseudovesikeln, nicht auf ein Dermatom beschränkt; häufig parainfektiös oder im Rahmen einer (myeloischen) Leukämie.

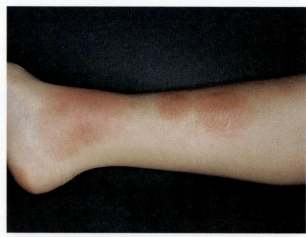

Abb. 2 Erythema nodosum. Extrem druckdolente prätibiale Infiltrate, ausgelöst durch Yersinien, Streptokokken, Mykobakterien, aber auch Sarkoidose, Gravidität und Morbus Crohn/Colitis ulcerosa; bei großen Einzelherden Differenzialdiagnose Erysipel.

Abb. 3 Erythema exsudativum multiforme. Streckseitenbetont mit schießscheibenförmigen Herden; häufig postherpetisch.

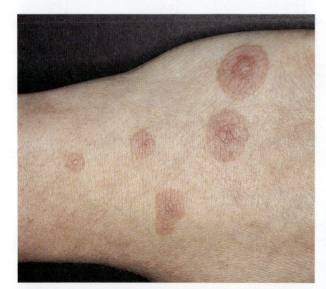

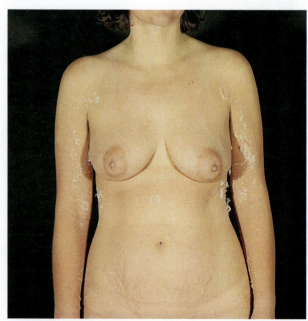

Abb. 4 Seborrhoisches Ekzem. Scharf begrenzte juckende und schmerzhafte Erytheme in Hautfalten von Kopf und Stamm; Assoziation mit Psoriasis und atopischer Dermatitis.

Abb. 5 Erythrodermie. Restherde einer Erythrodermie mit folgender großflächiger Desquamation; Folge von Medikamentenunverträglichkeiten, Infekten oder genuiner Dermatosen (Psoriasis, Lymphom, Ekzem).

Exantheme

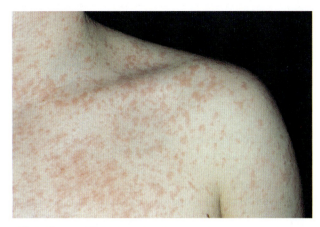

Abb. 1 Masern. Morbilliforme Exantheme sind heute meist durch andere Viren ausgelöst oder Folge einer Medikamentenunverträglichkeit.

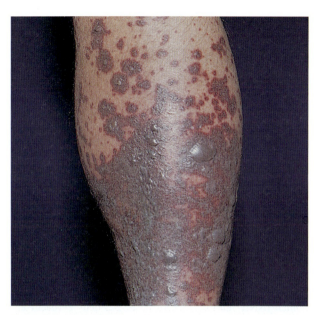

Abb. 2 Vasculitis allergica. Hämorrhagische Infiltrate an den Beinen und am Gesäß; polyätiologische Genese sowohl parainfektiös (z. B. Streptokokken) als auch medikamentenallergisch.

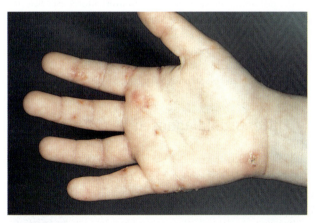

Abb. 3 Skabies. Milben bei Kindern in palmaren Pusteln nachweisbar; bei Erwachsenen meist an den Fingerseiten; paraskabiöses generalisiertes Exanthem meist milbenfrei.

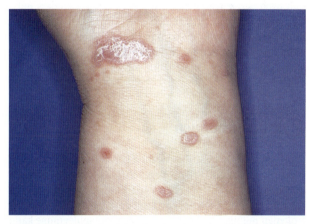

Abb. 4 Lichen ruber. Stark juckende polygonale Papeln mit typischer netzartiger Schuppung (Wickham-Streifen); meist idiopathisch, aber auch bei Virushepatitis und Medikamenten.

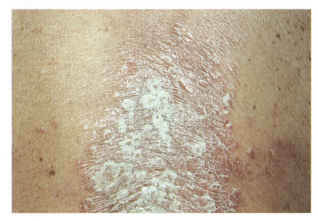

Abb. 5 Psoriasis vulgaris. Scharf begrenzte Exantheme mit silbrig glänzenden Schuppen; wird durch Betablocker verschlechtert.

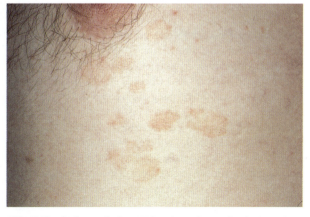

Abb. 6 Pityriasis versicolor. Meist pigmentierte oder depigmentierte kleieförmige schuppende Herde an der oberen Körperhälfte; bei erythematösen Herden wie hier an Differenzialdiagnose Lues denken!

B. Wiechens
Exophthalmus

Definition

Unter einem Exophthalmus versteht man eine akute oder langsam zunehmende Vorverlagerung eines oder beider Augen mit möglichen Störungen des beidäugigen Sehens als Folge eines Traumas ❶, bei Erkrankungen des orbitalen Gewebes oder im Rahmen von neurologischen und internistischen Erkrankungen ❷. Ein Pseudoexophthalmus (d. h. Enophthalmus der Gegenseite) muss immer ausgeschlossen werden ❸.

Anamnese

Es ist zu beachten, dass sich in der Orbita auch **fortgeleitete Erkrankungen** aus anderen Organen abspielen können. Diese sind bedingt durch die anatomische Nähe zu den Nasennebenhöhlen (NNH) und der Schädelbasis. Bei dem Verdacht auf eine **Gefäßmalformation** ist immer nach u. U. länger zurückliegenden Unfällen oder vorausgegangenen Operationen zu fragen und ob Schmerzen bestehen ❹ ❺. Auch erkundigt man sich nach neu aufgetretenen Ohrgeräuschen (besonders pulssynchrone). Neben dem akuten oder langsamen Beginn der Erkrankung ist nach der Art und dem Zeitpunkt erster Symptome zu fragen. Allgemeinsymptome z. B. bei Tumorleiden oder bei endokriner Orbitopathie sollten ausgeschlossen werden.

Untersuchungen

Die genaue **klinische Untersuchung** gibt wichtige Hinweise, in welche Richtung die Diagnostik gehen sollte. Zunächst wird der Lidbereich inspiziert. Bestehen Verfärbungen der Lidhaut oder entzündliche Veränderungen? Liegt eine Verlagerung des betroffenen Bulbus vor? Bei einer akuten Orbitaphlegmone kann es zu einem vollkommenen, schmerzhaften Motilitätsverlust mit massiver konjunktivaler Injektion kommen ❻. Ebenso kann die Motilität des Auges je nach Lage der Raumforderung oder bei neurogenen Komplikationen eingeschränkt sein.

Lidveränderungen ❼ sind wegweisend für eine endokrine Orbitopathie. Klassischerweise gehören hierzu folgende klinische Zeichen: Oberlidretraktion (**Dalrymple**), Konvergenzschwäche (**Moebius**), langsamer, seltener Lidschlag (**Stellwag**), Zurückbleiben des Oberlids im Abwärtsblick im Verhältnis zur Bulbusbewegung (lid lag, **von Graefe**).

Besteht keins dieser Zeichen ❽, ist eine anderweitige Ursache mittels bildgebender Verfahren auszuschließen.

Bei der **Inspektion** des äußeren Auges sollte auf gestaute Bindehaut- und Skleragefäße geachtet werden. Neben akuten Entzündungen können auch Carotis-Sinus-cavernosus-Fisteln oder arteriovenöse Malformationen zu einer Gefäßstauung führen. Lassen sich hierbei zusätzlich noch **Strömungsgeräusche** ❾ über der Orbita oder im Bereich der Schläfe auskultieren, kann eine weitere gezielte Diagnostik bereits die Diagnose sichern.

Weitere Untersuchungsschritte sind: Pupillenreaktionstest, Palpation der Lider und Orbitakante, Bulbusmotilität, Redressierbarkeit und Retropulsion des Bulbus oculi.

Beim **Valsalva-Versuch** ❿ bittet man den Patienten bei Verschluss von Nase und Mund stark zu pressen. Liegen venöse Anomalien (z. B. Orbitavarix etc.) vor, kann es zu einer zunehmenden Protrusio eines anderweitig unauffälligen Bulbus kommen. Nach Beenden des Pressversuchs kehrt der Bulbus auf der betroffenen Seite i. d. R. wieder in seine Ausgangslage zurück.

Bei der Untersuchung ist auch ein **kontralateraler Enophthalmus** (z. B. bei szirrhösen Mamakarzinommetastasen, Horner-Syndrom etc.), der einen **Pseudoexophthalmus** des „normalen" Auges vortäuschen kann, auszuschließen ❸.

Weitere spezielle Untersuchungen wie z. B. Hertel-Exophthalmometrie etc. bleiben dem Augenarzt vorbehalten.

Differenzialdiagnosen

Ursachen von Exophthalmus		
Mögliche Erkrankungen	Häufigkeit	Weiterführende Untersuchungen
Orbitatumoren	+	Bildgebung
endokrine Orbitopathie	+++	endokrinologische Untersuchungen
orbitale Entzündungen (z. B. Orbitaphlegmone, Pseudotumor orbitae)	++	Konsil: HNO, Kieferchirurgie, u. U. auch Neurochirurgie, Bildgebung
Trauma mit Orbitahämatom	++	Bildgebung
Metastasen (z. B. Mammakarzinom, Lymphome)	+	Bildgebung
Gefäßerkrankungen (Orbitavarix, Hämangiom, AV-Malformation, Carotis-Sinus-cavernosus-Fistel)	+	Ultraschall der Orbita, Doppler-Sonographie der hirnversorgenden Gefäße, Bildgebung, ggf. Angiographie
Erkrankungen der Schädelbasis und der NNH	++	Konsil: HNO, Kiefer-, Neurochirurgie, Bildgebung
angeborene Malformationen	+	Konsil: Pädiatrie, Humangenetik

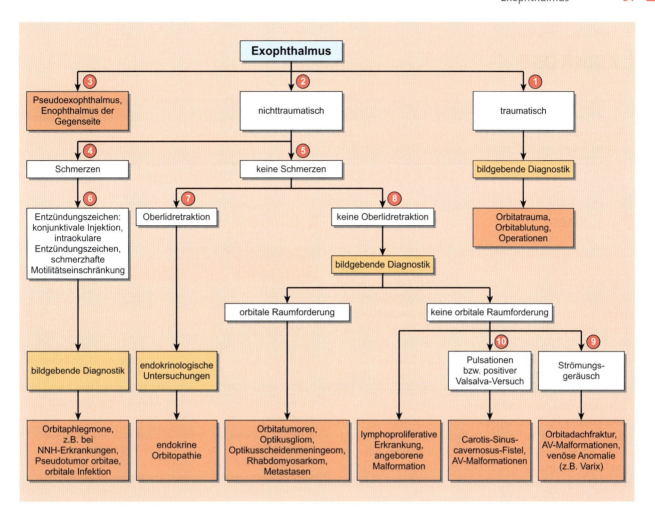

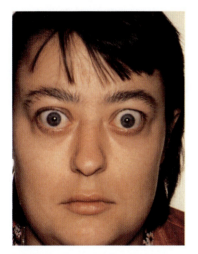

Abb. 1 Patientin mit Exophthalmus bei Morbus Basedow. [Mir]

Th. Thomas, J. Hensen

Exsikkose

Definition

Unter Exsikkose (von lat. *siccus* = trocken) versteht man eine Austrocknung des Körpers bedingt durch starken Verlust und/oder fehlende Aufnahme von Wasser. Der resultierende Flüssigkeitsmangel führt zu einer Verminderung des intra- und extrazellulären Volumens.

Anamnese

Die häufigsten Ursachen der Exsikkose können bei wachen, nicht vigilanzgeminderten Patienten anamnestisch ❶ erfasst werden, z. B. Durchfälle, Erbrechen, Polyurie, Verbrennungen oder Operationen (Fisteln/Drainagen). Das **subjektive Durstgefühl** des Patienten und der **Zugang zu Trinkwasser** müssen immer mitbeurteilt werden. Besondere Vorsicht ist bei Säuglingen oder älteren Patienten geboten: Sie können durch fehlende Flüssigkeitseinnahme rasch eine Exsikkose entwickeln und sind häufig nicht in der Lage, ihre Symptome adäquat zu äußern. Es muss auch an eventuelle **Hindernisse bei der Flüssigkeitseinnahme und Resorption** gedacht werden (z. B. Schluckstörungen, Malabsorptionssyndrome). Darüber hinaus sind gezielte Fragen nach einem **Diabetes mellitus** (Ketoazidose oder hyperosmolares Koma), bekannten **Nieren- oder Nebennierenerkrankungen** oder **Diabetes insipidus** zu stellen. Eine genaue Medikamenten-, Drogen- und Alkoholanamnese sollte ebenfalls erhoben werden. Besondere Vorsicht ist bei **Verdacht auf Essstörungen** (Anorexia nervosa oder Bulimie) mit heimlichem Diuretika- oder Laxanzienabusus geboten.

Untersuchungen

Die einzigen klinischen Zeichen einer leichten Exsikkose können eine orthostatische **Hypotonie** und **Tachykardie** sein ❶. Trockene Schleimhäute, weiche Bulbi, Hyperthermie und ein reduzierter Hautturgor (➤ Abb. 1) sind weitere Indikatoren. Ein **Foetor ex ore** liefert Hinweise auf einen Diabetes mellitus, eine Niereninsuffizienz (Foetor uraemicus) oder Alkoholkonsum. Bei schwerer Exsikkose können Symptome wie Oligurie, Vigilanzminderung und Zeichen eines hypovolämischen ➤ Schocks auftreten.

Wichtige **Laborparameter** sind die Serum-Elektrolyte (Natrium, Kalium), die Nierenretentionsparameter (Kreatinin, Harnstoff), der Plasmaglukosespiegel und die Urinausscheidung. Ein Urinstatus, eine Blutgasanalyse und ggf. die Kontrolle der Urinelektrolyte können weitere differenzialdiagnostische Informationen liefern. **Abdomen**- oder **Gefäßsonographie** können bei der Abschätzung der Gefäßfüllung als möglicher Marker einer Exsikkose hilfreich sein. Weitere mögliche Untersuchungen sind je nach Verdachtsdiagnose anzuwenden ❷.

Differenzialdiagnosen

Ursachen für eine Exsikkose		
Mögliche Erkrankungen	Häufigkeit	Weiterführende Untersuchungen
unzureichende Flüssigkeitseinnahme (Säuglinge, ältere Patienten)	+++	Anamnese, körperliche Untersuchung, Labor
gastrointestinale Erkrankungen (Erbrechen, Durchfälle, Pankreatitis, Malabsorption, Fistel usw.) ❸	+++++	Anamnese, körperliche Untersuchung, Labor, ggf. Bildgebung (Sonographie, CT) od. Endoskopie
Verluste über die Haut (Verbrennung, Fieber, Hyperthermie, Sport) ❹	++++	Anamnese, körperliche Untersuchung, Labor
respiratorische Erkrankungen (Pneumonie, künstliche Beatmung) ❺	++	Anamnese, körperliche Untersuchung, Labor
Einnahme von Diuretika oder Laxanzien ❻	++++	Medikamentenanamnese
entgleister Diabetes mellitus (osmotische Diurese) ❻	+++	Anamnese, körperliche Untersuchung, Labor
Nierenerkrankungen (Salzverlustnephropathien) ❻	++	Anamnese, körperliche Untersuchung, Labor
Nebennierenrinden-Insuffizienz ❻	++	Anamnese, körperliche Untersuchung, Labor, Kortisol/ACTH basal, ACTH-Kurztest
Diabetes insipidus ❼	+	Anamnese, körperliche Untersuchung, Labor, Protokollierung der Urin- und Trinkmenge, kontrollierter Durstversuch

Exsikkose

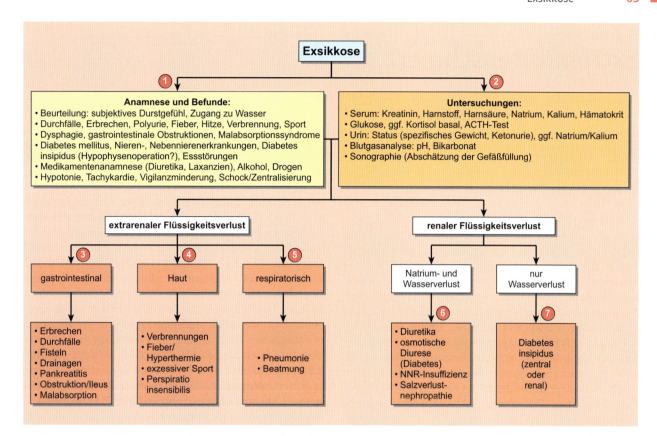

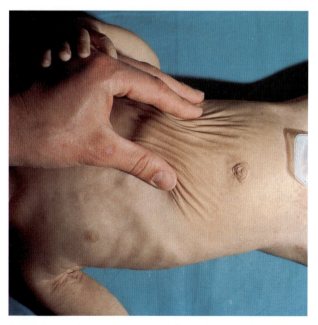

Abb. 1 Stehende Hautfalte/eingesunkene Fontanelle bei einem Säugling. [Muntau]

Klinische Zeichen einer Exsikkose			
Symptom/Zeichen	Leichte Exsikkose	Mittelschwere Exsikkose	Schwere Exsikkose
Vigilanz	normal	gemindert	Lethargie/Koma
Schleimhäute	normal	trocken	sehr trocken/rissig
Herzfrequenz	orthostatische Tachykardie	Tachykardie in Ruhe (HF: 100–120/min)	ausgeprägte Tachykardie (HF > 120/min)
Atemfrequenz	normal	erhöht	erhöht/Tachypnoe
Hautturgor	normal	mäßig reduziert	sehr reduziert
Bulbi	normal	weich	weich und eingesunken
Urinausscheidung	reduziert	Oligurie	Oligurie/Anurie
Blutdruck	normal	orthostatische Hypotonie	Hypotonie/Schock
Fontanelle (bei Säuglingen)	normal	gedrückt	eingesunken

Th. Weiss
Extremitätenschmerz

_____ Definition _____

Schmerz in den Beinen ohne äußeren Anlass.

Anamnese

Schmerzen in den Beinen können vaskulär, muskulär, neurogen oder durch die Gelenke bedingt sein. Gezielte **Fragen nach Lokalisation und Auslöser** können die Ursache eingrenzen ❶. Die Angaben belastungsabhängiger Schmerz beim Gehen und Besserung durch Stehenbleiben, weisen auf eine vaskuläre Genese (> **Claudicatio intermittens**). Schmerzen beim Gehen, die durch Hinsetzen besser werden, legen eine neurologische Ursache nahe (**Claudicatio spinalis**). Äußern sich die Beschwerden in Form eines Spannungsgefühls und verstärktem Anschwellen deutet dies auf eine **chronisch venöse Insuffizienz**. Nächtliche Schmerzen in den Akren, die besser werden durch Herabhängenlassen des Beines aus dem Bett, werden als Ruheschmerz bei PAVK gewertet (PAVK Stadium III, kritische Extremitätenischämie). Werden strumpfförmige Missempfindungen beklagt, weist dies auf eine **periphere Neuropathie** hin. Nächtliche Sensationen kommen auch im Rahmen eines Restless-Legs-Syndroms vor. Plötzlich ins Bein einschießende Schmerzen sprechen für eine Lumboischialgie. Einlaufschmerz oder direkt den Gelenken zuzuordnender Schmerz treten bei **Arthrose** auf. Geschwollene und überwärmte Gelenke finden sich bei **entzündlichen** und **rheumatischen Gelenkerkrankungen**.

Untersuchungen

Geschwollene, deformierte Gelenke deuten auf ein **orthopädisches Problem** hin. Knöchelödeme, trophische Störungen am Innenknöchel, verstärkte Venenzeichnung, prominente epifasziale Venen weisen auf eine **venöse Genese** hin (> Abb. 1).
Eine kühle, blasse, in fortgeschrittenen Fällen auch livide marmorierte Haut kommt bei arteriellen **Durchblutungsstörungen** vor. **Pränekrosen** (> Abb. 2) imponieren als kleine livide Areale an den Akren. Die **Palpation der Pulse** und **Gefäßauskultation** gehören zur klinischen Prüfung des arteriellen Gefäßstatus. Bei Hinweisen auf ein orthopädisches Problem erfolgt eine Untersuchung der **Gelenkfunktion** sowie der Wirbelsäulenbeweglichkeit. Die Prüfung der Motorik, Sensibilität und Reflexe ist Gegenstand der **neurologischen Untersuchung**.
Zur Klärung des Gefäßstatus gehören die **Doppler-Druckmessung** der peripheren Gefäße, gegebenenfalls ergänzt durch die Oszillographie und direkte sonographische Darstellungen der Becken-/Beingefäße. Eine Reduktion der Doppler-Drucke, die unter Umständen auch erst nach Belastung erkannt werden kann, ist beweisend für die Diagnose **PAVK** ❷. Die Funktion der Venenklappen der epifaszialen Venen und der Leitvenen kann durch die **Doppler-sonographische Messung des Blutflusses** oder ebenfalls durch die **Duplex-Sonographie** geprüft werden. Die Ödemneigung in Verbindung mit insuffizienten Klappen findet sich bei **chronisch venöser Insuffizienz** ❸. Der **Einlaufschmerz** verbunden mit schmerzhaft eingeschränkter Beweglichkeit des betreffenden Gelenks weist auf eine **Arthrose** ❹ hin. Der klinische Verdacht wird erhärtet durch Röntgenaufnahmen oder MRT. Auffällige Ergebnisse der klinischen neurologischen Untersuchung in Verbindung mit entsprechenden Laborhinweisen (z. B. Vitamin-B_{12}-Mangel, Diabetes, Alkoholmissbrauch) und Ergebnissen apparativer Messung (z. B. Nervenleitgeschwindigkeit) beweisen die **neurogene Genese** ❺. **Rheumatische** und **entzündliche Erkrankungen** ❻ machen entsprechende Laboruntersuchungen notwendig (z. B. Harnsäure, Rheumafaktoren, CRP).

Differenzialdiagnosen

Ursachen des Extremitätenschmerzes		
Mögliche Erkrankungen	Häufigkeit	Weiterführende Untersuchungen
arterielle Durchblutungsstörung	++++	Doppler
Gelenkbeschwerden	++++	Klinik, Funktionseinschränkung, Röntgen
Polyneuropathie	++++	Neurologischer Status, Labor (Diabetes mellitus?, Urämie?, Hypovitaminose?)
vertebragene Beschwerden	++++	orthopädisch/neurologische Untersuchung, gegebenenfalls MRT
Claudicatio spinalis	+++	Linderung durch Hinsetzen, neurologische Untersuchung
venöse Ursache	+++	Schwellneigung, Varikosis, Z. n. Thrombose, Duplex
rheumatisch/entzündliche Erkrankung	+++	Klinik, Labor, Röntgen

Extremitätenschmerz

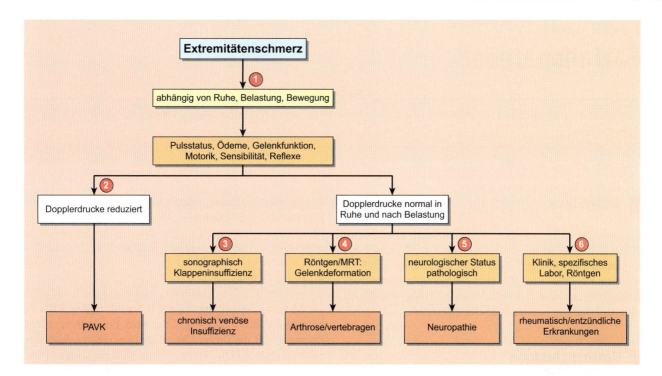

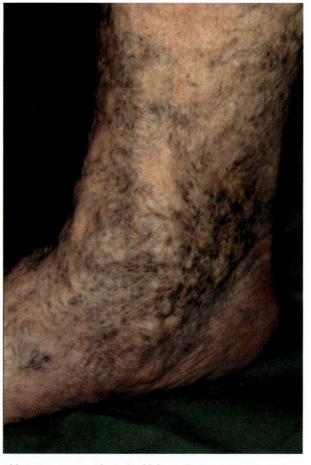

Abb. 1 Corona paraplantaris phlebectatica.

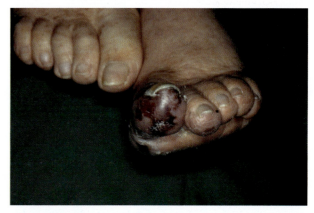

Abb. 2 Landkartenförmige Pränekrosen bei kritischer Extremitätenischämie.

S. Petri, R. Dengler

Fazialisparese

Definition

Führendes Symptom einer Fazialisparese ist die Lähmung der mimischen Muskulatur, die vom Nervus facialis (7. Hirnnerv) innerviert wird.

Anamnese

Leitsymptom ist die **Schwäche der mimischen Muskulatur**. Anamnestisch ❶ wichtig sind Fragen nach der **Dynamik der Symptomentwicklung** (idiopathische Fazialisparese, IFP ❹: Stunden bis Tage; vaskulär: akuter Beginn; Tumoren: sehr langsam ❿), retroaurikulären Schmerzen (häufig bei IFP), Zeckenbiss, Diabetes mellitus und Schwangerschaft.

Untersuchungen

Motorisch zu unterscheiden sind eine **periphere** (alle Fazialisäste betroffen) und eine **zentrale Lähmung** (bevorzugt Mundpartie betroffen). So führen **hemisphärale Läsionen** zu einer Lähmung der perioralen Muskulatur mit erhaltenem Stirnrunzeln und Lidschluss. Bei einer **nukleären Läsion** (pontomedullär) sind neben der **ipsilateralen Fazialisparese vom peripheren Typ** häufig auch andere Hirnnerven (HN) beteiligt. Geschmackssinn, Tränensekretion und Speichelfluss sind aber meist intakt. Bei Schädigung im **Kleinhirnbrückenwinkel** (z.B. Akustikusneurinom) können Geschmackssinn, Tränensekretion und Speichelfluss betroffen sein und zusätzlich zerebelläre Zeichen wie Ataxie oder Nystagmus auftreten. Schädigungen im **Felsenbeinabschnitt** sind durch Parese, Hyperakusis, Geschmacksstörung und verminderte Tränensekretion geprägt. Eine Läsion am **Foramen stylomastoideum** (Schädel-Hirn-Trauma, Parotistumoren) führt zu einer reinen Lähmung der mimischen Muskulatur. Die sorgfältige Erhebung des **Hirnnervenstatus** dient dem Ausschluss einer Polyneuritis cranialis (z.B. Miller-Fisher-Syndrom); auch basale Meningitiden und Enzephalitiden gehen in der Regel mit weiteren Hirnnervenausfällen einher ❷.

Die **Basislabordiagnostik** ❸ umfasst Entzündungsparameter und Diabetesabklärung. Die Borrelien-Serologie ist Standard bei unklaren Fazialisparesen, serologische Untersuchungen auf Varizella-Zoster, Herpes simplex u. a. sind fallweise sinnvoll. **Liquordiagnostik** ❸ ist empfehlenswert und dient dem Ausschluss einer aseptischen Meningitis, Neuroborreliose, chronisch-entzündlichen ZNS-Erkrankung bzw. einer Polyneuroradikulitis.

Bildgebung

Bei akuter zentraler Parese muss eine **rasche zerebrale Bildgebung** mit MRT oder mindestens CT erfolgen, um eine Raumforderung, Blutung oder Ischämie darzustellen. **Bei peripherem Schädigungsmuster** raten wir zur **CT** zum Ausschluss von ossären Veränderungen und otogenen Prozessen besonders Felsenbein und Mastoid betreffend ❸.

Elektrophysiologie

Die Messung der Leitungszeit des N. facialis mittels **EMG** ist hilfreich z. B. bei Guillain-Barré-Syndrom. Zur Beurteilung der Prognose sind die Untersuchung des Blinkreflexes sowie der elektromyographische Nachweis von Willküraktivität in klinisch noch gelähmten Muskeln nach 2–3 Wochen geeignet. Die transkranielle Magnetstimulation ist wertvoll in der Einschätzung von Läsionen im Canalis nervi facialis ❸.

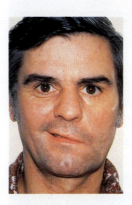

Abb. 1 Fazialisparese der linken Gesichtshälfte. [Mir]

Differenzialdiagnosen

Ursachen einer peripheren Fazialisparese		
Mögliche Erkrankungen	Häufigkeit	Weiterführende Diagnostik
idiopathisch: IPFP (Bell'sche Parese) ❹	++++ (> 80 % der einseitigen Gesichtslähmungen)	weiterer neurologischer Status, Bildgebung und Liquor unauffällig
endokrin-metabolisch: diabetische Fazialisparese ❺	+	Blutzuckertagesprofil, HbA1c
infektiös: • Zoster oticus ❻ • Neuroborreliose ❼ • basale Meningitiden, Lues cerebri, HIV-Infektion ❼	++	Erregerserologie, Liquoruntersuchung
autoimmun: multiple Sklerose	+	Liquoruntersuchung, MRT, Elektrophysiologie

Fazialisparese

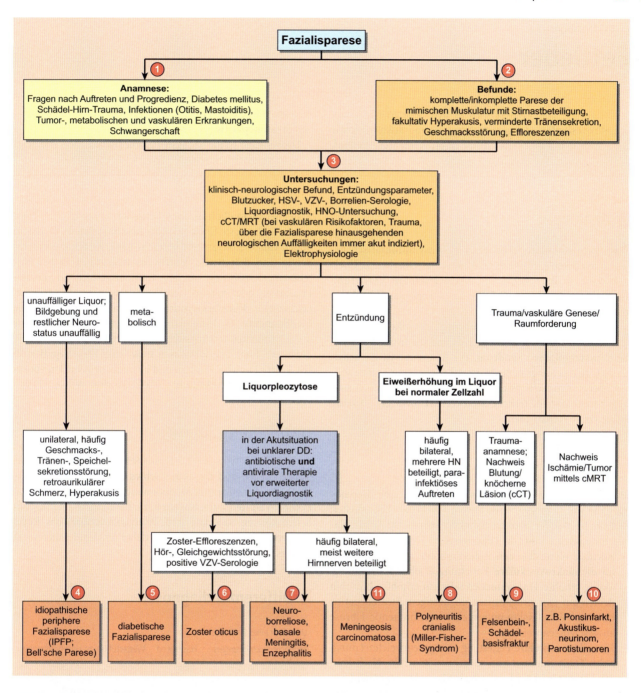

Fortsetzung		
Mögliche Erkrankungen	Häufigkeit	Weiterführende Diagnostik
parainfektiös: Polyradikulitis Guillain-Barré, Polyneuritis cranialis ⑧	+	Liquoruntersuchung, Elektrophysiologie
granulomatöse Entzündung • Melkersson-Rosenthal-Syndrom (+ Lingua plicata, Cheilitis granulomatosa) • Heerfordt-Syndrom bei Sarkoidose	+	Liquoruntersuchung, Bildgebung (MRT), evtl. Biopsie

Fortsetzung		
Mögliche Erkrankungen	Häufigkeit	Weiterführende Diagnostik
Tumoren der Schädelbasis: Akustikusneurinom, Schädelbasistumoren, Parotistumoren ⑩	++	cCT/MRT, Biopsie
Traumata: Felsenbein-, Unterkieferfrakturen ⑨	++	cCT mit Felsenbein-darstellung
otogen: Mastoiditis, Otitis media, Cholesteatom	+	Bildgebung, HNO-Untersuchung
andere, z.B. Meningeosis carcinomatosa ⑪	+	MRT, Liquordiagnostik

M. M. Dollinger
Fettleber

Definition

Einlagerung von Triglyzeriden in den Leberzellen, häufig **makrovesikulär** oder gemischt makro- und mikrovesikulär (> Abb. 1) mit potenziell chronisch progredientem Verlauf, selten rein **mikrovesikulär** (> Abb. 2) mit akutem Leberschaden. Liegt eine Entzündungsreaktion vor spricht man von **Steatohepatitis** (> Abb. 3).

Die Fettleber ist die häufigste pathologische Leberveränderung in Industrieländern (20–25% der Bevölkerung).

Anamnese

Die **makrovesikuläre Fettleber** ist meist **asymptomatisch**, gelegentlich treten ein Druckgefühl im rechten Oberbauch, Übelkeit oder ein Ikterus auf. Die **mikrovesikuläre Verfettung** führt akut zu Übelkeit und Erbrechen sowie einer Enzephalopathie ❶.

Die häufigsten Ursachen sind übermäßiger **Alkoholkonsum** (Männer > 40 g/d; Frauen > 20 g/d) und die Insulinresistenz beim **metabolischen Syndrom**. Die Anamnese ist die sensitivste Untersuchungsmethode des Alkoholabusus, Fragen sollten aber vorwurfsfrei gestellt werden. Weitere Ursachen sind angeborene oder diätetische **Stoffwechselstörungen, Toxine** sowie **virale Hepatitiden**.

Untersuchungen

Palpatorisch und **sonographisch** imponiert eine **Hepatomegalie** mit homogen verdichtetem („hellem") Echomuster, seltener fokale oder landkartenähnliche echodichte Areale. Klinisch wegweisend sind die **Leberwerte** im Serum ❷.

- Normale Werte oder eine isoliert erhöhte γ-GT sind typisch für die **makrovesikuläre** Verfettung ❸ ohne Entzündung. Mäßig erhöhte Transaminasen oder ein erhöhtes Bilirubin deuten auf eine prognostisch ungünstigere Steatohepatitis hin. Im Verlauf sollte immer eine fortschreitende Fibrose ausgeschlossen werden.
- Die **mikrovesikuläre** Verfettung ❹ ist gekennzeichnet durch hohe Transaminasen und steigendes Bilirubin. Nach kausaler Therapie ist der Leberschaden komplett regredient.

Die weitere Differenzialdiagnose basiert auf Anamnese und Laborbefunden, eine histologische Differenzierung der Ätiologie ist nicht möglich. Eine Biopsie wird aber benötigt, um das Ausmaß des Leberschadens oder ein fehlendes Therapieansprechen abzuklären. Auch können mehrere Erkrankungen gleichzeitig vorliegen. Die Diagnostik sollte daher bedarfsorientiert durchgeführt werden.

Makrovesikuläre Fettleber

Als typisch für eine **alkoholische Fettleber** ❺ gelten ein de-Ritis-Quotient (ASAT:ALAT) > 1 sowie ein erhöhtes MCV und IgA. Zusätzlich kann Alkohol im Blut direkt oder mittels Carbohydrate-Deficient-Transferrin bestimmt werden.

Bei der **nichtalkoholischen Fettleber** ist der de-Ritis-Quotient < 1. Häufigste Ursache ist die **Insulinresistenz** ❻, die im oralen Glukosetoleranztest bestätigt wird. Anamnestisch eindeutig sind **diätetische Stoffwechselstörungen** ❼ bei Proteinmangelernährung, raschem Gewichtsverlust, parenteraler Ernährung oder veränderter Dünndarmanatomie (Adipositaschirurgie, Kurzdarmsyndrom). Potenziell verantwortliche **Medikamente** ❽ (Amiodaron, Kortikosteroide, Östrogene u. v. a. m.) sollten versuchsweise abgesetzt werden.

Bei erhöhten Transaminasen muss eine **Virushepatitis** ❾ (HCV, HIV) und bei Kindern und Jugendlichen eine **angeborene Stoffwechselerkrankung** ❿ (z. B. Morbus Wilson) ausgeschlossen werden.

Mikrovesikuläre Fettleber

Anamnestisch typisch sind **Lipidspeicherkrankheiten** ⓫ bei Neugeborenen und die **akute Schwangerschaftsfettleber** ⓬. Häufigste Ursachen sind **Medikamente und Toxine** ⓭ (Tetrazykline, Valproinsäure, Kokain u. a.). Bei Kindern und Jugendlichen können Salicylate (z. B. Acetylsalicylsäure) das **Reye-Syndrom** ⓮ auslösen und sind daher im Kindesalter nicht zugelassen.

Differenzialdiagnosen

Ursachen einer Fettleber		
Mögliche Erkrankungen	Häufigkeit	Weiterführende Untersuchungen
alkoholische Fettleber	++++	Anamnese, γ-GT ↑↑, de-Ritis-Quotient > 1, MCV ↑, IgA ↑, Alkohol im Blut und CDT ↑
nichtalkoholische Fettleber bei Insulinresistenz	++++	Anamnese, de-Ritis-Quotient < 1, oraler Glukosetoleranztest
diätetische Stoffwechselstörung	+++	Anamnese
Medikamente und Chemikalien	++	Anamnese
Virushepatitis	++	Serologie
akute Schwangerschaftsfettleber	+	Anamnese
angeborene Stoffwechselerkrankung	+	spezifische Labordiagnostik

Fettleber

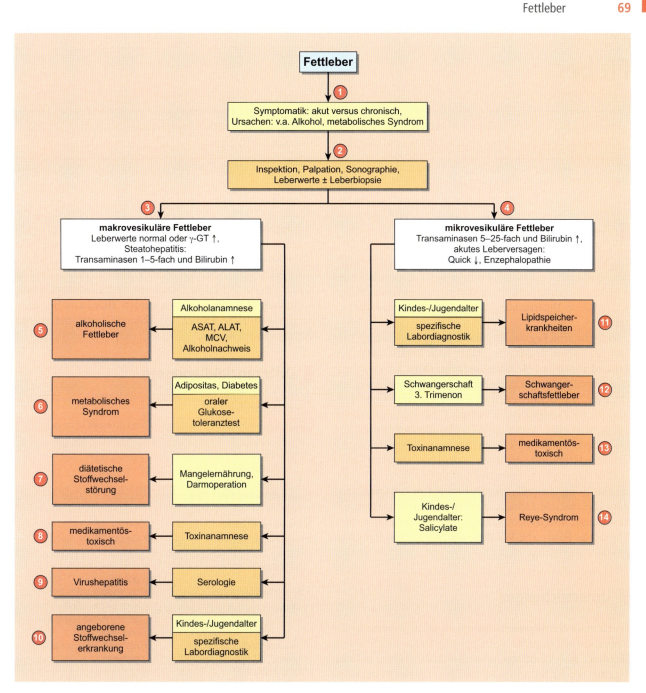

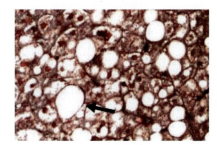

Abb. 1 Makrovesikuläre Fettleber.

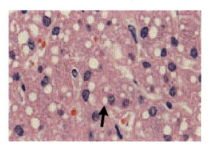

Abb. 2 Mikrovesikuläre Fettleber.

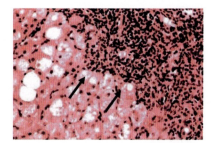

Abb. 3 Steatohepatitis mit entzündlicher Infiltration.

B. Salzberger
Fieber

Definition

Erhöhung der Kerntemperatur auf **38,5 °C oder höher** als Reaktion auf exogene Pyrogene (z. B. Infektionen) oder Ausschüttung von Entzündungsmediatoren, z. B. IL-1, TNF-α, als endogene Pyrogene.

Anamnese

Die Anamnese dient der Orientierung über den zeitlichen Ablauf, mögliche Dispositionen für Infektionen, Expositionen gegenüber möglichen Infektionen ❶. Je nach klinischem Zustand werden dann Untersuchung und weitere Anamnese strukturiert.

Zunächst sind **Beginn, Rhythmik** und ggf. zirkadianer **Verlauf** des Fiebers zu erfassen. Fragen nach **Begleit-, früheren Erkrankungen** und **Medikamenteneinnahme** weisen ggf. auf eine Disposition für Infektionen hin ❸. Eine **Beteiligung von Organen** bzw. Organsystemen (Schmerzen, Funktionsstörungen etc.) wird systematisch überprüft: Haut und Schleimhäute, Lunge, Harnwege, Abdomen, ZNS. Hautläsionen können z. B. Eintrittspforten für Infektionen sein, zusätzlich manifestieren sich viele Infektionskrankheiten an der Haut, als fokale Läsion (z. B. Endokarditis) oder generalisiert als Exanthem (z. B. EBV, ➤ Abb. 1). Zu überprüfen ist der **Kontakt zu Infektionserregern** (Berufs- und Freizeitanamnese, Reisen, Ernährung, Erkrankungen im Familien-, Bekanntenkreis, Sexualanamnese, Kontakt zu Haus- oder Wildtieren, Einnahme von Naturheilprodukten, Drogen).

Untersuchungen

Initial muss der **Allgemeinzustand** abgeklärt werden: Ist der Patient kritisch krank? ❷ Neurologischer Status, Herzfrequenz, Blutdruck und Atemfrequenz werden rasch erhoben. In Kombination mit der Körpertemperatur lässt sich hier häufig schon die Frage beantworten, ob die Kriterien eines Systemic Inflammatory Response Syndrome (SIRS) bzw. einer Sepsis vorliegen.

Bei der weiteren körperlichen Untersuchung werden **Haut- und Schleimhäute** inspiziert, der **Lymphknotenstatus** erhoben und die genannten Organe bzw. -systeme untersucht ❹.

In der **Laboruntersuchung** sollten Entzündungsparameter (Leukozyten mit Differenzialblutbild, CRP bzw. Prokalzitonin) und eine Urinuntersuchung erfolgen. Elektrolyte und Serumkreatinin sind weiterhin sinnvoll. Weitere Laborparameter sollten nach zusätzlichen Symptomen (organspezifisch) ausgewählt werden.

Mikrobiologische Untersuchungen erfolgen gezielt nach den Organsymptomen, bei Sepsis bzw. Verdacht darauf sind mindestens 2 Paare Blutkulturen abzunehmen.

Bildgebende Verfahren sollten ebenfalls organspezifisch angewendet werden, Schnittbildverfahren werden auch zur Suche bei unklar bleibendem Fokus eingesetzt.

Bei SIRS/Sepsis, sonstiger schwerer Infektion bzw. Verdacht darauf muss in vielen Fällen rasch mit einer **empirischen antibiotischen Therapie** begonnen werden. Hier ist zu beachten, dass diagnostische Proben vor Therapie, ansonsten zeitnah dazu gewonnen werden.

Differenzialdiagnosen

Ursachen von Fieber		
Mögliche Erkrankungen	Häufigkeit	Weiterführende Untersuchungen
Virusinfektionen	+++++	Direktnachweis, Serologie
• oberer Respirationstrakt	++++	
• Gastrointestinaltrakt	+++	
• andere (lymphotrope Virusinfektionen, EBV, CMV u. a.)	+++	
bakterielle Infektionen	++++	
• Bronchitis, Pneumonie	+++	• Röntgen-Thorax, Sputum, Serologie
• Harnwegsinfektionen	+++	• Urinkultur, Abdomen-Sonographie
• Haut-/Weichteilinfektionen	+++	• bei Verdacht auf Befall tieferer Hautschichten (Faszie!) Bildgebung mittels Sonographie oder MRT
• intraabdominale Infektionen (Cholangitis, Divertikulitis u. a.)	++	• Abdomen-Sonographie, CT Abdomen
• Endokarditis	++	• Blutkulturen, Echokardiographie
• Meningitis	++	• Liquorpunktion, ggf. nach CT
andere Infektionen (Mykosen, Parasitosen)	+	Direktnachweis, Serologie
immunologische Erkrankungen (SLE, Sarkoidose, Vaskulitiden u. a.)	++	Serologie, Ausschluss anderer Ursachen
Tumoren (Non-Hodgkin-Lymphome, Hodgkin-Lymphom, Nierenzelltumoren, GI-Tumoren u. a.)	++	bildgebende Verfahren, Knochenmarkzytologie und -histologie
andere Erkrankungen	++	
• Lungenembolie		• D-Dimere, CT
• Medikamentenallergie		• Auslassversuch
• allergische Erkrankungen		• Allergentests (kutan oder inhalativ)

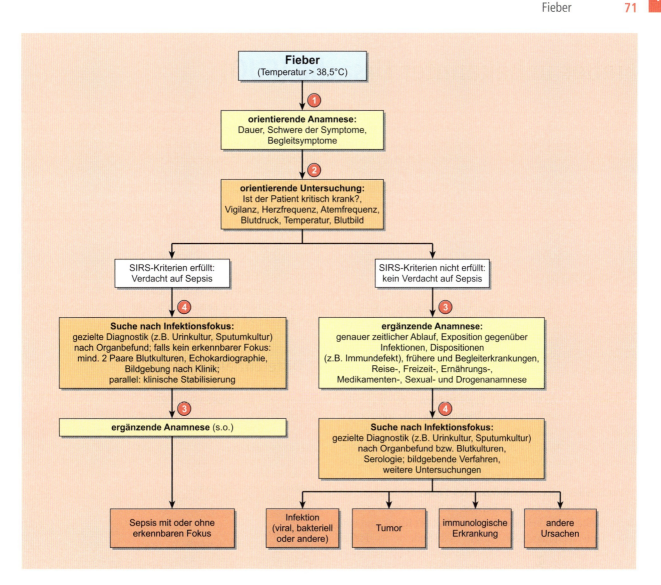

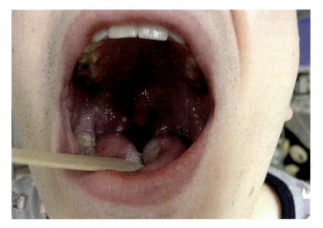

Abb. 1 Akute EBV-Infektion.

B. Salzberger
Fieber unbekannter Ursache (FUO)

Definition

Als Fieber unbekannter Ursache („fever of unknown origin", FUO) bezeichnet man Fieber mit einer Dauer von 3 Wochen oder mehr, wenn eine Diagnose nicht durch intensive und intelligente Untersuchung über mindestens 1 Woche (stationär oder ambulant) gefunden wurde. Eine neuere Klassifikation sieht eine weitere Einteilung in **vier Gruppen** vor: **klassisches FUO, nosokomiales FUO, neutropenisches FUO** und **FUO bei HIV-Infektion** – die letzte Kategorie hat im Zeitalter der antiretroviralen Therapie schon wieder rasch an Bedeutung verloren. Hier wird allein das „klassische" Fieber unbekannter Ursache behandelt.

Anamnese

Die Anamnese folgt dem gleichen Ablauf wie beim ➤ Fieber – meist muss hier allerdings eine erneute, sehr detaillierte Anamnese in den Einzelkategorien erfolgen – die häufigen Fieberursachen sind nach einer Woche Diagnostik bereits ausgeschlossen.

Zusammenfassend müssen noch einmal der **zeitliche Ablauf** der Symptome spezifiziert, **Expositionen** gegenüber möglichen Infektionserregern und **Disposition** für Infektionen durch Erhebung von Begleit- und früheren Erkrankungen sowie Medikamenten, Reise-, Freizeit- und Sexualanamnese, Kontakt zu Haus- oder Wildtieren, Ernährung und Zusatzstoffe (z. B. Naturheilmittel) und Drogen abgeklärt werden ❶.

Faktitielles oder selbstinduziertes Fieber ist häufiger bei Personen aus medizinischen Berufen zu finden. Den Verdacht darauf sollte Fieber bei ansonsten unauffälliger Klinik und längerer Untersuchungsdauer lenken. Selbstinduziertes Fieber kann z. B. durch intrakutane Injektion von Stuhlresten erzeugt werden, hinweisend kann ein entsprechendes Keimspektrum sein.

Untersuchungen

Systematisch müssen noch einmal alle Organsysteme klinisch untersucht werden.

Mikrobiologische Untersuchungen (➤ Abb. 2) sollten gezielt nach Klinik und Exposition erfolgen, neben Blutkulturen muss auch die Echokardiographie (auch transösophageal) ggf. wiederholt werden. Eine Knochenmarkzytologie und -histologie, auch mit einer durchflusszytometrischen Untersuchung kann zur Suche nach Erkrankungen des hämatopoetischen Systems eingesetzt werden ❷. Zur Diagnose von Autoimmunerkrankungen kommen vor allem **Laboruntersuchungen** (Autoantikörper) zum Einsatz. **Schnittbildverfahren** sollten für die Untersuchung von Abdomen und Thorax durchgeführt werden ❸.

Die **Szintigraphie** eignet sich zur Suche nach Knochenherden und Lungenembolien, in seltenen Fällen liefert auch die Leukozytenszintigraphie Hinweise auf Entzündungsherde. Die **Positronen-Emissions-Tomographie** bietet eine weitere Möglichkeit, auch Entzündungen in schwer zugänglichen Organsystemen darzustellen (z. B. Vaskulitiden der aortennahen großen Gefäße) und kann auch bei der Suche nach Tumoren bzw. Metastasen hilfreich sein ❹.

Differenzialdiagnosen

Ursachen von Fieber unbekannter Ursache		
Mögliche Erkrankungen	Häufigkeit	Weiterführende Untersuchungen
Infektionskrankheiten Tuberkulose, Endokarditis (kulturnegativ), M. Whipple, lokalisierte Infektionen (Gallengänge, Niere), intraabdominale Abszesse, septische Venenthrombosen, Borreliose)	23–36 %	Direktnachweis, bildgebende Verfahren (➤ Abb. 1), Serologie
Neoplasien Lymphome, Leukämien, Nierenzelltumoren, GI-Tumoren, metastasierte Ovarialkarzinome	7–31 %	Bildgebung, Knochenmarkbiopsie, organspezifische Biopsien, Tumormarker
Autoimmunerkrankungen SLE, RA, MCTD, Polymyalgia rheumatica, Sarkoidose, M. Still	9–20 %	Nachweis von entsprechenden Autoantikörpern oder Histologie
verschiedene Medikamentenfieber, rezidivierende Lungenembolien, M. Crohn, faktitielles oder selbstinduziertes Fieber, periodische Fieberformen, z. B. TNF-Rezeptor-Mutationen, familiäres Mittelmeerfieber, Hypergammaglobulinämie D u. a.	17–24 %	Auslassversuch, Endoskopie; CT Abdomen, szintigraphische Verfahren
unbekannt	10 %	in jeder Serie von Patienten mit FUO bleibt eine kleine Gruppe ohne Diagnose, meist ohne klinische Konsequenz

Fieber unbekannter Ursache (FUO)

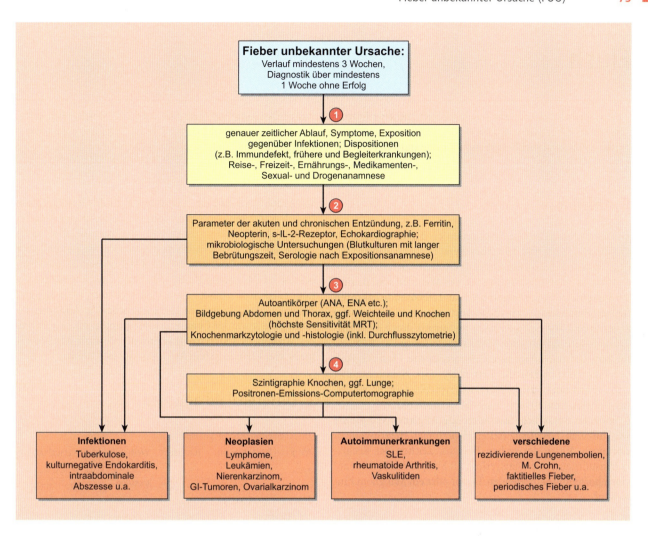

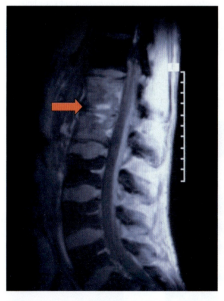

Abb. 1 **Tuberkulöse Spondylodiszitis** (Pfeil).
Seitliche Röntgenaufnahme.

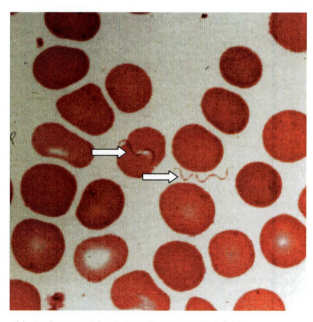

Abb. 2 **Blutausstrich mit Borrelia recurrentis** (Pfeile).

Ch. Girlich
Flush

Definition

Beim sogenannten „Flush" handelt es sich um eine Rötung der Haut verbunden mit einem Gefühl der Wärme, hervorgerufen durch eine **vorübergehende Vasodilatation**. Prädilektionsstellen aufgrund ihrer hohen Dichte oberflächlich verlaufender Gefäße sind Gesicht, Hals, Dekolleté und obere Extremitäten (➤ Abb. 1 und 2).

Anamnese

Zunächst müssen gezielte Fragen nach der **Lokalisation** (Prädilektionsstellen?) und dem **Aussehen** (Erythem? Papeln? flächig? disseminiert?) der Hautrötung erfolgen, um festzustellen, ob tatsächlich ein Flush vorliegt ❶. Des Weiteren sind **Beginn** der Symptomatik (neu aufgetreten?) und **auslösende Faktoren** (Fieber, Emotionen, körperliche Anstrengung, Klimakterium) zu erfragen. Lässt sich die Flushsymptomatik durch diese auslösenden Situationen oder Medikamente/Drogen (z. B. Nikotinsäure, Kalziumantagonisten, Nitrate, Opiate, Cholinergika), Getränke (Alkohol? Heiße Getränke?) oder Nahrungsmittel (scharfe Nahrungsmittel, histamin-, tryptophan-, glutamathaltige Nahrungsmittel) reproduzierbar provozieren? ❷

Bestehen **zusätzliche alarmierende Allgemeinsymptome** wie Durchfall, Hypotonie (selten Hypertonie), Herzrhythmusstörungen, Vitien des rechen Herzens, Zeichen der Rechtsherzinsuffizienz, Gewichtsverlust, B-Symptomatik, die auf einen hormonproduzierenden Tumor oder ein Malignom hinweisen? ❷

Untersuchungen

Lässt sich kein eindeutig reproduzierbarer Zusammenhang zwischen der Flushsymptomatik und auslösenden Faktoren/Situationen herstellen, muss eine weiterführende **laborchemische Diagnostik** erfolgen, besonders wenn zusätzlich alarmierende Symptome bzw. Untersuchungsbefunde ❸ vorliegen. Auch bei nahrungsmittelabhängiger Flushsymptomatik (insbesondere bei Flushauslösung durch den Genuss kalter Flüssigkeiten) sollte sicherheitshalber einmalig eine Abklärung veranlasst werden ❹. Zunächst muss als Ursache einer Flushsymptomatik das seltene **Karzinoidsyndrom** ausgeschlossen werden. Aber auch andere **endokrine** und **nichtendokrine Tumoren** können – wenn auch seltener – eine entsprechende Symptomatik auslösen. Deswegen empfiehlt sich eine **Stufendiagnostik**, an deren erster Stelle die Untersuchung eines 24-h-Sammelurins auf 5-Hydroxyindolessigsäure sowie die Bestimmung von Chromogranin A i. S. und Serotonin i. S. stehen ❺. Bei unauffälligen Befunden sollte ein **Phäochromozytom** mittels Bestimmung der Katecholamine in 24-h-Sammelurin und/oder Bestimmung der Metanephrine und Normetanephrine i. S. mittels HPLC ausgeschlossen werden ❻. Ergibt sich auch hieraus kein wegweisender Befund, steht die Bestimmung von Kalzitonin i. S. sowie die Durchführung einer Schilddrüsensonographie an, um ein medulläres **Schilddrüsenkarzinom** (C-Zell-Karzinom) sichern zu können ❼. Nach einer Mastozytose sollte gefahndet werden, wenn die Diagnostik bislang erfolglos geblieben ist. Hierfür sind neben der Bestimmung der Tryptase i. S. die Bestimmung von Histamin- und PGD2-Metaboliten im 24-h-Sammelurin sowie eine Knochenmarkpunktion möglich ❽. Findet sich auch hier kein wegweisender Befund, umfasst die weitere Abklärung neben der **Abdomensonographie** sowie der **Computertomographie** des Thorax und des Abdomens (**Nierenzellkarzinom!**) ❾ auch die Bestimmung von VIP i. S. ❿ zum Ausschluss eines **VIPoms.**

Differenzialdiagnosen

Ursachen einer Flushsymptomatik		
Mögliche Erkrankungen	Häufigkeit	Weiterführende Untersuchungen
Fieber	+++	Anamnese, Klinik, Temperaturmessung
Emotionen/Erregung	+++	Anamnese
Medikamente	+++	Anamnese
Karzinoidsyndrom	++	24-h-Sammelurin auf 5-Hydroxyindolessigsäure, Chromogranin A i. S.
Phäochromozytom	+	24-h-Sammelurin auf Katecholamine, Metanephrine i. S.
C-Zell-Karzinom	(+)	Kalzitonin i. S., Schilddrüsensonographie
Mastozytose	(+)	24-h-Sammelurin auf Histamin- u. Prostaglandinmetabolite, Knochenmarkpunktion

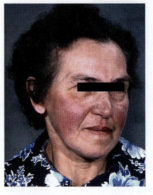
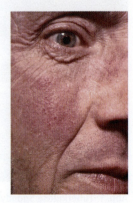

Abb. 1   **Abb. 2**

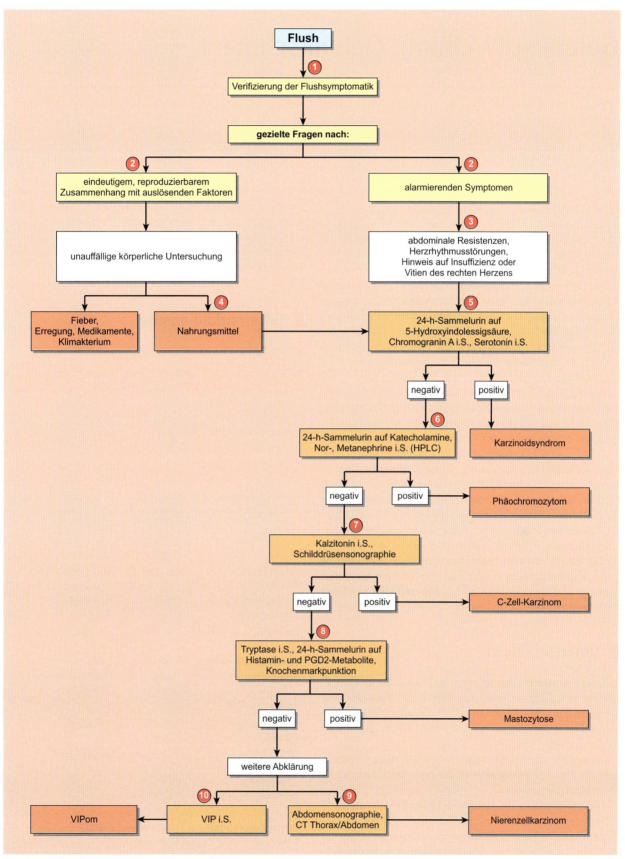

◄ Abb. 1 Patientin mit Flush im Bereich des Gesichts.
◄ Abb. 2 Nahaufnahme eines Patienten mit Gesichtsflush.

P. Wagener
Gelenkschwellung, Gelenkschmerz

Definition

Gelenkschwellungen und Gelenkschmerzen können unterschiedlicher Natur sein. Die Schmerzanamnese, die Anzahl der befallenen Gelenke, das Muster der Gelenkschwellungen und die extraartikulären Manifestationen sind für die jeweiligen Erkrankungen typisch. Erkrankungen des Bewegungsapparates haben eine charakteristische Zeitgestalt.

Anamnese

Der Patient wird konkret nach Ort und Anzahl der betroffenen Gelenke bzw. funktionellen Einheiten befragt. Bei der ersten Anamnese interessieren **alle Gelenke!** Ebenso wichtig sind vorausgegangene Episoden längerer Beschwerden und **auslösende Momente:** Belastung-, Spät- oder Ruheschmerzen. Die Familienanamnese gibt Hinweise auf entzündlich-rheumatische, systemische Polyarthrosen und metabolische Erkrankungen. Die **tageszeitliche Abhängigkeit** der Hauptbeschwerden ist differenzialdiagnostisch wichtig (z. B. nächtliche Schmerzen bei rheumatischer Ursache) ❶.

Belastungsabhängige Beschwerden weisen auf **mechanische Ursachen** ❸ hin. **Entzündlich-rheumatische Erkrankungen** ❼ bis ❿ zeigen dagegen einen langsamen, schleichenden Beginn und einen schubweisen Verlauf. Bestehen Morgensteifigkeit der Fingergelenke oder nächtliche Schmerzen? Gibt es Hinweise auf infektiöse Ursachen, z. B. Enteritis, Adnexitis, Zeckenbisse (reaktive Arthritis ❿)? Der plötzlich auftretende, heftigste Schmerz einzelner Gelenke ist das Merkmal der **metabolischen Arthritiden** ⓭. Muskelkaterartige Dauerschmerzen des Schulter- und Beckengürtels sind ein Zeichen **entzündlicher Muskelerkrankungen** (➤ Poly- und Dermatomyositis) ⓮.

Der diffuse, undifferenzierte Schmerz, ohne klare Angabe einer bestimmten Region oder eines bestimmten Rhythmus („immer und überall") weist auf ein **funktionelles Syndrom** (➤ Fibromyalgie-Syndrom) hin ⓬.

Untersuchungen

Bei **degenerativen** Erkrankungen sind **Schwellungen** durch Osteophyten, Ergüsse oder Ausbildung von Pannusgewebe derb und nur wenig dolent tastbar. Bei den **entzündlich-rheumatischen** Erkrankungen sind sie eher weich und druckschmerzhaft ❷.

Wenn möglich, ist eine diagnostische Punktion vorzunehmen ❺. Das **Verteilungsmuster** der betroffenen Gelenke ist diagnostisch bedeutsam ❹.

Die Untersuchung der **Haut** und **Augenveränderungen** ❻ ist für das Erkennen einer entzündlich-rheumatischen Erkrankung wichtig ❼ bis ❿. Erkrankungen der Adnexe, Urethritis, Balanitis gehören zu den **Spondylarthritiden, Reiter-Syndrom** ❿ (➤ ankylosierende Spondylitis, ➤ reaktive Arthritiden und Reiter-Syndrom).

Die Erstdiagnostik ❺ bei V. a. Vorliegen einer rheumatischen Erkrankung soll die Frage nach einer entzündlichen Genese klären. Das Basislabor umfasst BSG, CRP, Rheumafaktor, Citrullin-(CCP-)Antikörper, Differenzialblutbild, Harnsäure. Die Indikation zur speziellen bildgebenden Diagnostik ❺ ist während der weiteren rheumatologischen Klärung zu stellen.

Differenzialdiagnose

Mögliche Ursachen von Gelenkschmerzen/-schwellungen		
Erkrankung	Häufigkeit (Prävalenz)	Diagnostische Befunde
degenerative Erkrankungen ⓫ (➤ Abb. 1 und 2)	> 50%	Röntgenbild; unauffälliges Labor
funktionelle Syndrome ⓬	2%	Klinik
metabolische Arthropathien ⓭:		
Gicht (➤ Abb. 3)	10%	Labor: Harnsäure, im Punktat Uratkristalle
Chondrokalzinose (genetische und sporadisch isolierte Form)	(altersabhängig) bis zu 30%	Röntgenbild; im Punktat Kalzium-Pyrophosphat-Kristalle
Hämochromatose	0,25% genetische Form	Labor: Ferritin, genetische Assoziation
Apatitrheumatismus/ Pseudogicht	< 0,1%	Punktat: Apatitkristalle
Psoriasisarthritis und Sonderformen ❾	1%	Röntgenbild
rheumatoide Arthritis ❽	1%	Labor: Rheumafaktor, Citrullin-AK (CCP-AK)
reaktive/postinfektiöse Arthropathien ❿	5/100 000	Mikrobiologie-Serologie: Yersinien, Chlamydien, Borrelien
Kollagenosen ❼:		
systemischer Lupus erythematodes	5/100 000	ANA, dsDNA
Sjögren-Syndrom	1–3% (bei über 50-Jährigen)	ENA (SS-A, SS-B)
systemische Sklerosen	300/1 000 000	ENA
Polymyalgia rheumatica ⓮	1% (bei über 50-Jährigen)	BSG, CRP

➕ Abbildungen Kniegelenkserguss, Polyarthritis

Gelenkschwellung, Gelenkschmerz

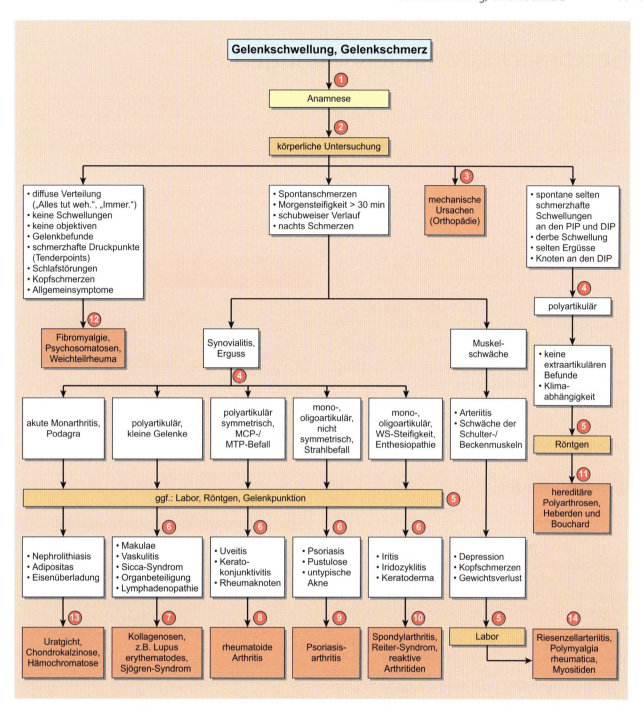

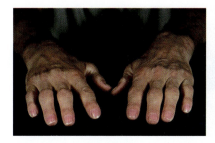

Abb. 1 Bouchard-Arthrose.

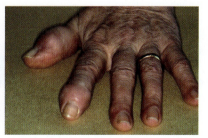

Abb. 2 Heberden-Arthrose.

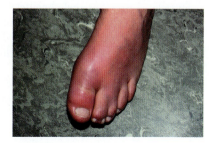

Abb. 3 Podagra/Gicht.

M. Mayr, M. Ebert

Geschmacksstörungen/Mundgeruch

Definition

Geschmacksstörungen bezeichnen lokal ❶ oder zentral ❷ bedingte Veränderungen des Geschmacksempfindens, die häufig auch im Rahmen internistischer Erkrankungen ❸ oder spezifischer Therapien zu beobachten sind.

Beim **Mundgeruch** als Symptom des schlechten Atems ist zwischen dem eigentlichen **Foetor ex ore** ❼, der im Mund-Rachen-Raum entsteht, der übel riechenden Atemluft (**Halitosis**) ❽ und halluzinatorischen Geruchsmissempfindungen (**Parosmien**) ❾ zu unterscheiden.

Anamnese

Zur Differenzierung von Geschmacksstörungen sollten durch die Anamnese primär ein **reduzierter Speichelfluss** (Xerostomie) ❻ und ein **fehlender Geruchssinn** (Anosmie) ❹ ausgeschlossen werden. Die **Medikamentenanamnese** sowie gezielte Fragen nach den Symptomen ursächlicher internistischer und neurologischer Erkrankungen geben weiteren Aufschluss ❺.

Fragen nach Xerostomie, **zahnmedizinischen Problemen**, Ernährungs- und Konsumverhalten sowie Erkrankungen des Rachenraumes weisen auf die Genese von Mundgeruch hin. Ferner sollten Symptome **internistischer Erkrankungen** insbesondere Tumorleiden, Stoffwechselentgleisungen sowie chronisch bakterieller Entzündungen geprüft werden ❿.

Untersuchungen

Mit den Befunden der Anamnese und mit Tests des Geschmackssinnes ist die spezifische Einteilung nach Lankisch in totale oder partielle **Ageusie** (völliges oder partielles Fehlen des Geschmackssinnes), **Hypo-** und **Dysgeusie** (reduziertes Geschmacksempfinden bzw. subjektive Wahrnehmung eines anderen als des angebotenen Geschmacks) bzw. **Para-** und **Kakogeusie** (verfälschter oder subjektiv als übel empfundener Geschmack) möglich.

Dabei kommen neben quanti- und qualitativen **Schmecktests** auch elektrische **Reizschwellenmessungen** (Elektrogustometrie) zur Anwendung. Dieser Test des regionalen Schmeckvermögens sollte unter Einbeziehung des Befundes des Hirnnervenstatus interpretiert werden. Morphologische Veränderungen der Geschmacksknospen werden bei der **konfokalen Mikroskopie** oder **Kontaktendoskopie** beurteilbar.

Einfache Tests (**Speichelschnelltest**) ermöglichen beim Mundgeruch ebenso wie Messungen flüchtiger Schwefelverbindungen als bakterielle Stoffwechselprodukte in der Atemluft eine Objektivierung des Befundes (Gaschromatographie mittels Halimeter).

Die Mundflora kann durch **chemische Tests (BANA-Test)** oder **Dunkelfeldmikroskopie** genauer untersucht werden und eine Enzymanalyse (v. a. β-Galaktosidase) im Speichel ist möglich.

✚ Abbildungen Speichelstein, Halimeter

Differenzialdiagnosen

Ursachen von Geschmacksstörungen		
Mögliche Erkrankungen	Häufigkeit	Weiterführende Untersuchungen
Medikamenten-nebenwirkung	+++	Anamnese, Auslassversuch
Xerostomie/Sjögren-Syndrom	++/+	Speichelflusstest, Antikörperbestimmung
Hypothyreose, Nebenniereninsuffizienz	++	endokrinologisches Screening
Rezeptorstörung (erworben/erblich)	++	Geschmackstest mit definierten Lösungen
Gehirntumoren	(+)	cCT, cMRT
neurologische Erkrankungen	(+)	neurologische Diagnostik
Zinkmangel	(+)	Zinkbestimmung im Urin

Ursachen von Mundgeruch		
Mögliche Erkrankungen	Häufigkeit	Weiterführende Untersuchungen
dentale/gingivale Erkrankungen	++++	Mundhygiene, Dentalbehandlung
Knoblauch-/Zwiebel-/Nikotinkonsum	+++	Ernährungsumstellung/Karenz
Xerostomie	+++	Speichelflusstest, evtl. szintigraphisch
Tumoren (Lunge, HNO, GI-Trakt)	++	Broncho-, Laryngo-, Gastroskopie
Stoffwechselentgleisungen	++	endokrinologische Tests, Nieren-/Leberwerte
essenzielle Halitosis	+	Fettsäurebestimmung in der Atemluft

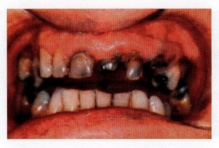

Abb. 1 Karies als Ursache von Mundgeruch.

Geschmacksstörungen/Mundgeruch

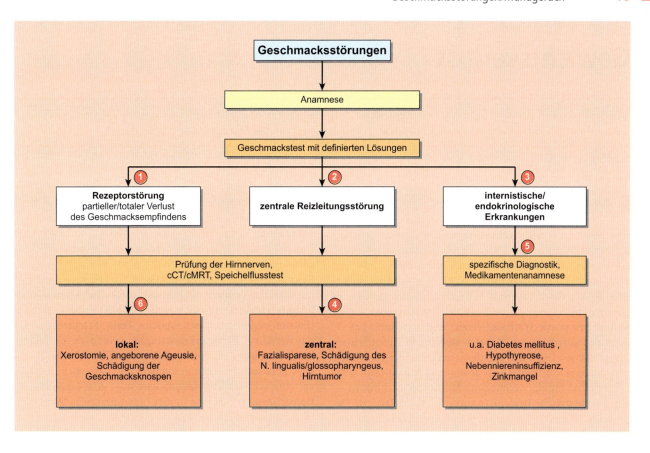

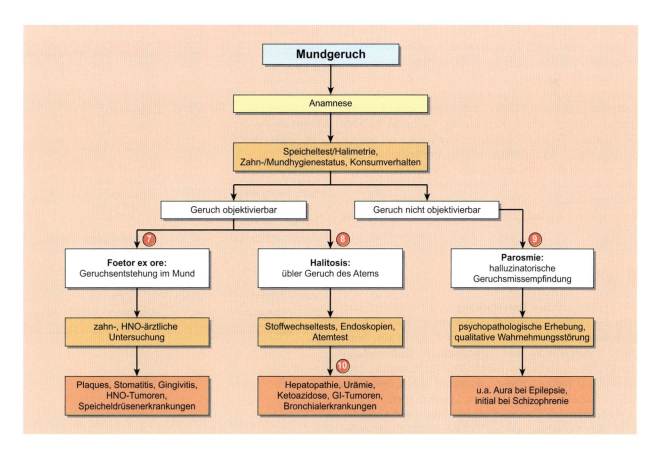

V. Groß
Gewichtsverlust

Definition

In der Regel wird ein Gewichtsverlust von **mindestens 10% des Körpergewichts innerhalb von 3 Monaten** als relevant eingestuft, obwohl auch ein geringerer Gewichtsverlust Hinweis auf eine Erkrankung sein kann.

Anamnese

Das Symptom Gewichtsverlust muss anamnestisch gesichert werden ❶. Wichtig ist die Klärung, ob die Gewichtsabnahme Folge einer **verminderten Nahrungsaufnahme** ist oder mit einer normalen oder gesteigerten Nahrungsaufnahme einhergeht ❷. Ein Gewichtsverlust bei normaler oder gesteigerter Nahrungsaufnahme ist typisch für die **Hyperthyreose,** die als weitere Symptome Wärmeintoleranz und Nervosität hat ❸. Beim neu aufgetretenen **Diabetes mellitus** ❹ treten weitere Symptome wie Durst und Polydipsie aufgrund der Glukosurie und Polyurie auf. Findet sich anamnestisch kein offensichtlicher Grund für eine verminderte Nahrungsaufnahme, ist an eine **psychiatrische Ursache** (Anorexia nervosa, larvierte Depression) ❺ zu denken. Patienten mit Anorexia nervosa sind typischerweise jung und hyperaktiv, Patienten mit larvierter Depression älter und stark antriebs- und leistungsgemindert. Chronischer Alkohol-, Drogen- oder Medikamentenmissbrauch kann aufgrund der bestehenden Anorexie ebenfalls zum Gewichtsverlust führen.

In vielen Fällen ist die **Suche nach organspezifischen Symptomen** wegweisend für die Diagnose ❻. Wichtige Hinweise gibt die **vegetative Anamnese:** Appetit, Durst, Dysphagie, Stuhlverhalten (Diarrhö, Obstipation), abdominale Schmerzen, Temperaturempfinden, Fieber, Schwitzen, Schlafverhalten, Husten, Auswurf, Luftnot, Ödembildung. Wichtig ist das Alter des Patienten. Bei jüngeren Patienten müssen aus der Gruppe der organischen Erkrankungen insbesondere gastrointestinale Erkrankungen ❼, Infektionen ❽ oder endokrine Erkrankungen ❸ und ❹ bedacht werden, bei älteren Patienten überwiegend Tumoren ❾ oder andere schwere Erkrankungen (Lungenkrankheiten [pulmonale Kachexie], Herzinsuffizienz [kardiale Kachexie]) ❿.

Untersuchungen

Ziel der **körperlichen Untersuchung** ist die objektive Erfassung des Ernährungszustands (Körpergröße, Gewicht, Body-Mass-Index, Hautfaltendicke, Hautturgor). Es ist eine **komplette internistische und neurologische Untersuchung** durchzuführen, um Organveränderungen zu erfassen, die einen Hinweis auf die ursächliche Erkrankung geben (vor allem Schilddrüse, Herz, Lunge, Abdomen, Lymphknoten).

Weiterführende Untersuchungen erfolgen nach Formulierung einer **Verdachtsdiagnose.** Bei Verdacht auf eine **endokrine Erkrankung** werden Schilddrüsenhormone und Blutzucker bestimmt. Bei Verdacht auf eine **gastrointestinale Erkrankung** sind Sonographie (> Abb. 1), endoskopische Untersuchungen (Gastroduodenoskopie, Ileokoloskopie mit Histologiegewinnung, ggf. ERCP), Absorptionstests (Xylose-Resorptionstest), Pankreasfunktionstests (Pankreolauryltest) indiziert. Bei Verdacht auf eine **chronische Infektion** werden bildgebende Verfahren (Röntgen, CT, MRT) und Labortests (Entzündungszeichen, serologische Tests, Erregernachweis) durchgeführt. **Tumorerkrankungen** werden durch bildgebende Diagnostik (Endoskopie, Röntgen, CT, MRT) und Histologie gesichert. Bei anamnestischem und klinischem Hinweis auf eine **schwere Herzinsuffizienz** oder eine **Lungenfunktionsstörung** erfolgt eine weitere organspezifische Diagnostik (Echokardiographie, Lungenfunktionstest).

Differenzialdiagnosen

Ursachen von Gewichtsverlust		
Mögliche Erkrankungen	Häufigkeit	Weiterführende Untersuchungen
endokrine Erkrankungen (Hyperthyreose, Diabetes mellitus)	+	TSH, Blutzucker
psychiatrische Erkrankungen (Anorexie, Depression, Alkohol-/Drogenmissbrauch)	++	Anamnese
gastrointestinale Erkrankungen (Sprue, Morbus Crohn, chronische Pankreatitis, Magen-Darm-Tumoren)	++	Sonographie, Endoskopie, Funktionstests (Xylosetest, Pankreasfunktionstests)
chronische Infektionen (Tuberkulose, HIV)	+	Antikörpernachweis, Erregernachweis, Röntgen, CT, MRT
Tumorerkrankungen (solide Tumoren, Lymphome/Leukämien)	++	Röntgen, CT, MRT, Endoskopie, Histologie, Labor
Herz- und Lungeninsuffizienz	++	Herzecho, Lungenfunktionstest

Gewichtsverlust

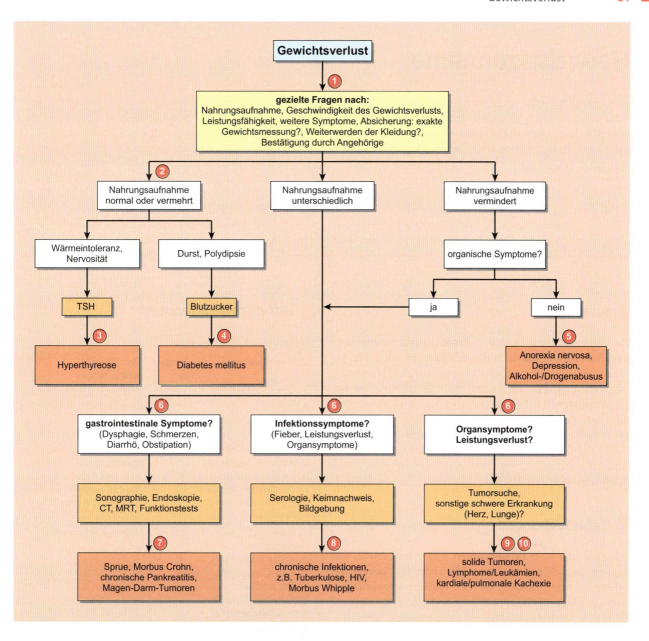

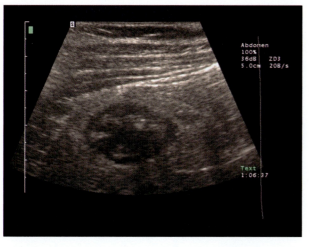

Abb. 1 Ultraschallbild bei Morbus Crohn.
Dargestellt ist das terminale Ileum mit Wandverdickung.

R. Büttner
Gewichtszunahme

Definition

Als abnorme Gewichtszunahme bezeichnet man einen Anstieg des Body-Mass-Index (BMI = Gewicht in kg/Quadrat der Körperhöhe in m), der über das physiologische (altersbedingte) Maß hinausgeht. Definierte Grenzwerte für die Diagnose einer abnormen Gewichtszunahme existieren für Erwachsene nicht. Eine stetige Zunahme von mehr als 1 BMI-Einheit/Jahr über mehrere Jahre (entsprechend bei 170 cm Körperhöhe ca. 2 kg/Jahr) oder eine plötzliche Gewichtszunahme von mehr als 3 bis 4 BMI-Einheiten/Jahr (entsprechend bei 170 cm Körperhöhe ca. 7–10 kg) erscheint aber abklärungswürdig. In der überwiegenden Mehrzahl der Fälle liegt eine **primäre** (ernährungs- und polygenetisch bedingte) **Adipositas** vor. **Sekundäre Adipositasformen** bei endokrinen Erkrankungen, Einnahme bestimmter Medikamente, psychosomatisch bedingten Essstörungen und einzelnen monogenetischen Syndromen sind seltener.

Eine Gewichtszunahme durch vermehrte Flüssigkeitseinlagerung wird an anderer Stelle (> Kap. Ödeme) behandelt.

Anamnese

Zur Unterscheidung zwischen **Ernährungsstörungen** und **metabolischen/endokrinen Krankheiten,** die mit einem geminderten Energiebedarf oder einer vermehrten Lipogenese einhergehen, dienen im ersten Schritt das **Muster der Gewichtszunahme** (stetig, plötzlich, beginnend nach Therapieumstellungen, Operationen), das ausführliche **Ernährungsprotokoll** und die Quantifizierung der **körperlichen Aktivität.** Neben der allgemeinen Anamnese und Erhebung der eigenen Vorgeschichte sollten Familienanamnese und pädiatrische Anamnese erfragt werden ❶.

Untersuchungen

Die Adipositas kann **proportioniert** sein ❷ und sowohl den Körperstamm als auch die Extremitäten betreffen. Sie zeigt dabei entweder eine Betonung der Hüft- und Oberschenkelregion oder der Körpermitte (gynoide bzw. androide Fettverteilung) ❹. Eine hyperkalorische Ernährung mit erhöhtem Fett-/Alkoholanteil spricht dabei in aller Regel für eine **alimentäre Adipositas** ❸. **Endokrine Adipositasformen** ❺ sind oft durch eine stetige, teils **disproportionierte** Gewichtszunahme mit weiteren Symptomen oder auslösende Ereignisse (Schilddrüsenoperation, Einleitung einer Glukokortikosteroidtherapie) gekennzeichnet. Hier muss eine entsprechende laborchemische Abklärung erfolgen ❻. Bestimmte **Medikamente** (z. B. Antidepressiva, Betablocker, Antidiabetika) können ebenfalls zu einer Gewichtszunahme führen ❼. Definierte Ernährungsstörungen aus dem **psychosomatischen Formenkreis** zeigen typische zeitliche oder qualitative Muster der Kalorienaufnahme zusammen mit depressiven oder zwanghaften Symptomen ❽. Monogenetische Adipositassyndrome ❾ manifestieren sich bereits in der Kindheit oder Jugend und zeigen bestimmte charakteristische Symptomkonstellationen.

Differenzialdiagnosen

Ursachen einer Gewichtszunahme		
Mögliche Erkrankungen	Häufigkeit	Weiterführende Untersuchungen
alimentäre (primäre) Adipositas	+++	Ernährungs- und Bewegungsprotokoll, Medikamentenanamnese, körperliche Untersuchung: proportionierte Adipositas?
endokrine Adipositasformen (Hypothyreose, Syndrom der polyzystischen Ovarien [PCO], Hyperkortisolismus, Hypogonadismus, selten Wachstumshormonmangel, Insulinom)	+	körperliche Untersuchung: typische Stigmata?, Labor: TSH basal, Geschlechtshormone, Dexamethasonhemmtest, IGF-1, Insulin-Glukose-Quotient
medikamentös induzierte Gewichtszunahme (z. B. trizyklische Antidepressiva, Mirtazapin, Neuroleptika, Lithium; Betablocker; Insulintherapie, Thiazolidindione, Sulfonylharnstoffe)	+	Medikamentenanamnese
psychosomatische Essstörungen, z. B. Binge-Eating	+	Ernährungsanamnese, psychiatrisches Konsil, ggf. bei Unklarheit ZNS-Bildgebung z. A. Hirndruck, Raumforderung
monogenetische Adipositasformen (z. B. Fröhlich-Syndrom, Lawrence-Moon-Biedl-Syndrom, Prader-Willi-Syndrom)	+	pädiatrische Anamnese, neuropsychiatrische Testung, ZNS-Bildgebung, Augenkonsil; Labor: Hypogonadismus?; humangenetisches Konsil

➕ Abbildungen Alimentäre Adipositas, Hyperkortisolismus, Prader-Willi-Syndrom

Gewichtszunahme

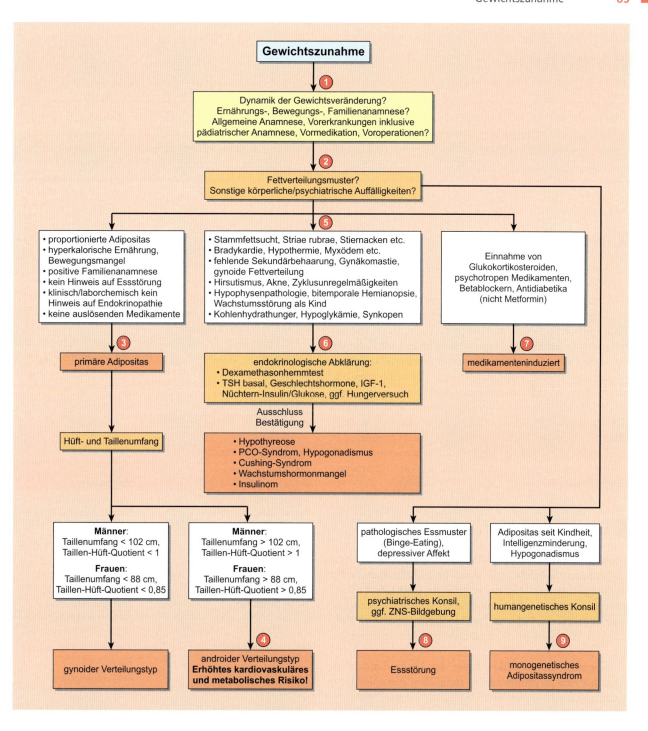

R. Brunkhorst, M.-S. Hochtritt

Hämaturie

Definition

Als Hämaturie wird das Auftreten von Erythrozyten im Urin bezeichnet. **Mikrohämaturie** demaskiert sich nur bei mikroskopischer Untersuchung des Urinsediments (≥ 5 Erys/μl Urin bei 400-facher Vergrößerung) oder im Streifentest (reagiert ab 5–10 Erys/μl Urin). **Makrohämaturie** tritt bei > 5000 Erys/μl Urin bzw. 1 ml Blut/1 l Urin auf. Man unterscheidet eine **glomeruläre Hämaturie** von einer **nichtglomerulären renalen** und einer **postrenalen Hämaturie**.

Anamnese

Ausgeschlossen werden sollten Menses, vaginale Blutabgänge, Verletzungen oder ein Dauerkatheter, Antikoagulation oder Gerinnungsstörungen. Gezielt wird nach Hinweisen auf nephrologische oder urologische Grunderkrankungen gefragt: Flankenschmerz, Dysurie und Fieber, B-Symptomatik, krampfartige Schmerzen im Nierenlager oder im Bereich der Ureteren, die in die Leiste ausstrahlen, vorangegangener Infekt, Systemerkrankungen wie Gelenkschmerzen, Hautefloreszenzen, Hämoptysen, blutiges Nasensekret, Schwerhörigkeit evtl. auch in der Familie, Hämaturie in der Familie ohne (Syndrom der dünnen Basalmembran) und mit Niereninsuffizienz (z. B. erbliche, zystische Nierenerkrankung), Medikamente, z. B. Antibiotika (interstitielle Nephritis), Reiseanamnese (z. B. Schistosomiasis), sterile Leukozyturie mit Mikrohämaturie (Tuberkulose) ❶.

Untersuchungen

Die **klinische Untersuchung** ❷ kann häufig nur sehr vage Verdachtsmomente liefern, z. B. klopfschmerzhafte Flanken bei Pyelonephritis, rektal tastbare vergrößerte, schmerzhafte Prostata bei Karzinom, tastbare Nieren bei großem Nierentumor oder Zystennieren; Fieber und andere Hinweise auf Infekte wie Erysipel, Tonsillitis etc. bei postinfektiöser Glomerulonephritis.

Wesentlich ist die **Mikroskopie des Urinsediments** ❸. Akanthozyten (Erythrozyten mit rundlichen Ausstülpungen) sprechen für eine glomeruläre Erkrankung, ebenso Erythrozytenzylinder ❹ (➤ Abb. 1). In beiden Fällen muss die Indikation zur Nierenbiopsie ❺ überprüft werden. Bei unauffälligen Erythrozyten ❻ muss nach der Blutungsquelle in den ableitenden Harnwegen inklusive Nierenzellkarzinom, Blasenkarzinom etc. gesucht werden.

Die **Sonographie** der Nieren ❼ dient vor allem der Suche nach einer Urolithiasis und nach Tumoren des Harntrakts (➤ Abb. 2) bzw. der Prostata, aber auch nach Nephrokalzinose oder Papillennekrose. Mittels **Duplex-Sonographie** ❽ wird ein Niereninfarkt oder eine Nierenvenenthrombose nachgewiesen.

Bei nichtglomerulärer Erythrozyturie, insbesondere bei Makrohämaturie muss mit **bildgebenden Methoden** nach der Grunderkrankung gesucht werden: Zystoskopie, Ureteropyeloskopie, CT, ggf. CT-Angiographie sowie MRT ❾.

Eine **urinzytologische Untersuchung** wird bei Verdacht auf einen Tumor der ableitenden Harnwege veranlasst ❿.

Bei glomerulärer Hämaturie, insbesondere bei gleichzeitigem Vorliegen einer Proteinurie (PU) und/oder GFR-Einschränkung: **Nierenbiopsie** ❺.

Bei Verdacht auf familiäres Alport-Syndrom gehören eine HNO-ärztliche und eine Augenuntersuchung zu den Untersuchungsmethoden ⓫.

Differenzialdiagnosen

Ursachen für eine Hämaturie		
Mögliche Erkrankung	Häufigkeit	Weiterführende Untersuchungen
Harnwegsinfekt, chronische Pyelonephritis, Prostatitis	++++	Anamnese, Leukozyturie, Bakteriurie, narbige Parenchymveränderungen
Urolithiasis	+++	Anamnese, Bildgebung, ggf. Harnstauung
Tumoren des Harntrakts, Prostatakarzinom	+++	Bildgebung, Endoskopie, Urinzytologie
Glomerulonephritis	++	Anamnese, Sediment, ggf. AK-Titer, Proteinurie, Nierenbiopsie
interstitielle Nephritis	++	Anamnese, Urinsediment, ggf. Nierenbiopsie
polyzystische Nierenerkrankung	+	Familienanamnese, Sonographie
Nephrokalzinose, Papillennekrose	+	Anamnese, Bildgebung
Niereninfarkt, Nierenvenenthrombose	+	Anamnese, Duplex-Sonographie, Angiographie
Alport-Syndrom	+	Familienanamnese, Schwerhörigkeit, Fundusveränderungen, Nierenbiopsie
Syndrom der dünnen Basalmembran	+	Nierenbiopsie
„Loin-pain-hematuria"-Syndrom	(+)	Flankenschmerzen, Ausschlussdiagnose

Hämaturie

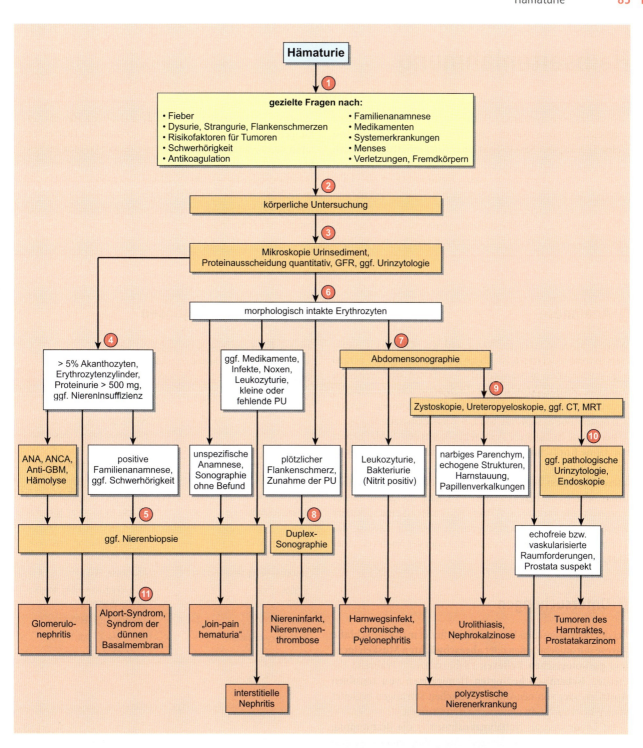

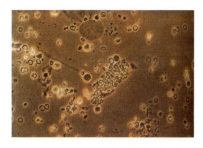

Abb. 1 Nephritisches Sediment mit Erythrozytenzylinder und dysmorphen Erythrozyten.

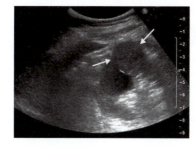

Abb. 2 Nierentumor in der Sonographie.

A. Schwartz
Halbseitenlähmung

Definition

Unter Halbseitenlähmung (Hemiparese) versteht man eine unvollständige bis vollständige **Lähmung der Muskeln und eine Störung der Sensibilität einer Körperhälfte,** die durch eine Läsion in der gegenüberliegenden Gehirnhälfte ausgelöst wird. Die hier abgehandelte **akute Hemiparese** ist eine Lähmung, die aus vollem Wohlbefinden heraus innerhalb von Minuten bis Stunden auftritt.

Chronische Halbseitenlähmungen werden in überwiegender Zahl bei entzündlicher Genese durch eine multiple Sklerose hervorgerufen. Bei den degenerativen Hirnerkrankungen kommt es ebenfalls zu chronischen Halbseitenlähmungen, sie gehen meist mit weiteren Symptomen einher (Muskeltonuserhöhungen, extrapyramidalmotorischen Funktionsstörungen). Chronische Halbseitenlähmungen gibt es auch bei angeborenen Störungen, bei genetisch determinierten Erkrankungen, bei intrauterinen Entwicklungsstörungen wie Schiz- oder Lissenzephalien.

Anamnese

Wichtig ist es zu erfahren, **wann und wie schnell** die **akute Hemiparese** aufgetreten ist, ob sie z. B. aus dem Schlaf heraus oder postprandial entstanden ist. Zu erfassen sind weiterhin vaskuläre **Risikofaktoren** oder **Ereignisse** wie Herzinfarkt, Claudicatio intermittens, frühere zerebrale Läsionen, zusätzlich bestehende **Symptome** wie z. B. Kopfschmerzen ❶.

Eine akute Hemiparese kommt häufig aus dem Schlaf heraus vor. **Ohne Kopfschmerzen** liegt meist eine zerebrale Ischämie im Großhirnbereich vor. Eine solche kann vermutet werden bei älteren Patienten beim Vorliegen von **vaskulären Risikofaktoren** oder wenn bereits andere vaskuläre Ereignisse in der Vorgeschichte vorkamen. Weitere Hinweise auf eine vaskuläre Ursache können ein Stenosegeräusch über der Karotis, das Vorliegen einer Herzrhythmusstörung oder der Nachweis einer Mitralstenose sein ❶.

Untersuchungen

Bei der neurologischen Untersuchung findet man eine **schlaffe Parese** mit aufgehobenen oder **abgeschwächten Muskeleigen-** und **pathologischen Reflexen** (Babinski) vor. Während die meisten **ischämisch bedingten** Hemiparesen von sensiblen Ausfällen oder von neuropsychologischen Störungen begleitet sind, gibt es auch rein motorische Hemiparesen ❷.

Im **Labor** sind als Notfallmaßnahmen ❸ die Bestimmung des CRPs und des Blutbilds zum Ausschluss einer entzündlichen Genese, Blutzucker und Elektrolytbestimmung sowie eine Gerinnungsanalyse zum Ausschluss einer Blutungs- oder Thromboseneigung obligat. Weitere wichtige Untersuchungen sind **bildgebende Verfahren** wie cCT oder MRT (➤ Abb. 1) ❹. In einigen Fällen werden weitere kurzfristige Maßnahmen wie Liquorpunktion, EEG, Doppler-Sonographie etc. notwendig ❺.

So ergeben sich Hinweise auf **Ischämien** ❻, **Blutungen** oder **Raumforderungen** ❼ im Gehirn. Aber auch **entzündliche Veränderungen** kommen infrage ❽. Internistische Ursachen ❾ sind vergleichsweise selten.

Differenzialdiagnosen

Häufigkeit und wegweisende Diagnostik bei den infrage kommenden Diagnosen bei Halbseitenlähmung

Mögliche Erkrankung	Häufigkeit	Wegweisende Befunde
Ischämie	++++	kein CT-Befund in den ersten 3 h; Arteriosklerose bzw. Verschluss der Aa. bzw. der A. carotis, Duplex-Sonographie, Echokardiographie
Sinusvenenthrombose	(+)	Anamnese, D-Dimere, Angio-CT, Angio-MRT
Thrombose der A. basilaris	(+)	Anamnese, Angio-CT, Angio-MRT
intrazerebrale Blutung	++	CT bzw. (Hirnstamm-) MRT, Anamnese, Gerinnungsstörung
Subarachnoidalblutung	+++	positiver CT-Befund, Anamnese, Gerinnungsstörung
postiktale Hemiparese	+	Anamnese, EEG
Hypoglykämie	+	Blutzuckerbestimmung, Medikamentenanamnese
Hirnabszess	(+)	Anamnese, CT, MRT
Hirntumor, -metastase	+	Anamnese, CT, MRT
Aneurysma	+	Angio-CT, Angiographie

Halbseitenlähmung

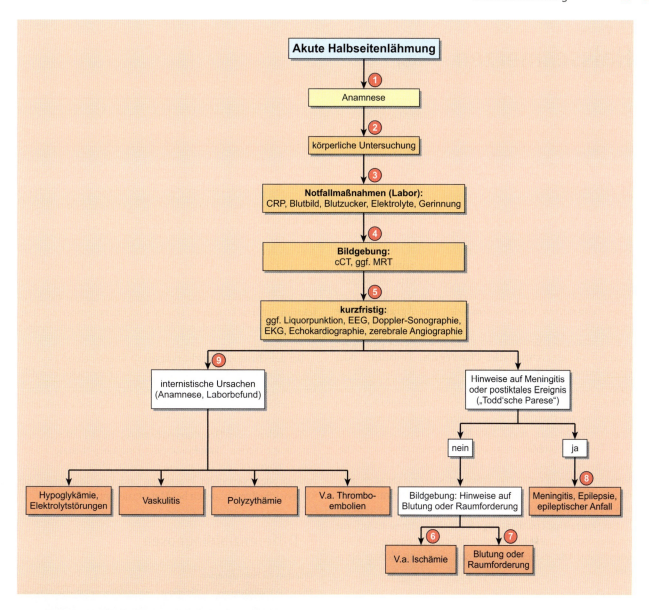

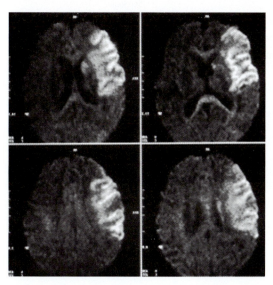

Abb. 1 Diffusionsgewichtete (DWI) MRT-Aufnahme.
Frischer linksseitiger Mediaterritorialinfarkt.

Ch. Wrede
Halsschmerzen

Definition

Schmerzen, Kratzen, Brennen und Trockenheitsgefühl im Hals- und oberen Kehlkopfbereich, insbesondere beim Schlucken, werden als Halsschmerzen bezeichnet.

Anamnese

Durch die Anamnese können Halsschmerzen weiter abgeklärt werden: Eine **akute Pharyngitis** und **Tonsillitis** ❶ geht oft mit **Fieber** einher, weiterhin ist die Frage nach Erkrankungen im Umfeld des Patienten hilfreich. Eine **raue Stimme** bis zur Aphonie zeigt eine **Laryngitis** oder **Epiglottitis** an. Begleiterkrankungen und deren medikamentöse Therapie können auf einen **reduzierten Immunstatus** oder eine **Agranulozytose** hinweisen.

Eine Dauer der Beschwerden über 3 Monate ist pathognomonisch für eine **chronische Pharyngitis, Tonsillitis** oder einen **Tumor**. Die chronische Pharyngitis ❷ ist meist mit geringen Schluckbeschwerden, aber einem Trockenheits- und Globusgefühl mit häufigem Räuspern und unproduktivem Husten vergesellschaftet. Anamnestisch weiterführend sind Fragen nach Nikotin- und Alkoholabusus (chronische Pharyngitis, Tumor), Staubbelastung oder Exposition gegenüber chemischen Reizen (chronische Pharyngitis), Trockenheit der Schleimhäute und reduzierte Tränenproduktion (Sjögren-Syndrom) oder gleichzeitiges Brennen der Zunge (Plummer-Vinson-Syndrom bei Eisenmangel).

Eine **einseitige Lokalisation** der Beschwerden weist auf eine neoplastische Genese hin, hierbei finden sich häufig auch stechende, ins Ohr ziehende Schmerzen und eine kloßige Sprache.

Körperliche Untersuchung

Bei der **akuten Pharyngitis** findet sich eine Rötung und Schwellung des Pharynx ❸. Wenn eine Rötung und Schwellung der Gaumenmandeln nachgewiesen wird, handelt es sich um eine **Tonsillitis** (Angina catharralis, ➤ Abb. 1A). Fibrinbeläge der Krypten werden als **Angina lacunaris** bezeichnet. Klinisch finden sich häufig vergrößerte und druckschmerzhafte Halslymphknoten.

Konfluierende und auf die Gaumenbögen übergreifende Beläge weisen auf eine Tonsillitis durch **Streptokokken** hin ❾. Eine begleitende Laryngitis, weißliche, leicht blutende Beläge und ein süßlicher Geruch können durch eine **Diphtherie** (Krupp) verursacht sein ❿ (➤ Abb. 1B). Flache Ulzera mit granulierenden Rändern sind pathognomonisch für eine **Tuberkulose** ❿. Weißliche Beläge auf Tonsillen und Mundschleimhaut sprechen für einen **Soorbefall** ⓫; wenn diese etwa 8 Wochen nach einer Primärinfektion auftreten, sollte an eine **Lues** gedacht werden ❿.

Ein **Peritonsillarabszess** ❹ mit einseitiger Schwellung und Beschwerden kann als Komplikation einer akuten Tonsillitis, in der Regel durch Streptokokken ❾, auftreten.

Fibrinöse Beläge zusammen mit einer Tonsillenschwellung, generalisierter Lymphadenopathie und Splenomegalie weisen auf ein Pfeiffer'sches Drüsenfieber durch eine **EBV-Infektion** ❼ hin. Aphthenähnliche Läsionen auf den Gaumenbögen können durch eine Herpangina im Rahmen einer **Coxsackie-A-Infektion** verursacht sein ❽. Häufig sind Pharyngitiden im Rahmen grippaler Infekte durch Rhino-, Corona- und Adenoviren ❽ verursacht.

Bei der **chronischen Pharyngitis** ❻ findet sich oft eine trockene, blasse, atrophe Schleimhaut. Eine **chronische Tonsillitis** geht mit geringen Rötungen, aber auch zerklüfteten Tonsillenoberflächen und Vernarbungen einher, Foetor ex ore kann auftreten.

Tonsillen- oder **Oropharynxtumore**, meist Plattenepithelkarzinome, selten Lymphome oder lymphoepitheliale Tumoren, ❺ zeigen bei der Inspektion einseitige, ulzerative Veränderungen oder polypoides Wachstum und Vergrößerungen der Kieferwinkellymphknoten bei Metastasierung.

Differenzialdiagnosen

Ursachen für Halsschmerzen		
Mögliche Erkrankungen	Häufigkeit	Weiterführende Untersuchungen
akute Pharyngitis	++++	Untersuchung, ggf. Abstrich, Serologie
akute Tonsillitis	+++	Untersuchung, ggf. Punktion
chronische Pharyngitis	+	Anamnese, ggf. Biopsie
Malignome	+	Biopsie, Staging

Halsschmerzen

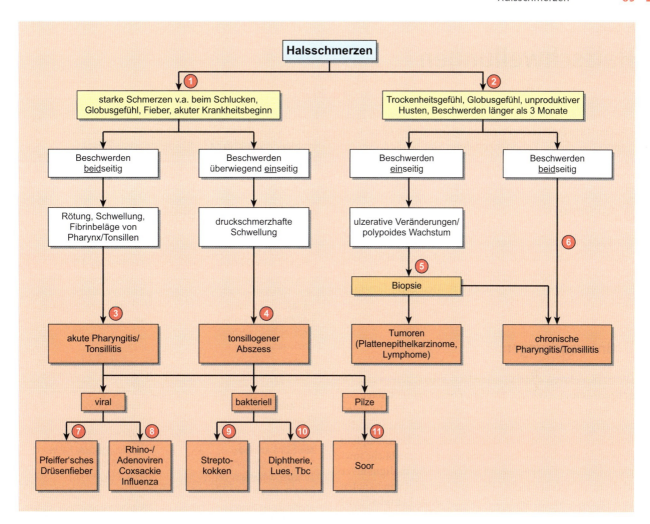

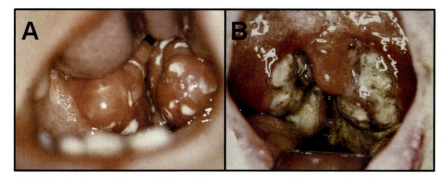

Abb. 1 Angina lacunaris (A) und Rachendiphtherie (B).

P. Staib
Halsschwellungen

Definition

Schwellungen im Halsbereich sind Veränderungen, die durch äußere Inspektion oder Palpation erfasst werden können. Sie entstehen durch **Volumenzunahme** von Schilddrüse, Nebenschilddrüsen, Speicheldrüsen, Lymphknoten, Haut, Gefäßen, Muskulatur, Skelettsystem und/oder aus **Resten embryonaler Strukturen** (z. B. branchiogene Zyste).

Anamnese

Das Augenmerk in der Anamnese richtet sich auf Dauer, Dynamik der Größenzunahme, Schmerzhaftigkeit der Halsschwellung sowie auf Begleitsymptome wie Infektionszeichen (z. B. Fieber) und Allgemeinsymptome (z. B. Müdigkeit, Leistungsknick, Gewichtsverlust) ❶.

Untersuchungen

Durch **Inspektion** und **Palpation** lässt sich oft bereits eine **Organzuordnung** erreichen ❷. Vergrößerte Lymphknoten und eine Struma stellen die häufigsten Befunde dar. Bei der Palpation vergrößerter **Lymphknoten** ergeben sich wichtige Hinweise aus Konsistenz, Verschieblichkeit und Druckempfindlichkeit. Derbe, druckindolente und wenig verschiebliche sowie große (> 2 cm) Lymphknoten (➤ Abb. 1) sind **malignomverdächtig** ❸. Schmerzhafte, akut auftretende Lymphknotenschwellungen weisen auf eine regionäre **akute Lymphadenitis** hin ❹. Kopfschmerzen, eine Zyanose von Kopf, Hals und/oder oberen Extremitäten sowie gestaute Halsvenen im Sitzen bzw. Stehen deuten auf eine **obere Einflussstauung** hin ❺. Eine **Struma** ist inspektorisch und palpatorisch in der Regel gut abzugrenzen ❻. Eine weitergehende Differenzierung ❼ von Halsschwellungen erfolgt im Bedarfsfall durch **zusätzliche Untersuchungen** wie Sonographie, Computertomographie sowie Magnetresonanztomographie ❽, Szintigraphie ❾ und Histologie bzw. Zytologie ❿.

Differenzialdiagnosen

Ursachen von Halsschwellungen		
Mögliche Erkrankungen	Häufigkeit	Weiterführende Untersuchungen
Lymphknotenschwellung: akute Lymphadenitis, Infektionen (Viren, Bakterien, Protozoen), Sarkoidose, maligne Lymphome, Karzinommetastasen	++++	bei Malignomverdacht: Bildgebung (Sonographie, CT u./o. MRT), ggf. Punktionszytologie, Histologie
Struma	+++	Sonographie, Szintigraphie, SD-Hormonparameter, Antikörperprofil, ggf. Punktionszytologie
Speicheldrüsenschwellung (Tumor, Stein, Entzündung)	++	Bildgebung (Sonographie, CT u./o. MRT), ggf. Punktionszytologie, Histologie
obere Einflussstauung (Thrombose oder tumorbedingte Kompression der Vena cava superior [VCS])	+	Inspektion: gestaute Halsvenen, Zyanose; Bildgebung: (Röntgen Thorax, CT u./o. MRT)
andere: Zysten (branchiogene oder thyreoglossale Zyste), Karotisglomustumor, Nebenschilddrüsentumor, Halsrippe	(+)	Bildgebung (Sonographie, CT u./o. MRT)

Halsschwellungen

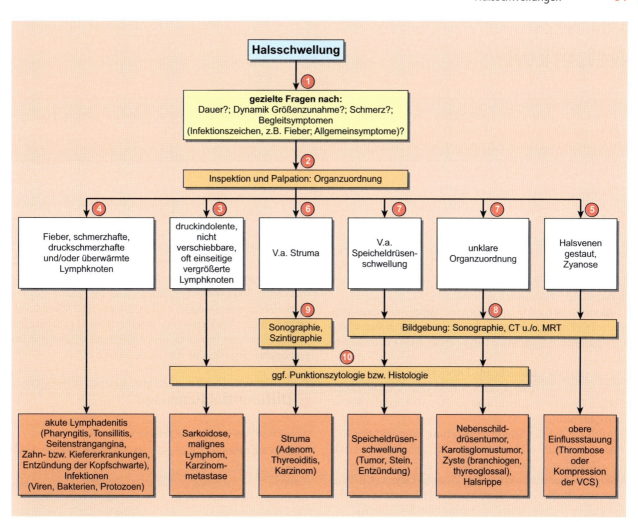

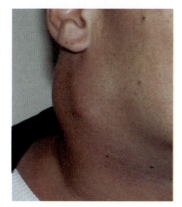

Abb. 1 Rechtszervikale Schwellung durch ein malignes Lymphom.

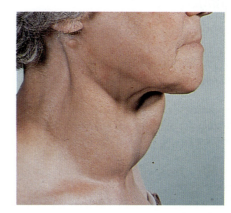

Abb. 2 Struma nodosa. [Forbes/Jackson]

R. Koch, Th. Glück

Heiserkeit

Definition

Heiserkeit entsteht bei behinderter Beweglichkeit und Schwingungsfähigkeit der **Stimmbänder.** Dies kann durch eine lokale Affektion im Larynxbereich, aber auch durch eine Störung der neuromuskulären Signalübertragung bedingt sein.

Anamnese

Zeitdauer und Dynamik der Beschwerden zusammen mit parallel auftretenden Symptomen erlauben bereits eine sehr gute Differenzierung der Ursache. Auch muss eine besondere Beanspruchung der Stimme erfragt werden.

Akute Heiserkeit ❶ zusammen mit Symptomen eines grippalen Infektes der oberen Luftwege weist mit hoher Wahrscheinlichkeit auf eine akute Laryngitis ❷ meist viraler Genese hin.

Eine langsame, **schleichende Entwicklung** der Symptomatik ❶ hat ihre Ursache dagegen eher in einer lokalen mechanischen Ursache im Larynx oder in einer Affektion des Nervus laryngeus recurrens.

Auch die **Art der Stimmveränderung** kann wichtige Hinweise geben: rau bei einem Prozess direkt an den Stimmbändern (Malignom), flüsternd bei Stimmbandparesen, gurgelnd/kloßig bei exsudativem Prozess im Pharynx/Larynx (z. B. Parapharyngealabszess) oder überschnappende, heisere Sprache bei muskulärer Dysphonie (z. B. Überbelastung der Stimme).

Untersuchungen

Die **Palpation** der Halsweichteile gibt Informationen über Erkrankungen von Lymphknoten und Schilddrüse. Daran schließt sich die HNO-ärztliche **endoskopische oder Spiegeluntersuchung des Kehlkopfes** an, welche weitere Untersuchungen triggert.

Differenzialdiagnostisch wichtig bei der Evaluation von Heiserkeit ist die **Zeitdauer** der Symptome ❶. Die **banale Laryngitis** ❷ im Rahmen von viralen Infekten des oberen Respirationstraktes als häufigste Ursache von Heiserkeit benötigt in der Regel keine weitere Diagnostik, ebenso wenig die akute muskuläre **Dysphonie** ❸ nach vorangegangener Überlastung der Stimme durch Sprechen, Rufen oder Singen, die auch chronifizieren kann ❾. Alle anderen Formen der Heiserkeit, insbesondere wenn sie länger als 14 Tage andauern und/oder mit weiteren Symptomen einhergehen, müssen weiter abgeklärt werden. Mit der HNO-ärztlichen **Laryngoskopie** ❹ (evtl. auch Bronchoskopie) sind einige Erkrankungen direkt zu diagnostizieren, z. B. **Tumoren** (➤ Abb. 1) ❺ oder **Infektionen** im Stimmlippenbereich ❿ wie Soor, Tonsillitis, Mononukleose etc. Je nach Laryngoskopiebefund werden weitere Untersuchungen notwendig, so bildgebende Verfahren zur Beurteilung der den Kehlkopf versorgenden Nerven bei Stimmbandparesen ❻ sowie zur Klärung der Tumorausdehnung. Bei Verdacht auf chronischen Reflux sollte eine **pH-Metrie** erfolgen ❼.

Ergibt die Laryngoskopie einen **unauffälligen oder nur diskreten Befund,** muss an Ursachen wie Medikamentennebenwirkungen, trockene Schleimhäute z. B. bei Sicca-Syndrom, muskuläre und neurologische Erkrankungen oder Stimmbandveränderungen bei Hypo- wie Hyperthyreose ❽ gedacht werden. Sehr seltene Ursachen sind kongenitale Störungen. Die psychogene Heiserkeit ist eine Ausschlussdiagnose.

Differenzialdiagnosen

Übersicht über die verschiedenen Ursachen von Heiserkeit

Ursachen von Heiserkeit	Häufigkeit	Weiterführende Untersuchungen
Laryngitis (meist viraler Genese)	++++	klinische Untersuchung (evtl. Laryngoskopie),
akute/chronische muskuläre Dysphonie	+++	Laryngoskopie (ggf. Nachweis „Sängerknötchen")
Läsion des N. laryngeus-recurrens	+	Laryngoskopie, CT Hals/Thorax, Halssonographie, ggf. CT Schädel
maligner Prozess an Stimmband/Larynx	++	Laryngoskopie, CT Hals/Thorax, weiteres Staging auf Metastasen
Sicca-Symptomatik (Sjögren-Syndrom und andere Kollagenosen)	+	ANA, ENA (SS-A, SS-B), IgG, Rheumafaktor, Lippenschleimhautbiopsie
muskuläre Störungen (Myasthenie etc.)	+	EMG
neurologische Störungen (amyotrophe Lateralsklerose etc.)	+	ENG
Medikamente: inhalative Steroide	+++	Auslassversuch
kongenitale Erkrankungen (z. B. Hyalinosis cutis et mucosae)	+	Biopsie
chronischer Magensäurereflux	++	Langzeit-pH-Metrie
Hypo-/Hyperthyreose	+	TSH, periphere Schilddrüsenhormone
psychogene Heiserkeit	++	psychiatrische Evaluation

Heiserkeit

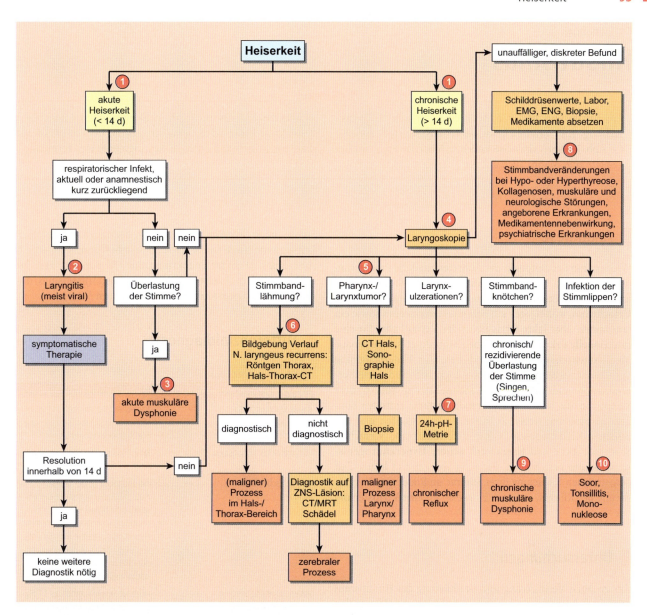

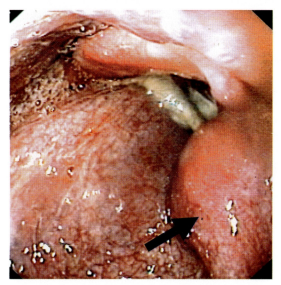

Abb. 1 Endoskopischer Befund bei Larynxkarzinom (Pfeil).

C. Bollheimer
Hirsutismus

Definition

Ein Hirsutismus liegt vor, wenn eine Frau eine Körperbehaarung mit **männlichem Verteilungsmuster** aufweist (> Abb. 1). Normalerweise finden sich bei der Frau (im Gegensatz zum Mann) auch auf den androgensensitiven Hautarealen des Körpers nur feine, nicht pigmentierte, maximal 2 mm lange Vellushaare. Beim Hirsutismus der Frau werden diese wie beim Mann durch dickes, pigmentiertes Terminalhaar ersetzt.

Anamnese

Wichtig sind der Zeitpunkt des Auftretens und die Progression des Hirsutismus. Ein **abruptes Auftreten** im Erwachsenenalter und/oder eine rasche Progression deuten auf eine **tumoröse Ursache** hin, wohingegen ein peripubertärer Beginn sowie ein **langsamer,** über Jahre fortschreitender **Verlauf** eher für eine **funktionelle Erkrankung** sprechen. Unbedingt ist eine genaue **Medikamentenanamnese** zu erheben. Zur Untermauerung der Verdachtsdiagnose einer pathologischen Androgenüberproduktion und zur Schweregradeinschätzung sind weitere Symptome, die mit einer Hyperandrogenämie auftreten können, zu eruieren. Neben Zyklusunregelmäßigkeiten und unerfülltem Kinderwunsch (> Kap. Infertilität) sind vermehrte Seborrhö, Akne und Haarausfall weitere **Hyperandrogenismuszeichen.** Berichtet die Patientin von einer in letzter Zeit aufgetretenen Vertiefung ihrer Stimme und/oder eine Vergrößerung der Klitoris, so liegen Hinweise auf eine **Virilisierung** vor ❶.

Untersuchungen

Zur genauen Verifizierung und Graduierung des Hirsutismus wird die Behaarung an neun androgenabhängigen Hautarealen (Oberlippe, Kinn, Dekolleté, Rücken, Lenden, Oberbauch, Unterbauch, Oberarm, Oberschenkel) beurteilt und mit jeweils 0 bis 4 Punkten bewertet (**Ferriman-Gallwey-Score,** modifiziert nach Hatch). Ein Gesamtpunktewert ≥ 7 spricht für einen Hirsutismus ❷.

Eine **Hyperandrogenämie** als Ursache des Hirsutismus wird bestätigt durch die Bestimmung von Dehydroepiandrosensulfat (DHEAS, bei der Frau Androgen mit höchster Serumkonzentration, Normbereich etwa 3 bis 9 μmol/l), Gesamttestosteron (GT, normalerweise < 3,5 nmol/l) und Sexualhormon-bindendem-Globulin (SHBG, normalerweise > 19 nmol/l). Der **Freie-Androgen-Index (FAI)** als Quotient aus [GT × 100] und [SHBG] in den oben angegebenen Einheiten ist dabei aussagekräftiger als die Interpretation der entsprechenden Einzelwerte und gilt ab einem Wert > 6 als pathologisch ❸.

In Zusammenschau von Anamnese ❶, klinischer Objektivierung ❷ und Laborchemie ❸ sollte es möglich sein, zwischen einem **medikamentös** bedingten ❹, **idiopathischen** ❺ und **hyperandrogenämischen** ❻❼ Hirsutismus zu unterscheiden.

Sofern beim hyperandrogenämisch bedingten Hirsutismus kein unmittelbarer Tumorverdacht besteht ❼, muss obligat ein Ausschluss seltenerer Endokrinopathien ❽ erfolgen. Erst danach lässt sich die häufigste Ursache für einen Hirsutismus, das **polyzystische Ovarsyndrom,** diagnostizieren ❾.

Differenzialdiagnosen

Ursachen von Hirsutismus		
Mögliche Erkrankungen	Häufigkeit	Weiterführende Untersuchungen
medikamentös bedingter Hirsutismus	++	klinisches Bild variabel bis hin zur Virilisierung (Anabolika!), genaue Medikamentenanamnese
idiopathischer Hirsutismus	++	Hirsutismus ohne Hyperandrogenämie
polyzystisches Ovarsyndrom	+++	Zur Diagnose ist der definitive Ausschluss der unten genannten selteneren Differenzialdiagnosen unabdingbar! Neben Hirsutismus/Hyperandrogenämie müssen entweder [a] eine A-/Oligomenorrhö oder [b] polyzystische Ovarien nachweisbar sein!
adrenogenitales Syndrom (AGS, late-onset oder kryptische Form)	+	richtungweisend: erhöhtes 17-Hydroxyprogesteron im ACTH-Stimulationstest
Cushing-Syndrom/ M. Cushing	+	neben Klinik richtungweisend: nicht supprimierbares Kortisol im 1-mg-Dexamethasonhemmtest
Prolaktinom	+	neben Klinik richtungweisend: erhöhter Prolaktinwert
Akromegalie	+	neben Klinik richtungweisend: erhöhter IGF-1-Wert
Nebennieren- oder Ovarialtumoren	+	klinische Warnzeichen (schneller Verlauf, Virilisierung); GT oder DHEAS > 2-fach der oberen Norm; Bildgebung

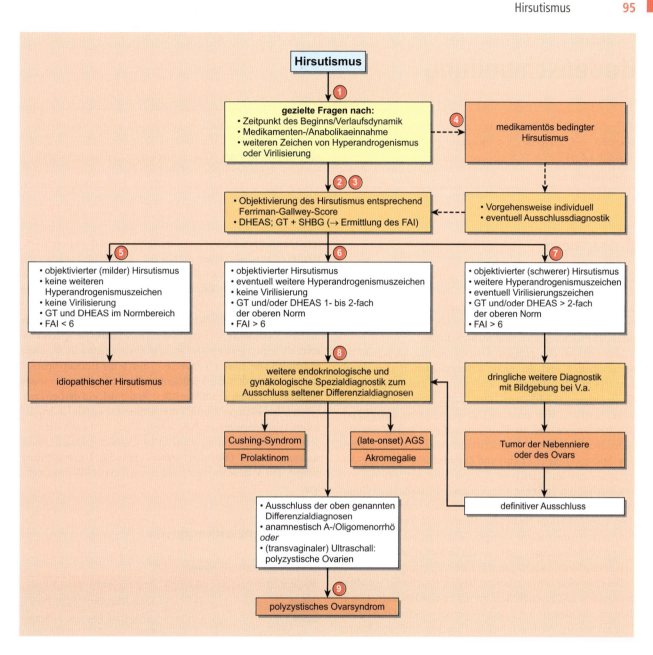

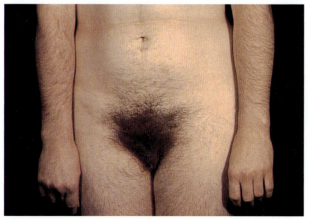

Abb. 1 Hirsutismus. Männliches Verteilungsmuster der Körperbehaarung bei der Frau mit Terminalhaaren (statt Vellushaaren) an androgensensitiven Arealen. [Rassner]

F. Rockmann

Hodenschwellung

Definition

Wachstum/Schwellung im Bereich des Hodens nach Abschluss der Pubertät. Die normale Hodengröße beträgt 18,6 ± 4,8 ml.

Grundsätzlich kann es sich bei Hodenschwellungen um eine Flüssigkeitsansammlung im Bereich der Tunica vaginalis, Tumoren oder Traumata der Testes, Raumforderungen oder Infektionen des Nebenhodens oder Pathologien im Bereich des Samenstranges handeln.

Anamnese

Die Anamnese erfasst Zeitpunkt des Auftretens, Dauer, Ausprägung und Schmerzhaftigkeit der Hodenschwellung. Außerdem sind Traumata, Begleiterkrankungen und -symptome sowie die Familienanamnese (Hodentumor) zu erfragen. Das Alter des Patienten spielt eine wichtige Rolle.

Hilfreich ist die primäre Unterscheidung zwischen der schmerzhaften und der nicht schmerzhaften Hodenschwellung. **Nicht schmerzhaft** präsentieren sich maligne Tumoren ❶, die langsam entstehen und meist junge Erwachsene (15–35 Jahre) betreffen. Hier muss nach B-Symptomatik, Lymphknotenschwellungen und der Familienanamnese gefragt werden. Differenzialdiagnostisch kommen epididymale Zysten (< 2 cm) bzw. Spermatozelen (> 2 cm) und Zystadenome ❷ infrage. Abflussprobleme im Bereich des Lymph- und/oder des venösen Systems führen zu meist schmerzlosen Flüssigkeitsansammlungen im Bereich der Tunica vaginalis, auch reaktiv bei Malignom oder Infektion: Hydrozele, Hämatozele, Lymphozele ❸. Hier müssen besonders Anasarka, Aszites, vorangegangene Operationen/Traumata sowie mögliche Vorerkrankungen wie Lymphome und intraabdominale Tumoren erfragt werden.

Bei einer akut **schmerzhaften** Hodenschwellung, vor allem bei Kindern und Jugendlichen, immer an eine Hodentorsion ❹ denken! Ihr geht in der Regel körperliche Aktivität oder ein Trauma voraus. Weitere mögliche Ursachen sind eine Ruptur oder ein Hodeninfarkt. Entzündliche Hodenerkrankungen ❺ können im Rahmen von Virusinfektionen wie Mumps, Influenza und EBV entstehen (Orchitis). Die Epididymitis betrifft meist 40- bis 60-jährige Männer, sie entsteht im Rahmen von Harnwegsinfektionen. Eine Varikozele ❻ entspricht einer Dilatation des Plexus pampiniformis. Junge Erwachsene berichten dabei häufig über ziehende linksseitige Leistenschmerzen. Eine Verstärkung der vorliegenden Symptome durch Husten und Pressen kann auf eine Hernie hinweisen.

Untersuchungen

Zunächst erfolgen **Inspektion** und **Palpation** der Hoden, die getrennt untersucht werden. Dabei ist auf Rötung oder andere Hautaffektionen (Epididymitis) sowie Schmerzhaftigkeit zu achten. Die sorgfältige Palpation ermöglicht außer bei Vorliegen einer ausgeprägten **Hydrozele** (elastischer Tastbefund, meist langsames Entstehen) die Differenzierung zwischen **testikulärer** bzw. **skrotaler** Pathologie. Sehr starke Schmerzen weisen auf eine **Torsion** des Hodens bzw. der Appendix testis hin ❹, aber auch eine **Ruptur** oder eine **eingeklemmte Hernie** sind möglich. Ein wurmartiger Tastbefund, hinter dem sich eine Dilatation des Plexus pampiniformis verbirgt, ist typisch für eine **Varikozele** ❻. Die meist asymptomatische **Spermatozele,** die einer großen epidymalen Zyste entspricht ❷, kann prinzipiell von einer **Hydrozele** ❸ durch die Hodenpalpation abgegrenzt werden. Bei Vorliegen **maligner Tumoren** ❶ sowie der schmerzhaften **Epididymitis** ❺ findet sich ein derber Tastbefund, bei letzterer werden die Schmerzen durch Hodenelevation typischerweise leichter. Grundsätzlich ist nach der körperlichen Untersuchung – inklusive digitaler rektaler Untersuchung! – die **(Doppler-)sonographische Untersuchung** obligat. Bei V.a. Malignom wird eine CT bzw. MRT empfohlen.

Differenzialdiagnosen

Ursachen von Hodenschwellungen		
Mögliche Erkrankungen	Häufigkeit	Weiterführende Untersuchungen
Torsion	+++	Klinik, Alter, dringend Operation
Hernie	+	Sonographie, Palpation, Auskultation
Epididymitis	+++	Klinik, Urinuntersuchung, Prostata
Malignome	++	Sonographie, MRT, CT, Biopsie, β-HCG, AFP
Orchitis	+	Virusserologie
Varikozele	++	Klinik, Sonographie
Hydrozele (auch reaktiv bei Infektion oder Malignom)	+++	Transluminieszenz, Sonographie, Ursachenabklärung
epidymale Zysten/Spermatozele	+	Sonographie

Hodenschwellung

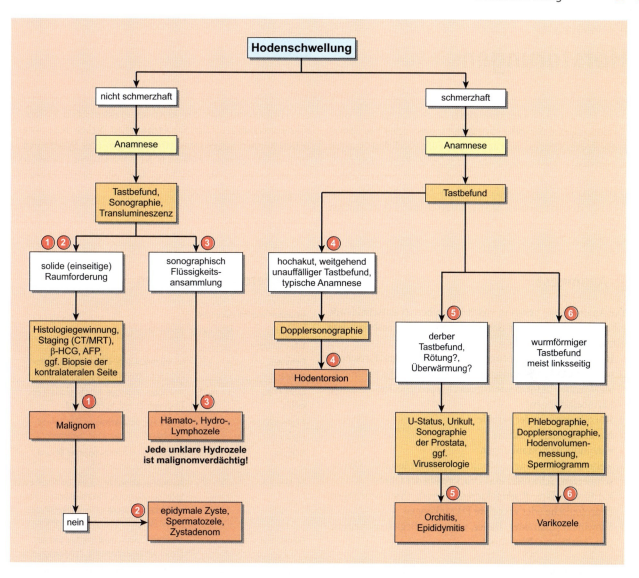

H.-J. Welkoborsky

Hörstörungen

Definition

Die Hörstörung (Schwerhörigkeit) beschreibt ein ein- oder beidseitiges, akutes oder chronisch progredientes Nachlassen des Hörvermögens. Sie tritt bei einer Fülle von Erkrankungen sowohl des äußeren und Mittelohres (in der Regel eine Schallleitungsschwerhörigkeit) als auch des Innenohres (Cochlea; sensorische Schwerhörigkeit) und des N. vestibulocochlearis (VIII. Hirnnerv; neurale Schwerhörigkeit) auf. Erkrankungen des Hirnstamms und des zentralen auditorischen Systems führen zu einer zentralen Schwerhörigkeit. Neben den erworbenen können angeborene Hörstörungen (bei Syndromen, auch nichtsyndromal hereditär oder intrauterin erworben) unterschieden werden. Leitsymptom aller dieser Erkrankungen ist die Hörminderung.

Anamnese

Die Anamnese ❶ bringt in vielen Fällen bereits entscheidende Hinweise auf die Genese der Hörstörung, wobei insbesondere erfragt werden muss:
- Entstehung der Hörstörung (plötzlich vs. langsam fortschreitend; einseitig vs. beidseitig; fluktuierendes Hörvermögen; auslösende Faktoren wie Unfälle, körperliche Anstrengung, Lärmbelastungen)
- Hörstörungen in der Familie
- Medikamenteneinnahme
- entzündliche Erkrankungen
- weitere Symptome: Tinnitus (Ohrgeräusch), Ohrenschmerzen, Schwindel und Druckgefühl der Ohren
- kardiovaskuläre Risikofaktoren, Herzrhythmusstörungen, neurologische oder vaskuläre Erkrankungen
- Schwindel (Charakter, Dauer, vegetative Begleiterscheinungen, Auslösemechanismen).

Untersuchungen

Wichtig ist eine **ohrmikroskopische Untersuchung** der Gehörgänge und der Trommelfelle (Ceruminalfröpfe!) ❷. Schmerzhafte Schwellungen und Rötungen des Gehörgangs sprechen für eine **Otitis externa,** Rötungen oder Vorwölbungen des Trommelfells zusammen mit Ohrenschmerzen für eine **Otitis media** (➤ Abb. 1). **Trommelfellperforationen** sind Ausdruck einer chronischen Otitis media oder eines Cholesteatoms und führen zu einer Schallleitungsschwerhörigkeit (➤ Abb. 2 und 3).

Entscheidende Bedeutung erlangen die **Hörprüfungen** ❸. Von den „klassischen" Hörprüfungen werden zunächst die Stimmgabelversuche nach Weber und Rinne durchgeführt, die bereits einen ersten Hinweis auf die Art der Hörstörung liefern. Die Tonschwellenaudiometrie wird seitengetrennt für Knochen- und Luftleitung durchgeführt. Hiermit gelingt die Differenzialdiagnose zwischen einer Schallleitungs- ❹ und einer Schallempfindungsschwerhörigkeit ❺. Zum Nachweis einer Raumforderung (Akustikusneurinom) oder von Ischämien kann eine **MRT** dienen ❻.

Differenzialdiagnosen

Ursachen von Hörstörungen		
Mögliche Erkrankungen	Häufigkeit	Weiterführende Untersuchungen
Cerumen obturans	++++	ohrmikroskopische Untersuchung, Entfernung des Ceruminalpfropfes, Audiometrie
akute Otitis media	++++	Anamnese, klinischer Befund (Rötung des Trommelfells, ggf. Vorwölbung)
Paukenhöhlenerguss	+++	Anamnese; ohrmikroskopischer Befund, Tonschwellenaudiometrie, Tympanogramm
Hörsturz	+++	Anamnese, ohrmikroskopischer Befund, Tonschwellenaudiometrie
M. Menière	++	Anamnese, klinischer Befund, im Anfall meist Spontannystagmus, Tonschwellenaudiometrie, Elektrocochleographie, pathologischer Glyceroltest, Elektronystagmographie
Otosklerose	++	Anamnese, ohrmikroskopischer Befund, Tonschwellenaudiometrie, Tympanogramm
chronische Otitis media	++	Anamnese, ohrmikroskopischer Befund (Trommelfellperforation!), Tonschwellenaudiometrie
ototoxischer Hörverlust	+	Anamnese (Medikamente, z. B. Zytostatika, Aminoglykosidantibiotika), ohrmikroskopischer Befund unauffällig, Tonschwellenaudiometrie, otoakustische Emissionen
akutes bzw. chronisches Lärmtrauma	+	Anamnese, ohrmikroskopischer Befund unauffällig, Tonschwellenaudiometrie
Hirnstamm- oder Kleinhirninfarkt	+	Anamnese, Tonschwellenaudiometrie, Frenzelbrille, kraniale CT oder MRT notwendig
Ruptur der runden Fenstermembran	(+)	Anamnese (Trauma, extreme körperliche Anstrengung, starke Betätigung der Bauchpresse), Ohrmikroskopie, Spontannystagmus in das betroffene Ohr oder in das gesunde Gegenohr, Tonschwellenaudiometrie, MRT (Ausschluss tumoröser oder ischämischer Läsionen), bei unauffälliger MRT Tympanoskopie
Akustikusneurinom	(+)	Anamnese, Tonschwellenaudiometrie, Sprachaudiogramm, AEP, Elektronystagmographie, MRT mit Kontrastmittel

Hörstörungen

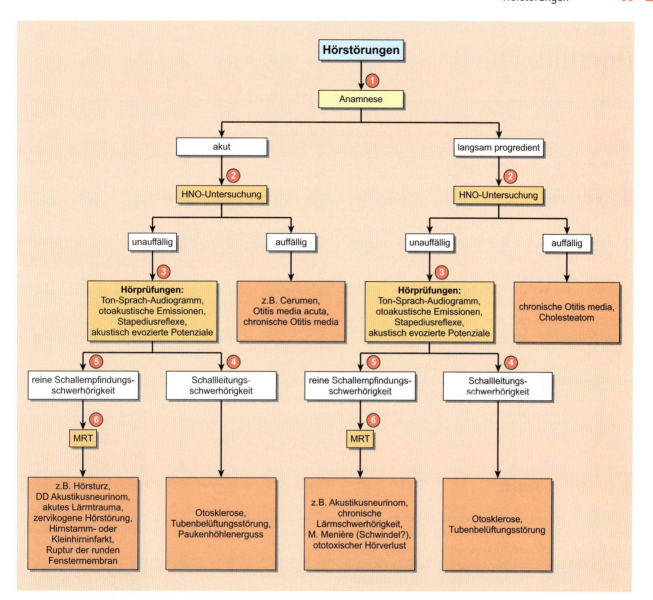

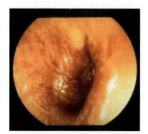

Abb. 1 Akute Otitis media. Auffallend die Rötung und Vorwölbung des Trommelfells.

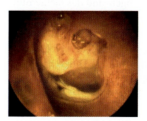

Abb. 3 Cholesteatom des Mittelohrs. Entlang einer randständigen Trommelfellperforation kam es zur Epitheleinwanderung in die Paukenhöhle mit fötider Sekretion.

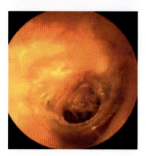

Abb. 2 Chronische Otitis media mit reizloser mesotympanal gelegener Trommelfellperforation.

Hörsturz

H.-J. Welkoborsky

Definition

Der Hörsturz ist eine ohne erkennbare Ursache plötzlich auftretende Schallempfindungsschwerhörigkeit cochleärer Genese. In der Regel tritt er einseitig mit unterschiedlichem Schweregrad bis hin zur akuten Ertaubung auf. Ein synchrones beidseitiges Auftreten ist möglich, jedoch selten.

Anamnese

Meist ist die Anamnese ❶ kurz. Die Hörstörung erfolgt **akut** und **ohne erkennbare Ursachen.** Oft wird die Hörstörung in Ruhe bemerkt (z. B. beim Fernsehen oder nach dem Aufstehen).

Häufig treten **Begleitsymptome** auf: Tinnitus (= Ohrgeräusche), Druckgefühl im Ohr, subjektiver Schwindel. Einige Patienten berichten auch über eine Hyper- oder Diplakusis (Doppelhören) oder über ein pelziges Gefühl im und um das Ohr.

Weitere wesentliche Aspekte sind Hörstörungen in der Vergangenheit oder in der Familie, Unfälle, Medikamenteneinnahme und Allgemeinerkrankungen insbesondere mit kardiovaskulären Risikofaktoren (z. B. Diabetes mellitus, Fettstoffwechselstörungen). Wichtig ist auch die Frage nach Lebensgewohnheiten (z. B. Nikotinkonsum).

Untersuchungen

Zu einer HNO-ärztlichen Untersuchung ❷ gehört eine komplette **endoskopische und Spiegeluntersuchung** des Kopf-Hals-Bereichs mit Ohrmikroskopie. Weitere wichtige Untersuchungen sind z. B. Stimmgabelprüfungen, Tonschwellenaudiogramm (➤ Abb. 1), Tympanogramm, transitorisch evozierte otoakustische Emissionen (OAE) oder die Vestibularisprüfung mit Elektronystagmographie. Daneben erfolgt eine Messung des Blutdrucks, an Laboruntersuchungen sind das kleine Blutbild und der Hämatokrit wichtig.

Je nach Ausfall der genannten Diagnostik können weitere Untersuchungen ❸ nützlich sein, z. B. Elektrocochleographie (ECoch), aber auch die Bestimmung von CRP, Differenzialblutbild, Kreatinin, Fibrinogenspiegel, LDL, HDL und Cholesterin, serologische Untersuchungen auf Borrelien, Lues, Herpes-Virus Typ I, Varicella-Zoster-Virus, HIV sowie die funktionelle Untersuchung der Halswirbelsäule. Die MRT kann zum Ausschluss eines Kleinhirnbrückenwinkeltumors oder anderer Pathologien im Bereich des Hirnstammes herangezogen werden, die CT zum Ausschluss eines Infarktgeschehens z. B. im Bereich des Kleinhirns.

Neben den genannten ohrspezifischen Untersuchungen ist eine aufwändige Differenzialdiagnostik notwendig, die eine enge **interdisziplinäre Zusammenarbeit** der Fachdisziplinen HNO, Innere Medizin, Neurologie, Orthopädie und ggf. Humangenetik erfordert ❸.

Differenzialdiagnosen

Mögliche Ursachen eines akuten Hörverlustes		
Mögliche Erkrankung	Häufigkeit	Weiterführende Untersuchungen
M. Menière ❹	++	Anamnese (fluktuierendes Hörvermögen, Schwindel, Tinnitus); Tonaudiogramm; ECoch
akutes Schalltrauma	++	Anamnese; Tonaudiogramm
Barotrauma	++	Anamnese; Trommelfellbefund; Tonaudiogramm
Otosklerose	++	Anamnese (familiäre Häufung); Tonaudiogramm
virale Infektion ❹	+	Adenoviren; Zoster; Mumps; HIV; Anamnese; Trommelfellbefund; Tonaudiogramm
toxischer Innenohrschaden	+	Anamnese (Einnahme ototoxischer Medikamente); Tonaudiogramm; OAE
Meningitis ❹	+	klinischer Befund; Anamnese; Trommelfellbefund
Perilymphfistel	(+)	Anamnese (häufig nach starker körperlicher Belastung); fluktuierendes Hörvermögen bis Surditas; Tonaudiogramm
Akustikusneurinom ❹	(+)	Anamnese; MRT
Autoimmunvaskulitis	(+)	Anamnese; Tonaudiogramm; spezifische serologische Untersuchungen
bakterielle Labyrinthitis ❹	(+)	Anamnese (Otitis media; Borreliose; Lues); Trommelfellbefund
hereditäre Schwerhörigkeit	(+)	Anamnese; Tonaudiogramm
genetisch bedingte Syndrome ❹	(+)	Anamnese; klinische Befunde; genetische Untersuchungen
Liquorverlustsyndrom	(+)	Anamnese (Lumbalpunktion, Trauma); klinischer Befund; Tonaudiogramm
hämatologische Erkrankungen (z. B. Polyglobulie, Leukämie) ❺	(+)	Anamnese, Labor
Erkrankungen bzw. Funktionsstörungen der Halswirbelsäule ❻	+	Anamnese, funktionelle Untersuchungen, Röntgen
kardiovaskuläre Erkrankungen (z. B. Hypotonie) ❼	+	Anamnese, weitere Untersuchungen
dialysepflichtige Niereninsuffizienz ❽	(+)	Anamnese, Labor
Hörsturz unklarer Ätiologie ❾	+++	Anamnese, Ausschlussdiagnostik

Hörsturz 101

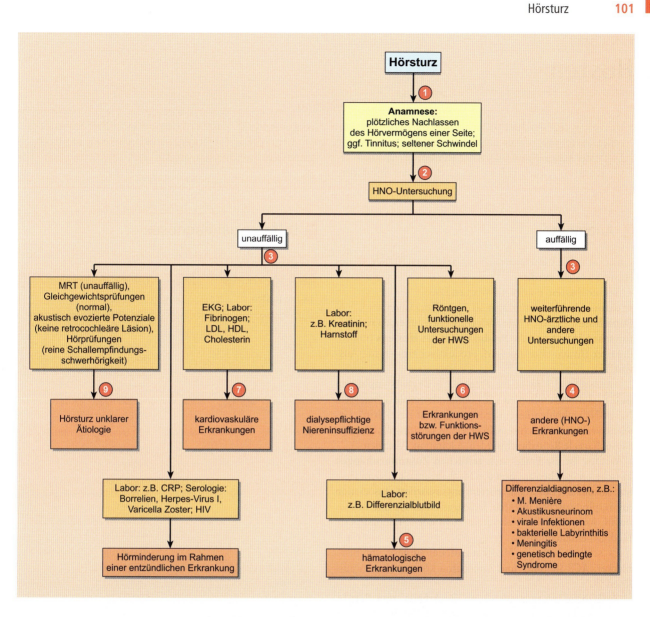

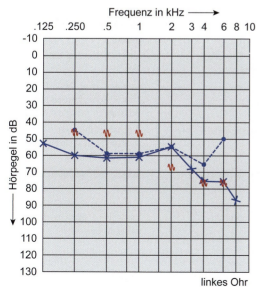

Abb. 1 Tonschwellenaudiogramm bei Hörsturz des linken Ohrs. Die Hörkurven weisen einen panfrequenten Hörverlust von 60 dB auf.

K.-P. Czudaj

Husten

Definition

Husten entsteht durch willkürliches oder durch den **Hustenreflex** ausgelöstes unwillkürliches forciertes Ausstoßen von Luft unter kurzzeitigem Öffnen der Stimmritze, nachdem zuvor ein hoher Druckgradient bei geschlossener Stimmritze aufgebaut wurde. Husten ist ein physiologischer Schutzreflex der Atemwege und stellt den sekundären Reinigungsmechanismus des Bronchialsystems dar.

Anamnese

Zunächst sollte die Frage nach der **zeitlichen Dauer** ❶ des Hustens gestellt werden:
- **akuter Husten:** maximal 3 Wochen Dauer,
- **chronischer Husten:** länger als 3 Wochen Dauer.

Danach stellt sich die Frage nach Hinweisen auf einen **respiratorischen Infekt** und die **Produktivität des Hustens** (unproduktiver Husten ohne Auswurf, produktiver Husten mit Auswurf) ❷.

Anschließend kommt die Frage nach **Begleitsymptomen und Begleiterkrankungen** wie Luftnot, thorakale Schmerzen, Nasen-Nebenhöhlen-Beschwerden und „post nasal drip", Gewichtsverlust, Nachtschweiß, Inappetenz, Leistungsknick, gastroösophageale Refluxbeschwerden, Aspiration, Allergien ❸.

Wichtig ist die Frage nach **zeitlichen Zusammenhängen** zwischen möglichen auslösenden Mechanismen und dem Husten: saisonale Assoziation, anstrengungsassoziiert, Assoziation mit respiratorischen Infekten, Rauchgasinhalation und Brandunfall, Aspiration von Nahrungsmitteln oder Fremdkörpern, Medikamenteneinnahme ❹.

Es schließt sich die **Medikamentenanamnese** an: Betablocker, ACE-Hemmer und Amiodaron können Husten auslösen ❺.

Zusätzliche Informationen kann die **Arbeits- und Berufsanamnese** liefern: inhalative Exposition gegenüber Stäuben, irritativen Noxen oder allergisierenden Substanzen.

Untersuchungen

Die körperliche Untersuchung beschränkt sich auf die **Auskultation** der Lunge ❻ und auf die Inspektion des Rachenraumes sowie eventuell die Suche nach Anasarka oder prätibialen Ödemen.

Es schließt sich die **Röntgen-Untersuchung des Thorax** an ❼. Ein pathologisches Röntgen-Thorax-Bild sollte durch eine **Thorax-CT** erhärtet werden ❽. Weitere diagnostische Schritte sind (je nach Erfordernis): Lungenfunktionstests, Bronchoskopie, mikrobiologische Untersuchungen von Sputum und/oder von Bronchialsekret, HNO-Untersuchung, Gastroskopie u. a. ❾.

Differenzialdiagnosen

Ursachen von Husten		
Mögliche Erkrankungen	Häufigkeit	Weiterführende Untersuchungen
akuter Husten		
akute Tracheobronchitis	++++	keine erforderlich, ggf. mikrobiologische Sputum-Untersuchung
Asthma bronchiale	++++	Spirometrie, Bodyplethysmographie, unspezifische bronchiale Provokationstestung, Bronchospasmolysetest
Pneumonie (> Abb. 1)	+++	Röntgen Thorax, ggf. Thorax-CT, ggf. Bronchoskopie
akute Sinusitis	++	HNO-Untersuchung, NNH-CT
Herzinsuffizienz	++	Röntgen-Thorax, Echokardiographie
Lungenembolie	++	Blutgasanalyse, Echokardiographie, D-Dimere, Pulmonalis-Angio-CT, eventuell Lungenventilations- und -perfusions-Szintigraphie
Aspiration	+	Röntgen-Thorax, Bronchoskopie
Brandunfall, Rauchgasinhalation	+	Röntgen-Thorax
Pneumothorax	+	Röntgen-Thorax
chronischer Husten		
Asthma bronchiale	++++	s. o.
chronische Bronchitis und COPD	++++	Spirometrie, Bodyplethysmographie
sinubronchiales Syndrom, „post nasal drip"	+++	HNO-Untersuchung, NNH-CT
Bronchialkarzinom	+++	Röntgen-Thorax, Thorax-CT, Bronchoskopie, histologische Sicherung
gastroösophageale Refluxkrankheit	+++	Ösophagogastroskopie, ph-Metrie, probatorische medikamentöse Therapie
medikamentös induzierter Husten	+++	Auslass- und Reexpositionsversuch
interstitielle Lungenerkrankungen und Lungenfibrosen	+	Röntgen-Thorax, HR-CT Thorax, histologische Sicherung, rheumatologische Diagnostik

✚ Ausführliche Flowcharts zum akuten und chronischen Husten sowie Abbildungen.

Husten

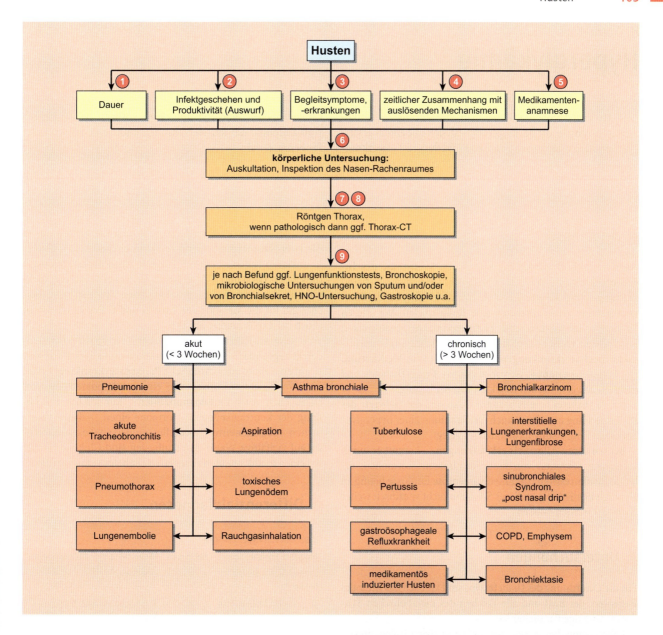

Fortsetzung		
Mögliche Erkrankungen	Häufigkeit	Weiterführende Untersuchungen
Bronchiektasen	+	CT Thorax, Bronchoskopie, mikrobiologische Untersuchung des Sputums und/oder Bronchialsekrets
Tuberkulose	+	Röntgen-Thorax, Tuberkulin-Test, mikroskopische und kulturelle Untersuchung von Sputum und Bronchialsekret
Pertussis	+	Serologie

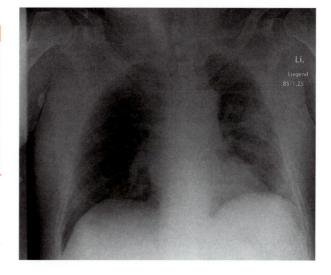

Abb. 1 Pneumonie links. Röntgen-Thorax: flächiges Infiltrat links pulmonal.

U. Woenckhaus
Hyperglykämie

Definition

Als Hyperglykämie bezeichnet man eine Störung des Glukosestoffwechsels, die bei längerem Bestehen mit einem gesteigerten Risiko für mikro- und makrovaskuläre Folgeerkrankungen assoziiert ist. Ab welchem oberen Grenzwert des Glukosespiegels eine Hyperglykämie vorliegt, ist abhängig vom Zeitpunkt der letzten Nahrungszufuhr und der Art des Probenmaterials.

Anamnese

Anamnestisch ❶ werden die klassischen **Symptome des Insulinmangels** wie Polyurie, Polydipsie, Gewichtsverlust und Leistungsschwäche erfragt. Akute Infekte können bei der Erstmanifestation eines Diabetes eine Rolle spielen, bei älteren Patienten sind rezidivierende Harnwegsinfekte, Sehstörungen und Juckreiz typische Begleitsymptome. Wichtig sind internistische **Begleiterkrankungen** sowie die aktuelle **Medikation**. Die Familienanamnese ist vor allem bei Typ-2-Diabetes und den seltenen genetischen Defekten von Bedeutung.

Ist ein Diabetes bereits bekannt ❷, so sind die Zielwerte der BZ-Einstellung und damit auch die Definition einer hyperglykämischen Entgleisung individuell festgelegt.

Bei **schweren Allgemeinerkrankungen** ❸ kommt es durch vermehrte Sekretion von kontrainsulinären Hormonen, erhöhte Insulinresistenz und medikamentöse Einflüsse häufig zu Hyperglykämien, die in dieser Situation nicht spezifisch weiter abgeklärt werden müssen.

Untersuchungen

Für die Einordnung des Diabetestyps sind klinisch das Alter des Patienten, der BMI und alle Zeichen des metabolischen Syndroms wichtige Parameter ❹.

Laborchemischer Ausgangspunkt ist in vielen Fällen ein **Gelegenheits-BZ** ❺. Liegt dieser im **venösen Plasma ≥ 200 mg/dl** ❻, so besteht bei gleichzeitig vorliegender diabetestypischer Symptomatik ein Diabetes mellitus, sofern eine Wiederholungsuntersuchung zum gleichen Ergebnis kommt. Liegt die venöse Plasmaglukose zwischen 100 und 199 mg/dl ❼, sollte sie nach mindestens 8-stündiger Nahrungskarenz an zwei verschiedenen Tagen kontrolliert werden. Ab einem **Nüchternglukosespiegel von 126 mg/dl** ❽ ist ein Diabetes mellitus verifiziert.

Bei einer **Nüchternglukose** zwischen **100 und 125 mg/dl** ❾ liegt eine abnorme Nüchternglukose vor, die mittels eines Standard-OGTTs über 2 h ❿ weiter abgeklärt wird. Normal beträgt der Glukosespiegel nach 2 h weniger als 140 mg/dl ⓫. Ein **2-h-Wert ≥ 200 mg/dl** ⓬ beweist den Diabetes mellitus, zwischen **140 und 200 mg/dl** ⓭ spricht man von einer **gestörten Glukosetoleranz**. Strengere Grenzwerte definieren in der Sondersituation der Schwangerschaft den **Gestationsdiabetes** ⓮.

Bei gesicherter Diabetesdiagnose erfolgt die **Einteilung in die zwei Haupttypen** anhand von klinischen Kriterien ⓯. Nur in unklaren Fällen ist eine ergänzende **Antikörperdiagnostik** (besonders GAD und ICA) indiziert ⓰, die bei positivem Nachweis für den immunologisch vermittelten Typ 1 spricht. Gleiches gilt für die Messung von Insulin und C-Peptid im Serum (hoch bei Typ 2, niedrig bei Typ 1).

In seltenen Fällen liegt dem Diabetes ein spezifischer Gendefekt zugrunde ⓱. Liegen anamnestisch und klinisch Hinweise auf eine akute oder chronische **Pankreaserkrankung** ⓲ vor, ist differenzialdiagnostisch von einem sekundären Diabetes auszugehen. Auch **Endokrinopathien** ⓳ können durch Erhöhung der kontrainsulinären Hormone einen Diabetes verursachen. **Medikamente** ⓴ beeinflussen den Glukosestoffwechsel auf vielfältige Weise. Am häufigsten sind Glukokortikoide für einen medikamenteninduzierten Diabetes verantwortlich.

Differenzialdiagnosen

Ursachen von Hyperglykämie		
Mögliche Erkrankungen	Häufigkeit	Weiterführende Untersuchungen
Hyperglykämie des Diabetikers	+++	Anamnese
abnorme Nüchternglukose	+++	Plasmaglukose nach Nahrungskarenz
pathologische Glukosetoleranz	+++	OGTT
Diabetes mellitus Typ II	+++	Alter, BMI, Blutdruck, Lipidprofil, eventuell Insulin- und C-Peptid-Spiegel
Diabetes mellitus Typ I	++	Alter, klinische Symptomatik, Ketonkörper i. U., eventuell AK-Diagnostik, eventuell Insulin- und C-Peptid-Spiegel
pankreopriver Diabetes	+	Anamnese
Diabetes bei Endokrinopathie	+	Anamnese
Diabetes bei Leberzirrhose	+	Anamnese, Klinik, Sonographie
medikamenteninduzierte Form	+	Anamnese
schwere Allgemeinerkrankung	+	Anamnese
Gestationsdiabetes	+	Anamnese, OGTT

Hyperglykämie

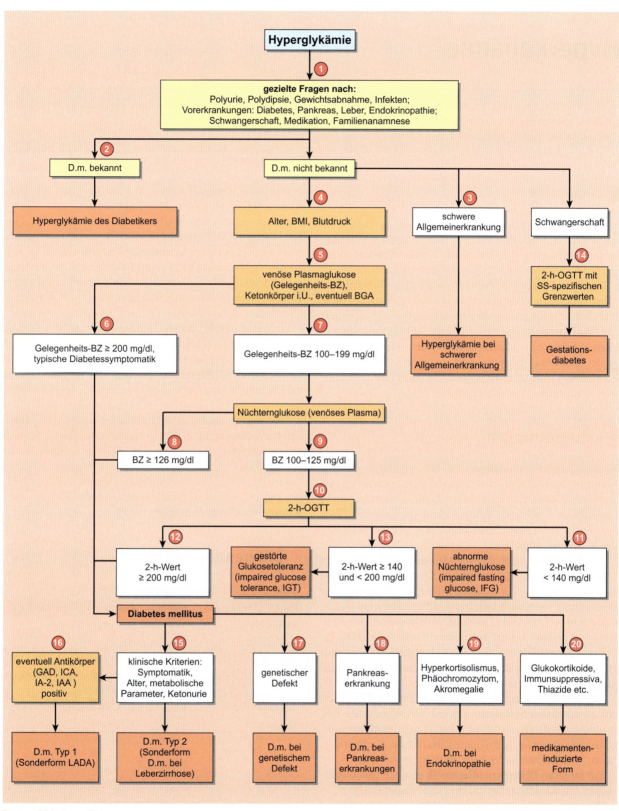

D.m. = Diabetes mellitus
GAD = Glutamat-Decarboxylase
IFG = impaired fasting glucose (abnorme Nüchternglukose)
IGT = impaired glucose tolerance (gestörte Glukosetoleranz)
ICA = Inselzellantikörper
LADA = latent autoimmune diabetes in adults

M. Nebel
Hyperkaliämie

Definition

Eine Hyperkaliämie liegt bei einer **Serum-Kaliumkonzentration > 5,5 mmol/l** vor und kann Folge einer Verteilungsstörung oder eines Überschusses von Kalium sein. Es gibt kein zuverlässiges Symptom einer drohenden Hyperkaliämie.

Anamnese

Wichtig sind die Medikamenten- und Diätanamnese sowie die Suche nach Hinweisen für eine Nierenerkrankung, da die häufigste Ursache die **reduzierte renale Kaliumelimination** bei akut oder chronisch eingeschränkter Nierenfunktion ist.

Die **übermäßige orale Zufuhr** kaliumhaltiger Lebensmittel (Obst, Gemüse) oder die direkte Gabe von KCl verstärken diese Bilanzstörung, die bei normaler Nierenfunktion nur selten auftritt. **Medikamente** wie ACE-Hemmer, Angiotensin-Rezeptorblocker (Sartane), Aldosteronantagonisten oder kaliumsparende Diuretika erhöhen eine unter Niereninsuffizienz bestehende Tendenz zur Hyperkaliämie. Auch eine sorgfältige Drogenanamnese sollte erfolgen ❶.

Untersuchungen

Neuromuskuläre Symptome wie Parästhesien und eine Schwäche der quergestreiften Muskulatur, meist in Form von erheblichen Gangstörungen, sind – meist erst ab 7,0 mval/l nachweisbar – führende Zeichen der Hyperkaliämie. Fokal neurologische Ausfälle können auftreten, sehr selten Schwäche der Atemmuskulatur ❷.

Das **Basislabor** beinhaltet die Messung der Serumspiegel von Kreatinin, Glukose, Hämoglobin, Kreatinkinase (CK) und eine Blutgasanalyse. Zur weiteren Differenzialdiagnose ist die Bestimmung von Kreatininclearence, Urinelektrolyten (Na, K, Ca), Kortisol, Renin und Aldosteron, LDH sowie der Osmolarität in Serum und Urin, ggf. eine Nierenbiopsie erforderlich ❸.

Eine **Sonographie** von Nieren und abführenden Harnwegen zum Ausschluss einer akuten oder chronischen **Nierenerkrankung** oder einer **Harnstauung** ist obligat ❸.

Ein **EKG** sollte abgeleitet werden ❸, man findet als Hinweis auf die **kardialen Symptome** Zeichen der Störung des Zellmembranpotenzials mit teilweise komplexen Rhythmusänderungen: Bradykardie, ventrikuläre Extrasystolie, Kammerflimmern, Schenkelblockbilder, hohe, zeltförmige T-Wellen.

Zur weiteren **Differenzialdiagnostik** gehören eine Gastroskopie, Echokardiographie und ein Ernährungsstatus ❸.

Bei unplausiblen Kaliumwerten sollte eine Kontrollblutabnahme zum Ausschluss einer Fehlmessung am nicht gestauten Arm erfolgen ❹.

Bei bekannter **diabetischer Stoffwechsellage** und Nachweis einer Azidose sind Insulinmangel und Hyperglykämie Auslöser einer Hyperkaliämie ❺.

Eine Schädigung des renalen Tubulus bei **renal tubulärer Azidose** oder interstitieller Nephritis wird durch eine Elektrolytanalyse im Urin und eine Blutgasanalyse differenziert. Eine Hyponatriämie kombiniert mit einer Hyperkaliämie ist Zeichen einer schweren **Nebennierenrindeninsuffizienz** und ebenso wie **Hypoaldosteronismus** Ursache einer Kaliumeliminationsstörung. Ein Volumendefizit im Rahmen der **Therapie einer schweren Herzinsuffizienz** kann eine Hyperkaliämie zur Folge haben ❻.

Eine gravierende **Zellschädigung** führt zur Freisetzung hoher Mengen an Kalium bei Rhabdomyolyse, z. B. als Folge einer Crush-Niere bei Unfällen oder Verschüttungen (Erdbeben) sowie bei Drogenkonsum. Auch schwere gastrointestinale Blutungen und Katabolismus führen zur Hyperkaliämie ❼.

Eine seltene Form der Hyperkaliämie ist das **Gamstorp-Syndrom** (hyperkaliämische, periodische Lähmung), das bei Kaliumbelastung, Natriummangel, Kälte und Muskelarbeit auftritt ❽.

Eine Digitalisintoxikation und die Gabe nichtselektiver Betablocker sind vereinzelt Ursachen einer Hyperkaliämie bei einer **Kaliumverteilungsstörung** ❽.

Differenzialdiagnosen

Mögliche Ursachen einer Hyperkaliämie		
Mögliche Erkrankungen	Häufigkeit	Weiterführende Untersuchungen
Niereninsuffizienz	+++	BGA, Retentionswerte
Insulinmangel	+++	BGA, Blutzucker
Crush-Niere	+	Drogenanamnese, CK, LDH
renal tubuläre Azidose	+	BGA, Säurebelastung, Urinelektrolyte, Kreatinin
Digitalisintoxikation	+	EKG, Digitalisspiegel
M. Addison	+	ACTH-Kurztest

Hyperkaliämie

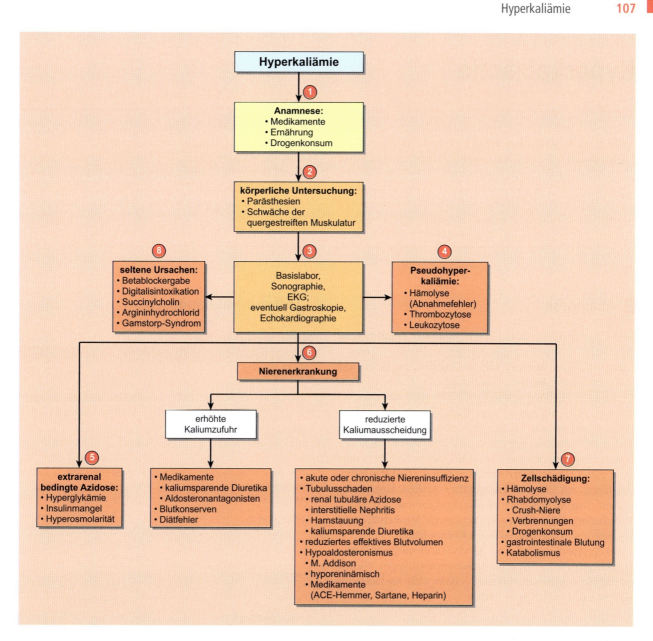

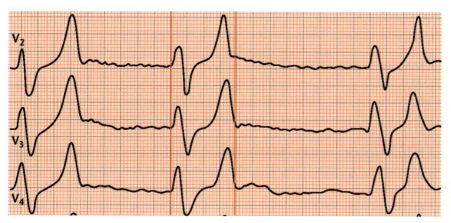

Abb. 1 Hyperkaliämie. Hohe zeltförmige T-Wellen, verbreiterter QRS-Komplex [Ohly].

J. Seufert, B. Rumberger

Hyperkalzämie

Definition

Etwa 40% des Serumkalziums sind an Proteine gebunden, 10% liegen in anorganischen Komplexen vor. Eine Hyperkalzämie ist eine Erhöhung des **freien Kalziums.** Diese liegt vor bei einem Gesamtkalzium von mehr als 2,75 mmol/l bei normalem Albumin ❶ oder bei ionisiertem Kalzium von mehr als 1,35 mmol/l. Bei ambulanten Patienten wird sie zu 90% durch einen primären Hyperparathyreoidismus (pHPT) hervorgerufen, bei hospitalisierten Patienten in ca. 50% durch Malignome. Deutliche Hyperkalzämie ist in der Regel rasch behandlungsbedürftig (neben Behandlung der Grundkrankheit: Flüssigkeitszufuhr, Schleifendiuretika, Bisphosphonate und bei Kalzium > 3,8 mmol/l Dialyse). Hyperkalzämie kann zu einer hyperkalzämischen Krise mit Koma oder langfristig zu Organverkalkungen, peptischen Ulzera oder Pankreatitis führen.

Anamnese

Milde Hyperkalzämie kann ein **symptomloser Zufallsbefund** sein.

Hyperkalzämie führt im **ZNS** zu Depressionen, Angst und Wahrnehmungsstörungen. **Kardiovaskulär** treten QT-Zeit-Verkürzung, Rhythmusstörungen, Tachykardien und Hypertonie auf. Langfristig kommt es zu Kalkablagerungen an Herzklappen und in den Koronarien. Im **Gastrointestinaltrakt** finden sich Übelkeit, Erbrechen und Obstipation, bei länger bestehender Hyperkalzämie bei pHPT peptische Ulzera oder Pankreatitis. An der **Niere** entwickelt sich ein Diabetes insipidus renalis mit Polyurie und tubulärer Azidose, längerfristig kommt es zu Nierensteinen und Nephrokalzinose. Hyperkalzämie bedingt außerdem eine generalisierte **Muskelschwäche** und kann zu **Ablagerungen in der Cornea** führen.

Bei der Anamnese sollte erfragt werden, ob mögliche Vorerkrankungen, die zur Hyperkalzämie führen, vorliegen. Wichtig ist die Medikamentenanamnese ❷, denn viele Medikamente können zur Hyperkalzämie führen.

Untersuchungen

Die körperliche Untersuchung ist bis auf die Symptome der zugrunde liegenden Erkrankung (Tumor?) meist unauffällig.

Technische Untersuchungen:
- Kalzium, Phosphat, Albumin ❶, intaktes Parathormon (iPTH) ❸, Kreatinin ❹, AP, 1,25-(OH)$_2$-Vitamin-D$_3$ ❻ und Urinkalzium (24 h) ❼, 25-(OH)-Vitamin-D$_3$.
- Nach Ausschluss eines pHPT ❺: Blutbild, BSG, Serum-Elektrophorese, PTH-related peptide (PTHrP), ACE, Tumorsuche mit Ultraschall des Abdomens, Röntgen-Thorax, Skelettszintigramm.
- Die Lokalisationsdiagnostik bei V. a. pHPT erfolgt sonographisch, bei Bedarf MRT, ^{99m}Tc-MIBI-Szintigraphie.

Differenzialdiagnosen

Ursachen einer Hyperkalzämie		
Mögliche Erkrankungen	Häufigkeit	Weiterführende Untersuchungen
Medikamente	++++	Medikamentenanamnese (Thiazide, Vitamin D und A, Lithium, Theophyllin, Tamoxifen, eventuell Serumspiegelbestimmung
Tumoren, maligne Lymphome, Metastasen, Osteolysen	+++	Tumorsuche, Sonographie, Röntgen, CT, MRT, Endoskopie, Skelettszintigraphie, Tumormarker, Biopsie
primärer Hyperparathyreoidismus	++	iPTH, evtl. Sonographie, MRT, ^{99m}Tc-MIBI-Szintigraphie
Hyperthyreose	++	TSH, fT$_3$, fT$_4$, Schilddrüsenantikörper, Schilddrüsensonographie, Schilddrüsenszintigraphie, Punktionszytologie
Vitamin-D-Überdosierung	++	Anamnese, Bestimmung von 25-(OH)-Vitamin-D$_3$ und 1,25-(OH)$_2$-Vitamin-D$_3$
granulomatöse Krankheiten wie (Sarkoidose (> Abb. 1), Tuberkulose	++	Quantiferontest, ACE, Lysozym, Neopterin, Röntgen, CT, Lymphknotenbiopsie
Nebenniereninsuffizienz	++	ACTH-Test, Kortisol, Aldosteron, Elektrolyte
Milch-Alkali-Syndrom	++	Anamnese, Blutgasanalyse
Morbus Paget	+	Röntgen, Skelettszintigraphie, AP, Crosslinks im Urin
familiäre hypokalzurische Hyperkalzämie	(+)	Familienanamnese, Kalzium im Urin
Niereninsuffizienz unter Vitamin-D-Therapie, Rhabdomyolyse, tertiärer HPT	(+)	Medikamentenanamnese, Kreatinkinase, Nierenfunktion

Hyperkalzämie

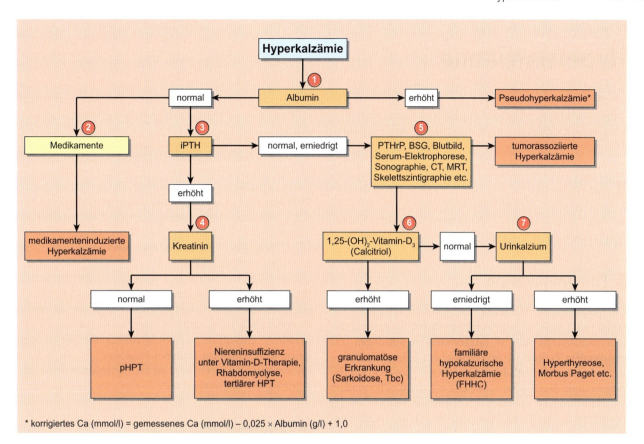

* korrigiertes Ca (mmol/l) = gemessenes Ca (mmol/l) − 0,025 × Albumin (g/l) + 1,0

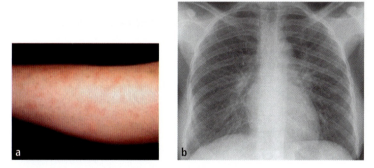

Abb. 1 Erythema nodosum (a) und bihiläre Lymphadenopathie (b) mit retikulonodulärer Zeichnungsvermehrung der Lunge bei Sarkoidose.

G. Meyer
Hypernatriämie

Definition

Die Natriumkonzentration im Serum (Angaben zum Normalbereich schwanken) steigt an, wenn im Extrazellulärraum im Verhältnis zur Natriummenge zu wenig Wasser vorhanden ist.

Anamnese

Klinisch stehen bei Hypernatriämie **neurologische Symptome** im Vordergrund (Lethargie, Schwäche, Krämpfe, Koma) ❶.

Pathophysiologie

Die Abnahme des Volumens der Gehirnzellen durch den Abstrom von Wasser entlang des osmotischen Gradienten in den Extrazellulärraum führt zu **intrazerebralen Blutungen** und **neuronalem Zelltod**. Ob und in welchem Ausmaß sich diese Veränderungen entwickeln, hängt nicht nur vom Grad der Hypernatriämie (Symptome meist erst > 158 mmol/l) sondern vor allem davon ab, **wie rasch** sich diese entwickelt. Ein Anstieg der extrazellulären Osmolarität führt zur Aufnahme sogenannter „organischer Osmolyte" (z. B. Myoinositol) in die Gehirnzelle bis ein neues osmotisches Äquilibrium zwischen Intra- und Extrazellulärraum hergestellt und das intrazelluläre Volumen wieder normalisiert wird. Dieser Prozess benötigt jedoch einige Tage, akute Änderungen der Serum-Natriumkonzentration sind daher wesentlich gefährlicher als chronische, die häufig sogar asymptomatisch verlaufen.

Eine Hypernatriämie sollte unter normalen Umständen umgehend durch eine gesteigerte **Zufuhr von Wasser** korrigiert werden. Nur wenn dies nicht möglich (Immobilisation, Kleinkinder, bettlägerige Menschen) oder das Durstempfinden gestört ist (neurologische oder psychiatrische Erkrankungen), kann eine Hypernatriämie persistieren. Eine Reduktion der Aktivität des ADH-Systems prädisponiert zwar zur Hypernatriämie, aber selbst bei einem völligen Ausfall des Hormons kann durch eine Zunahme der Trinkmenge die Serum-Natriumkonzentration im Normbereich gehalten werden, die Patienten beklagen sich über Polyurie und Polydipsie, nicht jedoch über Symptome der Hypernatriämie ❶.

Untersuchungen

Weil erst Immobilisation und/oder Störungen der Durstempfindung die Persistenz der Hypernatriämie ermöglichen, sind prädisponierende Erkrankungen vielfältig ❷.

Sollte **anamnestisch** die Diagnose nicht klar sein, empfiehlt sich zur Differenzialdiagnose die Bestimmung der **Harnosmolarität** ❸.

Bei einer Serumosmolarität über 295 mosmol/l sollte das ADH-System maximal aktiviert sein und ein konzentrierter Harn ausgeschieden werden (Harnosmolarität > 800 mosmol/l) ❹. Ist dies der Fall, wird entweder Wasser **extrarenal verloren** (die Harnnatriumkonzentration ist wegen des begleitenden Volumenmangels häufig erniedrigt) ❺ oder es wird überschießend zugeführtes Natrium **renal eliminiert** (Harnnatriumkonzentration > 100 mmol/l) ❻.

Einen Harnosmolaritätswert unter demjenigen des Serums ❼ findet man de facto nur bei einem kompletten Diabetes insipidus, intermediäre Harnosmolaritäten (300–800 mosmol/l) ❽ sind typisch für inkomplette Formen. Die **Gabe von Vasopressin** ❾ ermöglicht die Differenzialdiagnose zwischen **renalem und zentralem Diabetes insipidus** (➤ Abb. 1). Auch bei osmotischer Diurese liegt die Harnosmolarität meist zwischen 300 und 800 mosmol/l ❽.

Differenzialdiagnosen

Mögliche Ursachen einer Hypernatriämie		
Erkrankung	Häufigkeit	Diagnose
Verlust einer im Verhältnis zum Serum hyponatriämen Flüssigkeit:	+++	
• über Haut oder Atmung (heißes Klima, körperliche Anstrengung, Fieber, Atemwegsinfektionen, Verbrennungen)		• Anamnese
• über die Niere (Diabetes insipidus, osmotische Diurese)		• Polyurie, Polydipsie, eventuell Durstversuch
• über den Gastrointestinaltrakt (osmotische Diarrhö)		• Anamnese
hypothalamische Störungen (primäre Hypodipsie, reset Osmostat, essenzielle Hypernatriämie)	+	Anamnese (Hypernatriämie ohne Durstgefühl), keine Korrektur der Hypernatriämie nach Zufuhr freien Wassers
Verschiebung von Wasser in den Intrazellulärraum (Krämpfe, Rhabdomyolyse)	+	Anamnese
Zufuhr einer im Verhältnis zum Serum hypernatriämen Flüssigkeit bzw. Salzvergiftung	+	Anamnese, Überprüfung der Therapie

Hypernatriämie

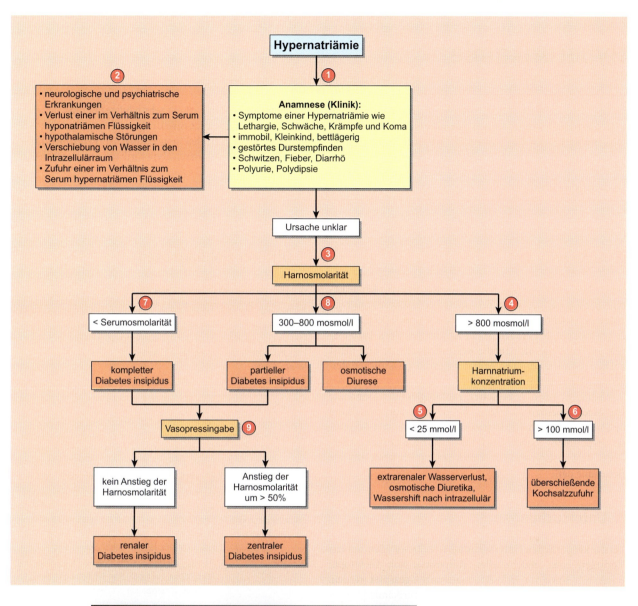

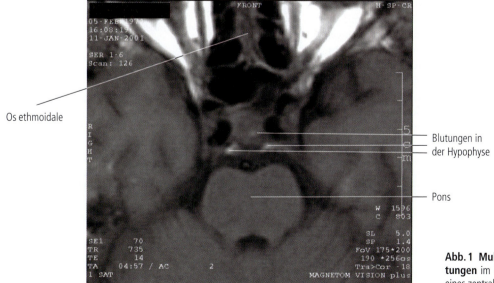

Abb. 1 Multiple posttraumatische Blutungen im Hypophysenbereich als Ursache eines zentralen Diabetes insipidus.

K. G. Parhofer
Hyperurikämie

Definition

Unter einer Hyperurikämie versteht man eine Erhöhung des Harnsäurewertes über den **Normbereich (Männer 3,5 – 7,0 mg/dl, Frauen 2,5 – 5,7 mg/dl).** Ab einer Konzentration von 7,0 mg/dl ist das Serum normalerweise mit Harnsäure gesättigt, sodass höhere Konzentrationen zu einer Uratkristallablagerung führen.

Eine Hyperurikämie ist ein sehr häufiger Befund, welcher entweder durch eine exzessive Uratproduktion oder eine verminderte renale Ausscheidung bedingt ist. Prinzipiell müssen primäre von sekundären Hyperurikämien unterschieden werden.

Anamnese ❶

Obwohl der Harnsäurespiegel bei primärer Hyperurikämie bereits nach der Pubertät (insbesondere bei Männern) ansteigt, lassen sich **Gichtanfälle** meist erst in der 4. und 5. Lebensdekade nachweisen. Bei Frauen ist der Anstieg des Harnsäurespiegels und auch die Gichtanfälle wesentlich seltener und meist auf den postmenopausalen Zeitraum begrenzt (Östrogene steigern die Harnsäureausscheidung).

Wichtig ist es, nach **Begleiterkrankungen** oder Einnahme von **Medikamenten** zu fragen, die die Harnsäureproduktion beeinflussen können. Die Hyperurikämie ist auch mit Adipositas, Hypertonus, Diabetes mellitus und KHK assoziiert. Allerdings stellt insbesondere Letzteres vermutlich keine kausale Beziehung dar.

Untersuchungen

Bei der **körperlichen Untersuchung** ❷ sollte vor allem auf das Vorliegen einer abdominellen Adipositas, von Gichttophi (> Abb. 1) sowie von Gelenkveränderungen geachtet werden. Mögliche Ursachen einer sekundären Hyperurikämie ❸ müssen ausgeschlossen werden.

Diagnostisch kommen bei primärer Hyperurikämie ❹ an **bildgebenden Verfahren** v. a. Ultraschalluntersuchungen (> Abb. 2) zum Einsatz (Ausschluss Nierensteine) sowie **Urin-** (Nephropathie, Kristalle) und **Blutuntersuchungen** (Fettstoffwechselstörung, Diabetes) ❺. Die Uratablagerung kann zu drei wesentlichen Krankheitsbildern führen: Gicht, Nephrolithiasis und Uratnephropathie ❻. Allerdings entwickelt nur ein geringer Anteil der Patienten mit Hyperurikämie diese Krankheitsbilder.

Differenzialdiagnosen

Ursachen für sekundäre Hyperurikämie ❸	
Erkrankung	Kommentar
Enzymdefekte, z. B. Hypoxanthin-Guanin-Phosphoribosyltransferase-Mangel, Phosphoribosyl-Pyrophosphat-Synthase-Überaktivität	seltene angeborene Stoffwechselerkrankungen, im Kindesalter diagnostiziert, Hyperurikämie meist nur Begleitphänomen
Glykogenspeicherkrankheiten (Glykogenose I, III, V, VII)	seltene Stoffwechselerkrankungen, denen Enzymdefekte zugrunde liegen, im Kindesalter diagnostiziert; je nach Art der Glykogenspeicherkrankheit Hypoglykämien und/oder neurologische Symptome im Vordergrund; Hyperurikämie meist nur Begleitphänomen
myelo-/lymphoproliferative, hämatologische Systemerkrankungen, Tumoren	durch erhöhten Zellumsatz Anstieg der Harnsäure; klinisch relevant vor allem bei Erkrankungen mit sehr hohem Zellumsatz (Leukämien) sowie bei deren Therapie (plötzlicher massiver Zellverfall); ausgeprägte Hyperurikämie Teil des Tumorlysesyndroms
Psoriasis	Psoriasis mit Übergewicht, Diabetes, Hypertonie und Dyslipidämie (metabolisches Syndrom) assoziiert, damit auch Assoziation mit der Hyperurikämie; zugrunde liegender Pathomechanismus nicht geklärt
Medikamente (verminderte Harnsäureausscheidung)	Thiazid-, Schleifendiuretika; Cyclosporin; Tacrolimus; Aspirin; Ethambutol; Pyrazinamid; Levodopa; Laxanzien
Medikamente (vermehrte Uratproduktion)	Nikotinsäure, Zytostatika, Marcumar
Ernährungsfaktoren	Alkohol, exzessive Purinzufuhr, Vitamin-B_{12}-Mangelernährung, Bleiintoxikation, jede Form von Ernährung, die zum Übergewicht führt
endokrinologische Erkrankungen	eine Reihe endokrinologischer Erkrankungen, wie Hyperparathyreoidismus und Hypothyreose, sind mit Hyperurikämie assoziiert, ohne dass der zugrunde liegende Mechanismus bekannt wäre
Niereninsuffizienz	jede Form der eingeschränkten Nierenfunktion kann über eine verminderte Ausscheidung von Harnsäure zu einer Hyperurikämie führen
Ketoazidose bzw. Laktatazidose	durch Verschiebung des Säuren-Basen-Gleichgewichts verminderte Ausscheidung von Harnsäure

Hyperurikämie

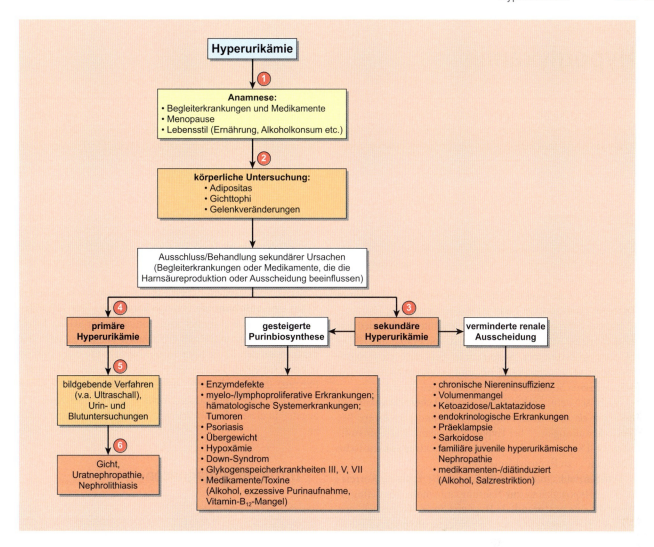

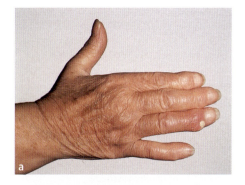

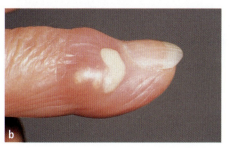

Abb. 1 a, b **Gichttophi**. [Mir]

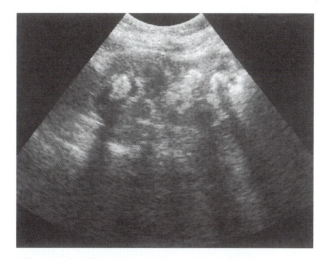

Abb. 2 **Nephrolithiasis** (Ultraschalluntersuchung). [Bates]

Hypoglykämie

U. Woenckhaus

Definition

Die Hypoglykämie ist nicht nur durch einen erniedrigten Blutzuckerspiegel definiert. Vielmehr müssen auch sympathikoadrenale und neuroglykopenische Symptome bei niedrigen Plasma- oder Serumglukosespiegeln (in der Regel < 50 mg/dl) vorhanden sein und die Symptome ❶ mit Anheben des BZ-Spiegels verschwinden (**Whipple-Trias**).

Anamnese

Um die Diagnose zu sichern, werden **adrenerge** (z. B. Blässe) [sympathocholinerge (z.B. Schwitzen)] und **neuroglykopenische** (z. B. Müdigkeit) Symptome erfasst ❶.

Ca. ²/₃ der Fälle sind mit einem medikamentös behandelten **Diabetes mellitus** (Typ 1 oder 2) ❷ assoziiert.

Bei jeder Hypoglykämie muss die gesamte **Begleitmedikation** ❸ erfragt werden, da eine Vielzahl von Präparaten (Betablocker, ACE-Hemmer, Sulfonamide, Salicylate etc.) Hypoglykämien verursachen kann. **Alkohol** ❸ kann mit einer Latenz von mehreren Stunden zu Unterzuckerungen führen.

Auch schwere, insbesondere akute **Lebererkrankungen** kommen als Ursache in Frage. Typische andere **schwere Begleiterkrankungen** ❹ bei Hypoglykämie sind **Niereninsuffizienz** und **Sepsis.** Daneben können große **extrapankreatische Tumoren** ❺ zu Hypoglykämien führen.

Differenzialdiagnostisch hilfreich ist die zeitliche Korrelation der Hypoglykämie zur Nahrungsaufnahme. Per definitionem tritt eine **postprandiale Hypoglykämie** ❻ innerhalb von 5 h nach Nahrungszufuhr auf. Eine **Nüchternhypoglykämie** ❼ manifestiert sich dagegen mehr als 5 h nach einer Mahlzeit.

Untersuchungen

Um die postprandiale Hypoglykämie abzuklären, sollte bei nicht bekanntem Diabetes mellitus, ein **Standard-OGTT** ❽ durchgeführt werden. Denn bei pathologischer Glukosetoleranz bzw. in der **Frühphase eines Diabetes mellitus** kann eine verstärkte Insulinantwort auf den starken Glukoseanstieg Hypoglykämien verursachen.

Die nosologische Entität der „funktionell idiopathischen" oder **„reaktiven" postprandialen Hypoglykämie** ist derzeit umstritten, da die Testergebnisse im 5-h-OGTT ❾ häufig schlecht reproduzierbar sind und meist keine neuroglykopenische Symptomatik ❶ auftritt. Vermutlich handelt es sich eher um Symptome der überempfindlichen Adrenalinantwort auf fallende Glukosespiegel.

Der eher seltene Mangel an kontrainsulinären Hormonen kann durch **adrenale** oder **hypophysäre Insuffizienz** entstehen und wird durch entsprechende endokrinologische Testverfahren näher spezifiziert ❿.

Sind alle genannten Ursachen der Hypoglykämie ausgeschlossen, wird der Insulinspiegel ⓫ zusammen mit C-Peptid bei einem BZ < 50 mg/dl gemessen und gleichzeitig eine toxikologische Untersuchung auf Sulfonylharnstoffe (SH) veranlasst. Tritt ein derartig niedriger BZ spontan nicht auf, ist hierfür die Provokation mittels **Hungerversuch** (max. 72 h) Methode der Wahl.

Bei nachgewiesenem Hyperinsulinismus weisen **Insulin-AK** ⓬ auf eine **autoimmune Hypoglykämie** hin. Eine **Hypoglycaemia factitia** liegt immer dann vor, wenn der SH-Nachweis entgegen den anamnestischen Angaben positiv ist oder der bezogen auf den BZ zu hohe Insulinspiegel mit einem supprimierten C-Peptid ⓭ einhergeht. Steht hinter dem Hyperinsulinismus dagegen das sehr seltene **Insulinom,** ist auch der C-Peptidspiegel gleichsinnig erhöht ⓮ und der SH-Nachweis negativ. In diesem Fall schließen sich bildgebende Verfahren ⓯ an.

Differenzialdiagnosen

Ursachen von Hypoglykämie		
Mögliche Erkrankungen	Häufigkeit	Weiterführende Untersuchungen
medikamentös behandelter D. m. Typ 1 oder 2	+++	Anamnese
Frühform D. m. Typ 2	+	Standard-OGTT
medikamentinduziert (außer Insulin oder OAD)	++	Anamnese
alkoholinduziert	++	Anamnese, Alkoholspiegel
schwere Erkrankung von Leber oder Niere, Sepsis	+	Anamnese
extrapankreatischer Tumor	(+)	Anamnese, IGF-2
Insulinom	(+)	Hungerversuch mit Bestimmung von BZ, Insulin, C-Peptid, SH
autoimmune Hypoglykämie	(+)	Insulin, Insulin-AK
Hypoglycaemia factitia	+	BZ, Insulin, C-Peptid, SH (ggf. im Hungerversuch)
Nebennierenrindeninsuffizienz	(+)	Kortisol, ACTH, Synacthentest
Hypophysenvorderlappeninsuffizienz	(+)	Prolaktin, IGF-1, eventuell kombinierter Hypophysentest, eventuell MRT
Tumorhypoglykämie	(+)	Anamnese

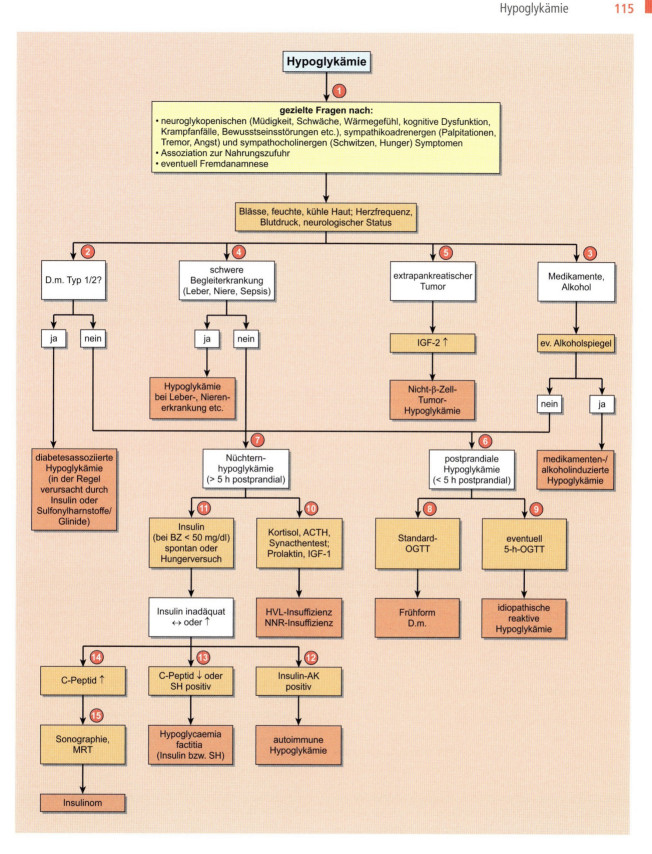

C. Bollheimer
Hypogonadismus

Definition

Hypogonadismus beim Mann bedeutet eine Funktionsstörung innerhalb der hypothalamo-hypophysär-testikulären Achse, die zu einer unzureichenden Testosteronproduktion in den Leydig-Zellen (LH-abhängig) und/oder einer gestörten Spermatogenese in den Sertoli-Zellen (FSH-abhängig) führt. Je nach Ort der Schädigung unterscheidet man zwischen **primärem** (Hoden), **sekundärem** (Hypophyse) und **tertiärem Hypogonadismus** (Hypothalamus/ZNS). Weiterhin ist eine Einteilung in einen prä- und einen postpubertär aufgetretenen Hypogonadismus möglich.

Zum Hypogonadismus des Mannes mit nur isoliert gestörter Spermatogenese ➤ Kap. Infertilität und zum Hypogonadismus der Frau ➤ Kap. Zyklusstörungen.

Anamnese

Als Einstieg eignen sich Fragen nach **Rasurfrequenz** und **körperlicher Leistungsschwäche.** Genauere Hinweise auf einen postpubertär aufgetretenen Hypogonadismus ergibt die detaillierte **Sexualanamnese** (u. a. Abnahme der Libido, verminderte Erektionsfähigkeit). **Grunderkrankungen** sowie eine erworbene Anorchie müssen im Hinblick auf einen primären Hypogonadismus ebenfalls bedacht werden. Wichtig ist auch die **Medikamentenanamnese** (Anabolika!). Als klinische Zeichen für einen verdrängenden Prozess im hypothalamo-hypophysären Bereich mit sekundärem Hypogonadismus gelten **Kopfschmerzen** und/oder eine Gesichtsfeldeinschränkung mit (klassisch) **bitemporaler Hemianopsie** ❶.

Untersuchungen

Typische **klinische Zeichen** des männlichen Androgenmangels sind neben einem gering ausgeprägten Bartwuchs eine schüttere Körper- und Schambehaarung, eine gerade Stirn-Haar-Grenze (d. h. keine „Geheimratsecken") sowie eine weibliche (hüftbetonte) Fettverteilung mit möglicher Gynäkomastie ❷. Bei V. a. einen präpubertär aufgetretenen Hypogonadismus ist auf **unterentwickelte Hoden** (Größenzunahme der Hoden > 3 ml spätestens bis zum 15. Geburtstag) und einen **eunuchoiden Hochwuchs** ([Armspannweite] > [Körperhöhe + 5 cm], Verhältnis Oberlänge [Symphyse-Scheitel] zu Unterlänge [Boden-Symphyse] < 0,84) zu achten ❸.

Ein erniedrigter Wert des morgens (zwischen 7:00 und 11:00 Uhr) im Serum gemessenen **Gesamttestosterons** (< 300 ng/dl bzw. 10,4 nmol/l) bestätigt den Hypogonadismus, wobei zur genaueren Bestimmung des freien – biologisch aktiven – Testosterons entweder noch zusätzlich Sexualhormonbindendes Globulin (SHBG) und Albumin gemessen werden oder gleich ein spezifischer Test auf freies Testosteron (allerdings fehlerbehaftet) durchgeführt wird ❹. Die Bestimmung der **Gonadotropine** ❺ ermöglicht eine Abgrenzung des **primären** ❻ vom **sekundären** bzw. **tertiären** Hypogonadismus. Ein **Stimulationstest mit GnRH** ❼ überprüft die **hypophysäre Funktion,** physiologisch ist ein Anstieg 30 Minuten nach GnRH-Gabe von LH auf das 2- bis 4-Fache und von FSH auf das 1,5- bis 2-Fache. Trifft dies nicht zu, ist von einem sekundären ❽ Hypogonadismus auszugehen. Ein normaler Anstieg der Gonadotropine lässt dagegen qua Ausschlussdiagnostik auf einen tertiären Hypogonadismus ❾ schließen.

Differenzialdiagnosen

Ursachen von Hypogonadismus		
Mögliche Erkrankungen	Häufigkeit	Weiterführende Untersuchungen
primärer Hypogonadismus		
• präpubertär/Klinefelter-Syndrom	++	klinische Untersuchung, Karyotypisierung
• postpubertär/erworbene Anorchie	+++	genaue Anamnese hinsichtlich Traumata, Voroperationen, Radiochemotherapie
sekundärer/tertiärer Hypogonadismus		
• infiltrative oder verdrängende Hypophysenprozesse		Bildgebung, Austestung der anderen Hypophysenachsen (beim Prolaktinom ist i. d. R. die funktionelle Inhibition der GnRH-Sekretion [tertiärer Hypogonadismus] wichtiger als lokale Verdrängung [sekundärer Hypogonadismus])
– präpubertär/Kraniopharyngeom (➤ Abb. 1)	+	
– postpubertär/Prolaktinom	++	
Medikamente/Anabolika	+++	Anamnese
• präpubertär/Syndrome – Kallmann-Syndrom – idiopathischer hypogonadotroper Hypogonadismus (IHH) – Prader-Willi-Syndrom	(+)	phänotypische Stigmata, Hyposmie beim Kallmann-Syndrom, Spezialdiagnostik
Hypogonadismus bei • Leberzirrhose • chronischer Niereninsuffizienz • Diabetes mellitus	+++	Anamnese (der Hypogonadismus bei schweren Grunderkrankungen ist häufig tertiär, seltener aber auch primär bedingt)

Hypogonadismus

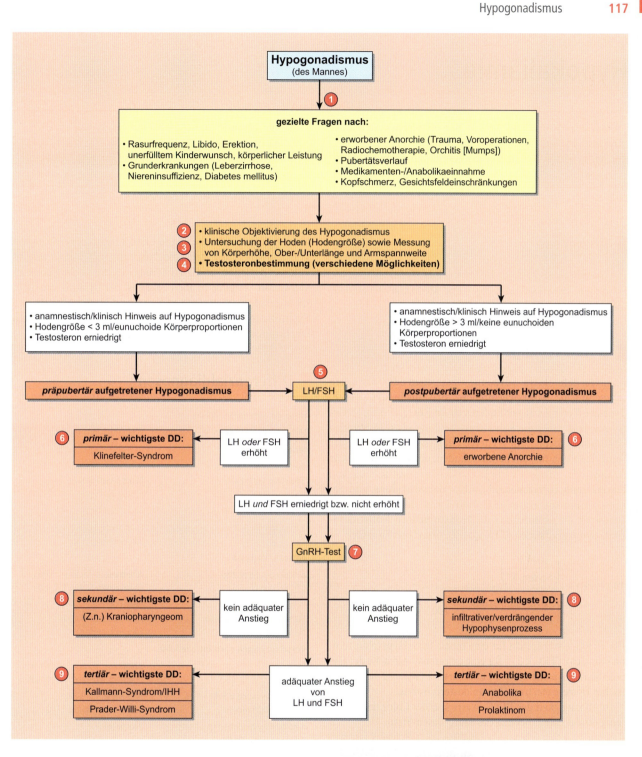

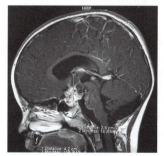

Abb. 1 Kraniopharyngeom. Typische Ursache eines präpubertären sekundären Hypogonadismus.

R. Brunkhorst

Hypokaliämie

Definition

Von einer Hypokaliämie spricht man bei Serumwerten unter 3,5 mmol/l. Sie lässt sich klassifizieren als:
- leicht: Serum-Kalium 3 – 3,5 mmol/l, Ganzkörper-Kaliumdefizit 130 – 300 mmol/l
- mäßig: Serum-Kalium 2,5 – 3,0 mmol/l, Ganzkörper-Kaliumdefizit 300 – 500 mmol/l
- schwer: Serum-Kalium < 2,5 mmol/l, Ganzkörper-Kaliumdefizit > 500 mmol.

Anamnese

Die überwiegende Zahl der Ursachen einer Hypokaliämie, wie Erbrechen, Diarrhö, Essstörungen und Medikamenteneinnahme sind anamnestisch eruierbar ❶.

Untersuchungen

Klinische Befunde wie Adynamie, Obstipation oder sehr selten abgeschwächte Muskeleigenreflexe sind uncharakteristisch. Typische Veränderungen finden sich im EKG (➤ Abb. 1). Gegebenenfalls muss die Kaliumausscheidung über 24 Stunden bestimmt werden ❷. Im Weiteren erfolgen eine Erfassung des Säure-Basen-Status, um herauszufinden, ob eine metabolische Azidose oder Alkalose vorliegt ❸, oder eine Bestimmung von Plasma- und Urinosmolarität, Chloridausscheidung und Serum-Natriumkonzentration ❹. Hilfreich bei der Differenzialdiagnose ist die Bestimmung des **transtubulären Kaliumkonzentrationsgradienten (TTKG)**. Die Formel hierfür lautet:

$$\text{TTKG (\%)} = \frac{\left(\dfrac{\text{Urin-K}^+}{\text{Serum-K}^+}\right)}{\left(\dfrac{\text{Urinosmolarität}}{\text{Serumosmolarität}}\right)} \times 100$$

Ein TTKG > 4 ❺ spricht für eine renale (z. B. Hyperaldosteronismus), ein TTKG < 2 ❻ für eine extrarenale Ursache der Hypokaliämie, Ausnahme (➤ Flowchart): TTKG < 2 bei osmotischer Diurese etc. trotz Hyperaldosteronismus.

In Abhängigkeit des TTKG-Werts und der Chloridausscheidung erfolgt eine Erhebung des Säure-Basen-Status ❼.

Seltene Ursachen der Hypokaliämie

Das **Bartter-Syndrom** ❽ wird autosomal rezessiv oder autosomal dominant vererbt. Durch eine Störung der Rückresorption von Natriumionen entsteht ein hyperrenämischer Aldosteronismus. Wegweisend sind die hohen Urinchloride. Das **Liddle-Syndrom** ❾ ist durch eine Hypertonie charakterisiert. Durch eine genetische Mutation kommt es zu einer übermäßig gesteigerten Natriumrückresorption in der Niere. Dies hat einen renalen Kaliumverlust und eine metabolische Alkalose zur Folge.

Bei den vier Typen der **renal-tubulären Azidose** (RTA) ❿ handelt es sich um angeborene tubuläre Funktionsstörungen. Von klinischer Relevanz sind Natrium- und Kaliumverlust, Volumendepletion und Aktivierung des Renin-Angiotensin-Aldosteron-Systems. In allen Fällen ist der Urin-ph stets über 5,8 angehoben. Weitere Symptome sind Nephrolithiasis und Nephrokalzinose (RTA Typ 1), Osteoporose, Osteomalazie und Wachstumsstörungen (RTA Typ 2).

Differenzialdiagnosen

Ursachen einer Hypokaliämie		
Mögliche Erkrankungen	Häufigkeit	Weiterführende Untersuchungen
renale Verluste		
medikamenteninduziert (Diuretika, Kortikoide)	+++	Anamnese, Urinkalium, Säure-Basen-Status, TTKG
primärer und sekundärer Hyperaldosteronismus	+	Urinkalium, TTKG, Säure-Basen-Status
osmotische Diurese	+	Urinkalium, TTKG, Säure-Basen-Status
enterale Verluste		
anhaltendes Erbrechen	+	Anamnese, Urinkalium, TTKG, Säure-Basen-Status, Chloridausscheidung
Diarrhö, chronischer Laxanzienabusus	+++	Anamnese, Urinkalium, Säure-Basen-Status
Verschiebungen nach intrazellulär		
Ileus	++	Anamnese, Röntgen Abdomenübersicht, Abdomensonographie
Insulinbehandlung bei diabetischer Ketoazidose	+	Anamnese, Urinkalium, Säure-Basen-Status, TTKG
medikamenteninduziert (β_2-Agonisten, Theophylline)	+	Anamnese
mangelnde Zufuhr		
Anorexia nervosa	+	Anamnese
Alkoholismus	++	Anamnese
seltene Ursachen		
Bartter-Syndrom	(+)	Urinkalium, TTKG, Säure-Basen-Status
Liddle-Syndrom	(+)	Urinkalium, TTKG, Säure-Basen-Status
RTA	(+)	Urinkalium, TTKG, Säure-Basen-Status

Hypokaliämie

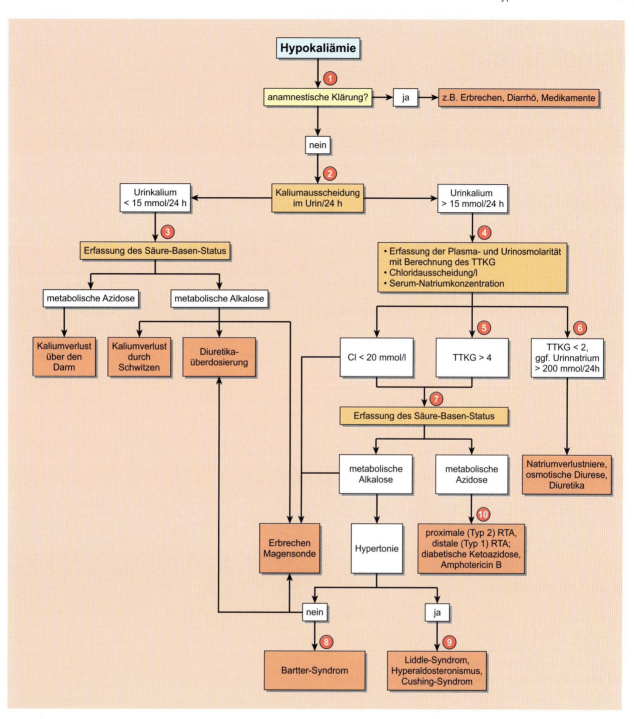

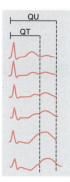

Abb. 1 Zeichen der zunehmenden Hypokaliämie im EKG. T-Abflachung bzw. präterminale Negativierung, Überhöhung der U-Welle (häufig höher als T), manchmal TU-Verschmelzungswelle (ausgeprägte Hypokaliämie), scheinbare QT-Verlängerung, da versehentlich die QU-Zeit gemessen wird, Neigung zu Herzrhythmusstörungen (Extrasystolen).

J. Seufert, K. Wollersen

Hypokalzämie

Definition

Eine Hypokalzämie liegt vor, wenn das Gesamtkalzium im Serum < 2,2 mmol/l (Normbereich 2,2–2,65 mmol/l) oder das ionisierte Kalzium ❶ < 1,1 mmol/l (Normbereich 1,1–1,35 mmol/l) betragen.

Anamnese

Häufigste Ursachen einer Hypokalzämie sind ➤ Hypoparathyreoidismus, Vitamin-D-Mangel ❺, medikamenteninduzierte Hypokalzämie ❹ und Malabsorptionssyndrome.

Eine Hypokalzämie kann asymptomatisch verlaufen und ist häufig ein **Zufallsbefund** bei der Bestimmung von Elektrolyten in der Routineuntersuchung. Zeichen der **symptomatischen Hypokalzämie** ist die gesteigerte neuromuskuläre Erregbarkeit.

Leichte Anzeichen können perioral und an Händen und Füßen betonte ➤ **Parästhesien** sein. Die **Tetanie** (➤ Abb. 1) stellt das klinische Leitsymptom bei der symptomatischen Hypokalzämie dar. Sie äußert sich im Extremfall als Krampfanfall bei erhaltenem Bewusstsein mit Spasmen der Hände und Füße (Karpopedalspasmen), Stimmritzenkrampf und Fischmaulstellung. Im Extremfall kann es zu Herzinsuffizienz und Asystolie kommen. Bei länger bestehender Hypokalzämie können auch psychische Symptome wie Verstimmtheit, Depression oder Angstzustände auftreten. Bei Normokalzämie und Tetanie liegt zumeist ein **Hyperventilationssyndrom** vor (Störung der Verteilung des Kalziums zwischen Extrazellularvolumen und Gewebe).

Untersuchungen

Es ist auf Symptome möglicher zugrunde liegender Erkrankungen zu achten: klinische Zeichen der Niereninsuffizienz, Halsnarbe nach Schilddrüsenoperation ❷, Mangel an Sonnenlicht (z. B. komplett verschleierte Frauen).
- **Chvostek-Zeichen:** Beim Beklopfen des N. facialis im Bereich der Wange werden im positiven Fall Zuckungen der gesamten mimischen Muskulatur ausgelöst.
- **Trousseau-Zeichen:** Nach Anlegen einer Blutdruckmanschette am Arm (oberhalb des systolischen Werts für drei Minuten) kommt es im positiven Fall zur Pfötchenstellung.

Technische Untersuchungen:
- Labormedizinische Untersuchungen mit Bestimmung von: Kreatinin (Nierenfunktion), Albumin (Malassimilation), Parathormon ❸ (Hypoparathyreoidismus), Calcitriol und Metaboliten ❻ (Vitamin-D-Mangel), Magnesium und Phosphat ❸ ❼, Pankreasenzymen ❽, Kalzium im Urin ❾.
- EKG: QT-Zeit-Verlängerung.
- Stuhlgewicht, Endoskopie ❼.

Differenzialdiagnosen

Ursachen einer Hypokalzämie		
Mögliche Erkrankungen	Häufigkeit	Weiterführende Untersuchungen
Medikamente	++++	Medikamentenanamnese (Schleifendiuretika) eventuell Serumspiegelbestimmung
Mangel an Vitamin D bei Niereninsuffizienz, Rachitis, Mangel an Sonnenlicht	+++	Anamnese, Bestimmung von Kreatinin, 25-(OH)-Vitamin-D_3 und 1,25-(OH)$_2$-Vitamin-D_3, iPTH
Hypoparathyreoidismus nach Thyreoidektomie, Parathyreoidektomie, Autoimmunerkrankung	+++	Anamnese, körperliche Untersuchung, iPTH, evtl. Sonographie
Malassimilation bei verminderter enteraler Resorption (chronisch entzündliche Darmerkrankungen, Sprue) von Kalzium, Vitamin D_3	+++	Anamnese (Diarrhö), Gewichtsabnahme, Blutbild, Endoskopie
erhöhter Kalziumverbrauch in Pubertät, Schwangerschaft	++	Anamnese, Bestimmung von 25-(OH)-Vitamin-D_3 und 1,25-(OH)$_2$-Vitamin-D_3
Verteilungsstörungen bei Alkalose (Hyperventilation), Sepsis, Verbrennung, akute Pankreatitis (mit Kalzifikation)	++	Anamnese, Blutgasanalyse, Lipase, Sonographie
Hypomagnesiämie (gestörte Parathormonsekretion)	++	Magnesium, Parathormon
Überproduktion von Kalzitonin bei medullärem Schilddrüsenkarzinom	+	Anamnese, körperliche Untersuchung, Kalzitonin, CEA, Pentagastrintest, Schilddrüsensonographie
(Pseudo-) Hypoparathyreoidismus	(+)	Familienanamnese, cAMP im Urin
idiopathischer Hypoparathyreoidismus	(+)	Familienanamnese, Serum-Phosphat, Kalzium im Serum, iPTH, Kalzium im Urin, Antikörper gegen den „calcium sensing"-Rezeptor

Hypokalzämie

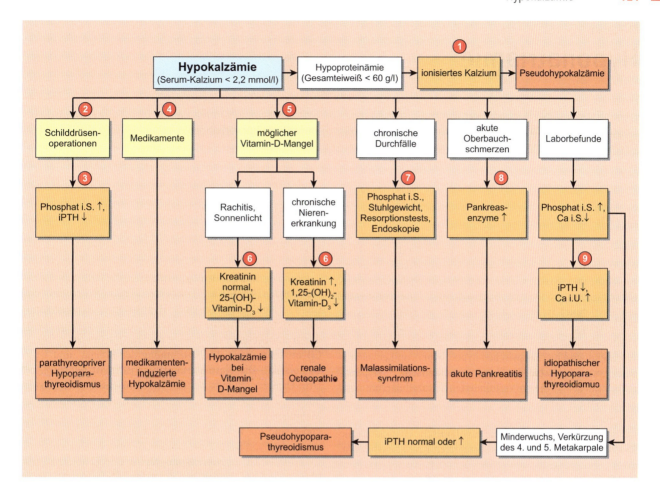

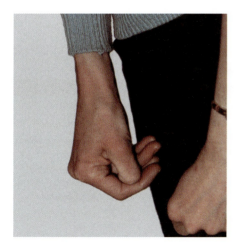

Abb. 1 Pfötchenstellung der Hände bei Tetanie bei Hypokalzämie [Pickard].

M. Nebel
Hyponatriämie

Definition

Eine Hyponatriämie liegt bei einer Serum-Natriumkonzentration < **135 mmol/l** vor und ist die häufigste Elektrolytstörung bei Intensivpatienten. Sie kann zu gravierenden neurologischen Symptomen führen und ist mit hoher Morbidität sowie Mortalität verbunden.

Anamnese ❶

Hyponatriämie bedeutet bei fast allen Patienten die Retention von Wasser, ausgelöst durch eine Imbalance zwischen Wasseraufnahme und -ausscheidung, die unterschiedliche **Osmolarität** ermöglicht die weitere Differenzierung. Eine **hypoosmolare** (hypotone) Hyponatriämie ❺ kann als Folge vielfacher Erkrankungen auftreten und findet sich bei 15–20 % der hospitalisierten Patienten. Dem aktuellen Flüssigkeitsstatus entsprechend wird hierbei zwischen hypo-, hyper- und euvolämischer Form unterschieden. Eine **hypovolämische** ❼ Hyponatriämie mit der Folge eines verminderten Extrazellulärvolumens findet sich bei Erbrechen, Durchfall, starkem Schwitzen, Verbrennungen, Pankreatitis und renalem Flüssigkeitsverlust sowie unter Diuretikatherapie. Die **euvolämische** Hyponatriämie ❽ tritt auf bei endokrinen und zerebralen Krankheitsbildern, unter Thiazidmedikation, bei Schwartz-Bartter-Syndrom (SIADH = Syndrom der inadäquaten ADH-Sekretion), nach operativen Eingriffen, unter bestimmten Medikamenten und bei „Wasserintoxikation". Die **hypervolämische** Hyponatriämie ❾ ist die häufigste Form und wird bei Herzinsuffizienz, Leberzirrhose, Niereninsuffizienz oder nephrotischem Syndrom gesehen.

Zur **hyperosmolaren** (hypertonen) Hyponatriämie ❹ kommt es bei Hyperglykämie oder Infusion hypertoner Lösungen. Eine **normosmolare** Hyponatriämie ❻ kann bei Patienten nach Prostataresektion auftreten, die normosmolare, aber natriumfreie Sorbitol-Spüllösung erhalten haben. Die **Pseudohyponatriämie** (normosmolar) ist ein Laborartefakt bei Hyperlipidämie und Hyperproteinämie, wenn die Natriummessung mit einem Flammenphotometer statt mit einer ionenselektiven Sonde erfolgt.

Untersuchungen

Bei der **körperlichen Untersuchung** ❷ finden sich neben Zeichen der jeweiligen Grunderkrankung bei Hypovolämie eine Exsikkose mit reduziertem Hautturgor und reduzierter Füllung der Jugularvenen oder bei Hypervolämie periphere Ödeme, Aszites und Pleuraerguss. Man unterscheidet zwischen **akuter** und **chronischer** (< bzw. > 48 h bestehender) **Hyponatriämie.** Symptome sind durch das hypoosmolar ausgelöste Hirnödem bedingter Kopfschmerz, Übelkeit, Erbrechen, Kollaps, Lethargie, Muskelkrämpfe, Anorexie, Unruhe und Desorientiertheit.

Eine schwere, akute Hyponatriämie bei Serum-Natrium < 120 mmol/l kann zu Atemstillstand, Krampfanfall, Temperaturregulationsstörungen, Koma und letztendlich zum Tod führen.

Grundlegende **Labordiagnostik** ❸ ist die Bestimmung von Elektrolyten (Na, K, Ca, Cl) im Serum, Harnstoff, Kreatinin und Glukose zum Nachweis einer Hypovolämie, Hyperglykämie oder Niereninsuffizienz. Die weitere Differenzierung erfolgt durch eine Blutgasanalyse sowie die Elektrolytmessung (Na, K, Cl) im Urin sowie die Bestimmung der Plasma- und Urin-Osmolarität. Die Plasma-Osmolarität ist meist reduziert, die Urin-Osmolarität hilft bei der Differenzierung zwischen erhöhter ADH-Sekretion (> 100 mosmol/l) und Polydipsie oder Malnutrition (< 100 mosmol/l). Zur weiteren Differenzialdiagnose sind die Bestimmung der Schilddrüsenfunktion sowie die Analyse von Harnsäure, Lipiden, Gesamtprotein und Kortisol erforderlich ❿. **Nierensonographie** und **Echokardiographie** sowie **EKG** ermöglichen die weitere Differenzialdiagnose renaler oder kardialer Erkrankungen ❿.

Differenzialdiagnosen

Ursachen von Hyponatriämie		
Mögliche Erkrankungen	Häufigkeit	Weiterführende Untersuchungen
Thiazidtherapie	+++	Medikamentenanamnese
Niereninsuffizienz	+++	BGA, Retentionswerte
postoperativer Zustand	+++	Flüssigkeitsbilanzierung, ZVD-Messung, Elektrolytstatus
SIADH	+++	Medikamentenanamnese, Malignomausschluss, Abklärung neurologischer/psychiatrischer Erkrankungen
Polydipsie	+	psychiatrisches Konsil
Marathon-Teilnehmer	+	

Hyponatriämie

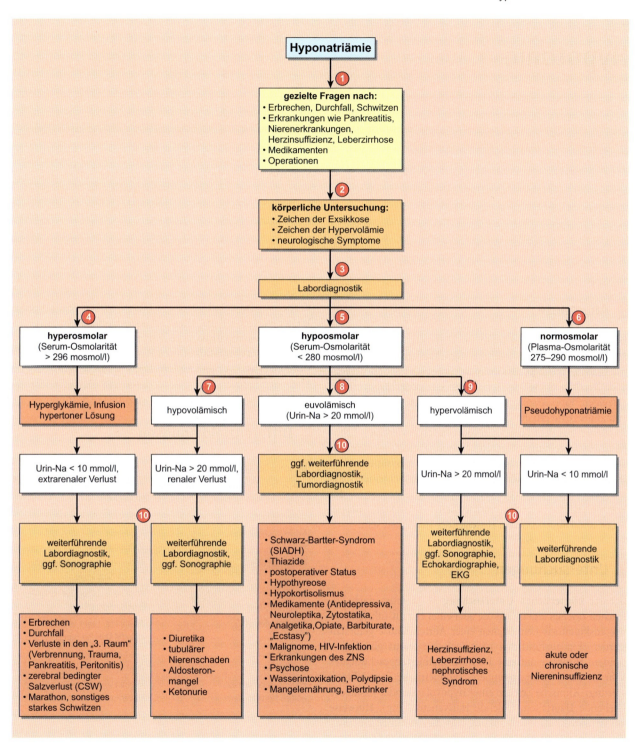

R. Brunkhorst

Hypotonie

Definition

Die arterielle Hypotonie ist definiert als systolischer Blutdruck unter 100–105 mmHg, Krankheitsbedeutung hat sie aber nur, wenn sie mit Symptomen einhergeht.

Bei einer **orthostatischen Hypotonie** (auch posturale Hypotonie) ❶ handelt es sich um einen symptomatischen Blutdruckabfall durch Umverteilung des Blutes in stehender Position.

Der Krankheitswert einer Hypotonie kann sehr gering sein (z. B. orthostatische Hypotonie bei jungen Frauen), sie kann aber auch Anzeichen einer lebensgefährlichen Erkrankung (z. B. Sepsis) sein. Am häufigsten ist die orthostatische Hypotonie in idiopathischer Form. Man kann zwischen der orthostatischen Hypotonie und einer **Hypotonie, die klinische Symptome auch im Liegen verursacht** ❷, unterscheiden, gelegentlich ist die orthostatische Hypotonie jedoch erstes Zeichen einer Hypotonie, die später auch im Liegen Symptome machen kann.

Anamnese

Die Anamneseerhebung sollte vor allem die Medikation berücksichtigen. Sie kann weitere zugrunde liegende Faktoren wie Diabetes mellitus, Parkinson-Syndrom oder andere ursächliche Mechanismen wie Herzinsuffizienz oder Hypovolämie aufzeigen. Eine Assoziation der Beschwerden zur Nahrungsaufnahme (Umverteilung des Bluts in die Splachnicus-Gefäße), Aufstehen aus dem Liegen am Morgen (Hypovolämie), Erhöhung der Umgebungstemperatur (Vasodilatation) oder körperliche Tätigkeiten sollten berücksichtigt werden. **Symptome** der Orthostasereaktionen können Benommenheit (Schwindel), Erschöpfung oder Müdigkeit, Störung des Denkprozesses, der Konzentration, Verschwommensehen, Zittrigkeit, Blässe, Angst und Palpitationen in absteigender Häufigkeit sein.

Untersuchungen

Bei der **körperlichen Untersuchung** ❸ ❽ muss nach klinischen Zeichen einer Varikose oder einer Herzinsuffizienz sowie auskultatorischen Zeichen einer Aortenstenose geforscht werden. Ein ausführlicher neurologischer Status gibt insbesondere Hinweise auf eine Polyneuropathie (abgeschwächtes Vibrationsempfinden, periphere, symmetrische Sensibilitätsstörung). Klinische Zeichen einer Hypovolämie oder Exsikkose (stehende Hautfalten, fehlende Halsvenenfüllung), Hinweise auf kardiovaskuläre Erkrankung (Ödeme, Pulsunregelmäßigkeiten), Infektionserkrankungen und endokrine Erkrankungen, gilt es zu beachten.

Zu den **Basisuntersuchungen** zählen z. B. Laboranalysen, Sono- oder Echokardiographie ❸. Unter dem **Schellong-Test** (> Abb. 2) versteht man wiederholte Blutdruck- und Pulsmessung für 10 Minuten im Liegen, dann direkt nach dem Aufstehen für weitere 10 Minuten ❹. Fällt der systolische Blutdruck um mehr als 20 mmHg im Stehen ab, werden drei Formen der Hypotonie unterschieden:

Die **sympathikotone Reaktion** ❺ findet sich als harmlose Variante bei z. B. jungen Frauen und asthenisch leptosomem Körperbau, Immobilisation und Infekte wirken begünstigend. Weiter wird sie z. B. im Alter besonders häufig beobachtet.

Die **hyposympathikotone Form** ❻ kann ein Übergangsstadium zur **asympathikotonen Hypotonie** ❼ (> Abb. 1) darstellen. Bei letzterer sind weitergehende spezielle neurologische Methoden indiziert, z. B. die Herzfrequenzvariabilität oder die pharmakologische Barorezeptorensensitivitätsprüfung ❽.

Differenzialdiagnosen

Ursachen für eine Hypotonie		
Mögliche Erkrankungen	Häufigkeit	Weiterführende Untersuchungen und Befunde
Hypovolämie	+++	Anamnese, Labor, Sonographie
Medikamentennebenwirkung	++	Anamnese, ggf. Labor, ggf. Schellong-Test
kardiovaskulär	++	Anamnese, Labor, Sonographie, Echokardiographie
endokrin	+	Anamnese, Labor, Sonographie, Echokardiographie
Infektion, Sepsis	++	Anamnese, Labor, mikrobiologische Untersuchung
schwere venöse Insuffizienz	+	Anamnese, Schellong-Test, venöser Fluss
Erkrankungen des autonomen Nervensystems	(+)	Anamnese, Schellong-Test, spezifische Funktionsuntersuchungen

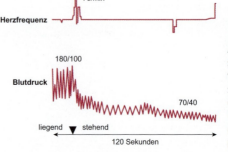

Abb. 1 Orthostatische Hypotonie (Abfall des systolischen und diastolischen Drucks) bei autonomer Neuropathie.

Hypotonie 125

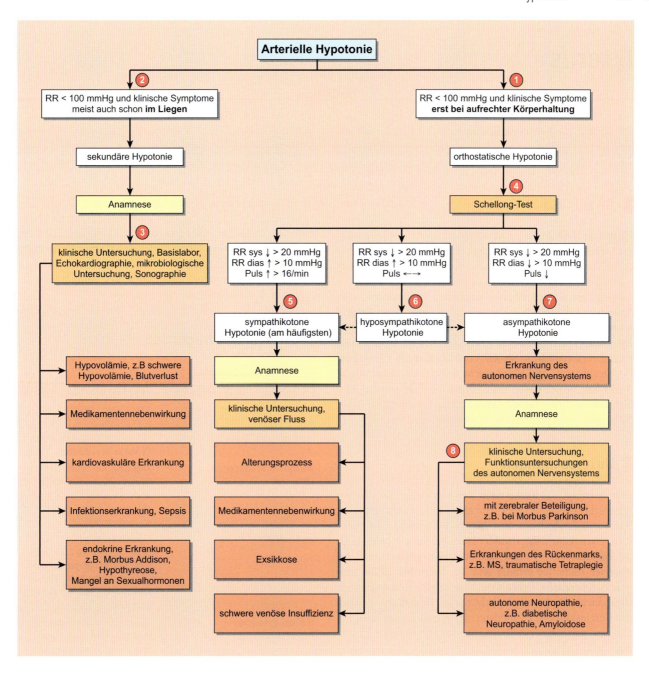

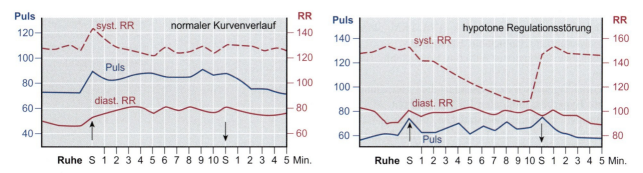

Abb. 2 Schellong-Test zum Nachweis einer hypotonen Regulationsstörung: Blutdruck und Pulsverhalten im zeitlichen Verlauf nach dem Wechsel aus liegender in die stehende Position. S = Sofortwert, syst. = systolisch, diast. = diastolisch [Roche].

P. Fickert, M. Trauner

Ikterus

Definition

Als Ikterus wird die Gelbfärbung von Skleren (> Abb. 1) und Haut durch vermehrte Bildung oder verminderte hepatische Ausscheidung von Bilirubin bezeichnet.

Anamnese

Fragen nach ❶ durchgemachter Virushepatitis, Alkoholkonsum, Drogenabusus, Familienanamnese hinsichtlich Lebererkrankungen wie Hämochromatose oder Morbus Wilson zielen darauf ab, eine **chronische Lebererkrankung** so weit wie möglich auszuschließen bzw. zu erkennen. Im Speziellen ist die Anamnese hinsichtlich Gallensteinleiden, operativem Eingriff im Bereich der Gallenwege, früherer Ikterusepisoden, Kolitisanamnese (Diarrhö), Reisen, Risikoverhalten für Übertragung einer Virushepatitis, kardialen Vorerkrankungen (Synkopen, Herzinsuffizienz) und Medikamenteneinnahme zu erweitern. Außerdem müssen abdominale Schmerzen (Schmerzcharakter und Lokalisation), Gallekoliken, Fieber, Schüttelfrost, acholische Stühle und Juckreiz abgefragt werden.

Untersuchungen

Primär erfolgt die **Suche nach Zeichen einer chronischen Lebererkrankung** ❷. Leber- und Milzgröße werden bestimmt. Positive Befunde legen eine bereits bestehende chronische Lebererkrankung nahe. **Dunkler Harn bei Ikterus** kann durch die Bilirubinurie bei Cholestase oder Hämoglobinurie ❸ bei massiver Hämolyse bedingt sein. Im Speziellen ist auf eine druckschmerzhafte Gallenblase oder Leber, Resistenzen im Oberbauch, extrahepatische Infektionen, Hämatome, Zeichen der Herzinsuffizienz (Beinödeme, Dys-, und Tachypnoe), Exantheme und schmerzhaft vergrößerte Lymphknoten zu achten.

Labor:
- Basis: ALAT, ASAT, γ-GT, Bilirubin konjugiert und unkonjugiert, alkalische Phosphatase, LDH
- erweitert: Hepatitismarker (HBsAG, HCV-RNS), immunpathologisches Serumprofil (AMA, ANA, LKM, SMA) und Hämolysemarker (Haptoglobin, Hämopexin)
- Harnanalyse: konjugiertes Bilirubin, Hämoglobin, Hämosiderin.

Differenzialdiagnostisch wegweisend ist die Unterteilung in ❸ **isolierte Hyperbilirubinämien** (Bilirubin erhöht, ALAT und γ-GT normal), ❹ **primär cholestatische** Zustände (γ-GT, konjugiertes Bilirubin, AP > ALAT) und ❺ **hepatitische** Zustandsbilder mit cholestatischer Komponente (ALAT > AP, γ-GT, Bilirubin).

Durch **Ultraschalluntersuchung** von Leber und ableitenden Gallenwegen erfolgt der Ausschluss einer Pfortader-, oder Lebervenenthrombose (Budd-Chiari-Syndrom) ❻ und der Ausschluss bzw. die Bestätigung einer mechanischen Cholestase. Bei möglicher inflammatorischer Cholestase sollte ein **Thorax-Röntgen** (Pneumonie?) und eine **Harnuntersuchung** (Harnwegsinfekt?) durchgeführt werden. Weiterführend ist gelegentlich die **Computertomographie des Abdomen**s notwendig (z. B. Nachweis einer Divertikulitis).

Differenzialdiagnosen

Ursachen für einen Ikterus		
Mögliche Erkrankungen	Häufigkeit	Weiterführende Untersuchungen
mechanische Cholestase durch Stein oder Tumor	++++	Sonographie, Computertomographie, EUS, MRCP, ERCP
sepsisinduzierte Cholestase	+++	CRP, Prokalzitonin, Blutkulturen, CT Thorax und Abdomen
medikamentös induzierte Cholestase	+	Anamnese (Antibiotika, NSAR, Paracetamol, Antiarrhythmika, Anabolika), Ausschlussdiagnose (d. h. normal weite Gallenwege in der Sonographie)
akute Hepatitis	+	Hepatitisserologie (A, B, C, D, E), HCV-PCR, EBV- und CMV-Serologie, immunpathologisches Serumprofil (ANA, LKM, SMA), kardiale Anamnese wie Synkope oder Blutdruckabfall?
akut-auf-chronisches Leberversagen	+++	Infektsuche (spontan bakterielle Peritonitis, Pneumonie, Harnwegsinfekt), Sonographie zum Ausschluss einer Pfortaderthrombose
postoperativer Ikterus	+	Ausschlussdiagnose, Transfusionsanamnese, Art des Eingriffs wegweisend in der Differenzialdiagnose (Z. n. Laparotomie – biliäres Problem; Z. n. kardialem Eingriff – ischämische Hepatitis)

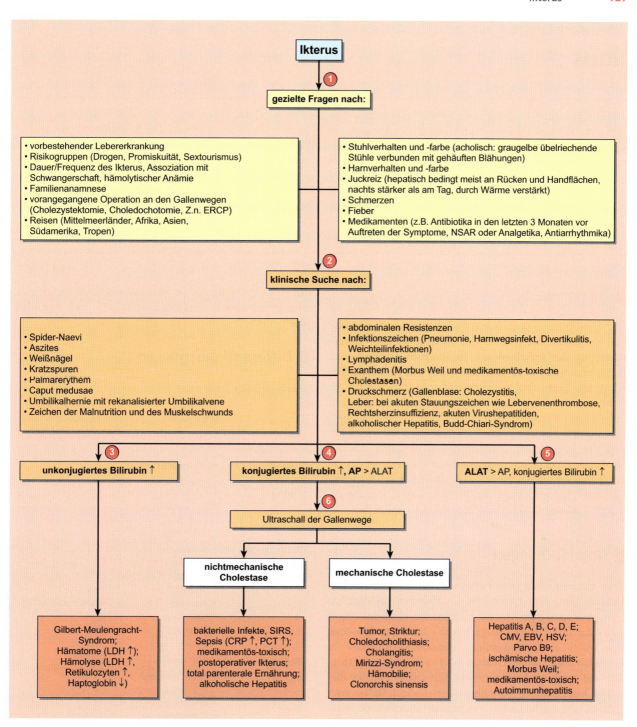

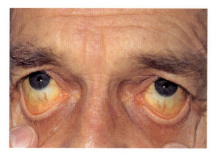

Abb. 1 Deutliche gelbe Verfärbung der Skleren. [Mir]

A. Stallmach, C. Schmidt

Ileus

Definition

Der Begriff „Ileus" bezeichnet eine teilweise oder vollständige Unterbrechung der Transportfunktion für den Darminhalt. Unterschieden wird zwischen mechanischem und paralytischem Ileus. Charakteristisch für den **mechanischen Ileus** ist eine Verlegung des Darmlumens von außen (Okklusion) oder von innen (Obturation). Der **Strangulationsileus** geht als eine Sonderform des mechanischen Ileus mit einer primären Durchblutungsstörung einher. Beim **paralytischen Ileus** findet sich kein Passagehindernis.

Weitere Einteilungen basieren auf der Lokalisation, Dünndarm- vs. Dickdarmileus, oder dem Patientenalter: Ileus beim Neugeborenen (Mekoniumileus), beim Kind und beim Erwachsenen.

Als **lebensbedrohliches Krankheitsbild** bedarf der Ileus im Allgemeinen einer sofortigen Krankenhauseinweisung und oft einer chirurgischen Intervention.

Anamnese

Bei Verdacht auf einen Ileus hilft die Erhebung der **Symptome** und **Vorgeschichte,** eine für die Therapie wichtige **Unterscheidung der verschiedenen Ileusformen** vorzunehmen. Das gelingt nicht immer, aber Entstehung und Verlauf der Beschwerden bieten doch meist ausreichende Hinweise für die Differenzialdiagnose. Fragen zur **Vorgeschichte** adressieren insbesondere Voroperationen, entzündliche Vorerkrankungen oder stumpfe Bauchtraumata. Bei **Symptomen** sollte nach Beginn der Beschwerden (allmählich oder plötzlich), Art der Schmerzen (kolikartig vs. mäßiger Dauerschmerz), Art des Erbrechens (langsam zunehmendes Überlauferbrechen vs. reflektorisches Erbrechen), Stuhl- und Windverhaltung, Oligurie, erhöhter Temperatur und Schüttelfrost gefragt werden ❶.

Untersuchungen

Beim **mechanischen Ileus** finden sich bei der **körperlichen Untersuchung** eine Asymmetrie des Abdomens, gelegentlich Darmsteifungen, typischerweise hochgestellte, klingende Darmgeräusche und „Druckspritzgeräusche". Beim **paralytischen Ileus** kommt es zur sogenannten „Totenstille im Abdomen" ❷. Ein **hoher Dünndarmverschluss** führt zu frühzeitigem Erbrechen mit den klinischen Zeichen des Flüssigkeitsverlustes; diese sind beim **distalen Verschluss** abgeschwächt, sodass gelegentlich erst die klinischen Zeichen der Durchwanderungsperitonitis wie hohes Fieber, bretthartes Abdomen, Zeichen des SIRS bzw. der Sepsis auffallen. In diesen Situationen ist in der Regel eine sofortige **Probelaparotomie** notwendig ❸.

Röntgen-Abdomenübersicht, Sonographie und **Labor** helfen ebenfalls, zwischen mechanischem und paralytischem Ileus zu unterscheiden ❹. Ist beim mechanischen Ileus keine sofortige Probelaparotomie notwendig, kann sowohl beim Dünndarm- (➤ Abb. 1) als auch beim Dickdarmileus eine **Gastrographin-Passage** ❺ durchgeführt werden. Ein positiver Befund weist auf eine Paralyse hin ❻, ein negativer Befund erfordert je nach Symptomatik eine frühzeitige **Probelaparotomie** ❼ oder spezielle Diagnostik ❽. Besteht ein paralytischer Ileus ❻, können eine **CT** ❾ oder bei Verdacht auf eine mesenteriale Ischämie ❿ eine sofortige **Probelaparotomie** bzw. eine **Angiographie** weiterhelfen.

Differenzialdiagnosen

Ursachen des Ileus		
Ileusform	Ursachen (Häufigkeit)	Weiterführende Untersuchungen (soweit im Flowchart nicht aufgeführt)
mechanischer Ileus		
Strangulationsileus (mit Störung der Blutzirkulation)	• inkarzerierte Hernien (+++) • Volvulus • Invagination (➤ Abb. 2) • Malrotation	
Obstruktion/Obturation (ohne Störung der Blutzirkulation)	• Briden (+++) • Tumoren (+++) • Adhäsionen (+++) • Gallensteine • Askariden • Koprostase • Stenosen • Atresie	• Sonographie • Stuhluntersuchungen
paralytischer/funktioneller Ileus		
metabolisch	• Elektrolytstörung (z. B. Hypokaliämie) • ketoazidotisches Coma diabeticum	
reflektorisch	• postoperativ (+++) • Koliken • Pankreatitis (+++) • Trauma • Myokardinfarkt • Apoplex	
nerval	• Querschnittslähmung • neurologische Erkrankungen	
infektiös-toxisch	• Peritonitis • Urämie • Pneumonie	

Ileus

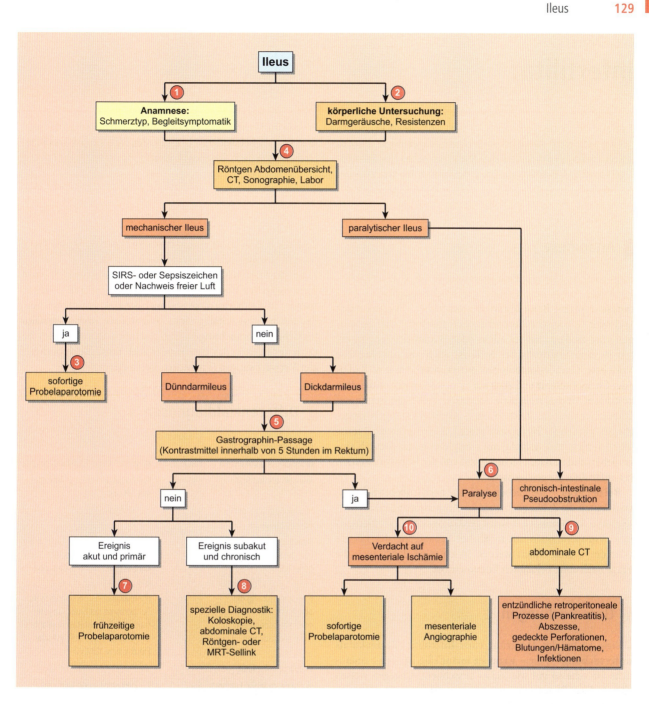

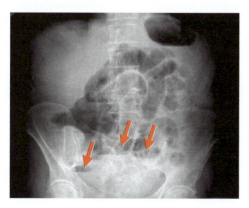

◂ **Abb. 1 Dünndarmileus** (Pfeile markieren Flüssigkeitsspiegel).

Abb. 2 Invagination im CT-Bild (Pfeil). [Neumann] ▸

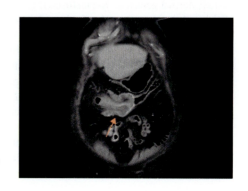

C. Bollheimer
Infertilität

Definition

Infertilität (Synonym: Sterilität) liegt vor, wenn bei einem Paar nach zwölf Monaten trotz regelmäßiger ungeschützter Kohabitationen (d. h. etwa zwei Mal pro Woche) eine Schwangerschaft ausgeblieben ist. Die Ursache liegt in etwa 20% der Fälle beim Mann allein, in etwa 40% bei der Frau allein und in etwa 25% bei beiden. Etwa 15% der Fälle einer Infertilität bleiben auch nach Diagnostik unklar.

Anamnese

Liegt nach eingehender **Paaranamnese** ❶ der V. a. eine Infertilität vor, muss eine weitere **geschlechtsspezifische Anamnese** erfolgen: **Beim Mann** ❷ sind frühere Erkrankungen und/oder urologische Voroperationen mit möglicher Schädigung des Hodens, Nebenhodens oder Ductus deferens zu erfragen. Von internistischer Seite ist auch auf onkologische Vor- bzw. Grunderkrankungen mit eventuellem Z. n. Radio- oder Chemotherapie und auch auf Symptome einer mitigierten zystischen Fibrose zu achten. Ansonsten sollte im Anamnesegespräch näher auf Zeichen eines Androgenmangels eingegangen werden (>Hypogonadismus). Androgenmangel muss nämlich nicht zwangsläufig mit einer Impotentia coeundi einhergehen und ist damit nicht a priori von der Begriffsdefinition der Infertilität ausgeschlossen.

Bei der Frau ❸ steht neben der Frage nach früheren Schwangerschaften die Zyklusanamnese (>Zyklusstörungen) im Mittelpunkt. Auch müssen frühere gynäkologische Erkrankungen bzw. Voroperationen mit möglicher Schädigung der Eileiter oder des Uterus eruiert werden. Wichtig ist dabei auch die Frage nach einer bekannten Endometriose.

Untersuchungen

Obligat ist bei der Abklärung einer Infertilität die **Ejakulatuntersuchung** ❹, die – wenn sie unauffällig ist – eine männliche Ursache so gut wie sicher ausschließt. Dagegen weisen eine A- bzw. Oligozoospermie (Spermatozoen $< 20 \times 10^6$/ml), eine Asthenozoospermie (< 50% der Spermatozoen mit adäquater Vorwärtsprogression) und/oder eine Teratozoospermie (< 15% normal geformte Spermatozoen) auf eine Störung der Hodenfunktion hin ❺ und erfordern die **Bestimmung von Testosteron, LH** und **FSH** ❻. Neben einem Androgenmangel (>Hypogonadismus) ❼ ist ein isoliert erhöhtes FSH bei zugleich normwertigem LH und Gesamttestosteron beweisend für eine isoliert gestörte testikuläre Spermatogenese ❽.

Ein vermindertes Ejakulatvolumen (normal 1,5 – 5 ml) und/oder veränderte Konzentrationen der Markersubstanzen für Prostata (saure Phosphatase, Zink, Zitrat) bzw. Samenbläschen (Fruktose) geben Anlass für eine **spezielle urologische Abklärung** hinsichtlich Funktion und Durchgängigkeit der ableitenden Samenwege (congenitale beidseitige Aplasie des Vas deferens [CBAVD] als eine Minimalform der zystischen Fibrose) und akzessorischen Geschlechtsdrüsen ❾.

Bei der Frau steht am Anfang die **Abklärung ovariell-endokrinologischer Ursachen** (>Zyklusstörungen und >Hirsutismus) ❿. Erst wenn diese und auch die Ejakulatuntersuchung des Partners unauffällig sind, sind weitere **invasiv-gynäkologische Untersuchungen** ⓫ hinsichtlich Störungen im Bereich der Eileiter, des Uterus oder auch hinsichtlich peritonealer Verwachsungen (Endometriose!) angezeigt.

Differenzialdiagnosen

Ursachen von Infertilität		
Mögliche Erkrankungen	Häufigkeit	Weiterführende Untersuchungen
männliche Infertilität	++	Ejakulatuntersuchung; Testosteron, LH und FSH
Hypogonadismus mit Androgenmangel ⓬	+	(>Hypogonadismus)
Hypogonadismus mit isoliert gestörter Spermatogenese ⓭	++	Anamnese hinsichtlich testikulärer Vorerkrankungen, Traumen, Varikozele; ggf. Y-Chromosom-Analyse
Funktionsstörung der ableitenden Samenwege oder akzessorischen Geschlechtsdrüsen ⓮	+	postejakulatorische Urinanalyse, Sonographie der Skrotalorgane, transrektale Prostatasonographie, CFTR-Genanalyse auf zystische Fibrose bzw. CBAVD
weibliche Infertilität	+++	
endokrin-ovarielle Faktoren ⓯	++	(>Zyklusstörungen und >Hirsutismus)
tubar-uterine Faktoren oder ⓰ peritoneale Verwachsungen	+	transvaginale Sonographie, Hysterosalpingographie, Laparoskopie
unklare Infertilität ⓱	++	Ausschlussdiagnose

Infertilität 131

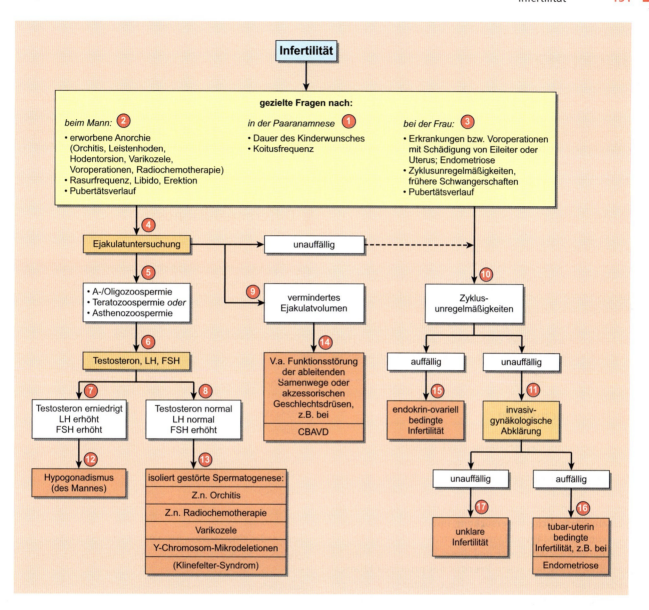

M. Kuhn, J. Pausch
Juckreiz

Definition

Juckreiz (Pruritus) ist eine von der Haut ausgehende, unangenehme Sinneswahrnehmung, die ein Bedürfnis einer mechanischen Reizantwort wie insbesondere **Kratzen,** aber auch Scheuern, Drücken u. Ä. auslöst.

Juckreiz ist ein **Warnsymptom** zum einen für lokale oder generalisierte **Hauterkrankungen** (65–78%) und zum anderen für verschiedene **systemische Erkrankungen** (22–35%).

Anamnese

Es sollten Stärke, Beginn, zeitlicher Verlauf, Qualität, Lokalisation und auslösende Faktoren (körperliche Anstrengung, Temperatur, Medikamente, Kontakt mit bestimmten Stoffen/Materialien/Räumen u. Ä.) dokumentiert werden. Auch dem Juckreiz vorausgehende Ereignisse sind zu erfragen ❶.

Ebenso ist die Erfassung von bestehenden Erkrankungen, bekannten Allergien oder einer atopischen Disposition (Heuschnupfen, allergisches Asthma, atopische Dermatitis) erforderlich ❶.

Untersuchungen

Eine **Inspektion der gesamten Haut** inklusive der einsehbaren Schleimhäute, der Kopfhaut, der Nägel und der anogenitalen Region sollte erfolgen, um die Qualität der Effloreszenzen (primär, sekundär), ihre Morphologie und ihre Verteilung (vereinzelt, disseminiert, generalisiert) zu erfassen. Auch eine **allgemein-körperliche Untersuchung** insbesondere mit Palpation von Leber, Milz und Lymphknoten ist erforderlich ❷.

Aufgrund der Anamnese und dieser Basisuntersuchung ist es hilfreich zwischen einem **Pruritus mit primären Effloreszenzen** (auf primär entzündlicher Haut) lokalisiert ❸ oder generalisiert ❹ und einem **Pruritus ohne primäre Effloreszenzen** (auf primär nicht entzündlicher Haut) lokalisiert ❺ oder generalisiert ❻ zu unterscheiden.

Bei V. a. ein infektiöses Geschehen sind mikrobiologische Tests, bei V. a. ein allergisches Geschehen spezielle **Allergietestungen** (Prick-, Epikutantest) erforderlich. Unklare Effloreszenzen erfordern Hautbiopsien ❼.

Labor: Um **Hinweise auf eine systemische Erkrankung** zu erhalten, sind eine Bestimmung von BSG, Differenzialblutbild, Kalzium, Phosphat, Kreatinin, Natrium, Kalium, γ-GT, GPT, GOT, AP, Bilirubin, Hepatitisserologie, Eiweiß, Glukose, TSH, Eisen, Ferritin, Vitamin B$_{12}$, Folsäure, Zink sowie eine Röntgen-Thoraxaufnahme und eine Sonographie von Abdomen und Lymphknoten sinnvoll ❽.

Differenzialdiagnosen

Ursachen von Juckreiz		
Mögliche Erkrankungen	Häufigkeit	Weiterführende Untersuchungen
mit primären Effloreszenzen generalisiert und/oder lokalisiert		
Austrocknungsekzem	+++++	Blick- und Ausschlussdiagnose
atopische Dermatitis	+++	Anamnese, Allergietest
allergisches/Kontaktekzem	++++	Anamnese, Allergietestungen (Prick, Epikutan, RAST)
Psoriasis	+++	Blickdiagnose, Biopsie
Arzneimittelexanthem (➤ Abb. 1)	++++	Anamnese, Blickdiagnose
Urtikaria/Mastozytose	+++	Blickdiagnose, Tryptase
Parasitosen	+++	Abstriche, Serologie, Stuhluntersuchungen
kutane T-Zell-Lymphome (➤ Abb. 2)	+	Biopsie
Stauungsekzem	+++	Blickdiagnose, Venendoppler, Echokardiographie, Kreatinin
Pilzerkrankungen	+++	Abstriche
ohne primäre Effloreszenzen generalisiert und/oder lokalisiert		
Austrocknung, Pruritus senilis	+++++	Blick- und Ausschlussdiagnose
chronische Niereninsuffizienz	+++	Kreatininclearance, Harnstoff, Sonographie Nieren
cholestatische Erkrankungen	++	Hepatitisserologie, Transaminasen, Cholestaseparameter, Autoimmunserologie (ANA, AMA u. ANCA), Sonographie, ERCP
Hyper-/Hypothyreose	+++	TSH, Schilddrüsen-Sonographie, Schilddrüsen-Szintigraphie
Diabetes mellitus	++++	Nüchternglukose, OGTT
Lymphome, Leukämie, Plasmozytom, Polycythaemia vera	++	BSG, Differenzialblutbild, Knochenmarkbiopsie, Eiweißelektrophorese, Immunglobuline,
Malignom solide, Karzinoid	++	Sonographie, CT/MRT, Endoskopie
infektiös (Hepatitis C, HIV, Parasitosen)	++	Serologie, Mikrobiologie
psychiatrische Erkrankungen	++	psychiatrische Diagnostik
Autoimmunerkrankungen der Haut	+	Autoimmunserologie, Biopsien, Schirmer-Test, EMG
arzneimittelbedingt	+++	Anamnese
neuropathisch	++	neurologische Diagnostik, CT/MRT Kopf, ENG

Juckreiz

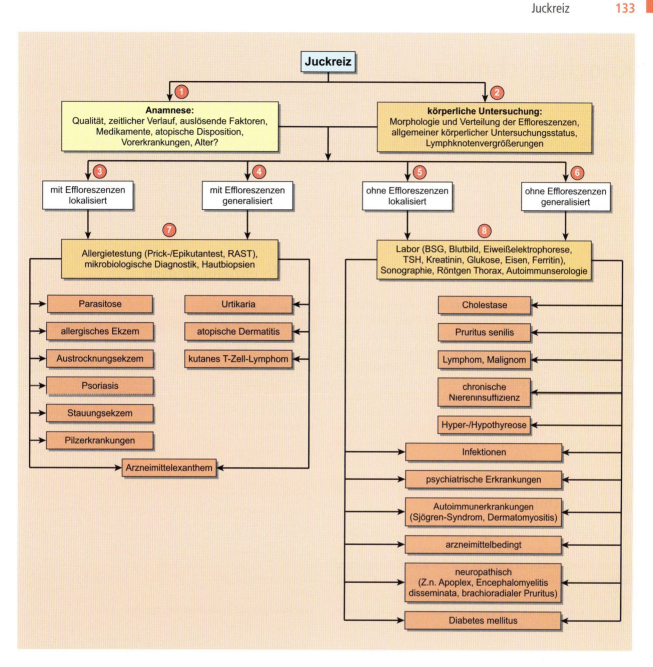

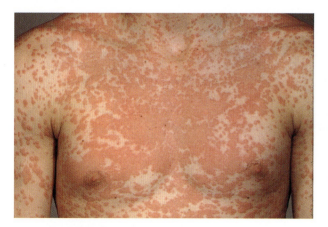

Abb. 1 Arzneimittelexanthem [Rassner].

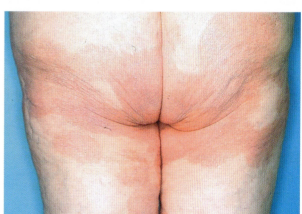

Abb. 2 Mycosis fungoides [Meves].

C. Bollheimer
Knochenschmerz

Definition

Knochenschmerzen sind durch end- und periostale **Nozizeptoren** vermittelt, die durch mechanische Kräfte (Knochendistorsion, erhöhter Druck in den Markräumen) oder durch humoral-parakrine Faktoren (sezerniert von Osteoklasten, Makrophagen und Tumorzellen) gereizt werden.

Lokalisierte Knochenschmerzen lassen sich in der Regel schon röntgendiagnostisch kausal einordnen. Die Ursache **generalisierter** Knochenschmerzen ist dagegen schwerer fassbar, sie entspricht in ihrer Differenzialdiagnostik mit Ausnahme multipler Metastasen und des Morbus Paget weitgehend der des ➤ Knochenschwundes.

Anamnese

Knochenschmerzen werden als dumpf oder bohrend empfunden und sind meistens belastungsabhängig. Durch Mitreizung benachbarter Strukturen (Nervenkompressionen, reaktive Myogelosen) können zusätzliche Schmerzsensationen hinzutreten. Im Anamnesegespräch muss neben dem **Zeitpunkt** des Auftretens (akut, sich langsam entwickelnd) geklärt werden, ob es sich um einen **isolierten** oder **generalisierten** Knochenschmerz handelt. Weiter sollte nach Hinweisen auf das mögliche Vorliegen einer malignen Erkrankung gesucht werden ❶. **Schwerhörigkeit** sollte den Verdacht auf einen Morbus Paget lenken.

Untersuchungen

Die körperliche Untersuchung mit Abtasten schmerzhafter Regionen ist häufig nicht weiter richtungsweisend. Beim **isolierten Knochenschmerz** gelingt mit der **röntgenologischen Bildgebung** (initial Nativ-Röntgen, ggf. zusätzlich CT oder MRT) ❷ in aller Regel die diagnostische Zuordnung ❸. Nur selten ist eine zusätzliche bioptische Sicherung (z.B. mit zusätzlicher mikrobiologischer Diagnostik bei Osteomyelitis) angezeigt.

Beim **generalisierten Knochenschmerz** ist zunächst eine **Nativ-Röntgenaufnahme der Wirbelsäule** sinnvoll, die nahezu immer mitbetroffen ist ❹. Darüber hinausgehende radiologische Untersuchungen sind von der Klinik abhängig zu machen und sollten für die Erfassung multipler Metastasen bzw. eines Morbus Paget ❺ sowie für die Abgrenzung von den mit Knochenschwund einhergehenden Erkrankungen geeignet sein. Zu deren Abklärung empfiehlt sich neben der verifizierenden **Knochendichtemessung** die im ➤ Kap. Knochenschwund empfohlene laborchemische Differenzialdiagnostik ❻.

✚ Skelettszintigramm bei Morbus Paget

Differenzialdiagnosen

Ursachen von Knochenschmerz		
Mögliche Erkrankungen	Häufigkeit	Weiterführende Untersuchungen
Knochenmetastasen als wichtigste Ursache isolierten oder generalisierten Knochenschmerzes	++++	i.d.R. röntgenologische Diagnose, nach Sicherung eventuell Skelettszintigraphie zur Erfassung aller betroffenen Knochen und gezieltes Nachröntgen
osteolytisch (z.B. Bronchial-, Leberzell-, Nierenzell-, Schilddrüsen-, Ovarialkarzinom, Melanom)	+++	multiple Metastasen, häufig mit Tumorhyperkalzämie und supprimiertem iPTH einhergehend; AP nur gering erhöht; cave: Skelettszintigraphie manchmal falsch-negativ
osteoplastisch (z.B. Prostatakarzinom, Karzinoid)	++	multiple Metastasen, typischerweise mit hoher AP und Hypophosphatämie (manchmal auch Hypokalzämie) einhergehend
osteolytisch oder -plastisch (z.B. Kolon-, Magen-, Mamma-, Pankreaskarzinom)	++	Tumorsuche
Erkrankungen mit generalisiertem Knochenschmerz		
manifeste Osteoporose	+++	➤ Kap. Knochenschwund. Nur bei einer manifesten Osteoporose, d.h. bei Frakturen, kommt es zu schweren Knochenschmerzen.
Morbus Paget (Ostitis deformans)	+	primär röntgenologische (➤ Abb. 1) Diagnose. AP deutlich erhöht; Kalzium und iPTH i.d.R. normal; Skelettszintigraphie zur Erfassung aller betroffenen Knochen
primärer Hyperparathyreoidismus	++	(➤ Knochenschwund)
renale Osteopathie	++	
Plasmozytom	+	
Osteomalazie	+	

Knochenschmerz

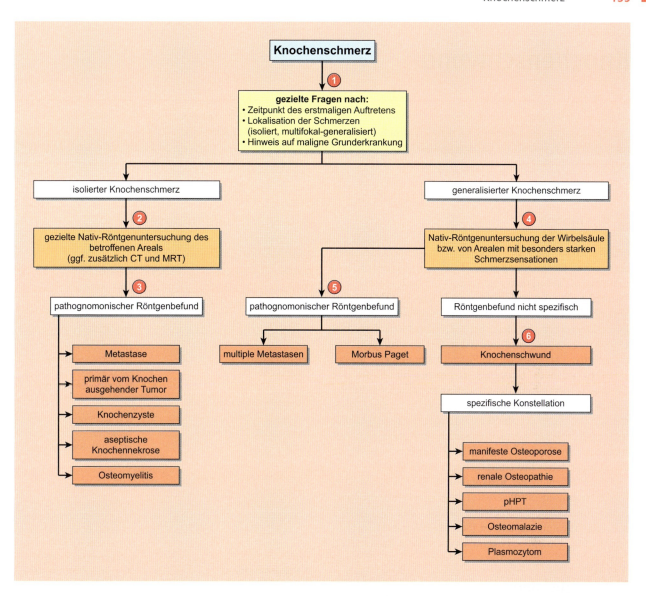

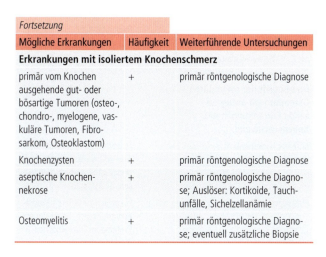

Fortsetzung		
Mögliche Erkrankungen	Häufigkeit	Weiterführende Untersuchungen
Erkrankungen mit isoliertem Knochenschmerz		
primär vom Knochen ausgehende gut- oder bösartige Tumoren (osteo-, chondro-, myelogene, vaskuläre Tumoren, Fibrosarkom, Osteoklastom)	+	primär röntgenologische Diagnose
Knochenzysten	+	primär röntgenologische Diagnose
aseptische Knochennekrose	+	primär röntgenologische Diagnose; Auslöser: Kortikoide, Tauchunfälle, Sichelzellanämie
Osteomyelitis	+	primär röntgenologische Diagnose; eventuell zusätzliche Biopsie

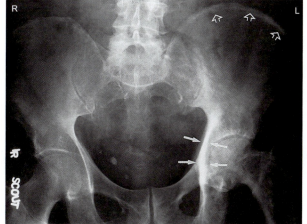

Abb. 1 Morbus Paget. Röntgenaufnahme des Beckens: vergrößerte linke Darmbeinschaufel mit verbreitertem Kortex (Pfeilspitzen) und Sklerose und Verbreiterung der Linea iliopectinea (Pfeile) [Mettler].

C. Bollheimer
Knochenschwund

Definition

Eine in der Knochendichtemessung (s. u.) festgestellte Kalksalzminderung des Knochens ist definiert durch einen T-Score-Wert < –1,0 SD (= sog. **Osteopenie**) bzw. < –2,5 SD (= **messtechnische Osteoporose**) und Zeichen eines generalisierten Knochenschwunds.

Anamnese

Bei der Anamnese sollte gezielt nach möglichen **Ursachen einer sekundären Osteoporose** ❶ geforscht werden. Hierzu gehören Malabsorptionssyndrome, chronisch-entzündliche Darmerkrankungen sowie diverse cholestatische Lebererkrankungen. Weiterhin ist nach Hinweisen für endokrinologische Erkrankungen zu fahnden. Bei den hämatoonkologischen Grunderkrankungen (GE) sind neben therapiebedingten hormonablativen Maßnahmen ein Plasmozytom und eine Mastozytose zu bedenken. Unbedingt zu eruieren sind ferner eine chronische Niereninsuffizienz (renale Osteopathie), das Vorliegen rheumatologischer Grunderkrankungen sowie eine Organtransplantation. In der **Medikamentenanamnese** sollte außer nach längerfristiger Kortikosteroideinnahme auch nach Anwendung von Heparin, Antiepileptika und Levothyroxin (in thyreosuppressiver Dosierung) gefragt werden ❶ ❷.

Bei der Erhebung der **Risikofaktoren** ❸ sind neben Alter bzw. Menopauseneintritt gezielte Fragen zum Lebensstil (Inaktivität, Sturzneigung, Depression, Nikotin- und Alkoholabusus) und zur Familienanamnese (Schenkelhalsfraktur der Mutter?) wichtig. Ein BMI < 19 kg/m² ist ein weiterer Risikofaktor.

Untersuchungen

Die Untersuchung der Wirbelsäule (Körperhöhenbestimmung im Verlauf, „Tannenbaumphänomen", „Witwenbuckel", „Osteoporose-Bäuchlein") gibt Hinweise auf einen manifesten Knochenschwund mit vertebragenen Frakturen. Konventionelle **Röntgenaufnahmen** (➤ Abb. 1) der BWK und LWK zeigen typischerweise Kompressionsfrakturen mit Keil-, Platt- oder Fischwirbelbildung ❹. Ein Knochenschwund lässt sich in der konventionellen Röntgenaufnahme erst bei einem Substanzverlust von mehr als 40% nachweisen.

Die **Knochendichtemessung** mit der DXA-Methode sollte Messpunkte an verschiedenen LWK und Regionen des Schenkelhalses beinhalten ❺. Streng genommen gilt nur für dieses Verfahren die Definition des T-Werts als Abweichung vom Mittelwert der Knochenmasse junger gesunder Erwachsener. Der T-Wert wird dabei unter Annahme einer Normalverteilung als Standardabweichung ausgedrückt.

Um eine primäre Osteoporose von anderen Skeletterkrankungen abzugrenzen, ist neben der Anamnese ein laborchemisches **Screeningprogramm** sinnvoll ❻.

Differenzialdiagnosen

Ursachen eines Knochenschwunds		
Mögliche Erkrankungen	Häufigkeit	Weiterführende Untersuchungen
primäre Osteoporose ❼	++++	Ausschlussdiagnose; einzige Positivkriterien: postmenopausaler Status bzw. Alter > 60 Jahre
idiopathische Osteoporose ❽	+	Ausschlussdiagnose für prämenopausale Patientinnen bzw. Patienten < 60 Jahre
sekundäre Osteoporosen ❾:	+++	
bei gastroenterologischen und hepatologischen Grunderkrankungen	+ – ++	u. a. gastroenterologische Abklärung mit endoskopischer, Antikörper- oder Funktionsdiagnostik
bei endokrinologischen Grunderkrankungen, z. B.:		
• Cushing-Syndrom	++	• Medikamentenanamnese, ggf. 1-mg-Dexamethasonhemmtest, Mitternachtskortisol und/oder 24-Stunden-Sammelurin auf Kortisol
• Hypogonadismus	+	• ➤ Hypogonadismus und ➤ Zyklusstörungen
• Typ-1-Diabetes-mellitus	+/–	• Anamnese
• Hyper- und Hypothyreose	+/–	• TSH-Wert-Bestimmung
bei rheumatologischen Grunderkrankungen, z. B.: rheumatoide Arthritis	+	ARA-Klassifikationskriterien, Autoantikörper
bei Z. n. Organtransplantation	+	Anamnese
vom (unscharf definierten) Überbegriff der sekundären Osteoporosen abzugrenzende Erkrankungen mit Knochenschwund:	++	
primärer Hyperparathyreoidismus ⓫	++	zusätzlich zu ❿ Kalzium im Urin erhöht, Sonographie, optional: MRT, Nebenschilddrüsenszintigraphie
Plasmozytom ⓭	+	zusätzlich zu ⓬ Serumeiweiß-Elektrophorese, Bence-Jones-Proteine im Urin, Knochenmarkpunktion

Knochenschwund

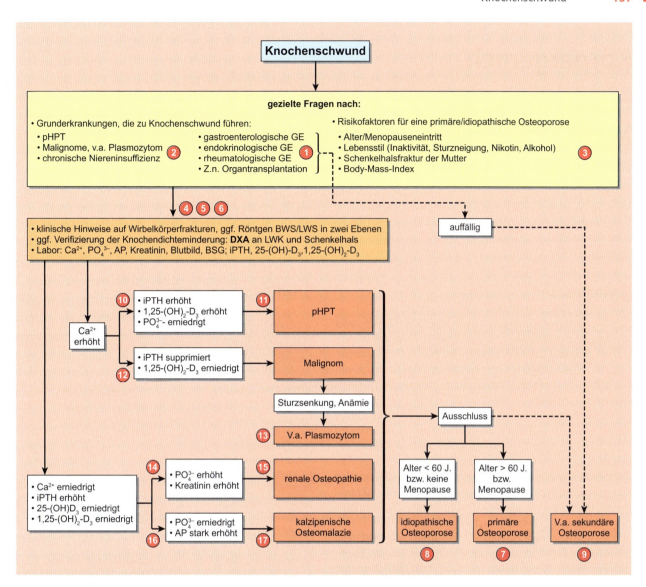

Fortsetzung		
Mögliche Erkrankungen	Häufigkeit	Weiterführende Untersuchungen
renale Osteopathie ⑮	++	zusätzlich zu ⑭ Differenzierung *Low-* versus *High-turnover*-Osteopathie
kalzipenische Osteomalazie ⑰, synonym: sekundärer Hyperparathyreoidismus	+	zusätzlich zu ⑯ achten auf diffuse Knochen- (Leiste!) und Muskelschmerzen, O-Beine, fehlende UV-Bestrahlung?, Hinweise auf Nahrungsdefizit und/oder Malassimilation, auch Frage nach Barbiturateinnahme

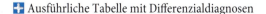 Ausführliche Tabelle mit Differenzialdiagnosen

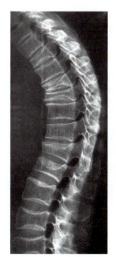

Abb. 1 Röntgenaufnahme der Wirbelsäule eines 68-jährigen Mannes bei primärer Osteoporose. Im Bereich der Brustwirbelsäule Keilwirbel mit ventraler Höhenminderung; thorakale Kyphose. Im Bereich der Lendenwirbelsäule Kompressionsfrakturen der Grund- und Deckplatten, sodass die Wirbel ein sanduhrförmiges Aussehen annehmen (Fischwirbel). [Rössler/Rüther]

R. Büttner
Körpergeruch

Definition

Eine exakte klinische Definition eines „pathologischen Körpergeruchs" existiert nicht, sodass die Feststellung dieses Symptoms von der subjektiv eingefärbten Wahrnehmung des Untersuchers abhängt. Der typische **Schweißgeruch** entsteht durch geruchsaktive Substanzen aus dem Abbau von Steroidanteilen (Androgenen) des apokrinen Schweißes durch coryneförmige Stäbchenbakterien der Hautoberfläche. Ein übermäßiger Schweißgeruch **(Bromhidrose)** ❸ ist meist durch hygienische Mängel, selten durch Erkrankungen der apokrinen Schweißdrüsen bedingt. Bakterielle Infektionen, Hautkrankheiten, aber auch hereditäre Erkrankungen des Aminosäurestoffwechsels sind mit Körpergerüchen assoziiert ❿.

Bei nicht objektivierbarem Körpergeruch, der aber den Patienten subjektiv belastet **(Dysmorphophobie-Syndrom)**, muss eine psychiatrische Exploration erfolgen ⓫.

Anamnese

Aus der Wahrnehmung eines pathologischen Körper- oder Atemgeruchs ergibt sich assoziativ der **Verdacht auf die zugrunde liegende Ursache.** Belanglose Düfte (z. B. durch temporären Hygienemangel, Verzehr exotischer Speisen etc.) sollten richtig eingeordnet werden und nicht zur extensiven Abklärung führen ❶.

Da viele Patienten den Körpergeruch nicht als störend empfinden, ist die Feststellung von Symptombeginn und Auslösern oft erschwert. Akute Beschwerden, die weitere differenzialdiagnostische Hinweise geben könnten, müssen gründlich erfragt werden. Neben der internistischen und pädiatrischen sind eine genaue dermatologische Anamnese (bekannte Hautkrankheiten, Hyperhidrosis, ggf. Lokalisation) sowie die Sozialanamnese wichtig. Ein Foetor bei schwerer internistischer Grunderkrankung macht die Feststellung von auslösenden Faktoren der aktuellen Dekompensation notwendig (z. B. Infekte, Therapiefehler oder -umstellungen oder die Einnahme toxischer Substanzen).

Körperliche Untersuchung

Zuerst erfolgt der Versuch der olfaktorischen Einordnung und Lokalisation des wahrgenommenen Geruchs. **Körpergerüche** müssen dabei von **Atemluftgerüchen** unterschieden werden. Neben der **körperlichen Untersuchung** ❷, ggf. mit besonderer Beachtung der aufgeführten internistischen Differenzialdiagnosen ❹ bis ❻, ist eine **Inspektion des gesamten Integuments** wichtig, um ggf. eine spezifisch zu therapierende Haut und/oder Weichteilinfektion als Quelle eines fauligen Geruchs zu finden ❼ bis ❾.

Differenzialdiagnosen

Pathologischer Körpergeruch		
Mögliche Erkrankungen	Häufigkeit	Weiterführende Untersuchungen
Schweißgeruch bei hygienischen Mängeln	+++	Sozialanamnese, erneute Beurteilung nach adäquater Körperpflege
Bromhidrose bei apokriner Hypersekretion	+	dermatologisches Konsil
Erkrankungen des Aminosäurestoffwechsels: muffiger („mausurinartiger") Geruch bei Phenylketonurie, karamellartig bei Ahornsirupkrankheit	(+)	pädiatrische Anamnese
fauliger Geruch bei Hautinfektionen (Pemphigus, Abszesse, feuchte Gangrän, > Abb. 1)	++	Inspektion, dermatologisches, ggf. chirurgisches Konsil
Schwarzbrotgeruch bei Typhus	(+)	Untersuchung: hohes Fieber, Bradykardie, Roseolen; Labor: rel. Neutropenie, pos. Blutkulturen
Geruch nach faulen Äpfeln bei Gasbrand (> Abb. 2)	(+)	Anamnese: Weichteilverletzung, Operation?; körperliche Untersuchung: Hautemphysem; Röntgen: Muskelfiederung?; Keimnachweis aus Muskelquetschkulturen
Foetor hepaticus bei akutem Leberversagen	+	Untersuchung: Ikterus, Enzephalopathie; Labor: Leberfunktionsparameter
Foetor uraemicus bei terminalem Nierenversagen	+	Labor: Urämie, Urinstatus; Abdomensonographie: Nierenmorphologie
fruchtiger Atem bei diabetischer Ketoazidose	+	Labor: Blutzuckerbestimmung, Urinstix mit Ketonkörperbestimmung, Blutgasanalyse
Mandelgeruch der Atemluft bei Blausäureintoxikation	(+)	Anamnese, Labor: Azidose, hohe zentralvenöse O_2-Sättigung
Dysmorphophobie	(+)	Untersuchung: kein objektivierbarer Foetor oder schlechter Körpergeruch, psychiatrische Exploration

Körpergeruch

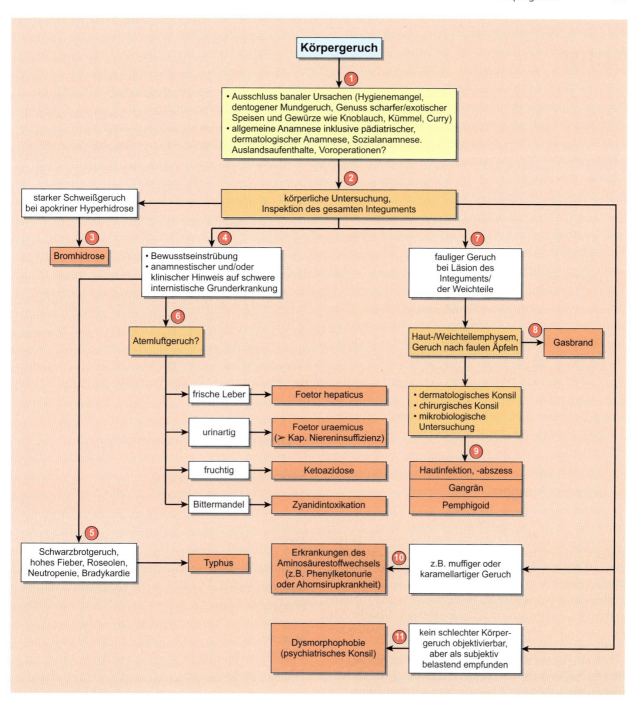

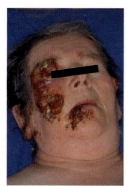

Abb. 1 Tierpockeninfektion. [Vogt]

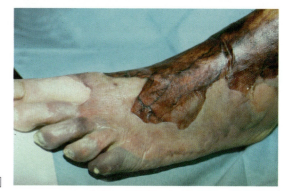

Abb. 2 Gasbrand. [Marre]

S. Hörnschemeyer-Decker

Koma

Definition

Das Koma ist ein Zustand tiefster, durch äußere Reize nicht zu unterbrechende Bewusstseinsstörung, die lang andauernd ist. Es zeigt stets einen **Ausfall der kortikalen Hemisphärenfunktion** an, bedingt durch:
- ausgedehnte morphologische Schädigungen
- Schädigung der neuronalen Funktion auf subzellulärem oder molekularem Niveau
- Läsionen im retikulären Aktivierungssystem des Mittelhirns und des Dienzephalons
- einen Zusammenbruch der kortikalen Signalverarbeitung.

Ursache ist entweder eine Stoffwechselstörung, eine Intoxikation oder eine zerebrale Läsion.

Die Graduierung der Komatiefe erfolgt anhand der Glasgow-Coma-Scale.

Anamnese

Wichtig ist die Erhebung einer **Fremdanamnese** ❶, die klären sollte, unter welchen Umständen das Koma auftrat (spontan/Trauma), wie schnell es sich entwickelt hat und welche zusätzlichen Symptome vor und währenddessen aufgetreten sind.

Gezielte Fragen werden nach Begleiterkrankungen, wie Stoffwechselstörungen, nach Medikamenten-, Alkohol- und Drogeneinnahme gestellt. Weitere Fragen sind z. B.: Gab es besondere Hinweise beim Auffinden des Patienten (Spritzen, Tabletten)? Bestanden Fieber, eine Verschlechterung des Allgemeinbefindens, Kopfschmerzen?

Untersuchungen

Zusätzlich zur internistischen Untersuchung erfordert der komatöse Patient eine komprimierte **neurologische Untersuchung** ❷. Äußere Traumafolgen, Foetor, Herz-Kreislauf-Situation und das Atemmuster können Hinweise auf die Ursache des Komas geben.

Motorische Phänomene ❸, Meningismus ❹ und Pupillenreaktionsanomalien weisen auf eine **zerebrale Ursache** hin. Beim einfachen Koma ❺ treten primär keine zusätzlichen Herdsymptome auf.

Das Koma kann **metabolisch** verursacht sein: Störung des Glukosestoffwechsels, hepatisches, urämisches, Nebennieren-, hypophysäres, thyreotoxisches oder Myxödemkoma, Koma bei Hyperviskositätssyndrom, Koma bei schweren Allgemeinveränderungen, Koma bei Störung des Wasser-Elektrolyt- und des Säure-Basen-Haushalts, hypoxisches Koma (z. B. nach Reanimation). Die Diagnose erfolgt vor allem durch die Bestimmung von: Glukose, Elektrolyten, Kreatinin, Harnstoff, Kalzium, Phosphat, TSH, Serumosmolarität und/oder Parathormon ❻.

Intoxikationen mit Psychopharmaka, Sedativa und Hypnotika, Analgetika und Antipyretika, Alkohol, Opiaten, Kohlenmonoxid, Lösungsmittel, Zyankali sowie Atropin lassen sich durch ein Medikamenten- und Drogenscreening bzw. Bestimmung des Blutalkoholgehalts erkennen ❼.

Besteht der Verdacht auf **zerebrale Affektionen** wie intrazerebrale Blutung, Hirninfarkte (einschließlich Basilaristhrombose), Subarachnoidalblutung (SAB), sub-/epidurales Hämatom, Sinusvenenthrombose, Hirntumor, Hirnabszess, Meningitis/Enzephalitis, Contusio cerebri oder Status nonconvulsivus, ist zunächst eine **CT/MRT** mit ggf. arterieller und/oder venöser Darstellung erforderlich ❽. Bei fehlendem Nachweis eines Infarkts oder einer Blutung muss unverzüglich die ❾ **Lumbalpunktion** erfolgen. **EEG** ❿ und **digitale Subtraktionsangiographie** (DSA) ⓫ sind weitere diagnostische Maßnahmen.

Differenzialdiagnosen

Mögliche Ursachen eines Komas		
Mögliche Erkrankungen	Häufigkeit	Weiterführende Untersuchungen
Intoxikation	+++	Drogenscreening, Blutalkohol
zerebrovaskuläre Störungen	+++	CT/MRT ggf. mit arterieller/venöser Darstellung, DSA
intrazerebrale Blutungen	++	CT
diabetische Störungen	++	Glukosebestimmung, Laktat
Meningitis/Enzephalitis	++	CT/MRT, Lumbalpunktion
Epilepsie	+	EEG
urämische Störung	+	Kreatinin, Harnstoff
hepatische Störung	+	Ammoniak
Status nonconvulsivus	+	EEG

Koma 141

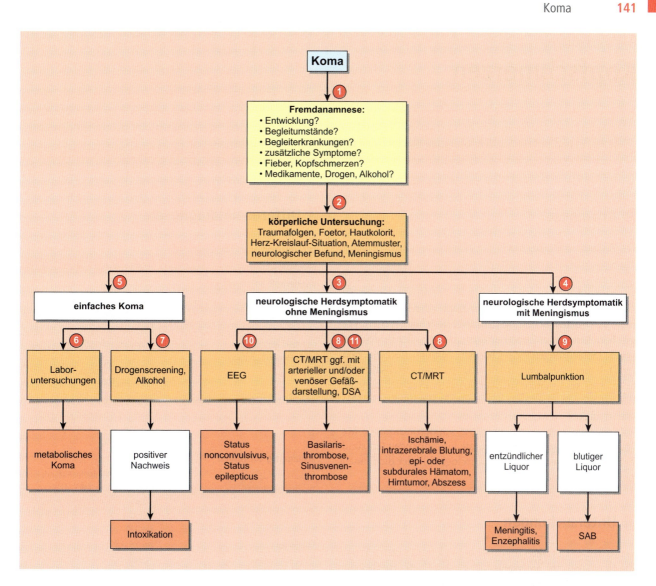

H.-J. Welkoborsky
Kopfschmerzen

Definition

Kopfschmerzen können bei einer Vielzahl von Erkrankungen auftreten. Sie gehören zusammen mit Schwindel, Rückenschmerzen und Infekten zu den häufigsten Beschwerden in allgemeinmedizinischen Praxen.

Anamnese

Die Anamnese ❶ bringt in vielen Fällen bereits entscheidende Hinweise auf die Genese. Erfragt wird: wann die Kopfschmerzen erstmals auftraten und in welcher Intensität sie auftreten, ob vegetative Begleiterscheinungen (z. B. Vomitus) oder ein Zusammenhang mit Änderungen der Kopf- oder Körperposition bzw. psychischer Belastung („Stress") bestehen. Weitere Fragen beziehen sich auf zuvor erlittene Unfälle oder Begleitsymptome (Sehstörungen etc.). Charakter (dumpf, stechend, bohrend), Dauer (anhaltend, anfallsartig etc.) und Lokalisation des Schmerzes sind weitere wichtige Aspekte. Eventuell berichtet der Patient von einer Aura oder anderen Symptomen wie Nackensteifigkeit, Bewegungsstörungen.

Weiterhin interessieren mögliche schmerzauslösende Mechanismen (Trigger) sowie bekannte Erkrankungen (entzündlich, kardiovaskulär, vaskulär, neurologisch) oder die Einnahme von Medikamenten.

Untersuchungen

Da vielfältige Ursachen zugrunde liegen können, erstreckt sich die Diagnostik auf unterschiedliche Fachgebiete. Hierbei sind **Anamnese und Symptomeinordnung** ❹–❽ besonders wichtig. Im Einzelfall werden folgende Untersuchungen erforderlich ❷:
- **neurologische, internistische** (Blutdruck!), **HNO-ärztliche** und/oder **ophthalmologische Untersuchung**
- **CT bzw. MRT des Gehirns, der Nasennebenhöhlen und der Schädelbasis** zum Ausschluss einer Raumforderung bzw. einer vaskulären Malformation
- **funktionelle Untersuchung der Halswirbelsäule**
- orientierende Untersuchung des **Gebisses** und der **Kiefergelenke**.

Ggf. sind noch zusätzliche Untersuchungen notwendig ❸, z. B. Lumbalpunktion (Subarachnoidalblutung, Meningitis), Doppler-Sonographie, Angiographie (Aneurysmen), EEG, SNP (sensorisch evozierte Potenziale), ENG und/oder Labordiagnostik (BSG, Blutzucker, Blutfette, Schilddrüsenhormone oder Borreliose-Serologie) sowie mitunter eine psychologische Untersuchung.

Differenzialdiagnosen

Ursachen von Kopfschmerzen		
Mögliche Erkrankungen	Häufigkeit	Weiterführende Untersuchungen
wiederholt anfallsartig ❹		
Migräne	+++	Anamnese, klinischer Befund, neurologische Untersuchung, EEG, MRT
Cluster-Kopfschmerz (Bing-Horton-Syndrom)	+	Anamnese; klinische Symptomatik; neurologischer, HNO-ärztlicher und ophthalmologischer Befund, MRT unauffällig
Trigeminusneuralgie	+	Anamnese; klinische Symptomatik; evtl. pathologische Trigeminus-SEP, MRT, neurologische Untersuchung
schlagartig auftretend ❺		
Subarachnoidal-, intrazerebrale Blutung	+	Anamnese, klinischer Befund, Liquorpunktion, MRT, Angiographie; umgehende neuroradiologische oder -chirurgische Intervention
Meningitis	+	Anamnese, klinischer Befund, neurologische Untersuchung, Lumbalpunktion, CT NNH bzw. Mastoide zum Ausschluss Ausgangsherd bzw. Eintrittspforte
chronisch, meist diffus ❻		
Spannungskopfschmerz	+++	Anamnese, klinischer Befund, internistische Untersuchung zum Ausschluss z. B. einer arteriellen Hypertonie, neurologischer Befund, EEG, MRT
posttraumatisch	++	Anamnese (Z. n. Schädeltrauma oder SHT), neurologische Untersuchung, MRT, Hörprüfungen, ENG
postpunktionell	+	Anamnese (meist Z. n. Lumbalpunktion), neurologische Untersuchung
zerebrale Tumoren	+	Anamnese, neurologische und ophthalmologische Untersuchung (Stauungspapille?), MRT
arterielle Hypertonie	+++	Anamnese, klinischer Befund, Blutdruck, Ausschluss Phäochromozytom, Augenhintergrund (Fundus hypertonicus?)

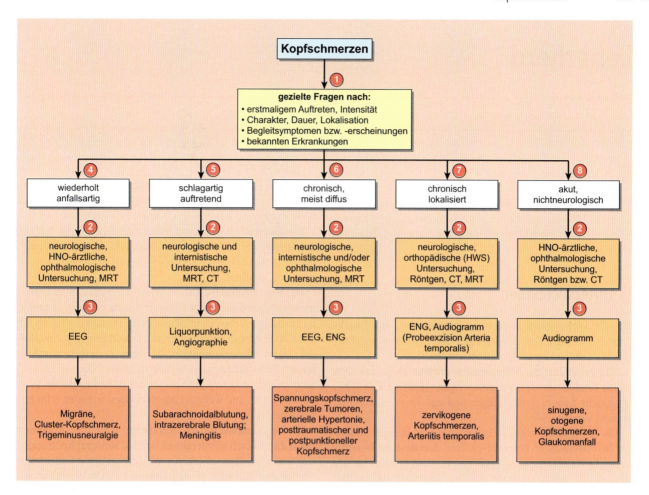

Fortsetzung		
Mögliche Erkrankungen	Häufigkeit	Weiterführende Untersuchungen
chronisch lokalisiert ❼		
zervikogen	++	Anamnese, neurologische, orthopädische Untersuchung der HWS, Audiogramm, ENG, Röntgen, eventuell CT bzw. MRT
Arteriitis temporalis	+	Anamnese, klinische Untersuchung, BSG, Probeexzision der Arteria temporalis mit histologischer Untersuchung
akut, „nichtneurologische" Ursachen ❽		
sinugen	++++	Anamnese, HNO-ärztliche Untersuchung mit Nasenendoskopie, Röntgen bzw. CT der Nasennebenhöhlen
otogen	++++	Anamnese, HNO-ärztliche Untersuchung mit mikroskopischer Beurteilung der Trommelfelle, Audiogramm
akuter Glaukomanfall	++	Anamnese, klinischer Befund, ophthalmologische Untersuchung mit Messung des Augeninnendrucks

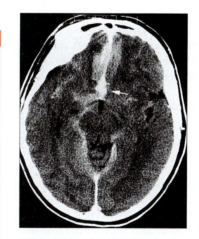

Abb. 1 Subarachnoidalblutung. Native CT-Aufnahme: hyperdenses Blut in den basalen Zisternen mit Betonung im frontalen Interhemisphärenspalt (Pfeil). [Kauffmann/Moser/Sauer]

A. Möller, F. v. Weizsäcker
Leberherd

Definition

Leberherde sind fokale Strukturveränderungen des Leberparenchyms.

Anamnese

Die Anamneseerhebung ❶ umfasst u. a. Fragen nach Symptomen, Medikamenteneinnahme, vorbestehenden Lebererkrankungen, Tumorleiden und Infektionserkrankungen inklusive Reiseanamnese.

Untersuchungen

Bei der körperlichen Untersuchung sollte u. a. auf Druckschmerz, tastbare Raumforderungen und Zeichen einer chronischen Lebererkrankung geachtet werden ❶.

Wegweisend ist die **Abdomensonographie** ❷. In unklaren Fällen kann sie durch Kontrastmittelgabe (KMUS), CT, MRT, spezifische Laboruntersuchungen und ggf. eine Leberbiopsie ergänzt werden.

Die häufigsten echofreien Leberherde sind benigne **Zysten** ❸. Bei klassischem Befund (echofrei, dorsale Schallverstärkung) ist eine weitere Diagnostik selten notwendig. Ist der Zysteninhalt nicht komplett echofrei, kommen differenzialdiagnostisch u. a. komplizierte, parasitäre und maligne Zysten in Betracht ❹.

Eine nicht raumfordernde **fokale Verfettungsstörung der Leber** ist ein häufiger sonographischer Befund. Oft liegen Übergewicht, eine Fettstoffwechselstörung und/oder ein Diabetes mellitus vor. Die **fokale Minderverfettung** ❺ stellt sich echoarm dar und bedarf meist keiner weiteren Diagnostik. Zur Sicherung einer **fokalen Mehrverfettung** ❻ können ein KMUS oder eine MRT indiziert sein.

Kavernöse Hämangiome ❼ sind die häufigsten soliden benignen Lebertumoren und als homogene, echoreiche, scharf begrenzte Struktur sonographisch gut zu diagnostizieren. Große Hämangiome können abdominale Schmerzen und Druckgefühl verursachen. Spontanrupturen sind selten.

Die **fokal noduläre Hyperplasie (FNH)** ❽ (➤ Abb. 1 und 2) ist der zweithäufigste solide benigne Tumor der Leber. Die FNH ist in der Regel solitär, meist asymptomatisch und findet sich vorwiegend bei 30–50-jährigen Frauen. In der KMUS zeigt sich die typische Radspeichenstruktur der Gefäßarchitektur nach deren Obliteration sich ein zentraler Narbenstern ausbildet.

Bei **Adenomen** ❾ liegt häufig eine Kontrazeptivaeinnahme > 2 Jahre vor. In > 50% der Fälle sind Adenome symptomatisch (Schmerzen, Druckgefühl, spontane Blutungsneigung). Eine Differenzierung zur FNH kann mittels KMUS durch die fehlende portale KM-Aufnahme erfolgen. Eine atypische FNH von einem Adenom und einem differenzierten HCC zu unterscheiden kann schwierig sein.

Abszesse ❿ können bakteriell oder durch Amöben verursacht sein. Anamnestisch ist besonders auf Fieber und Oberbauchschmerzen zu achten. Das sonographische Bild zeigt eine hohe Varianz, sodass zusätzlich oft eine CT notwendig wird.

Metastasen ⓫ sind die häufigsten malignen Leberherde. Das sonographische Bild reicht von echoarm bis echogen. Bezüglich der Detektion haben CT und MRT ebenfalls eine hohe Sensitivität und Spezifität.

Das **hepatozelluläre Karzinom** (HCC) ⓬ entsteht in Europa meist auf dem Boden einer Leberzirrhose und ist die zweithäufigste maligne Leberläsion. Das höchste Erkrankungsrisiko besteht bei Zirrhose aufgrund einer chronischen Hepatitis B, C oder einer Hämochromatose. Das primäre Screening erfolgt mittels Sonographie und AFP-Bestimmung. Die sonographische Diagnose eines HCC in der zirrhotischen Leber kann schwierig sein und weitere Untersuchungsmethoden erforderlich machen.

Das **cholangiozelluläre Karzinom** (CCC) ⓭ imponiert meist durch einen schmerzlosen Ikterus. Sonographisch zeigen sich indirekte Tumorzeichen wie intrahepatische Gallenwegsobstruktion und eine Pfortaderthrombose. Oft ist eine multimodale Bildgebungsstrategie zur Diagnosesicherung notwendig.

Differenzialdiagnosen

Ursachen eines Leberherds		
Mögliche Erkrankungen	Häufigkeit	Weiterführende Untersuchungen
benigne Veränderungen	30–50%	
fokale Minder-/Mehrverfettung	+++	Ultraschall, ggf. MRT
Zyste	+++	Ultraschall
Hämangiom	+++	Ultraschall
FNH	++	Ultraschall, KMUS, ggf. MRT
Abszess	+	Ultraschall, ggf. CT
Leberzelladenom	+	Ultraschall, KMUS, ggf. MRT
maligne Veränderungen		
Metastasen	+++ (45% der malignen Leberherde)	Ultraschall, ggf. CT, MRT
HCC	++ (28%)	Ultraschall, KMUS, ggf. CT, MRT
CCC	+ (4% der Lebermalignome)	Ultraschall, ggf. Cholangio-MRT, ERC

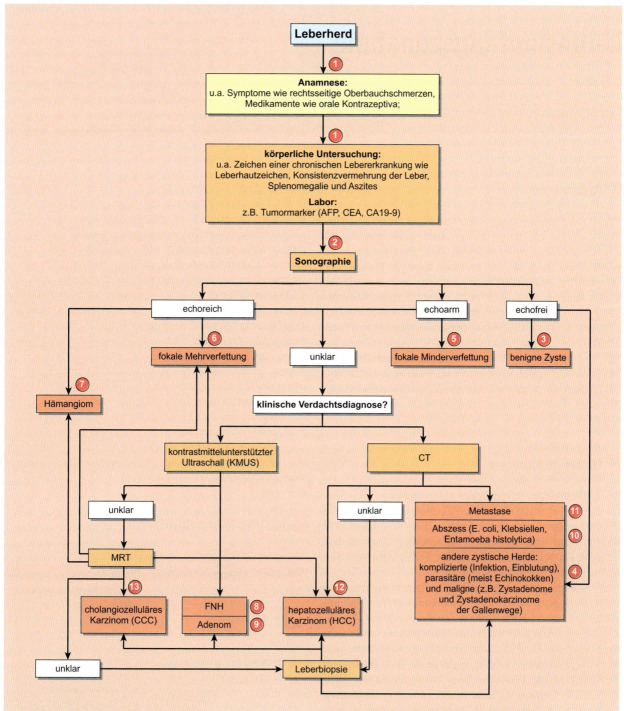

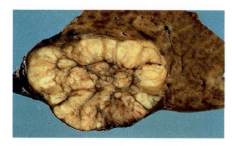

Abb. 1 Fokale noduläre Hyperplasie.

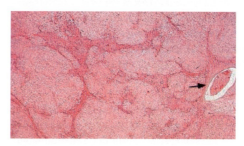

Abb. 2 Fokale noduläre Hyperplasie (Histologie).

R. Wiest
Leibesumfangszunahme

Definition

Eine Leibesumfangszunahme entsteht durch eine pathologisch vermehrte Einlagerung von Gas oder Flüssigkeit bzw. eine solide Gewebsvermehrung im Abdominalbereich.

Anamnese

Zunächst muss gezielt nach **Symptomen** und **möglichen Auslösern** der nachfolgenden Differenzialdiagnosen gefragt ❶ werden. Im Fokus stehen dabei vor allem: Essverhalten (Adipositas) bzw. -probleme (z. B. Obstruktionssymptomatik), B-Symptomatik (maligne Grunderkrankung), aber auch jegliche Voroperationen, -therapien (z. B. Chemotherapie, Radiatio) oder Traumata (Risikokonstellation für Ileus, Kompartmentsyndrom) bzw. die komplette Medikamentenanamnese (und damit assoziiertes Nebenwirkungsprofil). Ferner können Infekt- und Blutungszeichen sowie Stuhl-, Urin-, Sozial-, Berufsanamnese und Auslandsaufenthalte wertvolle Hinweise liefern. Bei Frauen sollte außerdem eine orientierende gynäkologische Anamnese (Schwangerschaft, Ovarialtumor, -zyste etc.) erfolgen.

Untersuchungen

Bei der kompletten **körperlichen Untersuchung** ❷ sind besonders Inspektion, Perkussion, Palpation und Auskultation des Abdomens entscheidend. Ein tympanitischer Klopfschall weist z. B. auf einen vermehrten abdominalen Gasgehalt hin, während ein verminderter durch eine Flüssigkeits- oder Gewebsvermehrung zustande kommt.

Die **Sonographie** ❸ zeigt bei dem häufigsten Grund für eine Leibesumfangszunahme, dem **Meteorismus** ❹, nur eine unspezifische Darmgasansammlung. Ggf. können hier Laboruntersuchungen und gastroenterologische Funktions- und Atemtests mögliche Ursachen wie eine Maldigestion bzw. eine Malabsorption nachweisen. Dagegen ist die Sonographie der Goldstandard zur Detektion freier Flüssigkeit in der Peritonealhöhle (**Aszites** ❺) und liefert auch den eindeutigen Nachweis einer **Adipositas** ❻, einer pathologischen Wassereinlagerung in der Bauchwand (**Ödem** ❼) bzw. einer **Organvergrößerung** ❽. Letztere kann sich als Hepato-, Splenomegalie oder auch Magenektasie darstellen. Ferner können eine Koprostase bzw. Ileus (**Obstruktion** ❾) sowie ein **solider** oder **zystischer Tumor** bzw. ein **Lymphom** ❿ sonographisch erfasst werden. Schließlich lässt sich auch eine **Hernie** ⓫ sonographisch feststellen.

Ist eine Leibesumfangszunahme durch o. g. Diagnostik nicht eindeutig zu klären, sollte, ggf. nach Ausschluss einer **Schwangerschaft** ⓬ (als „physiologische" Form der Leibesumfangszunahme), eine weitere **radiologische Diagnostik** ⓭ mittels Röntgen-Abdomenübersicht und/oder Schnittbildverfahren (z. B. CT) erfolgen. Zeigt sich hierbei ein pathologischer jedoch in Dignität und/oder Entität unklarer Befund, ist die Durchführung einer **Punktion** ⓮ zu diskutieren. Lässt sich trotz radiologischer Abklärung weiterhin keine eindeutige Ursache finden, kann eine **Laparoskopie** ⓮ durchgeführt werden. Bei unklarer Genese sollte zur Komplettierung der Diagnostik und Ausschluss von seltenen Ursachen Folgendes erfolgen: **gynäkologisches Konsil** ⓯; Schilddrüsen-Status (Myxödem); Chlamydien-Testung („Pelvic Inflammatory Disease"); **Stuhlkultur** ⓰ (intestinale Parasitose). Bei Verdacht auf ein Lymphödem kann, eine Lymphangiographie bzw. -szintigraphie, zum Ziel führen. Zudem sollte ein **abdominales Kompartmentsyndrom** ⓱ nicht übersehen werden und daher bei jeglichem klinischen Verdacht unmittelbar eine intraabdominale Druckmessung erfolgen (> 12 mmHg: intraabdominale Hypertonie; > 20 mmHg: Kompartmentsyndrom). Es gilt zu betonen, dass auch **mehrere Ursachen gleichzeitig** bestehen können, z. B. ein Lymphom mit Lymphabflussstörung und -ödem, Leberinfiltration (Hepatomegalie) und Aszites.

Differenzialdiagnosen

Ursachen einer Leibesumfangszunahme		
Mögliche Erkrankungen	Häufigkeit	Weiterführende Untersuchungen
Meteorismus	+++++	klinische Untersuchung, Sonographie
Adipositas	++++	
Aszites	++	
Organomegalie	+	
Hernie	+	
gynäkologische Ursache	++	klinische Untersuchung, Sonographie, klinische Chemie
maligne Erkrankung	+	klinische Untersuchung, Sonographie, radiologische Bildgebung
Kompartmentsyndrom	+	intraabdominale Druckmessung

Leibesumfangszunahme

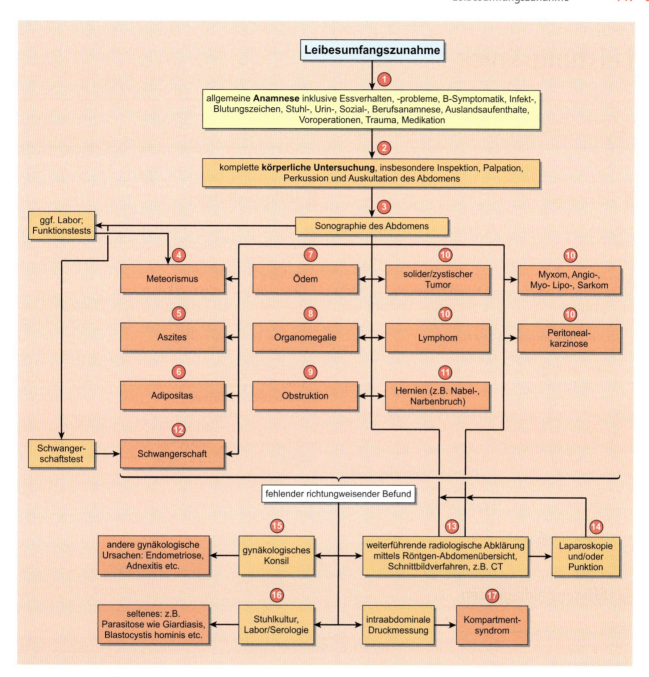

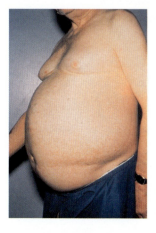

Abb. 1 Aszites. Zentrale Flüssigkeitsansammlung mit daraus resultierender suprainguinaler Furche. Gynäkomastie und dilatierte Venen bei Leberzirrhose. [Mir]

J. Wilke, Th. Glück

Leistungsknick

Definition

Mit „Leistungsknick" ist die subjektiv innerhalb einer relativ kurzen Zeitspanne aufgetretene und im Verlauf persistierende oder progrediente Minderung der körperlichen Leistungsfähigkeit gemeint.

Anamnese

Die Liste der Differenzialdiagnosen ist lang und es gilt, durch eine gezielte Anamnese ❶ den zeitlichen **Beginn** und den **Schweregrad** der Leistungsminderung sowie die **subjektive Einschätzung** des Leistungsknicks zu erfragen.

Die Erfassung von relevanten **Vorerkrankungen** kann wichtige Zusatzinformation bringen. Die gezielte Anamnese sollte weiterhin folgende wichtige Fragen beinhalten:
- Atemnot (in Ruhe/nur bei Belastung)
- Gewichtsabnahme, Gewichtszunahme, Ödeme, Bauchumfangsvermehrung
- vermehrte Müdigkeit
- Fieber, Nachtschweiß
- Schmerzen (dauerhaft/nur bei körperlicher Belastung)
- Medikamenteneinnahme, Vorerkrankungen
- Alkohol-/Drogenanamnese
- Auslandsaufenthalt, ggf. Herkunftsland
- Stuhlanamnese (Teerstühle, Diarrhö, Stuhlunregelmäßigkeiten)
- Sexualanamnese, bei Frauen Menstruationsanamnese, Schwangerschaft
- Schlafanamnese (Schlafapnoe?).

Untersuchungen

Die ausführliche Anamnese kann oft bereits die Weichen für die gezielte körperliche Untersuchung und weiterführende technische Untersuchungen stellen. Bei der **körperlichen Untersuchung** ❷ ist besonders zu achten auf:
- Gesamteindruck: wirkt der Patient krank
- Auffälligkeiten bei Herz- und Lungenauskultation (Herzrhythmus, Herzklappenfehler, feuchte/trockene Rasselgeräusche, Exspirium verlängert)
- periphere Ödeme/Hinweise auf Aszites, Halsvenenfüllung, Exsikkosezeichen
- Haut-/Konjunktivenkolorit (Zeichen einer Leber- oder Niereninsuffizienz, Anämie)
- Lymphknotenstatus.

Der Umfang des **Basislabors** ❸ kann abhängig von Institution und Patientenalter, Risikoprofil des Patienten, Vorerkrankungen etc. auch mehr oder weniger umfangreich sein.

Differenzialdiagnosen

Ursachen eines Leistungsknicks		
Mögliche Erkrankungen	Häufigkeit	Weiterführende Untersuchungen ❹
kardiopulmonal ❺		
Herzinsuffizienz	+++	u. a. EKG, Echokardiographie, Röntgen Thorax, Herzenzyme, evtl. BNP
Lungenembolie (rezidivierend)	+++	Blutgasanalyse, D-Dimere, Echokardiographie, Sonographie der tiefen Bein-/Becken- und evtl. Armvenen, Thorax-Spiral-CT
COPD/Asthma bronchiale, andere Lungenerkrankung	+++	Blutgasanalyse, Spirometrie, Bodyphlethysmographie
hämatologisch-onkologisch ❻		
Anämie/hämatologische Systemerkrankung/ Malignom	++	Differenzialblutbild, Ferritin, Retikulozytenzahl, LDH, Bilirubin, Haptoglobin, Knochenmarksbiopsie, Sonographie, Endoskopie, CT, MRT, PET etc.
infektiös-entzündlich ❼		
Tbc	++	Thorax-Röntgen/-CT, Mendel-Mantoux-Test, Sputum/Bronchiallavage auf Tuberkelbakterien
Endocarditis lenta	++	Echokardiographie, Blutkulturen
Hepatitis B und C	++	Hepatitis-Serologie (evtl. DNA/RNA, Genotyp)
HIV	+	HIV-Test
rheumatische/autoimmunologische Erkrankungen, Kollagenosen, Granulomatosen	++	CRP, BSG, Kreatinin, Urinsediment, Autoantikörper, Röntgen Thorax, Echokardiographie etc.

Leistungsknick

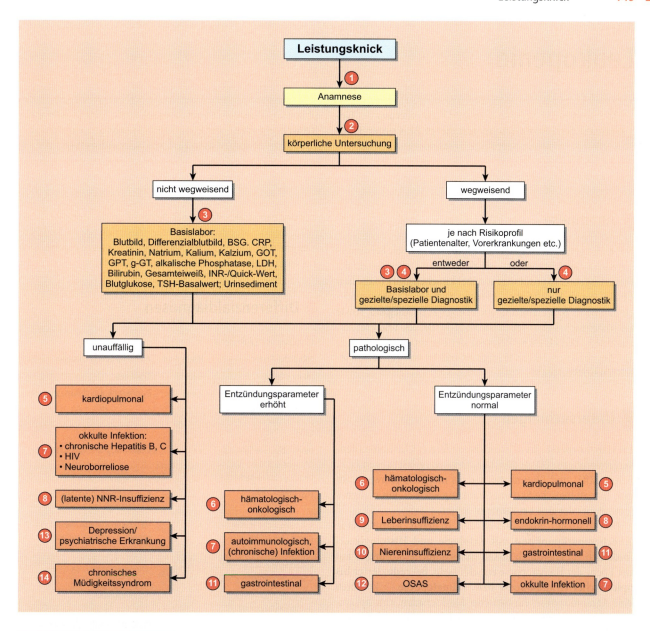

Fortsetzung		
Mögliche Erkrankungen	**Häufigkeit**	**Weiterführende Untersuchungen** ❹
endokrin-hormonell ❽		
Diabetes mellitus	+++	Blutzucker, OGTT, HbA1c
primäre Hyper-/Hypothyreose	++	TSH basal (wenn pathologisch, dann fT3 und fT4)
primäre/sekundäre Nebenniereninsuffizienz (NNRI)	+	Natrium, Kalium, Kreatinin, ACTH, Kortisol
Leberinsuffizienz ❾	+++	Abdomensonographie, ÖGD, Labor: GOT, GPT, LDH, γ-GT, Bilirubin, Quick/INR, CHE, Gesamteiweiß, Serum-Elektrophorese, Hepatitis-Serologie, Ferritin, Transferrinsättigung, Coeruloplasmin (< 40. LJ.); ggf. Autoantikörper; Leberbiopsie
Niereninsuffizienz ❿	++	Kreatinin, Harnstoff, Natrium, Kalium, Urinsediment, Sonographie, ggf. Nierenbiopsie
gastrointestinal ⓫		
Malabsorptions-/Maldigestionssyndrom	++	bei Diarrhö: Fastentest, Stuhlfett, ÖGD mit tiefen Dünndarmbiopsien, komplette Koloskopie, ggf. Intestinoskopie ggf. MRT-Enteroklysma, Abdomen-Sonographie/-CT
Schlafapnoesyndrom (OSAS) ⓬	++	Screeningtest, Schlaflabor
Depression ⓭	+++	Ausschluss organische Ursache, psychiatrische Begutachtung
chronisches Müdigkeitssyndrom ⓮	+	Ausschluss organische Ursache, psychiatrische Erkrankung

P. Staib
Leukopenie

Definition

Unter Leukopenie versteht man eine Verminderung der **Gesamtzahl der Leukozyten im peripheren Blut unter 3500/μl**. Hierbei ist insbesondere eine Verminderung der neutrophilen Granulozyten (**Neutropenie**) unter 2500/μl relevant. Bei weitgehendem oder komplettem Mangel an neutrophilen Granulozyten spricht man auch von **Agranulozytose**.

Anamnese

Neben Fragen nach **Allgemeinsymptomen** (Fieber, Leistungsschwäche, Gewichtsverlust) zielt die spezielle Anamnese auf die Eruierung einer Exposition gegenüber **knochenmarktoxischen Einflüssen** ab. Dies beinhaltet Fragen nach der Medikamenteneinnahme (z. B. Metamizol), auch länger zurückliegend, sowie nach chemisch-industriellen Noxen in der Berufs- und Freizeitanamnese. Die klinische Relevanz der Leukopenie ergibt sich aus Angaben zu Schwere, Häufigkeit und Art von ggf. rezidivierenden Infektionen ❶.

Untersuchungen

Im **Ganzkörperstatus** ❷ ist insbesondere auf Lymphknotenvergrößerungen, Blässe der Haut, Organvergrößerungen (z. B. Leber, Milz) und Blutungszeichen als mögliche Hinweise auf eine hämatologische Systemerkrankung wie z. B. ein malignes Lymphom oder eine Leukämie zu achten.

Bei klinischer Relevanz ist zur weiteren Klärung eine **Knochenmarkpunktion mit Zytologie und Histologie** erforderlich ❸. Hierdurch lassen sich sämtliche Störungen auf der Ebene der Hämatopoese entschlüsseln. Bei **reduzierter bis aplastischer Granulopoese bzw. Hämatopoese** ❹ kommen eine Agranulozytose, ein toxischer Markschaden, eine aplastische Anämie, eine paroxysmale nächtliche Hämoglobinurie (PNH), eine Osteomyelofibrose oder ein hypoplastisches myelodysplastisches Syndrom (MDS) in Frage. Aufgrund einer **Markinfiltration** ❺ kommt es zur Verdrängung der Hämatopoese mit nachfolgender **Zytopenie ggf. aller drei Reihen** (Anämie, Thrombopenie, Leukopenie) durch akute oder chronische Leukämien, maligne Lymphome einschließlich eines Plasmozytoms, durch eine Knochenmarkkarzinose oder ein hyperplastisches myelodysplastisches Syndrom. Im Falle einer **Speicherkrankheit** finden sich **typische Zellen** ❻ (z. B. Gaucher-Zellen, ➢ Abb. 1) bei gleichzeitig nachweisbarer Hepatosplenomegalie. Eine **megaloblastär veränderte Hämatopoese** ❼ richtet das Augenmerk auf einen **Mangel an Vitamin B_{12} oder Folsäure,** deren Spiegel im Serum überprüft werden sollten.

Eine **normale bis gesteigerte Granulopoese** ❽ im Knochenmark deutet einen peripheren Verbrauch der Leukozyten an, der verursacht sein kann durch eine Splenomegalie (Hypersplenismus), eine Immunleukopenie im Rahmen eines Lupus erythematodes bzw. einer Autoimmunneutropenie durch akute Infekte oder durch hereditäre Zustände wie die familiäre benigne oder die zyklische Neutropenie. Letztere ergeben sich aus einer engmaschigen Kontrolle des Blutbildes.

Differenzialdiagnosen

Ursachen von Leukopenie		
Mögliche Erkrankungen	Häufigkeit	Weiterführende Untersuchungen
akute Infekte	+++	Anamnese
Knochenmarkinfiltration (Leukämien, Lymphom, Knochenmarkkarzinose, MDS)	+++	Zytogenetik, Durchflusszytometrie
megaloblastäre Störung der Hämatopoese (Vitamin-B_{12}-, Folsäuremangel)	++	Vitamin-B_{12}- und Folsäurespiegel
Hypersplenismus	++	Klärung Splenomegalie (z. B. Lebererkrankung)
hypoplastische Hämatopoese (Agranulozytose, toxischer Markschaden, aplastische Anämie, MDS, Osteomyelofibrose, PNH)	+	Medikamentenanamnese, Zytogenetik, Durchflusszytometrie,
Immunleukopenie (SLE, Immunneutropenie)	+	Autoantikörper
hereditäre Leukopenie (benigne familiäre Neutropenie, zyklische Neutropenie)	(+)	Blutbild-Verlauf; ggf. molekularbiologische Untersuchungen
Speicherkrankheiten	(+)	Enzymdefekte

Leukopenie

```
Leukopenie
   │
   ① ↓
┌─────────────────────────────────────────────┐
│ gezielte Fragen nach:                        │
│ Allgemeinsymptomen                           │
│ (Fieber, Leistungsknick, Gewichtsverlust)?;  │
│ knochenmarktoxischen Einflüssen:             │
│ Medikamente?, chemisch-industriellen Noxen?; │
│ Berufsanamnese?;                             │
│ Dauer, Verlauf und Frequenz von Infekten?    │
└─────────────────────────────────────────────┘
   │
   ② ↓
┌─────────────────────────────────────────────┐
│ Ganzkörperstatus:                            │
│ Lymphadenopathie, Organomegalie, Blutungs-   │
│ zeichen als Hinweise auf hämatologische      │
│ Systemerkrankung                             │
└─────────────────────────────────────────────┘
   │
   ③ ↓
┌─────────────────────────────────────────────┐
│ Knochenmarkpunktion mit Zytologie und        │
│ Histologie, (ggf. mit Durchflusszytometrie   │
│ und Zytogenetik)                             │
└─────────────────────────────────────────────┘
```

- ④ hypo- bis aplastische Granulopoese bzw. Hämatopoese → Agranulozytose, toxischer Markschaden, aplastische Anämie, hypoplastisches MDS, Osteomyelofibrose, PNH
- ⑤ Knochenmarkinfiltration → Leukämien, Lymphome, Knochenmarkkarzinose, MDS
- ⑦ megaloblastäre Hämatopoese → Vitamin-B_{12}-, Folsäuremangel
- ⑧ normale bis gesteigerte Granulopoese bzw. Hämatopoese → Hypersplenismus; akute Infekte; Immunleukopenie (SLE, Immunneutropenie); hereditäre Leukopenie (benigne familiäre Neutropenie, zyklische Neutropenie)
- ⑥ Speicherzellen (z.B. Gaucher-Zellen) → Enzymdefekte → Speicherkrankheiten (z.B. M. Gaucher)

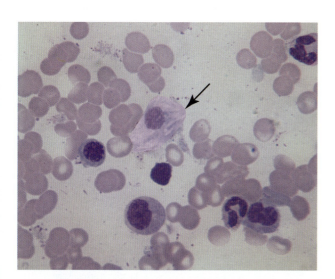

Abb. 1 Nachweis einer typischen Gaucher-Zelle (Pfeil) im Knochenmarkausstrich.

B. Salzberger
Leukozytose

Definition

Erhöhung der Leukozytenzahl im peripheren Blut auf **über den oberen Normwert (in der Regel 11 000/μl)**. Die Leukozytenzahl im peripheren Blut kann durch Produktion, Freisetzung aus mehreren Speicherkompartimenten und einen verminderten Abbau beeinflusst werden. Vor allem bei geringen Abweichungen muss daran gedacht werden, dass 2,5 % der untersuchten Personen einen Wert über der oberen Normgrenze haben, ohne dass eine Krankheit vorliegt.

Anamnese

In der Differenzialdiagnose der Leukozytose müssen Infektionen, andere Erkrankungen, Medikamente, hämatologische Neoplasien und andere Zustände bedacht werden. In der Anamnese sollte eine Orientierung über eine mögliche **Infektion** sowie eine genaue **Medikamenten-** und **Drogenanamnese** erfolgen. **Begleit-** und **Vorerkrankungen** müssen erhoben werden ❶.

Untersuchung

Zur **Laboranalyse** gehört ein Differenzialblutbild, die Bestimmung der Gerinnungsparameter und der Entzündungsparameter (CRP, Prokalzitonin o. Ä.).

Die **körperliche Untersuchung** umfasst Inspektion von Haut- und Schleimhäuten, Erhebung des Lymphknotenstatus und Untersuchung der Organe bzw. -systeme ❷.

Dann muss der **Allgemeinzustand** abgeklärt werden: ist der Patient kritisch krank, besteht ➤ Fieber oder eine akut kritische Erkrankung ❸?

Das **Differenzialblutbild** ist die wichtigste primäre Untersuchung. Hier wird zunächst klar, ob auffällige Verteilungen der Subpopulationen und Zellelemente (Vorstufen, blastäre Zellen u. a.) vorhanden sind. Bei hohen Leukozytenzahlen (> 75 000/μl, ausgenommen Lymphozyten) muss an eine Erhöhung der Blutviskosität mit ggf. neurologischen Symptomen gedacht und diese ggf. behandelt werden ❹.

Für akute Infektionen ist der sensitivste Parameter der prozentuale Anteil stabkerniger Neutrophiler. Weitere Untersuchungen und Laborparameter sollten nach zusätzlichen Befunden (organ- bzw. befundspezifisch) ausgewählt werden.

Die **Durchflusszytometrie** (aus peripherem oder Knochenmarkblut) sowie eine **Knochenmarkpunktion** sind bei Verdacht auf akute Leukämie, Lymphome und myelodysplastische Syndrome unverzichtbar ❺.

An **Zusatzuntersuchungen** können zytochemische, metabolische und genetische Untersuchungen (z. B. Index der alkalischen Leukozytenphosphatase, Vitamin B_{12} und Folsäure im Serum u. a.) oder weitere bildgebende Verfahren erfolgen ❻.

Differenzialdiagnosen

Ursachen von Leukozytose		
Mögliche Erkrankungen	Häufigkeit	Weiterführende Untersuchungen
Neutrophilie		
Infektionen	++++	Anamnese, Labor, peripherer Ausstrich: stabkernige Neutrophile?
Stress (inklusive starker körperlicher Belastung)	+	Anamnese
Schwangerschaft	++	Anamnese, Untersuchung
Nikotinabusus	++	Anamnese: meist milde chronische Neutrophilie
Medikamente	++	Anamnese: Einnahme von Glukokortikoiden, Lithium, Katecholaminen, anderen, Auslassversuch (mindestens 48 h)
Leukämien, myeloproliferative Erkrankungen	++	peripherer Blutausstrich, ggf. Zusatzuntersuchungen und Knochenmarkpunktion
• idiopathisch • angeborene Störungen (u. a. Down-Syndrom) • Asplenie oder Hyposplenismus	+	Anamnese, ggf. spezifische Untersuchungen
Lymphozytose		
Infektionen (meist viral)	+++	Anamnese, Erregernachweis
lymphoproliferative Erkrankungen (chronische bzw. akute lymphatische Leukämien)	++	peripherer Blutausstrich, ggf. Zusatzuntersuchungen und Knochenmarkpunktion
Monozytose		
Infektionen (akute bakterielle Infektionen, Tuberkulose)	++	Anamnese, Erregernachweis
Leukämien und myelodysplastische Syndrome	++	peripherer Blutausstrich, ggf. Zusatzuntersuchungen und Knochenmarkpunktion
Eosinophilie		
Infektionen (v. a. Parasitosen)	++	Anamnese, Erregernachweis
allergische Reaktionen (z. B. Medikamente)	++	Anamnese, Absetzen der verursachenden Medikamente
seltener: Churg-Strauss-Syndrom, idiopathisch, eosinophile Leukämie	+	spezifische Untersuchungen

Leukozytose 153

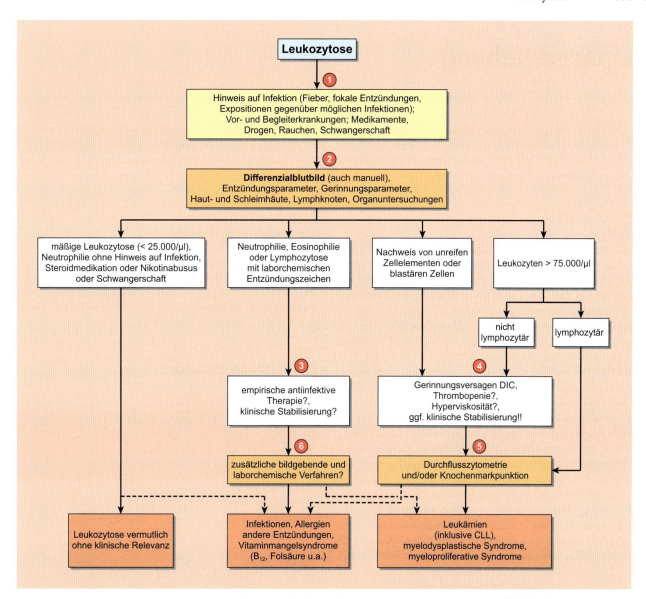

Mögliche Erkrankungen	Häufigkeit	Weiterführende Untersuchungen
Nachweis von unreifen Vorstufen (außer Stabkernigen) oder blastären Elementen		
akute bzw. chronische Leukämien	++	Knochenmarkpunktion und/oder Durchflusszytometrie, ggf. zytochemische und genetische Zusatzuntersuchungen
myelodysplastische Syndrome	++	
myeloproliferative Syndrome	++	
maligne Lymphome		

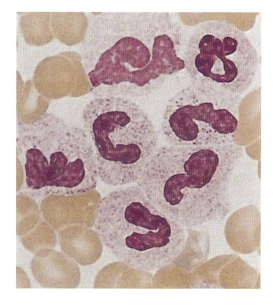

Abb. 1 Ausgeprägte Linksverschiebung (Zunahme der Stabkernigen) im Differenzialblutbild. [Heckner/Freund]

J. Mayerle, P. Simon, M. M. Lerch

Lipaseerhöhung

Definition

Eine Lipaseerhöhung im Serum über das Dreifache der Norm, verbunden mit abdominalen Beschwerden, weist auf eine akute Pankreatitis oder einen akuten Schub einer chronischen Pankreatitis hin. Die Serum-Halbwertszeit der Lipase beträgt 7–14 Stunden, ein Lipaseanstieg im Serum ist frühestens 5 Stunden nach Beginn einer Pankreasschädigung nachweisbar. Der Nachweis einer erhöhten Lipase im Serum ist bis zu 6 Tage nach Symptombeginn möglich.

Anamnese

Eine Bestimmung der Serum-Lipase ist indiziert bei **gürtelförmigen abdominalen Beschwerden** ❶. Berichtet der Patient im Rahmen der Anamneseerhebung ❸ über **Gallensteine**, eine **Entfärbung des Stuhls** oder **Dunkelfärbung des Urins** und/oder **Juckreiz**, so deutet dies auf die biliäre Pankreatitis hin. Ein regelmäßiger oder übermäßiger **Alkoholkonsum** weist auf eine akute alkoholinduzierte Pankreatitis hin. **Rezidivierende Beschwerden** mit ähnlichem Schmerzcharakter und **Fettstühle** sprechen für einen akuten Schub einer chronischen Pankreatitis. Die Anamnese sollte durch Fragen nach einem **ungewollten Gewichtsverlust** sowie einem **neu aufgetretenen Diabetes mellitus** vervollständigt werden. Letztere Symptome können auf ein Pankreaskarzinom hinweisen. Wurde eine erhöhte Serum-Lipase ohne klinische Symptomatik gemessen ❷, sollten die oben aufgeführten Fragen nachträglich gestellt werden. In der **Familienanamnese** sollten familiäre Häufungen eines Pankreaskarzinoms, eines Pancreas divisum oder einer hereditären Pankreatitis eruiert werden. Bei der **Medikamentenanamnese** ist auf Substanzen, die eine Lipaseerhöhung verursachen können, zu achten (z. B. Asparaginase, Azathioprin, Cholinergika, Indometacin, orale Kontrazeptiva, Sulfisoxazol).

Untersuchungen

Zur weiteren Abklärung einer symptomatischen Lipaseerhöhung sollte primär die **Abdomensonographie** ❹ eingesetzt werden. Eine umfassende klinische Abklärung unter Zuhilfenahme von invasiven diagnostischen Verfahren ist bei einer zufällig entdeckten Lipaseerhöhung bei jungen asymptomatischen Patienten ohne familiäre Vorbelastung für eine Pankreaserkrankung nicht indiziert. In Ermangelung von Leitlinien **empfiehlt sich folgendes Vorgehen:** Bei fehlender klinischer Symptomatik, die auf eine Pankreaserkrankung hinweist und einer leeren Familienanamnese erfolgt nur eine **klinische Untersuchung** sowie eine **Abdomensonographie** ❹. Zum Ausschluss einer Makrolipasämie (gestörte renale Elimination von Lipase, die an α_2-Makroglobulin oder Immunglobuline gebunden ist) werden die **Serum-Amylase** sowie die **Urin-Lipase** bestimmt ❻. Bei Verdacht auf eine familiäre oder idiopathische Hyperlipasämie erfolgt eine **familiäre Umgebungsuntersuchung** (Enzymbestimmung) ❻. Bei über 50-jährigen Patienten kann eine erhöhte Lipase in Einzelfällen auf ein Pankreaskarzinom hinweisen. Diese Differenzialdiagnose ist insbesondere dann abzuklären, wenn die Lipaseerhöhung in Kombination mit einer neu aufgetretenen Glukosetoleranzstörung bzw. einem neu manifestierten Diabetes mellitus auftritt.

Ergibt die Abdomensonographie den Verdacht auf eine Pankreasraumforderung ❺, sollte eine **Endosonographie des Pankreas** (ggf. mit Biopsieentnahme) sowie eine **CT** (➤ Abb. 1) des Abdomens angeschlossen werden.

Differenzialdiagnosen

Ursachen einer Lipaseerhöhung		
Differenzialdiagnose	Erhöhung in % der Erkrankungen und wenn primäre Pankreaserkrankung ausgeschlossen	Weiterführende Diagnostik
akute/chronische Pankreatitis	obligat	Abdomensonographie
Pankreaskarzinom	~ 60 %	Abdomensonographie, Endosonographie mit Punktion, Computertomographie
Niereninsuffizienz	bis 66 %	Kreatinin, Harnstoff, Kreatinin-Clearance,
diabetische Ketoazidose, hyperosmolares Koma	16–25 %	Blutglukose, Serumosmolarität, Blutgasanalyse, Ketonkörper im Urin
Cholezystitis	8 %	Leukozytose, CRP, Abdomensonographie
Ulcus duodeni	Einzelfälle	ÖGD, Röntgen-Abdomen-Leeraufnahme,
Virushepatitis, Leberzirrhose	21–25 %	Bestimmung der Lebersyntheseleistung, Virusserologie, Abdomensonographie
Morbus Crohn, Colitis ulcerosa	9–14 %	ÖGD, Koloskopie
Sarkoidose	Einzelfälle	Röntgen Thorax, bronchoalveoläre Lavage CD4/CD8-Quotient, ACE
Typhus abdominalis	21 %	Stuhluntersuchung, Blutkulturen, Lymphopenie, Entzündungszeichen
medikamenteninduziert	0,1–2 %	Anamnese (Bauchschmerzen), Abdomensonographie

Lipaseerhöhung 155

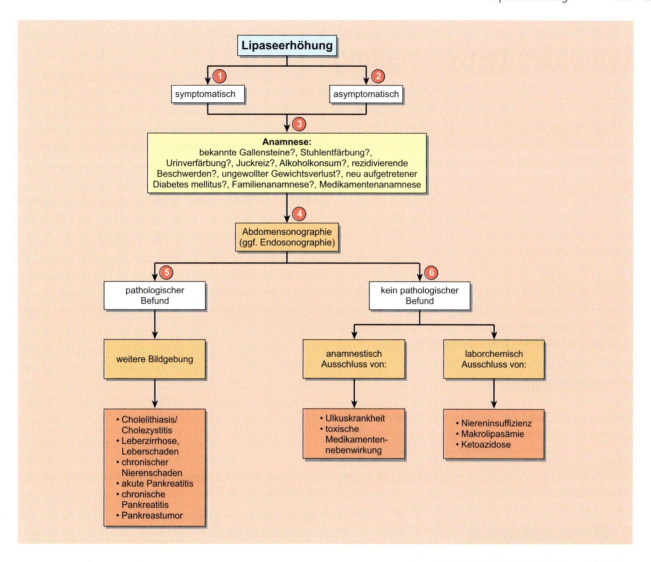

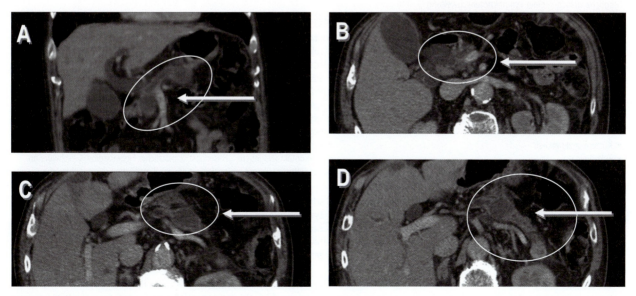

Abb. 1 CT-Bild einer unklaren zystischen Raumforderung in Projektion auf den Pankreas mit Gangaufstau, serochemisch erhöhte Lipase, DD Pankreatitis mit postentzündlicher Zystenbildung, zystisches Pankreaskarzinom, IPMN (intraduktale papillär-muzinöse Neoplasie), Zystadenom. Pankreas in A–D (Pfeil).

R. Naumann
Lymphknotenschwellung

Definition

Bei einer Lymphknotenschwellung (Lymphknotenvergrößerung, Lymphadenopathie, Lymphom) handelt es sich um eine Vergrößerung eines oder mehrerer Lymphknoten.

Anamnese

Notwendig sind Fragen nach Beginn, Dauer, Wachstumsgeschwindigkeit, Schmerzhaftigkeit des Lymphknotens, vorangegangenen Infektionen, Verletzungen, Unfällen oder Operationen sowie weiteren Beschwerden wie Infektsymptome, Leistungsknick oder B-Symptomen (> Kap. Hodgkin-Lymphom). Medikamenten-, Drogen- und Reiseanamnese werden erhoben sowie Sexualgewohnheiten (HIV) bzw. Tierkontakte erfragt ❶. Grundsätzlich differenziert man zwischen **akutem** ❹ und **schleichendem** ❺ **Erkrankungsbeginn**.

Untersuchungen

Bei der **körperlichen Untersuchung** steht vor allem die Palpation des Lymphoms sowie der übrigen Lymphknotenstationen im Vordergrund ❷. Akut auftretende druckschmerzhafte weiche Lymphome ❹ sprechen eher für eine entzündliche Genese, schleichend entstehende schmerzlose harte ❺ eher für ein Malignom.

Zervikale Lymphknoten kommen akut bei Infektionen der oberen Atemwege vor. Bei Symptompersistenz oder -zunahme ist eine HNO-ärztliche Untersuchung (akute Tonsillitis, Otitis, Abszess) sinnvoll. Asymmetrische oder indolente Lymphome können auf ein Non-Hodgkin- (NHL), Hodgkin-Lymphom (HL) oder eine Metastase hinweisen, eine isolierte **supraklavikuläre** oder **axilläre** Lokalisation auf eine Lymphknotenmetastase eines soliden Tumors.

Inguinale Lymphome können bei verschiedenen venerischen Infektionen auftreten.

Generalisierte Lymphome (entzündlich) sind verdächtig auf Infektionen. Nichtentzündliche Ursachen sind in erster Linie maligne lymphatische Systemerkrankungen sowie Karzinom- oder Sarkommetastasen.

Das diagnostische **Basisprogramm** ❸ schließt **Sonographie, Röntgen-Thorax** und **Laboruntersuchungen** ein. Das **Differenzialblutbild** gibt Hinweise auf Infekte oder eine akute Leukämie (Blastennachweis). Eine erhöhte **LDH** kann auf eine lymphatische Systemerkrankung (z. B. HL, NHL, Leukämie) hinweisen. Weitere Untersuchungen richten sich nach der Verdachtsdiagnose ❻.

✚ Abbildung Mediastinaltumor

Differenzialdiagnosen

Mögliche Ursachen einer Lymphknotenschwellung		
Ursache	Häufigkeit	Diagnostische Hinweise
bakterielle Infektionen:		schmerzhafte, meist lokalisierte Lymphome
• z. B. Streptokokken, Staphylokokken	+++	• Lokalbefund, Entzündungszeichen
• Tuberkulose	+	• schmerzlose oft verbackene Halslymphknoten, Abwehrschwäche
• Diphtherie	+	• Schluckbeschwerden, Halslymphome, Fieber, Allgemeinsymptome
• Syphilis	+	• indolente inguinale Lymphome im Rahmen eines Primäraffektes
• Morbus Whipple	+	• Lymphome als extraintestinales Symptom, Duodenalbiopsie
• Brucellose	+	• Tierkontakt (z. B. Rind, Hund, Schaf, Schwein) oder nicht pasteurisierte Milch, Hepatosplenomegalie
• Katzenkratzkrankheit	+	• Katzenkontakt
• Tularämie	+	• Tierkontakt (Nagetiere, „Hasenpest"), plötzlicher Fieberbeginn, Geschwüre an der Eintrittsstelle mit regionaler, oft eitriger, Entzündung der Lymphknoten
Virusinfektionen:	+++	
• EBV-Infektion	+	• schmerzhafte meist lokalisierte Lymphome, Allgemeinsymptome
• CMV-Infektion	+	• Lymphozytose mit atypischen Lymphozyten, Splenomegalie, Hepatomegalie, Begleithepatitis
• HIV-Infektion/AIDS	+	• HIV-Risikokonstellation
• Röteln	+	• zervikale/retroaurikuläre Lymphome
Parasitosen:		
• Toxoplasmose	+	• Katzenkontakt, Immunschwäche
• Leishmaniose (viszerale Form: Kala Azar)	+	• Tropenanamnese, Fieber, Splenomegalie, Panzytopenie (Nachweis im Knochenmarkausstrich)
• lymphatische Filariose (Nematoden: Fadenwürmer)	+	• Fieber, Eosinophilie, Mikrofilarien im peripheren Blut

Lymphknotenschwellung

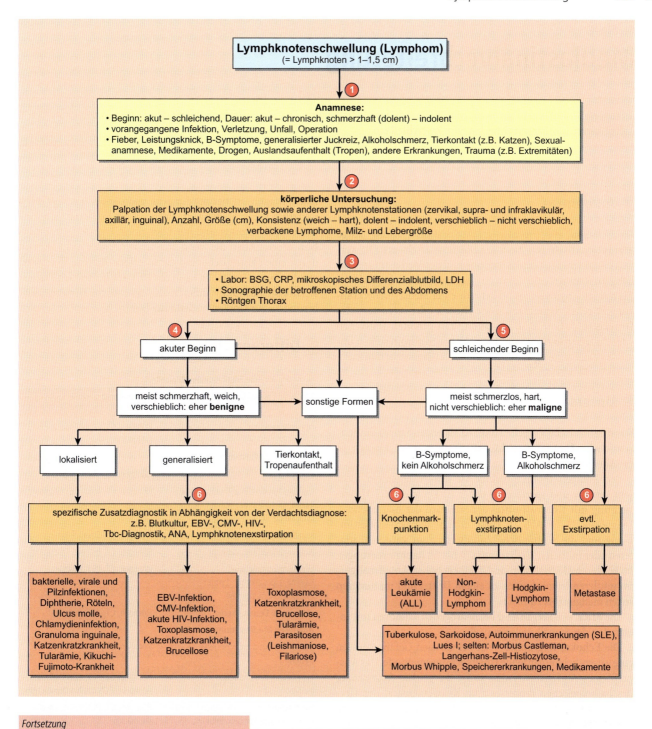

Ursache	Häufigkeit	Diagnostische Hinweise
Autoimmunerkrankungen: • Lupus erythematodes • Sarkoidose	+	 • ANA, Anti-dsDNA • bihiläre mediastinale Lymphome, Fieber
Metastasen	++	indolente Lymphome, Tumoranamnese, Allgemeinsymptome
maligne Lymphome	+	indolente Lymphome, B-Symptome, Bildgebung
Leukämien	+	indolente Lymphome, Blutbildveränderungen, Knochenmarkpunktion
Morbus Castleman (angiofollikuläre Lymphknotenhyperplasie)	+	mediastinale Lymphome, lokalisiert oder multizentrisch, bioptische Sicherung
Langerhans-Zell-Histiozytose	+	mono- oder multisystemische Erkrankung, bioptische Sicherung
Speicherkrankheiten	+	z. B. Morbus Gaucher, Niemann-Pick

M. Pfeifer
Mediastinalverbreiterung

___ Definition ___

Der Begriff umfasst Vergrößerungen im Bereich des Mediastinums. Das Mediastinum schließt den anatomischen Raum von der oberen Thoraxapertur bis hin zum Zwerchfell ein.

Anamnese

Klinisch sind die Prozesse im Mediastinum häufig **lange asymptomatisch,** was die frühe Diagnose erschwert. Oft werden Veränderungen der Hilusregion und des Mediastinums zufällig im Rahmen einer Röntgen-Thoraxaufnahme bemerkt ❶. Als führende Symptome und Befunde einer Mediastinalerkrankung ❷ gelten **Schmerzen** sowie **Husten** oder **retrosternales Druckgefühl.** Eine **Einflussstauung** mit gefüllten Halsvenen oder Zungengrundvenen und das Horner-Syndrom sollten immer zu einer sofortigen weiterführenden Diagnostik führen.

Untersuchungen

Das diagnostische Vorgehen umfasst als ersten Schritt die konventionelle **Thoraxübersichtsaufnahme in zwei Ebenen** ❸ (➤ Abb. 1).
Die Röntgen-Thoraxaufnahme ist jedoch allgemein nicht sehr sensitiv und spezifisch – daher ist heute die **CT-Untersuchung mit Kontrastmittel** der Standard der bildgebenden Diagnostik ❹ (➤ Abb. 2). Diese erlaubt die Größenbestimmung und die anatomische Zuordnung zum vorderen, hinteren oder mittleren Mediastinum ❺ bis ❼. Raumforderungen im vorderen Mediastinum sind zu einem hohen Anteil maligne, im mittleren lediglich noch zu einem Drittel und im hinteren selten maligne (bis zu 16%).
Die **MRT** ❽ ist ergänzend bei neurogenen Tumoren mit Infiltration des Spinalkanals sinnvoll.
Die **Echokardiographie** ❾ ist bei aortalen Gefäßprozessen eine wesentliche ergänzende Untersuchungsmethode. Das Ausmaß eines Aortenaneurysmas sowie die genaue Abgrenzung des pathologischen Prozesses zum Klappenapparat des Herzens lassen sich mit der transthorakalen und insbesondere transösophagealen Echokardiographie sehr sicher darstellen.
Die Bildgebung muss ergänzt werden durch **endoskopische und operative Verfahren,** wenn eine **histologische Sicherung** der Diagnose erforderlich ist. **Bronchoskopien** mit endobrochialem Ultraschall ❿ erlauben die Punktion von mediastinalen Lymphknoten sowie die Probengewinnung bei endoluminalen Prozessen der Trachea und der zentralen Bronchien. Ebenso ist mit einer **Ösophagoskopie** ⓫ mit und ohne Ultraschall die Diagnostik des mittleren und hinteren Mediastinums möglich. Die **Mediastinoskopie** ⓬ ist heute nur noch in Ausnahmefällen erforderlich, es kann jedoch ausreichend Biopsiematerial gewonnen werden und daher besitzt sie bei fehlender Diagnosesicherung durch die endoskopischen Verfahren weiterhin einen Stellenwert. Prozesse des vorderen und hinteren Mediastinums sind nur über eine **CT-gesteuerte Punktion** ⓭ erreichbar, die wenn nicht möglich oder nicht klärend durch eine chirurgische und damit **offene Biopsie** ⓮ ergänzt werden muss. Zusätzlich kann das **PET-CT** bei soliden Prozessen des Mediastinums differenzialdiagnostische Hinweise, insbesondere zur Größenausdehnung liefern.

Differenzialdiagnosen

Ursachen für eine Mediastinalverbreiterung		
Mögliche Erkrankungen	Häufigkeit	Weiterführende Untersuchungen
Aortenaneurysma	++	Röntgen, CT, Echokardiographie (TEE)
vorderes Mediastinum ❺		
Thymome	++	Röntgen, CT, MRT, Biopsie
maligne Tumoren wie Thymuskarzinom, Kleinzelltumoren, Lymphome	+++	Röntgen, CT, MRT, PET, Biopsie
intrathorakale Strumen	++++	Röntgen, CT, Strumektomie
Nebenschilddrüsenadenome	++	Röntgen, CT, Biopsie, Operation
Weichteiltumoren wie Lipome, Liposarkome, Lymphangiome, Hämangiome	++	Röntgen, CT, PET, Biopsie
extraossäre Osteosarkome	+	Röntgen, CT, PET, Biopsie
mittleres Mediastinum ❻		
perikardiale und bronchogene Zysten	++	Röntgen, CT
Lymphome, Lymphadenopathien	++++	Röntgen, CT, PET, EBUS, Mediastinoskopie, EUS mit Nadelpunktion
Hilusverbreiterung, z. B. durch maligne Erkrankungen, Infektionen oder entzündliche Ursachen ohne Erregernachweis	+++++	Röntgen, CT, PET, EBUS, Mediastinoskopie
hinteres Mediastinum ❼		
neurogene Tumoren	++	Röntgen, CT, MRT, PET, Biopsie
Ösophagusprozesse	+++	Röntgen, CT, PET, EBUS, Mediastinoskopie, EUS mit Nadelpunktion
extrapulmonale Lungensequester	+	Röntgen, Angio-CT
pankreatische Pseudozysten	+	Röntgen, CT
Achalasie	++	Röntgen, CT, Endoskopie

Mediastinalverbreiterung

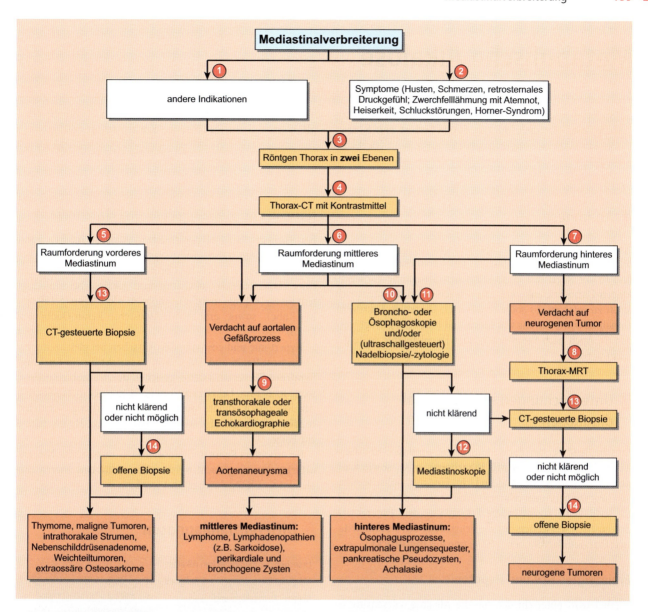

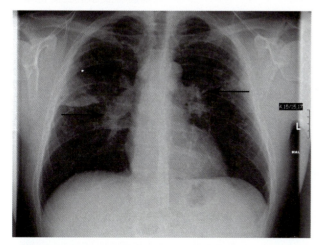

Abb. 1 Röntgenbild eines 29-jährigen Patienten mit gesicherter Sarkoidose. Zu erkennen sind die bihiläre Adenopathie (Pfeile) sowie Infiltrate beidseits.

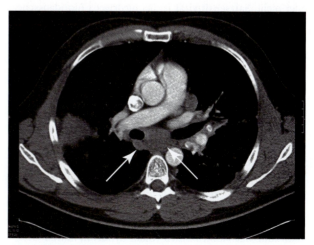

Abb. 2 CT des gleichen Patienten. Zu erkennen sind ausgedehnte Lymphknotenvergrößerungen im Mediastinum (Pfeile).

M. Haag-Weber
Metabolische Alkalose

Definition

Die metabolische Alkalose ist eine primäre Störung im Säure-Basen-Haushalt, die nur durch **Verlust von Säuren** oder durch **Alkali-Zufuhr** zustande kommen kann. Die Bikarbonat(HCO_3^-)-Konzentration im Plasma ist > 25 mmol/l, der pH-Wert > 7,4 und die H^+-Ionen-Konzentration < 40 nmol/l.

Anamnese

Störungen des Säure-Basen-Haushalts sind häufig, werden aber oft übersehen, da ihre Erfassung nicht routinemäßig erfolgt und in der Regel fast keine klinischen Symptome vorliegen. Magen-Darm-Erkrankungen als Ursache sind anamnestisch leicht zu erfassen. Es sollte ferner nach Diuretika, Lakritzeneinnahme sowie Zufuhr von Milch und Karbonat gefragt werden ❶. Auch nach Symptomen einer Hypokaliämie sollte gesucht werden.

Untersuchungen – Differenzialdiagnosen

Entscheidend bei der Beurteilung des Säure-Basen-Haushalts ist die **Bestimmung von pH, Bikarbonat, pCO_2 sowie Kalium, Chlorid im Serum und im Urin.** Eine metabolische Alkalose liegt vor bei einem erhöhten Bikarbonat und erhöhtem pH. Sie stellt keine eigenständige Erkrankung dar. Differenzialdiagnostisch wegweisend ist die Beurteilung des **Volumenstatus** (Extrazellulärvolumen = EZV) und des **Blutdrucks** ❷.

Erniedrigtes EZV und Hypotonie ❸

Hierbei wird unterschieden, ob die Alkalose salzsensitiv ist oder nicht. **Salzsensitivität** ist bei niedriger Chloridausscheidung im Urin (< 20 mmol/l) gegeben ❺. Ursachen dafür sind **Erbrechen, Diarrhö** oder **Laxanzienabusus.** Häufig besteht eine **Bulimie.** Eine Chloriddiarrhö ist eher selten.

Bei **diuretikainduzierter metabolischer Alkalose** ist die Chloridausscheidung im Urin > 20 mmol/l ❻.

Keine Symptome oder nur hin und wieder Muskelkrämpfe findet man bei **Magnesiummangel** und/oder **Bartter-Syndrom.** Das Serum-Magnesium ist erniedrigt und die Urinausscheidung von Chlorid liegt über > 20 mmol/l ❼.

Beseitigt man rasch eine respiratorische Insuffizienz kann es zur **Posthyperkapniealkalose** kommen, da die renale Korrektur der Säure-Basen-Störung langsamer erfolgt als die respiratorische Korrektur ❽.

Exogene Zufuhr von Milch zusammen mit Kalziumkarbonat kann zum sogenannten **Milch-Alkali-Syndrom** führen ❾.

Normales oder erhöhtes EZV und Hypertonie ❹

Bei Vorliegen einer Hypertonie und Alkalose müssen Parameter des **Angiotensin-Renin-Systems** sowie **Aldosteron** bestimmt werden. Hinweis für **Conn-Syndrom** ist das Vorliegen einer Hypertonie, Hypokaliämie und Alkalose bei erniedrigtem Renin (< 1 ng/l in Ruhe), erhöhtem Aldosteron (> 150 ng/l in Ruhe) sowie erhöhtem Aldosteron-Renin-Quotienten (> 50) ❿.

Hypertonie und cushingoides Aussehen bei gleichzeitig erniedrigtem Renin und Aldosteron ⓫ spricht für ein **Cushing-Syndrom.** Dieses wird weiter gesichert durch erhöhte Kortisolwerte im Serum. **Lakritzkonsum** führt zu einer metabolischen Alkalose durch erhöhte Mineralokortikoidwirkung. **Vermehrte Mineralokortikoidproduktion** hat auch eine Hypokaliämie zur Folge.

Bei erhöhtem Renin und Aldosteron ⓬ muss an eine **Nierenarterienstenose** gedacht werden. Hier sollte eine Nieren-Duplexuntersuchung durchgeführt werden.

Differenzialdiagnosen

Ursachen der metabolischen Alkalose		
Mögliche Erkrankungen	Häufigkeit	Weiterführende Untersuchungen
Magen-, Darmerkrankung	++++	Urin-Chlorid < 20 mmol/l, Anamnese hinsichtlich Bulimie, Laxanzienabusus; Endoskopie
Diuretika	+++	Urin-Chlorid > 20 mmol/l, Serum-Chlorid eher erniedrigt
Bartter-Syndrom	+	autosomal rezessiv, Kalium, Chlorid, Magnesium, Renin ↓
Pseudohyperkapniealkalose	++	nach Einleitung der Beatmung bei respiratorischer Insuffizienz
Conn-Syndrom	++	Hypertonie, Renin ↓, Aldosteron ↑, Hypokaliämie, Urin-Kalium > 30 mmol/Tag trotz Hypokaliämie, Sonographie, CT, MRT zum Nachweis eines Nebennierenadenoms
Cushing-Syndrom	+	Hypertonie, Renin, Aldosteron ↓, Kortisol-Tagesprofil (zirkadianer Rhythmus gestört, Kortisol ↑), Urin-Kortisolwerte ↑, keine Suppression nach 2 mg Dexamethason
Nierenarterienstenose	+	Nieren-Duplex, Captopril-Szintigraphie, MR-Angiographie, DSA

Metabolische Alkalose 161

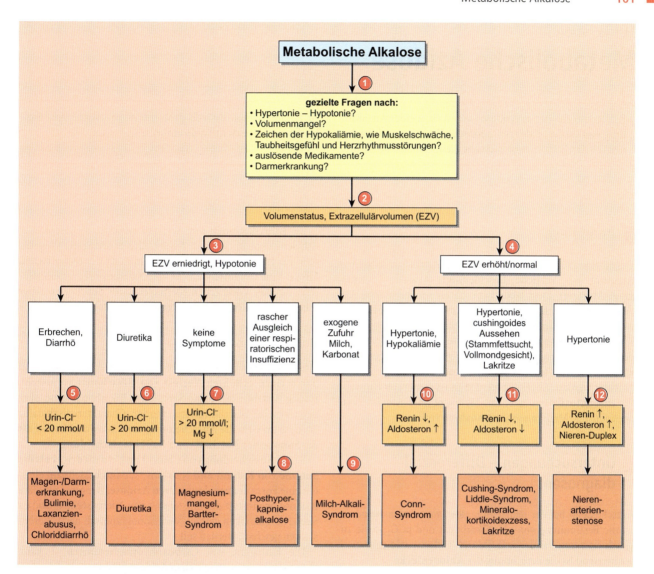

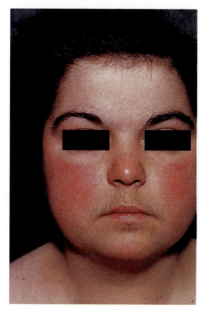

Abb. 1 Morbus Cushing. Gerötetes „Vollmondgesicht" und Hirsutismus. [Forbes/Jackson]

M. Haag-Weber
Metabolische Azidose

Definition

Bei der metabolischen Azidose kommt es zu einer **Ansammlung von sauren Valenzen und/oder Verlust von Bikarbonat (HCO$_3^-$)**. Die Lunge versucht die metabolische Azidose zu kompensieren, deshalb geht eine metabolische Azidose häufig mit Hyperventilation einher.

Anamnese

Das einzige Symptom der metabolischen Azidose ist subjektive **Atemnot** bzw. **vertiefte, beschleunigte Atmung (= Kussmaul-Atmung)**. Liegt laborchemisch eine metabolische Azidose vor (pH und HCO$_3^-$ erniedrigt), müssen gezielt Fragen ❶ nach **Nierenerkrankungen** gestellt werden. Bei Vorliegen einer Kussmaul-Atmung muss nach **Diabetes mellitus** gefragt werden. Weiter sollte auf Hinweise für **Darmerkrankungen** sowie klinische Zeichen einer **Schocksymptomatik** (➤ Kap. Schock) geachtet werden. Abgeklärt werden muss ferner, ob Hinweise für eine **Intoxikation** z. B. mit Methanol oder Äthylenglykol oder sonstige **Medikamenteneinnahme** vorliegen.

Untersuchungen – Differenzialdiagnosen

Entscheidend bei der Beurteilung des Säure-Basen-Haushalts ist die Bestimmung von pH, Bikarbonat und pCO$_2$ sowie zugleich Natrium, Kalium und Chlorid. Differenzialdiagnostisch wegweisend ist die Berechnung der **Anionenlücke** ❷.

Erhöhte Anionenlücke ❸

Ursache für die Azidose kann eine **vermehrte Produktion von Ketonkörpern** sein, wie bei **entgleistem Diabetes mellitus, Alkoholiker-** oder **Hungerketoazidose**. Die Diagnose wird durch Bestimmung von Ketonkörpern im Urin sowie des Blutzuckers gestellt ❺.

Bei **Niereninsuffizienz** sind erhöhte **Kreatinin- und Harnstoffwerte** wegweisend. Mit einer Azidose ist zu rechnen bei einer GFR < 30 ml/min. Bei chronischer Funktionsstörung bestehen ferner Anämie und Hyperphosphatämie. Sonographisch findet man verkleinerte Nieren mit chronischem Parenchymschaden ❻.

Eine häufige Ursache ist die **Laktatazidose**. I. d. R. liegt eine Gewebehypoxie durch Schock bei Herz-Kreislauf-Versagen oder respiratorischer Insuffizienz zugrunde ❼. Hat der Patient gleichzeitig Bauchschmerzen, muss an eine mesenteriale Durchblutungsstörung gedacht werden. Auch eine Metformineinnahme bei eingeschränkter Nierenfunktion kann ebenso wie ein Thiaminmangel bei Alkoholikern oder Mangelernährten eine Laktatazidose verursachen.

Bei **Intoxikationen** mit Acetylsalizylsäure, Methanol oder Äthylenglykol findet man häufig **ZNS-Störungen**. Wegweisend für Intoxikationen ist die Bestimmung der **osmotischen Lücke**. Eine osmotische Lücke von ≥ 10 mosm/kg ist ein Hinweis für das Vorliegen niedermolekularer Substanzen. Hier muss eine **toxikologische Untersuchung** erfolgen ❽.

Normale Anionenlücke ❹

Eine metabolische Azidose bei normaler Anionenlücke ist durch einen **erhöhten Verlust von Bikarbonat** verursacht. Häufig bestehen fast keine Symptome. Bikarbonat kann über den Darm bei Diarrhö verloren werden. Charakteristisch dafür ist, dass im Urin die **Ausscheidung von Chlorid höher ist als die Summe der Natrium- und Kaliumausscheidung** ❿.

Ist die **Ausscheidung von Chlorid im Urin niedriger als die Summe von Kalium und Natrium** ❾, dann besteht am ehesten eine Form der **renal tubulären Azidose**. Die renal tubuläre Azidose begünstigt die Entstehung von Nierensteinen, sodass nach Nierenkoliken gefragt sowie sonographisch nach Nierensteinen geschaut werden soll.

Die Einnahme von **Carboanhydrasehemmern** ⓫ kann ebenso zu einer metabolischen Azidose führen.

Metabolische Azidose

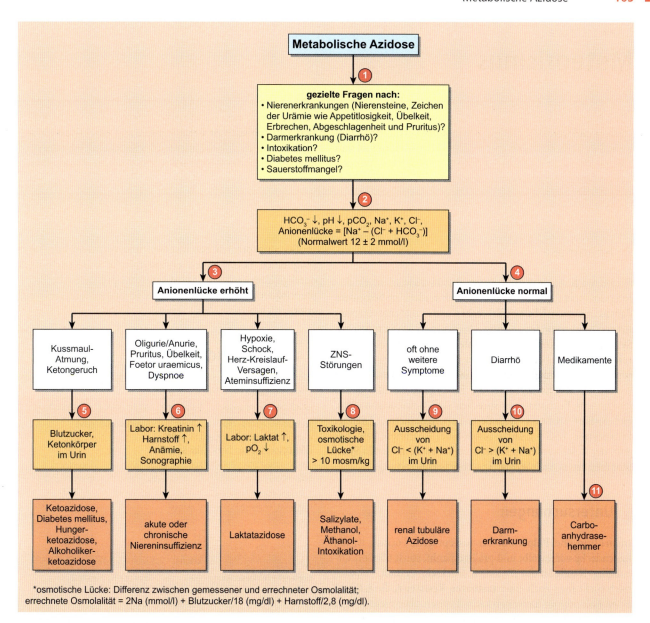

Differenzialdiagnosen

Ursachen der metabolischen Azidose		
Mögliche Erkrankungen	Häufigkeit	Weiterführende Untersuchungen
Ketoazidose	++	Blutzucker, Keton im Urin
chronische Niereninsuffizienz	++++	Serum-Kreatinin, Serum-Harnstoff, Sonographie
Laktatazidose	+++	• Sauerstoffmangel bei respiratorischer Insuffizienz, Bestimmung der arteriellen Blutgase • Blutdruck, EKG, Echokardiographie bei Kreislaufinsuffizienz • Ursache der Kreislaufinsuffizienz abklären: Blutung, Sepsis, Volumenmangel etc. • Blutbild, CRP, Fieber als Hinweis für Sepsis • Bauchschmerzen: Hinweis für mesenteriale Durchblutungsstörung, weiterführende Diagnostik, CT Abdomen • Frage nach Metformineinnahme • Thiaminmangel: bei chronischen Alkoholikern oder mangelernährten Patienten, Bestimmung von Thiamin, Gabe von 100–200 mg Vitamin B_1 über 3 Tage
Intoxikation	+	Bestimmung der osmotischen Lücke, toxikologische Untersuchung
renal tubuläre Azidose	++	Urin-pH, bei Azidose sollte kein alkalischer Urin ausgeschieden werden Urin-Ionen-Bilanz: Cl^--Ausscheidung höher als Summe von $K^+ + Na^+$ Resorption von HCO_3^- nach Gabe von i.v. HCO_3^-

J. Keller, P. Layer
Meteorismus

Definition

Die Begriffe Meteorismus bzw. Blähungen sind unscharf definiert und werden für folgende Symptome verwandt: Gefühl eines aufgeblähten oder gespannten Abdomens, Gefühl von vermehrter Luft im Bauch, vermehrter Abgang von Winden (Flatulenz), vermehrtes Aufstoßen von Luft oder laute Verdauungsgeräusche. Die Begriffe unterscheiden auch nicht zwischen **subjektiven Beschwerden** und **objektiven Parametern** (z. B. messbare Zunahme des Bauchumfangs oder sonographisch/radiologisch erkennbar geblähte Darmschlingen – ➤ Abb. 1).

Anamnese

Fragen nach Ausmaß und Dauer der Beschwerden, Ernährungsanamnese und assoziierten Beschwerden, insbesondere Bauchschmerzen, Übelkeit/Erbrechen und Stuhlgangsveränderungen, sind besonders wichtig. Meteorismus ist ein **typisches Symptom für Kohlenhydratintoleranzen,** kann aber auch **rein funktionell** bedingt oder aber führendes Symptom einer **organischen Erkrankung des Gastrointestinaltrakts** sein (➤ Tab. 1). **Warnsymptome,** die für organische und gegen funktionelle Erkrankungen sprechen sind Gewichtsabnahme, Fieber, Blut im Stuhl, veränderte Laborparameter (Anämie, Leukozytose, BSG ↑), kurze (monotone) Anamnese bzw. Beginn der Beschwerden in höherem Alter sowie fehlende Symptombesserung nach Wegfall (psychischer) Belastung.

Untersuchungen

Inspektion und **Palpation:** Bei ausgeprägten Formen ist die Bauchdecke vorgewölbt und prall gespannt, sonst aber oft unauffällig. Häufig ist das Abdomen druckschmerzhaft. Palpatorisch sucht man nach einer **tastbaren Resistenz,** die z. B. auf einen Kolontumor hinweisen kann. Typisch, aber nicht obligat ist ein **tympanitischer Klopfschall.** Die Darmgeräusche können hochgestellt (z. B. organische Stenose), normal (z. B. funktionelle Blähungen) oder auch vermindert (z. B. schwere Motilitätsstörung) sein. Eine **rektale Untersuchung** ist insbesondere bei Verdacht auf Ileus erforderlich, weil sie Hinweise auf eine gravierende Transitstörung geben kann.

Die **weitere Diagnostik** richtet sich nach Grad und Akutheit der Beschwerden. Stellt sich ein Patient schwer krank mit akut aufgetretenem Meteorismus und erheblichen Beschwerden im Sinne eines akuten Abdomens vor, handelt es sich um eine **Notfallsituation,** die eine rasche und umfassende Abklärung erfordert ❶.

Meistens handelt es sich jedoch um chronische, oft jahrelang bestehende Beschwerden ❷. Neben der körperlichen Untersuchung sind dann eine Untersuchung der wichtigsten **Laborparameter** und eine **Ultraschalluntersuchung** des Bauches indiziert ❸. Bei begleitender Diarrhö und/oder entsprechender Ernährungsanamnese ist auch der Ausschluss von Kohlenhydratmalabsorptionen durch spezifische H_2-Atemtests sinnvoll ❹. Bei ausgeprägten Beschwerden und vor allem bei Warnsymptomen (s. o.) sollten **endoskopische Untersuchungen** durchgeführt werden ❺. Sonst kann eine probatorische Therapie erfolgen ❻. Bleibt diese erfolglos, ist eine weitere Abklärung erforderlich ❼.

Differenzialdiagnosen

Ursachen von Meteorismus		
Mögliche Erkrankungen	Häufigkeit	Weiterführende Untersuchungen
funktionelle gastrointestinale Erkrankungen (funktionelle Dyspepsie, Reizdarmsyndrom, funktionelle Blähungen)	++++ (15–20% der Bevölkerung)	Ausschlussdiagnose
Kohlenhydratintoleranzen (Laktose!, Fruktose, Sorbit, Saccharose)	++++ (Laktoseintoleranz: 15–20% der Bevölkerung)	H_2-Atemtests
bakterielle Fehlbesiedlung	+++ (v. a. ältere Patienten)	Glukose-H_2-Atemtest
akute infektiöse Darmentzündungen	+++ (v. a. Kinder)	meist selbstlimitiert, ggf. Stuhluntersuchungen
Essstörungen (z. B. Binge Eating oder Anorexie)	++	ggf. psychologische Evaluation
organische Darmstenosen (Briden, entzündliche Stenosen, tumoröse Stenosen)	++	Endoskopie, radiologische Verfahren
Zöliakie	+	Serologie, Endoskopie + Biopsie
schwere exokrine Pankreasinsuffizienz	+	Pankreasfunktionstest
ischämische Darmerkrankungen	+	Gefäßdarstellung
schwere Motilitätsstörungen (chronische intestinale Pseudoobstruktion)	+	Transituntersuchungen, Dünndarmmanometrie, Histologie

Meteorismus

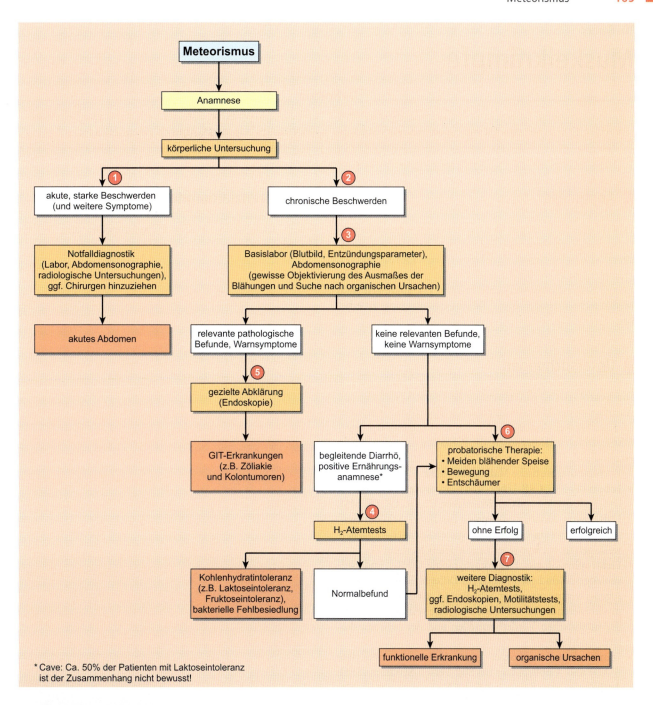

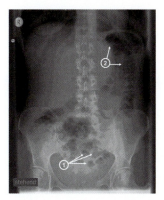

Abb. 1 Abdomenübersichtsaufnahme bei Meteorismus
mit Luft im Bereich von Dünndarm (2) und Dickdarm (1). [Steffens]

Th. Berger
Muskelkrämpfe

Definition

Ein Muskelkrampf ist eine kurz andauernde, schmerzhafte, unwillkürliche Hyperaktivität von einem/mehreren Muskeln und durch Kontraktur, tastbarer Verhärtung und Dehnungsresistenz des betroffenen Muskels gekennzeichnet.

Anamnese

Es werden gezielte Fragen ❶ nach Art (lokal – generalisiert), Dauer und Verbesserungs- (Ruhepausen) bzw. Provokationssituationen (körperliche Belastungen, Hitze/Kälte) der Muskelkrämpfe gestellt. Weiterhin sind assoziierte Symptome (Lähmung, Sensibilitätsstörungen), andere Erkrankungen und Medikamenten/Drogen sowie die Familienanamnese zu erheben.

Untersuchungen

Die **neurologische Untersuchung** ❷ erfasst Verteilung und Ausprägung der Muskelkrämpfe sowie zusätzliche Symptome (➢ Kap. Muskelschwäche) unter Berücksichtigung der angeführten Differenzialdiagnosen. Die **Palpation** zeigt eine Druckempfindlichkeit bei z. B. entzündlicher Myopathie.
Wichtige diagnostische Maßnahmen sind:
- **Labor:** BB, BSG, CRP, Leber- und Nierenparameter, Elektrolyte (inklusive Mg und Ca), Blutzucker, HbA1c, CK, CK-MM, LDH, Laktat, Aldolase, Myoglobin (im Harn), Schilddrüsenparameter, Serum-CK bei neurogener Schwäche üblicherweise gering, bei myogener Läsion deutlich erhöht ❸
- **Elektrophysiologie:** Elektromyographie (EMG) und Nervenleitgeschwindigkeit (NLG) zur Differenzierung von neurogener versus myogener Schädigung, axonaler versus demyelinisierender Läsion sowie Diagnose von Erkrankungen der motorischen Vorderhornzellen und der neuromuskulären Endplatte ❸
- **Immunologie:** Antikörper gegen Glutamatdecarboxylase (GAD) und Amphyphysin bei Stiff-Person-Syndrom (SPS); Antikörper gegen Kaliumkanäle bei Neuromyotonie (Isaacs-Syndrom); Antitetanus-Toxoid-IgG (ELISA) ❹
- **Liquordiagnostik:** oligoklonale Banden und GAD-Antikörper bei SPS ❺
- **Muskelbiopsie:** In-vitro-Kontraktionstest bei V. a. maligne Hyperthermie ❻
- **Molekulargenetik** ❼
- **Bildgebung:** Sonographie, CT, MRT ❽

Differenzialdiagnosen

➢ Kap. Claudicatio, ➢ Kap. Polyneuropathie und ➢ Kap. Muskelschwäche.

Muskelkrämpfe

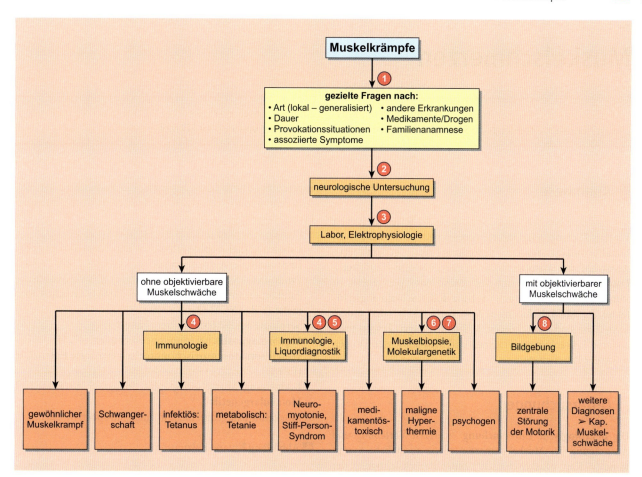

Ursachen für Muskelkrämpfe		
Mögliche Erkrankungen	Häufigkeit	Weiterführende Hinweise und Untersuchungen
Muskelkrampf ohne objektivierbare Muskelschwäche		
gewöhnlicher Muskelkrampf	+++	Anamnese: ohne erkennbare Ursache, vor allem in Ruhe (nachts); meist Muskulatur der Waden, Zehen, Finger, aber auch M. mylohyoideus (Gähnen); Trigger: körperliche Anstrengung, Schlafentzug, Alkohol/Kaffee, Störung Wasser-Elektrolyt-Haushalt (Schwitzen, Diuretika, Laxanzien); Untersuchung: lokal tastbare Kontraktur, Verhärtung, Dehnungsresistenz; EMG, Labor: selten Elektrolytverschiebungen
Schwangerschaft	+++	Anamnese
Tetanus	+	Anamnese (Verletzung, Impfstatus); Untersuchung: Trismus, Risus sardonicus, Opisthotonus, Laryngospasmus; Labor, EMG
Tetanie	+	Anamnese; Untersuchung: Parästhesien, Spitzmund und Karpopedalspasmen („Pfötchenstellung"), Hyperventilation; Labor: Hyponatriämie, Hypokalziämie/Alkalose; Leberzirrhose, EMG
Isaacs-Syndrom, Stiff-Person-Syndrom (SPS)	+	Anamnese: andere Autoimmunerkrankungen (vor allem Diabetes mellitus Typ I) bei SPS; Labor, EMG, Liquordiagnostik, mitunter paraneoplastische Ätiologie – Tumorscreening
medikamentös-toxisch (z. B. Betablocker, Kalziumantagonisten, Cyclosporin, Diuretika, Statine, Steroide, Strychnin)	++	Anamnese, Labor: Serum- und Harnuntersuchung auf Strychnin, EMG und NLG
maligne Hyperthermie	+	Familienanamnese, Anamnese: Auftreten während einer Anästhesie; Untersuchung: Tachypnoe, Tachykardie, Zyanose, Hyperhidrose, schneller Anstieg der Körpertemperatur, prolongierte Muskelkontrakturen; Labor: CK-Erhöhung, Muskelbiopsie, ggf. Molekulargenetik
psychogen	++	Anamnese eventuell richtungweisend (Ausschlussdiagnose)
Muskelkrampf mit objektivierbarer Muskelschwäche		
zentrale Störung der Motorik	++++	entsprechende Anamnese (zerebrovaskuläre Erkrankungen, Schädel-Hirn-Trauma), Auftreten von plötzlich einschießenden, sehr schmerzhaften Spasmen; Untersuchung: u. a. Spastizität, Rigor, Dystonie, Myelopathie; cCT/MRT

Th. Berger
Muskelschmerzen

Definition

Muskelschmerz (Myalgie) ist eine in einem/mehreren Muskel(n) lokalisierte schmerzhafte Sensation. Myalgien sind oft ein unspezifisches Symptom im Rahmen einer Vielzahl neurologischer und anderer Erkrankungen.

Anamnese

Die Patienten beschreiben die Schmerzen am besten in eigenen Worten (**Schmerzcharakter**). Gezielt gefragt ❶ wird nach **Lokalisation** (anatomisch), **Verteilung** (fokal – generalisiert), **Ausstrahlung, Ausmaß** (Schmerzintensität und Häufigkeit), **Dauer** und **Auftreten** (intermittierend oder permanent; in Ruhe oder nach Provokation wie Hitze/Kälte, Schlafmangel, Infekte) der Muskelschmerzen. Assoziierte lokale oder andere Symptome sind zu evaluieren. Schließlich folgen Fragen nach anderen Erkrankungen/Traumen und Medikamenten/Drogen sowie der Familienanamnese.

Untersuchungen

Die **neurologische Untersuchung** ❷ erfasst Verteilung und Ausprägung der Muskelschmerzen sowie zusätzliche Symptome (> Kap. Muskelschwäche) unter Berücksichtigung der angeführten Differenzialdiagnosen. Die **Palpation** zeigt eine Druckempfindlichkeit bei z. B. entzündlichen Myopathien oder Fibromyalgie.

Zu den weiterführenden Untersuchungen gehören:
- **Labor** und **Elektrophysiologie** (> Kap. Muskelkrampf) ❸
- **Immunologie:** Autoantikörper bei Isaacs- und Stiff-Person-Syndrom (SPS) (> Kap. Muskelkrampf); myositisspezifische Antikörper; antinukleäre Antikörper (ANA); Vaskulitisparameter (z. B. ANCA) ❹
- **Serologie** auf Bakterien, Viren, Parasiten ❺
- **Liquordiagnostik** bei Immunneuropathien, SPS ❻
- **visuell/somatosensorisch/motorisch evozierte Potenziale (EP)** ❼
- **Bildgebung:** Muskelsonographie, Sonographie, CT, MRT ❽
- **Molekulargenetik** ❾
- **Muskelbiopsie** (cave: nicht in einem atrophen Muskel!) ❿.

➕ Abbildung Kutane Kalzinosen

Differenzialdiagnosen

Ursachen für Muskelschmerzen		
Mögliche Erkrankungen	Häufigkeit	Weiterführende Hinweise und Untersuchungen
fokale Myalgie mit Lokalreaktion		
mechanisch	+++	Anamnese: körperliche Überanstrengung, Trauma, i. m. Injektionen, Labor: eventuell CK-Erhöhung, ggf. Sonographie/MRT Muskel
autoimmun: Dermatomyositis, Sarkoidose	++	> Kap. Muskelschwäche
infektiös: Parasiten	+	Anamnese: z. B. Tierkontakte, Reisen; Labor: erhöhte Muskelenzyme, Serologie; ggf. Sonographie/MRT Muskel
toxisch: alkoholische Myopathie	++	Anamnese; Zeichen der Polyneuropathie; Labor, EMG *und* NLG
fokale Myalgie ohne Lokalreaktion		
zentrale Störung der Motorik	++++	> Kap. Muskelkrampf
Polyneuropathien	++++	Anamnese: z. B. Diabetes mellitus, Toxine, Medikamente, Systemerkrankungen (z. B. Vaskulitis); Labor, Liquordiagnostik bei Immunneuropathien, NLG *und* EMG, Bildgebung: Nervensonographie, MRT, Röntgen, Nerven-/Muskelbiopsie (V. a. Vaskulitis, Amyloidose, Paraneoplasie), Molekulargenetik bei hereditären Neuropathien
projiziert	++++	Untersuchung: fokale Myalgie, radikuläre Symptomatik („Schmerzstraße") bei z. B. Diskusprolaps; Head'sche Zonen bei Schmerzprojektion innerer Organe; spinale CT/MRT bei radikulärer Symptomatik
ischämisch	+++	Anamnese: Claudicatio intermittens bei PAVK; Claudicatio spinalis bei Vertebrostenose; EMG/NLG, EP und spinale CT/MRT bei Vertebrostenose
generalisierte Myalgien ohne objektivierbarer Muskelschwäche		
Fieber/Infektion	++++	Anamnese, Labor: Entzündungsparameter
interstitielle Myositis (z. B. rheumatoide Arthritis, Kollagenosen)	++	Labor: u. a. ANA, interdisziplinäre Untersuchung (internistisch, dermatologisch)

Muskelschmerzen

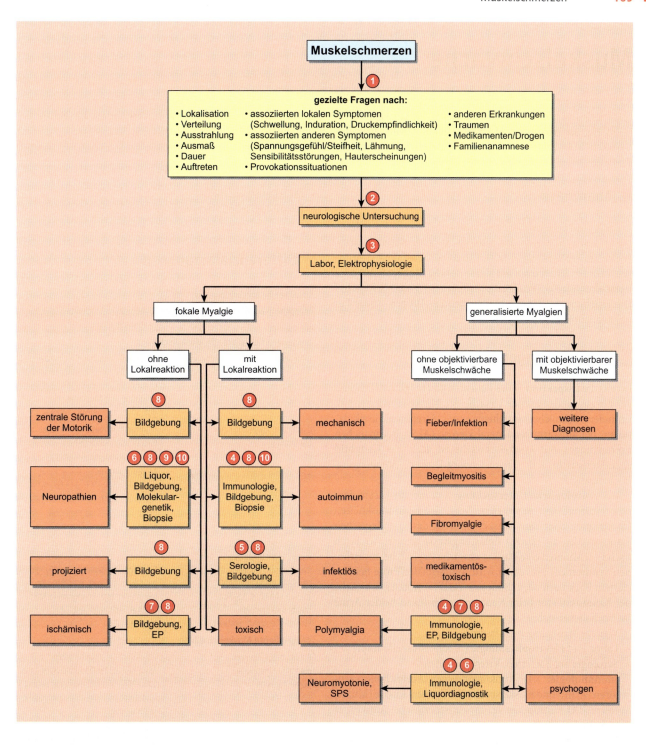

Fortsetzung		
Mögliche Erkrankungen	Häufigkeit	Weiterführende Hinweise und Untersuchungen
Polymyalgia rheumatica	++	Untersuchung, bis zu 50% Arteriitis temporalis; Labor: BSG, CRP; EMG: unauffällig; bei Arteriitis temporalis: Neurosonographie, visuell EP, augenärztliche Untersuchung und Biopsie A. temporalis
Fibromyalgie	++	Anamnese, Untersuchung; Labor und EMG unauffällig
Isaacs-Syndrom, SPS	+	➢ Kap. Muskelkrampf
medikamentös-toxisch (z. B. anti-retrovirale Substanzen, Betablocker)	++	Anamnese, EMG und NLG
psychogen	++	Anamnese, Ausschlussdiagnose

Th. Berger
Muskelschwäche

Definition

Muskelschwäche ist eine Verminderung der Muskelkraft bei Prüfung der maximalen Muskelkontraktion. Muskelermüdbarkeit bzw. belastungsabhängige Muskelschwäche ist das Unvermögen, eine willkürliche Muskelkontraktion aufrechtzuerhalten.

Anamnese

Wichtig sind gezielte Fragen ❶ nach Lokalisation, Verteilung, Dauer sowie Auftreten der Muskelschwäche. Bestehen assoziierte andere Symptome (z. B. Lähmung, Sensibilitätsstörungen)? Gibt es Situationen mit Verbesserung (Ruhepausen) oder Verschlechterung (Provokationssituationen) der Schwäche? Die Erhebung der Eigen-, Medikamenten-/Drogen- sowie Familienanamnese schließt sich an.

Untersuchungen

Bereits die **Inspektion** ❷ des Patienten gibt mögliche Hinweise auf die zugrunde liegende Ursache der Muskelschwäche: z. B. veränderte Mimik bei Myasthenia gravis, Atrophien, Faszikulationen bei amyotropher Lateralsklerose (ALS). Bei manchen Erkrankungen mit Muskelschwäche ist auch das **Gangbild** charakteristisch: z. B. Trendelenburg-Hinken, Steppergang, Hackengang.

Die **neurologische Untersuchung** ❷ ordnet die Läsion dem Mononeuron, dem peripherem Nerv, der neuromuskulären Übertragung oder dem Muskel zu. Teile des neurologischen Status werden als (kurze) **Belastungstests** genützt, wodurch nach 1–2 Minuten eine Muskelschwäche (typisch bei myasthenen Syndromen) provoziert wird: Doppelbilder/Ptose bei forciertem Blick nach oben (Simpson-Test) (➤ Abb. 1), Schwäche der Kaumuskulatur beim Kauen oder Absinken beider Arme im Vorhalteversuch.

Weitere Maßnahmen umfassen:
- **Labor** und **Elektrophysiologie** (➤ Kap. Muskelkrampf) ❸
- **Serologie** auf Bakterien, Viren, Parasiten ❹
- **Immunologie:** z. B. Antikörper gegen Acetylcholinrezeptoren (AchR) und muskelspezifische Tyrosin-Kinase (MuSK) sowie P/Q-Kalziumkanäle, myositisspezifische Antikörper (z. B. Jo-1, SRP) ❺
- **Liquordiagnostik** bei z. B. Immunneuropathien wie Guillain-Barré-Syndrom ❻
- **Tensilon®-Test** (Edrophoniumchlorid = Inhibitor der Acetylcholinesterase) ❼
- **Ischämie-Test:** wiederholter Faustschluss unter 1 Minute Ischämie mit wiederholten Messungen von Ammoniak und Laktat im Serum ❽
- **Bildgebung:** Muskel-, Nervensonographie, MRT des Muskels, CT Thorax ❾
- **Muskel-/Nervbiopsie** ❿ (➕ Abbildungen, Polymyositis, Dermatomyositis)
- **Molekulargenetik** ⓫
- **kardiologische Untersuchung** ⓬.

Differenzialdiagnosen

Ursachen für Muskelschwäche		
Mögliche Erkrankungen	Häufigkeit	Weiterführende Hinweise und Untersuchungen
passagere/fluktuierende Muskelschwäche		
mechanisch	+++	Anamnese: Trauma, i. m. Injektion; Untersuchung: lokale Muskelschwäche, Myalgie; Labor: evtl. deutliche Erhöhung von Muskelenzymen (CK); ggf. Sonographie/MRT Muskel
dyskaliämisch periodische Lähmung	+	Familienanamnese, Anamnese/Untersuchung; Labor (Serum-Kalium), EMG, Kardiologie: Arrhythmien?
Myasthenia gravis	+++	Anamnese/Untersuchung: belastungsabhängige Muskelschwäche; Facies myopathica; Tensilon®-Test; EMG; Labor: AK gegen AchR, MuSK; CT Thorax: Thymom?
Myopathien: infektiös, Hypo-, Hyperthyreose, metabolisch, Rhabdomyolyse, medikamentös-toxisch (Alkohol, Medikamente wie Steroide, Fibrate, Penicillin, Statine)	+–++	grundsätzlich Labor und EMG zur Abklärung; zusätzliches Labor: z. B. Serologie, Muskelenzyme, Myoglobin (auch im Urin), Schilddrüsenparameter; ggf. Sonographie/MRT Muskel, Ischämie-Test, Muskelbiopsie
progrediente Muskelschwäche		
Polymyositis, Dermatomyositis, Einschlusskörpermyositis	++	Labor: Muskelenzyme erhöht, z. B. Jo-1, SRP; EMG; Muskelbiopsie; ggf. Sono/MRT Muskel; Tumorscreening (paraneoplastisch); dermatologische Untersuchung
Sarkoidose	+	Labor: Muskelenzyme erhöht, EMG, Muskelbiopsie, interdisziplinäre Untersuchung anderer Organmanifestationen
Muskeldystrophien (z. B. Duchenne)	+	Labor: Muskelenzyme, Molekulargenetik, EMG, Muskelbiopsie, Kardiomyopathie?
Neuropathien	++++	➤ Kap. Muskelschmerzen
Mononeuronerkrankungen (z. B. ALS)	+	Anamnese, Untersuchung 1. und 2. Motoneuron; EMG; Molekulargenetik
psychogen	+	Anamnese, Ausschlussdiagnose

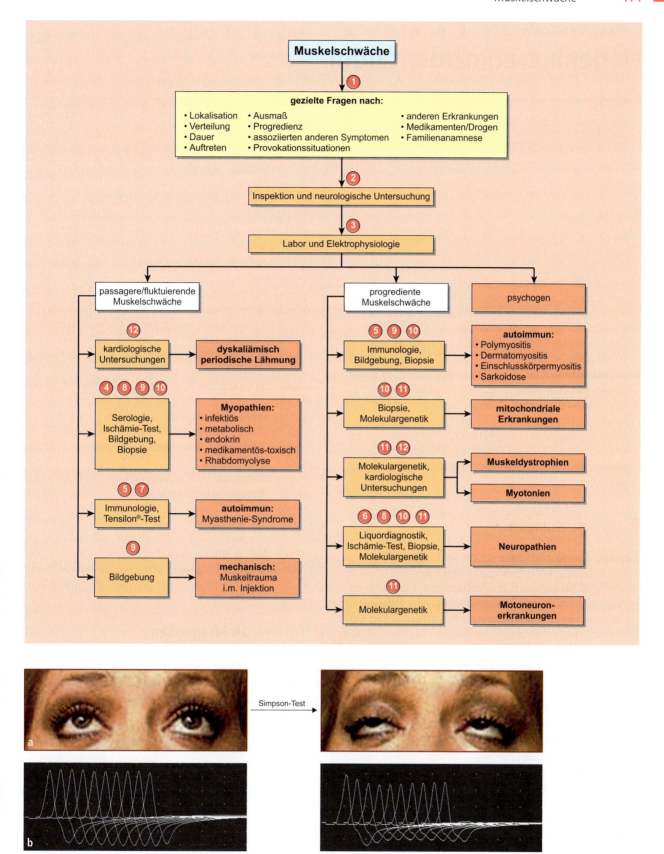

Abb. 1 Myasthenia gravis. a) Auftreten einer beidseitigen Ptose beim Simpson-Provokationstest. b) EMG: repetitive Stimulation. Keine Änderung der Amplitude des Muskelsummenpotenzials bei repetitiver Stimulation eines gesunden Probanden (links), Abfall der Amplitude des Muskelsummenpotenzials (= Dekrement) bei einem Patienten mit Myasthenia gravis (rechts).

J. Seufert, S. Kaufmann

Nebenniereninzidentalom

Definition

Beim Nebenniereninzidentalom handelt es sich um eine adrenale Raumforderung, die zufällig im Rahmen einer anderen Fragestellung in der bildgebenden Diagnostik festgestellt wurde, ohne dass zuvor eine entsprechende Verdachtsdiagnose bestand.

Anamnese

Bei Nachweis einer adrenalen Raumforderung ist zu klären, ob eine endokrine Aktivität vorliegt und ob es sich um eine maligne Raumforderung handelt.

Die Wahrscheinlichkeit einer endokrinen Aktivität korreliert mit der adrenalen Tumorgröße und ist ab einem Tumordurchmesser > 4 cm signifikant erhöht. Ca. 20% der initial endokrin inaktiven Inzidentalome werden innerhalb der folgenden 10 Jahre endokrin aktiv.

- **Hyperkortisolismus:** Glukosetoleranzstörung, arterieller Hypertonus, Adipositas, Striae distensae, Hautatrophie
- **Hyperaldosteronismus:** hypokaliämische Hypertonie, Schwitzen, Hypernatriämie
- **Phäochromozytom:** Palpitationen, Schwitzen, Kopfschmerzen, aufgehobenes zirkadianes Blutdruckprofil, nicht adäquat einstellbarer arterieller Hypertonus, Tachykardie, Blässe.

Untersuchungen

Adrenale Raumforderungen < 1 cm ❶:

Knotenbildung in der Nebenniere ist mit zunehmendem Alter häufiger. Bei adrenalen Inzidentalomen < 1 cm kann eine kurzfristige Bildgebung mit Dünnschicht-CT der Nebennieren im Abstand von 3–6 Monaten vertreten werden ❼. Bei Größenprogredienz sollten eine biochemische Diagnostik ❸ und eine ergänzende Bildgebung ❻ angeschlossen werden.

Biochemische Diagnostik

Adrenale Raumforderungen > 1 cm ❷:
- Die **Basisdiagnostik zum Ausschluss einer endokrinen Aktivität** ❸ umfasst:
- kortisolproduzierendes Adenom (Cushing-Syndrom): Kortisol nach Dexamethasongabe (23:00 Uhr, 1 mg bzw. 3 mg)
- aldosteronproduzierendes Adenom (Conn-Syndrom): Serum-Kalium und Plasma-Aldosteron-Renin-Quotient, wiederholte Blutdruckmessungen
- Phäochromozytom: Bestimmung von Noradrenalin und Metanephrin im 24-Stunden-Urin
- Serum-DHEAS: Bestimmung als zusätzlicher Differenzierungsmarker eines Adenoms (niedrige Konzentration) bzw. Karzinoms (hohe Konzentration).

Bei normaler Basisdiagnostik liegt ein endokrin inaktives Inzidentalom ❹ vor. Dann ist für die weitere Diagnostik/Therapie die Größe des Inzidentaloms entscheidend.

Zu den **Bestätigungstests zum Nachweis einer endokrinen Aktivität** ❺ gehören:
- Cushing-Syndrom: hochdosierter Dexamethason-Hemmtest
- Conn-Syndrom: Bestimmung der Aldosteronmetabolite Tetrahydroaldosteron und Aldosteron-18-Glukuronid im Urin, Kochsalzbelastungstest
- Phäochromozytom: Bestimmung von Noradrenalin und Metanephrin im 24-Stunden-Urin.

Die **Quantifizierung der endokrinen Aktivität** ❺ erfolgt über:
- Cushing-Syndrom: Kortisol im 24-Stunden-Urin
- Conn-Syndrom: Orthostasetest, selektive Blutentnahme der V. suprarenalis zum Ausschluss einer bilateralen Hyperplasie
- Phäochromozytom: MIBG-Szintigraphie, 18F-DOPA-PET, molekulargenetische Untersuchung.

Bildgebende Diagnostik

Die CT (> Abb. 1) mit einer Schichtdicke von 3–5 mm ist der Goldstandard in der Diagnostik adrenaler Raumforderungen ❻ ❼.

Differenzialdiagnosen

Ursachen für Nebenniereninzidentalome		
Mögliche Erkrankungen	Häufigkeit	Weiterführende Untersuchungen
Nebennierenadenom	++++	Hormondiagnostik (Dexamethason-Hemmtest, Aldosteron-Renin-Quotient)
Metastasen	+++	Tumorsuche, Sonographie, Röntgen, CT, MRT, Endoskopie, Skelettszintigraphie, Tumormarker, Biopsie
Lymphom	++	Tumorsuche, Sonographie, Röntgen, CT, MRT
Phäochromozytom	++	Hormondiagnostik (Katecholamine, Metanephrine), CT, MRT, MIBG-Szintigraphie
makronoduläre Hyperplasie	++	spezifische endokrinologische Diagnostik, Dünnschicht-CT

Nebennniereninzidentalom

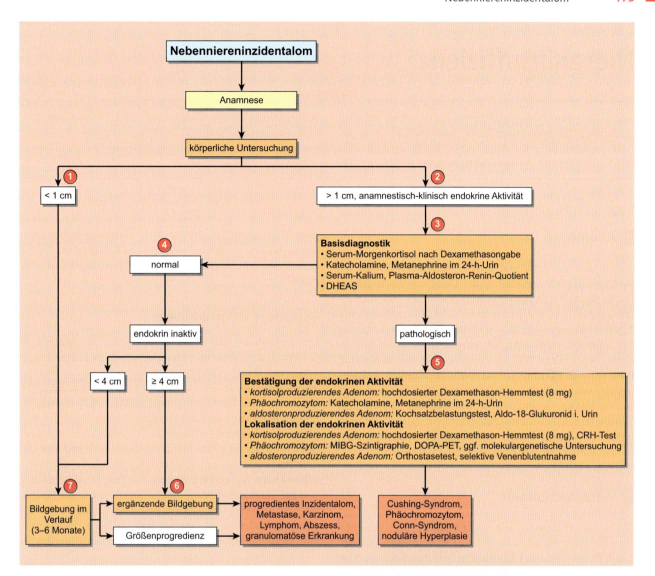

Fortsetzung		
Mögliche Erkrankungen	Häufigkeit	Weiterführende Untersuchungen
granulomatöse Krankheiten (Sarkoidose, Tuberkulose)	+	Quantiferontest, ACE, Lysozym, Neopterin, Röntgen, CT, Lymphknotenbiopsie
Angiomyolipom	+	Sonographie, CT
Abszesse	+	infektiologische Diagnostik, Blutkultur, Punktion, CT, MRT
Nebennierenkarzinom	(+)	Hormondiagnostik (Dexamethason-Hemmtest, Aldosteron-Renin-Quotient), Sonographie, Röntgen, CT, MRT

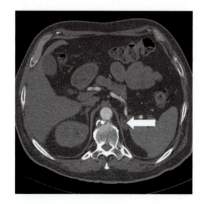

Abb. 1 CT-Aufnahme mit Nebenniereninzidentalom (Pfeil) [Ritter].

R. Brunkhorst
Niereninsuffizienz

Definition

Eine Niereninsuffizienz ist definiert als die **reduzierte Ausscheidung harnpflichtiger Stoffe**, (mit Anstieg der sog. Retentionswerte Serumkreatinin und -harnstoff). Exakter ist die Messung der **glomerulären Filtrationsrate** (GFR). Die **Nierenfunktion** wird in **5 Stadien** eingeteilt: Stadium 1 normale GFR, Stadium 2 GFR 60–90, Stadium 3 GFR 30–59 ml/min sowie die Stadien 4 und 5 (GFR zwischen 29 und 15 bzw. < 15 ml/min, ▶ Kap. Urämie).

Anamnese

Erst in den Stadien 4 und 5 treten **Urämiesymptome** auf (▶ Kap. Urämie). Zur Klärung der Ursache müssen gezielte Fragen ❶ nach bekannten Nierenerkrankungen, erblichen Erkrankungen (z. B. familiäre polyzystische Nierenerkrankung, Alport-Syndrom), akuten Vorerkrankungen (fieberhafter Infekt, Diarrhö, anhaltendes Erbrechen), chronischen Erkrankungen (vor allem Diabetes mellitus, arterielle Hypertonie, Leberzirrhose, Herzinsuffizienz) und Medikamenten (nichtsteroidale Antiphlogistika, Kontrastmittel, ACE-Hemmer u. a.) gestellt werden. Anamnestische Hinweise auf Tumor- oder Systemerkrankungen, Prostatahypertrophie oder Urolithiasis müssen Beachtung finden, ebenso wie die Symptome einer Harnwegsinfektion oder eines sonstigen Infekts.

Untersuchungen

Wichtig sind **Hinweise auf eine Exsikkose** wie „stehende" Hautfalten und trockene Schleimhäute bei eher niedrigem Blutdruck ❷. Der **Blutdruck** kann bereits in frühen Stadien erhöht sein (▶ Kap. Hämaturie, „nephritisches Syndrom"). Wegweisend ist der Nachweis eines **Fundus hypertonicus** bzw. **diabeticus** ❸. Auf Zeichen von **Systemerkrankungen** (Gelenkschmerzen, Schwellungen, Gichttophi, Hautveränderungen, Lymphknotenschwellungen oder entzündliche Augenveränderungen) muss geachtet werden. Bei Pyelonephritiden finden sich regelhaft **Fieber** und ein **klopfschmerzhaftes Nierenlager**.

Laboruntersuchungen

Urinstatus und **-sediment** sind unerlässlich bei der Differenzierung der Ursachen einer Niereninsuffizienz ❹. Bei **Akanthozythen** (5%) und oder **Erythrozytenzylindern** im Urin ❺ (▶ Kap. Hämaturie) ist mit hoher Wahrscheinlichkeit von einer Glomerulonephritis auszugehen. Zusätzliche klinische oder Laborhinweise (z. B. ANAs, ANCAs) können eine Nierenbeteiligung bei Systemerkrankung wahrscheinlich machen. Eine große **Proteinurie** (> 3 g/24 h) (▶ Kap. nephrotisches Syndrom) kommt bei Glomerulonephritiden, aber auch bei Glomerulopathien wie diabetischer und hypertensiver Nephrosklerose, Plasmozytom und Amyloidose vor ❻. Bei V. a. Paraproteinämie sollte ein **Serum-** und **Urinimmunfixationstest** veranlasst werden ❼. **Leukozyturie** und **Leukozytenzylinder** sind Hinweise auf einen Harnwegsinfekt bzw. eine Pyelonephritis ❽.

Apparative Untersuchungen

Die Bestimmung der Nierengröße durch **Sonographie** ❾ (▶ Abb. 1 u. 2) dient der Unterscheidung zwischen chronischem und akutem Geschehen (bei Diabetes mellitus, Plasmozytom, Amyloidose allerdings bleiben die Nieren lange groß), Nierentumoren, Zystennieren und obstruktive Nierenerkrankungen und kalzifizierenden Papillennekrosen (Analgetikanephropathie, Diabetes) werden ausgeschlossen. Eine **CT** bzw. **MRT** wird zur weiteren Abklärung bei V. a. Nierentumoren oder Steine veranlasst. Eine **Nierenbiopsie** sollte bei allen letztlich unklaren Nierenerkrankungen zur Prognoseeinschätzung und ggf. Therapiefestlegung durchgeführt werden, nur bei eindeutigen Befunden (langjähriger Diabetes oder Hypertonus mit Fundusveränderungen) oder bei hohem Risiko (Blutungsgefahr, kleine Einzelniere etc.) kann darauf verzichtet werden ❿.

Ursachen einer Niereninsuffizienz		
Diagnose	Relative Häufigkeit	Diagnostische Hinweise
diabetische Nephropathie	++++	sonographisch normal große Nieren, diabetische Retinopathie, Proteinurie, ggf. Nierenbiopsie
hypertensive Nephrosklerose	+++	Fundus hypertonicus, Echokardiographie
Exsikkose	++++	trockene Haut und Schleimhaut
Glomerulonephritis	++	Sediment, Proteinurie, Nierenbiopsie
chronische Pyelonephritis, obstruktive Nephropathie	++	Anamnese, Urinsediment, Sonographie
polyzystische Nierenerkrankung	+	Sonographie
Nierenbeteiligung bei Systemerkrankung	+	nephritisches Sediment, Anamnese, Nierenbiopsie, immunologische Parameter
Nierenschädigung durch Medikamente	+	ggf. Sonographie
Alport-Syndrom	(+)	Schwerhörigkeit

Niereninsuffizienz

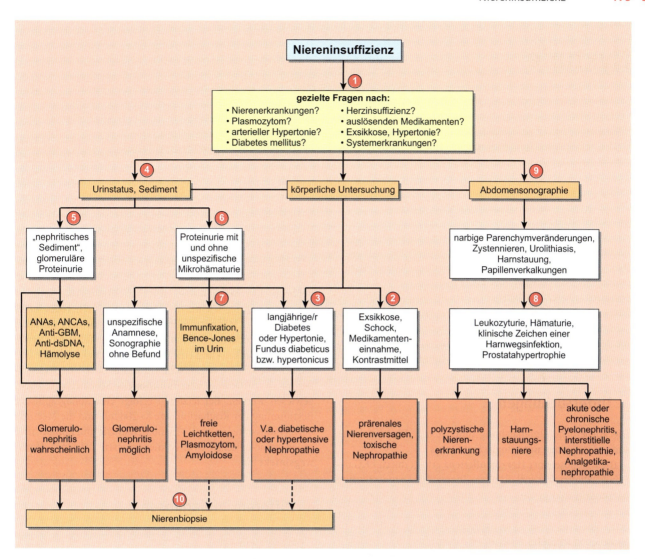

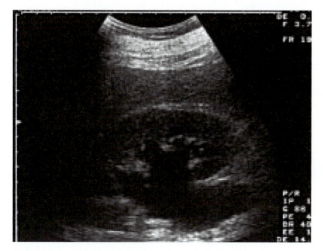

Abb. 1 Sonographisches Bild bei Harnstauungsniere.

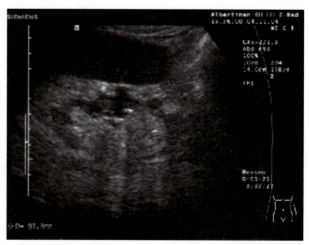

Abb. 2 Sonographisches Bild bei Analgetikanephropathie mit fortgeschrittener Parenchymschädigung.

M. Nebel
Nykturie

Definition

Eine **Nykturie** liegt dann vor, wenn nachts aus dem Schlaf heraus ein Drang zum Urinlassen besteht und hierbei zwei oder mehr Harnblasenentleerungen erfolgen. Zu differenzieren sind eine **Inkontinenz** und eine **Enuresis nocturna.** Die Häufigkeit nimmt mit steigendem Lebensalter zu und tritt gehäuft nach dem 60. Lebensjahr auf.

Anamnese

Nykturie kann durch die Störung des Schlafs zur deutlichen Befindensstörung bis hin zur Depression führen, Patienten stürzen nachts vermehrt oder können am nächsten Tag wegen Müdigkeit nicht zur Arbeit gehen. Die Nykturie kann ein erster Hinweis auf einen Diabetes mellitus bzw. die Verschlechterung einer Herz- oder Niereninsuffizienz sein. Zu erfragen ist zudem die **Medikamenten-** und **Trinkanamnese.** Ein weiteres Augenmerk liegt auf möglichen **Schlafstörungen** ❶.

Untersuchungen

Die körperliche Untersuchung umfasst u. a. **Blutdruckmessungen** und einen **neurologischen Status** ❷.
Die Diagnose einer **Herzinsuffizienz** erfolgt durch EKG und Echokardiographie, evtl. Röntgen Thorax. Die Diagnostik einer **Nierenerkrankung** umfasst die Analyse von Elektrolyten und Protein im Urin, Urinzytologie, ggf. Nierenpunktion. Zusätzlich sollte eine Urinkultur angelegt sowie zur weiteren Diagnostik von **Diabetes mellitus** und **insipidus** HbA_{1c} und ADH gemessen werden. Der Ausschluss eines **malignen Prozesses** im kleinen Becken erfordert ein urologisches Konsil und die PSA-Messung bzw. eine gynäkologische Untersuchung. Zum Nachweis eines **Schlafapnoe-Syndroms** ist eine Vorstellung im Schlaflabor erforderlich. Der **periphere venöse Status** kann durch die Sonographie der Beinvenen geklärt werden, eine Konsiliaruntersuchung zum Ausschluss neurologischer Ursachen rundet die Differenzialdiagnostik ab ❸.
Pathophysiologisch liegen der Nykturie ein **niedriges Harnblasenvolumen** (HBV) ❹, eine **Erhöhung der nächtlichen Urinmenge** ❺ oder **Schlafstörungen** ❻, oft eine Kombination mehrerer Faktoren zugrunde. Bei Schlafstörungen wie Schlafapnoe- oder Restless-Legs-Syndrom kommt es sekundär zur Nykturie. Eine erhöhte nächtliche Urinmenge liegt vor, wenn das Tagesurinvolumen insgesamt auf über 3 l (Polyurie) ansteigt oder bei normaler Gesamturinmenge nachts mehr als 35 % der Tagesmenge ausgeschieden wird (nächtliche Polyurie).
Ursachen einer **Polyurie** sind ein schlecht eingestellter Diabetes mellitus, eine akute oder chronische Niereninsuffizienz, renale tubuläre Störungen, Diabetes insipidus oder eine primäre Polydipsie ❽. Eine **nächtliche Polyurie** ❼ kann bei älteren Patienten durch eine gestörte Tag-Nacht-Rhythmik der Arginin-Vasopressin-Sekretion ausgelöst sein, hier klärt eine Medikamenten- und Trinkanamnese auslösende Ursachen in Form von Zufuhr hoher Flüssigkeitsmengen, Koffein, Alkohol oder Diuretika vor dem Schlafengehen. Weitere Ursachen können eine Herzinsuffizienz, eine chronisch venöse Insuffizienz, nephrotisches Syndrom sowie autonome Dysfunktion sein.
Ein vermehrter nächtlicher Harndrang durch **reduziertes HBV** ❾ ist bei Männern meist durch (benigne oder maligne) Prostatavergrößerung bedingt. Mittels Sonographie der Organe des kleinen Beckens und eine rektale bzw. gynäkologische Untersuchung können **organische** (Prostata- oder Uterusvergrößerung, Harnstauung) oder **funktionelle Störungen** ❿ nachgewiesen werden. Bei letzteren erfolgt eine sonographische Bestimmung der Restharnmenge (> 200 ml) und die Messung der Urinflussrate (normal > 15 ml/s). **Dysurie** und **Pollakisurie** sowie pathologisches Urinsediment weisen auf einen **Harnwegsinfekt** hin.

Differenzialdiagnosen

Ursachen einer Nykturie		
Mögliche Erkrankungen	Häufigkeit	Weiterführende Untersuchungen
Prostataadenom	+++	urologisches Konsil, Sonographie
Herzinsuffizienz	+++	EKG, Echo, Röntgen-Thorax
Harnwegsinfekt	+++	Urinsediment, Urinkultur
Diabetes mellitus	+++	Blutzucker, HbA1c
Niereninsuffizienz	++	Retentionswerte, Sonographie
Diabetes insipidus	++	ADH
Schlafapnoe-Syndrom	++	Schlaflabor

Nykturie

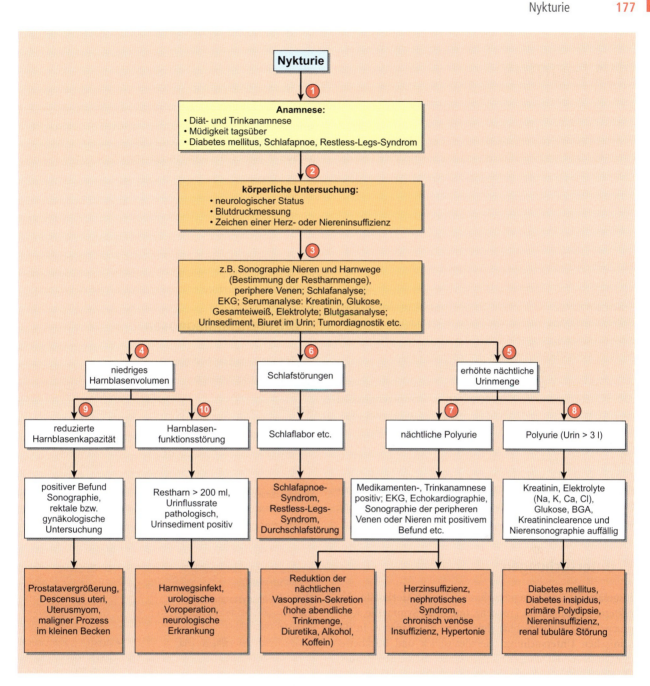

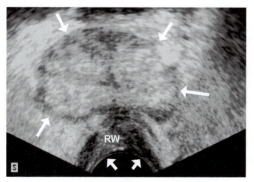

Abb. 1 Benigne Prostatahyperplasie. Vergrößerte Prostata (lange Pfeile) in der transrektalen Sonographie. Die Schallsonde liegt im Rektum (RW = Rektumwand). [Kauffmann/Moser/Sauer]

B. Wiechens
Nystagmus

Definition

Unter Nystagmus (Augenzittern) versteht man unwillkürliche ruckartige rhythmische oder unregelmäßige Bewegungen eines oder meist beider Augen. Die rasche Phase der Bewegung gibt die Richtung des Nystagmus an. Von einem Nystagmus müssen die sakkadischen Oszillationen und die periodischen horizontalen Deviationen bei bewusstlosen Patienten unterschieden werden. Neben einem **physiologischen** ❶ gibt es einen **pathologischen Nystagmus** ❷, der sich in viele Unterformen aufteilt.

Anamnese

Zunächst ist auszuschließen, dass es sich um einen **angeborenen** Nystagmus ❸ handelt. Diese Form ist in den meisten Fällen durch eine angeborene Augenerkrankung verursacht. Eine Vorstellung bei einem Augenarzt ist erforderlich. Dies gilt auch für **einseitige erworbene** Nystagmusformen ❹ ❺.

Hiervon abzugrenzen ist ein **binokularer** Nystagmus. Liegt eine **erworbene** Form ❻ vor, muss die Einnahme zentral wirksamer Medikamente (z. B. Antiepileptika, Beruhigungsmittel etc.) geprüft werden, da diese als Nebenwirkung einen Nystagmus auslösen können. Klagt der Patient über Schwindel, liegt meist eine periphere Ursache des Nystagmus vor. In der Allgemeinanamnese sind vor allem neurologische Erkrankungen (z. B. MS oder Myasthenia gravis) sowie kürzlich zurückliegende Schädel-Hirn-Traumata richtungweisend. Der Patient klagt nur dann über Doppelbilder, wenn gleichzeitig eine Blickparese vorliegt.

Untersuchungen

Insgesamt ist ein Nystagmus durch folgende **Merkmale** charakterisiert: Amplitude, Frequenz, Intensität, Symmetrie, Kongruenz, Blickrichtungsabhängigkeit und Spontaneität. In der **klinischen Untersuchung** (Geradeausblick und Blickbewegungen in alle Richtungen) unterscheidet man einen **Pendel-** ❼, **einen Ruck-** ❽ und einen **rotatorischen** Nystagmus ❾. Die kongenitalen Nystagmusformen ❸ sind meist pendelnd, bei den erworbenen ❹ liegt dagegen oft ein Rucknystagmus vor.

Beim Vorliegen eines kongenitalen Nystagmus muss eine gründliche augenärztliche Untersuchung klären, ob dem Nystagmus eine **Augenerkrankung** zugrunde liegt (okulärer Nystagmus) ❿ oder ein **idiopathischer** Nystagmus (Ausschlussdiagnose) ⓫ vorhanden ist. Beim erworbenen Nystagmus sollte zunächst festgestellt werden, ob es sich um einen **ein-** ❺ oder **beidseitigen** ❻ Nystagmus handelt. Weiter muss die **Richtung** (horizontal oder vertikal, rechts oder links) und die **Art** des Nystagmus (Ruck-, Pendel-, oder rotatorischer Nystagmus) festgelegt werden ❼ ❽ ❾. Die Blickrichtungs- und Lageabhängigkeit müssen geprüft und eine Blickparese ausgeschlossen werden.

Eine gründliche neuroophthalmologische, strabologische, neurologische und bildgebende Diagnostik ist zwingend erforderlich, um den zugrunde liegenden Defekt zu lokalisieren.

Differenzialdiagnosen

Verschiedene Formen des Nystagmus		
Nystagmusform (Untergruppe)	Häufigkeit	Weiterführende Untersuchungen
Spontannystagmus kongenital:		
• okulär (in 80% der Fälle angeborene Augenerkrankung)	++	• augenärztliche Untersuchung
• idiopathisch	+	• augenärztliche Untersuchung (Ausschlussdiagnose)
Spasmus nutans (feinschlägig, hochfrequent, keine Ursache bekannt)	+	Spontanremission nach einigen Jahren
Spontannystagmus erworben:		
• peripher (Innenohr/N. vestibularis) (starker Schwindel)	++	• Schwindeldiagnostik (HNO)
• zentral (Hirnstamm/Kleinhirn) (kein Schwindel)	+	• MS-Diagnostik
Blickrichtungsnystagmus:		
• physiologisch Endstellungsnystagmus (erschöpflich)	+++	
• pathologisch (seitendifferent und unerschöpflich)	+	• Ausschluss Hirnstammläsion, Medikamentenanamnese
Lagerungsnystagmus (peripher): benigner paroxysmaler Lagerungsschwindel nach stumpfem SHT	+	Anamnese SHT
Lagenystagmus (zentral, kaum Schwindel):		
• bei Seitlagerung im Liegen (ohne Latenz, unerschöpflich)	+	• Tumoren der hinteren Schädelgrube, Kleinhirn, Intoxikationen
• Down- und Up-Beat-Nystagmus (bei Kopfhängelage)	+	• Läsion in Medulla oblongata/Kleinhirn
blickparetischer Nystagmus: dissoziierter Nystagmus (einseitig), z. B. internukleäre Ophthalmoplegie	++	Ausschluss Blickparese
optokinetischer Nystagmus (physiologisch)	+++	

Nystagmus

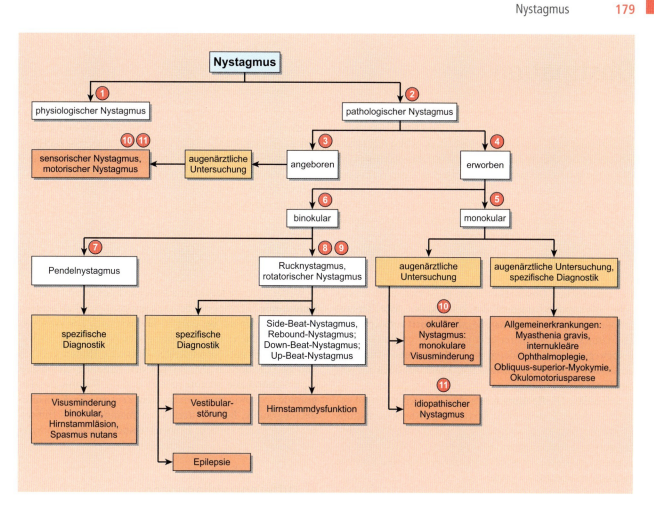

G. Lock
Obstipation

Definition

Chronische Obstipation bedeutet im Allgemeinen weniger als 3 Stuhlgänge pro Woche. Diese Definition geht auf eine britische Feldstudie zurück, in der 99% der Bevölkerung eine Stuhlgangsfrequenz zwischen 3 pro Tag und 3 pro Woche angaben. Allerdings empfinden viele Patienten oft auch den sehr harten, nur unter verstärktem Druck zu entleerenden Stuhl, das Gefühl der inkompletten Entleerung, einen unproduktiven Stuhldrang oder zu gering erscheinende Stuhlmengen als „Verstopfung". In den USA schätzt man, dass ca. 15% der Bevölkerung an einer chronischen Obstipation leiden. Häufiger betroffen sein sollen Frauen, über 60-Jährige und Menschen mit geringer körperlicher Aktivität, geringem Einkommen oder niedrigem Bildungsniveau.

Der **chronischen Obstipation** liegen meist zwei unterschiedliche Störungsmechanismen der kolorektalen Motilität zugrunde: zum einen die sogenannte **„slow transit constipation"** als Manifestation seltenerer oder ineffektiver propulsiver Kolonbewegungen, zum anderen die **Beckenbodendysfunktion** als Ursache einer Auslassobstruktion. Kombinationen aus beiden Formen sind häufig.

Sekundäre Obstipationen entstehen dagegen aufgrund anderer Leiden, z.B, strukturelle Erkrankungen des Kolorektums (Tumoren, Strikturen, Analfissuren), metabolische (Hypothyreose, Diabetes mellitus) und neurologische (M. Parkinson) Erkrankungen oder durch motilitätsbeeinflussende Medikamente (Kalziumantagonisten, Opiate).

Anamnese

Zunächst sollte festgestellt werden, **ob überhaupt eine Obstipation vorliegt** und welches Problem für den Patienten im Vordergrund steht ❶. Eine **neu aufgetretene Obstipation** (Kolonkarzinom? ➤ Abb. 1) hat für die weitere Abklärung selbstverständlich einen ganz anderen Stellenwert als eine seit Langem bestehende Verstopfung mit Neigung zu Meteorismus und durch die Stuhlentleerung sich bessernde Bauchschmerzen (Reizdarmsyndrom?). Erschwerte Entleerungen auch von weichem Stuhl oder Notwendigkeit eines Drucks auf das Perineum oder gar einer digitalen Evakuation sprechen für eine Beckenbodendysfunktion.

Untersuchungen

Bei der **körperlichen Untersuchung** sollte primär auf das Vorliegen zugrunde liegender Systemerkrankungen geachtet werden ❶. Die **anale Inspektion** kann Hinweise auf eine Analfissur geben. Bei Beobachtung einer simulierten Defäkation in Linksseitenlage tritt physiologischerweise das Perineum beim Pressen tiefer und beim Kneifversuch höher. Die **digitale Palpation** gibt orientierende Hinweise auf Sphinktertonus, Kneifdruck und Expulsionsfähigkeit („Drücken Sie bitte meinen Finger heraus.") ❶.

Weiterführende **technische Untersuchungen** umfassen die **Koloskopie** ❷ (zwingend bei auch nur geringem Verdacht auf ein Kolonkarzinom, bei über 50-Jährigen auch aus Vorsorgegründen indiziert), die röntgenologische Bestimmung der **Kolontransitzeit** mit röntgendichten Markern („Hinton-Test") ❸ und als Funktionsuntersuchungen den **Ballonexpulsionstest** ❻, die **anorektale Manometrie** ❹ und die **Barium-Defäkographie** ❺ sowie in spezialisierten Zentren die **Kernspindefäkographie**. Bei entsprechenden anamnestischen Hinweisen können auch einfache **Laboruntersuchungen** (Hypothyreose? Diabetes?) diagnoseweisend sein ❼.

Differenzialdiagnosen

Ursachen der Obstipation		
Mögliche Erkrankungen	Häufigkeit	Weiterführende Untersuchungen
kolorektale Motilitätsstörung vom Typ des langsamen Transits	+++	Hinton-Test ❸
Reizdarmsyndrom vom Obstipationstyp	+++	Anamnese ❶
Kolonkarzinom	++	Koloskopie ❷
Medikamente	++	gezielte Anamnese ❶
Beckenbodendysfunktion	++	Inspektion/Palpation ❶, anorektale Manometrie ❹, Defäkographie ❺, Ballonexpulsion ❻, Hinton-Test ❸
endokrine und Stoffwechselerkrankungen	+	TSH, Blutzucker, Kalzium ❼
neurologische Erkrankungen	+	neurologische Untersuchung ❶
Analfissuren	+	rektale Inspektion ❶
Kolonstrikturen	selten	anamnestische Hinweise (Operation, Ischämie) ❶, Koloskopie ❷
Morbus Hirschsprung	sehr selten	anorektale Manometrie (fehlender rektoanalinhibitorischer Reflex) ❹, tiefe Biopsie ❷

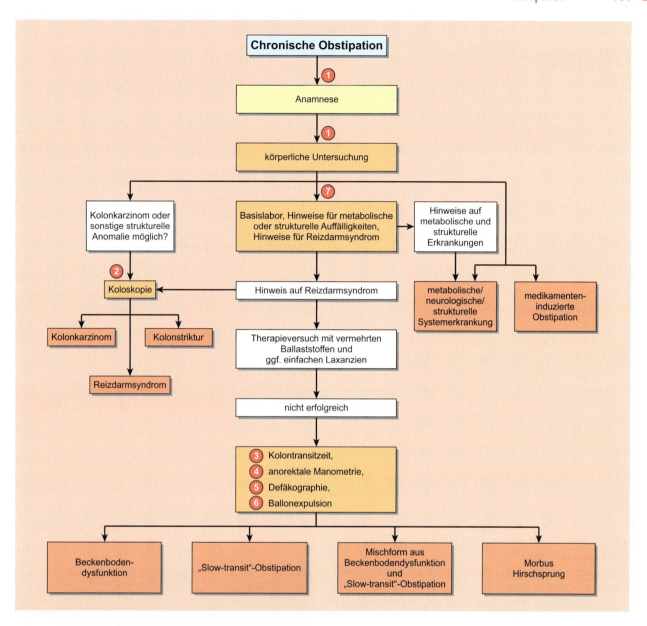

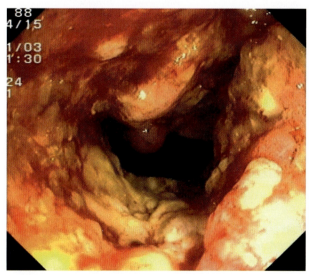

Abb. 1 Sigmakarzinom als Ursache einer neu aufgetretenen Obstipation.

R. Brunkhorst
Ödeme

Definition

Ödeme sind Wasseransammlungen im interstitiellen Raum.

Anamnese

Zunächst müssen gezielte Fragen nach **Nierenerkrankungen** und nach Symptomen einer **Herzinsuffizienz** gestellt werden. Weiter sollte auch nach Hinweisen auf einen möglichen **Eiweißverlust über den Darm** und auf eine **Lebererkrankung** gefragt werden ❶.

Untersuchungen

Generalisierte Ödeme treten meist beidseitig und entsprechend der Schwerkraft zunächst an den Füßen/Beinen oder bei bettlägerigen Patienten im Bereich des Rückens und der Flanken (**Anasarka**) auf. **Asymmetrische Ödeme** bei generalisierten Erkrankungen können zusätzlich zur generalisierten Ursache ein Hinweis auf ein lokales Problem sein (z. B. Seitenlage mit mangelnder Lymphzirkulation in einem Arm oder auch Thrombose). Kurzfristig entstandene Ödeme hinterlassen sichtbare Dellen nach kräftigem Druck mit dem Finger (➤ Abb. 1). **Chronische Ödeme** sind zunehmend induriert und schlecht eindrückbar (z. B. bei Schilddrüsenerkrankungen) ❷.

Differenzialdiagnostisch wegweisend ist der **Eiweißgehalt im Serum** ❷:
- **Normoproteinämie** ❸:
Generalisierte Ödeme können gelegentlich auch durch **Medikamente** verursacht werden ❺.

Bei anamnestischen Hinweisen auf eine **Herzinsuffizienz** bringen EKG, Röntgen des Thorax (➤ Abb. 2) und Echokardiographie weitere Klärung ❻.

Symptome wie Oligurie oder Anurie geben erste Hinweise auf das Vorliegen einer **Niereninsuffizienz.** Im Labor sind erhöhte Kreatinin- und Harnstoffwerte wegweisend. Im Ultraschall sprechen verkleinerte Nieren (Schrumpfnieren) für einen chronischen Parenchymschaden, große Nieren dagegen eher für ein akutes Nierenversagen, erweiterte Kelchgruppen und Nierenbecken für eine Abflussstörung ❼.

Zeigen sich Hypertonus, Flankenschmerz und ggf. Lidödeme im Zusammenhang mit Hämaturie, Proteinurie und akutem Kreatininanstieg ❽, deutet dies auf ein **nephritisches Syndrom** hin.
- **Hypoproteinämie** ❹:
Eine **Mangelernährung/Kachexie** ❾ als Ursache der Ödeme (sog. **Hungerödeme**) tritt insbesondere bei Kindern und alten Menschen auf.

Sind bei der klinischen Untersuchung Aszites und typische Leberhautzeichen erkennbar, deutet dies auf eine Lebererkrankung wie **Leberzirrhose** oder **Leberinsuffizienz** hin. Im Labor zeigen sich erhöhte **Leberenzyme** und Zeichen einer **Lebersynthesestörung** ❿.

Bei einer Proteinurie von mehr als 3 g/24 h, Hypoalbuminämie und zusätzlicher Hyperlipidämie (Hypercholesterinämie) ⓫ liegt ein **nephrotisches Syndrom** vor.

Diarrhöen, Veränderung der Stuhlkonsistenz und ggf. Gewichtsverlust im Zusammenhang mit Eiweißverlusten von deutlich über 5 g/24 h ⓬ deuten auf eine **exsudative Enteropathie** (enterales Eiweißverlustsyndrom) hin.

Differenzialdiagnosen

Ursachen generalisierter Ödeme		
Mögliche Erkrankungen	Häufigkeit	Weiterführende Untersuchungen
Herzinsuffizienz	++++	• Echokardiographie mit reduzierter Auswurffraktion bei systolischer Herzinsuffizienz (Häufigkeit etwa 60%), Vitien • BNP im Serum insbesondere bei V. a. diastolische Herzinsuffizienz (normale Auswurfleistung, Häufigkeit etwa 40%) • Troponin, CK, Myoglobin als Hinweis auf eine akute kardiale Ischämie • Sicherung der Diagnose bei allen Formen und Ursachen der Herzinsuffizienz durch Herzkatheter
akute oder chronische Niereninsuffizienz	++	• Sonographie, Serumkreatinin, Serumharnstoff, Nierenbiopsie
nephritisches Syndrom	+	• Urinsediment: Hämaturie, Zylindrurie, Proteinurie und Hypertonie • Nierenbiopsie
nephrotisches Syndrom	+++	• Nierenbiopsie • Rektumbiopsie zum Nachweis einer Amyloidose (Sensitivität etwa 60%) • Augenhintergrunduntersuchung als Hinweis auf diabetische Mikroangiopathie
Leberzirrhose, akute Leberinsuffizienz	+++	• Aszites (ggf. mit Punktion), Sonographie, Leberbiopsie • Alkoholanamnese • serologische Untersuchungen bei Hepatitis
exsudative Enteropathie	+	• Endoskopie mit Biopsie und histologischer Sicherung • Röntgenuntersuchungen (Sellink des Dünndarms, Doppel-Kontrasteinlauf des Kolons), CT
medikamenteninduzierte Ödeme	+	• Anamnese, ggf. toxikologische Untersuchungen im Urin und Blut
Hungerödeme	+++	• Anamnese

Ödeme

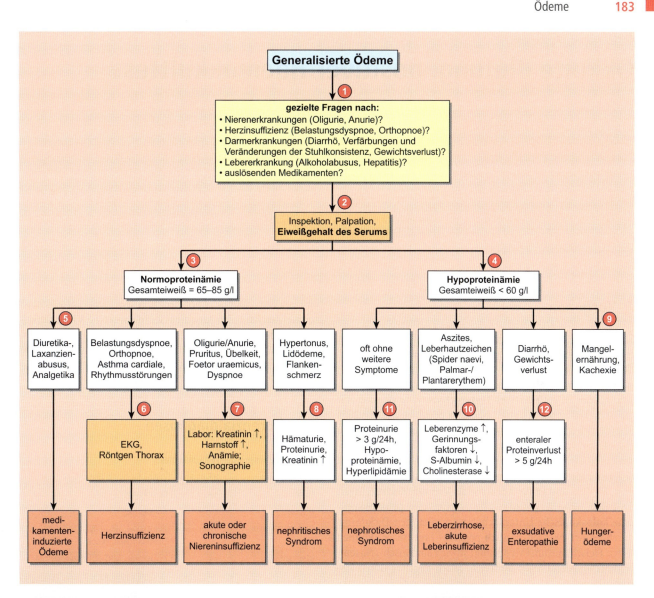

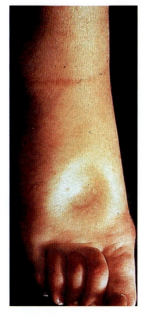

Abb. 1 Eindrückbares Ödem des Fußes.

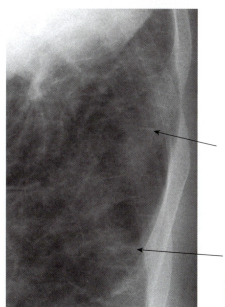

Abb. 2 Kerley-B-Linien im Thorax-Röntgenbild bei interstitiellem Lungenödem.

S. Gölder, H. Messmann
Okkulte Blutung: positiver Haemokkulttest

Definition

Der guajakbasierte Stuhlbluttest *(guaiac-based fecal occult blood testing, FOBT)* oder kurz Guajak-Test (z. B. *Haemoccult®*, *hemo CARE®*, *hemo FEC®*) dient zum biochemischen Nachweis von mit bloßem Auge (makroskopisch) nicht sichtbarem (okkultem) Blut im Stuhl.

Jeweils zwei kleine Stuhlproben von drei aufeinanderfolgenden Stuhlgängen werden auf mit Guajakharz imprägnierte Filterpapiere gestrichen und anschließend mit Wasserstoffperoxid-Lösung betropft. Bei Anwesenheit von Blut im Stuhl kommt es zur Blaufärbung des Teststreifens aufgrund der Pseudoperoxidasewirkung des Häm-Rests im Hämoglobin: Mit Hilfe der Peroxidase oxidiert das Wasserstoffperoxid Guajakonsäure im Guajakharz zu Guajakblau. Der Test gilt als positiv, wenn mindestens eines der Testfelder eine Blaufärbung zeigt.

Vorgehen

Ein FOBT wird zur Vorsorge und zum frühzeitigen Erkennen eines kolorektalen Karzinoms bei **asymptomatischen** Patienten durchgeführt.

Je mehr Blut über den Stuhl ausgeschieden wird, umso wahrscheinlicher ist ein **positives Testergebnis.** Eine Blutung mit ca. 10 ml Blut pro Tag führen zu einem positiven Testergebnis in 50% der Fälle. Die Wahrscheinlichkeit für das Vorliegen eines kolorektalen Karzinoms bei positivem Testbefund (positiver prädiktiver Wert) liegt bei maximal 18%. Die Sensitivität des Tests für Kolonkarzinome (> Abb. 1 und 2) beträgt nur etwa 20–40% und ist für Adenome als Vorstufe noch geringer. Trotzdem sollte bei positivem Testergebnis eine **proktoskopische/koloskopische Untersuchung** des gesamten Dickdarms durchgeführt werden. Falsch-positive Ergebnisse können durch Fleischkonsum (Myoglobin) sowie Zahnfleisch-, Nasen-, Hämorrhoidalblutungen auftreten, falsch-negative durch Ascorbinsäure.

Alternative Verfahren sind immunochemische Tests, die Sensitivitäten von 60–90% aufweisen und recht spezifisch sind.

Untersuchungen

Die initiale Untersuchung ist eine **Koloskopie** ❶ des Dickdarms und Beurteilung des terminalen Ileums. Kann die Blutungsquelle erkannt werden ❷, folgt eine Therapie entsprechend der Blutungsquelle. Ist jedoch keine Blutungsquelle lokalisierbar, schließt sich eine **Ösophagogastroduodenoskopie (ÖGD)** ❸ an, insbesondere wenn z. B. eine Eisenmangelanämie vorliegt.

Bleiben beide Untersuchungen ohne Nachweis einer relevanten Blutungsquelle und besteht kein weiterer Verdacht auf eine gastrointestinale Blutungsquelle, kann eine Verlaufsbeobachtung erfolgen ❹.

Besteht allerdings der Verdacht auf eine Dünndarmblutung, bietet sich eine weiterführende Untersuchung des Dünndarms an ❺. Das **MRT-/CT-Enteroklysma** hat dabei den Vorteil, dass eine relevante Dünndarmobstruktion sehr sicher ausgeschlossen werden kann. Im Anschluss kann dann eine **Videokapseluntersuchung** folgen. Bleiben alle Untersuchungen ohne Hinweis auf eine Blutungsquelle und besteht weiterhin der Verdacht auf eine Dünndarmblutung, schließt sich eine **Dünndarmendoskopie** (Single-/Doppelballonenteroskopie) an.

Differenzialdiagnosen

Ursachen eines positiven Hämokkulttests		
Erkrankungen	Häufigkeit	Weiterführende Untersuchungen
Tumor	++	Koloskopie
Ulzera	++	Koloskopie
Angiodysplasien	+++	Koloskopie, wenn negativ Kapsel-, Dünndarmendoskopie
Morbus Crohn	++	Koloskopie, MRT-/CT-Enteroklysma

Okkulte Blutung: positiver Haemokkulttest

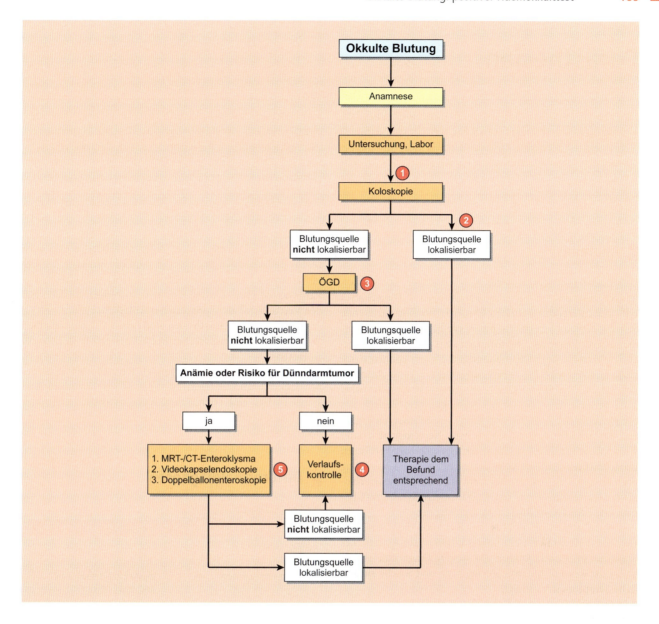

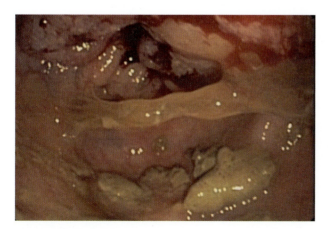

Abb. 1 Koloskopischer Nachweis eines großen subtotal stenosierenden Kolonkarzinoms.

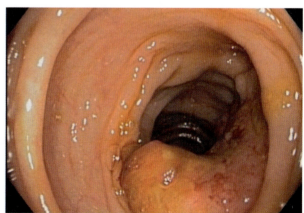

Abb. 2 Semizirkulär wachsendes Kolonkarzinom.

E. Stark
Parästhesien

Definition

Der Begriff Parästhesie (griech. Fehlwahrnehmung) ist nicht eindeutig definiert. Im engeren Sinne versteht man darunter nur spontan auftretende, kribbelnde, prickelnde, vibrierende, nadelstichartige Missempfindungen. Bei erweiterter Anwendung wird er als Oberbegriff für alle sensiblen Plussymptome verwendet wie beispielsweise Dysästhesien (Symptome wie oben, aber bei Berührung auftretend) und Hyperpathie (Schmerzempfindung bei leichten Reizen). Parästhesien treten häufig in Kombination mit ➤ Sensibilitätsstörungen auf. Sie entstehen durch spontane Impulsgeneration in Axonen.

Anamnese

Entscheidende Fragen beziehen sich auf Dauer, Lokalisation und Situation des Auftretens von Parästhesien ❶. **Dauerhaftes oder fluktuierendes** Auftreten ❸ spricht für eine anhaltende Störung neuraler Strukturen, **passagere** Parästhesien ❹ kommen bei vorübergehenden Störungen neuraler Strukturen vor, auch Elektrolyt- oder Durchblutungsstörungen können Ursachen hiervon sein. Das **Verteilungsmuster** kann distal an den Extremitäten betont sein, bei nichtnervaler Ursache dabei auch perioral. Parästhesien bei Schädigung im Bereich des peripheren Nervensystems sind häufig von **Schmerzen** begleitet, bei Schädigung im Bereich von Nervenwurzeln sind schmerzlose Parästhesien sehr selten. Bei innerhalb von Tagen **progredienten Parästhesien** ❺, vor allem bei Ausbreitung nach proximal, besteht der Verdacht auf bedrohliche neurologische Erkrankungen wie das Guillain-Barré-Syndrom (GBS) oder eine beginnende Rückenmarkschädigung.

Unspezifische Auslöser bedeuten aber auch, dass beim Auftreten von Parästhesien ein breites differenzialdiagnostisches Spektrum in Betracht kommt. Die weitere Diagnostik ist deshalb ganz wesentlich davon abhängig, ob und welche **zusätzliche Symptomatik** vorliegt.

Untersuchungen

Bei der **körperlichen Untersuchung** ist vor allem auf begleitende Sensibilitätsstörungen zu achten, daneben können weitere neurologische Defizite (Reflexausfälle, Paresen, zerebrale Symptome) wegweisend sein. Karpopedalspasmen sind kaum zu übersehen ❷.

Auf Grund der Häufigkeit und Vielgestaltigkeit von Parästhesien ist die weitere Abklärung von der vermuteten Ursache abhängig. Alltägliche Beschwerden in Folge kurzer Nervenirritationen (Arm/Bein eingeschlafen) bedürfen im Regelfall keiner weiteren Abklärung. Sind Parästhesien ständig oder fluktuierend vorhanden, ist von einer strukturellen Schädigung nervaler Strukturen auszugehen.

Abhängig von Lokalisation und Dauer der Parästhesien ist weitere Diagnostik sinnvoll. Bei **dauerhaften** ❸ oder **rezidivierenden** ❹ scheinbar im Versorgungsgebiet peripherer Nerven und Wurzeln liegender Parästhesien sind, auch wenn weitere neurologische Defizite fehlen, differenzialdiagnostisch auch **zerebrale Ischämien** ❻ und/oder **multiple Sklerose** (MS) ❼ in Betracht zu ziehen. Das häufige stereotype Auftreten von Parästhesien ohne Entwicklung persistierender Ausfälle legt den Verdacht **fokaler epileptischer Anfälle** nahe ❽.

Bei **bilateralen Parästhesien** sind neben Polyneuropathien ❾ differenzialdiagnostisch Elektrolytstörungen ❿ in Betracht zu ziehen.

Bei **progredienten, aufsteigenden Parästhesien** ❺ ist neben Liquordiagnostik, elektrophysiologischer Diagnostik und spinaler MRT eine engmaschige Verlaufsbeobachtung unter stationären Bedingungen bis zur Klärung oder Besserung unbedingt erforderlich.

Differenzialdiagnosen

Ursachen von Parästhesien		
Mögliche Erkrankungen	Häufigkeit	Weiterführende Untersuchungen
flüchtige Nervendruckläsion	++++	keine
Hyperventilationssyndrom	+++	meist nicht notwendig, ggf. Ausschluss Tetanie
Tetanie	+	Ca^{2+}, Mg^{2+}-Stoffwechsel, Vitamin D
transitorisch ischämische Attacke (TIA)	+++	MRT, Duplex-Sonographie der Hirngefäße
fokale epileptische Anfälle	+	MRT, EEG
Polyneuropathie	+++	NLG, EMG, Labordiagnostik
multiple Sklerose	++	MRT, Liquor, evozierte Potenziale (EP)
Bandscheibenvorfall	+++	CT
Guillain-Barré-Syndrom	(+)	NLG, EMG, Liquor

Parästhesien 187

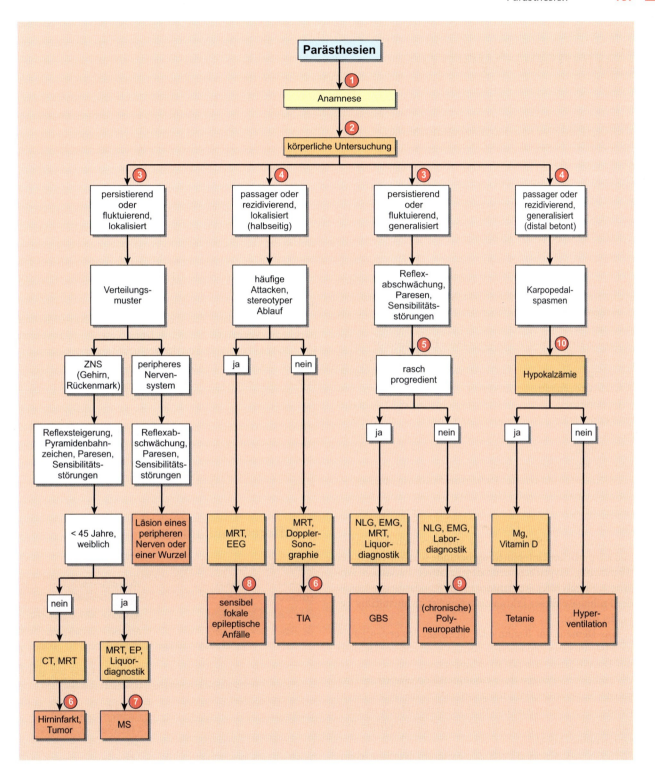

Ch. Schrader
Parkinson-Syndrom

Definition

Ein Parkinson-Syndrom wird definiert durch das Vorliegen einer **Bradykinese** und mindestens eines der Kardinalsymptome **Rigor, (Ruhe-)Tremor** und **Haltungsinstabilität**.

Untersuchungen zur Differenzialdiagnose

Nachdem ein Parkinson-Syndrom erkannt worden ist ❶, werden im zweiten Schritt mit einer **cMRT** (> Abb. 1) des Schädels **symptomatische (sekundäre) Ursachen ausgeschlossen,** insbesondere wenn wiederholte zerebrale ischämische Insulte, die mit einer stufenweisen Verschlechterung der Parkinson-Symptomatik assoziiert waren, ein **vaskuläres Parkinson-Syndrom** ❷ vermuten lassen bzw. wenn neben einer bradykinetisch-rigiden Gangstörung Inkontinenz und Demenz auf einen **Normaldruckhydrozephalus** ❸ hinweisen.

Im Rahmen des Ausschlusses symptomatischer Ursachen ist eine differenzierte **Medikamentenanamnese** ❹ erforderlich. Neben den klassischen Neuroleptika können Antiemetika (= Dopaminantagonisten!), Reserpin, Valproinsäure, Lithium und die Kalziumantagonisten Cinnarizin und Flunarizin ein **medikamenteninduziertes Parkinson-Syndrom** auslösen.

Rezidivierende Schädel-Hirn-Traumata oder eine diagnostisch gesicherte Enzephalitis in der Vorgeschichte weisen ebenfalls auf ein sekundäres Parkinson-Syndrom hin.

Im dritten Schritt ist eine Reihe **anamnestischer Angaben** und **körperlicher Untersuchungsbefunde** sehr hilfreich in der Abgrenzung atypischer, neurodegenerativer Parkinson-Syndrome, zumal cMRT-Aufnahmen in den Standardsequenzen in der Frühphase dieser Erkrankungen meist als unauffällig befundet werden.

Eine **Demenz** vor Beginn oder innerhalb des ersten Jahres nach Beginn eines Parkinson-Syndroms kann auf eine **Demenz mit Lewy-Körperchen (DLB)** ❺ hindeuten.

Deutliche **Störungen des autonomen Nervensystems** (Impotenz, imperativer Harndrang, orthostatische Hypotension) entweder vor Beginn oder innerhalb der ersten 3 Jahre nach Beginn des Parkinson-Syndroms weisen auf eine **multiple Systematrophie (MSA)** ❻.

Treten zusätzlich zum Parkinson-Syndrom deutliche **Kleinhirnzeichen** (Stand- und Gangataxie, Nystagmus, Dysarthrie) und Augenbewegungsstörungen ohne (!) Zeichen der Dysautonomie auf, sollte man an eine Form der **spinozerebellären Atrophien (SCA)** ❼ denken.

Stürze aufgrund gestörter Haltungskontrolle vor oder innerhalb der ersten 2 Jahre nach Beginn des Parkinson-Syndroms, zunehmende Apathie und beginnende Demenz vom Frontalhirntyp deuten auf eine **progressive supranukleäre Paralyse (PSP)** ❽ hin.

Der PSP klinisch sehr ähnlich ist die **kortikobasale Degeneration (CBD)** ❾; letztere zeigt i. d. R. eine **deutliche Asymmetrie** der „atypischen Symptome" (Dystonie, Apraxie, alienhand). Unwillkürliches, unrhythmisches Zucken von Extremitäten (**Myoklonus**) ist typisch und darf nicht mit dem rhythmischen Ruhetremor des M. Parkinson verwechselt werden.

Der „Goldstandard" für die Diagnose des **idiopathischen Parkinson-Syndroms** ist der **L-Dopa-Test** ❿. Führen oral 150–300 mg Levodopa innerhalb von 1 Stunde zu einer mindestens 30%igen Besserung des Parkinson-Syndroms, ist beim Fehlen atypischer Zeichen, einem Erkrankungsbeginn nach dem 40. Lebensjahr und leerer Familienanamnese ⓫ die Diagnose idiopathisches Parkinson-Syndrom quasi bewiesen. Nur geringe Besserung (< 20%) schließt ein idiopathisches Parkinson-Syndrom nicht aus und sollte eine probatorische Behandlung mit bis zu 1000 mg L-Dopa/d für 3 Monate nach sich ziehen. Sollte auch darauf keine Besserung auftreten ⓬, muss man die Diagnose überprüfen.

Differenzialdiagnosen

Ursachen für ein Parkinson-Syndrom		
Mögliche Erkrankung	Häufigkeit	Weiterführende Untersuchungen
idiopathisch	75–80%	Anamnese, MRT, L-Dopa-Test
sekundär	• vaskulär 3–6% • frontale Raumforderung[1)] • medikamenteninduziert[1)] • postenzephalitisch[1)] • Normaldruckhydrozephalus[1)]	Anamnese (Medikamente, SHT, Enzephalitis), cMRT, L-Dopa-Test (negativ), Liquorablassversuch, Suche kardio- bzw. zerebrovaskulärer Risikofaktoren
familiär	[1, 2)]	Familienanamnese, MRT, L-Dopa-Test, ggf. Molekulargenetik
atypisch	• DLB[1, 3)] • MSA ~ 10% • SCA[1)] • PSP ~ 3,5% • CBD < 1%	Anamnese, MRT, Schellong-Test, Kipptisch-, urodynamische, neuropsychologische Untersuchung, Molekulargenetik

[1)] genaue epidemiologische Daten liegen nicht vor
[2)] < 5% aller idiopathischen Parkinson-Syndrome
[3)] etwa 10–20% aller Demenzen

➕ Abbildungen CMRT-Befunde

Parkinson-Syndrom

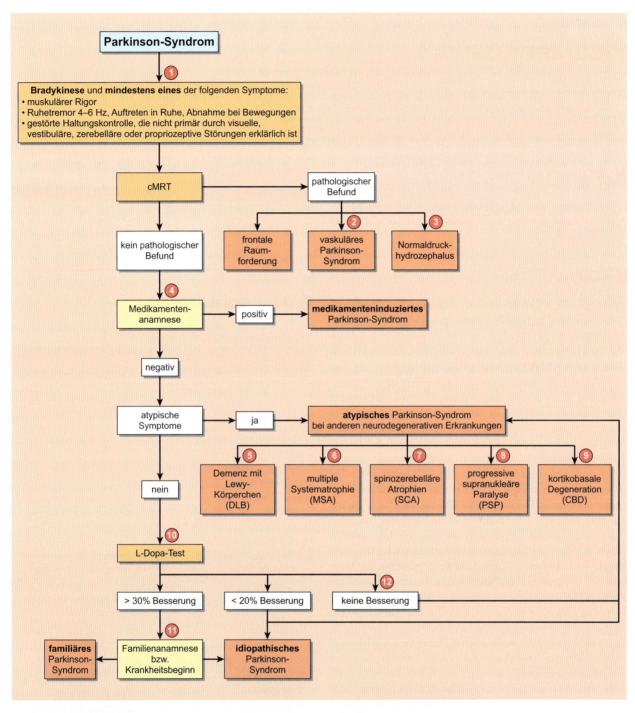

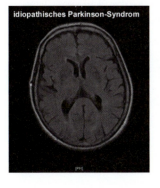
idiopathisches Parkinson-Syndrom

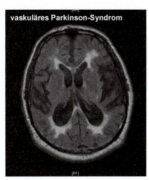
vaskuläres Parkinson-Syndrom

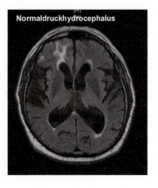
Normaldruckhydrocephalus

B. Schönhofer

Pleuraerguss

Definition

Als Pleuraerguss (PE) ist die pathologische Mehransammlung von Flüssigkeit zwischen den beiden Pleurablättern definiert. Er kann ein- oder doppelseitig auftreten.

Anamnese

Die Anamnese bzw. Symptomatik des PE ist unspezifisch, Atemnot findet sich in etwa 50% der Fälle, Brustschmerz ist seltener.

Untersuchungen

Die **körperliche Untersuchung** ergibt gedämpften Klopfschall, abgeschwächtes Atemgeräusch und aufgehobenen Stimmfremitus über dem PE.

In der **Bildgebung** sind Thorax-Röntgen und Thoraxsonographie (➤ Abb. 1) ❶ wichtige Untersuchungsverfahren zum Nachweis des PE. Bei unklarer Ätiologie gelingt die Ursachenabklärung häufig bereits durch ultraschallgeführte Punktion (**Thorakozentese**) ❷ von ca. 20 ml Ergussvolumen mit Hilfe einer Reihe laborchemischer, biochemischer, zytologisch-immunologischer, mikrobiologischer und zellbiologischer Untersuchungsmethoden bzw. Markern. Ergibt die Thorakozentese keine eindeutige Ursache des Ergusses (z. B. nicht selten bei tuberkulösen oder malignen Ergüssen), ist eine invasivere Diagnostik notwendig. Die **ungezielte Pleurastanze** ❸ ist wenig aussagekräftig und führt nicht selten zu Komplikationen, sie sollte daher restriktiv angewandt werden. Bei der invasiven Diagnostik des Pleuraergusses ist die **internistische Thorakoskopie** der Goldstandard (gute Sichtverhältnisse mit der Möglichkeit der gezielten Probenentnahme, geringe Komplikationsrate) ❹.

In den Fällen, in denen die internistische Thorakoskopie nicht möglich oder wegweisend ist und die klinische Verlaufsbeobachtung nicht in Frage kommt, kann die Diagnose mit **videoassistierter Thorakoskopie** (VATS) oder **explorativer Thorakotomie** ❺ gestellt werden.

Kommen Erkrankungen wie Herzinsuffizienz, Leberzirrhose oder nephrotisches Syndrom als Ursache eines PE infrage, werden diese behandelt ❻. Zeigt die Therapie keinen Erfolg, sollte eine Thorakozentese folgen ❷.

Die im Wesentlichen auf dem Eiweißgehalt des PE basierende Unterscheidung zwischen **Exsudat** und **Transsudat** erlaubt eine praktikable Abgrenzung des lokal auf die Pleura begrenzten Krankheitsprozesses von einer indirekten Pleurabeteiligung infolge der Flüssigkeitsimbalance bei Herz-, Leber- und Nierenerkrankungen. Die Differenzierung basiert auf der Bestimmung von **Eiweiß und LDH im PE und Serum**.

➕ Tabelle Charakterisierung von UKPPE, KPPE sowie Pleuraempyem

Differenzierung: Transsudat und Exsudat

Parameter	Transsudat	Exsudat
Gesamteiweiß [g/l]	< 30	> 30
Gesamteiweiß: PE/Serum	< 0,5	> 0,5
LDH [U/l]	< 200	> 200
LDH PE/Serum	< 0,6	> 0,6

Differenzialdiagnosen

Diagnosen bzw. Ursachen des Pleuraergusses

Diagnose bzw. Ursache	Häufigkeit	Weiterführende Untersuchungen
Herzinsuffizienz ❻	++++	Transsudat, herabgesetzte LV-Funktion, in der Echokardiographie, Erguss beidseits
parapneumonisch ❼: unkomplizierter (UKPPE) bzw. komplizierter parapneumonischer Pleuraerguss (KPPE), Pleuraempyem	+++	Exsudat, eventuell Keimnachweis, pH, Glukose, Granulozyten
Lungenembolie	+	Exsudat, D-Dimere, Pulmonalis-Angio-CT
Leber- und Nierenerkrankungen ❻ (Leber- bzw. Niereninsuffizienz, Leberzirrhose, nephrotisches Syndrom)	+++	Exsudat, Sonographie von Abdomen und Retroperitoneum, Lebersyntheseparameter, und Albumin im Serum, Kreatininclearance
Bronchialkarzinom ❽	+++	Thorax-CT, Bronchoskopie, CT-gestützte Punktion, ggf. diagnostische Thorakotomie/VATS
Mammakarzinom ❽	++	gynäkologisches Konsil, Tumormarker im Serum
Hodgkin-, Non-Hodgkin-Lymphom ❽	+	Lymphknotenexstirpation, Knochenmarkbiopsie, PET-CT
Mesotheliom ❽	+	Berufsanamnese (Asbest)
Pleuritis tuberculosa ❼	+	Lymphozyten erhöht (> 80%), niedriger Glukosegehalt, Tuberkulinhauttest, Nachweis in Pleurabiopsien
Pankreatitis ❼	+	Amylase und Lipase, Abdomensonographie/CT des Abdomens
Chylothorax ❾	+	Anamnese (Trauma?), Thorax-CT, Triglyzeride im Pleuraerguss erhöht
Pseudochylothorax ❾	+	Cholesterinkristalle im Pleuraerguss
Hämatothorax ❾	++	Anamnese (Trauma?), Hämoglobin im Pleuraerguss

Pleuraerguss

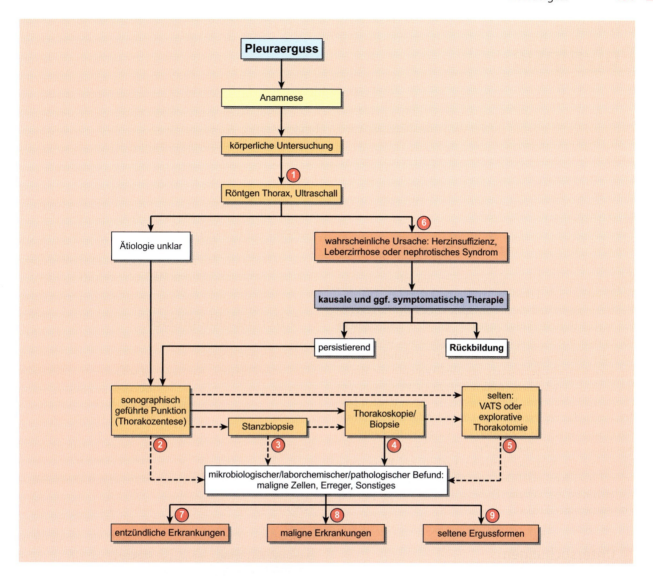

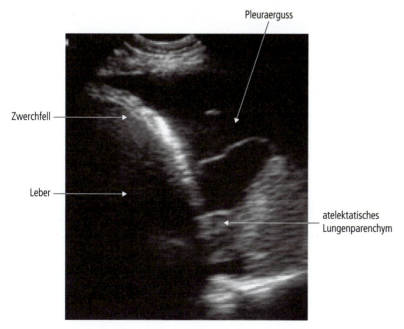

Abb. 1 Pleuraerguss: thoraxsonographischer Befund.

Polydipsie

U. Woenckhaus

Definition

Polydipsie ist ein pathologisch gesteigertes Durstgefühl mit übermäßiger Flüssigkeitszufuhr, die in der Regel auch mit einer Polyurie einhergeht.

Die Polydipsie entsteht entweder primär (ohne vorausgehenden Anstieg der Plasmaosmolalität) oder sekundär als Folge einer erhöhten Plasmaosmolalität.

Anamnese

Zunächst gilt es, die **Flüssigkeitszufuhr** (normal 1,5 – 2,5 l/d) und die **Diurese** (normal < 3 l/d) quantitativ zu erfassen ❶. Das Symptom einer Nykturie muss dezidiert hinterfragt werden. Große **extrarenale Flüssigkeitsverluste** (Erbrechen, Diarrhö, Verbrennungen) sind durch Polydipsie ohne Polyurie gekennzeichnet ❷. **Begleiterkrankungen** insbesondere neurologische oder psychiatrische sind differenzialdiagnostisch wegweisend (primäre Polydipsie bei Psychosen, zentraler Diabetes insipidus nach Schädel-Operation etc.) ❶. **Medikamente,** die Mundtrockenheit verursachen (Anticholinergika), verstärken das Durstgefühl ebenso wie Medikamente, die einen renalen Diabetes insipidus verursachen (Lithium) oder das Durstzentrum direkt stimulieren (ACE-Hemmer) ❸. Eine positive **Familienanamnese** liegt insbesondere bei renalem Diabetes insipidus häufig vor ❶. Auch der **zeitliche Verlauf** der Erkrankung (plötzlicher oder allmählicher Beginn) gibt differenzialdiagnostische Hinweise (zentraler Diabetes insipidus akut, primäre Polydipsie allmählich) ❶.

Untersuchungen

In der **klinischen Untersuchung** ist vor allem die Erfassung des **Volumenstatus** (Hautturgor, Blutdruck, Herzfrequenz, Ödeme) bedeutsam ❹.

Laborchemisch müssen zunächst eine Hyperglykämie ❺ als Ursache für eine **osmotische Diurese** (Urinosmolalität > 300 mosmol/kg) sowie eine Hyperkalzämie ❻ und eine Hypokaliämie als Ursachen für einen **erworbenen renalen Diabetes insipidus** mit sekundärer Polydipsie ausgeschlossen werden.

Bei der **nichtosmotischen Wasserdiurese** liegt die Urinosmolalität < 250 – 300 mosmol/kg. Die Differenzialdiagnostik erfolgt nach Bestimmung von Natrium und Osmolalität i. S. (bei primärer Polydipsie eher niedrignormal, bei Diabetes insipidus hochnormal oder erhöht) über den **Durstversuch** (in der Regel mit Desmopressingabe nach 10 h) (> Abb. 1) ❼. Während bei den **renalen Formen** die Urinosmolalität hier < 300 mosmol/kg bleibt ❽, steigt sie bei **zentralem Diabetes insipidus** meist auf einen Wert kleiner 500 mosmol/kg an und lässt sich durch Gabe von Desmopressin (Minirin) stark weiter erhöhen ❾. Bei uneindeutigen Befunden (Anstieg der Urinosmolalität auf 500 – 800 mosmol/kg) kann zur Unterscheidung primäre Polydipsie vs. partieller Diabetes insipidus centralis ein **Kochsalzinfusionstest** (deutlicher ADH-Anstieg bei primärer Polydipsie) weiterhelfen ❿.

Zur weiteren Abklärung bei zerebraler (nicht psychotischer) Ursache der Polydipsie ist eine **MRT des Schädels** indiziert.

Differenzialdiagnosen

Ursachen für eine Polydipsie		
Mögliche Erkrankungen	Häufigkeit	Weiterführende Untersuchungen
primäre Polydipsie	+	Anamnese, Osmolalität im Serum und Urin, Natrium i. S., Durstversuch, ev. Kochsalzinfusionstest
zentraler Diabetes insipidus	+	Osmolalität im Serum und Urin, Durstversuch, ev. Kochsalzinfusionstest, Schädel-MRT
renaler Diabetes insipidus	(+)	Osmolalität im Serum und Urin, Durstversuch
Hyperglykämie/Diabetes mellitus	+++	Glukose i. S., HbA_{1c}
Hyperkalzämie	++	Kalzium i. S., PTH, Tumorscreening
extrarenale Flüssigkeitsverluste (Erbrechen, Diarrhö, Verbrennung)	++	Anamnese
medikamentenbedingte Polydipsie	++	Anamnese, ggf. Auslassversuch
polyurische Nierenerkrankung	+	Urindiagnostik, Nierenasonographie, ggf. Nierenbiopsie

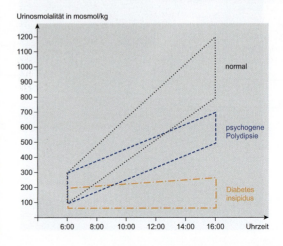

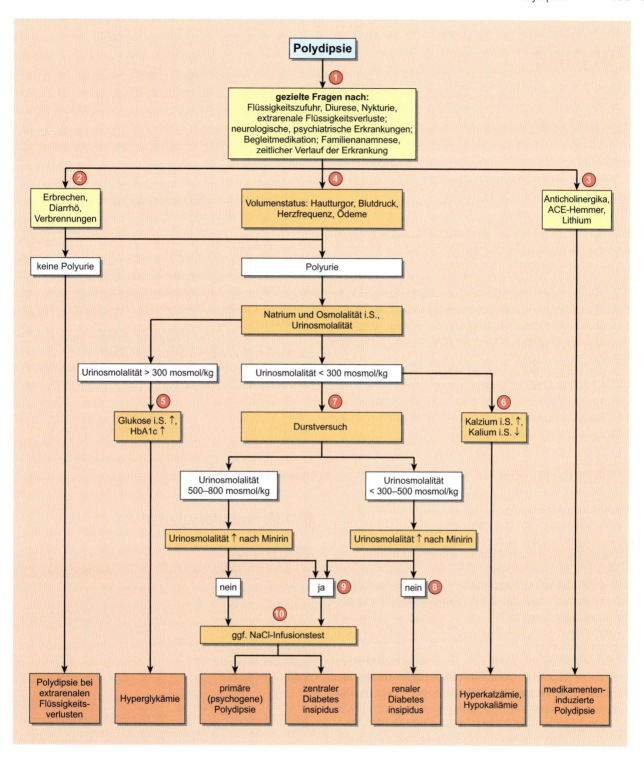

◂ **Abb. 1 Durstversuch, schematische Darstellung.** Abgebildet sind die Ergebnisse für Diabetes insipidus, psychogene Polydipsie und den Normalzustand.

J. Gerth, G. Wolf
Polyurie

Definition

Eine Polyurie liegt bei einem pathologisch erhöhten **Harnvolumen von mehr als 30 ml/kgKG/Tag** vor, sofern dies nicht durch eine pathologische Flüssigkeitszufuhr (Polydipsie) hervorgerufen wird.

Anamnese

Wichtig sind Angaben über das **Ausmaß** und das **zeitliche Auftreten** der großen Diuresemengen (nächtliche Diurese?). Ferner sind die **zugeführten Flüssigkeitsmengen** und die Stärke des Durstgefühls (nächtliches Durstgefühl?) zu erfragen. Patienten mit zentralem Diabetes insipidus bevorzugen kalte Getränke und müssen auch nachts Flüssigkeit aufnehmen. Ein zentraler Diabetes insipidus beginnt typischerweise abrupt, die Patienten können den Zeitpunkt des Eintritts der Polyurie genau angeben.

In der Befragung sollte auch die **Möglichkeit einer psychogenen Polydipsie** ins Auge gefasst und der Patient entsprechend befragt werden. Wichtig ist außerdem eine genaue **Medikamentenanamnese** (z. B. Lithium als Auslöser eines nephrogenen Diabetes insipidus).

Untersuchungen

Die **klinische Untersuchung** sollte sich auf den **Flüssigkeitshaushalt** konzentrieren und insbesondere nach **Zeichen einer > Exsikkose** an Haut und Schleimhäuten suchen. Hinweise auf einen Volumenmangel kann ein erniedrigter Blutdruck mit erhöhter Pulsfrequenz geben.

Um eine differenzialdiagnostische Einordnung der Polyurie zu ermöglichen, sollte zunächst die **Urinosmolalität** bestimmt werden ❶. Eine Osmolalität < 250 mosmol/kg spricht für eine Wasserdiurese, eine Osmolalität > 300 mosmol/kg für eine osmotische Diurese.

Zur Differenzierung einer Wasserdiurese ist ein **Durstversuch** über 8 Stunden mit stündlicher Messung der **Urinmenge**, der **Urin-** und **Serumosmolalität** angezeigt ❷. Geht die Diurese zurück, während die Urinosmolalität ansteigt und die Serumosmolalität konstant bleibt (physiologische Durstreaktion) ❸, kann von einer **psychogenen Polydipsie** ausgegangen werden. Eine gleichbleibende Urinmenge und -osmolalität bei ansteigender Plasmaosmolalität ❹ spricht für das Vorliegen eines **Diabetes insipidus**.

Steigt die Urinosmolalität nach Gabe von ADH bzw. eines ADH-Analogons ❺ an, liegt ein **zentraler Diabetes insipidus** vor, während ein fehlendes Ansprechen für einen **nephrogenen Diabetes insipidus** spricht (> Tab.).

Die **osmotische Diurese** kann sowohl Folge der Exkretion von Elektrolyten als auch von osmotisch wirksamen „Nicht-Elektrolyten" sein. Als Orientierung für die Differenzierung kann folgende Formel herangezogen werden: $(Urin_{Na}+Urin_{K})/Urinosmolalität$ ❻. Machen die Elektrolyte > 60% der Urinosmolalität aus, ist von einer osmotischen Diurese durch Elektrolyte auszugehen.

Ursachen der häufigsten Form der Polyurie, der osmotischen Diurese infolge **osmotisch wirksamer „Nicht-Elektrolyte"** ❼, sind vor allem die Glukosurie beim schlecht eingestellten Diabetiker, aber auch die Exkretion von Urämietoxinen nach der Entlastung eines Harnstaus.

Bei einer **osmotischen Diurese im Rahmen eines Elektrolytverlustes** ❽ muss zwischen einem Bikarbonat- und einem reinen Elektrolytverlust unterschieden werden. Dies kann anhand des **Urin-pH-Werts** geschehen (cave: alkalischer Urin bei Harnwegsinfektion).

Eine weitere Ursache ist die Hyperkalzämie, z. B. als Zeichen eines Hyperparathyreoidismus (> primärer Hyperparathyreoidismus). Hier kann die **Bestimmung des Parathormons** weiterhelfen: Ist es erniedrigt, liegt eine sekundäre Ursache der Hyperkalzämie vor.

Differenzialdiagnosen

Ursachen einer Polyurie		
Mögliche Erkrankungen	Häufigkeit	Wegweisende Untersuchungen
psychogene Polydipsie	+	Durstversuch
Diabetes insipidus zentraler vs. nephrogener Diabetes insipidus	+	Durstversuch ADH/bzw. Desmopressingabe nach dem Durstversuch
osmotische Diurese durch „Nicht-Elektrolyte" (z. B. Glukose, Ketonkörper etc.)	++	Quotient $(U_{Na}+U_{K})/Urinosmolalität$ Bestimmung von Glukose, Ketonen etc. im Urin
osmotische Diurese durch Elektrolyte	++	Quotient $(U_{Na}+U_{K})/Urinosmolalität$ Bestimmung des Urin-pH, Sammelurin auf Elektrolyte

Polyurie

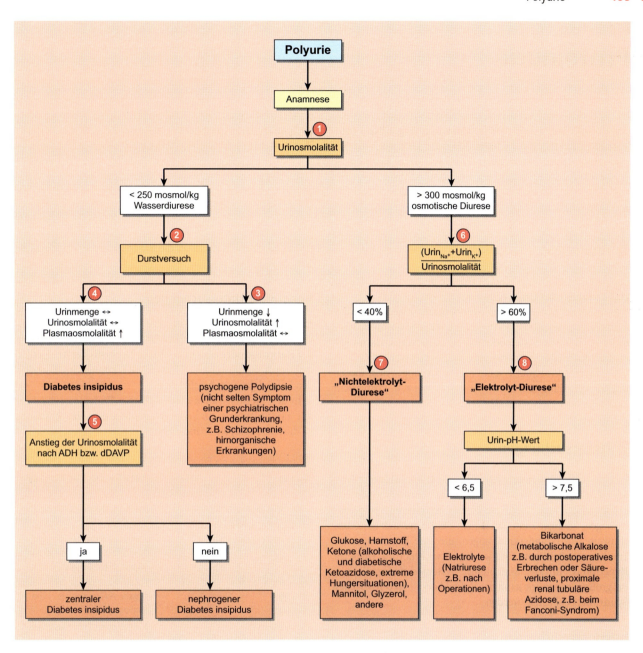

Ursachen eines zentralen und eines nephrogenen Diabetes insipidus	
zentraler Diabetes insipidus	**nephrogener Diabetes insipidus**
Trauma	**angeboren**
Radiatio	Mutation im Vasopressin (V2)-Rezeptor (X-chromosomaler Erbgang)
Neoplasie (z.B. Kraniopharyngeom, Meningeom, Metastasen verschiedener Tumoren)	Mutation Aquaporin-2-Gen (autosomal dominant bzw. autosomal rezessiv)
Granulome (z.B. Neurosarkoidose, Histiocytosis X)	**erworben**
Infektionen (z.B. virale Enzephalitis, Toxoplasmose)	Nierenerkrankungen unterschiedlicher Ursache (z.B. Harnwegsobstruktion, Amyloidose, Pyelonephritis)
chemische Toxine (z.B. Tetrodotoxin, Schlangengift)	metabolisch (z.B. chronische Hypokaliämie, Hyperkalzämie)
vaskulär (z.B. Sheehan-Syndrom)	gefäßbedingt (z.B. Sichelzellanämie, polyurische Phase nach Kreislaufzentralisation)
angeborene Malformationen bzw. genetisch bedingte Schäden	medikamententoxisch (z.B. Lithium, Amphotericin B, Aminoglykoside, Foscarnet)

R. Brunkhorst
Proteinurie

Definition

Eine Proteinurie liegt bei einer Eiweißausscheidung über 300 mg/d vor. Über 3,5 g/d spricht man von einer **großen Proteinurie**. Eine Proteinurie unter 300 mg/d wird auch als **Mikroalbuminurie** bezeichnet. Eine **selektive Proteinurie** (überwiegende Albuminurie) wird unterschieden von der unselektiv **glomerulären Proteinurie**, wobei praktisch alle hochmolekularen Eiweiße im Harn erscheinen ❶. Eine **tubuläre Proteinurie** ❷ ist gleichbedeutend mit einer verminderten tubulären Reabsorption glomerulär filtrierter kleinmolekularer Proteine wie α_1- oder β_2-Mikroglobulin.

Anamnese

Bei über 3,5 g/d Protein können **Ödeme** und gelegentlich auch ein **Schäumen des Urins** auftreten.

Es muss auf Symptome von Grunderkrankungen wie Diabetes mellitus, arterielle Hypertonie, monoklonale Gammopathie, maligne Tumoren, Systemerkrankungen, Hepatitis, Harnwegsinfekte und Medikamenteneinnahme geachtet werden ❹❻.

Bei kleiner Proteinurie sollte nach physiologischen, die Eiweißausscheidung erhöhenden Faktoren wie z.B. körperliche Belastung oder Fieberepisoden gefragt werden ❷❺.

Untersuchungen

Erst bei großer Proteinurie kommt es zur **Ödembildung** (Beinödeme, Lidödeme, Anasarka). Bei fortgeschrittenen proteinurischen Nierenerkrankungen können **urämische Symptome** vorliegen, häufiger kann parallel ein Bluthochdruck auftreten. Hinweise auf Grunderkrankungen, die eine Begleitnierenerkrankung verursachen, sind wiederum wichtig (u.a. Diabetes, Hypertonus, Infekte, Malignome, Systemerkrankung) ❹❻. Bei großer Proteinurie kann das Vollbild des > **nephrotischen Syndroms** beobachtet werden ❶.

Laboruntersuchungen

Bei Nachweis einer Proteinurie muss eine **Hämaturie ausgeschlossen** und ggf. ein **Urinsediment** veranlasst werden. Bei nephritischem Sediment ❸ liegt meist eine **Glomerulonephritis (GN)** vor, die durch Nierenbiopsie ❼ weiter differenziert werden sollte. Bei intakten oder fehlenden Erythrozyten im Urin handelt es sich um eine **Proteinurie nichtglomerulären Ursprungs** ❷ (> Kap. Hämaturie).

Die Proteinausscheidung kann **quantitativ (24-h-Sammelurin)** oder **qualitativ (Stix)** bestimmt werden. Zur weiteren Differenzierung eignen sich **Immunelektrophorese** und **-fixation** (monoklonale κ- oder λ-Leichtketten bei Paraproteinämie) sowie die **SDS-Polyacrylamidgradienten-Gel-Elektrophorese** (Differenzierung tubuläres oder glomeruläres Proteinmuster). Bei Diabetes oder Hypertonie wird im Frühstadium einer Nierenschädigung eine **Mikroalbuminurie** beobachtet, die man nur mit speziellen Testverfahren nachweisen kann und einen Hinweis auf die Prognose der Erkrankung liefert (> Abb. 1).

Apparative Untersuchungen

Eine Ultraschalluntersuchung kann auf eine schwere Pyelonephritis, obstruktive Probleme an den Harnwegen, Tumoren der Harnwege oder eine interstitielle Nephritis bei Analgetikanephropathie hinweisen. CT und MRT können im Einzelfall den Befund genauer beschreiben.

In den meisten Fällen einer unklaren Proteinausscheidung mit Erythrozyturie und/oder Nierenfunktionseinschränkung ist die Nierenbiopsie ❼ indiziert.

Differenzialdiagnose der Proteinurie		
Diagnose	Relative Häufigkeit	Weiterführende Untersuchungen
diabetische Nephropathie	+++	Fundus diabeticus, Nierenbiopsie
Myelomniere, Amyloidose Leichtkettennephropathie	++	Immunelektrophorese, Immunfixation im Serum und im Urin, Amyloidnachweis in der Rektumbiopsie, Nierenbiopsie
hypertensive Nephrosklerose	+++	Fundus hypertonicus, Zeichen der Linksherzbelastung in der Echokardiographie, 24-h-RR
membranöse GN	+	Nierenbiopsie, Tumorausschluss
Minimal-change-GN und FSGS (fokalsegmentale Glomerulosklerose)	++	Nierenbiopsie, Tumorausschluss
IgA-GN, mesangioproliferative GN	++	Ausschluss einer Lebererkrankung, Nierenbiopsie
postinfektiöse GN	+	Nierenbiopsie
rapid progrediente GN (RPGN)	+	ANAs, ANCAs etc., Nierenbiopsie
membranoproliferative GN	(+)	Nierenbiopsie, Hepatitisserologie
physiologische Proteinurie	++	Fieber, körperliche Belastung
Harnwegsinfekt, Pyelonephritis	+++	Fieber, systemische Infektzeichen, pathologisches Urinsediment, Bakteriurie
interstitielle Nephritis	++	Medikamentenanamnese, Infekt etc.

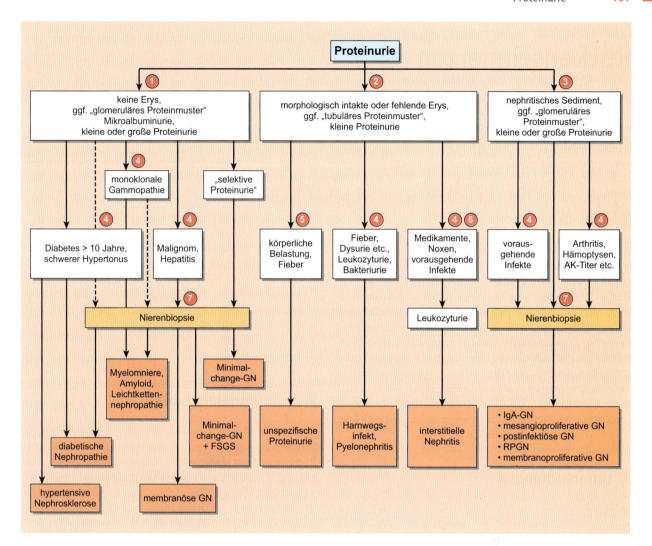

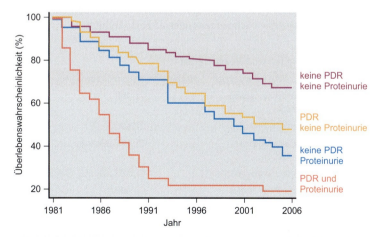

Abb. 1 Zusammenhang zwischen Ausmaß der Proteinurie und der Überlebenswahrscheinlichkeit bei Typ-1-Diabetikern mit oder ohne PDR (proliferative diabetische Retinopathie) (modifiziert nach [Granselund]).

P. Brunotte
Rückenschmerzen

Definition

Rückenschmerzen sind mehr oder minder starke spontane oder belastungs- bzw. bewegungsabhängige Schmerzen unterschiedlicher Ursachen im HWS-, BWS-, LWS- und Kreuzbeinbereich. Innerhalb eines Jahres leiden etwa 70% der Bevölkerung mindestens einmal unter Rückenschmerzen.

Anamnese

Richtungweisend für die Ursachenklärung ist die Anamnese ❶, wobei ganz besonders nach Lokalisation, auslösenden Faktoren (z. B. Verhebetrauma) und weiteren Symptomen zu fahnden ist. Die Schmerzanamnese fragt gezielt nach **Schmerzbeginn** (akut, schleichend), **Schmerzausdehnung** (punktförmig, diffus, flächenhaft), **Schmerzcharakter** (dumpf, stechend, krampfartig), **Schmerzrhythmus** (Nachtschmerz, Morgensteifigkeit) und **Schmerzdauer.** Zu erfragen sind eine nicht dermatombezogene Schmerzausstrahlung **(pseudoradikulärer Schmerz),** während sich der **radikuläre Schmerz** entlang eines Dermatoms im Bereich des Rumpfs, Arms oder Beins ausbreitet, was bereits eine erhebliche pathogenetische und auch lokalisatorische Eingrenzung bedeutet.

Untersuchungen

Im Rahmen der klinischen Untersuchung ❷ erfolgt die Inspektion (z. B. Bläschen), es werden die Körperhaltung (Schiefhals, Skoliose) und Haltungsinsuffizienz sowie Klopf-, Druckschmerzhaftigkeit und Bewegungseinschränkung der Wirbelsäule beurteilt. **Radikuläre Zeichen** sind neben der segmentalen Schmerzausstrahlung eine Sensibilitätsstörung mit Hypalgesie und Hypästhesie im zugehörigen Dermatom, motorische Ausfälle und Reflexstörungen im Bereich der betroffenen Wurzel. Provokationsmanöver wie Armzug, HWS-Reklination und ipsilaterale HWS-Rotation, Lasègue-Manöver und der Langsitz (Beine liegen lang gestreckt am Boden) komplettieren die Diagnose des Wurzelsyndroms.

Bei der Mehrzahl der Patienten limitieren sich die Beschwerden von selbst, sodass keine weitere Diagnostik oder nur eine **Basisdiagnostik** ❸ mit Röntgen der betroffenen Region, Blutbild, CRP und BSG erforderlich ist. Die verbliebenen vertebragenen Erkrankungen mit Beschwerdepersistenz, neurologischen Reiz- oder Ausfallerscheinungen und das Vorliegen von Risikokonstellationen ❹ lassen sich mehrheitlich durch **CT** und **MRT** sowie erweiterte Labordiagnostik und Skelettszintigraphie erfassen ❸.

Risikokonstellation bei Rückenschmerzen ❹:
- erstmalig auftretend und persistierend oder zunehmend, bei > 65- und < 18-Jährigen
- auslösendes Trauma, auch Bagatelltrauma bei Älteren
- bekannte Osteoporose
- schwere und/oder fortschreitende neurologische Ausfälle
- allgemeines Krankheitsgefühl, Gewichtsverlust, Fieber
- Blutbildveränderungen, BSG ↑, CRP ↑
- Vorgeschichte einer Tumorerkrankung
- jeder chronische Schmerz (≥ 3 Monate Dauer), besonders vom entzündlichen Typ (langsamer Beginn, Morgensteifigkeit, Besserung durch Bewegung, Alter ≤ 40 Jahre)
- abgelaufene bakterielle Infektion
- Drogenabhängigkeit
- Immunsuppression.

Differenzialdiagnosen

Die meisten Rückenschmerzen (85%) sind **unkompliziert.** Sie beruhen auf degenerativen Veränderungen der Wirbelsäule in Kombination mit mangelndem Trainingszustand der paravertebralen Muskulatur und einer Fehlhaltung, sie haben eine gute Besserungstendenz ❺. Davon abzugrenzen sind der **radikuläre** ❻ und der sich meist aus den Risikokonstellationen ableitende **komplizierte Rückenschmerz** ❼. War die bisherige Diagnostik noch nicht zielführend, ist auch an eine **extravertebrale Ursache** ❽ zu denken, wobei es durch Krankheiten innerer Organe (z. B. von Beckenorganen und Retroperitoneum) zu projizierten Schmerzen (referred pain) kommt.

Ursachen von Rückenschmerzen		
Mögliche Erkrankungen	Häufigkeit	Weiterführende Untersuchungen
Spondylose, Spondylarthrose	+++	CT, MRT
Bandscheibenvorfall	++	CT, MRT
Spinalkanalstenose (➢ Abb. 1)	++	CT, MRT (Myelographie)
Diszitis, Spondylodiszitis	+	CT, MRT, BB, BSG, CRP, Biopsie
intraspinaler Prozess (➢ Abb. 2)	+	CT, MRT
Tumor, Metastasen	+	CT, MRT, Biopsie, BB, BSG
Osteoporose	+++	konventionelles Röntgen, Densitometrie
Radikulitis (VZV, Borrelien, Sarkoidose)	(+)	MRT, Liquor
Aortendissektion	+	CT-/MRT-Angiographie (TEE)
retroperitoneales Hämatom	+	CT, MRT

Rückenschmerzen

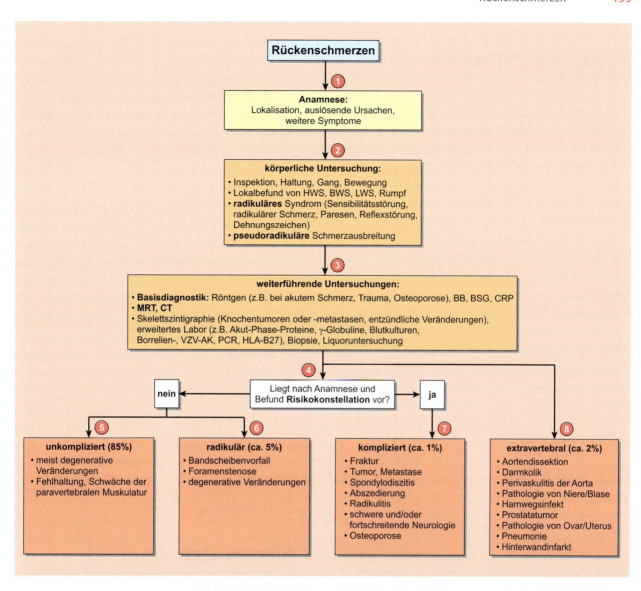

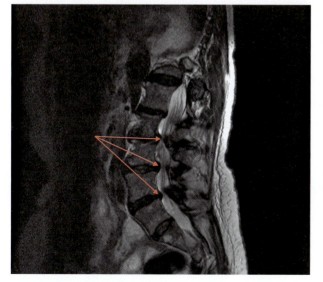

Abb. 1 Mehrsegmentale Lumbalstenose (Pfeile).

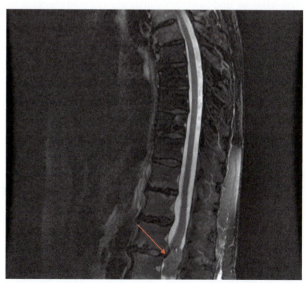

Abb. 2 Intraspinaler Tumor auf Konushöhe (Pfeil).

D. Dellweg, B. Schönhofer
Schlafstörungen

Definition

Ein gestörter Schlaf kann vielfältige Ursachen haben. Zu den Krankheitsbildern zählen Ein- und Durchschlafstörungen **(Insomnie)**, Störungen mit vermehrter (Tages-)Müdigkeit **(Hypersomnien** > Kap. Tagesschläfrigkeit) sowie Verhaltensstörungen im Schlaf **(Parasomnien**, wie z. B. Albträume, Schalfwandeln).

Anamnese

In der Anamnese ist herauszuarbeiten, ob ein Problem des **Ein- oder Durchschlafens** ❶, **vermehrte Tagesmüdigkeit** trotz ausreichenden Schlafes ❷ oder ein **auffälliges Verhalten im Schlaf** ❸ vorliegt. Der Fokus liegt hier auf einer **detaillierten Schlafanamnese** ❹. Erfragt werden sollten die Zeiten, die der Patient im Bett verbringt aufgeteilt nach Schlaf und Wachzeiten. Ein Schlafprotokoll das vom Patienten über 14 Tage geführt wird, kann hier sehr hilfreich sein. Begleiterkrankungen vor allem aus dem neuropsychiatrischen Bereich, schlafstörende Medikamente, Ess- und Trinkgewohnheiten und Drogenkonsum sind zu erfragen. Besteht **Tagesmüdigkeit**, so sollte diese mit Hilfe von Fragebögen oder einem **Maintenance-of-wakefulness-Test (MWT)** quantifiziert werden. Hierbei wird der Patient in einem abgedunkelten Raum in halbsitzender Position mehrfach aufgefordert wach zu bleiben. Schläft er dabei ein, so wird dies als pathologisch gewertet. Bei Störungen der Atmung im Schlaf sowie bei auffälligem Verhalten (z. B. Schlafwandeln, Bewegungen, Handlungen, Geräusche und Sprache) ist eine **Fremdanamnese** von großem Wert.

Es sollte gezielt nach Symptomen einer Depression, einer Schizophrenie, von Angst- oder bipolaren Störungen geforscht werden.

Schlafzeiten während des Tages (geplant und ungeplant), Aktivitätsgrad und Lichtverhältnisse am Tag sind ebenfalls zu erfragen.

Plötzliche imperative Schlafattacken mit Tonusverlust der Muskulatur (Kataplexie), Schlaflähmung und hypnagoge (= beim Einschlafen geschehende) Halluzinationen weisen auf eine **Narkolepsie** ❾ hin.

Untersuchungen

Neben der allgemeinen körperlichen Untersuchung sollten der **Hals-Rachen-Bereich** sowie der **Zahnstatus** (Abnutzung der Zähne z. B. durch Zähneknirschen) inspiziert werden. Eine gründliche **Erfassung neurokognitiver Defizite** ist unabdingbar.

Die Diagnose **Insomnie** lässt sich in der Regel durch eine **sorgfältige Anamnese** ❹ auch ohne Polysomnographie (PSG) stellen. Die Ursachen können vielfältig sein und erfordern oft eine interdisziplinäre Zusammenarbeit ❺. Lässt sich eine Insomnie klinisch nicht sicher abgrenzen, kann eine **PSG** ❻ durchgeführt werden. Die PSG (> Kap. Tagesschläfrigkeit) ist der Goldstandard für die endgültige Abklärung der unten aufgeführten Erkrankungen. In der PSG werden neben respiratorischen Parametern mittels elektrophysiologischer Messungen die verschiedenen Schlafstadien, z. B. REM- (= rapid eye movement) und Nicht-REM-Schlaf, quantifiziert. So lässt sich in der Regel die Form der schlafbezogenen Atmungsstörung direkt benennen ❽. Bei Patienten mit ausgeprägter Tagesmüdigkeit kann ein **multipler Schlaflatenz-Test** (MSLT) durchgeführt werden ❼. Hier wird der Patient mehrfach aufgefordert einzuschlafen. Erfasst wird dabei die Zeit bis zum polysomnographisch gemessenen ersten Schlaf sowie das Vorkommen von REM-Schlaf. Gesunde Menschen haben eine Schlaflatenz von mehr als 10 Minuten. Eine verringerte Schlaflatenz zusammen mit früh auftretendem REM-Schlaf während der Messungen spricht für eine **Narkolepsie** ❾.

Finden sich in der PSG Verhaltensauffälligkeiten im Schlaf ❿, so kann durch das Erscheinungsbild der Verhaltensauffälligkeit und des Schlafstadiums währenddessen (⓫, ⓬, ⓭) oft eine genaue Diagnose gestellt werden.

Differenzialdiagnosen

Ursachen für Schlafstörungen		
Mögliche Erkrankungen	Häufigkeit	Weiterführende Diagnostik
Insomnie	10–15%, Zunahme im Alter	Schlafanamnese, Schlaftagebuch
obstruktive Schlafapnoe	3–6%	Schlafanamnese, Schlaftagebuch, PSG
zentrale Schlafapnoe	< 1%	Schlafanamnese, Schlaftagebuch, PSG
Obesitas-Hypoventilations-Syndrom	< 1%	Schlafanamnese, Schlaftagebuch, PSG, Lungenfunktion, CO_2-Bestimmung
Narkolepsie	< 1%	Schlafanamnese, Schlaftagebuch, PSG, MSLT
Parasomnie	im Kindesalter bis 12%, bei Erwachsenen 1–4%	Schlafanamnese, Schlaftagebuch, PSG

Schlafstörungen

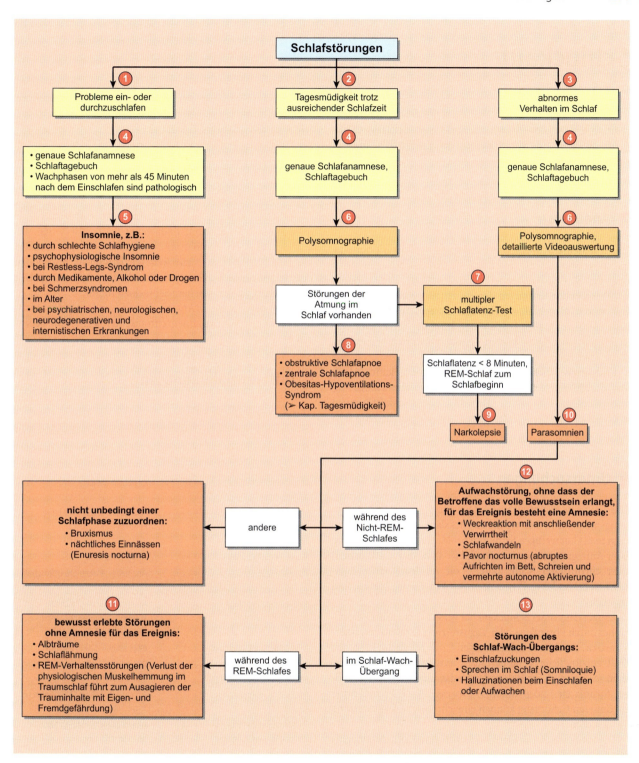

H. D. Allescher
Schluckauf

Definition

Der Schluckauf (lat. Singultus) entsteht durch eine reflektorische Bewegungsabfolge, die aus einer ruckartigen Einatmungsbewegung (Kontraktion) des Zwerchfells und der Atemhilfsmuskulatur, unterbrochen von einem plötzlichen Stimmlippenverschluss, besteht.

Anamnese

Der **transiente Schluckauf** (maximal 48 h) ❶ ist oft nur eine harmlose Störung, die durch eine Reizung des N. phrenicus oder des N. vagus zustande kommt. Diese wird meist durch vorübergehende Reizungen des Zwerchfells oder des Magens, z. B. durch Magenfüllung (hastiges Essen), ausgelöst. Auch unter Aufregung oder Anspannung kann der Schluckauf vermehrt auftreten. Diese kurzen Episoden bedürfen keiner weiteren Abklärung.

Chronischer Schluckauf ❷ (> 4 Wochen) kann jedoch zu erheblichen Nebenerscheinungen wie Malnutrition, Gewichtsverlust, Ermüdung, Dehydratation, Schlafstörungen oder bei postoperativen Zuständen zur Wunddehiszenz führen.

Untersuchungen

Die Diagnose ergibt sich aus dem charakteristischen Bewegungsmuster und dem typischen Hickslaut. Im Unterschied zu dem meist kurzzeitigen Symptom bei Magendehnung/-reizung oder Aufregung ist **persistierender** (> 48 h, aber < 4 Wochen) oder **chronischer Schluckauf** ❷ oft Ausdruck einer organischen Erkrankung. Frequenzen von 4 bis 60 pro Minute sind möglich.

Länger dauernder Schluckauf hat verschiedene Auslöser: peripher durch Phrenikus- oder Vagusreizung ❸ oder zentralnervöse bzw. psychische Erkrankungen ❹ ⓭. Mögliche Ursachen sind entzündliche Veränderungen am Zwerchfell (Pleuritis, Pankreatitis etc.), im Hals- oder Mediastinalbereich (Laryngitis, Struma etc.) oder tumoröse Prozesse. Auch Fremdkörper im äußeren Gehörgang können eine chronische Vagusreizung verursachen.

Die häufigsten Ursachen sind jedoch eine Refluxösophagitis oder eine axiale Hiatushernie ❺, die mit einer ÖGD ❻ diagnostiziert werden können. Lässt sich keine erosive Refluxkrankheit (ERD) nachweisen, ist eine 24-Stunden-pH-Metrie oder eine Impedanzmessung zur Diagnostik der Refluxerkrankung notwendig ❼, um eine nichterosive Refluxkrankheit (NERD) festzustellen. Alternativ kann ein Therapieversuch mit einem Protonenpumpeninhibitor (PPI) erfolgen ❽.

Des Weiteren sind Laboruntersuchungen (CRP, Kreatinin etc.) ❾, Oberbauchsonographie sowie eine Röntgenuntersuchung des Thorax sinnvoll ❿.

Um ZNS-Ursachen ❹ festzustellen, sind eine eingehende neurologische Evaluation, Bildgebung (cCT, MRT), ggf. Liquorpunktion ⓫ oder Blutuntersuchungen (Herpes simplex, Varizella Zoster etc.) ❾ zur weiteren Diagnostik notwendig. Ebenso können Erkrankungen, die mit einer Polyneuropathie einhergehen, zu chronischem Schluckauf führen ⓬.

Auch psychogene (Angst, Stress) und psychiatrische Erkrankungen können einen chronischen Schluckauf bedingen ⓭.

Differenzialdiagnosen

Ursachen von Schluckauf		
Mögliche Erkrankungen	Häufigkeit	Weiterführende Untersuchungen
Magenüberdehnung	++++	nicht erforderlich, sistiert spontan
Alkohol, scharfe Speisen	+++	nicht erforderlich, sistiert spontan
psychogen, Stress, Aufregung, Kälte	+++	nicht erforderlich
Ösophaguserkrankungen, Divertikel, Reflux, Hiatushernie	++++	Anamnese, ÖGD, pH-Metrie, PPI-Test
Magenaffektion, Ulkus	+++	Anamnese, ÖGD
Struma, Halszysten	++	Anamnese, Palpation, Ultraschall, Röntgen Thorax, CT
mediastinale Prozesse (bzw. HNO-Bereich)	+	Anamnese, klinische Untersuchung, Sonographie, HNO-Untersuchung
Affektionen im Ohrbereich	+	Inspektion des Gehörgangs
pulmonale Prozesse (Pneumonie, Pleuritis, Tumoren)	+	Anamnese, Auskultation, Röntgen Thorax, Bronchoskopie
Perikarditis, Hinterwandinfarkt	+	Anamnese, Labor, EKG, Herzecho
intraabdominale Prozesse, Peritonitis, Meteorismus	+++	Anamnese (Operation), Sonographie, CT
Lebererkrankungen, Metastasen, Hepatitis, Cholestase	++	Labor, Sonographie, CT
Diabetes	++	HbA1c, autonome Testung
Medikamente (Benzodiazepine, Barbiturate, Kortikosteroide), Hyponatriämie, Hypokalzämie	++	Anamnese, Labor
Pankreatitis	+	Anamnese, Labor, Sonographie, CT

Schluckauf

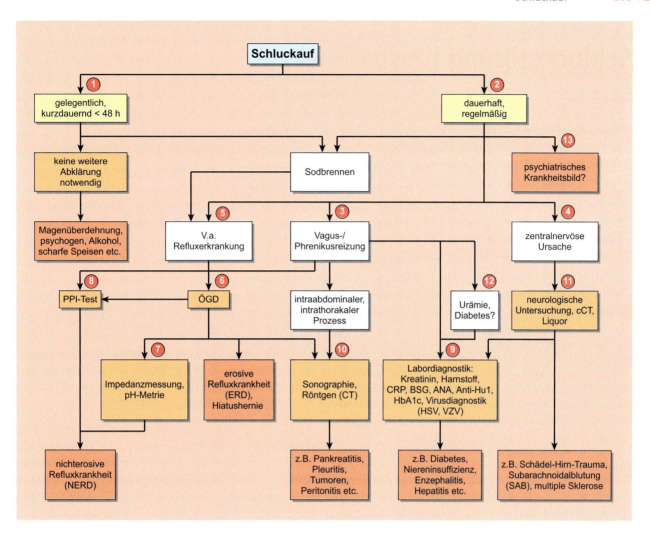

Fortsetzung		
Mögliche Erkrankungen	**Häufigkeit**	**Weiterführende Untersuchungen**
ZNS-Affektionen, SAB, Enzephalitis, Hirn-, Kleinhirn- und Tumoren im Bereich der Medulla oder des Halsmarks	+	neurologische Untersuchung, cCT, Liquorpunktion, MRT
Urämie, Niereninsuffizienz	+	Anamnese, Laborkontrolle (Kreatinin)
idiopathischer Schluckauf	+	Ausschlussdiagnose

E. Endlicher, F. Obermeier

Schluckstörung (Dysphagie)

Definition

Dysphagie ist immer ein **Alarmsymptom** und erfordert eine umgehende Abklärung. Nach der Lokalisation kann eine oropharyngeale (Störung zu Beginn des Schluckaktes) von einer ösophagealen Dysphagie (Passagestörung für feste und flüssige Nahrung bei meist ungestörtem Schluckakt) unterschieden werden.

Einer **oropharyngealen Dysphagie** kann eine Vielzahl von Ursachen zugrunde liegen: neuromuskuläre Erkrankungen (z. B. Hirninfarkt, M. Parkinson, Myasthenie), Tumoren, Infektionen (z. B. Soorösophagitis), Medikamentennebenwirkungen.

Die Ursachen einer **ösophagealen Dysphagie** sind ebenso vielfältig: Zenkerdivertikel, mechanisch (z. B. Ösophaguskarzinom, peptische Stenose bei Refluxerkrankung, Schatzki-Ring, Webs [intraösophageale Membranen]) oder motilitätsbedingt (z. B. Achalasie, Sklerodermie, diffuser Ösophagusspasmus, hyperkontraktiler Ösophagus).

Anamnese

Die Anamnese weist auf die Ursache der Dysphagie hin. Folgende Aspekte sind zur differenzialdiagnostischen Beurteilung wichtig: Zeitpunkt des Beginns, Verlaufsdynamik (konstant, zunehmend), Kontinuität (intermittierend, ständig), auslösende Faktoren/Art der Speisen (flüssig, fest), Begleitbeschwerden (z. B. Husten, Verschlucken [Aspiration], Sodbrennen, Mundtrockenheit, Regurgitation, Erbrechen), Hinweise/Risikofaktoren für eine maligne Grunderkrankung (Gewichtsverlust, Nachtschweiß, Nikotin, Alkohol), Vorerkrankungen (z. B. Refluxkrankheit, Diabetes mellitus, rheumatologische Erkrankungen, neurologische/psychiatrische Erkrankungen, chirurgische Eingriffe) und Medikamentenanamnese (z. B. Anticholinergika, Metoclopramid, Nitrate, Kalziumantagonisten, Kaliumchlorid, Eisensulfat).

Bereits mittels Anamnese kann zwischen der Verdachtsdiagnose einer **oropharyngealen** ❶ oder einer **ösophagealen** ❷ **Dysphagie** unterschieden werden.

Untersuchungen

Bei **V. a. eine oropharyngeale Dysphagie** steht zu Beginn der Diagnostik neben einer genauen Inspektion der Mundhöhle (Tumor?, Infektion?) und ggf. einer HNO-ärztlichen Untersuchung eine Röntgenuntersuchung mit wasserlöslichem Kontrastmittel (➤ Abb. 2) zur Beurteilung des Schluckaktes ❸. Ergänzend kann eine neurologische Untersuchung (Hirnnerven, Koordinationsstörungen, Schwindel, Dysarthrie, Rigor, Reflexe) sinnvoll sein. Nach Diagnosesicherung ❹ kann soweit möglich eine kausale Therapie eingeleitet werden.

Bei fehlenden pathologischen Befunden muss differenzialdiagnostisch auch eine funktionelle **(psychogene) Ursache** ❺ in Erwägung gezogen werden (Ausschlussdiagnose!).

Bei **V. a. eine ösophageale Dysphagie** ❷ besteht die primäre Diagnostik in der Durchführung einer Ösophagogastroduodenoskopie (ÖGD) mit Biopsie ❻. **Cave:** bei **V. a. Zenkerdivertikel** sollte zunächst ein Röntgenbreischluck (Perforationsgefahr bei ÖGD!) durchgeführt werden (➤ Abb. 1) ❼. Eine **Dysphagie von festen Speisen** und weniger von flüssigen spricht dabei eher für eine anatomische Obstruktion, während **Schluckprobleme v. a. von Flüssigkeiten** auf eine Motilitätsstörung hinweisen. Ergibt die ÖGD einen unauffälligen oder keinen eindeutigen Befund, so ist eine weiterführende Diagnostik (Röntgenuntersuchung, ggf. Manometrie) ❽ sinnvoll. So lassen sich **Motilitätsstörungen** wie Achalasie, Ösophagusspasmus, hyperkontraktiler Ösophagus diagnostizieren. Weisen ÖGD oder auch die Röntgenuntersuchung auf eine **Kompression von außen** hin, sollten weitere bildgebende Verfahren (z. B. CT Hals/Thorax, Endosonographie) ❾ zur Beurteilung anderer möglicher Erkrankungen (z. B. Aortenaneurysma, mediastinale Tumoren) durchgeführt werden.

Differenzialdiagnosen

Ursachen von Dysphagie		
Mögliche Erkrankungen	Häufigkeit	Weiterführende Untersuchungen
Ösophaguskarzinom	++++	ÖGD u. Biopsie
Ösophagusmotilitätsstörungen	+++	Röntgenkontrastuntersuchung, Manometrie, ÖGD
Ösophagitis mit/ohne Komplikationen (➤ Abb. 3)	+++	ÖGD
Medikamentennebenwirkungen	++	genaue Anamnese
Ösophagusdivertikel	++	ÖGD
Zenkerdivertikel	++	Röntgenkontrastuntersuchung
neuromuskuläre Erkrankungen	++	Röntgenkontrastuntersuchung, neurologische Untersuchung

Schluckstörung (Dysphagie)

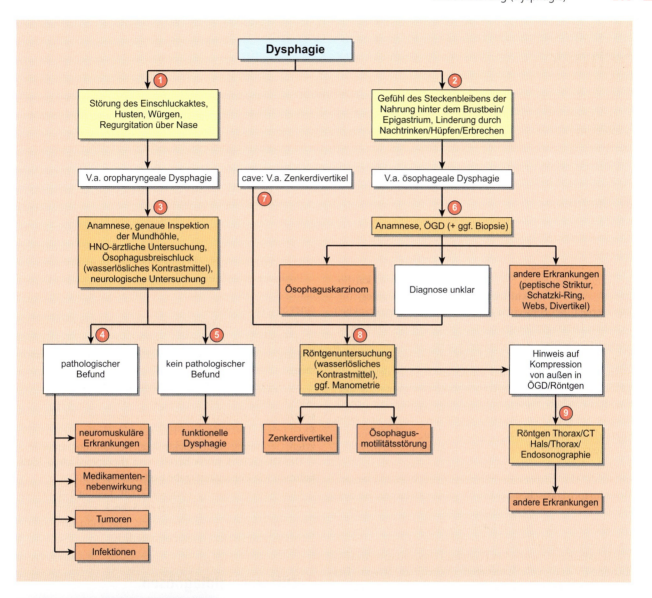

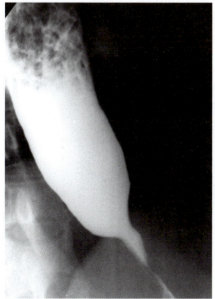

Abb. 1 Achalasie. Breischluckuntersuchung mit deutlich dilatiertem Ösophagus – „Sektglasform".

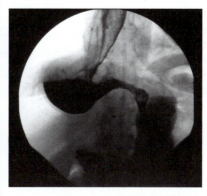

Abb. 2 Achalasie. Ösophagusuntersuchung mit wasserlöslichem Kontrastmittel – Megaösophagus mit großer intrathorakaler Ausstülpung rechts basal.

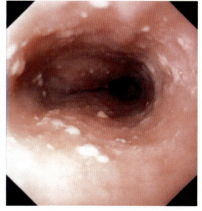

Abb. 3 Endoskopischer Befund einer Soorösophagitis.

F. Rockmann
Schock

Definition

(Sub-)akutes Missverhältnis zwischen Sauerstoffbedarf und -angebot aufgrund einer relativen Verringerung des Herzzeitvolumens.

Anamnese

Die Anamnese ergibt wichtige Hinweise auf die Schock**ursache,** die Diagnose „Schock" wird **klinisch** durch die körperliche Untersuchung gestellt.

Grundsätzlich muss beim Schock zwischen dem **kardiogenen** ❶ und dem **nicht kardiogenen** ❷ Schock unterschieden werden. Bei Hinweisen auf eine koronare Herzkrankheit bzw. eine Lungenembolie wie akut einsetzende Atemnot, brennender/drückender Thoraxschmerz evtl. mit Ausstrahlung bzw. bei tachykarden/bradykarden Rhythmusstörungen (Herzstolpern) muss an eine primär kardiogene Ursache des Schocks gedacht werden. Für alle anderen Schockformen wie septischer, anaphylaktischer, hypovolämischer oder neurogener Schock sind spezifische Charakteristika zu erfragen. Diese sind beim **septischen Schock** ❹ Fieber, Infektzeichen, Nackensteife, Bewusstseinstrübung, Halsschmerzen, Lymphknotenschwellung, Husten, Auswurf, Hautverletzungen, Gelenkschmerzen, abdominale Abwehrspannung, Brennen beim Wasserlassen etc. Beim **anaphylaktischen Schock** ❺ ist die Anamnese im zeitlichen Zusammenhang mit dem Ereignis entscheidend. Hier ist insbesondere nach Nahrungsmitteln, Medikamenteneinnahmen (Antibiotika!), Fremdstoffen (Wespen-/Bienenstiche) sowie Handhabung chemischer Produkte (Umgebungs-/Arbeitsanamnese) und nach Haustieren (Vögel!) zu fragen. Der **hypovolämische Schock** ❻ erklärt sich in der Regel durch den offensichtlichen Blutverlust im Rahmen von Traumata, jedoch gehören auch die inneren Blutungen wie Gefäßverletzungen z. B. beim Einbringen von Kathetern oder aber Blutungen des Magen-Darm-Trakts zu häufigen Ursachen. Hier sind auch Risikofaktoren wie angeborene und erworbene Gerinnungsstörungen zu erfragen, z. B. Alkoholgenuss → Leberzirrhose → niedriger Quick → Ösophagusvarizen → spontane Blutung. Der **neurogene Schock** ❼ folgt in der Regel einem Trauma mit Verletzung der Wirbelsäule und des Rückenmarks, kann aber auch sekundär durch toxische Einflüsse (Medikamentenanamnese) entstehen.

Untersuchung

Die **körperliche Untersuchung,** die zur Diagnose „Schock" führt, ist zielgerichtet möglich. Bereits bei der **Inspektion** des Patienten fällt ein in der Regel blasses Hautkolorit auf, dazu Schweißperlen auf der Stirn und angestrengte Atmung mit deutlich erhöhter Atemfrequenz (> 25/min).

Bei der **Palpation** sind die Extremitäten eher kühl, beim septischen Schock können sie aber auch warm imponieren. Der **Puls** ist tachykard (> 100/min), der systolische **Blutdruck** kleiner als die Herzfrequenz – einzige Ausnahme: kardiogener Schock bei ausgeprägter bradykarder Rhythmusstörung.

Positiver Schockindex: Herzfrequenz [Schläge/min]/systolischer Blutdruck [mmHg] > 1 = Hinweis auf das Vorliegen eines Schockzustandes.

Weitere zu beachtende körperliche/psychische Symptome sind Angst, Mundtrockenheit, verminderte periphere Durchblutung mit verzögerter Kapillarzeit und sinkende Harnmenge.

An apparativen Untersuchungen sind zur Diagnose eines Schocks keine weiteren Untersuchungen nötig, zur **Unterscheidung kardiogener/nicht kardiogener Schock** gehören: EKG, Labor (CK, Troponin, Hämoglobin, Hämatokrit, Leukozyten, Gerinnungsstatus, Elektrolyte), Echokardiographie ❸.

Die Diagnostik muss bereits von therapeutischen Maßnahmen wie Flüssigkeitsgabe begleitet werden.

Eine weitere invasive Diagnostik zur Volumen-/Katecholamintherapie beim **protrahierten Schock** erfordert in der Regel ein umfangreiches Monitoring. Eine Aufnahme auf die Intensivstation ist fast immer erforderlich.

Differenzialdiagnosen

Ursachen für einen Schock		
Mögliche Erkrankungen	Häufigkeit	Weiterführende Untersuchungen
kardiogener Schock	++++	EKG, Labor, Echokardiographie
septischer Schock	++++	Blutkultur, Fokussuche
hypovolämischer Schock	+++	Labor, Bildgebung, Endoskopie
anaphylaktischer Schock	+	Anamnese
neurogener Schock	(+)	Bildgebung

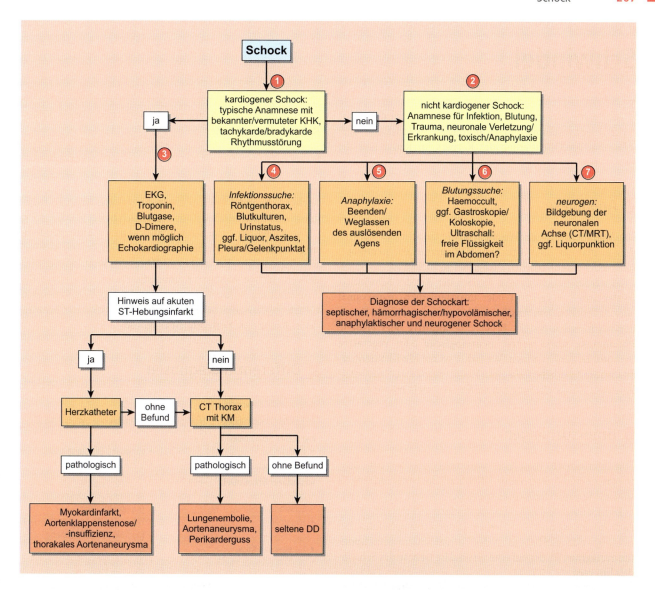

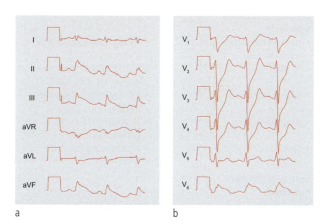

Abb. 1 ST-Hebungsinfarkt im EKG bei akutem distalem Verschluss des Ramus circumflexus.

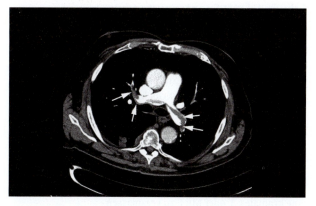

Abb. 2 Lungenembolie (CT). Reitender Thrombus in der Pulmonalarterie mit Ausläufern sowohl in die rechte als auch in die linke Pulmonalarterie.

U. Wiegand
Schwindel

Definition

Der Begriff Schwindel ist nicht exakt definiert und umfasst vielfältige Symptome, die eine Störung des Bewusstseins, eine Störung der Orientierung des Körpers im Raum und die Wahrnehmung von Scheinbewegungen von Körper bzw. Raum umfassen können.

Anamnese

Die Anamnese stellt die Weichen, ob die Ursache des Schwindels primär im internistischen, HNO-ärztlichen, neurologischen oder psychiatrischen Fachgebiet zu suchen ist.

So werden gezielte Fragen ❶ nach der **Art** des Schwindels (systematisch = gerichtet oder unsystematisch, paroxysmal oder dauerhaft), dem **Auslösemechanismus** sowie der **Dauer** der Beschwerden gestellt. Begleitende **auditive** oder **visuelle Phänomene** sowie weitere **neurologische** oder **vegetative Symptome** werden erfasst. Weiterhin ist die **Medikamentenanamnese** zu erheben, da viele Medikamente bei Neueinstellung oder Dosissteigerung Schwindel verursachen können.

Untersuchungen

Eine internistische (besonders kardiovaskuläres System), neurologische und orientierende HNO-ärztliche Untersuchung ❷ sind zur Schwindelabklärung sinnvoll.

Die Planung weiterer Untersuchungen richtet sich streng nach Anamnese und körperlichem Untersuchungsbefund. Ein richtungweisender Befund ist das Vorhandensein eines **Spontannystagmus** ❸, der auf eine vestibuläre Genese des Schwindels hinweist.

Schwindel mit Spontannystagmus

Klagt der Patient über **schwere vegetative Begleitsymptome**, so ist die Ursache des Schwindels im Bereich des N. vestibularis oder des Innenohrs zu suchen. **Tinnitus** oder **Schwerhörigkeit** ❹ weisen ebenfalls auf eine Störung im Bereich des Mittel- oder Innenohrs oder des N. acusticus hin. Bei diesen Befunden ist eine HNO-ärztliche/neurologische Abklärung notwendig.

Ist der Schwindel streng **lageabhängig** ❺, kann von einem benignen paroxysmalen Lagerungsschwindel ausgegangen werden.

Die Kombination mit **Kopfschmerz** oder **neurologischen Ausfällen** ❻ weist auf eine zerebrale Genese hin, hier ist zügig eine kraniale CT oder MRT zu veranlassen.

Schwindel ohne Nystagmus

Geht der Schwindel mit **Sehstörungen**, **Strabismus** oder **Kopfschmerz** einher ❼, so ist eine augenärztliche oder neurologische Genese des Schwindels wahrscheinlich. Ein **orthostatischer Schwindel** ❽ kann durch die typische Anamnese diagnostiziert und mittels Orthostaseversuch belegt werden.

Die häufigsten Ursachen von **attackenartig auftretendem, ungerichtetem Schwindel** ❾ sind kardiovaskulärer Genese. Eine hypertensive Krise kann als führendes Symptom Schwindel verursachen, häufig in Kombination mit Kopfschmerz. Bei Armbelastung auftretender Schwindel ist pathognomonisch für ein Subclavian-Steal-Syndrom. Zerebrovaskulärer Schwindel ist häufig eine Verlegenheitsdiagnose.

Differenzialdiagnosen

Ursachen für Schwindel		
Mögliche Erkrankungen	Häufigkeit	Weiterführende Untersuchungen
kardialer Schwindel: • rhythmogen • Vitien, Herzinsuffizienz	+++	• Langzeit-, Belastungs-EKG • Echokardiographie
vaskulärer Schwindel: • orthostatischer Schwindel • Hypotonie • hypertensive Krise • zerebrovaskuläre Insuffizienz	+++	• Anamnese, Orthostasetest (Kipptisch) • Labor, endokrinologische (neurologische) Abklärung • ggf. cCT • Ausschlussdiagnose bei Patienten > 70 Jahre, extra- und intrakranieller Doppler, ggf. cMRT
peripher-vestibulärer Schwindel: • paroxysmaler Lagerungsschwindel • M. Menière • Neuritis vestibularis • Akustikusneurinom • akute Labyrinth-/Vestibularisläsion	++	• Nystagmusanalyse, thermische Prüfung • Nystagmusanalyse, Audiogramm, ggf. ENG, cMRT • Infektanamnese, Nystagmusanalyse, AEP, Liquor • Nystagmusanalyse, Audiogramm, ENG, cMRT • Nystagmusanalyse, Audiogramm, ggf. ENG, cMRT
zentral-vestibulärer Schwindel: • Insult/Blutung/Tumor • multiple Sklerose • okulärer Schwindel • psychogener Schwindel • medikamentenbedingt • alkoholbedingt	+	• neurologische Tests, cMRT • neurologische Tests, Liquoruntersuchung, cMRT • Sehtest, Strabismusprüfung • Anamnese (Auslösesituation), psychiatrische Prüfung • Anamnese, Ausschlussdiagnose • Anamnese

Schwindel

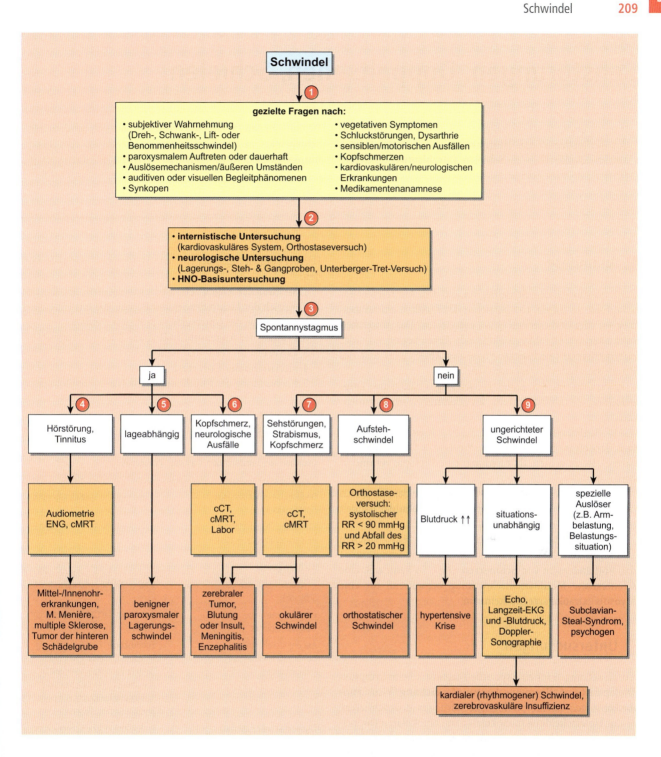

B. Wiechens
Sehstörungen: Doppeltsehen, Schielen

Definition

Doppeltsehen (Diplopie) kann monokular ❶ bei Trübungen der brechenden Medien (Hornhauttrübungen, Katarakt etc.) oder binokular ❷ beim **Schielen (Strabismus)** auftreten. Beim Strabismus kommt es zum Stellungsfehler eines oder beider Augen, wobei nur ein Auge auf das fixierte Objekt gerichtet ist und das andere abweicht. Man unterscheidet das **Begleitschielen (Strabismus concomitans)** ❹, bei dem der Schielwinkel in alle Blickrichtungen gleich ist, vom **Lähmungsschielen (Strabismus paralyticus)** ❸, das je nach Blickrichtung und Fixierauge verschieden große Schielwinkel aufweist.

Anamnese

Zunächst ist nach dem **Schielbeginn** und dem Auftreten erster Symptome zu fragen. Lag bereits in der Kindheit ein Strabismus vor oder ist dieser erst später aufgetreten? Das Abweichen kann alternierend (abwechselnd beide Augen betreffend) oder intermittierend (wechselnde Phase des Abweichens und des Parallelstands des Auges) auftreten.

Erwachsene mit Lähmungsschielen klagen häufig über **Doppelbilder,** die in Blickrichtung des gelähmten Muskels zunehmen.

Auf **Begleitsymptome,** wie z. B. eine Kopfzwangshaltung (z. B. Trochlearisparese) oder eine Ptosis (z. B. Okulomotoriusparese), ist zu achten, da hierdurch eine Diplopie verhindert wird.

Gerade bei älteren Patienten ist zu unterscheiden, ob es sich um **monokulare** ❶ oder **binokulare** ❷ **Doppelbilder** handelt (s. u.).

Bei akutem **Lähmungsschielen** ❸ ist nach neurologischen Störungen zu fahnden. Ein weiteres wichtiges Symptom ist das Vorhandensein von **Schmerzen** ❺ ❻. So kann z. B. eine schmerzhafte Motilitätseinschränkung wegweisend für eine Myositis extraokularer Muskeln sein.

Untersuchungen

Voraussetzungen für eine spezielle Diagnostik beim Symptom Diplopie ist eine **allgemeine Augenuntersuchung** (Visus, Funduskopie etc.), um morphologische Störungen auszuschließen.

Zur Unterscheidung monokularer von binokularen Doppelbildern wird wechselweise ein Auge des Patienten abgedeckt. Bestätigt sich der Verdacht auf monokulare Doppelbilder, so hält man eine **stenopäische Lücke (Lochblende)** vor das betroffene Auge. Kommt es zu einer Besserung oder Verschwinden der Diplopie ❼, so ist die häufigste Ursache ein nicht auskorrigierter Refraktionsfehler. Gelingt so keine Besserung der Symptomatik, sind zentrale oder psychogene Störungen auszuschließen ❽.

Ergibt die Voruntersuchung binokulare Doppelbilder, ist eine **strabologische Diagnostik** nötig ❾, die i. d. R. durch den Ophthalmologen erfolgt. Dennoch ist auch für Nichtophthalmologen eine **orientierende Untersuchung** möglich.

Hierbei können folgende, einfache Methoden angewandt werden:
- 1. **Stellung der Augen** bei Geradeausblick in die Ferne durch Vergleich der Lichtreflexe in der Pupille, die mit Hilfe einer Visitenlampe des Untersuchers projiziert werden
- 2. Prüfung der **Augenmotilität** in alle Blickrichtungen
- 3. **Covertest** im Fern- und Nahbereich
- 4. **alternierender Covertest**
- 5. Beobachtung der **Pupillenreaktion** (cave: Pupillotonie).

Differenzialdiagnosen

Ursachen von Sehstörungen: Diplopie, Strabismus		
Mögliche Erkrankungen	Häufigkeit	Weiterführende Untersuchungen
Begleitschielen (Strabismus concomitans)	+++	strabologische Spezialdiagnostik
Lähmungsschielen (Strabismus paralyticus), z. B. Okulomotorius-, Trochlearis-, Abduzensparese	++	strabologische Spezialdiagnostik
Heterophorien (latentes Schielen)	+++	strabologische Spezialdiagnostik
inter-/infranukleäre Ophthalmoplegie	+	neurologische Untersuchung, ggf. MRT/CT
Augenmuskelstörungen bei Orbitaverletzungen/-erkrankungen	+	Funduskopie, Funktionsprüfung N. opticus, Konsil: HNO, ggf. weitere Fachdisziplinen, MRT/CT Ausschluss internistischer Allgemeinerkrankungen (z. B. Lymphom, Morbus Wegener etc.)
Myopathie bei endokriner Orbitopathie	++	endokrinologische Untersuchung, ggf. MRT/CT, Ultraschall der Orbita
Myositis der extraokularen Muskeln	+	Ultraschall der Orbita
Myasthenia gravis	+	neurologische Untersuchung

✚ Text zur orientierenden Untersuchung der Augen

Sehstörungen: Doppeltsehen, Schielen

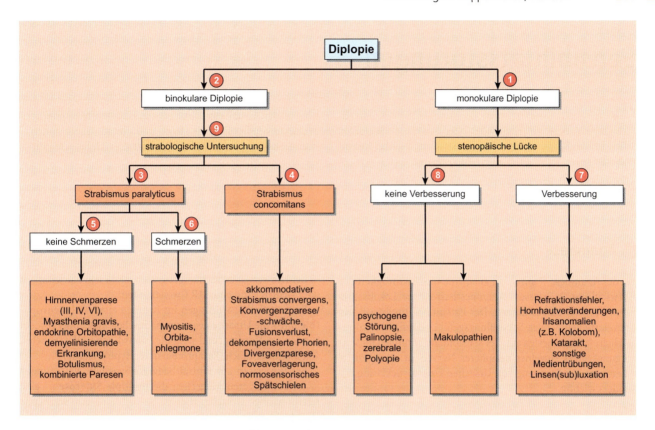

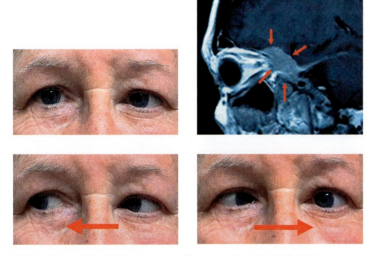

Abb. 1 Linksseitige Abduzensparese. Links oben: Geradeausblick. Links unten: unauffällige Bewegung beim Blick nach rechts. Rechts unten: Abduzensparese links beim Blick nach links. Ursache ist ein sphenoidales Meningeom (Pfeile im MRT). [Pane]

E. Stark
Sensibilitätsstörungen

Definition

Als Sensibilitätsstörung wird der komplette oder unvollständige Ausfall einzelner oder aller sensiblen Qualitäten bezeichnet: Schmerz (Hyp-/Analgesie), Temperatur (Thermhypästhesie), Vibration (Pallhypästhesie) und gestörtes Lageempfinden. Als **dissoziierte Sensibilitätsstörungen** bezeichnet man den Ausfall von Schmerz- und Temperaturempfinden bei Erhalt von Berührungs-, Lage- und Vibrationsempfinden. Vibrations- und Lageempfinden werden als **Tiefensensibilität** zusammengefasst.

Anamnese

Bei der Anamnese ❶ gilt es vor allem, die **Geschwindigkeit der Entwicklung** zu erfassen. Anamnestisch ist die Lokalisation oft nur schwer zu bestimmen. Der Patient beschreibt z. B. ein Fremdartigkeits- oder Schwellungsgefühl. Häufig treten zusätzlich ➤ Parästhesien auf. Bei Sensibilitätsstörungen im Versorgungsgebiet einzelner peripherer Nerven ist eine gezielte Anamnese zur Erfassung von Ursachen einer Druckläsion besonders wichtig.

Untersuchungen

Bei der vollständigen neurologischen Untersuchung ❷ kann durch Feststellung von Paresen und/oder Reflexausfällen eine Zuordnung der Sensibilitätsstörungen zu einem Syndrom erfolgen.

Die **Lokalisation** ❸ sensibler Defizite ermittelt man durch einen Schmerzreiz mit einem spitzen Gegenstand und/oder durch leichtes Bestreichen. Zur **orientierenden Prüfung** des Temperaturempfindens kann ein metallischer Gegenstand (Reflexhammer) zur Kalt- und die Hand des Untersuchers zur Warmprüfung verwendet werden. Für die semiquantitative Untersuchung von Vibrations- und Berührungsempfinden sind spezielle Stimmgabeln und Reizhaare verfügbar.

Abhängig vom Läsionsort gibt es **typische Ausfallmuster:** klassisches polyneuropathisches Muster mit distal symmetrischem Ausfall an Armen und Beinen ❹, der Ausfall im Versorgungsgebiet eines Nerven, Teilen eines Plexus oder einer Nervenwurzel ❺. Als sogenanntes **Multiplexmuster** bezeichnet man Läsionen mehrerer Nerven. Neben einem **Querschnittsyndrom** mit Störung aller sensiblen Qualitäten (und der Motorik) kommt bei Rückenmarkschädigungen häufig das **Brown-Séquard-Syndrom** vor ❻. Hier sind Temperatur- und Schmerzsinn auf der einen und Tiefensensibilität auf der anderen, spastisch-paretischen Seite gestört.

Schädigungen peripherer Nerven können durch die Untersuchung von **Nervenleitgeschwindigkeiten** (NLG) objektiviert werden, eine komplette Untersuchung des somatosensorischen Systems ist durch die Ableitung **somatosensorisch evozierter Potenziale** (SEP) möglich. Hier und bei Nervenwurzelläsionen beispielsweise durch Bandscheibenvorfälle kann ein **Elektromyogramm** (EMG) zur Feststellung subklinischer Schädigungen motorischer Nerven sinnvoll sein.

Bei Hinweisen auf Schädigung im Bereich von Rückenmark oder Gehirn kann eine **MRT** weiterhelfen.

Bei Sensibilitätsstörungen im Rahmen einer **Polyneuropathie** muss die Ursache des neuropathischen Syndroms gesucht werden, im Vordergrund steht die **Labordiagnostik** (Diabetes, Alkoholmissbrauch, Paraproteinämie, Hypothyreose) ❼.

Bei Hinweisen auf zentral bedingte Sensibiltätsstörungen ❽ ist bei jüngeren Menschen die **multiple Sklerose** ❾ eine relativ häufige Ursache. Hier ist deshalb eine entsprechende Diagnostik, wie evozierte Potenziale (EP), MRT und Liquordiagnostik notwendig. Bei älteren Patienten stehen **zerebrovaskuläre Erkrankungen** ❿ ätiologisch im Vordergrund. Neben einer Differenzierung zwischen Ischämie und Blutung durch CT oder MRT ist die Abklärung der wahrscheinlichen Ursache dringend erforderlich. Hierzu dienen die Doppler-Sonographie der hirnversorgenden Gefäße sowie EKG, Langzeit-EKG und Echokardiographie.

Differenzialdiagnosen

Ursachen von Sensibilitätsstörungen		
Mögliche Erkrankungen	Häufigkeit	Weiterführende Untersuchungen
Polyneuropathie	+++	NLG, EMG, Labordiagnostik
Bandscheibenvorfall	+++	MRT, CT, EMG, NLG, Myelographie
Hirninfarkt (vor allem Hirnstamm, Thalamus)	++	CT, MRT, kardiovaskuläre Diagnostik
periphere Nervenläsion	+++	bei unklarer Anamnese: CT, MRT, Vaskulitisdiagnostik
multiple Sklerose	+	MRT, Liquor, evozierte Potenziale (EP)
Rückenmarkschädigung	+	MRT, Liquor, SEP

Sensibilitätsstörungen

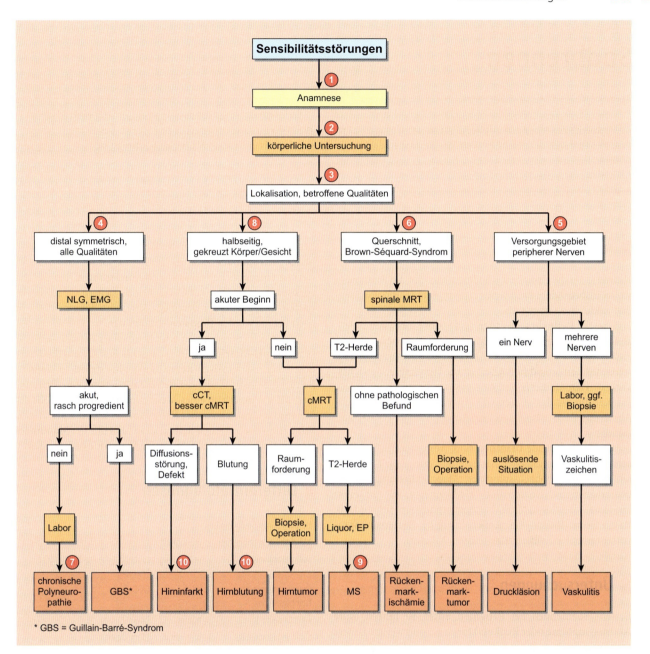

E. Endlicher, J. Schölmerich
Sodbrennen

Definition

Sodbrennen beschreibt ein brennendes Gefühl hinter dem Brustbein, oft verbunden mit Regurgitation von Magensäure, ausgelöst durch den Rückfluss von Magensäure in die Speiseröhre. Es wird verstärkt u. a. durch Bücken, Stress, bestimmte Medikamente und Nahrungsmittel.

Sodbrennen ist das sensitivste Symptom der gastroösophagealen Refluxerkrankung. Bis zu 25% der Bevölkerung leiden mindestens einmal im Monat an Sodbrennen.

Anamnese

Hinweise auf die Ursache des Sodbrennens gibt die Anamnese, wobei insbesondere nach weiteren Symptomen und auslösenden Faktoren zu fragen ist.

Typische **Refluxbeschwerden** sind Sodbrennen, saures Aufstoßen und Regurgitation von Magensäure. Daneben sollte gezielt nach Husten, Heiserkeit, Asthma und Schmerzen gefragt werden. Alarmierend sind Angaben wie **Dysphagie, Gewichtsverlust, Hämatemesis** und eine positive **Familienanamnese für Karzinome des oberen GIT.** Hier ist eine endoskopische Abklärung durch Ösophagogastroduodenoskopie (ÖGD) notwendig.

Häufige auslösende **Ursachen** sind: Adipositas, Schwangerschaft, Magenausgangsstenose, Sklerodermie, Z. n. Eingriffen am unteren Ösophagussphinkter, Magenentleerungsstörungen, diabetische Neuropathie, Medikamente, die zu einer Drucksenkung des unteren Ösophagussphinkters führen (z. B. Progesteron, Theophyllin, Anticholinergika, Diazepam, Sympathomimetika, Kalziumantagonisten, Nikotin).

Untersuchungen

Besteht Sodbrennen bei **Patienten unter 40 Jahren ohne Alarmsymptome oder Risikofaktoren** ❶, sind weitere Untersuchungen nicht zwingend erforderlich. Es wird zunächst eine Therapie mit Protonenpumpeninhibitoren (PPI) wie z. B. Omeprazol, Lansoprazol, Pantoprazol, Esomeprazol empfohlen. Je nach Schwere der Symptomatik sind eine bedarfsorientierte oder bei ausgeprägter oder schwerer Symptomatik eine regelmäßige Einnahme (1–2-mal/d) nötig. Bei Ansprechen auf die Therapie ❸ und Verschwinden der Symptome geht man von dem Vorliegen einer **Refluxkrankheit** aus. In vielen Fällen ist eine Langzeitbehandlung erforderlich. Im Mittel ist dabei eine PPI-Dosis alle 2–3 Tage zur Aufrechterhaltung der Beschwerdefreiheit notwendig.

Eine **Endoskopie** kann jedoch auch frühzeitig in Erwägung gezogen werden, da die Endoskopie die primäre Diagnose der Refluxösophagitis sowie die Erfassung von Komplikationen und anderen Erkrankungen ermöglicht.

Wird durch die medikamentöse Behandlung keine Besserung erreicht ❹, ist der Patient **älter als 40 Jahre oder bestehen Alarmsymptome oder Risikofaktoren** ❷, ist eine **Ösophagogastroduodenoskopie** (ÖGD) erforderlich. Hierbei werden entzündliche Schleimhautveränderungen, die die Diagnose einer erosiven Refluxösophagitis sichern ❺, sowie ein Barrett-Ösophagus, ein Ösophaguskarzinom dokumentiert. Je nach Befund werden **Biopsien** entnommen.

Findet sich endoskopisch ein unauffälliger Befund, so sollte sich eine **pH-Metrie** (> Abb. 1) anschließen ❻, um die Diagnose einer nichterosiven Refluxösophagitis stellen zu können. Beträgt die Gesamtdauer der Refluxepisoden mit einem Grenzwert pH < 4 innerhalb eines Messzeitraums von 24 h mehr als 5%, liegt ein pathologischer Reflux vor ❼. Gibt die pH-Metrie keine Hinweise auf einen Reflux, kann mit Hilfe der **Manometrie** eine Ösophagusmotilitätsstörung ❽ quantifiziert werden.

Differenzialdiagnosen

Ursachen von Sodbrennen		
Mögliche Erkrankungen	Häufigkeit	Weiterführende Untersuchungen
Refluxkrankheit	sehr häufig	probatorische medikamentöse Therapie
Ösophagitis mit/ohne Komplikationen	häufig	ÖGD
Angina pectoris	häufig	EKG
Ösophagusmotilitätsstörungen	weniger häufig	Manometrie
Ösophaguskarzinom	selten	ÖGD u. Biopsie
Ösophagusdivertikel	selten	ÖGD
Perikarditis	selten	EKG

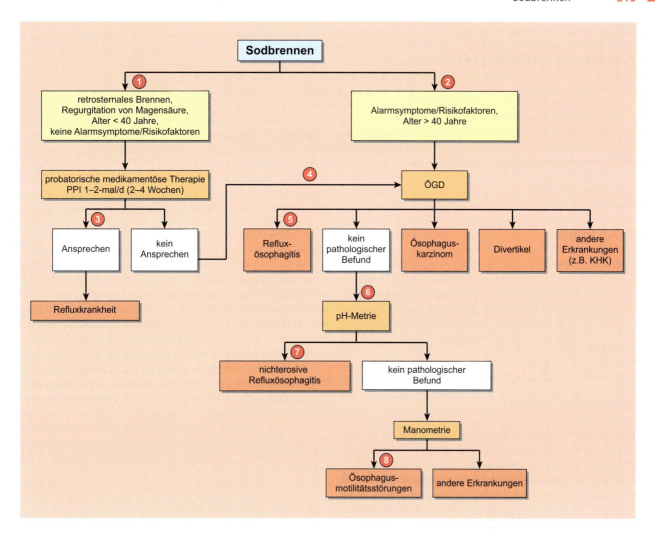

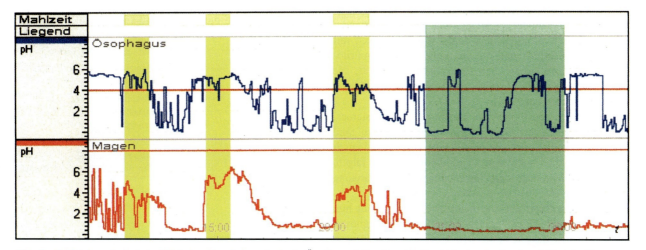

Abb. 1 pH-Metrie: pathologisch erhöhte Anzahl an Refluxepisoden im Ösophagus (pH < 4), mahlzeitenabhängiger Anstieg des pH-Werts im Magen.

P. Staib

Splenomegalie

Definition

Eine Splenomegalie besteht, wenn mindestens zwei Milzmaße oberhalb der oberen Normgrenzen des Längsdurchmessers von 11 cm, des Querdurchmessers von 7 cm bzw. der Organdicke von 4 cm liegen. Bei **tastbarer Milz** muss grundsätzlich von einer Splenomegalie ausgegangen werden.

Anamnese

Langsam einsetzende Splenomegalien rufen selten Beschwerden hervor, gelegentlich treten Völlegefühl und linksseitiger Oberbauchschmerz auf. Eine gezielte Anamnese ❶ kann richtungsweisend für die Zuordnung einer Splenomegalie sein. Besonders wichtig sind Fragen nach Fieber, Lymphknotenvergrößerungen, Gelenkbeschwerden, Blutbildveränderungen oder einer Lebererkrankung.

Untersuchungen

Im ausführlichen **Ganzkörperstatus** ❷ ist besonders auf weitere Organvergrößerungen (vor allem der Leber), Lymphknotenvergrößerungen, Hautblässe und Blutungszeichen als Hinweise auf eine **hämatologische Systemerkrankung** wie z. B. ein malignes Lymphom oder eine Leukämie zu achten. **Sonographisch** (> Abb. 1) lassen sich die Milzgröße genau bestimmen, die Leber einschließlich des Portalvenensystems beurteilen sowie abdominale Lymphome nachweisen ❷. Eine **Röntgenaufnahme** des Thorax erfasst hiläre Lymphome sowie Lungenveränderungen ❷. Weiterhin sollte eine **Laboranalyse** vor allem der Leberfunktion (Transaminasen, Bilirubin, Elektrophorese, LDH, Cholinesterase) erfolgen ❷.

Besteht **Fieber**, muss in erster Linie an eine **akute Infektionserkrankung** gedacht werden. Blutkultur und/oder Serologien dienen dem **Erregernachweis.** Erhöhte Transaminasen können bei viralen oder Infektionen mit selteneren Erregern wie Leptospiren vorliegen. Eine Endokarditis lässt sich mit Hilfe der Echokardiographie und der transösophagealen Echokardiographie nachweisen bzw. sicher ausschließen ❸. Die Reiseanamnese weist auf mögliche Parasitosen wie Malaria oder Leishmanien hin.

Fieber kann jedoch auch bei hämatologischen Systemerkrankungen als Zeichen einer **B-Symptomatik** auftreten. Sind Lymphome klinisch, sonographisch oder auch radiologisch (CT) nachweisbar, sollte eine **Lymphknotenbiopsie** folgen, um ein Lymphom oder auch eine granulomatöse Erkrankung nachzuweisen ❹.

Arthralgien deuten auf eine rheumatische Erkrankung hin, diagnostisch sollten eine Röntgen- oder Ultraschalldiagnostik der betroffenen Gelenke sowie serologische Untersuchungen auf diverse Autoantikörper folgen ❺.

Eine **Panzytopenie** bei bestehender Splenomegalie ist möglicherweise durch einen „Hypersplenismus" bedingt, der insbesondere mit einer Lebererkrankung mit **portaler Hypertension** zusammenhängt. Hier helfen Doppler-Sonographie der Pfortader, Sonographie und ggf. Leberpunktion sowie die CT des Abdomens weiter ❻. Bei Blutbildveränderungen sind zur Diagnose einer oft zugrunde liegenden hämatologischen Systemerkrankung ein Differenzialblutbild, Hämolyseparameter sowie häufig eine Knochenmarkpunktion erforderlich ❼.

Schließlich kommen die seltenen **Speicherkrankheiten** differenzialdiagnostisch infrage, die meist mit einer Hepatosplenomegalie einhergehen und häufig auch Blutbildveränderungen (Zytopenien) aufweisen. Entsprechend ist auch hier eine Knochenmarkuntersuchung indiziert ❼ und ❽. Meist sind spezifische Enzymdefekte nachweisbar. Um eine **Amyloidose** festzustellen, erfolgt eine Rektumschleimhautbiopsie ❽.

Differenzialdiagnosen

Ursachen von Splenomegalie		
Mögliche Erkrankungen	Häufigkeit	Weiterführende Untersuchungen
akute Infektion	+++ (Ursachen sehr variabel!)	Blutkultur, Serologie, Echokardiographie, Blutausstrich
Lymphom, granulomatöse Erkrankung	+++	Lymphknotenbiopsie
rheumatische Erkrankung	+++	Blutbild, Röntgen Gelenke, Serologie auf Autoantikörper (Rheumafaktor, Anti-CCP, ANA, ENA, DNS-AK)
portale Hypertension	++	Sonographie, Doppler-Sonographie, CT, Leberbiopsie
hämatologische Systemerkrankung	++	Differenzialblutbild; Knochenmarkpunktion mit Zytologie, Histologie, Immunzytologie, Zytogenetik
Speicherkrankheiten	(+)	Knochenmarkpunktion (Zytologie, Histologie): Gaucher-Zellen, Schaumzellen; Rektumbiopsie (Amyloidose)

Splenomegalie

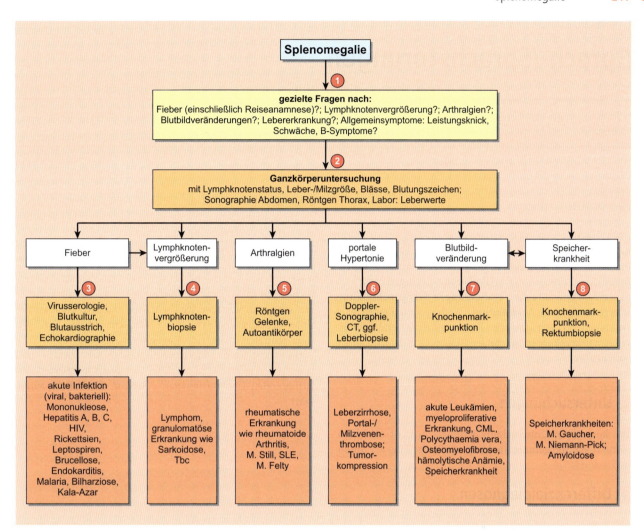

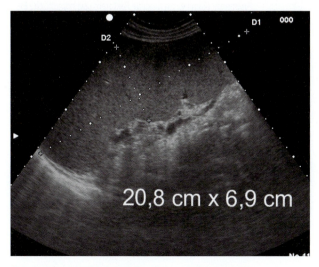

Abb. 1 Sonographischer Befund einer Splenomegalie.

H.-J. Welkoborsky
Sprech-/Sprachstörungen

___ Definition ___

Sprachstörungen sind Symptome einer Fülle von Erkrankungen, die mit einer Störung der Sprache bzw. der Sprachbildung einhergehen.

Anamnese

Im Rahmen der Anamneseerhebung ❶ müssen gezielt Fragen nach der Entstehung der Sprachstörung gestellt werden. Dies beinhaltet die **Sprachentwicklung** (bei Kindern und Jugendlichen), das Vorliegen von **Artikulationsstörungen** in der Vergangenheit und **aktuelle Veränderungen der Sprachbildung, Wortfindung und Artikulation.** Wichtig sind Fragen nach Allgemeinerkrankungen wie Herzinsuffizienz, endokrinologischen Erkrankungen, zerebralen Ischämien und Medikamenteneinnahme.

Untersuchungen

Die körperliche Untersuchung umfasst zunächst eine komplette **HNO-Spiegeluntersuchung** mit Beurteilung der Mundhöhle, des Pharynx und des Kehlkopfes. Zudem muss ein kompletter **Sprachstatus** erhoben werden. Hierzu gehören neben einer HNO-Untersuchung mit Lupenlaryngoskopie das Feststellen des Lautbestandes, des Wortschatzes und Satzbaus, die Untersuchung des Sprachverständnisses und der Artikulation sowie ggf. des Lesens und Schreibens. **Audiologische Untersuchungen** sind obligat ❷. Häufig sind auch zusätzliche internistische, neurologische, psychiatrische und psychosomatische Untersuchungen notwendig, bei Verdacht auf das Vorliegen einer zentralen Läsion eine Magnetresonanztomographie ❸.

Die wichtigsten Differenzialdiagnosen der Sprach- und Sprechstörungen sowie die zu ihrer Diagnostik indizierten weiterführenden Untersuchungen ❸ sind in der Tabelle aufgeführt.

Differenzialdiagnosen

Ursachen von Sprach-/Sprechstörungen		
Mögliche Erkrankungen	Häufigkeit	Weiterführende Untersuchungen
Dysgrammatismus ❹: Störungen des Sprechens und Schreibens	+	Anamnese; Sprachstatus; MRT
Dyslalie ❺: Stammeln; falsche Bildung einzelner Laute oder Lautverbindungen	++	Anamnese; Sprachstatus; psychosomatische Untersuchung
Sigmatismus ❻: Lispeln; Artikulationsstörung (Chetismus; Schetismus; Sigmatismus interdentalis und lateralis)	+++	Anamnese; Sprachstatus; klinische Untersuchung (Gaumen; Kiefer; Zähne; Zungenmotilität)
Balbuties ❼: Stottern; Störung des Redeflusses mit Hemmungen und Unterbrechungen des Sprechablaufs; Singen in der Regel nicht gestört; Männer : Frauen = 5 : 1	++	Anamnese (Familie; psychogene Faktoren; psychopathische Erlebnisse); Sprachstatus; Singstimme; psychosomatische, eventuell auch neurologische Untersuchung
Rhinolalia aperta ❽: offenes Näseln; Artikulationsstörung	+	Anamnese (operative Eingriffe?); klinische Untersuchung (Gaumen; Kiefer; Nase; Nasenrachen); Endoskopie Nase/Nasenrachen; Gaumensegelinnervation; Sprachstatus: undeutliche, hallende Sprache bei starker Resonanz
Rhinolalia clausa ❾: geschlossenes Näseln; mechanische Verlegung der Nasenhaupthöhle, des Nasenrachenraumes oder des Oropharynx z. B. durch Tonsillenhyperplasie, gelegentlich bei funktionellen Störungen (abnorme Kontraktion des Gaumensegels beim Sprechen)	++	Anamnese; HNO-ärztliche Untersuchung (Tonsillen; Nase; Nasenrachen; Zungengrund); ggf. histologische Untersuchung; CT
Dysarthrie ❿: zentrale Sprechstörungen mit sensomotorischer Störung der Artikulations- und Phonationsmuskulatur oder peripherer Läsion der entsprechenden Hirnnerven; *Formen:* peripher-neurogene, myogene, kortikale bzw. pyramidale (z. B. bei M. Parkinson), zerebelläre Dysarthrie	+	Anamnese; HNO-ärztliche Untersuchung; Sprachstatus; neurologische Untersuchung; cMRT

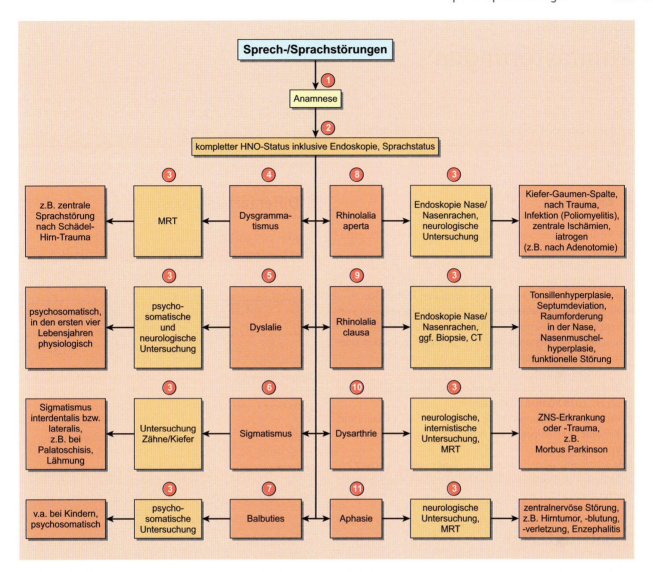

Fortsetzung		
Mögliche Erkrankungen	Häufigkeit	Weiterführende Untersuchungen
Aphasie ⓘ: Störung der zerebralen Integrationsleistung beim Sprechen (Wortbildung, -findung, -erinnerung, -verständnis) – Folge teilweiser oder vollständiger Verlust der Sprache, *Formen:* • Broca-Aphasie (Unfähigkeit, Worte zu bilden) • Wernicke-Aphasie (Störung des Wortsinn- und Sprachverständnisses bei erhaltener Wortbildungs- und Sprechfähigkeit) • anamnestische Aphasie (Wortfindungsstörungen und Unfähigkeit, Gegenstände zu benennen bei Erhalt des Sprachverständnisses und der Sprechfähigkeit) • globale Aphasie (massive Einschränkung aller sprachlichen Leistungen)	+	Anamnese; HNO-ärztliche und neurologische Untersuchung; Sprachstatus; cMRT

H.-J. Welkoborsky
Stimmstörungen

___ Definition ___

Stimmstörungen sind Symptome einer Fülle von Erkrankungen, die mit einer Störung der Stimme und Stimmbildung einhergehen. **Leitsymptom ist die Dysphonie bzw. Heiserkeit.**

Anamnese

Bei Vorliegen einer Stimmstörung ist insbesondere zu erfragen ❶:
- in welchem Zeitraum sich die Störung entwickelt hat
- ob es erkennbare Auslöser (z. B. Infekte) gegeben hat
- wie die sprachliche Belastung in Beruf und Freizeit ist
- ob Allgemeinerkrankungen, Unfälle oder Operationen vorliegen (z. B. endokrinologische Erkrankungen, Medikamenteneinnahme, Herzinsuffizienz, Z. n. Strumaoperation oder intrathorakalen Operationen)
- ob Luftnot vorliegt
- inwieweit Lebensumstände bestehen, die eine Dysphonie verursachen können (Tabakrauch!)
- wie sich die Stimmstörung konkret äußert (Dysphonie, Aphonie, Verschiebung der Stimmlage, abnorme Stimmermüdung).

Jede Dysphonie oder Heiserkeit, die **länger als 3 Wochen** besteht bedarf der fachärztlichen Abklärung, um ein Karzinom auszuschließen!

Untersuchungen

Die körperliche Untersuchung ❷ umfasst zunächst eine komplette **HNO-Spiegeluntersuchung** mit Beurteilung der Mundhöhle, des Pharynx und des Kehlkopfs. Der **endoskopischen Untersuchung des Kehlkopfs** kommt entscheidende Bedeutung zu. Hier werden zunächst die anatomischen Strukturen des Larynx, die an der Stimmbildung beteiligt sind (Stimm- und Taschenbänder; Beweglichkeit der Stimmbänder; Auffälligkeiten im Bereich der Sinus morganii bzw. des Hypopharynx) beurteilt. Bereits hiermit sind pathologische Veränderungen wie Hyperämien, verminderte Stimmbandbeweglichkeiten, inkompletter Stimmlippenschluss bei Phonation, Raumforderungen, Polypen, Kontaktulzera oder Granulome sichtbar. Die **Stroboskopie** ergibt Hinweise auf die Stimmlippenbeweglichkeit, die Randkantenverschiebung oder den Stimmlippenschluss. **Funktionelle Stimmprüfungen** umfassen die Untersuchung von Klangfarbe, Stimmumfang, Tonhaltedauer, Schwellentonverhalten, Stimmgattung, Beurteilung der Singstimme und der Stimmbelastbarkeit. Mit einer apparativen Stimmfeldmessung **(Phonetogramm)** erfolgt die Messung der maximalen und minimalen Stimmschalldrucke über den gesamten Stimmumfang, was einen Überblick über die stimmliche Leistung gibt ❷.

Differenzialdiagnosen

Ursachen von Stimmstörungen		
Mögliche Erkrankungen	Häufigkeit	Weiterführende Untersuchungen
akute Laryngitis ❸	+++	Anamnese, Dysphonie bis Aphonie, Lupenlaryngoskopie
chronische Laryngitis ❹	+++	Anamnese (Noxen?), chronische Dysphonie, Lupenlaryngoskopie
Sonderform: Monochorditis	(+)	Anamnese (chronische Heiserkeit, Tbc, Schmerzen), Lupenlaryngoskopie, Tbc-Test
Stimmbandpolypen (> Abb. 1) ❺	+++	Anamnese, Lupenlaryngoskopie
Reinke-Ödem (> Abb. 2) ❻	++	Anamnese (Noxen, Reflux), Lupenlaryngoskopie
Papillom	+	Lupenlaryngoskopie, Biopsie, HPV-Nachweis im Gewebe
Leukoplakie	++	Anamnese (Noxen), Lupenlaryngoskopie
Larynxkarzinom (> Abb. 3) ❼	++	Anamnese (längere Heiserkeit, Noxen), Lupenlaryngoskopie, Biopsie
hypofunktionelle Dysphonie ❽	++	Anamnese, Lupenlaryngoskopie, Stroboskopie
hyperfunktionelle Dysphonie ❾	++	Anamnese, Lupenlaryngoskopie, Stroboskopie:, Stimmstatus: erhöhte mittlere Sprechstimmlage, gepresster Einsatz der Stimme, harter Klang
hormonelle Dysphonie ❿	+	Anamnese (!), Lupenlaryngoskopie, Stimmstatus, endokrinologische Untersuchung, ggf. bildgebende Diagnostik
Rekurrensparese ⓫	++	Anamnese (operativer Eingriff: Strumektomie, Bypass-Operation!), endoskopische Untersuchung, bildgebende Diagnostik (z. B. CT/MRT), EMG, Halssonographie

Stimmstörungen

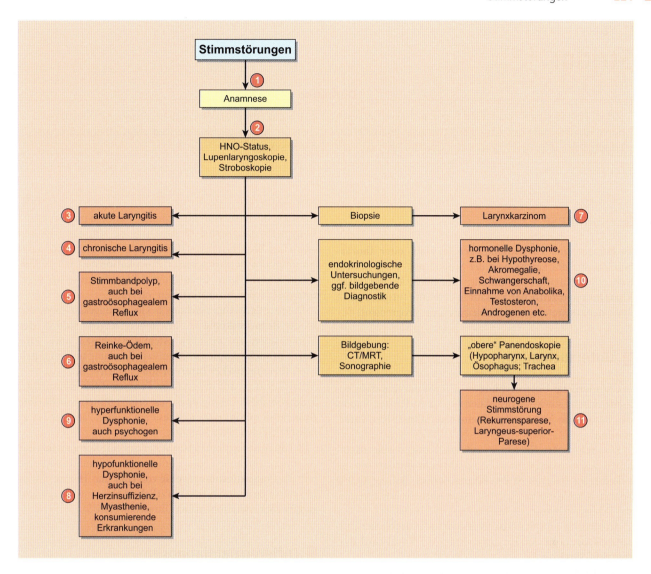

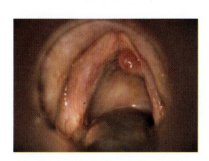

Abb. 1 Stimmbandpolyp rechts im vorderen Stimmbanddrittel (Lupenlaryngoskopie).

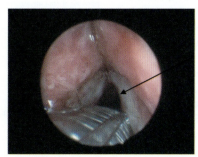

Abb. 2 Reinke-Ödem (Lupenlaryngoskopie) der Stimmbänder beidseits. Erkennbar die kissenartigen Ödemformationen an den Stimmbändern (Pfeil).

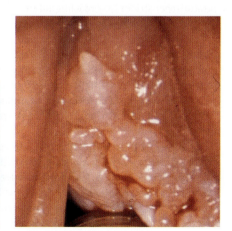

Abb. 3 Larynxkarzinom rechts (Lupenlaryngoskopie). Erkennbar sind die polypös-verrukösen exulzerierenden Gewebemassen, die den gesamten Hemilarynx rechts befallen.

M. Hamm
Stridor

Definition

Stridor beschreibt ein vorwiegend inspiratorisches Geräusch durch Stenosierung der zentralen Atemwege oberhalb der Hauptkarina. Abzugrenzen ist das exspiratorische Giemen durch eine Bronchialobstruktion. Stridor ist ein Alarmzeichen für eine mögliche lebensbedrohliche Beeinträchtigung der Atmung!

Anamnese

Zu erfragen sind **Vorerkrankungen im Hals- oder Thoraxbereich,** wie des Larynx oder der Schilddrüse, Tumorleiden, frühere Intubationen, Asthma oder Bronchitis, Allergie, sowie **Charakter** und **zeitlicher Verlauf** des Stridors (inspiratorisch und/oder exspiratorisch, gleichbleibend oder progredient) ❶.

Untersuchungen

Die **körperliche Untersuchung** ❷ schließt die thorakale Befunderhebung sowie die Inspektion des Nasen-Rachen-Raums ein. Besteht die **Notwendigkeit einer notfallmäßigen Intervention?**

Exspiratorisches Giemen ❸ mit anfallsartigen oder nächtlichen Beschwerden weist auf ein **Asthma bronchiale** hin, im anfallsfreien Intervall ist der Befund normal. Bei der **COPD** können Nikotinabusus, dauernde exspiratorische Beschwerden mit Belastungsluftnot, Husten und Auswurf bestehen.

Anfallsartiger inspiratorischer Stridor mit bedrohlicher Luftnot ist typisch für den Laryngospasmus bei **Vocal-cord-dysfunction-Syndrom** ❹.

Bei akutem Stridor und Husten im Zusammenhang mit Nahrungsaufnahme oder Erbrechen muss eine **Fremdkörperaspiration** ❺ ausgeschlossen werden! Langsam zunehmender inspiratorischer Stridor ist verdächtig auf einen **malignen Tumor** mit Obstruktion oder Kompression der Atemwege (> Abb. 1) ❻. Seltener sind **gutartige raumfordernde Prozesse.** Schluckstörungen können auf ein Ösophaguskarzinom hindeuten.

Heiserkeit kommt bei **Kehlkopferkrankungen** oder **Rekurrensparese** durch thorakale Raumforderungen, Struma oder Operationen vor. Eine **endotracheale Intubation** oder **Tracheotomie** kann zur Trachealstenose oder Tracheomalazie ❼ führen.

Bei **Kindern im Vorschulalter** ❽ ist ein neu aufgetretener Stridor oft durch einen **Pseudokrupp** bedingt, lebensbedrohliche Differenzialdiagnosen sind **Fremdkörperaspiration** oder **Epiglottitis. Cave:** Bei Kindern mit erhaltener Spontanatmung ist bei Stridor die Racheninspektion ohne intensivmedizinische Interventionsmöglichkeit wegen der Gefahr eines reflektorischen Atem- und Herzstillstandes kontraindiziert!

Eine wichtige weiterführende Untersuchung ist die **Spirometrie mit Flussvolumenkurve** ❾, mit deren Hilfe fixierte Stenosen, dynamische extra- oder intrathorakale Atemwegsstenosen differenziert werden können. Daneben unterstützt die **Bodyplethysmographie** ❾ die Diagnose zentraler Stenosen oder einer Bronchialobstruktion. Bei Asthma bronchiale kann ein unspezifischer **bronchialer Provokationstest** mit Methacholin sinnvoll sein. Unauffällige Lungenfunktion bei vocal cord dysfunction im anfallsfreien Intervall.

Die wichtigste Untersuchung bei jedem ungeklärten Stridor ist die **Bronchoskopie** ❿. Bei höhergradigem Stridor oder Manipulation an zentralen Atemwegsstenosen muss eine **starre Bronchoskopie** zur Atemwegssicherung und unmittelbarer **therapeutischer Intervention** möglich sein.

Bei Verdacht auf dynamische Prozesse (Rekurrensparese, Tracheomalazie, Laryngospasmus) erfolgt primär eine **flexible Bronchoskopie** in Lokalanästhesie am wachen Patienten, möglichst mit Videodokumentation.

Bei bronchoskopischen Hinweisen auf eine Kompression der Atemwege von außen oder Vorliegen einer Stimmbandparese hilft die **Computertomographie von Hals** und **Thorax** ⓫ weiter, ggf. ergänzt durch **HNO-ärztliche** Abklärung, **Ösophagoskopie** oder endobronchialen Ultraschall (EBUS).

Differenzialdiagnosen

Ursachen von Stridor		
Mögliche Erkrankungen	Häufigkeit	Weiterführende Untersuchungen
maligne thorakale Tumoren	++++	Bronchoskopie, CT
Larynxerkrankungen	++	Bronchoskopie, HNO
Rekurrensparese	++	Bronchoskopie, HNO, CT
benigne thorakale Raumforderungen	+	Bronchoskopie, CT
narbige Trachealstenosen/ Tracheomalazie	++ (?)	Lungenfunktion, Bronchoskopie
Fremdkörper	bei Kindern ++	Bronchoskopie
vocal cord dysfunction	+	Anamnese, Videobronchoskopie
bei Kindern: Pseudokrupp	+++	Anamnese/Klinik
Sekretverlegung	+++	Bronchoskopie

Stridor

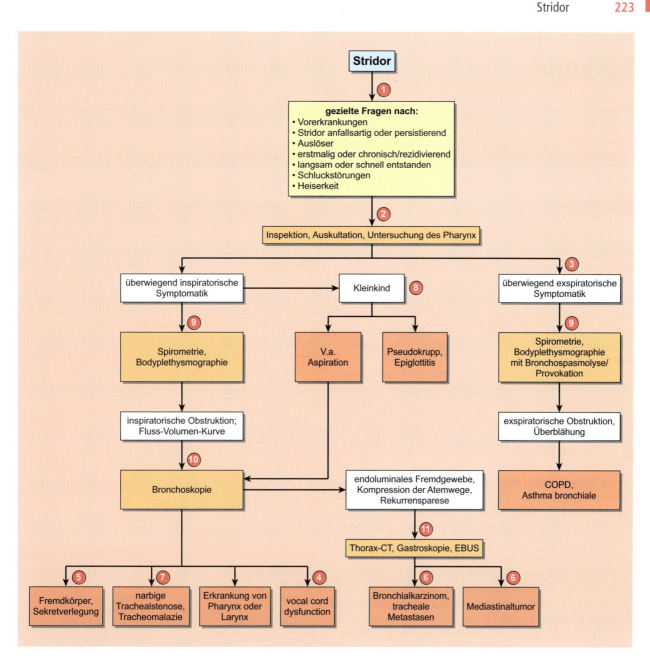

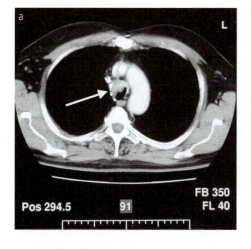
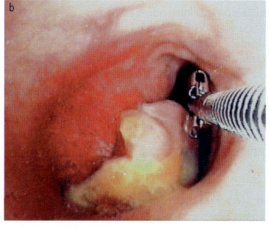

Abb. 1 Tracheametastase eines Hodentumors: CT (a) und bronchoskopischer Befund (b).

U. Wiegand
Synkope

Definition

Eine Synkope ist ein vorübergehender, spontan reversibler Bewusstseinsverlust. Sie tritt plötzlich auf und das Bewusstsein kehrt ohne Anwendung spezifischer Maßnahmen zurück.

Anamnese

Zur Abgrenzung einer Synkope von anderen Zuständen mit Bewusstseinseinschränkung dient die gezielte Frage nach **Tiefe und Dauer des Bewusstseinsverlusts.** Ohne diesen handelt es sich nicht um eine Synkope; differenzialdiagnostisch sind dann neurologische oder psychiatrische Krankheitsbilder abzuklären. Bei protrahiertem Bewusstseinsverlust ist eine Synkope ebenfalls unwahrscheinlich; hier müssen Grand-Mal-Anfälle, metabolische Entgleisungen (Hypoglykämie) oder Intoxikationen bedacht werden ❶.

Es folgen Fragen nach **Begleitumständen, Prodromi** und **Dauer** der Synkope, der Vorgeschichte sowie der Familienanamnese des Patienten ❶.

Untersuchungen

Bei der **körperlichen Untersuchung** ❷ ist insbesondere auf Herzinsuffizienzzeichen zu achten. Bei belastungsabhängigen Synkopen kann die Auskultation Hinweise auf eine Aortenstenose oder hypertroph-obstruktive Kardiomyopathie (HOCM) geben.

Die **Basisdiagnostik** ❷ umfasst ein 12-Kanal-EKG sowie eine Blutdruckmessung im Liegen und nach Aufrichten. Bei einem Teil der Patienten kann bereits nach Anamnese und Basisdiagnostik die Ursache der Synkope mit hinreichender Sicherheit bestimmt werden ❸.

Ist keine initiale Klärung der Synkope möglich ❹, sind eine **Echokardiographie**, ein **Belastungstest** und ein **Langzeit-EKG** zu veranlassen ❺.

Synkope ohne organische Herzerkrankung oder auffälligem EKG ❻**:** Bei einer Synkope ohne Verletzung und unauffälligem EKG kann bei fehlendem Anhalt für eine Herzerkrankung (Anamnese, Echokardiographie) die weitere Diagnostik ambulant erfolgen. Diese umfasst eine **Kipptischuntersuchung** und die **Applikation eines Ereignisrekorders** ❼. Bei schwerwiegenden Synkopen oder Palpitationen/Herzrasen vor Synkope ist die Durchführung einer **elektrophysiologischen Untersuchung** (EPU) anzuraten ❽.

Eine einmalige, unkomplizierte Synkope bedarf keiner weiteren Diagnostik.

Synkope bei organischer Herzerkrankung oder pathologischem EKG ❾**:** Die häufigste Synkopenursache bei Patienten mit organischer Herzerkrankung ist die **rhythmogene Synkope** ❿. Diese ist insbesondere dann wahrscheinlich, wenn:
- die Synkope im Sitzen, Liegen oder unter Belastung auftritt
- bei rezidivierenden Synkopen Begleitumstände wechseln
- Herzrasen oder Angina pectoris der Synkope vorausgeht
- in der Familienanamnese plötzliche Herztode vorkommen.

Zu rhythmogenen Synkopen prädisponieren z. B. ein Myokardinfarkt sowie dilatative und hypertrophe Kardiomyopathien. Bei Patienten mit QTc-Zeit > 440 ms (➤ Abb. 1) besteht der hochgradige Verdacht auf ein langes QT-Syndrom (LQTS). Liegt sie < 330 ms, ist von einem kurzen QT-Syndrom (SQTS, ➤ Abb. 2) auszugehen. Bei typischer ST-Elevation in V_1–V_3 (➤ Abb. 3) kann die Synkope durch ein Brugada-Syndrom bedingt sein.

Patienten mit **hämodynamisch bedingten Synkopen** ⓫ weisen auch im synkopenfreien Intervall Symptome wie Dyspnoe oder pathologische Befunde (Blutdruckinstabilität, Herzgeräusch etc.) auf. Die Echokardiographie sichert die Diagnose.

Differenzialdiagnosen

Ursachen für Synkopen		
Mögliche Erkrankungen	Häufigkeit	Weiterführende Untersuchungen
neurokardiogene Synkope:	++++	
• vasovagale Synkope		• Kipptischuntersuchung, Ereignisrekorder
• Karotissinussyndrom		• Karotisdruckversuch
• situative Synkope		• Anamnese ausreichend!
rhythmogene Synkope:	+++	
• Sinusknotensyndrom		• Langzeit-EKG, Belastungs-EKG, Ereignisrekorder
• AV-Überleitungsstörungen		• Langzeit-EKG, Belastungs-EKG, EPU, Ereignisrekorder
• supraventrikuläre Tachykardie		• EPU
• ventrikuläre Tachykardie		• Echokardiographie, Kardio-MRT, Herzkatheter, EPU
orthostatische Synkope	++	Anamnese und Stehversuch
hämodynamisch bedingte Synkope:	+	
• Aortenstenose, HOCM		• Echokardiographie, CT-Angiographie
• Lungenembolie, Aortendissektion		

Synkope 225

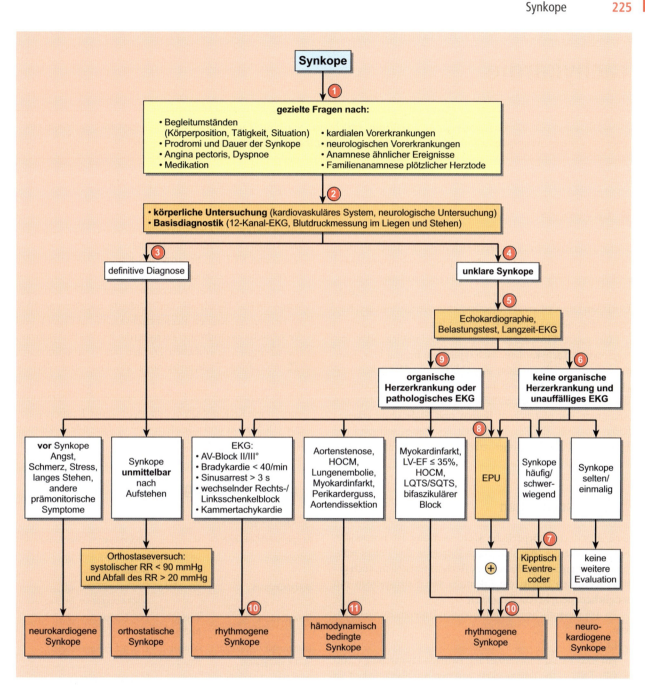

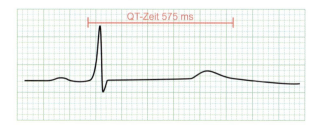
Abb. 1 Long-QT-Syndrom.

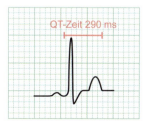
Abb. 2 Short-QT-Syndrom.

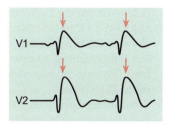
Abb. 3 Brugada-Syndrom. Typische ST-Elevation in V_1-V_3.

J. Tebbenjohanns
Tachykardie

Definition

Liegt die durchschnittliche **Herzfrequenz > 100/min,** spricht man von einer Tachykardie. Unterschieden wird nach dem Ort der Entstehung in **supraventrikuläre (SVT)** (> Abb. 1) und **ventrikuläre Tachykardien (VT)** (> Abb. 2).

Anamnese

Tachykarde Arrhythmien äußern sich meistens durch Palpitationen und Herzrasen, seltener durch Dyspnoe, Leistungsabfall und Angstgefühle. Eine **manifeste Herzerkrankung** (Vitium, Herzinfarkt, Hypertonie, Herzinsuffizienz) und **nichtkardiale Ursachen** (Hyperthyreose, Medikamente wie Theophyllin, Kalziumantagonisten) müssen erfragt werden ❶.

Eine grobe **Einteilung** erfolgt in regelmäßige oder unregelmäßige Tachykardien, nach typischem Beginn bzw. Ende einer Episode (abrupt oder allmählich), der Häufigkeit und Dauer sowie der Beeinflussbarkeit durch Valsalva-Manöver. Bei den **paroxysmalen, anfallsartigen SVT** ist die typische Anamnese mit plötzlichem Beginn und Ende ohne erkennbaren Auslöser, die Regelmäßigkeit des Pulses während der Episode und die Terminierbarkeit durch Valsalva-Manöver wegweisend.

Untersuchungen

Eine gründliche **körperliche Untersuchung** ist notwendig. Eine Tachykardie lässt sich durch Palpation des Pulses während simultaner Auskultation des Herzens feststellen, auch gelingt hierdurch bereits ein Erkennen von Extrasystolen mit möglichem peripherem Pulsdefizit ❷.

Zu den wesentlichen weiterführenden Untersuchungen zählen:
- **EKG** ❸:
  Ein EKG ist zur Differenzierung zwingend notwendig („Anfalls-EKG"). In Abhängigkeit von der Anfallshäufigkeit ist neben dem Langzeit-EKG ein externer Ereignisrekorder (Eventrecorder) zur Diagnosesicherung sehr hilfreich. Die Differenzierung der Tachykardien erfolgt in schmalkomplexige (QRS ≤ 120 ms) ❹ und breitkomplexige (QRS > 120 ms) ❺ und weiter in regelmäßige und unregelmäßige.
  Zur Differenzierung, insbesondere mit dem Ziel der kurativen Therapie ist eine **elektrophysiologische Untersuchung** ❻ indiziert.
- **Echokardiographie** (Echo) ❼:
  Zur Detektion einer strukturellen kardialen Erkrankung (Hypertrophie, Vitium, LV-Dysfunktion, Kardiomyopathie) nötig.
- **Ergometrie** (Belastungs-EKG) ❼:
  Zum Nachweis einer ischämisch getriggerten Tachyarrhythmie sinnvoll.
- **Labor** ❼:
  Zur Detektion von Elektrolytstörungen und hormonellen Erkrankungen wie Schilddrüsenerkrankungen.
  Selten sind **SVT** mit breitem QRS-Komplex aufgrund eines Faszikel-/Schenkelblocks bzw. aufgrund einer antidromen Ventrikelerregung bei Präexzitation beim Wolff-Parkinson-White-(WPW-)Syndrom. Die häufigste **angeborene SVT** ❹ ist die AV-Knoten-Reentrytachykardie (AVNRT) und die typische orthodrome Tachykardie bei WPW-Syndrom. Die häufigsten erworbenen Formen sind Vorhofflimmern (➕ Abbildung Tachyarrhythmia absoluta) und Vorhofflattern.
  VT ❺ weisen meist auf schwere strukturelle Herzerkrankungen wie KHK mit altem Infarkt, dilatative Kardiomyopathie (DCM) hin und erfordern eine umfassende Abklärung inklusive Koronarangiographie.

Differenzialdiagnosen

Ursachen für eine Tachykardie		
Mögliche Erkrankungen	Häufigkeit	Weiterführende Untersuchungen
Extrasystolie	sehr häufig	EKG, Langzeit-EKG, ggf. Echokardiographie
Vorhofflimmern	sehr häufig	EKG, Langzeit-EKG, ggf. Echokardiographie, Herzkatheter
Vorhofflattern	weniger häufig	EKG, Echokardiographie
paroxysmale supraventrikuläre Tachykardie	weniger häufig	EKG, ggf. Ereignisrekorder
ventrikuläre Tachykardie	weniger häufig	EKG, Echokardiographie, Herzkatheter
Sinustachykardien	weniger häufig	physiologisch?, sonst Klärung nichtkardialer Erkrankungen (Anämie etc.)

Tachykardie 227

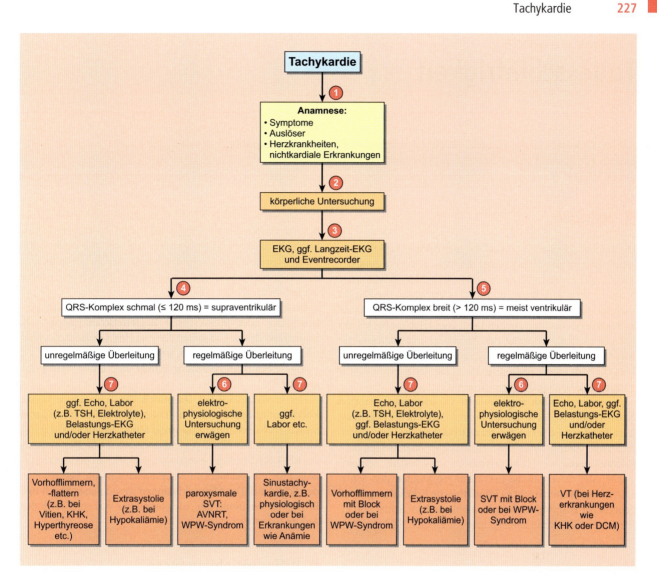

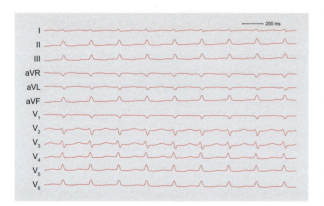

Abb. 1 12-Kanal-EKG mit **supraventrikulärer Tachykardie** mit schmalen QRS-Komplexen, die Herzfrequenz beträgt 220/min.

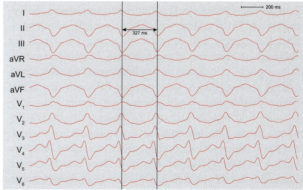

Abb. 2 12-Kanal-EKG mit **ventrikulärer Tachykardie** mit breiten QRS-Komplexen, ein RR-Intervall von 327 ms entspricht einer Herzfrequenz von 183/min.

D. Dellweg, B. Schönhofer
Tagesschläfrigkeit

Definition

Die Tagesschläfrigkeit wird auch als **Hypersomnie** bezeichnet. Oft kommt es dabei zu beabsichtigten und unbeabsichtigten Schlafphasen im Tagesverlauf, vor allem während monotoner Situationen. Häufig sind Qualität und Ausdauer der Konzentrationsfähigkeit eingeschränkt.

Ursachen

Die weitaus häufigste Form ist die **obstruktive Schlafapnoe** (OSA). Hierbei kommt es zu einer mechanischen Verlegung der oberen Atemwege durch einen verminderten Muskeltonus der Hals-, Rachen- und Zungenmuskulatur im Schlaf. Die Reduktion des Querschnitts in den oberen Atemwegen führt zu einer Reduktion des inspiratorischen Luftflusses (Hypopnoe) bis hin zur kompletten Verlegung der Atemwege mit Sistieren des Atemstromes (Apnoe) trotz Atemanstrengung des Patienten. Dies führt zu einem phasenweisen Abfall der Sauerstoffsättigung und zu Weckreaktionen (Arousals).

Die wahrscheinlich zweithäufigste Ursache eines gestörten Nachtschlafes ist das Syndrom der unruhigen Beine (**Restless-Legs-Syndrom**), aber auch **externe Ursachen** wie Lärm, unzureichende Abdunkelung des Schlafraumes oder **begleitende Erkrankungen** wie Schmerzsyndrome, psychische, neurologische oder internistische Erkrankungen können den Schlaf stören. Des Weiteren gibt es **idiopathische Erkrankungen** bei genetischer Disposition die mit pathologischem Schlaf und einer Tagesschläfrigkeit einhergehen, wie z. B. die Narkolepsie.

Anamnese

Im Zentrum der Anamnese und Fremdanamnese ❶ steht die **Atmung im Schlaf.** Zu erfragen sind nächtliches Schnarchen, Atempausen, Luftnotattacken und Würgegeräusche, **Bewegungen** der Extremitäten, vom Patienten nicht wahrgenommene Handlungen und **Sprache** im Schlaf. Der **Grad der Schläfrigkeit** kann mit standardisierten Fragebögen untersucht werden, z. B. Epworth-Schläfrigkeits-Skala. Anamnestisch ist auszuschließen, dass **externe Faktoren** den Schlaf stören. Schlafstörende **Medikamente** (z. B. Theophyllin, Antiepileptika und Betablocker) sind zu berücksichtigen. Die **Berufsanamnese** sollte bewertet werden im Hinblick auf schlafstörende Einflüsse (z. B. Schichtarbeit), vor allem aber im Hinblick auf die Eigen- und Fremdgefährdung bei bestimmten Tätigkeiten bei denen Einschlafattacken fatale Folgen haben könnten (z. B. Berufskraftfahrer).

Untersuchungen

Neben der allgemeinen **körperlichen Untersuchung** sollten der **Blutdruck** und der **Body-Mass-Index** des Patienten bestimmt werden. Zu beachten sind anatomisch-pathologische Besonderheiten, die eine **Einengung des Hals-Rachen-Raums** bedingen könnten. Hierzu zählen z. B. ein zurückstehendes Kinn (Retrognathie), Vergrößerungen der Rachenmandeln, Zungengrundmandeln und der Tonsillen sowie Veränderungen am Gaumensegel ❷.

Bestehen des Weiteren Hinweise für neurologische, psychiatrische oder internistische **Begleiterkrankungen** (z. B. Schmerzsyndrome), so sollten diese im Hinblick auf ihre schlafstörende Funktion untersucht werden.

Als Screeninguntersuchung erfolgt eine **ambulante Polygraphie** ❸.

Der Goldstandard zur Diagnostik der Schlafapnoe ist die **Polysomnographie** ❹. Dabei werden EEG, EKG, der Luftstrom mittels Flusssensoren vor Nase und Mund, Sauerstoffsättigung, Muskeltonus am Kinn, Augenbewegungen zur Bestimmung des REM-Schlafs, Beinbewegungen und Schnarchgeräusche erfasst. Eine Videokamera mit Blick auf das gesamte Bett zeichnet den Schlaf auf. Die Atemexkursionen werden über Bauch und Brustgurte bestimmt, um eine obstruktive von einer zentralen Apnoe zu unterscheiden.

Differenzialdiagnosen

Ursachen von Tagesschläfrigkeit		
Mögliche Erkrankungen	Häufigkeit	Weiterführende Untersuchungen
Restless-Legs-Syndrom ❺	3–15%	PSG
zentrale Schlafapnoe ❻	< 1%	PSG
Cheyne-Stokes-Atmung ❻	häufig bei Herzinsuffizienz	PSG, Echokardiographie
Narkolepsie ❼	selten	PSG, multipler Schlaflatenz-Test (MSLT)
Schlafstörung durch externe Faktoren ❽	häufig	Anamnese
idiopathische Hypersomnie ❾	extrem selten	PSG, MSLT
Hypersomnie bei psychiatrischen, neurologischen, internistischen Erkrankungen ❿	häufig vor allem bei Depression, neurodegenerativen Erkrankungen und Schmerzsyndromen	psychiatrische, neurologische und internistische Untersuchung
obstruktive Schlafapnoe ⓫	3–6%	Schlafanamnese, Schlaftagebuch, PSG

Tagesschläfrigkeit 229

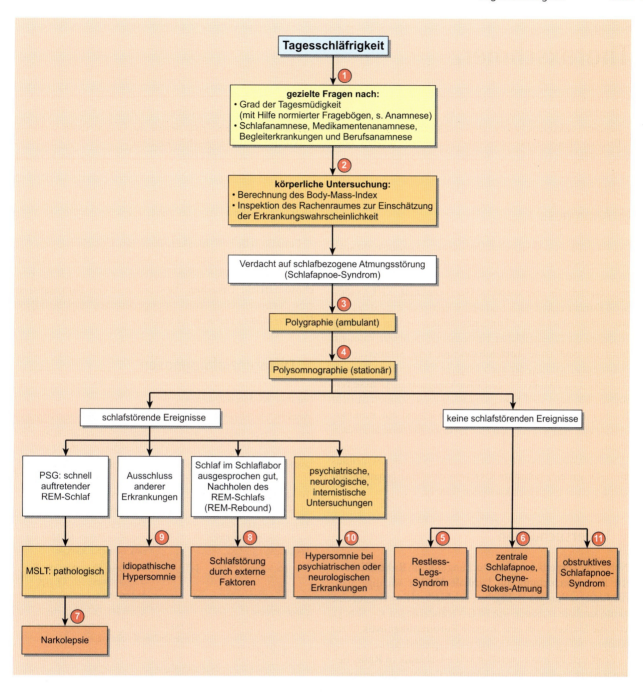

R. Tölg
Thoraxschmerz

Definition

Thoraxschmerzen sind Schmerzen von drückender, ziehender (reißender), brennender oder stechender Qualität im Brustkorbbereich, die auch in den Oberbauch, Hals oder Oberarm ausstrahlen können. Akut auftretende Thoraxschmerzen sollten bis zum Beweis des Gegenteils als kardiovaskulärer Notfall angesehen werden.

Anamnese

Bei der Anamnese ❶ ist neben **Qualität** und **Lokalisation** auch der **Auslöser** des Schmerzes wichtig: Belastungs-, stress- oder kälteinduzierte retrosternale Schmerzen mit Besserung in Ruhe sprechen sehr für eine **koronare Herzkrankheit** (KHK), plötzliche Kurzatmigkeit nach Immobilisation auch mit kurzer Bewusstlosigkeit legen eine **Lungenembolie** nahe. Ein z. B. meist zwischen die Schulterblätter einstechender Schmerz kann ein Indiz für eine akute **Aortendissektion** sein. Schmerzen bei Nahrungsaufnahme oder auch längerer Nüchternheit, saurem Aufstoßen etc. lassen eher eine **ösophagogastrale Genese** vermuten. Ein lage- und bewegungsabhängiger Schmerz spricht für eine **muskuloskelettale Ursache,** während ein atmungsabhängiger Schmerz eher auf eine **pleurale Reizung** hindeuten kann.

Risikofaktoren wie arterieller Hypertonus, Diabetes mellitus etc. oder gar eine bekannte KHK erfordern eine genauere Abklärung einer möglichen **kardialen Genese.**

Untersuchungen

Neben der körperlichen Untersuchung sind ein **Ruhe-EKG** und die **Blutuntersuchung auf kardiale Marker** wichtige Standarduntersuchungen ❷. Ergeben sich hierbei Hinweise auf eine akute kardiale Ischämie wie EKG-Veränderungen (> Abb. 1), erhöhte Marker ❸, ist eine invasive **Koronardiagnostik** ❺ zur Klärung mit ggf. interventioneller Therapie indiziert.

Zeigt sich auch in Kontrollen **keine Ischämie in Ruhe,** helfen weitere Maßnahmen wie Röntgen-Thorax, Echokardiographie ❹ oder auch Belastungstests bei der Differenzierung ❽. So können das Röntgenbild des Thorax z. B. auf eine Aortendissektion (mediastinale Verbreiterung) oder die transthorakale Echokardiographie z. B. auf eine Koronarischämie, eine Lungenarterienembolie oder eine Perikarditis hinweisen. Hieran können sich je nach Verdachtsdiagnose entweder invasive Methoden wie Koronarangiographie ❺, Rechtsherzkatheter mit Pulmonalisangiographie ❻ oder transösophageale Echokardiographie (TEE) bzw. CT ❼ anschließen. Sind akut gefährdende Ursachen ausgeschlossen und der Patient inzwischen beschwerdefrei, ist zur weiteren Differenzierung einer koronaren Genese ein Belastungstest sinnvoll ❽.

Wichtige diagnostische Maßnahmen zur **Abgrenzung einer extrakardialen bzw. -vaskulären Genese** sind die Röntgen-Thorax-Aufnahme, die Laboruntersuchung des Blutes sowie die ÖGD ❾.

Funktionelle bzw. **muskuloskelettale Ursachen** lassen sich oft nur durch Anamnese und Ausschluss anderer Erkrankungen einigermaßen sicher annehmen. Gleiches gilt für **psychosomatische Ursachen,** die selten auch eine Blutgasanalyse zum Nachweis einer kurz vorangegangenen angstbedingten Hyperventilation erfordern können.

Differenzialdiagnosen

Ursachen von Thoraxschmerzen		
Mögliche Erkrankungen	Häufigkeit	Weiterführende Untersuchungen
KHK (Angina pectoris)	+++	Anamnese, Ruhe- und Belastungs-EKG, ggf. Koronarangiographie
akuter Myokardinfarkt	+++	Anamnese, EKG, kardiale Marker, Koronarangiographie
Perikarditis (> Abb. 2)	+	Anamnese, Auskultation (Reiben), EKG, Herzecho
systemischer/pulmonaler Hypertonus, hypertensive Entgleisung	+++	Anamnese, ggf. kardiale Dekompensationszeichen, RR-Messung, EKG, Herzecho, Röntgen
Aortendissektion	(+)	Anamnese, oft ausgeprägte Blutdruckerhöhung, TEE, CT, ggf. Angiographie
Lungenembolie	+++ (häufig übersehen!)	Anamnese, EKG, Herzecho, HR-CT, Pulmonalisangiographie, ggf. Szintigraphie
Pneumonie/Pleuritis	+++ (jahreszeitliche, Altershäufung)	Anamnese Auskultation, Röntgen
Pneumothorax	(+)	Anamnese, Auskultation, Röntgen
Refluxkrankheit/Magenulkus	+++	Verstärkung im Liegen, abhängig von Mahlzeiten, Endoskopie
muskuloskelettale Ursache (Chondritis, Bandscheibenvorfall)	++++	Anamnese, Ausschlussdiagnose
psychosomatische Ursache (Angststörung)	+++	Vorgeschichte, Persönlichkeitsstruktur, ggf. BGA (Hyperventilation)

✚ Abbildungen Pulmonalisangiographie, Myokardszintigraphie

Thoraxschmerz

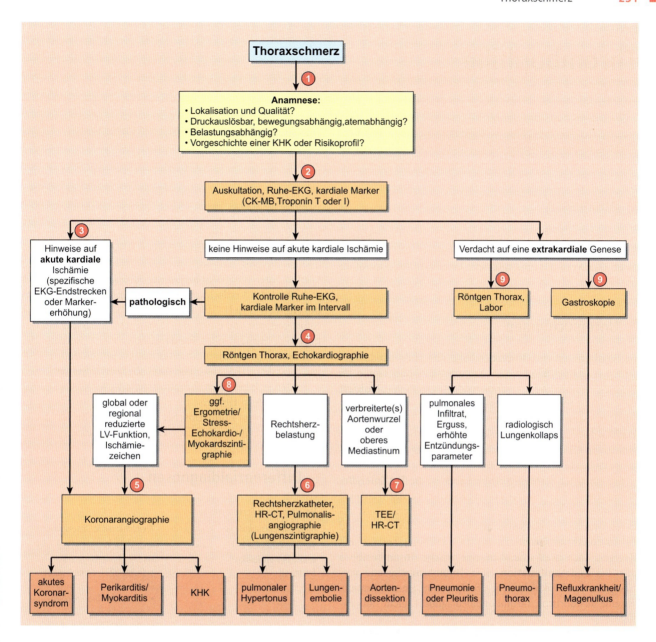

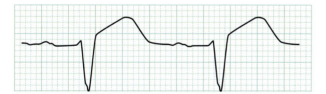

Abb. 1 EKG-Ausschnitt der Ableitungen V3 und V4 bei einem Patienten mit akutem Thoraxschmerz aufgrund eines Vorderwand-Myokardinfarkts. Typischer R-Zackenverlust und konvexbogig erhöhter Abgang der ST-Strecke.

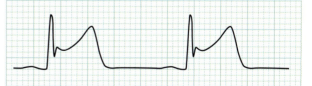

Abb. 2 EKG-Ausschnitt der Ableitungen V3 und V4 bei einem 20-jährigen Patienten mit akutem Thoraxschmerz und erhöhten kardialen Markern aufgrund Perimyokarditis nach viralem Infekt. Hierbei erhaltene R-Zacken und konkavbogig erhöhter Abgang der ST-Strecke.

P. Staib
Thrombophilie

Definition

Eine **Thrombose** kann sowohl in Venen als auch in Arterien auftreten (Thrombophilie = Thromboseneigung). Bei Verschleppung von thrombotischem Material entstehen venöse oder arterielle **Embolien.** Insgesamt spricht man von thrombembolischen Ereignissen.

Anamnese

Zur Abschätzung des Thrombophilierisikos sind verschiedene Risikofaktoren anamnestisch zu evaluieren. Die Familienanamnese weist auf eine mögliche hereditäre Prädisposition hin ❶.

Untersuchungen

Bei Verdacht auf eine Thrombembolie sind bildgebende Verfahren, Farbduplex- und/oder Kompressionssonographie im B-Mode (> Abb. 1), ggf. aszendierende Angiographie, indiziert ❷. Vermutet man eine **Lungenembolie,** bieten sich ergänzend zur Diagnostik einer tiefen Venenthrombose (TVT), EKG und Echokardiographie (transthorakal, ggf. transösophageal) sowie eine Angio-CT an, um eine Rechtsherzbelastung bzw. eine Lungenembolie (LE) zu erkennen ❷.

Ein einfacher Screeningtest im Labor ist die **D-Dimer-Bestimmung** ❷. Ein positiver Test erhärtet den Verdacht auf eine Thrombembolie, beweist sie aber nicht, da D-Dimere aus anderen Gründen erhöht sein können (z. B. nach Operation und bei Tumorerkrankungen). Ein negativer D-Dimer-Test schließt dagegen höchstwahrscheinlich eine frische Thrombembolie aus. Bei **Erstmanifestation** einer Thrombembolie und vorübergehenden Risikofaktoren, z. B. Operation, Immobilisation, ist eine ausführliche Thrombophiliediagnostik nicht notwendig ❸.

Folgende Situationen erfordern eine **spezielle Thrombophiliediagnostik** ❹ bis ❻:

- TVT im Alter < 45 Jahre
- arterielle Thrombose im Alter < 30 Jahre
- rezidivierende TVT oder Thrombophlebitis
- idiopathische TVT oder LE
- Thrombose bei Neugeborenen
- Hautnekrose unter Cumarintherapie
- thrombembolische Komplikation unter effektiver oraler Antikoagulation
- Thrombose während Schwangerschaft, Neigung zu Fehl-/Totgeburten
- Thrombose an atypischer Stelle wie Mesenterialvene, Zerebralsinus, Pfortader
- Verwandte ersten Grades von Patienten mit gesicherter hereditärer Thrombophilie.

Dem Nachweis einer **APC-Resistenz** ❺ schließt sich eine Analyse auf Faktor-V-Leiden-Mutation an. Die Bestimmungen von ATIII, Protein C, Protein S sollten frühestens drei Monate nach Abklingen einer Thrombembolie bzw. frühestens 2 – 4 Wochen nach Absetzen der oralen Antikoagulation erfolgen.

Kommt es unter Heparintherapie zu einem thrombembolischen Ereignis und/oder zu einer Thrombozytopenie mit Werten unter 100 000/µl bzw. unter 50% des Ausgangswertes, so besteht der Verdacht auf eine **heparininduzierte Thrombozytopenie Typ II** (HIT II) ❼. Dann muss die Heparingabe sofort gestoppt und durch eine Heparinersatztherapie mit Danaparoid, Hirudin oder Fondaparinux ersetzt werden. Der Nachweis sog. heparininduzierter Antikörper durch den Antigen- und den HIPA-Test sollte nicht abgewartet werden.

Finden sich bei einer Thrombembolie weder klinische Risikofaktoren noch Hinweise für eine hereditäre Thrombophilie, spricht man von **idiopathischer Thrombembolie** ❽. In diesem Fall wird eine Tumordiagnostik ❾ empfohlen.

Differenzialdiagnosen

Ursachen einer Thrombophilie		
Mögliche Erkrankungen	Häufigkeit	Weiterführende Untersuchungen
Thrombembolie bei erworbenen Risikofaktoren	++++	Anamnese, D-Dimere, ggf. spez. Thrombophiliediagnostik: • Quick, aPTT, Thromboplastinzeit • hereditäre Thrombophiliediagnostik (s. u.) • Lupusantikoagulans, Anti-Cardiolipin-Antikörper, β2-Mikroglobulin
hereditäre Thrombophilie • AT-III-Mangel • Protein-C-Mangel • Protein-S-Mangel • Faktor-V-Mutation • Prothrombinmutation	+++	ATIII, Protein C, Protein S, APC-Resistenz (Faktor-V-Leiden-Mutation), Prothrombin-Mutation
heparininduzierte Thrombopenie Typ II (HIT II) = white clot syndrome	+ (bis 5% unter Heparintherapie)	Antigentest, HIPA-Test
Anti-Phospholipid-Syndrom	+	Lupusantikoagulans, Anti-Cardiolipin-Antikörper, β2-Mikroglobulin
idiopathische Thrombophilie	+	Tumordiagnostik

Thrombophilie

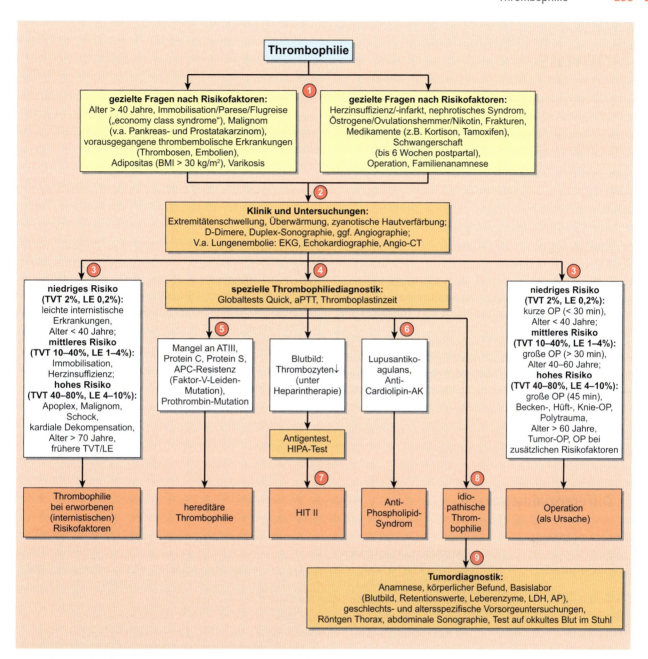

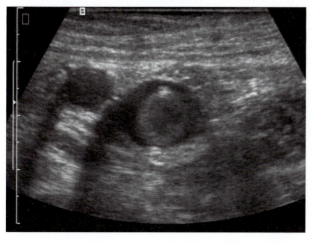

Abb. 1 Duplex-sonographischer Nachweis eines venösen Thrombus in der V. femoralis.

H.-J. Welkoborsky
Tinnitus

Definition

Dem Tinnitus (Ohrgeräusche) können unterschiedliche Störungen des Hörorgans und der zentralen Hörbahn zugrunde liegen. Man unterscheidet zwischen einem **subjektiven,** bei dem nur der Patient das Geräusch wahrnimmt, und einem **objektiven** Tinnitus, den Patient und Untersucher wahrnehmen. Hierzu gehören auch der **vaskuläre** und der **muskuläre** Tinnitus. Zusätzlich wird zwischen akutem (< 3 Monate), subakutem (> 3 Monate und < 1 Jahr) und chronischem Tinnitus (> 1 Jahr) differenziert.

Anamnese

Der Patient wird genau befragt ❶, wann das Geräusch erstmals aufgetreten ist und wann es in welcher Intensität auftritt, seit wann das Geräusch und ob **zusätzlich eine Hörminderung** besteht, ob das Ohrgeräusch zusammen mit der Hörminderung aufgetreten ist, ob zusätzliche Krankheiten oder Risikofaktoren vorliegen (z. B. Herz-Kreislauf-, neurologische oder Stoffwechselerkrankungen, HWS-Schäden) oder ob Medikamente eingenommen werden. Sehr wichtig ist, inwieweit der Patient das Ohrgeräusch als belastend oder quälend empfindet, ob Konzentrations- oder Schlafstörungen dadurch bestehen und ob die Lebensqualität beeinflusst wird.

Entstand das Ohrgeräusch in Verbindung mit einer Hörstörung, interessiert besonders die **Entstehung der Hörstörung** (plötzlich ↔ langsam fortschreitend, einseitig ↔ beidseitig, auslösende Faktoren wie Unfälle). Weiterhin wird nach Hörstörungen in der Familie, entzündlichen Erkrankungen sowie anderen Symptomen (z. B. Schmerzen, Schwindel und Druckgefühl) gefragt.

Differenzialdiagnosen

Ursachen von Tinnitus		
Mögliche Erkrankungen	Häufigkeit	Weiterführende Untersuchungen
subjektiv (idiopathisch)	++++	Anamnese, klinischer Befund, Audiometrie, OAE, AEP, Vestibularisprüfung und ENG, ggf. kieferorthopädische, HWS-, internistische Untersuchung, Labor (Borrelien-, HIV-, Lues-Serologie, Glukose, Blutfette, Schilddrüsenhormone etc.)
Paukenhöhlenerguss	+++	Anamnese, ohrmikroskopischer Befund, Tonschwellenaudiometrie, Tympanogramm
Hörsturz	+++	Anamnese, ohrmikroskopischer Befund (unauffälliges Trommelfell > Abb. 1), Tonschwellenaudiometrie
Morbus Menière	++	Anamnese, klinischer Befund, Tonschwellenaudiometrie, Elektrocochleographie, pathologischer Glyceroltest. Elektronystagmographie
Otosklerose	++	Anamnese, ohrmikroskopischer Befund („Schwarz'sches Zeichen"), Tonschwellenaudiometrie, Tympanogramm
objektiv	+	Anamnese, Tinnituscharakter, Unfallfolge, ohrmikroskopischer Befund, Auskultation des Gehörgangs, Tonschwellenaudiometrie, Tympanogramm, CT der Felsenbeine oder MRT, transkraniale Doppler-Sonographie, evtl. Angiographie (vaskulärer Tinnitus?)
ototoxischer Hörverlust	+	Anamnese (Zytostatika oder Aminoglykosidantibiotika), oft langsam progredienter Hörverlust, ohrmikroskopischer Befund, Tonschwellenaudiometrie, OAE, positives Recruitment
Cerumen obturans	+	ohrmikroskopische Untersuchung, Entfernung des Ceruminalpfropfes, Audiometrie
akutes bzw. chronisches Lärmtrauma	+	Anamnese, ohrmikroskopischer Befund unauffällig, Tonschwellenaudiometrie, positives Recruitment
Hirnstamm- oder Kleinhirninfarkt	+	Anamnese, Tonschwellenaudiometrie, Frenzelbrille, kraniale CT/MRT
Ruptur der runden Fenstermembran	(+)	Anamnese, Ohrmikroskopie unauffällig, Spontannystagmus in das betroffene Ohr (Reiznystagmus) oder in das gesunde Gegenohr (Ausfallnystagmus), Tonschwellenaudiometrie, MRT (tumoröse oder ischämische Läsionen?), bei unauffälliger MRT Tympanoskopie
Akustikusneurinom	(+)	Anamnese unspezifisch, Tonschwellenaudiometrie, Sprachaudiogramm, negatives Recruitment, AEP, Elektronystagmographie, MRT mit Kontrastmittel

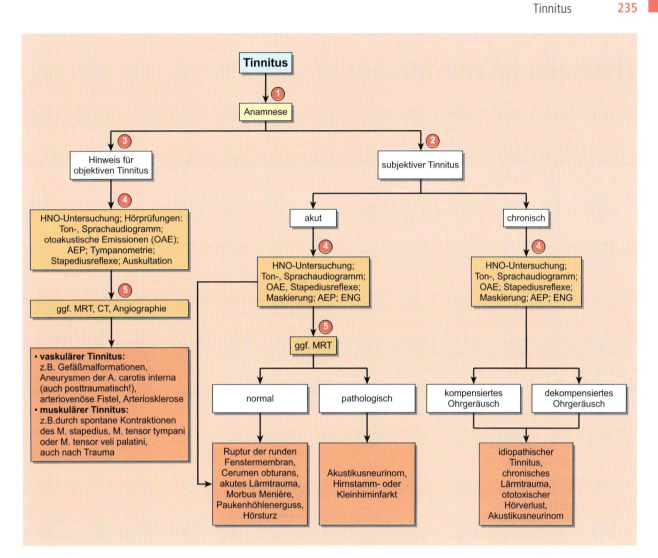

Untersuchungen

Neben der Anamnese, die bereits Hinweise darauf gibt, ob ein **subjektiver** ❷ oder ein **objektiver Tinnitus** ❸ vorliegt, gelten z. B. die komplette HNO-ärztliche Untersuchung, die Auskultation der A. carotis, Hörprüfungen sowie spezifische Maßnahmen wie Tympanometrie, transitorisch evozierte OAE, AEP oder Untersuchungen des Gleichgewichtssystems, der HWS oder des Gebisses und der Kiefergelenke als diagnostisch notwendige Untersuchungen ❹.

Ggf. werden weitere Untersuchungen erforderlich, wie u. a. MRT, CT, Doppler-Sonographie, gnathologische Untersuchung des Kauapparats, Labordiagnostik, eine internistische oder eine psychologische Untersuchung ❺.

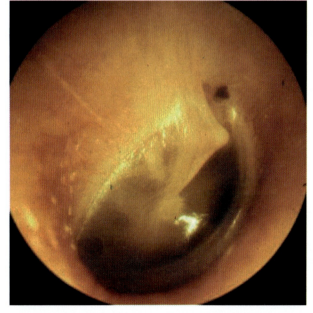

Abb. 1 Ohrmikroskopie: normaler Trommelfellbefund.

A. Titz, F. v. Weizsäcker
Transaminasenerhöhung

Definition

Transaminasen sind Enzyme, die eine Aminogruppenübertragung katalysieren. Dazu zählen u. a. die Alanin-Aminotransferase (ALT, frühere Bezeichnung Glutamat-Pyruvat-Transaminase – GPT) und die Aspartat-Aminotransferase (AST, frühere Bezeichnung Glutamat-Oxalazetat-Transaminase – GOT). Eine Erhöhung ist Ausdruck einer hepatozellulären oder einer Muskelzellschädigung (hierbei gleichzeitig Kreatinkinase erhöht).

Anamnese ❶

Müdigkeit, Leistungsminderung und Appetitlosigkeit sind unspezifische **Zeichen einer Lebererkrankung.** Eine Ödem- oder Blutungsneigung sowie eine Gewichts- oder Bauchumfangszunahme weisen auf eine chronische bzw. fortgeschrittene Lebererkrankung hin.

Die Differenzialdiagnose einer Transaminasenerhöhung ist vielfältig und eine detaillierte **Anamnese häufig richtungsweisend.** Spezifisch gefragt werden sollte u. a. nach der Familien-, Sozial-, Reise- und Berufsanamnese, der Medikamenteneinnahme, inklusive frei verkäuflicher pflanzlicher Präparate, Konsum von Alkohol, Drogen und Kräutertee, zurückliegenden Bluttransfusionen, Leber-, Gallenwegs-, Stoffwechsel-, Autoimmun-, Herz- und Tumorerkrankungen.

Untersuchungen

Besonders ist auf **Zeichen einer** akuten und chronischen **Lebererkrankung** (Leberhautzeichen, Ikterus, Größe und Konsistenz der Leber, Splenomegalie, Aszites, neurologischer Status, Foetor hepaticus) und einer **Rechtsherzinsuffizienz** (u. a. Halsvenenstauung) zu achten. Diagnoseweisende klinische Zeichen sind z. B. bei Hämochromatose eine Hyperpigmentierung oder bei Morbus Wilson der Kayser-Fleischer-Kornealring (➤ Abb. 1) ❶.

Labor: In der Regel werden Parameter der biliären Integrität und Elimination (γ-GT, AP, Bilirubin) und der Lebersynthese (Quick, Albumin) bestimmt. Spezialuntersuchungen richten sich nach der Verdachtsdiagnose ❷.

Die **Sonographie** ❸ sollte immer erfolgen. So können Größe, Form und Binnenstruktur der Leber beurteilt werden. Außerdem lassen sich Aussagen über die Gallenwege und das Gefäßsystem treffen. Unterstützend stehen die farbkodierte Doppler- und die Kontrastmittel-Sonographie zur Verfügung.

CT/MRT ❸ kommen vor allem bei Raumforderungen der Leber zum Einsatz.

Eine **Leberbiopsie** ❸ kann wichtige Informationen über Ätiologie und Stadium von Lebererkrankungen liefern. Die Indikation zur Leberbiopsie erfolgt individuell nach sorgfältiger Nutzen-Risiko-Analyse.

Differenzialdiagnosen

Ursachen von Transaminasenerhöhungen		
Mögliche Erkrankungen	Häufigkeit	Weiterführende Untersuchungen
toxische Hepatopathie		
• alkoholisch	+++	Anamnese; Labor: bei alkoholischer Steatohepatitis (ASH) Leukozyten ↑, CRP ↑; ggf. Leberbiopsie
• medikamenteninduziert	++	Anamnese; ggf. Leberbiopsie
viral/parainfektiös		
• Virushepatitis A–E	+++	Labor: anti-HAV-IgM, HBsAg, anti-HBc, anti-HCV, anti-HEV-IgM, bei HbsAg positiv: ggf. anti-HDV-IgM/IgG, anti-HDAg; ggf. Leberbiopsie
• andere Viren, parainfektiös	+	z. B. CMV-AK, EBV-AK, Parvovirus B19
Autoimmunhepatitis		
• Typ 1	+	ANA, SMA
• Typ 2		LKM
• Typ 3		SLA
Stoffwechselerkrankungen		
• NASH (nichtalkoholische Steatohepatitis)	+++	Anamnese: Risikofaktoren Diabetes mellitus, Adipositas, Hyperlipoproteinämie; Sonographie: ggf. Steatosis, Hepatomegalie, ggf. Leberbiopsie
• Hyper-, Hypothyreose	+	Labor: TSH
• Sprue	+	Labor: T-Transglutaminase-AK; Gastroskopie
hereditäre Lebererkrankungen		
• Hämochromatose	++	Familienanamnese; *Labor:* Transferrinsättigung ↑, Ferritin ↑, ggf. HFE-Test; ggf. Leberbiopsie
• α-1-Antitrypsinmangel	+	Familienanamnese; *Labor:* Eiweißelektrophorese, α-1-Antitrypsin ↓; ggf. Leberbiopsie
• M. Wilson	+	Familienanamnese; *Labor:* Cu ↑ im 24-h-Sammelurin
vaskulär		
• Rechtsherzinsuffizienz	++	Labor: proBNP; Herzecho/EKG; Sonographie: Lebervenenstauung
• Budd-Chiari-Syndrom	+	Dopplersonographie
• VOD (veno-occlusive disease)	+	Dopplersonographie

Transaminasenerhöhung

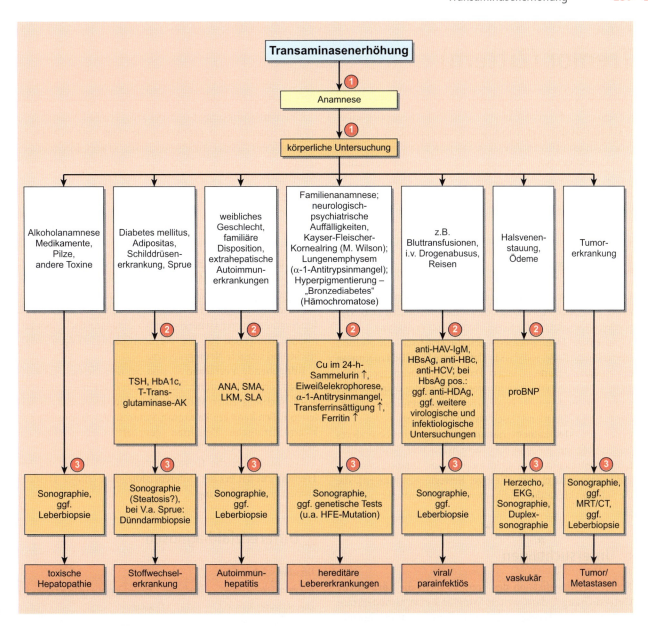

Fortsetzung		
Mögliche Erkrankungen	Häufigkeit	Weiterführende Untersuchungen
Malignome/Metastasen		
• HCC	+	Labor: AFP ↑ (in ca. 40% negativ); Sonographie; ggf. MRT/CT; ggf. Leberbiopsie
• Metastasen	++	Sonographie; MRT/CT; ggf. Leberbiopsie/Primärtumorsuche

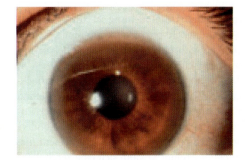

Abb. 1 Kayser-Fleischer-Kornealring.

E. Stark

Tremor (Zittern)

Definition

Tremor ist die regelmäßige, rhythmische Bewegung eines Körperteils durch gleichzeitige oder abwechselnde Kontraktion antagonistischer Muskeln. Oft werden pseudorhythmische Bewegungen fälschlicherweise als Tremor bezeichnet (z. B. Asterixis als „flapping tremor").

Eine **Einteilung** erfolgt nach der Frequenz (hoch-, mittel-, niederfrequent), nach der Amplitude (fein-, grobschlägig) und nach der Art der Auslösung (Ruhe-, Halte-, Intentionstremor) sowie nach dem Innervationsmuster (synergistisch/antagonistisch).

Anamnese

Fragen ❶ nach dem Beginn, der Progression des Symptoms sowie Fragen zur Erfassung von Grundkrankheiten (z. B. Hyperthyreose) sind für die Klassifikation von Bedeutung.

Für einige Tremorformen spielt die genetische Disposition eine wichtige Rolle, sodass eine detaillierte **Familienanamnese** entscheidende Hinweise liefert. Da die Tremorform speziell bei älteren Verwandten oft nicht oder nicht richtig diagnostiziert wurde, ist durch gezielte Fragen die Art des Tremors insbesondere bei den Eltern und Geschwistern zu erfassen.

Bei der **Medikamentenanamnese** liegt ein besonderes Augenmerk auf β-Mimetika, Theophyllin und Neuroleptika. Einige Neuroleptika (vor allem Sulpirid und Thiaprid) sind für Indikationen zugelassen (Vertigo, Bewegungsstörungen), die die Substanzklasse des Medikaments nicht sofort erkennen lassen.

Untersuchungen

Neben der Klassifikation des Tremors dient die **körperliche Untersuchung** ❷ dazu, weitere Symptome einer Grunderkrankung zu finden. Hierbei stehen vor allem Symptome hormoneller Funktionsstörungen, insbesondere Zeichen der Schilddrüsen- und Nebennierenüberfunktion, im Vordergrund.

Bei der **neurologischen Untersuchung** ist auf Symptome eines Parkinson-Syndroms (Hypokinese, Hypomimie, Rigor), auf zerebelläre Funktionsstörungen, Zeichen einer Polyneuropathie und auf dystone Symptome zu achten.

Liegt ein mittel- bis hochfrequenter Halte- und Intentionstremor ❸ vor, kann bei einem normalen körperlichen Befund ein **essenzieller Tremor** bestehen. Ein niederfrequenter Ruhetremor ❹ weist auf ein **Parkinson-Syndrom** hin, besonders wenn entsprechende Symptome vorliegen. Hinter einem niederfrequenten Intentionstremor ❺ kann sich eine **zerebelläre Läsion** verbergen.

Laboruntersuchungen ❻ erfolgen, um neben den bereits erwähnten endokrinen Störungen Elektrolytstörungen und Lebererkrankungen einschließlich Kupferstoffwechselstörungen zu erfassen. Auch Schwermetallvergiftungen können einen Tremor verursachen.

Zur **funktionellen Analyse des Tremors** ❼ kommen elektrische (Mehrkanal-EMG) und elektromechanische (Positions- oder Beschleunigungssensoren) Untersuchungen zur Anwendung. Ausgewertet werden Frequenz, Amplitude und Innervationsmuster (synergistisch vs. antagonistisch). Bei klinischen Hinweisen auf eine Polyneuropathie erfolgen motorische und sensible Neurographien.

Bildgebende Verfahren ❽ sind bei den meisten Tremorformen ohne Bedeutung, bei rubralem Tremor kann der MRT-Nachweis einer Mittelhirnläsion stützend sein, in seltenen Fällen kann ein Parkinson-Syndrom durch spezielle nuklearmedizinische Verfahren gesichert werden (FP-CIT-SPECT, Fluoro-DOPA-PET).

Eine **probatorische Therapie** entsprechend der vermuteten Tremorform hat bei der Differenzialdiagnose einiger Tremorformen große Bedeutung.

Differenzialdiagnosen

Ursachen von Tremor		
Mögliche Erkrankungen	Häufigkeit	Weiterführende Untersuchungen
physiologischer Tremor	++++	keine
gesteigerter physiologischer Tremor	+++	Labordiagnostik, auslösende Medikamente absetzen
essenzieller Tremor	+++	Besserung auf Alkohol, Propranolol, Primidon; im Zweifel Tremoranalyse
Parkinsontremor	+++	bei weiteren Symptomen probatorische Therapie
psychogener Tremor	+++	Hinweise für weitere Somatisierungsstörungen, Tremoranalyse
zerebellärer Tremor	+	Suche nach Kleinhirnläsion in der MRT

Tremor (Zittern)

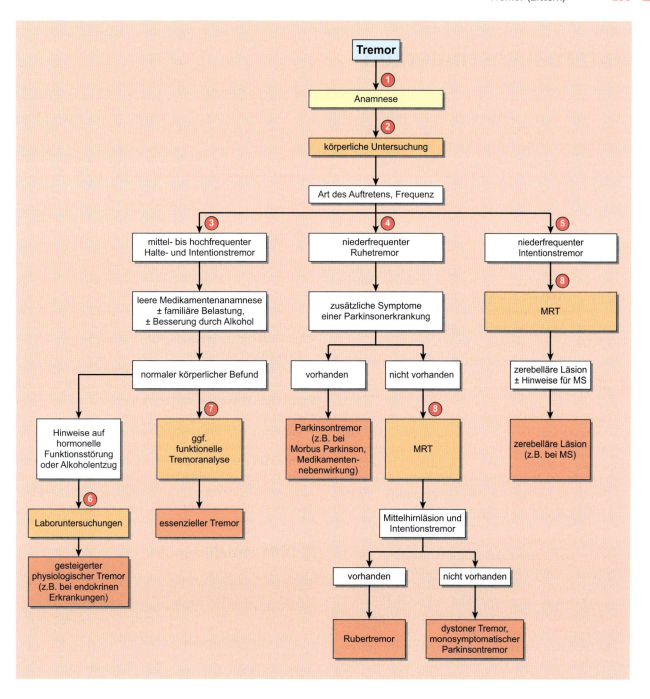

V. Groß
Unterbauchschmerzen

Definition

Unterbauchschmerzen können durch Erkrankungen verschiedener Organe bedingt sein; am häufigsten gehen sie vom Gastrointestinaltrakt aus. Wichtig ist die Unterscheidung zwischen **akuten bedrohlichen Beschwerden,** die rasch geklärt und therapiert werden müssen und **chronischen Beschwerden,** für deren Klärung mehr Zeit zur Verfügung steht.

Anamnese

Zunächst müssen gezielte Fragen gestellt werden zu **Entwicklung** und **Verlauf** der Schmerzen, zur **Schmerzlokalisation** sowie zu **Begleitphänomenen** (Diarrhö, Stuhlverhalt, Miktionsstörung, ausgebliebene Periodenblutung, neurologische Ausfälle) ❶.

Untersuchungen

Die **klinische Untersuchung** ❷ liefert Informationen über den Ernährungszustand (normal, reduziert, adipös), den Allgemeinzustand (normal, reduziert, Tachykardie, Hypotonie, Fieber), die Schmerzlokalisation, die Stärke der Schmerzen (Spontanschmerz, Druckschmerz), mögliche Abwehrspannung (Peritonismus), die Qualität der Darmgeräusche (normal, hochgestellt, fehlend) sowie über das Vorhandensein eines tastbaren Tumors.

Die **Labordiagnostik** ❸ gibt rasch Auskunft über das Vorhandensein von Entzündungszeichen (Leukozytose, CRP-Erhöhung) oder einer Anämie. Bei entsprechender Verdachtsdiagnose sollten eine Stuhlkultur (infektiöse Enterokolitis?), ein Urinstatus (Harnwegsinfekt? Blut im Urin als Hinweis auf Harnleiterkonkrement?) oder ein Schwangerschaftstest (Extrauteringravidität?) durchgeführt werden.

Der **Abdomensonographie** ❹ kommt bei der Formulierung einer Verdachtsdiagnose eine Schlüsselstellung zu. Bei besonderen Fragestellungen oder bei schlechten Schallbedingungen können eine Computer- oder eine Magnetresonanztomographie sinnvoll sein.

Akut aufgetretene **Schmerzen im rechten Unterbauch plus positive Entzündungszeichen** legen den V. a. eine Appendizitis ❺ oder Ile(ocol)itis (Morbus Crohn oder infektiös) ❻ nahe. Der Nachweis einer Darmwandverdickung im Bereich der Appendix bzw. des terminalen Ileums bestätigt diesen Verdacht. **Schmerzen im linken Unterbauch plus positive Entzündungszeichen** sind verdächtig auf eine Divertikulitis (umschriebene Darmwandverdickung, eventuell Abszess) ❼ oder eine Colitis (Diarrhö, langstreckige Darmkokarde), die wiederum unterschiedlicher Genese sein kann (infektiöse Colitis, Colitis ulcerosa, Colitis Crohn, d. i. Morbus Crohn mit Befall des Kolons) ❽.

Bei Frauen sind bei Vorhandensein von Entzündungszeichen und Schmerzen im rechten oder linken Unterbauch an eine Adnexitis ❿, bei Fehlen von Entzündungszeichen an eine Extrauteringravidität (ausgebliebene Regelblutung, positiver Schwangerschaftstest) ⓭, eine eingeblutete, stielgedrehte oder geplatzte Ovarialzyste ⓮ zu denken. Klärung bringen der **Ultraschall** und die **gynäkologische Untersuchung.**

Kolikartige Schmerzen im rechten oder linken Unterbauch können auf eine Harnleiterkolik ⓫ hinweisen (Blut im Urin, im Ultraschall einseitiger Nierenstau). Schmerzen im mittleren Unterbauch verbunden mit Miktionsstörungen können auf eine Zystitis (Entzündungszeichen, pathologischer Urinstatus) ❾ hinweisen, bei älteren Männern auch häufig auf einen Harnverhalt (Ultraschall: große Restharnmenge) ⓬.

Chronische Unterbauchschmerzen ohne weitere pathologische Befunde sind verdächtig auf ein Reizdarmsyndrom ⓯. Nicht selten bestehen auch wirbelsäulenbedingte (vertebragene) Schmerzen, die in den Unterbauch ausstrahlen ⓰.

Differenzialdiagnosen

Ursachen von Unterbauchschmerzen		
Mögliche Erkrankungen	Häufigkeit	Weiterführende Untersuchungen
Appendizitis	+	Blutbild, CRP, Ultraschall
Divertikulitis (> Abb. 1)	++	Blutbild, CRP, Ultraschall, CT
infektiöse oder chronisch entzündliche (Morbus Crohn, Colitis ulcerosa) Darmerkrankung	+++	Blutbild, CRP, Ultraschall, Stuhlkultur, Ileokoloskopie
gynäkologische Erkrankung (Adnexitis, Extrauteringravidität, eingeblutete oder geplatzte Ovarialzyste)	++	Blutbild, CRP, Schwangerschaftstest, Ultraschall, gynäkologische Untersuchung
urologische Erkrankung (Zystitis, Harnverhalt, Harnleiterkonkrement)	++	Ultraschall, Urinstatus, Blutbild, CRP
Reizdarm	+++	Anamnese, Ausschlussdiagnose

Unterbauchschmerzen

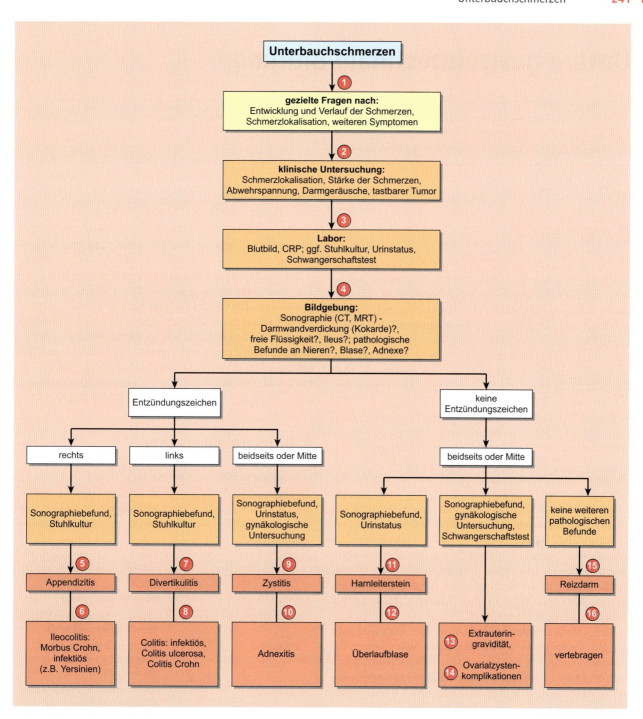

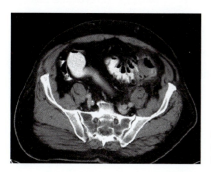

Abb. 1 Divertikulitis im CT (entzündliche Infiltration und Abszess im Sigmabereich).

S. Gölder, H. Messmann
Untere gastrointestinale Blutung

Definition

Eine gastrointestinale Blutung mit Ursprung zwischen terminalen Ileum und Rektum wird als untere gastrointestinale (GI-) Blutung bezeichnet. Dabei kommt es typischerweise zur **Hämatochezie** (peranaler Abgang von rotem oder dunkelrotem Blut sowie Koageln).

Anamnese

Zur richtigen Einschätzung der klinischen Prognose ist die Beurteilung der Intensität und der Ursache von großer Bedeutung. Oftmals erlaubt allein die exakte Anamnese ❶ eine Verdachtsdiagnose, diese gilt es endoskopisch zu sichern und entsprechend zu therapieren. Die **Blutungsintensität** lässt sich neben klinischen Symptomen wie Schwindel, Schwäche, Kaltschweißigkeit, Herzrasen etc. auch durch die Menge der peranal abgesetzten Blutmenge abschätzen. Als **Faustregel** gilt: Je hellroter die Farbe des abgesetzten Blutes, desto weiter distal, d. h. peranal, die Blutungsquelle.

Berichtet ein Patient über den Abgang von **hellrotem Blut**, findet sich die Blutungsquelle meist im linksseitigen Kolon zwischen linker Flexur und Rektum. Eine aktive Blutung im oberen Gastrointestinaltrakt kann jedoch, insbesondere bei hämodynamisch instabilen Patienten ebenfalls zum Abgang von frischem Blut per anum führen. Befindet sich die Blutungsquelle zwischen terminalem Ileum und linker Flexur, berichtet der Patient über **dunkelrotes Blut, Koagel und mit Stuhl vermischtes Blut.** Dabei erfordert die aktive Blutung aus dem unteren Gastrointestinaltrakt wie die aus dem oberen Gastrointestinaltrakt (➤ Kap. Obere gastrointestinale Blutung) eine rasche Ermittlung der Blutungsquelle. Die diagnostische Abklärung sollte nach Möglichkeit bei hämodynamisch stabilen Patienten durchgeführt werden ❷.

Alter, Medikamente wie nicht-steroidale Antirheumatika (NSAR), Voroperationen, vorausgegangene Bestrahlungen, Familienanamnese, z. B. Kolonneoplasien, Polypektomien innerhalb der letzen 2–3 Wochen, Schmerzen, Gewichtsverlust, Reiseanamnese und Nahrungsmittelanamnese, rezidivierende Blutungen sind wertvolle anamnestische Hinweise ❶.

✚ Blutungsquellen im Kolon

Untersuchungen

Beim Auftreten einer Hämatochezie sollte initial eine **Ösophagogastroduodenoskopie** (ÖGD) (➤ Kap. Obere gastrointestinale Blutung) durchgeführt werden ❸. Lässt sich eine Blutungsquelle im oberen Gastrointestinaltrakt ausschließen, folgen eine **Proktoskopie** und bei negativem Befund eine **Sigmoidoskopie** ❹.

Lässt sich die **Blutung stillen** ❺, schließen sich im Weiteren konservative Therapien an, die sich nach der Blutungsquelle richten.

Kann jedoch keine Blutungsquelle lokalisiert werden und ist der Patient **hämodynamisch stabil** ❻, erfolgt eine frühelektive Koloskopie nach Vorbereitung des Kolons.

Die nächste weiterführende Untersuchung bei **hämodynamisch instabilen Patienten** ❼ ist die **Angiographie** mit der Möglichkeit zur Intervention. In seltenen Fällen ist eine **Notfalloperation** unvermeidlich. Es sollte versucht werden, die Lokalisation der Blutungsquelle vor der Operation einzugrenzen.

Differenzialdiagnosen

Ursachen unterer gastrointestinaler Blutungen		
Erkrankungen	Häufigkeit	Weiterführende Untersuchungen und Therapie
Divertikel (➤ Abb. 1)	+++	Koloskopie, ggf. Clip; Angiographie
Angiodysplasien (➤ Abb. 1)	+++	Koloskopie mit Argon-Plasma-Koagulation (APC, Thermoablationsverfahren), hormonelle Therapie unwirksam
Post-Polypektomie	++	Koloskopie und Clip/Loop
Karzinom/Polypen	++	positive Familienanamnese, Koloskopie mit Polypektomie bzw. APC
Colitis ulcerosa, Morbus Crohn	++	Koloskopie, meist keine sinnvolle therapeutische Intervention, da diffuse Blutungen
infektiöse Colitis	++	Reise- und Nahrungsmittelanamnese, Koloskopie, Stuhlkulturen, ggf. antibiotische Therapie
Strahlenenteritis	+	Koloskopie, bei chronischer Enteritis APC-Therapie
ischämische Kolitis	++	Koloskopie, ggf. CT-Angiographie zur Diagnosestellung

✚ Tabelle einschließlich Klinik

Untere gastrointestinale Blutung

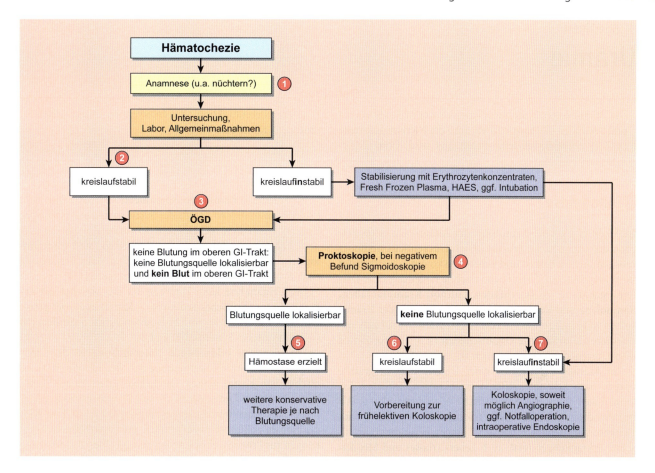

Blutungsquellen im Kolon

Die **Kolondivertikulose** ist insgesamt die häufigste Ursache für eine untere gastrointestinale Blutung (30 – 50%) im Alter. Etwa die Hälfte der Patienten hatte bereits eine Blutung aus Divertikeln. Dies sollte in der Anamnese des Patienten gezielt erfragt werden. Wurde bei dem Patienten zuletzt (ca. 14 Tage) eine endoskopische **Polypenentfernung** durchgeführt, könnte auch die Abtragungsstelle für die Blutung verantwortlich sein. **Angiodysplasien** sind für ca. 20 – 30% der unteren gastrointestinalen Blutungen verantwortlich und finden sich vermehrt bei älteren Patienten (über 65 Jahre) (➤ Tab.).

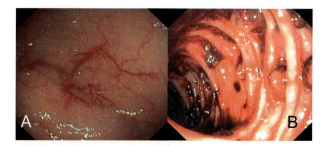

Abb. 1 Angiodysplasie (A) und Sigmadivertikel (B), häufige Blutungsquellen im unteren Gastrointestinaltrakt.

Blutungsquellen im Kolon in Abhängigkeit von Lebensalter und Häufigkeit		
< 25 Jahre	25–60 Jahre	≥ 60 Jahre
Colitis ulcerosa, Morbus Crohn	Divertikulose	Angiodysplasie
Polypen	Colitis ulcerosa, Morbus Crohn	Divertikulose
	Polypen	Karzinom
	Karzinom	Polypen
	Angiodysplasie	ischämische Kolitis

R. Brunkhorst

Urämie

Definition

Die Urämie ist ein Symptomenkomplex, der in den Stadien 4 und 5 (GFR 15–29 bzw. < 15 ml/min) der Niereninsuffizienz (> Kap. Niereninsuffizienz) beobachtet wird. Ohne Besserung der Nierenfunktion oder Intervention mittels Dialyse führt die Urämie zum Tod.

Anamnese

Im Stadium 4 können **Symptome der Anämie** ein erstes Zeichen der Urämie sein, Pruritus, **Foetor uraemicus** und/oder **morgendliche Übelkeit und Erbrechen** kommen meist später hinzu. Im weiteren Verlauf kann es ohne Einleitung einer Dialyse (Stadium 5) zu **Durchfällen, Luftnot, Krampfanfällen, Somnolenz** und **Koma** kommen. Die Symptome der Urämie sollten vollständig erfragt werden, da sie Hinweise auf sich manifestierende **urämische Organschäden** (z. B. Gastroenteritis oder Lungenödem) liefern können ❶.

Zur Klärung der Ursache einer Urämie müssen gezielte Fragen nach bekannten Nierenerkrankungen, erblichen Erkrankungen (familiäre polyzystische Nierenerkrankung, Alport-Syndrom), akuten Vorerkrankungen (fieberhafter Infekt, Diarrhö, anhaltendes Erbrechen), länger bekannten chronischen Erkrankungen (evtl. auch Leberzirrhose) und Medikamenten gestellt werden. Anamnestische Hinweise auf Tumor- oder Systemerkrankungen, eine Prostatahypertrophie oder Urolithiasis müssen Beachtung finden (> Kap. Niereninsuffizienz) ❶ und ❻.

Untersuchungen

Körperliche Untersuchung: Der Blutdruck ist meist erhöht. Besonderes Augenmerk sollte weiter auf die Herz- und Lungenauskultation (urämische Perikarditis, Lungenödem), Beinödeme, Anasarka sowie den Augenhintergrund (hypertensive oder diabetische Retinopathie) gelegt werden. Bei der neurologischen Untersuchung ist auf eine periphere Neuropathie zu achten, die urologische Untersuchung gilt der Prostata und die abdominale Palpation kann Hinweise auf Zystennieren erbringen. Die gynäkologische Untersuchung wird zum Ausschluss von potenziellen Tumormassen im kleinen Becken vorgenommen ❷.

Laboranalysen ❷: Neben der erniedrigten GFR und den entsprechend erhöhten Serumkreatinin- und Harnstoffwerten sind der erniedrigte Hämoglobinwert und das erhöhte Serumphosphat (bei länger bestehender Niereninsuffizienz) auffällig. Eine Hyperkaliämie kann zu charakteristischen EKG-Veränderungen führen (> Abb. 1). Das Serumkalzium kann erniedrigt sein bei erhöhtem Parathormonspiegel. Auf eine Osteopathie weist eine erhöhte alkalische Phosphatase hin, aber auch auf eine Knochenmetastasierung oder ein Plasmozytom. Hinzu kommt eine metabolische Azidose.

Allgemeine **Inflammationsparameter** ❷ (BSG, CRP, ggf. Prokalzitonin) dienen bereits der Suche nach der Ursache der Urämie. Wenn diese nicht anhand der Anamnese und der körperlichen Untersuchung auf der Hand liegt, sind **immunologische Untersuchungen** zum Ausschluss oder Bestätigung einer Systemerkrankung oder Vaskulitis angezeigt ❼.

Die **Urinanalyse** kann Hinweise auf die Aktivität der Erkrankung (nephritisches Sediment > Kap. Hämaturie) geben und eine Proteinurie im 24-h-Sammelurin quantifizieren (> nephrotisches Syndrom) ❷ und ❻.

Die wichtigste **bildgebende Untersuchung** ist die Sonographie ❸, die mittels Bestimmung der Nierengröße ein chronisches von einem akuten Geschehen unterscheiden kann; Nierentumoren, Zystennieren (> Abb. 2) und obstruktive Nierenerkrankungen werden ausgeschlossen ❹ und ❺. Eine **Nierenbiopsie** sollte bei allen letztlich unklaren Nierenerkrankungen zur Prognoseeinschätzung und ggf. Therapiefestlegung unter Berücksichtigung des Risikos (Nierengröße!) durchgeführt werden ❽.

Differenzialdiagnosen

Ursachen von chronischen Nierenerkrankungen		
Diagnose	Relative Häufigkeit	Diagnostische Hinweise
diabetische Nephropathie	++++	sonographisch normal große Nieren, diabetische Retinopathie, Proteinurie, ggf. Nierenbiopsie
hypertensive Nephrosklerose	+++	Fundus hypertonicus, Echokardiographie
Glomerulonephritis (GN)	++	Sediment, Proteinurie, Nierenbiopsie
chronische Pyelonephritis, obstruktive Nephropathie	++	Urinsediment, Sonographie
polyzystische Nierenerkrankung	+	Familienanamnese, Sonographie
Nierenbeteiligung bei Systemerkrankung	+	nephritisches Sediment, Nierenbiopsie, immunologische Parameter
Nierenschädigung durch Medikamente	+	Anamnese, ggf. Sonographie
Alport-Syndrom	(+)	Familienanamnese, Schwerhörigkeit

Urämie 245

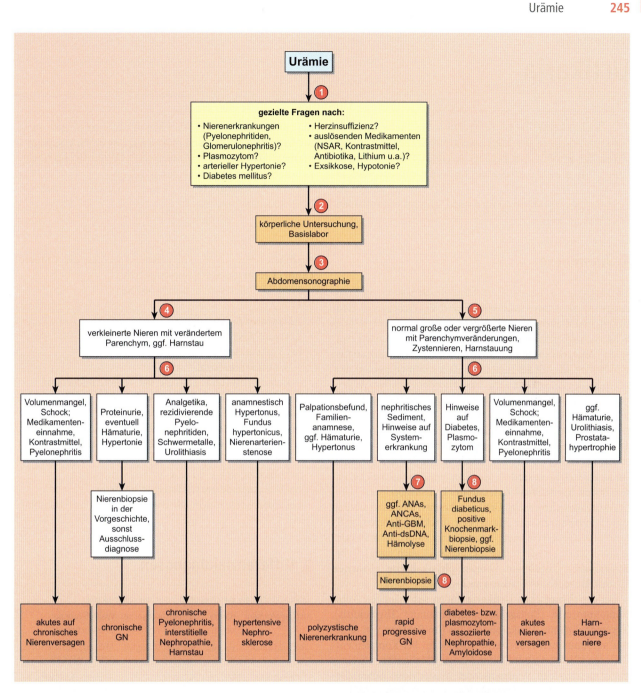

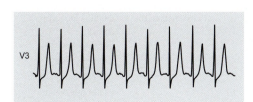

Abb. 1 EKG mit „spitzzeltförmigen" Veränderungen bei Hyperkaliämie.

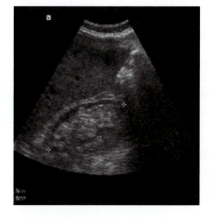

Abb. 2 Ultraschallbild einer fortgeschrittenen Nierenparenchymschädigung durch polyzystische Nierendegeneration.

H. Bruckmayer, T. Glück
Urtikaria

Definition

Urtikaria ist eine allergische Reaktion, die überwiegend die oberen Schichten der Haut (meist am Körperstamm), seltener die Schleimhäute betrifft (> Abb. 1). Der Effloreszenztyp ist die **Quaddel,** eine scharf begrenzte, rötliche, stark juckende, meist innerhalb von Stunden spurlos abheilende Schwellung. Quaddeln werden durch Histamin, Prostaglandine und anderen, von Mastzellen in der Haut freigesetzten Mediatoren vermittelt und induzieren eine erhöhte Kapillarpermeabilität. Quaddeln können wenige Millimeter bis einige Zentimeter groß sein und konfluieren.

Es werden eine **akute** ❶ und ein **chronische Urtikaria** ❷ unterschieden.

Anamnese

Die Anamnese ist besonders wichtig, vor allem wenn die Effloreszenzen nicht mehr nachweisbar sind. Es interessieren Häufigkeit und Dauer der Effloreszenzen und ob Juckreiz oder Schmerz vorherrschen. Bei **akuter Urtikaria** wird nach typischer Allergenexposition, Medikamenten, Nahrungsstoffen und Stoffen, die mit der Haut in Kontakt kommen, gefragt. Dabei muss der Patient erinnern, was koinzident mit dem Auftreten der Urtikaria in seiner Umgebung „neu" auftrat. Auch vorangegangene Infekte oder physikalische Ursachen sind gezielt zu erfragen. Bei **chronischer Urtikaria** finden die Patienten die auslösenden Faktoren gelegentlich selbst heraus.

Häufige, oft bereits anamnestisch identifizierbare Ursachen für **akute Urtikaria sind** ❸: Medikamente, Insektenstiche, Latex, Pollen, Speisen oder Zusatzstoffe, Transfusion.

Akute und chronische Urtikaria können ausgelöst werden durch **Substanzen, die Mastzellen direkt aktivieren,** z. B.: Opiate, Muskelrelaxanzien, Vancomycin, Kontrastmittel oder Alkohol (auch bereits geringe Mengen, u. U. auch Essig) ❾. Bei individueller Disposition können **physikalische Ursachen** (Druck, Hitze, Kälte) Urtikaria auslösen.

Bei der **chronischen Urtikaria** finden sich häufiger: Autoimmunprozesse (Kollagenosen, autoimmune Thyreoiditis), Kryoglobulinämie, Urtikariavaskulitis (im Rahmen von anderen autoimmunen Prozessen), Angioödem bei Komplementdefekten (C1-Esterase-Inhibitor-Mangel), Malignome i. S. eines paraneoplastischen Syndroms oder Mastozytose, Schnitzler- und Muckle-Wells-Syndrom ❽.

Untersuchungen

Die **Quaddel** ist eine Blickdiagnose. Stärker ausgeprägte **Ödeme** (Angioödem) und **Petechien** oder **Einblutungen** sollten eine weitergehende Diagnostik im Hinblick auf C1-Esterase-Inhibitor-Mangel, Urtikariavaskulitis oder Mastozytose veranlassen.

Ergibt die Anamnese keine entscheidenden Hinweise, so können Laboruntersuchungen ❹ weiterhelfen. IgE- und **Eosinophilen-Vermehrung** deuten auf **allergische Prozesse** hin, die mittels weiterer Untersuchungen auf Allergene ❺, bei erhöhten Infektionszeichen auf Parasiten ❻ oder Infektionen ❼ zu differenzieren sind. Entsprechend werden die **Untersuchungen individuell** zusammengestellt:

- Blutbild, Differenzialblutbild (Diff-BB)
- CRP
- Allergenteste, Karenzteste
- Tests auf physikalische Auslösbarkeit
- bei V. a. Parasiten:
  – Wurmeier im Stuhl
  – weitere Tests und Serologie, ggf. weitere Bildgebung
- bei pathologischen Leberwerten: Serologie auf Hepatitiden, ANA, ANCA, sIL-2-Rezeptoren
- bei V. a. Systemerkrankung/Vaskulitis: BSG, CRP, Nierenwerte, ANA, Schilddrüsenantikörper, IgE, IgG, Komplement, Kryoglobuline, Bildgebung: Röntgen Thorax, Sonographie, Echokardiographie, CT u. a. je nach Symptomen
- bei V. a. Angioödem: C1-Esterase-Inhibitor
- bei unklaren Quaddeln, die längere Zeit bestehen: Hautbiopsie.

Differenzialdiagnosen

Übersicht über die verschiedenen Ursachen von Urtikaria			
Urtikariaformen	Häufigkeit	Häufigste Ursache	Weiterführende Untersuchungen
akute Urtikaria	++++	(Kontakt-)Allergien	Allergen-, Auslösersuche, Diff-BB, IgE, CRP
chronisch intermittierende Urtikaria	++	Allergien	Allergen-, Auslösersuche, Diff-BB, IgE, CRP
chronische Urtikaria	+		s. o. und Suche nach Systemerkrankungen, chronischen Infektionen, Autoimmunprozessen
Angioödem	+	Infekte, Komplementverbrauch	Allergen-, Auslösersuche; Diff-BB, CRP, Larynxödeme: C1-Esterase-Inhibitor
Mastozytose	+		Hautbiopsie, IgE, Tryptase
Urtikariavaskulitis	+		Hautbiopsie, Vaskulitisdiagnostik

Urtikaria 247

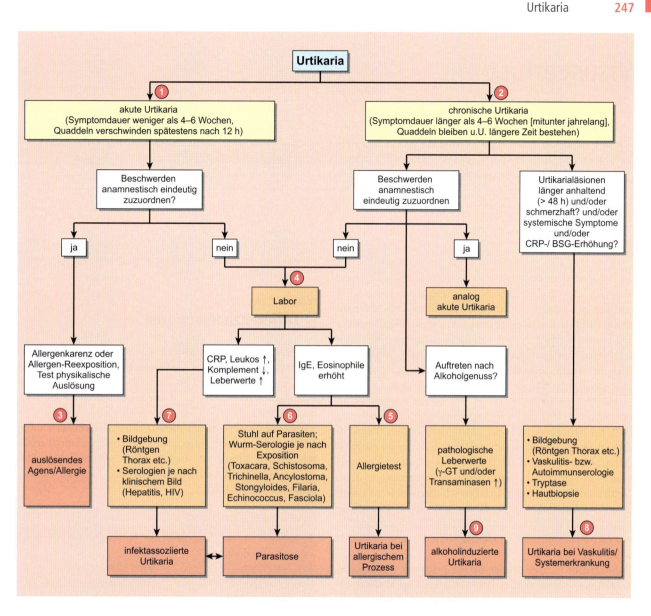

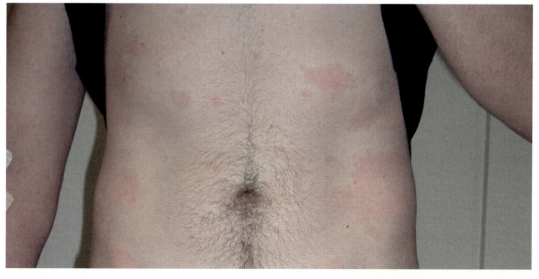

Abb. 1 Urtikaria.

B. Wiechens
Visusverlust

Definition

Die akute oder langsam zunehmende Minderung der Sehschärfe eines oder beider Augen bis hin zur vollständigen Erblindung wird als Visusverlust bzw. -minderung bezeichnet. Dies kann Folge eines Traumas oder von Erkrankungen aus dem neurologischen, internistischen oder rein ophthalmologischen Formenkreis sein. Selten sind angeborene Krankheiten oder medikamentöse Nebenwirkungen die Ursache.

Anamnese

Zunächst wird gezielt erfragt, ob die Sehstörungen ein- oder beidseitig und ob diese akut ❶ oder langsam zunehmend ❷ aufgetreten sind und wie lange sie schon bestehen: dauerhaft ❸ oder transient ❹. **Begleitsymptome** ❺ wie neurologische Symptome, Kopfschmerzen (Migräne, Sinusitis) oder Kauschmerzen sind zu erheben. Daneben werden **ophthalmologische Symptome** ❻, die für differenzialdiagnostische Überlegungen wichtig sind, wie Photopsien (Wahrnehmen von Lichtblitzen), Mouches volantes (bewegliche Glaskörpertrübungen z. B. bei Netzhautablösungen), vermindertes Farbsehen (z. B. bei Neuritis nervi optici), Metamorphopsien (Verzerrtsehen), Doppelbilder, Gesichtsfeldeinschränkungen ebenfalls erfasst. Letztere können die Patienten als plötzliche Verdunklung eines Bereichs im Gesichtsfeld (GF) beschreiben (z. B. bei Netzhautablösungen oder Gefäßverschlüssen) oder als konzentrische Einschränkung (z. B. im Endstadium eines Glaukoms). Ist der Punkt des schärfsten Sehens ein- oder beidseitig mit betroffen, kann eine erhebliche Sehminderung angegeben werden.

Außerdem müssen immer bereits bekannte Allgemeinerkrankungen erfragt werden. Des Weiteren ist die Medikamentenanamnese u. U. zielführend, wenn keine Ursache für die Sehminderung oder den Visusverlust gefunden werden kann, und um eine mögliche berufsbedingte Exposition mit Gefahrenstoffen auszuschließen.

Untersuchungen

Wichtigste ophthalmologische Untersuchungen bei der Erstvorstellung sind die **Visuserhebung**, die **Tensiomessung**, die **Gesichtsfelduntersuchung** und die **Funduskopie**. Spezielle Untersuchungen wie z. B. Elektrophysiologie, Fluoreszenzangiographie (FAG), bildgebende Diagnostik etc. sollten erst in der weiterführenden Diagnostik durchgeführt werden. Bei der Erstvorstellung kann u. U. das Hinzuziehen der entsprechenden Fachdisziplinen (Ophthalmologie, HNO, Neurolgie etc.) hilfreich sein. ❼ (✚ Ophthalmologische Befunde – Abbildungen).

Zu den Befunden, die auch ein Nichtophthalmologe mit einer einfachen Untersuchungslampe erheben kann, gehören z. B. Hornhauttrübungen (HH-Trübung), Rötung des Auges, Bewegungseinschränkungen, Exophthalmus, Veränderung des Pupillarreflexes, einfache Gesichtsfeldausfälle (Fingerperimetrie) und ggf. Papillenödem (direkter Augenspiegel ohne Weitstellung der Pupille möglich).

Differenzialdiagnosen

Grundsätzlich muss ein akuter bzw. zunehmender permanenter Visusverlust von einer **Amaurosis fugax** (Sehverschlechterung für wenige Sekunden bis Minuten) unterschieden werden. Die folgende Aufstellung gibt nur die wichtigsten Differenzialdiagnosen an.

Fast alle der genannten Differenzialdiagnosen bedürfen weiterführender spezieller augenärztlicher Untersuchungsverfahren, wie z. B. Ultraschall, Angiographie, optische Kohärenztomographie (Schnittbilduntersuchung der Netzhaut mittels konfokalen Lichts) etc.

Ursachen eines Visusverlusts		
Mögliche Erkrankungen	Häufigkeit	Weiterführende Untersuchungen
retinale Gefäßverschlüsse (z. B. Arteriitis temporalis)	++	Funduskopie, GF, FAG, rheologische Risikofaktoren (rhRF)
juvenile Neuropathien (z. B. Leber'sche hereditäre Optikusneuropathie)	+	VEP, humangenetische Untersuchung
ischämische Optikusneuropathie (z. B. Arteriitis temporalis)	++	Funduskopie, GF, rhRF
Neuritis nervi optici/ Papillitis	+	Funduskopie, GF, Farbsehen, VEP
Glaskörperblutung (GK-Blutung)	++	Funduskopie, Ultraschall, ggf. FAG
Makulopathien (z. B. AMD, DMP)	++	Funduskopie, optische Kohärenztomographie, FAG
Orbitaphlegmone	+	GF, Ultraschall, HNO-Konsil, MRT/CT
Katarakt	+++	Funduskopie, Retinometervisus
intraokulare Entzündungen	+	Funduskopie, Keimnachweis (Vorderkammer- oder Glaskörperpunktat), Ausschluss Sarkoidose und rheumatische Erkrankungen
zerebrale Erkrankungen	+	neurologisches Konsil, ggf. MRT/CT
Keratitis/Ulcus corneae	+	Keimnachweis
akutes Glaukom	+	Tensio, Glaukomdiagnostik

Visusverlust

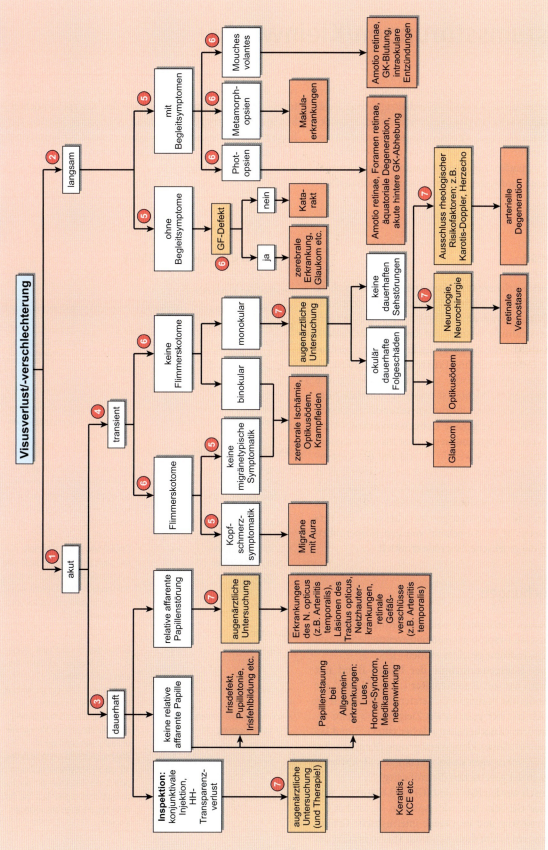

C. Bollheimer

Wachstumsstörungen/Kleinwuchs

Definition

Ein Kleinwuchs liegt vor, wenn die Körperhöhe eines Individuums unterhalb der 3. Perzentile Gleichaltriger liegt. Beim **primären Kleinwuchs** ist das Wachstums- und Entwicklungspotenzial des Knorpel-Knochen-Systems von Geburt an vermindert, wodurch es entweder zu proportioniertem oder zu dysproportioniertem Kleinwuchs kommt. Beim **sekundären Kleinwuchs** wird wegen Substratmangels und/oder Störung der Steuerungssysteme das an sich normale Wachstums- und Entwicklungspotenzial des Knorpel-Knochen-Systems nicht umgesetzt. Davon abgegrenzt werden der Kleinwuchs bei SGA-Kindern (SGA = small for gestational age), der familiäre Kleinwuchs und die konstitutionelle Entwicklungsverzögerung.

Anamnese

In der Regel finden sich bereits im **Anamnesegespräch** sichere Hinweise auf angeborene Skeletterkrankungen ❶, (chromosomale) Fehlbildungssyndrome (Turner-, Down-, Prader-Willi-, Noonan-Syndrom) ❷ sowie auf kardiale (Herzfehler), pulmonale (Asthma bronchiale, zystische Fibrose), gastroenterologische (Morbus Crohn, Colitis ulcerosa, Zöliakie), rheumatologische, nephrologische und hämatoonkologische **Grunderkrankungen** ❸. Wichtig ist eine **psychosoziale Anamnese** im Hinblick auf einen möglichen **sekundären Deprivationskleinwuchs** ❹. Die genaue **Geburtsanamnese** (Mutterpass!) mit Termin, Länge und Gewicht ist für die Diagnose eines Kleinwuchses bei SGA wichtig ❺. Anhand der **Perzentilenkurven** für Körperhöhe und Wachstumsgeschwindigkeit (Vorsorgeuntersuchungen) wird überprüft, seit wann der Kleinwuchs besteht bzw. ob ab einem gewissen Zeitpunkt ein Wachstumsstillstand (Wachstumsgeschwindigkeit < 25. Perzentile) eingetreten ist ❻. Ausgehend von den Körperhöhen der Eltern wird die genetische Zielgröße ermittelt ❼.

Untersuchungen

Neben der genauen Bestimmung von Alter, Körperhöhe und -gewicht ❽ muss auf Dysproportionen und eventuelle Stigmata für Fehlbildungssyndrome geachtet werden ❾.

Anhand einer **Röntgenaufnahme der linken Hand mit Handgelenk** wird das sog. **Knochenalter** (> Abb. 1) und die **prospektive Endgröße** bestimmt ❿. Letztere befindet sich im Deckungsbereich mit der genetischen Zielgröße ⓫ beim familiären Kleinwuchs (Knochenalter = Lebensalter) ⓬ und bei der konstitutionellen Entwicklungsverzögerung (Knochenalter < Lebensalter) ⓭, wohingegen sie bei den übrigen Kleinwuchsformen unterhalb der genetischen Zielgröße liegt ⓮.

Laborchemisch werden IGF-1 und IGFBP-3 bestimmt, welche die integrale GH-Sekretion widerspiegeln ⓯. Sind IGF-1 bzw. IGBP-3 erniedrigt und liegt keine internistische Grunderkrankung bzw. ein Fehlbildungssyndrom vor, so besteht der V. a. einen Wachstumshormonmangel im engeren Sinne ⓰.

Differenzialdiagnosen

Ursachen von Kleinwuchs		
Mögliche Erkrankungen	Häufigkeit	Weiterführende Untersuchungen
primärer Kleinwuchs ⓴		
• proportional ⓱ Turner-Syndrom Down-Syndrom andere Fehlbildungssyndrome	++	körperliche Stigmata, Genetik ⓳, Überweisung in ein Kompetenzzentrum
• dysproportional ⓳ Hypo-/Dysplasien/ Dysostosen	+/–	Überweisung in ein für kindliche Skeletterkrankungen spezialisiertes Zentrum.
sekundärer Kleinwuchs ㉑		
• mittelbare Störung ㉒ bei: internistischen Grunderkrankungen ❸ psychosozialen Störungen ❹	++	Mitbetreuung durch entsprechende Subdisziplin; cave: weniger augenfällige Grunderkrankungen wie Hypothyreose (TSH?) oder Zöliakie
• Wachstumshormonmangel im engeren Sinne ㉔	++	Objektivierung durch Stimulationstests (z. B. CRF-, Arginin- und Insulinhypoglykämietest), Wachstumshormon-(Nacht)-profil, Austestung der anderen Hypophysenfunktionen, MRT ㉓
Varianten		
• SGA ㉕	++	Geburtsgewicht und/oder -länge < –2 SD bezogen auf Gestationsalter und Geschlecht.
• familiärer Kleinwuchs ㉖	++	Längenwachstum und genetisches Potenzial < 3. Perzentile
• konstitutionelle Entwicklungsverzögerung ㉗	+++	temporäre Wachstumsretardierung, die im weiteren Verlauf wieder aufgeholt wird; typisch: Wachstumsretardierung zwischen 18. bis 30. Lebensmonat, besonders starke Reduktion der Wachstumsgeschwindigkeit kurz vor der Pubertät, die ebenfalls verzögert einsetzt

✚ Abbildungen Röntgenaufnahmen zur Knochenaltersbestimmung

Wachstumsstörungen/Kleinwuchs

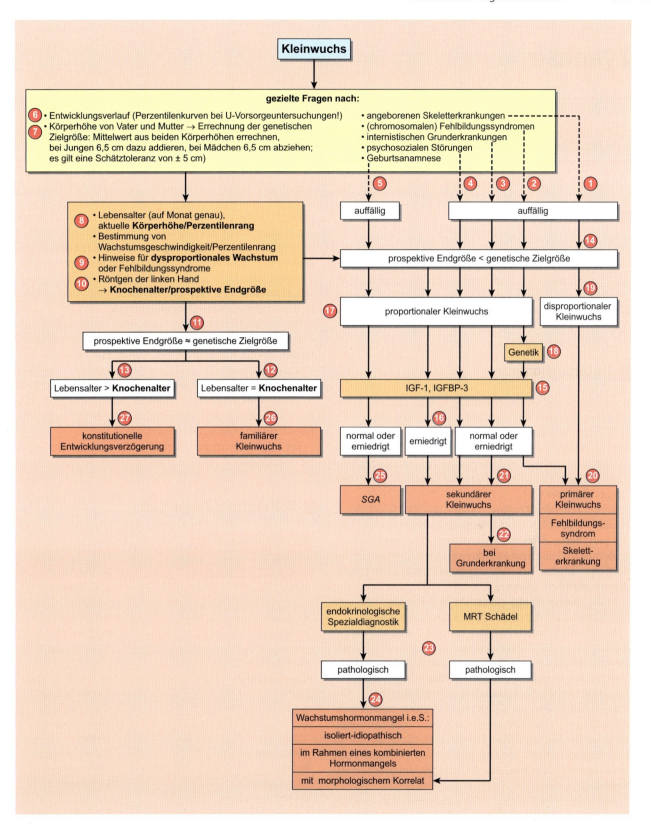

M. Hamm
Zyanose

Definition

Als Zyanose wird eine Blauverfärbung der Haut und/oder der Schleimhäute bezeichnet. Sie ist ein relativ unzuverlässiges Zeichen für das Vorliegen einer arteriellen bzw. kapillären Hypoxämie, das durch eine arterielle Blutgasanalyse verifiziert werden muss. Sie entsteht bei ≥ 5 g/100 ml reduziertem Hämoglobin im Kapillarblut.

Anamnese

Erfragt werden: Art der Zyanose, zeitliche Entwicklung, Begleitbeschwerden (Luftnot, Atemgeräusche, Ödeme, Schmerzen), Vorerkrankungen, Medikamente, Schadstoffbelastung ❶.

Selten ist die **Pseudozyanose** ❺ durch abnorme Pigmentation oder Ablagerung körperfremder Substanzen (z. B. Argyrose).

Untersuchungen

Bei der **körperlichen Untersuchung** ❷ sollte auf eine Atem- bzw. Kreislaufinsuffizienz geachtet werden (Dyspnoe, Tachypnoe, Schockzeichen usw.). Blässe sowie fehlende Kapillarfüllung bestehen bei Anämie oder Kreislaufzentralisation, Trommelschlägelfinger und Uhrglasnägel bei chronischer Hypoxämie. Liegen klinische Zeichen einer Erkrankung von Herz, Lunge oder Leber vor?

Bei der **zentralen Zyanose** ❼ sind Zunge und Schleimhäute bläulich verfärbt, Lippen und Zunge sind gleich zyanotisch. Bei der **peripheren Zyanose** ❻ durch vermehrte Sauerstoffausschöpfung sind nur Haut und Akren zyanotisch; es besteht eine deutliche Differenz zwischen Lippen und Zunge (z. B. kälteinduzierte periphere Zyanose).

In der **Thorax-Röntgenübersicht in 2 Ebenen** ❸ können sich Hinweise auf Herz- und Lungenkrankheiten ergeben.

Bei V. a. O_2-Minderversorgung muss die Oxygenierung gemessen werden! Die **Pulsoximetrie** hat sich in der Notfallmedizin bewährt, erlaubt aber keine Beurteilung der alveolären Ventilation und ist bei leichter Hypoxämie wenig sensitiv. Daher ist die arterielle **Blutgasanalyse** unverzichtbar ❸.

Bei schwerer Anämie besteht keine Zyanose trotz Hypoxämie. Bei Met- oder Sulfhämoglobinämie ❹ oder CO-Vergiftung sind der PO_2, die daraus berechnete O_2-Sättigung und die Pulsoximetrie normal, die Hypoxämie kann nur durch echte Messung der O_2-Sättigung und der Hämoglobinformen erfasst werden.

Ein erhöhter PCO_2-Wert ❽ dokumentiert eine alveoläre Hypoventilation; weitere Abklärung durch **Lungenfunktionsprüfung** und ggf. Untersuchung der **Atemregulation** einschließlich **Polysomnographie.**

Bei Adipositas ergibt eine **Blutgasanalyse unter Belastung** ❾ einen Anstieg des PO_2, bei Diffusionsstörungen dagegen einen weiteren PO_2-Abfall.

Die O_2-**Gabe** führt bei Diffusionsstörungen im Gegensatz zur Zyanose durch einen Rechts-Links-Shunt zum deutlichen Anstieg des PO_2. Durch **Blutgasanalyse bei Inhalation von reinem O_2** ❿ lässt sich die Shunt-Fraktion berechnen. Die Lokalisation eines kardialen Shunts erfolgt durch (transösophageale) **Echokardiographie,** seltener durch eine **Angiographie** (z. B. bei pulmonalen Gefäßmissbildungen).

Bei funktionellem intrapulmonalen Rechts-Links-Shunt durch Lebererkrankungen mit hepatopulmonalem Syndrom ⓫ werden bei der Atmung von reinem Sauerstoff normale PO_2-Werte erreicht.

Bei pulmonalen Erkrankungen oder V. a. Lungenembolie sollte eine **Computertomographie** mit Kontrastmittel ⓬ erfolgen; ein **Rechtsherzkatheter** gilt als Goldstandard zur Quantifizierung einer pulmonalen Hypertonie.

Bei umschriebener peripherer Zyanose kann mit der **Doppler-Sonographie** die Durchblutung beurteilt werden.

Differenzialdiagnosen

Ursachen einer Zyanose		
Mögliche Erkrankungen	Häufigkeit	Weiterführende Untersuchungen
COPD	++++	Lungenfunktionsdiagnostik
interstitielle Lungenkrankheiten	+	Lungenfunktionsdiagnostik, CT
pulmonale Infiltrationen, Atelektasen	+++	Röntgen-Thorax, CT
Lungengefäßerkrankungen	+	Echo, Rechtsherzkatheter, CT, Angiographie
Shuntvitien	+	BGA mit 100% O_2-Atmung, Echo, Herzkatheter
hepatopulmonales Syndrom	+	BGA sitzend/liegend/ 100% O_2-Atmung
Herzinsuffizienz (periphere Zyanose)	+++	Echokardiographie
periphere Akrozyanose	+++	Doppler-Sonographie
Methämoglobinämie	+	Met-Hb-Bestimmung
hypobare Hypoxämie	ohne Begleiterkrankung nur in großer Höhe (> 3000 m)	Anamnese, Situation

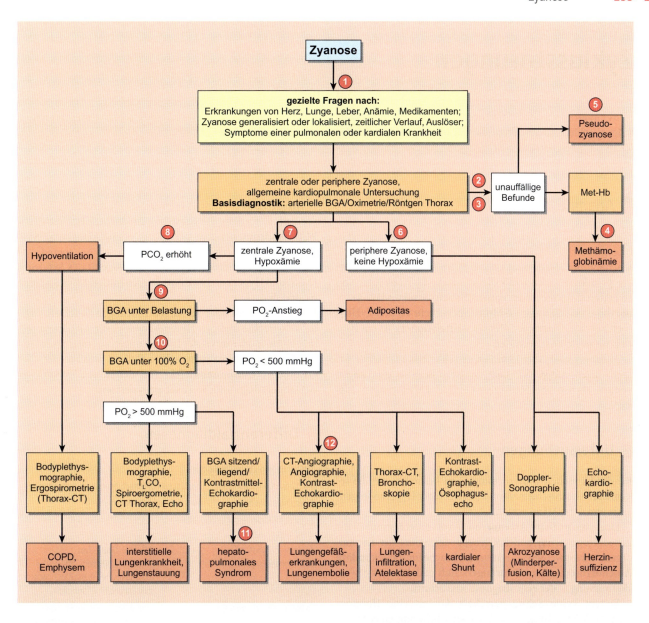

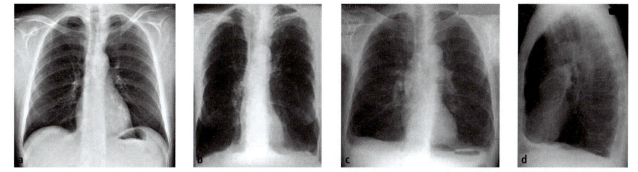

Abb. 1 Charakteristischer Röntgen-Thorax Befund bei Lungenemphysem (b bis d) im Vergleich zum Normalbefund (a): erhöhte Strahlentransparenz der Lunge, schlanke Herzsilhouette, flache Zwerchfellschatten, größerer Sagittaldurchmesser.

U. Woenckhaus
Zyklusstörungen

――― Definition ―――

Zyklusstörungen sind Störungen im Menstruationszyklus der geschlechtsreifen Frau, die die Blutungsrhythmik oder den Blutungscharakter betreffen. Eine Sonderform der Zyklusstörung ist das Ausbleiben der Periodenblutung (primäre oder sekundäre Amenorrhö).

Anamnese

Zunächst wird die **Art** der Zyklusstörung, z. B. Amenorrhö, Oligomenorrhö (Zyklusdauer > 35 Tage), Metrorrhagie (Zwischenblutung), Menorrhagie (> 80 ml), erfasst ❶. Während bei der **primären Amenorrhö** die Menarche bis zum Alter von 16 Jahren ausgeblieben ist, entwickelt sich die **sekundäre Amenorrhö** (keine Blutung > 6 Monate oder mehr als drei Zyklen) nach zuvor aufgetretener Menses. **Mittelschmerz** ist ein Hinweis für ovulatorische Zyklen.

Abhängig vom Alter kommen verschiedene auslösende Erkrankungen infrage. Sämtliche schwere Begleiterkrankungen können ebenso wie Medikamente ❷ Zyklusstörungen auslösen.

Untersuchungen

Bei der klinischen Untersuchung ❸ ist besonders auf die sekundären Geschlechtsmerkmale, Zeichen der Hyperandrogenämie und den BMI zu achten.

Liegt eine **primäre Amenorrhö** ❹ vor, muss hormonell die gonadotrope Achse und bildgebend der Status der Genitalorgane erfasst werden ❺. Häufigste Ursache für die **sekundäre Amenorrhö** ❻ ist eine **Schwangerschaft** und daher eine hCG-Bestimmung ❼ der erste diagnostische Schritt.

Besteht **keine Schwangerschaft**, kommt eine Hormondiagnostik zum Einsatz, die auch zur Abklärung einer Oligomenorrhö ❽ durchgeführt wird. Bei Letzterer können ferner regelmäßige Messungen der Körperbasaltemperatur ❾ bei fehlendem Temperaturanstieg anovulatorische Zyklen nachweisen. Sind die Gonadotropine erhöht ❿, liegt eine **Ovarialinsuffizienz** (reguläre Menopause, autoimmun bedingt etc.) vor. Niedrignormale oder verminderte Gonadotropinspiegel ⓫ und reguläre Stimulierbarkeit durch GnRH ⓬ weisen auf die häufige **funktionell hypothalamische Störung** hin, die typischerweise bei erhöhtem emotionalen oder physischen Stress und bei Essstörungen auftritt. Eine organische **hypophysäre oder hypothalamische Erkrankung** (z. B. Hypophysenadenom) ist bei einem deutlich erhöhten Prolaktinspiegel ⓭ und bei klinischen Hinweisen auf hypophysäre Ausfälle oder eine Hormonüberproduktion zu vermuten. Eine umfangreichere Labordiagnostik und eine Hypophysen-MRT ⓮ sichern die Diagnose. Nicht selten treten Zyklusstörungen infolge einer **Schilddrüsenfehlfunktion** ⓯ auf. Bei Hypothyreose findet sich dann häufig auch eine leichte Hyperprolaktinämie.

Hirsutismus (> Abb. 1) erfordert die Bestimmung der Androgene ⓰ (> Kap. Hirsutismus). Mögliche Ursache ist ein **PCO-Syndrom,** bei dem sich häufig vaginalsonographisch ⓱ polyzystische Ovarien (PCO) darstellen lassen. Seltenere Ursachen der Hyperandrogenämie wie **adrenogenitales Syndrom** (AGS) und **Hyperkortisolismus** werden mittels Labordiagnostik und Bildgebung verifiziert.

Bei zu starken oder zu langen Blutungen ⓲ stehen Vaginalsonographie und ggf. Hysteroskopie ⓳ zur Abklärung primär uteriner oder zervikaler Erkrankungen an erster Stelle. Seltener liegt ein plasmatischer oder zellulärer, angeborener oder erworbener **Gerinnungsdefekt** vor, der mittels spezifischer Gerinnungsdiagnostik ⓴ weiter analysiert wird.

Differenzialdiagnosen

Ursachen von Zyklusstörungen		
Mögliche Erkrankungen	Häufigkeit	Weiterführende Untersuchungen
Schwangerschaft	+++	hCG-Bestimmung
prämature Ovarialinsuffizienz/Menopause	+/+++	LH, FSH, Estradiol (E2)
funktionell hypothalamische gonadotrope Insuffizienz	++	LH, FSH, GnRH-Test Prolaktin, TSH zum differenzialdiagnostischer Ausschluss anderer Erkrankungen erforderlich
hypophysäre Erkrankung	+	Prolaktin, kombinierter Hypophysentest, MRT Hypophyse
Schilddrüsenfunktionsstörung	+	TSH, SD-Sonographie, SD-Autoantikörper
PCO-Syndrom	++	BMI, Testosteron, LH/FSH, Vaginalsonographie
uterin/zervikal (Polyp, Myom, Malignom etc.)	++	Vaginalsonographie, Hysteroskopie, eventuell fraktionierte Abrasio
medikamenteninduzierte Form	++	Anamnese
Koagulopathie	+	PTT, Quick, Blutbild, spezielle Gerinnungsdiagnostik

Zyklusstörungen

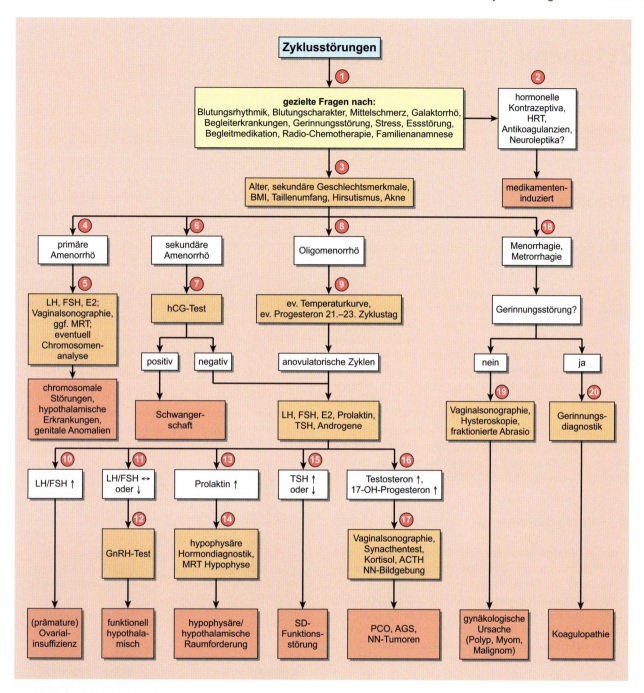

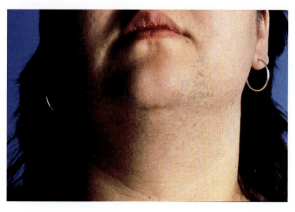

Abb.1 Hirsutismus bei PCO-Syndrom.

B. Gleissner
Zytopenie im peripheren Blut

Definition

Unter einer Zytopenie versteht man eine Verminderung einer (**Monozytopenie**) oder mehrerer Zellreihen (**Bi-** oder **Panzytopenie**).

Anamnese

Hinweise auf das Bestehen einer Zytopenie geben meist **klinische Beschwerden,** die dadurch entstehen, dass eine oder mehrere hämatologische Zellreihen vermindert sind. Zu nennen sind z. B. Fieber und sekundäre Infekte bei Leukozytopenie; Abgeschlagenheit, Blässe und Luftnot bei Anämie; flohstichartige Blutungen (Petechien) bei Thrombozytopenie. Zu erfassen sind Zeichen hämatologischer Systemerkrankungen wie vergrößerte Lymphknotenstationen, eine Hepato- oder Splenomegalie sowie weitere Allgemeinsymptome ❶.

Auslösende Ursachen können sein: chemische Noxen (z. B. Exposition von aromatischen Kohlenwasserstoffen), Medikamente (z. B. Chemotherapeutika, Analgetika, Antibiotika), Exposition von Strahlentherapie, Substratmangel, hämatologische Systemerkrankungen oder Autoimmunopathien ❶.

Der Zeitpunkt des Auftretens der klinischen Beschwerden und potenziell auslösender Ursachen werden erfragt und mit möglichen Noxen oder bekannten Erkrankungen korreliert.

Untersuchungen

Wichtige **Laboruntersuchungen** sind: Blutbild, Blutausstrich mit Differenzialblutbild, eine Retikulozytenzählung und die Bestimmung der LDH im Serum ❷.

Zur **Differenzialdiagnose einer Anämie** sollte insbesondere bei einer Makrozytose der Erythrozyten eine Bestimmung von Folsäure und Vitamin B_{12} erfolgen. Serumeisen und Ferritin sind bei einer Mikrozytose der Erythrozyten indiziert. Für eine Hämolyse sprechen eine erhöhte LDH, ein erniedrigtes Haptoglobin im Serum und/oder ein positiver Coombs-Test ❷.

Bei Vorliegen einer **Leukopenie** ist im Blutausstrich zu differenzieren, ob spezifisch eine Lymphopenie oder Granulozytopenie vorliegt. Eine **Granulozytopenie** ist häufig durch toxische Noxen verursacht. Eine **Lymphopenie** korreliert dagegen mit viralen Infektionen als Auslösern z. B. auch HIV ❷.

Bei Vorliegen einer **Thrombozytopenie** ist zum Ausschluss einer Pseudothrombozytopenie durch Thrombozytenaggregate eine Blutbildbestimmung im Gerinnungsröhrchen durchzuführen. Serumgerinnungstests wie partielle Thromboplastinzeit (PTT), Prothrombinzeit (PT) sind zum Ausschluss eines Verbrauchs von Gerinnungsfaktoren indiziert ❷.

Heparin induziert Thrombopenie durch Thrombozytenaktivierung (HIT-I) oder Antikörperbildung gegen an Thrombozyten gebundene Heparin-Protein-Komplexe (HIT-II). Insbesondere bei einer **Panzytopenie** und fehlenden Hinweisen auf immunologische Prozesse wie rheumatologische Systemerkrankungen ist die Gewinnung von **Knochenmark** zur zytologischen und histologischen Beurteilung sowie zur Durchführung einer Immunphänotypisierung und zytogenetischen Analyse ein wichtiger Schritt ❷.

Zeigt sich im Knochenmark eine **Blastenanzahl** von über 20%, liegt eine akute Leukämie vor ❸. Bei weniger als 20% Blasten und einer gesteigerten, reifungsgestörten Hämatopoese besteht eine Myelodysplasie ❸. Diese lässt sich von einer aplastischen Anämie durch die in diesem Falle verminderte Zellularität des Knochenmarks und der Betonung lymphatischer Zellen abgrenzen ❹.

Bei der **Immunthrombozytopenie** liegt eine morphologisch normale aber zahlenmäßig gesteigerte Thrombopoese im Knochenmark bei peripher meist sehr deutlicher Thrombopenie vor.

Differenzialdiagnosen

Ursachen einer Zytopenie		
Mögliche Erkrankungen	Häufigkeit	Weiterführende Untersuchungen
Substratmangel (Folsäure, Vitamin B_{12}, oder kombiniert Eisen/Folsäure/Vitamin B_{12}) ❺	++	Folsäure, Vitamin B_{12}, Eisen, Ferritin, Transferrinsättigung
akute Leukämie ❸	++	Knochenmarkzytologie, -histologie, Immunphänotypisierung, Zytogenetik
reaktive Veränderungen z. B. nach Infektionen, Medikamente ❻	++	Anamnese, Knochenmarkzytologie, Parvovirus P19, CMV-, EBV-, HIV-Serologie Ausschluss von Medikamententoxizität
aplastische Anämie ❹	+	Knochenmarkzytologie, -histologie
Autoimmunerkrankung ❻	+	Anamnese, Rheumafaktor, Bestimmung verschiedener Autoantikörper (z. B. ANA, ENA)
KM-Infiltration durch soliden Tumor ❼	+	Anamnese, Knochenmarkzytologie, -histologie, Tränenformen der Erythrozyten im peripheren Blut

Zytopenie im peripheren Blut

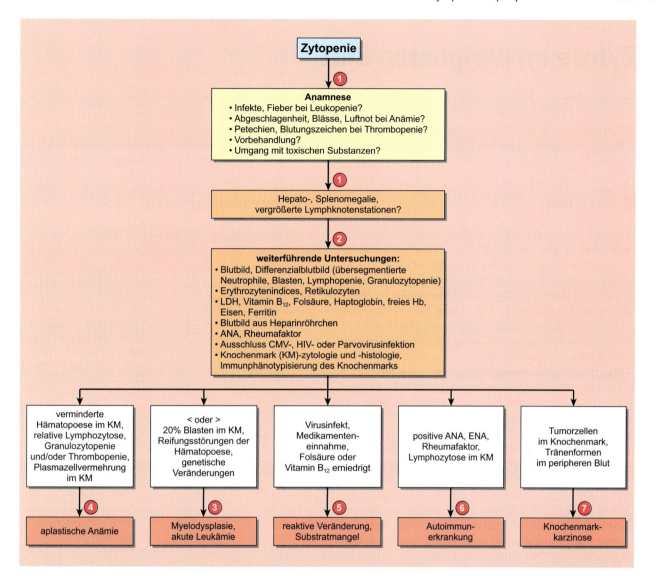

B. Gleissner
Zytose im peripheren Blut

Definition

Bei einer Zytose handelt es sich um die Vermehrung einer oder mehrerer Zellreihen – Leukozyten, Erythrozyten und/oder Thrombozyten (> Abb. 1) – im peripheren Blut.

Anamnese

Eine Vermehrung der Zellen im Blut ergibt sich häufig als **Zufallsbefund** bzw. aufgrund einer Abklärung initial bestehender **uncharakteristischer klinischer Beschwerden** wie Müdigkeit, Abgeschlagenheit, Gicht, Fieber und Juckreiz. Abdominale Schmerzen in Folge einer Splenomegalie (> Abb. 2) können zur Untersuchung Anlass geben. Bei der Anamnese und der körperlichen Untersuchung ist auf Hinweise für Infekte zu achten (Atemtrakt, Harnwege, Gastrointestinaltrakt, Verletzungen, Abszesse etc.) ❶.

Durchblutungsstörungen können Folge einer erheblichen Leukozytose ❷ (insbesondere Granulozytose) sein. Bei einer essenziellen Thrombozytose können **Blutungszeichen** und Thrombosen vorliegen, wohingegen bei reaktiven Thrombozytenvermehrungen klinisch meist keine Blutungszeichen bestehen ❸. Hochdruck, Kopfschmerzen, Schwindel und Sehstörungen finden sich insbesondere bei der Polycythaemia vera ❹.

Auslösende Ursachen sind neben chemischen Noxen (z. B. Benzol, Zytostatika) insbesondere genetische Veränderungen (z. B. Philadelphia-Chromosom t(9;22), JAK2). Reaktive Leukozytose und Thrombozytose finden sich bei Infektionen, aktuell vorliegenden oder abgelaufenen schweren Allgemeinerkrankungen. Reaktive Vermehrungen der Erythrozyten ❹ bestehen insbesondere bei pulmonalen Grunderkrankungen.

Untersuchungen

Durchzuführen sind ein Blutbild, ein Differenzialblutbild, die Bestimmung der alkalischen Leukozytenphosphatase, eine molekular- und zytogenetische Untersuchung ❺ sowie eine Knochenmarkzytologie und -histologie ❻. Bei einer Zytose sollte zum Ausschluss einer CML nach dem BCR-ABL gefahndet werden, bei einer Polyglobulie bzw. einer Thrombozytose ist ein Ausschluss von JAK2-Mutationen indiziert ❺.

Differenzialdiagnosen

Ursachen für eine Zellvermehrung im peripheren Blut		
Mögliche Erkrankungen	Häufigkeit	Weiterführende Untersuchungen
Leukozytose (mögliche Ursachen Infekte – lokal oder generalisiert) ❼	++++	Anamnese, körperliche Untersuchung, C-reaktives Protein im Serum, Blutbild und Differenzialblutbild, mikrobiologische Untersuchungen (Kulturen) von Blut, Urin, Stuhl, Knochenmark, ggf. Punktaten, ggf. Bestimmung von t(9;22)
Polyglobulie ❽	++	Lungenfunktion, Blutgase, Serum-Erythropoetin, Ausschluss Exsikkose
reaktive Thrombozytose ❾	++	Anamnese, Eisenmangel (Mikrozytose, Fe-/Ferritin-/Transferrinbestimmung), akute Blutung/Trauma, akute Infektion, Asplenie
Leukämie ⓭	+	Knochenmarkzytologie, -histologie, Immunphänotypisierung des Knochenmarks, Zytogenetik
myelodysplastisches Syndrom	+	Anamnese, Knochenmarkzytologie, -histologie, Zytogenetik
Osteomyelofibrose ❿	+	Splenomegalie (> Abb. 2), Knochenmarkzytologie, -histologie, Molekularzytogenetik
Polycythaemia vera ⓫	+	Knochenmarkzytologie, -histologie, Molekularzytogenetik
essenzielle Thrombozytämie ⓬	+	Knochenmarkzytologie, -histologie, Molekularzytogenetik

Zytose im peripheren Blut 259

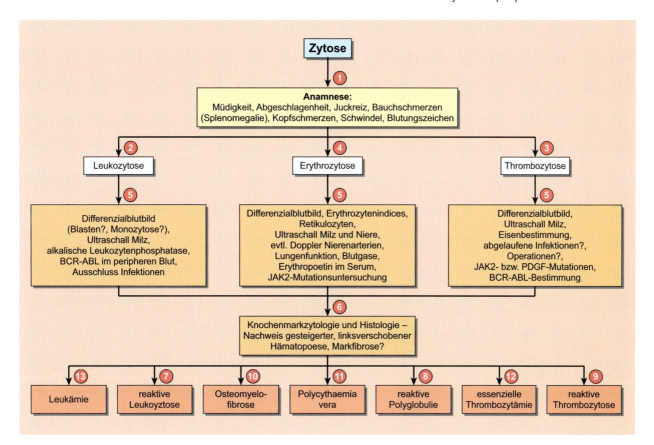

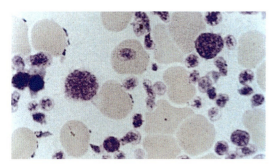

Abb. 1 Blutbild mit Thrombozytose und Riesenthrombozyten bei essenzieller Thrombozytämie. [Freund]

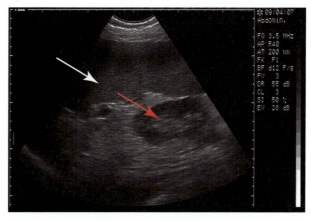

Abb. 2 Splenomegalie von 22 cm Längsdurchmesser (weißer Pfeil) in der Sonographie. Roter Pfeil: längs angeschnittene Niere links.

Teil 2
Von der Diagnose zur Therapie

J. Seufert, F. Flohr
Akromegalie

Zur Orientierung

Die Akromegalie wird durch eine langdauernde Überproduktion von **Wachstumshormon** (**GH,** Syn.: Somatotropin) im Erwachsenenalter verursacht; im Kindesalter (Epiphysenfugen offen) entwickelt sich ein sog. Gigantismus. Die Akromegalie ist eine seltene Erkrankung. Das durchschnittliche Alter bei Diagnosestellung liegt bei 45 Jahren. Lange Verläufe mit später Diagnosestellung sind typisch.

Die **klinische** Ausprägung ist bedingt durch GH-Sekretion, Hypopyhsentumorexpansion und Hypopituitarismus sehr vielfältig. Neben akromegalen Stigmata, wie z. B. Vergröberung der Gesichtszüge, Vergrößerung von Händen, Füßen und Schädel (> Abb. 1; „Blickdiagnose"), können auch Kopfschmerzen, Arthropathie, Weichteilschwellungen, Karpaltunnelsyndrom, Schwitzen, Diabetes mellitus, Struma, linksventrikuläre Hypertrophie, Schlafapnoesyndrom, Gesichtsfelddefekte, Zeichen einer Hypophyseninsuffizienz auftreten (✚ Abb. Klinik der Akromegalie).

Die **Diagnose** wird durch eine endokrine Funktionsdiagnostik (Serum-GH und -IGF-1, OGTT) und durch bildgebende Verfahren (MRT) gesichert.

Formen

In 99% wird die Akromegalie durch ein GH-sezernierendes **Adenom des Hypophysenvorderlappens** (> Abb. 2) hervorgerufen. Bei weniger als 1% der Fälle handelt es sich um eine **ektope** paraneoplastische GHRH- oder GH-Sekretion durch z. B. ein Bronchialkarzinom, Karzinoide oder andere Tumoren des Gastrointestinaltrakts.

Therapie

Ist die Akromegalie durch die endokrine Funktionsdiagnostik gesichert (Serum-GH ↑, IGF-1 ↑, fehlende Supprimierbarkeit der GH-Konzentration nach Glukosebelastung), sollte das Vorhandensein eines **Hypophysenadenoms** mittels Kernspintomographie (MRT) bestätigt werden. Die Primärtherapie des Adenoms stellt die **neurochirurgische Operation** ❶ (präferenziell transsphenoidale Adenomresektion) dar. Die Heilungsrate liegt hier bei ca. 50%. Nach der Operation werden verschiedene **Kontrolluntersuchungen** durchgeführt ❷: Serum-IGF-1, MRT, Hypophysenfunktionstest. Bei persistierender Akromegalie nach Operation kommen drei Optionen in Betracht: medikamentöse Therapie, erneute Operation oder Bestrahlung. Zielparameter der **medikamentösen Therapie** ❸ ist ein IGF-1 im Normbereich. Zunächst kann ein Therapieversuch mit **Dopaminagonisten** (z. B. Bromocriptin, Cabergolin, Quinagolid) unternommen werden, der jedoch meist nur einen geringen Therapieeffekt bewirkt (IGF-1-Normalisierung in ca. 10%). Gute Therapieerfolge können mit **Somatostatinanaloga** (z. B. Octreotid LAR oder Lanreotide Autogel) erreicht werden (IGF-1-Normalisierung in ca. 60%). Bei Therapieversagen können **GH-Rezeptorantagonisten** (Pegvisomant) eingesetzt werden (IGF-1-Normalisierung in ca. 90%). Die medikamentöse Therapie erfolgt i. d. R. lebenslang.

Eine **Bestrahlung** ❹ wird bei Versagen der operativen und/oder medikamentösen Therapie erwogen. Der Wirkungseintritt ist allerdings sehr langsam, zudem besteht im Verlauf von zwei Jahren eine hohe Rate an Hypophyseninsuffizienz.

Ist kein Adenom in der Hypophyse nachweisbar, muss an einen **ektop GH-** oder **GHRH-produzierenden Tumor** gedacht werden. Primäres Therapieziel ist auch in diesem Fall die **Tumorentfernung** ❺. Bei fehlendem Tumornachweis oder bei inoperablem neuroendokrinen Tumor können auch hier Somatostatinanaloga zum Einsatz kommen.

Komplikationen

Die wichtigsten Komplikationen sind:
- **Gesichtsfeldeinschränkungen** durch Hypophysentumor (durch Kompression der Sehbahn)
- **invasives Wachstum** des Tumors mit Einbruch in die Schädelbasis
- **Hypophyseninsuffizienz** nach Operation oder Bestrahlung (→ Hormonsubstitution) ❻.
- **Gelenkarthrosen** (z. B. Coxarthrose)
- **Struma** mit Obstruktion.

Akromegalie

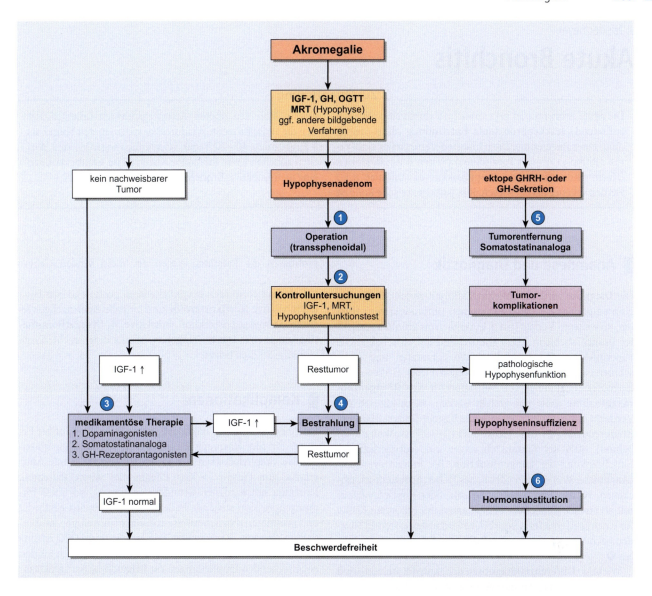

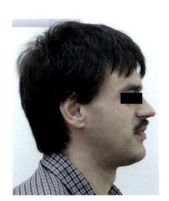
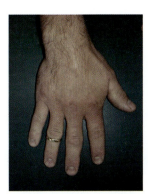

Abb. 1 Patient mit typischen akromegalen Stigmata. Vergröberte Gesichtszüge durch Wachstum der knorpeligen Gesichtsanteile und Vergrößerung der Hände (Ring passt nicht mehr!).

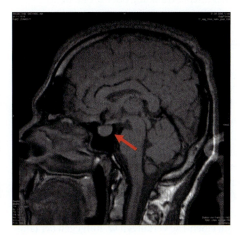

Abb. 2 GH-sezernierendes Hypophysenmakroadenom (Pfeil).

J. Niedermeyer
Akute Bronchitis

―――――――――― Zur Orientierung ――――――――――

Die akute Bronchitis ist gekennzeichnet durch eine plötzlich auftretende **tracheobronchiale Entzündung** ohne Ausbildung einer Pneumonie. Die häufigsten Verursacher sind **Viren** (Rhino-, Corona-, Parainfluenza-Viren u. a.). Bakterien (Haemophilus influenza, Streptokokkus pneumoniae u. a.) werden seltener nachgewiesen, ihre pathogenetische Rolle ist unklar. Von den oberen Atemwegsinfekten unterscheidet sich die akute Bronchitis dadurch, dass der **Husten länger als 5 Tage** (meist 10 – 20 Tage), gelegentlich sogar bis zu 8 Wochen anhalten kann. Inhalative Noxen (Gase, Stäube) können eine nichtinfektiöse Bronchitis verursachen.

▌ Anamnese und Diagnostik

Die **Diagnose** wird ausschließlich klinisch gestellt ❶. Zu Beginn empfindet der Patient trockenen (unproduktiven) Husten, im weiteren Verlauf tritt u. U. gelblich bis grünlich verfärbter Bronchialschleim hinzu (hinweisend auf eine bakterielle Superinfektion ❺). Parallel können Schnupfen und Halsschmerzen bestehen. Nur selten besteht Fieber (Differenzialdiagnose: Pneumonie). Die Indikation für eine **Röntgenthoraxaufnahme** sollte nur gestellt werden, wenn klinisch der Verdacht auf eine akute Pneumonie besteht (Puls > 100/min, Atemfrequenz > 24/min, Fieber oder typischer Auskultationsbefund). 40% der Erkrankten zeigen eine vorübergehende Einschränkung der **Lungenfunktion**. Bei Influenzaverdacht (Anamnese: akut einsetzendes hohes Fieber, Schüttelfrost, trockenem Husten und Muskel-, Gelenk- oder Kopfschmerzen) mit atypischer Klinik oder bei Patienten mit erhöhtem Risiko für einen schweren Influenzaverlauf wird in den ersten 48 Stunden nach Symptombeginn ein **Influenza-Schnelltest** empfohlen ❷.

Wichtige **Differenzialdiagnosen** der akuten Bronchitis sind Asthma bronchiale, chronische Bronchitis, Pertussis und seltener eine Bronchiektasenerkrankung oder Bronchiolitis.

▌ Therapie

Die akute Bronchitis wird unabhängig von dem Auslöser (Viren, Bakterien) wegen der meist spontanen Ausheilung nicht typischerweise kausal therapiert. Bei starken Beschwerden können **Sekretolytika, Mukolytika** oder **Antitussiva** unterstützend zum Einsatz kommen ❸. Nur bei vorbestehender Lungenerkrankung (COPD/Asthma/Bronchiektasen) und bakterieller Superinfektion werden Antibiotika eingesetzt. Sind Influenzaerreger nachgewiesen, können **antivirale Substanzen** (Zamivir, Oseltamivir), sofern sie innerhalb der ersten 48 Stunden nach Symptombeginn angewendet werden, die Symptomdauer um einen Tag verkürzen ❹. Entgegen der landläufigen Meinung ist vermehrtes Trinken nicht geeignet, um die Sputumproduktion zu intensivieren. Zahlreiche Studien zeigen, dass Antibiotika zu unkritisch und häufig eingesetzt werden. Hinsichtlich der Dauer und Schwere der Erkrankung profitieren die Patienten wegen der meist viralen Genese nicht.

Gelegentlich werden bei anhaltendem postinfektiösen Husten inhalative **Kortikosteroide** und im Falle einer nachgewiesener Atemwegsobstruktion inhalative **β₂-Sympathomimetika** eingesetzt. Dieses Vorgehen ist allerdings nicht durch klinische Studien belegt.

▌ Komplikationen

Bei einer **sekundären bakteriellen Infektion** ❺ (häufiger Erreger sind hier Haemophilus influenzae, Streptococcus pneumoniae, Staphylokokken u. a.) kommen entsprechende Antibiotika zum Einsatz (➤ Kap. Pneumonie). Ältere Patienten, Patienten mit kardialen Grunderkrankungen und unter Immunsuppression stehende Patienten sind vermehrt gefährdet und profitieren möglicherweise von einer frühzeitigen antibiotischen Therapie. Bei Patienten mit Asthma und COPD ist eine Intensivierung der antiobstruktiven Therapie, die sich an den entsprechenden Empfehlungen zur Behandlung der Infektexazerbation orientiert, erforderlich ❻.

Akute Bronchitis

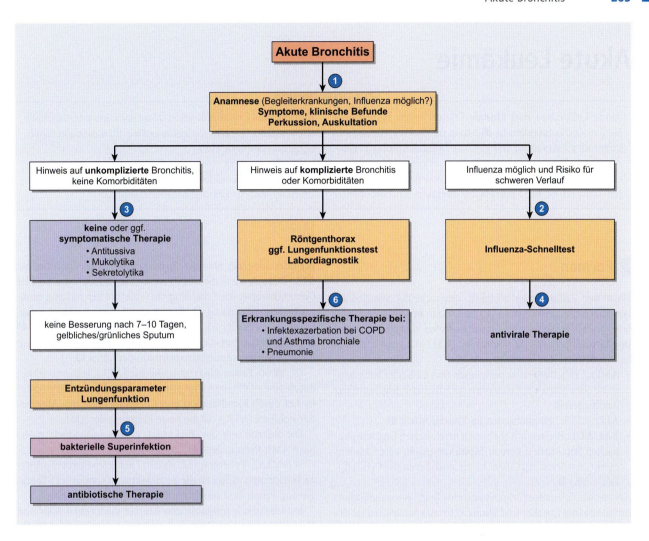

J. Panse
Akute Leukämie

Zur Orientierung

Akute Leukämien sind **klonale** Erkrankungen hämatopoetischer **Vorläuferzellen** (= **Blasten**), die durch Proliferation, verminderte Apoptose und gestörte Differenzierung in Knochenmark, Blut und anderen Organen akkumulieren.

Symptome ergeben sich aus der Knochenmarkinsuffizienz (Anämie/Schwäche, Neutropenie/Infektion, Thrombopenie/Blutung) und Organinfiltration (Knochenschmerzen, Lymphadenopathie, Hepato-/Splenomegalie, mediastinaler Bulk, Gingivahyperplasie etc.).

Die **Diagnose** ❶ erfolgt durch Untersuchungen des Blutes und des Knochenmarks (Zytologie/Zytochemie, Zytogenetik, Immunphänotypisierung, Molekulargenetik).

Formen

Nach der Zelllinienzugehörigkeit unterscheidet man akute **lymphatische** Leukämie (ALL) und akute **myeloische** Leukämie (AML ➤ Abb. 1 und 2). Selten treten akute **biphänotypische/undifferenzierte** Leukämien (BAL/AUL) auf. Die akuten Leukämien sind wie folgt definiert:
- **AML:** ≥ 20% Blasten im peripheren Blut und/oder Knochenmark oder Blasten mit Nachweis spezifischer zytogenetischer Anomalien ❷
- **ALL:** ≥ 25% Lymphoblasten im Knochenmark ❸
- **BAL/AUL:** Blasten mit mehreren myeloischen und lymphatischen Merkmalen heißen **biphänotypisch**, ohne Linienmerkmale bezeichnet man sie als **undifferenziert** (Häufigkeit < 1%) ❹.

Neben der Linienzugehörigkeit sind eine Reihe zytogenetischer, immunphänotypischer und klinisch (primär vs. sekundär) definierter Untergruppen bekannt, die Prognose und Therapie der akuten Leukämien entscheidend mitbestimmen. Zur genauen Bezeichnung der AML-Untergruppen sowie immunphänotypische Diagnostik der ALL-Untergruppen ➤ Tab. 1, 2 und 3. Die AML wird zunehmend mittels **WHO-Klassifikation** unterteilt (früher: FAB-Klassifikation), die insbesondere (molekular-)genetische Untergruppen berücksichtigt. Die Einteilung der ALL beruht dagegen noch auf phänotypischen Eigenschaften.

Therapie

Ältere Patienten werden entweder rein supportiv oder nach speziellen Therapieprotokollen, z.B. mit zielgerichteten Therapien, behandelt (**Individualentscheidung**) ❺. Die Prognose für ältere Patienten mit ALL (> 60 J.) und AML (> 75 J.) ist schlecht, das Überleben in diesen Patientengruppen liegt bei unter 10% in den nächsten 5 Jahren.

Für **jüngere Patienten** beginnt die Therapie der akuten Leukämie am Diagnosetag nach risikoadaptierten Therapieprotokollen (www.kompetenznetz-leukaemie.de) und gliedert sich in **Induktionschemotherapie** zur Wiederherstellung normaler Hämatopoese und **Intensivierung/Konsolidierung** zur Leukämie-Eradikation. Die Konsolidierung besteht bei **AML**-Patienten je nach Risikoprofil aus Chemotherapie sowie autologer oder allogener Stammzelltransplantation ❻. Spezifika der **ALL**-Therapie sind die ZNS-Prophylaxe mittels intrathekaler Chemotherapie, die Erhaltungstherapie zur Behandlung minimaler Resterkrankung ❼, die Integration von Tyrosinkinaseinhibitoren bei Ph+ ALL (Philadelphia-Chromosom positiv) ❽ und von Rituximab bei CD20+ ALL. Risikopatienten sollten eine allogene Stammzelltransplantation erhalten ❾.

Die **akute Promyelozytenleukämie (APL)**, gekennzeichnet durch einen Differenzierungsstopp auf der Promyelozytenstufe, hat durch Kombination von Chemotherapie mit Alltrans-Retinolsäure (ATRA) ❿ die beste Prognose der AML.

Die Behandlung der **BAL/AUL** erfolgt individuell, meist nach AML-Protokollen ❻.

WICHTIG: Patienten mit akuter Leukämie sterben primär an Infektionen, daher ist die antiinfektiöse (supportive) Therapie und Prophylaxe integraler Bestandteil der Behandlung.

Entscheidende prognostische Marker sind neben Alter und Therapieansprechen Karyotyp sowie zunehmend Gen-Mutationen und -Expressionsänderungen (➤ Tab. 4). Neue molekulargenetische Erkenntnisse führen in aktuellen Therapieprotokollen zunehmend zur Integration **zielgerichteter Therapien** ⓫ (z.B. Tyrokinaseinhibitoren, Antikörper etc.).

Komplikationen

Wichtigste Komplikationen sind:
- **Infektionen** (→ antiinfektive Therapie bzw. Prophylaxe, Wachstumsfaktoren)
- **Blutungen** (→ Gerinnungsfaktoren-, Thrombozytengabe)
- **Nierenversagen** (→ Flüssigkeitsmonitoring/-zufuhr, Allopurinol vor Therapiebeginn)
- **ATRA-Syndrom:** Flüssigkeitseinlagerung + Fieber ca. 10 Tage nach Therapiebeginn (Therapie mit Dexamethason, ATRA-Pause)
- **Graft versus host disease** (→ Steroide, Antithymozytenglobulin, Cyclosporin, Mycophenolatmofetil, Tacrolimus [FK-506])

✚ Tabellen FAB-Klassifikation des AML; WHO-Klassifikation der AML; Einteilung der ALL nach immunphänotypischen Eigenschaften; Prognose von AML und ALL.

Akute Leukämie

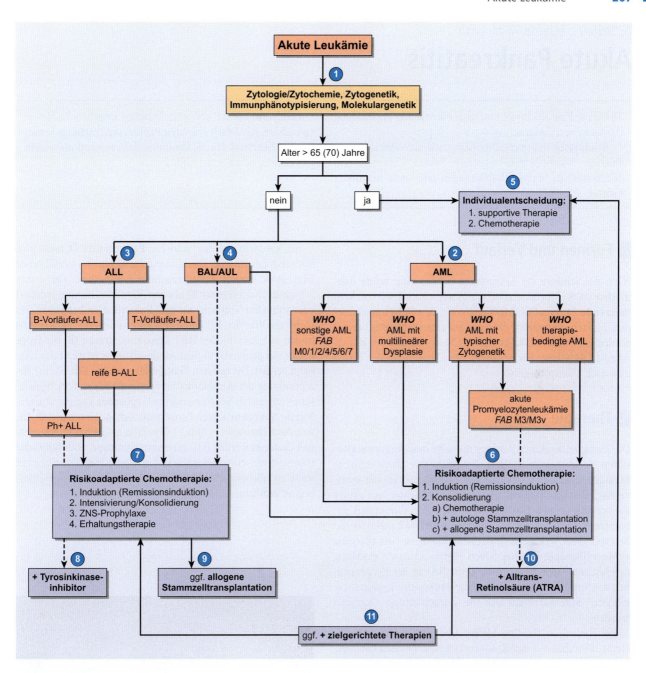

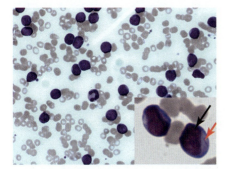

Abb. 1 Blutbild mit zahlreichen unreifen blastären Zellen (in der Mitte ein Stabkerniger). Im Einschub erkennt man in den Zellkernen einen Nukleolus (schwarzer Pfeil) und im Zytoplasma ein Auerstäbchen (roter Pfeil) → AML.

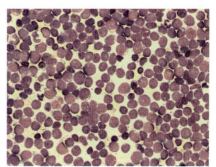

Abb. 2 Deutlich hyperzelluläres Knochenmark mit gleichförmigen, unreif wirkenden Zellen (Kern-Plasma-Ratio deutlich zugunsten des Kerns verschoben) → akute Leukämie, in diesem Fall AML.

G. Sauter, J. Mayerle, M. M. Lerch
Akute Pankreatitis

Zur Orientierung

Die akute Pankreatitis ist eine akut einsetzende Entzündung der Bauchspeicheldrüse.

Ätiologisch liegen meist Gallensteinleiden oder ein übermäßiger Alkoholgenuss zugrunde. Seltene Ursachen sind Medikamente, Stoffwechselstörungen oder eine hereditäre Genese.

Leitsymptom ist der gürtelförmige Oberbauchschmerz verbunden mit 3-fach erhöhten Pankreasenzymen im Serum (Lipase/Amylase). Häufig kommt es zu Erbrechen und einem gummiartig gespannten Abdomen.

Formen und Verlauf

Nach der Schwere der Erkrankung werden eine **milde ödematöse** (80%, Mortalitätsrate < 1%) und eine **schwere nekrotisierende** Pankreatitis (Mortalitätsrate: 10–24%) unterschieden. Einfache Parameter, die einen auf einen schweren Verlauf hindeuten, sind das **CRP** (Werte > 130 mg/dl) und der Hämatokrit (> 44% bzw. ein fehlender Abfall innerhalb der ersten 24 h nach Therapiebeginn).

Therapie

Die Therapie der akuten Pankreatitis sollte immer unter **stationären** Bedingungen erfolgen. Die wichtigste therapeutische Maßnahme in der Frühphase der Erkrankung ist die intravenöse **Flüssigkeitssubstitution.** Da bei Patienten mit akuter Pankreatitis große Flüssigkeitsmengen intraabdominell sequestriert werden, kann der Volumenbedarf weit mehr als 10 l betragen. Eine weitere Säule der Behandlung ist eine adäquate **Schmerztherapie** ❶. Hier haben Morphinderivate eindeutig den höchsten Stellenwert, auch wenn diese in der Vergangenheit aus Angst vor einem während der Pankreatitis irrelevanten, erhöhten Sphinktertonus nur mit Zurückhaltung eingesetzt wurden.

Bei Hinweisen für eine **biliäre Genese** ❷ (Gallenblasensteine, Bilirubin > 5 mg/dl, sonographische Zeichen einer extrahepatischen Cholestase) ist eine ERCP mit Papillotomie indiziert, bei Infektzeichen (Fieber, Leukozytose), die auf eine Cholangitis hindeuten, auch als Notfalleingriff. Im Verlauf sollte eine Cholezystektomie durchgeführt werden. Bei **Alkoholabusus** als Ursache ❸ ist der Patient auf die Notwendigkeit der Alkoholabstinenz hinzuweisen. Werden **Medikamente** als Auslöser der akuten Pankreatitis vermutet ❹, sind diese abzusetzen. **Hyperlipidämie** bzw. **Hyperkalzämie** ❺ müssen behandelt werden. Finden sich Hinweise für eine **hereditäre Genese** ❻ (junge Patienten < 30 J., Pankreatitisfälle bei Angehörigen 1. Grades), sollte eine genetische Beratung und Diagnostik auf Mutationen im Trypsinogen-Gen erfolgen.

Bei Vorliegen einer **milden Pankreatitis** ❼ stehen Flüssigkeitssubstitution und Schmerztherapie im Vordergrund. Mit einer enteralen Ernährung sollte frühzeitig begonnen werden. Der Nutzen einer Nahrungskarenz ist nicht gesichert.

Bei Verdacht auf eine **schwere Pankreatitis** ❽ muss eine intensivmedizinische Therapie erfolgen. Eine weiterführende Diagnostik mittels Kontrastmittel-CT innerhalb der ersten 7 Tage ist nur bei einer klinischen Verschlechterung indiziert oder wenn der Verdacht auf eine Komplikation besteht ❾. Bei mehr als 30% der Patienten mit einer schweren Pankreatitis finden sich im CT oder MRT Pankreasnekrosen ❿. Die Frage nach einer prophylaktischen Antibiotikagabe ist nicht abschließend geklärt. Die meisten Zentren favorisieren aktuell eine Beschränkung der Antibiotikatherapie auf Fälle mit nachgewiesenen infizierten Nekrosen oder bei septischen Konstellationen. **Sterile Nekrosen** sollten konservativ behandelt werden ⓫. **Infizierte Nekrosen** (> Abb. 1) ⓬ sollten möglichst interventionell drainiert werden (CT-gesteuerte Drainage, endoskopische transgastrale Nekrosektomie). Ein operatives Debridement sollte möglichst nicht vor der 3.–4. Woche nach Symptombeginn erfolgen.

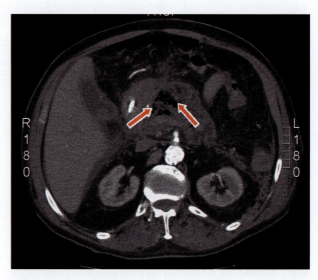

Abb. 1 Akute Pankreatitis. Computertomographie mit Kontrastmittel und Nachweis einer infizierten Nekrose gekennzeichnet durch Lufteinschlüsse in der Pankreasnekrose (Pfeile).

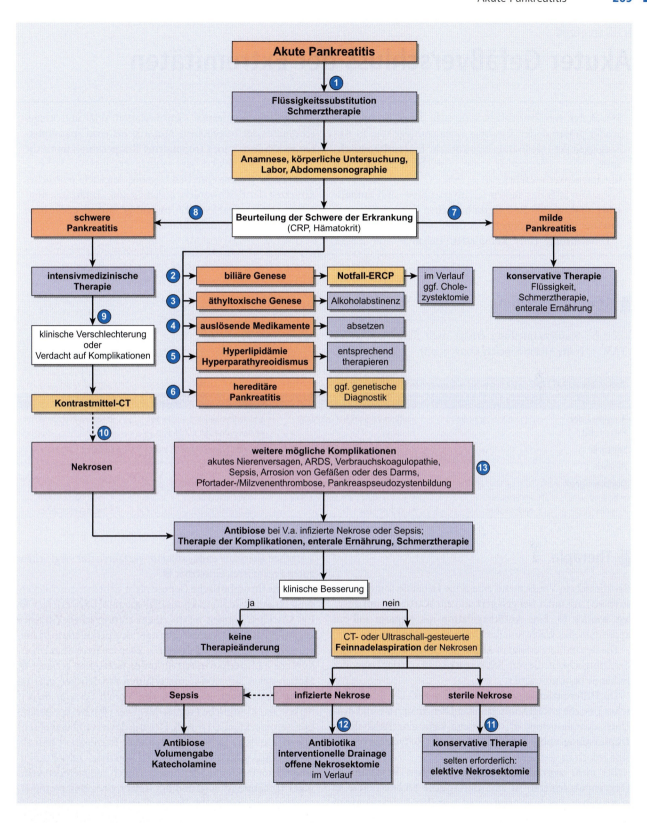

Komplikationen

Neben der Entwicklung von Pankreasnekrosen und deren Infektion mit der möglichen Folge einer Sepsis und eines Multiorganversagens, sind die Arrosion von Gefäßen oder des Darms, die Pfortader-/Milzvenenthrombose oder die Pankreaspseudozystenbildung im Verlauf möglich ❽.

H.-P. Lorenzen
Akuter Gefäßverschluss der Extremitäten

Zur Orientierung

Ein akuter Gefäßverschluss verursacht im Falle ungenügender präformierter arterieller Kollateralwege und in Abhängigkeit der Lokalisation eine kritische **Extremitätenischämie,** die unbehandelt zum Gewebeuntergang und Gliedmaßenverlust führt.

Ca. 70–80% der akuten Gefäßverschlüsse sind **embolischer** und ca. 20–30% **thrombotischer** Genese. Seltenere Auslöser sind Dissektionen oder Gefäßverletzungen.

Leitsymptome einer **kompletten** Ischämie sind Blässe, Kältegefühl, Schmerzen, Sensibilitätsstörung und eingeschränkte oder aufgehobene Motorik. Bei einer **inkompletten** Ischämie mit noch vorhandener Restperfusion treten die Symptome abgemildert oder zeitlich verzögert auf. Für eine **embolische Genese** sprechen folgende Angaben: plötzliches Einsetzen der Beschwerden, bislang keine Claudicatio, kontralateral gut palpable Pulse, eindeutige Emboliequelle bzw. Embolieanamnese, Arrhythmie.

Stadieneinteilung

Klinische **Stadieneinteilung** erfolgt nach Rutherford et al. (TASC = Trans Atlantic Society Convention):

Stadien der akuten Extremitätenischämie (adaptiert nach TASC 2000)				
	Stadium I	Stadium IIa	Stadium IIb	Stadium III
Prognose der Extremität	nicht unmittelbar bedroht	marginal bedroht bei sofortiger Therapie	unmittelbar bedroht – sofortige Revaskularisation notwendig	irreversible Ischämie
Sensorik	–	minimal eingeschränkt (Zehen)	eingeschränkt, Ruheschmerzen	komplett aufgehoben
Motorik	–	–	eingeschränkt	komplett aufgehoben
Dopplersignal • arteriell • venös	• nachweisbar • nachweisbar	• häufig nicht mehr nachweisbar • nachweisbar	• nicht nachweisbar • nachweisbar	• nicht nachweisbar • nicht nachweisbar

Therapie

Bei klinischem Verdacht auf eine akute Ischämie sollte die betroffene Extremität **tief gelagert** und ein **Wattestrumpf** angelegt werden ❶. Eine **Antikoagulation** mit Heparin soll ein appositionelles Wachstum des Thrombus verhindern.

Die Behandlung erfolgt in Abhängigkeit von der Genese und der Dringlichkeit, die vom Schweregrad und von der Dauer der Ischämie bestimmt wird.

Die **Differenzierung** zwischen embolischer oder thrombotischer Ursache erfolgt klinisch anhand der Anamnese und dem Untersuchungsbefund ❷. Ergänzend kann eine farbkodierte **Duplexsonographie** durchgeführt werden, Zeitverzögerungen sind jedoch zu vermeiden.

Bei mehr **zentral** gelegenen **embolischen Verschlüssen** (Leistenpuls fehlend) ist eine chirurgische Embolektomie ❸ anzustreben. Bei ausgeprägter und typischer Klinik kann auf eine weiterführende Diagnostik (z.B. Angiographie) verzichtet werden. Bei Verfügbarkeit einer intraoperativen Angiographie können endovaskuläre Maßnahmen wie Ballondilatation oder Stentimplantation ❹ kombiniert werden. Bei **infrainguinalen embolischen Verschlüssen** sind neben dem chirurgischen Vorgehen alternativ endovaskuläre Verfahren mit vergleichbar guten Ergebnissen einsetzbar ❺.

Ist eine **thrombotische Genese** nicht sicher auszuschließen, sollte eine digitale Subtraktionsangiographie (DSA) erfolgen ❻. Im Anschluss können neben einem chirurgischen Vorgehen auch alternativ eine Katheterlyse oder eine perkutane mechanische Thrombektomie erfolgen. Die über mehrere Stunden erfolgende Katheterlyse ist nur für **milde Ischämien** geeignet ❼. Mechanische Thrombektomieverfahren ermöglichen eine raschere Reperfusion und bieten den Vorteil besserer Steuerbarkeit als chirurgische Fogarty-Manöver (❽): Bei der Aspirationsthrombektomie (> Abb. 1) wird das thrombembolische Material mithilfe großlumiger Katheter fragmentiert und abgesaugt. Apparativ aufwändiger sind Rotations- oder Rezirkulationsthrombektomie. Bei bereits länger andauernder **kritischer Ischämie** ist aufgrund der Gefahr eines Kompartmentsyndroms zusätzlich zur Revaskularisation eine Fasziotomie durchzuführen ❾. Ausgedehnte **irreversible Gewebeschädigungen** machen eine Amputation unumgänglich ❿.

Nach Wiederherstellung einer ausreichenden Extremitätenperfusion ist es notwendig, die Ursache des Gefäßverschlusses abzuklären und zu behandeln.

Akuter Gefäßverschluss der Extremitäten

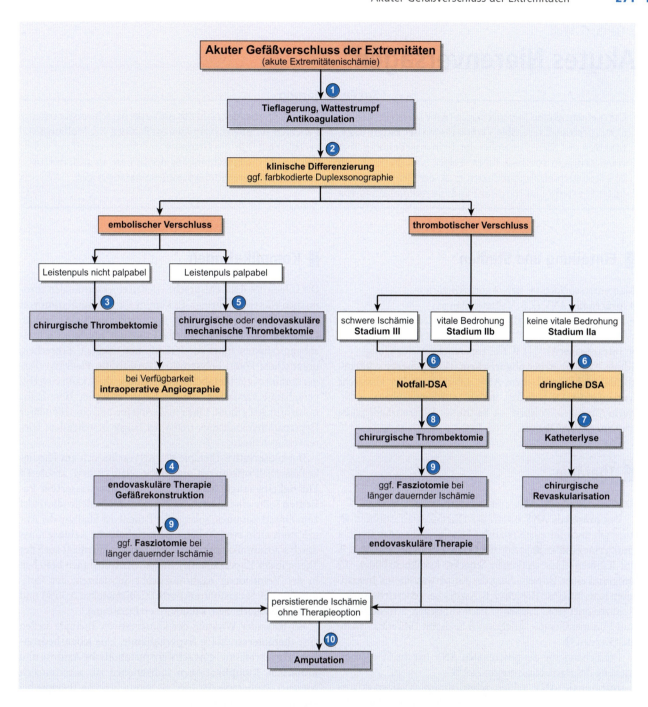

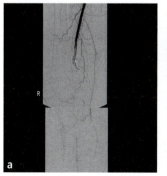
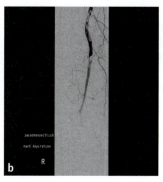
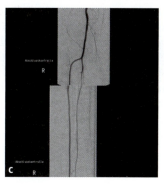

Abb. 1 Akuter thrombembolischer Gefäßverschluss.
a) Ausgangsbefund.
b) Nach ersten Aspirationsmanövern.
c) Abschließendes Ergebnis nach Aspirationsthrombektomie und lokaler Lyse mit rtPA.

J. Gerth, G. Wolf

Akutes Nierenversagen

Zur Orientierung

Unter einem akuten Nierenversagen (ANV) versteht man die akute, prinzipiell reversible Verminderung der **Entgiftungsfunktion** der Nieren und/oder der **Urinausscheidung** über einen Zeitraum von 1–7 Tagen. Folgen sind die Retention von Stoffwechselabbauprodukten (z. B. der Retentionsparameter Kreatinin und Harnstoff) und die Akkumulation von Flüssigkeit. Die Mehrzahl der ANV tritt bei schwerstkranken Patienten auf Intensivstationen im Rahmen von Multiorganversagen auf. Für die **Diagnose** und Stadieneinteilung werden sowohl die Einschränkung der Diurese als auch der Anstieg der Nierenretentionsparameter herangezogen.

Einteilung und Stadien

Man unterscheidet: (➤ Kap. Anurie/Oligurie):
- **prärenales** ANV (z. B. Volumenmangel)
- **postrenales** ANV (z. B. Obstruktion der ableitenden Harnwege)
- **intrarenales** ANV (z. B. Nierenparenchymschädigung).

Klinisch wird zwischen **oligurischem** (Diuresemenge < 500 ml/d) und **nichtoligurischem** ANV differenziert. Der klassische Verlauf eines ANV umfasst: initiale Schädigungsphase → Oligurie/Anurie → Polyurie → Restitutio. Differenzialdiagnose ➤ Kap. Anurie/Oligurie.

Therapie

Die Behandlung des ANV orientiert sich an der Ursache.

Das **prärenale ANV** bedarf der Flüssigkeitssubstitution ❶. Dies gilt auch für einen relativen Flüssigkeitsmangel, welcher durch eine erhöhte Kapazität des Gefäßsystems bedingt ist, z. B. im Rahmen eines septischen Schocks. Krankheitsbilder, die aufgrund einer Umverteilung des Körperwassers ins Interstitium bzw. in seröse Höhlen (z. B. Aszites bei Leberzirrhose) gekennzeichnet sind, müssen je nach klinischen Erfordernissen mit Volumentherapie, gelegentlich auch mit Diuretika behandelt werden ❷.

Die Behandlung des **postrenalen ANV** hat die Wiederherstellung des Harnabflusses zum Ziel ❸.

Intrarenale ANV sollten schnellstmöglich diagnostiziert werden. Nach duplexsonographischem Ausschluss eines arteriellen Verschlusses ❹ müssen weitergehende Labor- und Urinuntersuchungen eingeleitet werden (u. a. Urinsediment, Auto-Antikörper etc.), um die Diagnose einzugrenzen. Erhärtet sich der Verdacht auf eine akute Glomerulonephritis (nephritisches Urinsediment mit Zylindurie, Nachweis von Akanthozyten) oder spezifische Laborparameter (z. B. von Autoantikörpern), sollte eine **Nierenbiopsie** erfolgen. Die Therapie richtet sich nach der in den Speziallaboruntersuchungen und der Biopsie gesicherten Diagnose (➤ Kap. Anurie/Oligurie) ❺.

Komplikationen

Die Folgen des ANV entsprechen denen einer terminalen chronischen Niereninsuffizienz. Es kommt zur **Akkumulation von Flüssigkeit** (Ödeme, Pleura- und Perikardergüsse, Aszites, Lungenödem). Die mangelhafte Exkretion von Stoffwechselabbauprodukten führt zur **Urämie** mit Übelkeit, Erbrechen, urämischem Fötor, Polyserositis (Perikarditis, Pleuritis). Ferner kommt es zur **metabolischen Azidose;** diese kann eine Hyperkaliämie verstärken, die die Gefahr maligner Herzrhythmusstörungen erhöht. Eine renale Anämie und ein sekundärer Hyperparathyreoidismus treten bei länger bestehendem Nierenversagen hinzu.

Die konservative Therapie des ANV sollte sich am Flüssigkeitshaushalt orientieren und einen relativen bzw. absoluten **Flüssigkeitsmangel** beheben. Bei initial **überwässertem Patienten** sollte eine diuretische Therapie mit Schleifendiuretika zum Einsatz kommen, solange der Patient das Stadium der Anurie noch nicht erreicht hat. Eine **metabolische Azidose** muss durch Natriumbikarbonat ausgeglichen werden (dient auch der Therapie der Hyperkaliämie). Supportivmaßnahmen bestehen in der Vermeidung nephrotoxischer Substanzen, der Optimierung des Sauerstofftransports (Zielhämatokrit > 30%) und einer hochkalorischen, kaliumarmen Ernährung.

Bei fehlender Wirkung der konservativen Therapie stellen eine **therapierefraktäre Hyperkaliämie**, eine **lebensbedrohliche Hypervolämie**, eine **schwere metabolische Azidose** und **urämische Komplikationen** Indikationen zur maschinellen Nierenersatztherapie dar (ggf. als kontinuierliche Therapie bei kreislaufinstabilen Patienten) ❻.

Akutes Nierenversagen

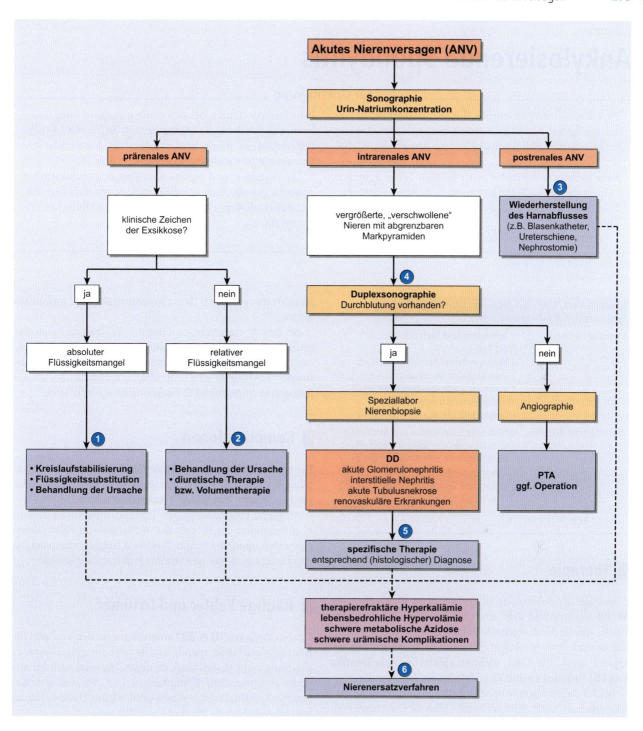

J. Strunk
Ankylosierende Spondylitis

Zur Orientierung

Die ankylosierende Spondylitis (Morbus Bechterew) ist eine der häufigsten entzündlich-rheumatischen Erkrankungen. Sie manifestiert sich hauptsächlich im Bereich der Wirbelsäule (insbesondere Iliosakralgelenk), kann aber auch periphere Gelenke und Sehnenansätze befallen. Selten kommt es zu extraartikulären Manifestationen (z. B. Auge, Darm, kardiovaskuläres System). Ca. 90% der Patienten sind HLA-B27-Träger (s. u.).

Leitsymptom in der Frühphase ist der typische entzündliche Rückenschmerz, der sich vordergründig in Ruhe manifestiert und sich bei Bewegung bessert. Der weitere Krankheitsverlauf ist durch eine zunehmende Versteifung der gesamten Wirbelsäule charakterisiert (➤ Abb. 1).

Die **Diagnose** wird anhand klinischer und radiologischer Kriterien gestellt. Eine ankylosierende Spondylitis liegt vor, wenn **ein radiologisches** und mindestens **ein klinisches** Kriterium zutrifft.

Klinische und radiologische Kriterien der ankylosierenden Spondylitis (modifizierte New-York-Kriterien)	
klinische Kriterien	• **Schmerzen und Steifigkeit** der LWS > 3 Monate Besserung durch Bewegung, nicht durch Ruhe (entzündlicher Schmerz) • **eingeschränkte Beweglichkeit** der LWS in sagittaler und frontaler Ebene • **eingeschränkte Atembreite** (< 2,5 cm)
radiologische Kriterien	• **bilaterale Sakroiliitis** mindestens Grad 2 (d. h. Erosionen und Sklerosierungen der Iliosakralgelenke ohne Veränderungen der Gelenkspaltweite) • **unilaterale Sakroiliitis** mindestens Grad 3 (d. h. fortgeschrittene Destruktionen mit Gelenkspaltveränderungen und partieller Ankylose)

Therapie

Grundlage der Behandlung ist eine adäquate **Physiotherapie** ❶. Im Vordergrund steht eine mobilisierende Krankengymnastik, welche durch regelmäßige Bewegungsübungen und analgesierende bzw. muskelentspannende Maßnahmen sinnvoll ergänzt wird. Die Gabe **nichtsteroidaler Antirheumatika (NSAR)** stellt den zweiten Grundpfeiler der Therapie dar.

Bei vordergründiger peripherer Arthritis mit potenziell destruierendem Charakter ist in einigen Fällen die Gabe eines konventionellen DMARD (disease modifying anti-rheumatic drug) wie z. B. **Methotrexat** oder **Sulfasalazin** ❷ erforderlich. Eine weitere Therapiemöglichkeit stellt die **intraartikuläre Glukokortikoidinjektion** dar ❸.

Bei meist dominierender Spondylitis ist nach erfolgloser Verabreichung von mindestens 2 NSAR in der Tageshöchstdosis und dokumentierter anhaltender Krankheitsaktivität (BASDAI > 4; CRP und BSG ↑) der Einsatz von **TNF-Hemmern** (Infliximab, Etanercept, Adalimumab) ❹ gerechtfertigt. Der sog. BASDAI (bath ankylosing spondylitis disease activity index) beruht auf der Selbsteinschätzung des Patienten hinsichtlich Ausmaß der Beschwerden und Beeinträchtigung und kann Werte zwischen 0 (keine Krankheitsaktivität) und 10 annehmen.

Bei bereits eingetretenen extremen Fehlhaltungen im Bereich der Wirbelsäule durch eine fortschreitende Ankylosierung ist die operative Intervention in Form einer **Aufrichtungsosteotomie** ❺ eine letzte mögliche Maßnahme, um die hochgradig eingeschränkte Funktionalität zu verbessern.

Komplikationen

Die bei 25–30% der Patienten im Laufe der Erkrankung auftretende Iridozyklitis (Uveitis anterior) kann bei fehlender oder unzureichender Therapie zu **Visusverlust** führen.

Aufgrund einer dauerhaften Entzündungsaktivität kommt es insbesondere im Bereich der Wirbelsäule zu einer sekundären **Osteoporose** (➤ Abb. 2), sodass trotz der eintretenden Ankylosierungen hier eine erhöhte Frakturgefahr besteht.

Häufige Fehler und Irrtümer

Der Nachweis von **HLA-B27** unterstützt zwar den Verdacht für eine ankylosierende Spondylitis, ist aber für eine Diagnosesicherung nicht ausreichend, da dieses Merkmal auch bei anderen rheumatischen Erkrankungen (z. B. Psoriasisarthritis, reaktive Arthritis) nachgewiesen werden kann. Darüber hinaus liegt HLA-B27 bei 6–9% aller Gesunden vor.

Ankylosierende Spondylitis

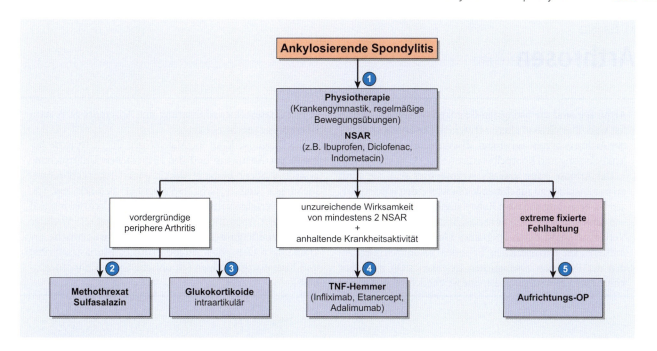

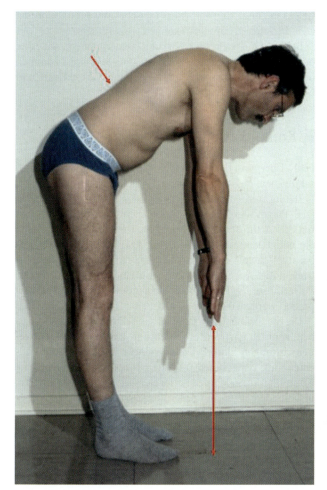

Abb. 1 Patient mit ankylosierender Spondylitis. Bei der Prüfung der Wirbelsäulenbeweglichkeit fällt neben dem deutlich vermehrten Fingerbodenabstand (↔) die fehlende Flexion (↓) im Bereich der Lenden- und Brustwirbelsäule auf.

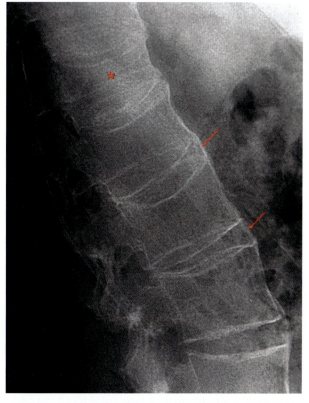

Abb. 2 In der konventionellen Röntgenaufnahme zeigen sich die typischen Syndesmophyten (↓) als Verknöcherungen des Anulus Fibrosus der Bandscheibe. Bei zusätzlich bestehender Osteoporose ist es bereits zu einer Wirbelkörpersinterung gekommen (*).

M. Gaubitz
Arthrosen

Zur Orientierung

Arthrosen sind die häufigsten Gelenkerkrankungen, betroffen sind überwiegend ältere Menschen. Die Entwicklung einer Arthrose beruht auf einem Missverhältnis zwischen Gelenkbelastung und Knorpelbelastbarkeit.

Die Arthose kann anfangs symptomfrei sein; sie führt meist allmählich zu zunehmenden Beschwerden wie Schmerzen bei Belastung und nach Ruhephasen (Anlaufschmerz) sowie zunehmender Funktionseinschränkung. Der klinische Verlauf ist meist durch langsames Fortschreiten mit intermittierenden entzündlichen Episoden gekennzeichnet. An den der Palpation zugänglichen Gelenken stellt man eine knöcherne Verbreiterung fest, eine weiche Schwellung ist nur in den Phasen einer Aktivierung mit Reizerguss (z. B. nach Überlastung) nachweisbar.

Die **Diagnose** kann im Allgemeinen durch typische Befunde der Anamnese und der körperlichen Untersuchung gestellt werden, bestätigt durch unauffällige Laboruntersuchungen und typische radiologische Befunde mit Gelenkspaltverschmälerung, subchondraler Sklerosierung und knöchernen Appositionen ❶ (> Abb. 1 und 2). Wichtige **Differenzialdiagnosen** sind entzündlich-rheumatische Erkrankungen (z. B. rheumatoide Arthritis, Psoriasisarthritis) und Kristallarthropathien (chronische Gicht, Chondrokalzinose).

Einteilung

Es gibt verschiedene Möglichkeiten, die Arthrosen einzuteilen:
- **Nach Ätiologie:** primäre (idiopathische) Formen mit unbekannter Ursache (Genetik?) und sekundäre Formen (mechanische Faktoren wie Achsenfehlstellungen, Traumata und Überbelastung, Übergewicht, Inaktivität, aber auch entzündliche, hormonelle und metabolische Ursachen).
- **Nach Lokalisation:** häufig Knie- und Hüftgelenksarthrosen (Gon- und Coxarthrose) sowie Arthrosen der Fingerend-/mittelgelenke sowie des Daumens und der Zehen, seltener Sprunggelenks- und Kiefergelenksarthrosen.
- **Nach Aktivitätsgrad:** klinisch stumm oder aktiviert („entzündet"), klinisch manifeste dekompensierte Arthrose mit Dauerschmerz.

Therapie

Die Therapieempfehlungen müssen individuell nach Grad der Beeinträchtigung, Ursache und Lokalisation der Arthrose sowie der Gesamtsituation des Patienten gestaltet werden. Ziel der Therapie ist eine Schmerzlinderung sowie Erhalt oder Verbesserung der Funktion unter Vermeidung von Therapienebenwirkungen.

Zunächst sollten nur **nichtmedikamentöse Maßnahmen** ergriffen werden ❷. Diese beinhalten u. a. Patientenaufklärung und -schulung, krankengymnastische Übungen, physikalische Therapie, orthopädietechnische Maßnahmen.

Bei nicht ausreichender Wirkung können zusätzlich **Medikamente** eingesetzt werden ❸. Paracetamol ist insbesondere bei nichtentzündlichen Formen wirksam. Bei entzündlichen Komponenten, also aktivierter Arthrose, sind NSAR und selektive COX-2-Inhibitoren (Coxibe) indiziert. Zeigen diese keine ausreichende Wirksamkeit, können Opiate versucht werden. Bei aktivierter Form mit Gelenkerguss sind **intraartikuläre** Steroidinjektionen (insbesondere in Verbindung mit einer Gelenkspülung) sinnvoll. Auch topische Anwendungsformen (z. B. Diclofenac, Capsaicin) können wirksam sein.

Bei nicht ausreichender Wirkung (Dauerschmerz, schlechte oder schlechter werdende Funktion und Mobilität) kommen **operative Verfahren** wie Knorpelglättung, Gelenkersatz und Gelenkversteifung zum Einsatz ❹.

Komplikationen

Fehl-, Über- und Unterbehandlungen von Arthrosen führen zu zahlreichen, meist vermeidbaren Komplikationen.

Häufig werden andere Gelenk- oder Muskelerkrankungen (z. B. Polymyalgia rheumatica, Knochen- oder Weichteiltumoren) als Arthrosen fehleingeschätzt. Hierdurch verpasst man die nötige kausale Therapie dieser Erkrankungen. Besonders bei atypischem Verlauf ist daher eine nativradiologische Kontrolle nötig. Andererseits kann auch eine aktivierte Arthrose/ Polyarthrose als primär entzündlicher Gelenkprozess fehlinterpretiert werden; die Folge ist meist eine Überbehandlung.

Die medikamentöse Therapie, speziell mit NSAR und Coxiben, kann zu **gastrointestinalen** und **kardiovaskulären Nebenwirkungen** führen; das individuelle Risikoprofil der Patienten muss daher beachtet werden. **Infektiöse** oder **septische Komplikationen** können bei lokaler Gelenktherapie auftreten, insbesondere bei nicht steriler Vorgehensweise ❺.

Schließlich führt ein zu später operativer Gelenkersatz zur Schädigung benachbarter oder kontralateraler Gelenke ❻.

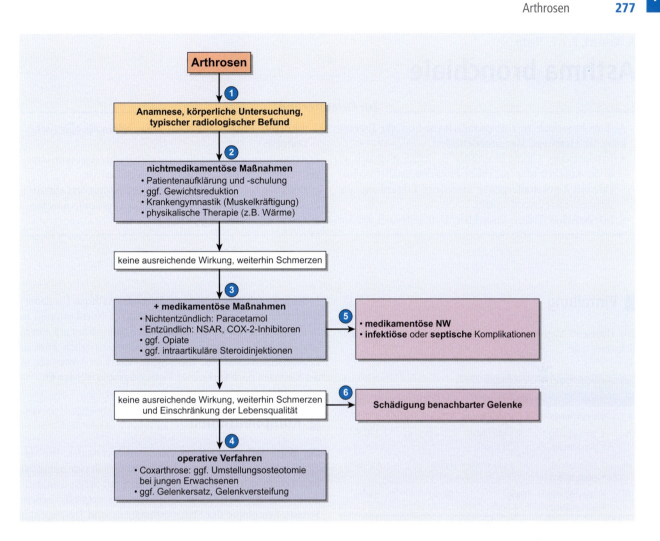

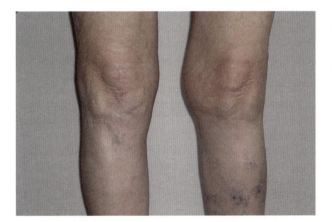

Abb. 1 Gonarthrose mit typischer knöcherner Verbreiterung des Gelenks und Fehlstellung.

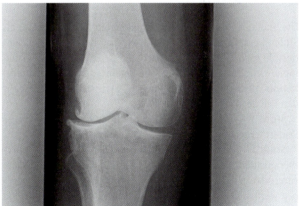

Abb. 2 Gonarthrose. Typisches Röntgenbild mit lateral betonter Verschmälerung des Gelenkspalts und osteophytären Ausziehungen.

Asthma bronchiale

A. Keinert, F. J. F. Herth

Zur Orientierung

Asthma bronchiale ist eine chronisch-entzündliche Erkrankung der Atemwege. Man unterscheidet:
- **Extrinsisches** Asthma bronchiale: Es manifestiert sich oft in der Kindheit oder im frühen Erwachsenenalter und ist eine mit **Umweltallergenen** assoziierte Erkrankung, die saisonal rezidivierend auftritt.
- **Intrinsisches** Asthma bronchiale: Es manifestiert sich im mittleren Erwachsenenalter ohne relevante allergische Diathese.

Leitsymptom ist die anfallsweise auftretende Atemnot, eine gefürchtete Komplikation des Status asthmaticus.

Die **Diagnose** wird mittels Lungenfunktionstest (Spirometrie, Diffusionskapazität), Peak-flow-Protokoll, Allergietests und RAST-Testung gestellt.

Einteilung

Die Deutsche Atemwegsliga empfiehlt eine Einteilung in vier Schweregrade:

Schweregrade des Asthma bronchiale			
Schweregrad	Anfälle nachts	Anfälle tagsüber	FEV 1
I intermittierend	≤ 2 × pro Monat	≤ 2 × pro Woche	≥ 80%
II • geringgradig • persistierend	> 2 × pro Monat	< 1 × pro Tag	≥ 80%
III • mittelgradig • persistierend	> 1 × pro Woche	täglich	60–80%
IV • schwergradig • persistierend	häufig	ständig	≥ 60%

Therapie

Die Therapie des Asthma bronchiale erfolgt üblicherweise als Stufentherapie, die sich am **Schweregrad** des Asthmas orientiert. Je nach Stufe unterscheidet man Bedarfs- und Dauertherapie. Grundsätzlich erhalten alle Patienten als **Bedarfsmedikation** inhalative kurz wirksame β_2-**Sympathomimetika** für den Fall der akuten Atemnot ❶.

Stufe 1 – intermittierendes Asthma: Hier gibt es keine Dauertherapie ❷.

Stufe 2 – geringgradig persistierendes Asthma: Als Dauertherapie können inhalative Kortikosteroide in niedriger Dosierung oder in begründeten Fällen Leukotrienantagonisten gegeben werden ❸.

Stufe 3 – mittelgradig persistierendes Asthma: Als Dauertherapie werden in erster Linie niedrigdosierte inhalative Kortikosteroide eingesetzt. Diese können mit einem langwirksamen β_2-Sympathomimetikum kombiniert werden (auch als feste Kombination). Als weitere Optionen kommen Leukotrienantagonisten oder Theophyllin in Betracht. Gegebenenfalls kann als eine weitere Therapiemöglichkeit auch nur ein inhalatives Kortikosteroid in mittlerer Dosierung angewendet werden, in jedem Fall ist hier die niedrigste noch wirksame Dosis auszutitrieren ❹.

Stufe 4 – schwergradig persistierendes Asthma: Die dauerhafte Therapie kann mit einem inhalativen Kortikosteroid in mittlerer/hoher Dosierung erfolgen in Kombination mit einem langwirksamen β_2-Sympathomimetikum. Zusätzlich können Leukotrienantagonisten, Theophyllin oder Kortikosteroide in der kleinsten noch wirksamen Dosis eingesetzt werden ❺.

Komplikationen

Der **akute Asthmaanfall** kann dramatisch verlaufen. Die Maximalvariante, der sog. Status asthmaticus, stellt eine unmittelbare Lebensbedrohung dar ❻. Patienten mit Status asthmaticus haben ein verlängertes Exspirium bei exspiratorischem Stridor. Symptome des Status asthmaticus sind Dyspnoe mit hechelnder, beschleunigter Atmung und Abschwächung des Atemgeräusches infolge der Verengung der Bronchien. Durch die Hypoxie kommt es zu Blässe und Zyanose der Lippen, Finger und Zehen sowie kompensatorischer Tachykardie. Weitere Symptome sind Unruhe, Pupillenweite und Inkontinenz. Bei längerem Verlauf kann es zur Atemerschöpfung, Bradykardie und Somnolenz kommen.

Für den **Status asthmaticus** ist eine sofortige intensivmedizinische Überwachung und Behandlung indiziert. Initial werden 4 – 8 l O_2/min über eine Nasensonde appliziert, im weiteren Verlauf entsprechend der Blutgasanalyse. Ein intravenöser Zugang zur Applikation der Medikamente und die Kontrolle der Blutgaswerte mittels Blutgasanalyse sind zur Therapieüberwachung Grundvoraussetzung. Die medikamentöse Therapie erfolgt mittels:
- β_2-**Sympathomimetika** als Dosieraerosol (2 Hübe ggf. Wiederholung); bei Unfähigkeit zur Inhalation des Patienten ist auch die subkutane Gabe möglich.
- **Theophyllin i. v.**
- **Kortikosteroide i. v.**
- Sedierung (nur wenn nicht vermeidbar)
- ggf. Intubation und maschinelle Beatmung.

Asthma bronchiale

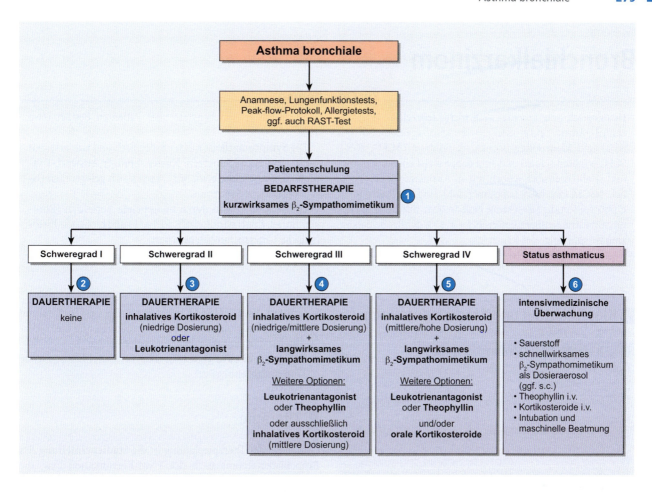

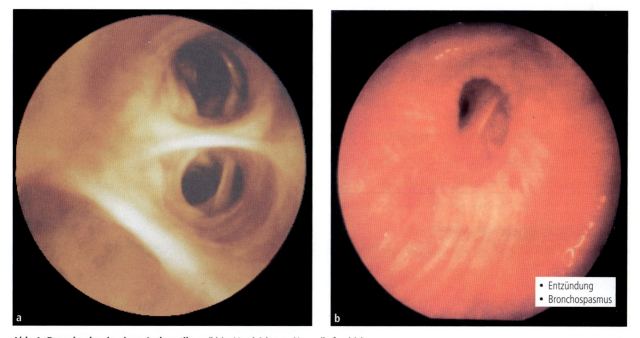

Abb. 1 Bronchoskopie eines Asthmatikers (b) im Vergleich zum Normalbefund (a).

W. Harms

Bronchialkarzinom

Zur Orientierung

Histologisch unterscheidet man **nichtkleinzellige** (Plattenepithel-, Adeno- und großzelliges Bronchialkarzinom; **NSCLC**; 80%) und **kleinzellige** Bronchialkarzinome (**SCLC**; 20%). SCLC wachsen schnell und sind daher meist chemotherapie- und strahlensensibel, jedoch nur in Ausnahmefällen operabel. NSCLC wachsen langsamer und sind in Frühstadien durch vollständige Resektion heilbar, aber nur bedingt chemo- und strahlentherapiesensibel. Ca. 85% der Bronchialkarzinome sind Folge des Rauchens.

Die 5-Jahresüberlebensrate aller Patienten beträgt etwa 10%.

Die **Symptomatik** ist meist unspezifisch und tritt erst spät im Verlauf auf (Schmerzen, Husten, blutiger Auswurf, Dyspnoe). Insbesondere beim SCLC zeigen sich gelegentlich paraneoplastische Syndrome.

Die **Diagnose** wird durch bildgebende Verfahren (Röntgenthorax, Kontrastmittel-CT, PET-CT) und bioptisch-histologische Untersuchungen gesichert.

Klassifikation und Stadieneinteilung

TNM-Klassifikation des Bronchialkarzinoms

T – Primärtumor	
T0	kein Primärtumor
T1	Tumor ≤ 3 cm ohne Infiltration proximal eines Lappenbronchus
T2	Tumor > 3 cm oder Infiltration eines Hauptbronchus ≥ 2 cm distal der Hauptkarina oder Infiltration der Pleura viszeralis oder Lungenteilatelektase
T3	Tumor jeder Größe mit Infiltration der Brustwand, des Zwerchfells, des parietalen Perikards oder der mediastinalen Pleura oder Infiltration eines Hauptbronchus < 2 cm distal der Hauptkarina ohne sie zu infiltrieren oder Totalatelektase einer Lunge
T4	Tumor jeder Größe mit Infiltration von Mediastinum, großen Gefäßen, Hauptkarina oder Wirbelkörpern oder malignem Pleuraerguss oder Metastasen im selben Lungenlappen wie der Primärtumor
N – regionäre Lymphknotenmetastasen	
N0	kein Lymphknotenbefall
N1	Befall ipsilateraler hilärer Lymphknoten
N2	Befall ipsilateraler mediastinaler oder subkarinaler Lymphknoten
N3	Befall supraklavikulärer oder kontralateraler mediastinaler Knoten
M – Fernmetastasen	
M0	keine Fernmetastasen
M1	Fernmetastasen

Stadieneinteilung des Bronchialkarzinoms

Stadium Ia	T1 N0 M0
Stadium Ib	T2 N0 M0
Stadium IIa	T1 N1 M0
Stadium IIb	T2 N1 M0 oder T3 N0 M0
Stadium IIIa	T1 N2 M0 oder T2 N2 M0 oder T3 N1 M0 oder T3 N2 M0
Stadium IIIb	jedes T4 und/oder jedes N3 ohne Metastasen
Stadium IV	jedes M1

Vereinfachte Stadieneinteilung des kleinzelligen Bronchialkarzinoms (SCLC):

- **Limited disease (LSCLC):** Beschränkung des Tumors und seiner Absiedelungen auf einen Hemithorax und die mediastinalen und supraklavikulären Lymphknoten
- **Extensive disease (ESCLC):** jede darüber hinausgehende Tumorausbreitung.

Therapie

Grundlage der Therapieplanung ist die **Stadieneinteilung** des Bronchialkarzinoms nach der TNM-Klassifikation bzw. die vereinfachte Einteilung bei SCLC.

LSCLC werden mit kombinierter Chemoradiotherapie behandelt ❶. Im Falle einer kompletten Remission wird eine Schädelbestrahlung zur Prophylaxe von Hirnmetastasen angeschlossen ❷.

NSCLC im Stadium I werden operiert (Tumorresektion und radikale mediastinale Lymphadenektomie) ❸. Voraussetzung für die Resektion ist die funktionelle Operabilität (ausreichende Lungenfunktion, keine schweren Vorerkrankungen). Funktionell inoperable Patienten werden mit kurativer Intention bestrahlt. Im **Stadium II** (> Abb. 1) erfolgt zunächst die Operation, anschließend eine adjuvante Chemotherapie ❹.

Nach der Therapie mit kurativem Ansatz sollten **Nachsorgeuntersuchungen** durchgeführt werden (Anamnese, körperliche Untersuchung und Röntgen alle 3 Monate in den ersten beiden Jahren, alle 6 Monate in den folgenden 3 Jahren) ❺ ❻.

Das **NSCLC Stadium III** beinhaltet heterogene Tumormanifestationen. Bei manchen Subgruppen (z. B. T3 N1 N0) ist eine Operation mit kurativem Ansatz möglich ❼, in den meisten Fällen kann jedoch nur palliativ behandelt werden. Durch Chemotherapie und Bestrahlung kann für eine kleine Minderheit der inoperablen Patienten mit Stadium III ein Langzeitüberleben erreicht werden ❽.

Weitere Indikationen für eine **palliative Therapie** sind ESCLC, NSCLC im Stadium IV und zuvor mit einem kurativen Ansatz behandelte Bronchialkarzinome, die nicht auf die Therapie angesprochen haben bzw. bei denen es zu einem Rezidiv gekommen ist ❾.

Bronchialkarzinom

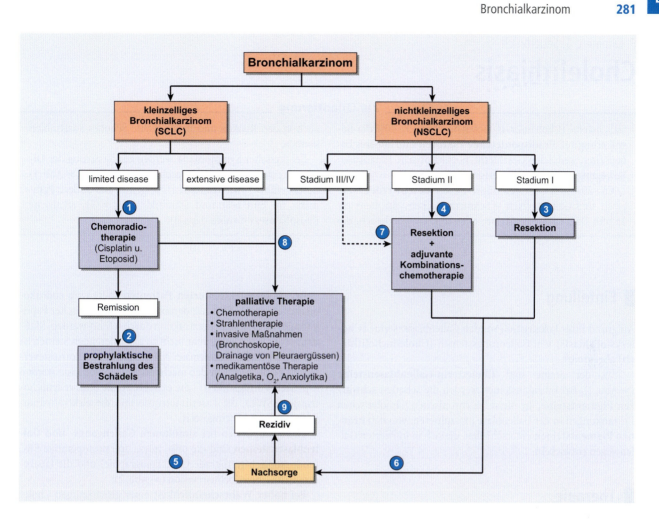

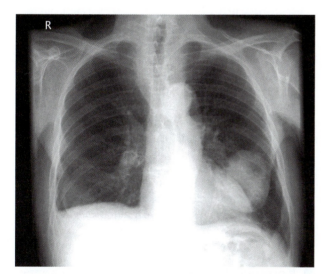

Abb. 1 Nichtkleinzelliges Bronchialkarzinom im linken Lungenunterlappen (Tumorstadium T2).

F. Lammert, T. Sauerbruch
Cholelithiasis

―――――― **Zur Orientierung** ――――――

Gallensteine (Cholelithiasis) treten bei etwa 15–20% der Bevölkerung auf. **Prädisponierende Faktoren** sind höheres Lebensalter, weibliches Geschlecht, hochkalorische Ernährung, Bewegungsmangel und genetische Faktoren.

Ca. 20–30% der Steinträger haben **Beschwerden.** Typisch sind Gallenkoliken – Schmerzattacken von mehr als 15 min Dauer im Epigastrium oder rechten Oberbauch, die auch in den Rücken und in die rechte Schulter ausstrahlen können.

Bei typischer Symptomatik werden zur Sicherung der **Diagnose** eine transkutane Ultraschalluntersuchung (➤ Abb. 1) durchgeführt sowie cholestaseanzeigende und andere Parameter im Blut bestimmt (Blutbild, ALT, γ-GT, alkalische Phosphatase, Bilirubin, Lipase).

▌ Einteilung

Aufgrund ihrer Lokalisation werden Gallenblasensteine (**Cholezystolithiasis**) von Gallengangssteinen (**Choledocholithiasis**) abgegrenzt.

75% der Steine sind **Cholesterin-Gallenblasensteine** (➤ Abb. 2). Bei Bilirubinsteinen werden die seltenen **schwarzen Pigmentsteine,** die meist bei chronischen hämolytischen Erkrankungen in der Gallenblase präzipitieren, von den **braunen Pigmentsteinen** unterschieden, die sich in infizierten Gallenwegen entwickeln.

▌ Therapie

Cholezystolithiasis

Der **asymptomatische** Gallenblasenstein bedarf keiner Therapie ❶ (Ausnahmen bei Karzinomrisiko: Porzellangallenblase, Gallenblasenpolypen ≥ 1 cm, Gallenblasensteine > 3 cm). Die laparoskopische Cholezystektomie ❷ ist die Standardtherapie für die **symptomatische** Cholezystolithiasis; dies schließt in der Regel auch Gallenblasensteine mit anderen Komplikationen (Gallenblasenperforation, Abszess, Darmfistel ❸) ein.

Die medikamentöse Therapie der **Gallenkolik** erfolgt mit Spasmolytika (z. B. N-Butylscopolamin) in Kombination mit peripher wirksamen Analgetika ❹; bei schwerer Symptomatik können Opiatderivate (z. B. Pethidin, Buprenorphin) indiziert sein. NSAR (z. B. Diclofenac, Indometacin) beeinflussen die Entzündung günstig, bieten zusätzliche Schmerzlinderung und verringern auch die Wahrscheinlichkeit, im Verlauf einer biliären Kolik eine akute Cholezystitis zu entwickeln.

Choledocholithiasis

Symptomatische Gallengangssteine sind eine Behandlungsindikation. Da **asymptomatische** Gallengangssteine nur bei maximal 50% der Patienten symptomatisch werden und häufig spontan abgehen, können diese ebenfalls behandelt werden, stellen aber – insbesondere bei älteren Patienten – keine zwingende Indikation zur Steinextraktion dar.

Bei **cholezystektomierten Patienten** sollte eine endoskopische retrograde Cholangiographie mit endoskopischer Papillotomie (EPT) und Steinextraktion durchgeführt werden. Maßnahme der Wahl bei primär nicht zu extrahierenden Steinen ist die mechanische Lithotripsie. Als adjuvantes Lithotripsieverfahren beim Versagen der mechanischen Lithotripsie werden – je nach Verfügbarkeit – die extrakorporale Stoßwellenlithotripsie (ESWL), die Laserlithotripsie und die elektrohydraulische Lithotripsie eingesetzt.

Therapieoptionen bei **simultanen Gallengangs- und Gallenblasensteinen** sind die prä-, intra- und postoperative ERC (endoskopisch-retrograde Cholangiographie) und die laparoskopische Choledochusrevision (➤ Abb. 2).

Bei **hoher Wahrscheinlichkeit** einer gleichzeitigen Choledocholithiasis ist das therapeutische Splitting mit präoperativer EPT und Steinextraktion ❺ derzeit Therapiestandard.

Bei **mäßiger Wahrscheinlichkeit** einer Choledocholithiasis ist die präoperative EPT ❻ nicht Standard, sondern es sollten weniger invasive Verfahren wie die Endosonographie oder die MRC (Magnetresonanz-Cholangiographie) vorgeschaltet werden ❼, die eine hohe Sensitivität und Spezifität für Gallengangssteine haben. Nach erfolgreicher Gallengangssanierung sollte bei gleichzeitiger Cholezystolithiasis unter Risikoabwägung möglichst innerhalb von 1–6 Wochen cholezystektomiert werden ❷, da ein erhöhtes Risiko von Komplikationen seitens der Steingallenblase besteht. Verlaufsbeobachtungen bei Patienten mit funktionstüchtiger und steinfreier Gallenblase erlauben den Schluss, dass nach EPT und Steinextraktion aufgrund des auch im Langzeitverlauf geringen Risikos biliärer Komplikationen ein abwartendes Verhalten gerechtfertigt ist.

▌ Komplikationen

Zu den wichtigsten Komplikationen der Cholelithiasis zählen die akute Cholezystitis, die Gallenblasenperforation, die akute Cholangitis und die akute biliäre Pankreatitis.

Cholelithiasis

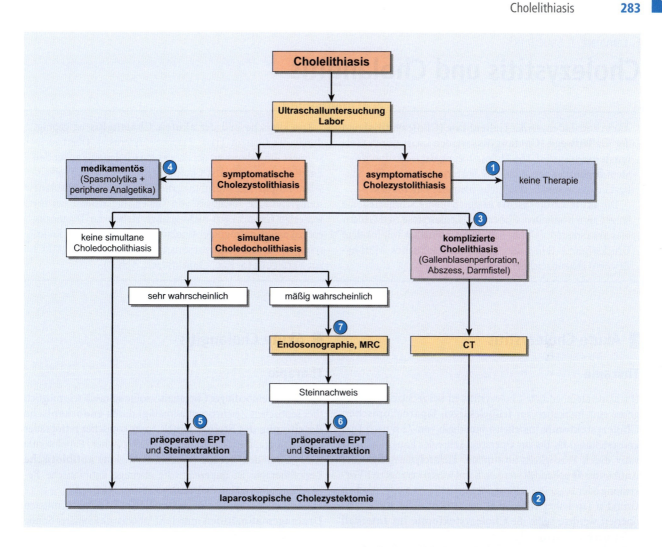

Kriterien für eine simultane Choledocholithiasis bei Cholezystolithiasis

Hohe Wahrscheinlichkeit einer simultanen Choledocholithiasis:
1. sonographisch erweiterter Gallengang (> 7–10 mm) + Hyperbilirubinämie + erhöhte γ-GT/ALT
2. Gallengang > 10 mm + Gallenblasensteine + Koliken
3. direkter sonographischer Steinnachweis im Gallengang

Mäßige Wahrscheinlichkeit einer simultanen Choledocholithiasis: keine hohe oder niedrige Wahrscheinlichkeit

Niedrige Wahrscheinlichkeit einer simultanen Choledocholithiasis:
1. Gallengang normal weit
2. Cholestaseparameter normwertig

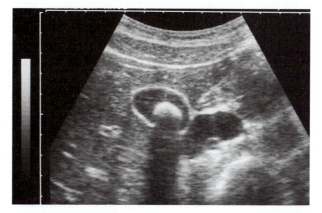

Abb. 1 Sonographischer Nachweis eines typischen Cholesteringallenblasensteins (relativ viele interne Echos und klassischer Schallschatten).

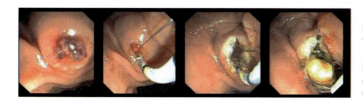

◂ **Abb. 2 Postoperative EPT nach frustraner laparoskopischer Choledochusrevision mit unvollständiger Steinextraktion.** Das 5 Tage nach der Operation entzündlich verschwollene Papillenostium wird gespalten und das Konkrement mit dem Dormiakörbchen entfernt. Es imponiert ein gelber Cholesterinstein, der nur in der operativ entfernten Gallenblase entstanden sein kann (sekundärer Gallengangsstein).

F. Lammert, T. Sauerbruch
Cholezystitis und Cholangitis

Zur Orientierung

Akute Entzündungen der **Gallenblase (Cholezystitis)** und der **Gallenwege (Cholangitis)** werden meist durch **Gallensteine** ausgelöst. Die Abflussstörung der Galle durch den Stein begünstigt sekundär eine Bakterieninvasion. Die häufigsten Keime sind E. coli, Klebsiellen und Enterokokken.

Die **akute Cholezystitis** ist durch biliäre Schmerzen, die länger als 6 h anhalten, Fieber bzw. Leukozytose und Gallenblasenwandödem (Ultraschall) in Kombination mit lokalem Druckschmerz (klinisches oder sonographisches Murphy-Zeichen) gekennzeichnet.

Das klinische Bild der **akuten Cholangitis** ist geprägt durch die Charcot-Trias: Fieber + Ikterus + Oberbauchschmerz. Im Labor sind bei der akuten Cholangitis außer den Entzündungswerten die Cholestaseparameter (γ-GT, alkalische Phosphatase, Bilirubin) erhöht. Wenn der transkutane sonographische Nachweis von Gallengangssteinen bei erweiterten Gallenwegen nicht gelingt, stehen zur Diagnostik endoskopisch-retrograde Cholangiographie (ERC), Endosonographie und Magnetresonanz-Cholangiographie (MRC) zur Verfügung (> Kap. Cholelithiasis, Abb. 2).

Akute Cholezystitis

Therapie

Die akute steinbedingte Cholezystitis ist bei rechtzeitiger Diagnose eine Indikation zur **frühelektiven laparoskopischen Cholezystektomie** (möglichst innerhalb von 72 h nach Diagnosestellung) ❷. Bis zur Operation sollte der Patient konservativ durch Flüssigkeitssubstitution, Elektrolytausgleich und Antibiotika ❶ behandelt werden. Kann wegen verzögerter Vorstellung oder Diagnosestellung oder aus anderen medizinischen Gründen (zu hohes OP-Risiko) der Patient nicht frühelektiv operiert werden, sollte die **Cholezystektomie im Intervall** erst nach 6 Wochen erfolgen ❸.

Bei älteren Patienten oder erhöhtem Operationsrisiko kann alternativ eine perkutane Drainage der Gallenblase (**Cholezystostomie**) ❹ mit niedrigen Letalitäts- und hohen Erfolgsraten erwogen werden.

Die **konservative** Therapie der akuten Cholezystitis ist bei mildem Verlauf zwar möglich, allerdings kommt es nach alleiniger konservativer Behandlung bei über einem Drittel dieser Patienten zu Komplikationen oder Notaufnahmen wegen biliärer Schmerzen, und bei 30% wird im weiteren Verlauf eine Cholezystektomie erforderlich.

Komplikationen

Bei 10–30% der Patienten, die nicht primär operiert werden, treten Komplikationen wie **Gallenblasengangrän, -empyem** oder **-perforation** auf. In diesen Situationen kann vor der (offenen) Cholezystektomie eine CT (> Abb. 1) hilfreiche Informationen liefern. **Fisteln** zwischen der Gallenblase und dem Gastrointestinaltrakt sind oft asymptomatisch; wenn größere Steine durch die Fisteln abgehen, kann es zum Bild des **Gallensteinileus** kommen. Fisteln und Gallensteinileus erfordern eine (zweizeitige) operative Revision mit Cholezystektomie.

Akute Cholangitis

Therapie

Die akute steinbedingte Cholangitis sollte so rasch wie möglich (bei septischen Zeichen notfallmäßig) durch **endoskopische Beseitigung des Steines** mittels endoskopischer retrograder Cholangiographie (ERC) und endoskopischer Papillotomie (EPT) behandelt werden (> Abb. 2) ❺. Eine **antibiotische** Begleittherapie ist angezeigt; die alleinige antibiotische Behandlung ohne adäquate Drainage ist unzureichend.

Ist die endoskopische Steinextraktion nicht möglich, müssen **Drainagemaßnahmen** mittels Stent oder nasobiliärer Sonde ergriffen werden ❻.

Falls die endoskopischen Maßnahmen nicht gelingen, kann über einen **perkutan-transhepatischen** Zugang eine **Choledochusdrainage (PTCD)** gelegt werden ❼.

Nach erfolgreicher endoskopischer oder perkutaner Gallengangssanierung sollte bei Cholezystolithiasis unter Risikoabwägung möglichst innerhalb von 6 Wochen eine **Cholezystektomie** erfolgen ❽. Bei funktionstüchtiger steinfreier Gallenblase ist aufgrund des im Langzeitverlauf sehr geringen Risikos erneuter biliärer Komplikationen ein abwartendes Verhalten gerechtfertigt, obgleich kontrollierte Studien hierzu nicht vorliegen.

Komplikationen

Die Komplikationsrate der EPT liegt bei 10%. Die wichtigsten Komplikationen sind Blutung (2–3%), Pankreatitis (1–4%) und Duodenalperforation (< 1%).

Cholezystitis und Cholangitis

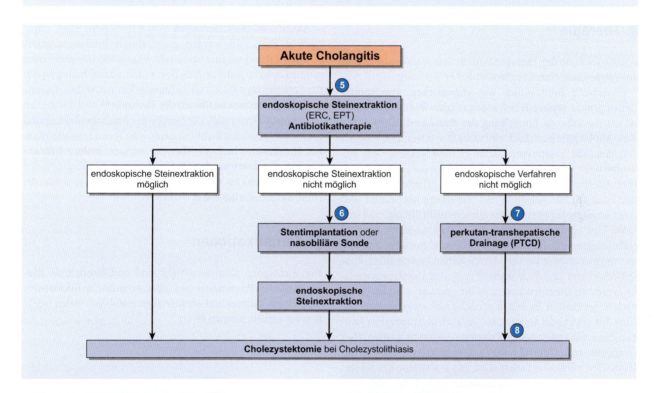

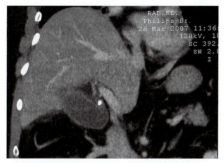

Abb. 1 Akute Cholezystitis. Ödem im Leberbett bei Zystikusstein (koronare CT-Rekonstruktion).

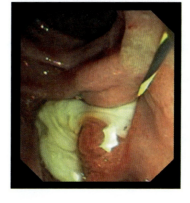

Abb. 2 Eitrige Cholangitis. Im Rahmen der ERC (einliegender Führungsdraht) entleert sich aus dem Gallengang nach Papillotomie reichlich Eiter.

D. Dellweg, B. Schönhofer
Chronische Bronchitis

Zur Orientierung

Die Erkrankung wird charakterisiert durch **Husten** und **Sputumproduktion** für 3 Monate im Jahr in mindestens 2 aufeinanderfolgenden Jahren, wobei in den meisten Fällen der Husten ganzjährig besteht.

Häufigste **Ursache** ist inhalativer Zigarettenkonsum. Auch rezidivierende Infekte, inhalative Allergene und Noxen sowie genetisch bedingte Funktionsstörungen der Zilien können die Erkrankung auslösen. Husten und die vermehrte Sekretproduktion sind dabei Ersatzreinigungsmechanismen bei gestörter Zilientätigkeit. Im Verlauf kann es zu einer akuten Verschlechterung der Symptomatik kommen (infekt- oder umweltbedingt).

Die **Diagnose** wird durch das klinische Bild gestellt. Zu erfragen sind die Kardinalsymptome Husten und Auswurf sowie stattgehabte Infekte der Atemwege. Menge des Sputums, aber auch Konsistenz und Verfärbung geben wichtige Hinweise auf eine vorliegende Infektion. Gibt der Patient Luftnot an, so besteht meistens eine chronisch-obstruktive Bronchitis mit Lungenemphysem (➤ Kap. COPD). Zusätzliche Untersuchungen wie Bronchoskopie und szintigraphische Messung der Zilienfunktion unterstützen die Diagnose in Problemfällen.

Therapie

Wichtigste **Ziele der Therapie** sind die Symptomkontrolle und die Vermeidung einer Progression der Erkrankung.

Chronische Bronchitiden mit **chronischen Symptomen** sollten primär **supportiv** behandelt werden ❶. Oberste Priorität hat die sofortige **Einstellung des Rauchens!** Allein durch diese Maßnahme kann nach einer Latenz von wenigen Wochen eine deutliche Symptomreduktion erreicht werden. Dem Patienten muss vermittelt werden, dass infolge der gestörten oder verminderten mukoziliären Clearance der Husten eine wichtige Funktion zur Reinigung der Atemwege übernimmt und eine komplette Suppression des Hustens nicht Therapieziel sein kann. Eine gestörte Reinigung des Bronchialsystems führt zu einer längeren Verweildauer infektiöser und toxischer Partikel, was möglicherweise zur verstärkten Karzinogenese führt. Phasenweise kann es jedoch sinnvoll sein, den Hustenreiz medikamentös zu unterdrücken, z. B. bei gestörtem Schlaf durch nächtliches Husten. Es sollten zunächst nichtopioidhaltige **Antitussiva** verwendet werden, bei fehlendem Ansprechen können dann z. B. codeinhaltige Präparate eingesetzt werden. Hier ist auf eine entsprechend hohe Dosierung zu achten, damit der Hustenreiz effektiv reduziert wird. Die Konsistenz des Sekrets kann mit **mukolytischen Substanzen** (z. B. N-Acetylcystein, Ambroxol) eingestellt werden, wobei zu beachten ist, dass sowohl zu zähes, als auch zu dünnflüssiges Sekret zu einer ineffektiven Hustenclearance führen kann. Zur Verbesserung der mukoziliären Clearance können **Verneblerinhalationen** eingesetzt werden. Hier scheint Emser Sole infolge des alkalischen Milieus der konventionellen Kochsalzlösung überlegen zu sein.

Bei den **präventiven Maßnahmen** ❷ steht ebenfalls das Einstellen des Rauchens an erster Stelle. Der Einfluss von Impfungen (Influenza, Pneumokokken) und prophylaktischer Antibiotikagabe ist für die chronische Bronchitis ohne Obstruktion nicht belegt, letztere Therapieform birgt zudem die Gefahr von bakterieller Resistenzentwicklung.

Akute Verschlechterungen (Exazerbationen) einer chronischen Bronchitis werden meist durch Infekte ausgelöst (i. d. R. viral und seltener bakteriell). Eine bakteriologische oder mikroskopische Aufarbeitung des Sputums kann hilfreich sein, das Ergebnis liegt jedoch selten unmittelbar vor, sodass die Entscheidung über eine **antibiotische Therapie** ❸ nach klinischen Gesichtspunkten erfolgt. Die Gruppe der Aminopenizilline sind nach internationalen Richtlinien eine gute Therapiemöglichkeit. Bei Nichtansprechen der Therapie müssen **andere Erkrankungen abgeklärt** werden ❹. Führen umweltbedingte Noxen (v. a. Feinstaub) zu einer akuten Exazerbation, so sollte die **Noxe** möglichst **eliminiert** werden ❺.

Komplikationen

Die wichtigsten Komplikationen sind **endobronchiale Blutungen** sowie **Pneumonie** und selten systemische Infektionen, die sich im Rahmen einer bakteriellen endobronchialen Infektion entwickeln können ❻.

Chronische Bronchitis

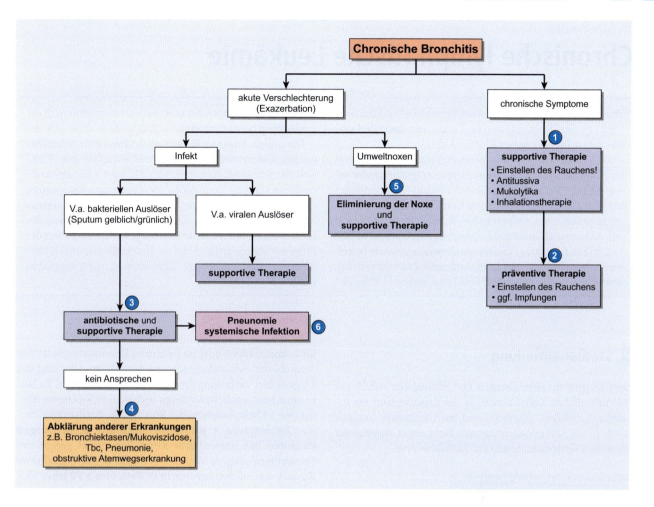

Ph. Schafhausen
Chronische lymphatische Leukämie

Zur Orientierung

Das **Leitsymptom** der chronischen lymphatischen Leukämie (CLL) ist eine dauerhafte und im Verlauf zunehmende **Lymphozytose im peripheren Blut** (> Abb. 1).

Die initiale **Symptomatik** beinhaltet häufig eine schmerzlose Lymphadenopathie und eine Hepato-/Splenomegalie sowie Fieber, Nachtschweiß, Gewichtsverlust (B-Symptome) und Fatigue. Im fortgeschrittenen Krankheitsstadium kommt es aufgrund einer zunehmenden Knochenmarkinfiltration zur Anämie und Thrombozytopenie. Kennzeichnend für die CLL ist ein die zelluläre und humorale Immunantwort betreffender Immundefekt. Der Krankheitsverlauf ist sehr variabel, erstreckt sich aber meist über viele Jahre, sodass insbesondere bei älteren Patienten die Lebenserwartung nicht durch die Erkrankung beeinflusst wird.

Die initiale **Diagnostik** beinhaltet neben dem mikroskopischen Differenzialblutbild eine FACS-Analyse mit Nachweis des Immunphänotyps einer CLL. Eine Knochenmarkpunktion kann zur Beurteilung der Knochenmarkinfiltration erfolgen. Zusätzlich ist eine Erhebung des Lymphknotenstatus sowie der Leber- und Milzgröße erforderlich. Fakultativ können im weiteren Krankheitsverlauf zur Einschätzung der Prognose Zytogenetik (FISH = Fluoreszenz-in-situ-Hybridisierung) und molekulare Untersuchungen hinzugezogen werden ❶.

Stadieneinteilung

Die CLL geht aus einer klonalen Vermehrung von reifzelligen B-lymphatischen Zellen hervor. In der Regel verläuft die Erkrankung indolent, allerdings sind auch aggressive Verläufe möglich. Die Stadieneinteilung nach Binet ergibt sich aus der klinischen Untersuchung und der Blutbildanalyse.

Stadieneinteilung der CLL (nach Binet)		
Stadium	Definition	Überlebenszeit
A	• anhaltende Lymphozytose > 5000/µl • Hb ≥10 g/dl, Thrombozyten ≥ 100 000/µl • < 3 LK-Regionen* befallen	> 10 Jahre
B	• Hb ≥10 g/dl, Thrombozyten ≥ 100 000/µl • ≥ 3 LK-Regionen* befallen	ca. 5 Jahre
C	• Hb < 10 g/dl, Thrombozyten < 100 000/µl • LK-Status irrelevant	2–3 Jahre

* als LK-Regionen gelten die bei der klinischen Untersuchung tastbaren zervikalen, axillären und inguinalen LK, die Milz und die Leber (Grundlage ist der tastbare Befund)

Therapie

Eine Heilung durch eine medikamentöse Therapie ist bisher nicht möglich. Aufgrund des indolenten Verlaufs ist bei **Beschwerdefreiheit (Binet A/B)** ❷ eine „Watch & Wait-Strategie" ❸ indiziert. Erst bei **symptomatischer Erkrankung (Binet B/C;** B-Symptomatik, große Organe bedrängende Lymphome, Leukozytose > 150 000/µl, Thrombopenie) ❹ sollte eine milde Chemotherapie eingeleitet werden. Als Substanzen stehen Alkylanzien (Chlorambucil, Cyclophosphamid, Bendamustin) oder Purinanaloga (Fludarabin) zur Verfügung. Zusätzlich wird eine Immuntherapie mit Antikörpern (z. B. Rituximab gegen CD20 oder Alemtuzumab gegen CD 52) bei Risikokonstellation oder im Falle eines Rezidivs eingesetzt. Die Auswahl des Behandlungsschemas hängt vom Alter und der körperlichen Verfassung des Patienten ab. **Patienten ≤ 70 Jahre** ohne Komorbiditäten werden nach dem FCR-Schema (**F**ludarabin ± **C**yclophosphamid ± **R**ituximab) oder dem BR-Schema (**B**endamustin ± **R**ituximab) behandelt ❺. Bei **jungen Patienten** mit ungünstigem Risiko kommt bei geeignetem Spender eine allogene Stammzelltransplantation möglichst im Rahmen von Studien in Betracht ❻. **Patienten > 70 Jahre** werden der weniger intensiven Chlorambucil-Monotherapie zugeführt ❼.

Komplikationen

Die wichtigsten Komplikationen sind ❽:
- In den fortgeschrittenen Stadien Knochenmarkinsuffizienz mit ausgeprägter **Thrombozytopenie** und **Anämie**
- **autoimmunhämolytische Anämie** (→ immunsuppressive Therapie mit Steroiden, Rituximab, Kombination mit Chlorambucil oder Cyclophosphamid)
- **erhöhte Infektanfälligkeit** bei sekundärem Immunglobulinmangel (→ regelmäßige Immunglobulingabe)
- Transformation in ein **hochmalignes Lymphom (Richtersyndrom).**

Chronische lymphatische Leukämie

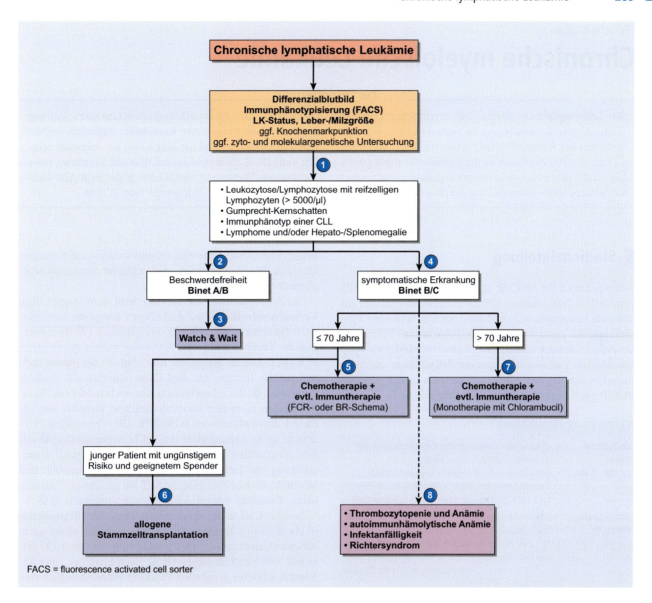

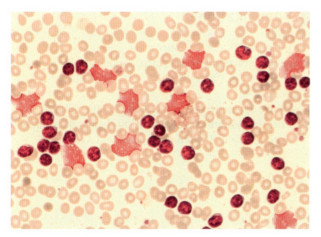

Abb. 1 Peripherer Blutausstrich bei CLL mit reifzelliger Lymphozytose und Gumprecht-Kernschatten.

Ph. Schafhausen
Chronische myeloische Leukämie

Zur Orientierung

Das **Leitsymptom** der chronischen myeloischen Leukämie (CML) ist eine dauerhafte und im Verlauf zunehmende **Vermehrung der Leukozyten im peripheren Blut.** Im Gegensatz zu akuten Leukämien ist der Krankheitsverlauf protrahiert und erstreckt sich meist über mehrere Jahre. Diagnostisch wegweisend ist die Untersuchung des peripheren Blutausstriches mit Nachweis einer **pathologischen Linksverschiebung bis zum Blasten** und einer **Basophilie.** Zusätzlich besteht eine Thrombozytose und die Milz ist bei der Palpation deutlich vergrößert. Zwingend erforderlich zur Einleitung einer spezifischen Therapie ist der Nachweis des BCR-ABL-Genrearrangements mittels Zytogenetik oder PCR ❶.

Stadieneinteilung

Kennzeichnend für die **CML** ist der Nachweis der sog. Philadelphia(Ph)-Translokation: t(9;22)(q34;q11). Das hieraus entstehende Fusionsgen BCR-ABL führt zur Synthese einer Tyrosinkinase mit gesteigerter Aktivität. Folge ist eine Stimulation der Zellproliferation verbunden mit einer verminderten Apoptosefähigkeit und einem Verlust der Zelladhäsion und somit Ausschwemmung von zellulären Vorstufen in das periphere Blut. Typisch ist ein dreiphasiger Krankheitsverlauf:

Stadieneinteilung der CML	
chronische Phase (➤ Abb. 1) ❷	• schleichender Beginn, oft über Jahre andauernd, ggf. unspezifische Allgemeinsymptome • Leukozytose und pathologische Linksverschiebung, Thrombozytose, Basophilie, hyperzelluläres Knochenmark mit Hyperplasie der Myelopoese, Splenomegalie
akzelerierte Phase ❸	• wenige Monate andauernd, B-Symptome, zunehmende Splenomegalie • 15–29% Blasten in Knochenmark (KM) oder peripherem Blut (PB) • > 30% Blasten und Promyelozyten in KM oder PB, aber insgesamt < 30% Blasten • ≥ 20% Basophile • persistierende, nicht therapieassoziierte Thrombozytopenie (< 100 000/µl)
Blastenkrise (➤ Abb. 2) ❹	• Terminalstadium, gleicht dem Bild einer akuten Leukämie • > 30% Blasten in KM oder PB • extramedulläre Blastenproliferation (Chlorom)

Therapie

Durch die Einführung des spezifisch gegen das BCR-ABL-Fusionsprotein gerichteten **Tyrosinkinaseinhibitors** (TKI) Imatinib hat sich die Therapie der CML einschneidend geändert. Im Vergleich zur früheren Standardtherapie mit Interferon-α konnte die Prognose durch Imatinib deutlich gebessert werden.

Bei neu diagnostizierter **CML in der chronischen Phase** wird initial meist zur schnellen Zytoreduktion Hydroxyurea eingesetzt. Im Verlauf erfolgt dann rasch eine Umstellung auf Imatinib als primäre Standardtherapie ❺. Bei sehr jungen Patienten (< 20 Jahre) sollte frühzeitig als wahrscheinlich einziges kuratives Therapieverfahren eine allogene Stammzelltransplantation (SCT) angestrebt werden.

Das Ansprechen auf die Therapie wird durch regelmäßige **Verlaufskontrollen** ❻ auf drei Ebenen überprüft: hämatologisch (peripheres Blut, Klinik), zytogenetisch (Ph-Translokation im Knochenmark) und molekular mittels quantitativer PCR (BCR-ABL im peripheren Blut). Spricht der Patient optimal auf die Therapie an, wird diese weiterhin mit Imatinib fortgeführt ❼. Bei suboptimalem Ansprechen oder bei Therapieversagen muss eine Imatinib-Resistenz vermutet werden, die u. a. durch Mutationen in der BCR-ABL-Tyrosinkinase verursacht ist. In Abhängigkeit von der Mutationsanalyse ❽ stehen verschiedene Therapieoptionen zur Verfügung: Dosiserhöhung von Imatinib, Einsatz neuer TKI (Dasatinib und Nilotinib) ❾ oder eine allogene SCT bei geeigneten Patienten (Alter, Karnofsky, Komorbidität, Spenderverfügbarkeit) ❿.

Bei einer **CML in der akzelerierten Phase** oder **Blastenkrise** ist ebenfalls eine Therapie mit Imatinib indiziert, allerdings in höherer Dosierung; vermehrt werden auch die neuen TKI Dasatinib und Nilotinib eingesetzt ⓫. Nach Erreichen einer Remission sollte bei geeigneten Patienten schnellstmöglich eine allogene SCT angestrebt werden, da ansonsten mit einer hohen Rückfallrate gerechnet werden muss.

Komplikationen

Die wichtigsten Komplikationen sind:
- **Leukostasesymptome** bei extremer Leukozytose mit neurologischen Ausfallerscheinungen, respiratorischer Insuffizienz etc. ⓬
- **massive Splenomegalie** mit Gefahr der Milzruptur ⓬
- in den fortgeschrittenen Stadien Knochenmarkinsuffizienz mit ausgeprägter **Thrombozytopenie** und **Anämie** ⓭.

Chronische myeloische Leukämie

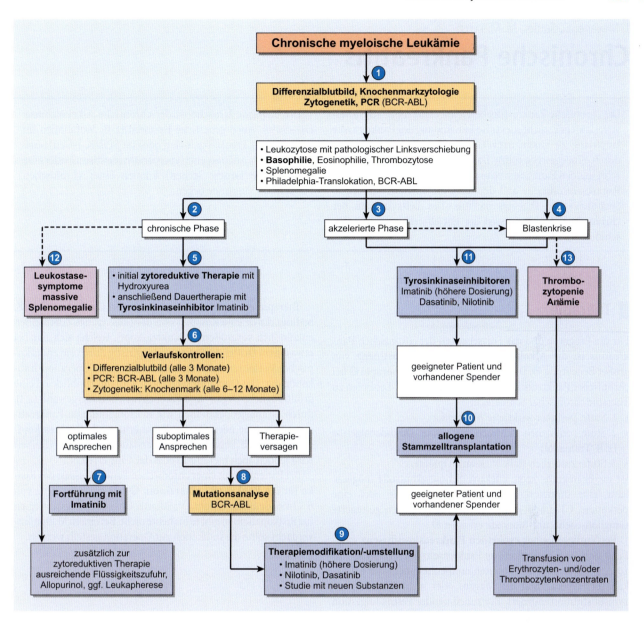

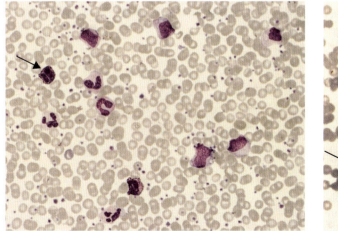

Abb. 1 Peripherer Blutausstrich bei CML mit pathologischer Linksverschiebung und Basophilie.

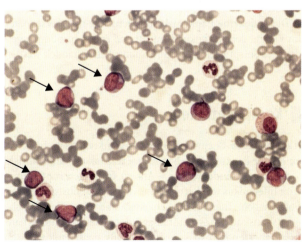

Abb. 2 Peripherer Blutausstrich bei Blastenkrise (Pfeile = Blasten).

J. Mayerle, G. Sauter, M. M. Lerch

Chronische Pankreatitis

Zur Orientierung

Die chronische Pankreatitis bezeichnet eine meist schubweise verlaufende, nichtinfektiöse Entzündung des Pankreas, die langfristig zu einem irreversiblen Ersatz des Parenchyms durch Bindegewebe führt. Damit kommt es zu einem fortschreitenden Funktionsverlust mit exokriner und endokriner Pankreasinsuffizienz und den Symptomen Gewichtsverlust, Steatorrhö und Diabetes mellitus. Das **Leitsymptom** der chronischen Pankreatitis ist der gürtelförmige Oberbauchschmerz.

Die häufigste **Ursache** ist der chronische Alkoholabusus (70–90%). Auch genetische Faktoren (z. B. Mutationen im kationischen Trypsinogen-Gen oder im SPINK-1-Gen), eine Hypertriglyzeridämie, ein Hyperparathyreoidismus oder eine autoimmune Genese (selten) können einer chronischen Pankreatitis zugrunde liegen.

Therapie

Für die Prognose und das Fortschreiten der chronischen Pankreatitis ist die **Alkohol**- und auch **Nikotinabstinenz** von großer Bedeutung ❶. Die konservative **Schmerztherapie** ❷ bei chronischer Pankreatitis erfolgt gemäß den WHO-Leitlinien zu Therapie chronischer Schmerzen:
- 1. Stufe: peripher wirksame Analgetika
- 2. Stufe: zusätzlich schwach wirksame Opioidanalgetika (z. B. Tramadol)
- 3. Stufe: zusätzlich stark wirksame Opioide.

Ist medikamentös keine effektive Schmerzkontrolle möglich, kann eine thorakoskopische Splanchnikektomie oder eine perkutane, CT-graphisch oder endosonographisch gesteuerte Ganglion-coeliacum-Blockade erfolgen ❸.

Bei Vorliegen einer **exokrinen Pankreasinsuffizienz** empfiehlt sich die Substitution von Pankreasenzymen (Pankreatin) zu den Mahlzeiten ❹. Protonenpumpenhemmer sind bei bekannter Hyperazidität des Magens oder nichteffizienter Enzymsubstitution indiziert. Bei zunehmender Fettmaldigestion kann eine parenterale Substitution fettlöslicher Vitamine notwendig werden.

Die **endokrine Pankreasinsuffizienz,** die meist erst später im Verlauf der Erkrankung auftritt und einem Insulinmangeldiabetes entspricht, muss mit Insulingaben behandelt werden ❺.

Komplikationen

Akute Schübe ❻ einer chronischen Pankreatitis werden wie eine akute Pankreatitis behandelt (> Kap. akute Pankreatitis).

Pankreaspseudozysten (> Abb. 1) ❼ können rupturieren, zum Infektfokus werden oder eine Gallengangsobstruktion zur Folge haben. Therapiemöglichkeiten sind die endoskopische oder transkutane Zystendrainage oder die Operation. Pankreasgang**stenosen** ❽ können ebenfalls meist endoskopisch behandelt werden, bei Pankreasgang**steinen** besteht die Möglichkeit der extrakorporalen Stoßwellenlithotrypsie (ESWL).

Therapierefraktäre **Schmerzen** oder eine **Cholestase** ❾ (z. B. bedingt durch eine Kompression des Gallengangs durch einen entzündlich vergrößerten Pankreaskopf), welche sich nur bei etwa einem Drittel der Patienten langfristig durch ein endoskopisches Verfahren beheben lassen, stellen eine Operationsindikation dar. Das Operationsverfahren wird mit Hinblick auf eine größtmögliche Organ- und Parenchymschonung gewählt (z. B. durch Drainageoperationen wie die longitudinale Pankreatikojejunostomie oder die duodenumerhaltende Pankreaskopfresektion nach Beger). Eine langandauernde Schmerzfreiheit wird jedoch auch hier nur in 60% der Fälle erreicht.

Bei Patienten mit einer chronischen Pankreatitis ist das Risiko für ein **Pankreaskopfkarzinom** ❿ mit einer Inzidenz von 6–14% deutlich erhöht. Validierte Überwachungsstrategien für Risikopatienten gibt es bis heute nicht. Bei einem Malignomverdacht sollte die Indikation zur Operation gestellt werden.

Chronische Pankreatitis

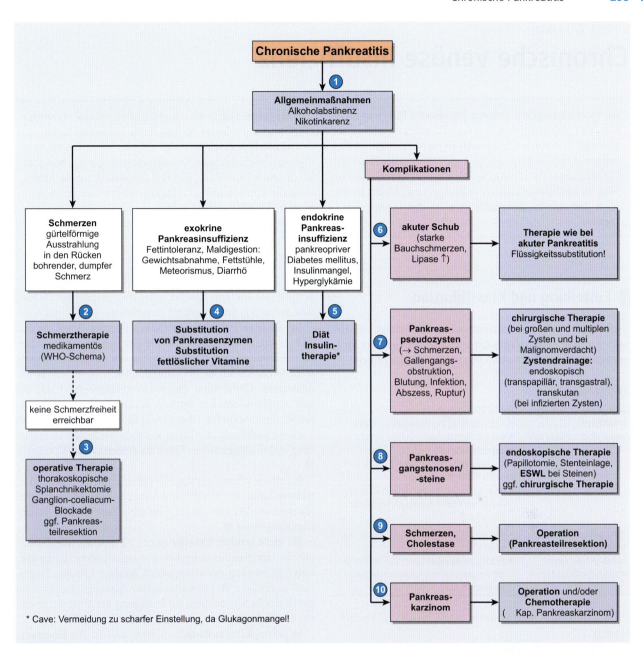

* Cave: Vermeidung zu scharfer Einstellung, da Glukagonmangel!

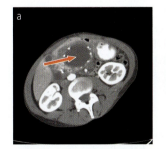
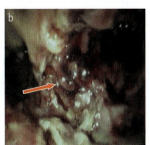
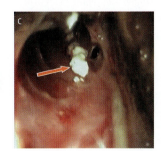
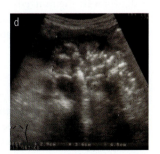

Abb. 1 Infizierte Pankreaspseudozyste im Pankreaskopf bei alkoholinduzierter chronischer Pankreatitis.
a) CT mit Pseudozyste (Pfeil) und grobscholliger Verkalkung.
b) und c) Endoskopischer Blick in die Zystenhöhle (transduodenaler Zugang): in b) Granulationsgewebe (Pfeil), in c) parenchymatöse Kalzifikation (Pfeil).
d) Ultraschallbild von Pankreaskorpus und -schwanz im Intervall nach Drainage der Pankreaskopfzyste. Grobschollige Kalzifikationen des gesamten Organs und deutlich vergrößertes Organ.

V. Hach-Wunderle

Chronische venöse Insuffizienz

Zur Orientierung

Bei einer chronischen venösen Insuffizienz (CVI) wird das Blut beim Gehen nicht mehr adäquat aus den Beinvenen abgepumpt. Es resultiert eine venöse Hypertonie in den großen Leitvenen mit Rückwirkung über die Venolen bis in die Mikrozirkulation. Die chronische Störung der Mikrozirkulation führt zu trophischen Hautveränderungen und Ulzera im Bereich der unteren Extremität (v. a. in der Innenknöchelregion).

Hauptursachen sind das postthrombotische Syndrom (PTS) und die schwere Stamm- und Perforansvarikose. Zu den **klinischen Zeichen** zählen Ödeme, lokale Besenreiser, Pigmentverschiebungen, Gewebeverhärtungen bis hin zum Ulcus cruris (> Abb. 1). Ziel der **Diagnostik** ist die Abklärung der Grundkrankheit (Duplexsonographie, Phlebographie) und die Erfassung der klinischen Ausprägung, um eine spezifische Therapie einleiten zu können ❶.

Einteilung und Klassifikation

Nach der zugrunde liegenden Pathophysiologie lassen sich Ursachen infolge einer **antegraden** und einer **retrograden Strömungsinsuffizienz** im tiefen Venensystem unterscheiden.

Ursachen einer CVI	
antegrade Strömungsinsuffizienz (durch Abstromhindernis)	**venös** (häufig) • Stammvarikose mit Leitveneninsuffizienz • PTS mit Obstruktion **nicht venös** (selten) • extravasales Kompressionssyndrom (z. B. durch Tumor, Hämatom) • arthrogenes Stauungssyndrom (z. B. durch Ausfall des oberen Sprunggelenks infolge Einsteifung)
retrograde Strömungsinsuffizienz (durch globale Venenklappeninsuffizienz)	• primäre Klappenagenesie (angeborene Avalvulie) • PTS mit zerstörten Klappen nach vollständiger Rekanalisierung (erworbene Klappenfunktionsstörung)

Die **Klassifikation nach Widmer** unterscheidet drei klinische Stadien:
- **Stadium I:** Corona phlebectatica paraplantaris (lokale Besenreiser)
- **Stadium II:** Pigmentverschiebungen der Haut (Hyperpigmentierung, Atrophie blanche)
- **Stadium III:** florides oder abgeheiltes Ulcus cruris

Therapie

Die **allgemeinen Maßnahmen** ❷ umfassen die Normalisierung des Körpergewichts, eine regelmäßige sportliche Betätigung (Venen- und Sprunggelenksgymnastik, Gehen, Schwimmen, Radfahren) sowie die Versorgung mit adäquatem Schuhwerk. Unverzichtbar ist darüber hinaus die Kompressionstherapie (s. u.).

Die **speziellen Maßnahmen** richten sich nach der Ursache. Je früher die Therapie einsetzt, umso eher ist mit einer Heilung bzw. Besserung der Symptome zu rechnen.

Bei **venöser Ursache** ist zwischen primärer Varikose und PTS zu differenzieren. Die schwere primäre Stamm- und Perforansvarikose wird operativ durch die partielle Saphenaresektion behandelt ❸; bei Kontraindikation kommen die endoluminale Obliteration durch Laser/Radiowellen oder die Schaumsklerosierung in Betracht. Bei einem PTS mit persistierender thrombotischer Obstruktion kann sich eine sekundäre Varikose ausbilden. Zur Therapie stehen hierbei die Sklerosierung und in ausgewählten Fällen die Operation zur Verfügung ❹.

Bei einem rekanalisierten PTS mit sekundärer Klappendestruktion kann im Einzelfall eine Venenklappenrekonstruktion erwogen werden. Das gilt auch für die seltene primäre Venenklappenagenesie ❺.

Bei **nicht venöser Ursache** einer CVI wird wie folgt behandelt: Bei einem extravasalen Kompressionssyndrom ist die operative Entfernung der einengenden Struktur (Tumor, Hämatom) zu erwägen ❻. Beim arthrogenen Stauungssyndrom sind physikalische Maßnahmen zur Kräftigung der Muskulatur und zur Mobilisierung des Sprunggelenks notwendig ❼.

In jedem Krankheitsstadium einer CVI ist die **Kompressionstherapie** ❽ unverzichtbar. Sie erfolgt bei akuten Hautläsionen (z. B. Ulcus cruris, Dermatitis) mit einem Kompressionsverband und im chronischen Stadium mit einem medizinischen Kompressionsstrumpf.

Zur Behandlung des **Ulcus cruris** werden lokale Maßnahmen wie Wundreinigung und Hydroaktivverbände sowie die Kompressionstherapie eingesetzt ❽ ❾.

Komplikationen

In besonders schweren Fällen einer CVI kann die chronische Entzündungsreaktion der Haut auch den Bandapparat des oberen Sprunggelenks (**arthrogenes Stauungssyndrom**) und die Muskelfaszien des Unterschenkels einbeziehen (**chronisches venöses Faszienkompressionssyndrom**).

Chronische venöse Insuffizienz

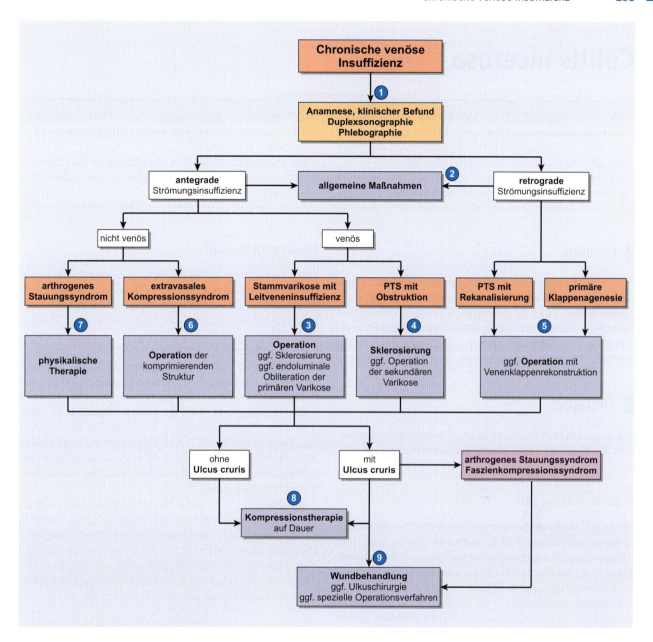

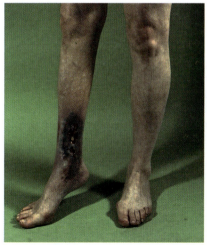

Abb. 1 Chronische venöse Insuffizienz. Folge eines langjährigen postthrombotischen Syndroms: fixierter Spitzfuß bei arthrogenem Stauungssyndrom mit Ulcus cruris in loco typico.

W. Reinisch
Colitis ulcerosa

_____ **Zur Orientierung** _____

Die Colitis ulcerosa nimmt als **chronisch-entzündliche Darmerkrankung** in der Regel vom Rektum ihren Ausgang und kann sich **kontinuierlich** und konzentrisch auf weiter oral gelegene Abschnitte des Kolons ausbreiten.

Die **Symptome** werden durch Ausdehnung und Schweregrad der Entzündung bestimmt und umfassen mehrere ungeformte Stühle mit Beimengungen von Schleim und/oder sichtbarem Blut begleitet von krampfartigen Unterbauchschmerzen (Tenesmen).

Die **Diagnose** wird durch **Kolonoskopie** (➤ Abb. 1) einschließlich der Entnahme von **Biopsien** aus Ileum, allen Kolonsegmenten und Rektum gestellt.

Formen

Je nach Ausdehnung der Erkrankung unterscheidet man **Proktitis, linksseitige Kolitis** (bis zur splenischen Flexur) und **extensive Kolitis** (über die splenische Flexur nach oral hinaus) (➤ Abb. 2). Diese Unterteilung ist sowohl therapeutisch als auch prognostisch relevant, da mit zunehmender Ausdehnung das Risiko für Komplikationen steigt.

Therapie

Vor allem Schwere und Ausdehnung der Erkrankung bestimmen die Wahl der Medikamente und deren Verabreichungsroute.

Induktionstherapie

Milde bis moderate Schübe werden primär mit **Mesalazin** (5-Aminosalizylsäure, **5-ASA**) therapiert, die als orale und topische Darreichungsformen (Suppositorium, Rektalschaum, Klysma) zur Verfügung stehen. Suppositorien wirken im Rektum, Klysmen gelangen im Idealfall bis zur linken Kolonflexur, Rektalschäume reichen bis in das distale Sigmoid und werden meist besser retiniert als Klysmen. Bei einer **Proktitis** ist eine Monotherapie mit topischer 5-ASA anzustreben (Suppositorien oder alternativ Schäume) ❶. Die Kombination von topischer und oraler 5-ASA oder topischen Steroiden kann wirksamer als die topische 5-ASA-Monotherapie sein und sollte bei mangelnder Wirksamkeit gewählt werden ❷. Die **linksseitige/extensive Colitis ulcerosa** sollte mittels einer Kombination von topischen (Klysmen, Schäume) und oralen 5-ASA-Präparaten behandelt werden ❸.

Mittlere und schwere Schübe werden primär mit **systemischen Steroiden** (Prednisolon p. o.) behandelt ❹. Bei Ansprechen wird die Tagesdosis wöchentlich reduziert. Das Absetzen der Steroide sollte innerhalb von 12 Wochen nach Therapiebeginn angestrebt werden.

Bei Patienten mit fehlendem Ansprechen auf Steroide und die in der Erhaltungstherapie angewandten Thiopurine (AZA/6-MP, s. u.) ist eine Induktionstherapie mit **Infliximab** ❺ indiziert; bei Ansprechen folgt eine Erhaltungstherapie alle 8 Wochen ❻.

Erhaltungstherapie

Eine Erhaltungstherapie ist bei allen Patienten mit Colitis ulcerosa indiziert und zielt auf die steroidfreie Remission ab. Erhaltungstherapien sind als Dauertherapien zu verstehen, wenngleich bei milden Verläufen eine Unterbrechung der Therapie nach 2 Jahren möglich scheint.

Bei einer **linksseitigen/extensiven Colitis ulcerosa** ist orale 5-ASA Mittel der 1. Wahl (bei Patienten, die bereits auf 5-ASA oder Steroide angesprochen haben). Alternativ kann auch eine E.-coli-Nissle-Therapie durchgeführt werden ❼. Topische 5-ASA-Präparate sind Mittel der Wahl bei **Proktitis** oder eine Alternative bei der linksseitigen Kolitis ❽. Die Kombination von oralen und topischen 5-ASA-Präparaten stellt eine weitere Alternative dar. Die prophylaktische 5-ASA-Therapie reduziert neben der Rezidivrate möglicherweise auch das Risiko eines kolorektalen Karzinoms.

Azathioprin (AZA) und **6-Mercaptopurin** (6-MP) sind als Erhaltungstherapien bei Patienten mit frühem oder häufigem Rezidiv unter Erhaltungstherapie mit 5-ASA unter optimaler Dosis oder Unverträglichkeit von 5-ASA und bei steroidabhängigen Patienten empfohlen ❾. **Infliximab** soll als Erhaltungstherapie alle 8 Wochen bei jenen Patienten fortgesetzt werden, die initial auf Infliximab angesprochen haben ❻.

Komplikationen

Zu den wichtigsten Komplikationen zählen **schwere Blutungen,** das **toxische Megakolon** und das **kolorektale Karzinom.**

Der **schwere Schub** einer Colitis ulcerosa verlangt nach einer stationären Betreuung der Patienten und der Behandlung mit intravenösen Steroiden. Bei fehlendem Ansprechen innerhalb von 3 Tagen kommt der Einsatz von Cyclosporin A, Tacrolimus oder Infliximab in Frage. Bei fehlendem Ansprechen innerhalb von 4–7 Tagen ist die **Kolektomie** empfohlen.

Colitis ulcerosa

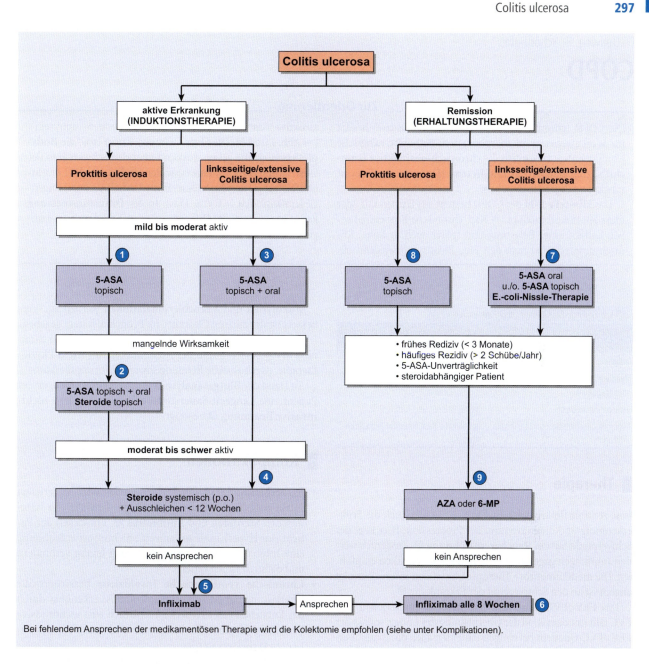

Bei fehlendem Ansprechen der medikamentösen Therapie wird die Kolektomie empfohlen (siehe unter Komplikationen).

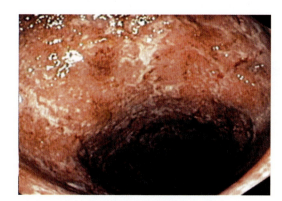

Abb. 1 Colitis ulcerosa (Endoskopie).

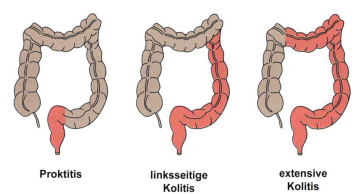

Abb. 2 Einteilung der Colitis ulcerosa in Abhängigkeit von der Ausdehnung des Dickdarmbefalls.

D. Dellweg, B. Schönhofer

COPD

Zur Orientierung

Die COPD (chronic obstructive pulmonary disease) besitzt im Wesentlichen zwei morphologisch-pathophysiologische Komponenten: zum einen die **chronisch-obstruktive Bronchitis**, zum anderen das **Emphysem**. Häufigster Auslöser ist inhalatives Zigarettenrauchen.

Das **klinische Bild** der COPD besteht aus Husten mit oder ohne Sputumproduktion (➤ Kap. chronische Bronchitis) sowie Luftnot unter Belastung und später auch in Ruhe. Klinisch unterscheidet man den Blue Bloater (vorwiegend obstruktiv) vom Pink Puffer (führendes Lungenemphysem), (➤ Abb. 1 und 2). Die Fluss-Volumen-Kurve bzw. die **Bodyplethysmografie** geben Auskunft über den Schweregrad der Obstruktion (FEV_1; Atemwegswiderstand) sowie der Lungenüberblähung (Residualvolumen im Verhältnis zur Lungen-Gesamtkapazität = RV % TLC). In der **Diffusionsmessung** kann das Ausmaß der Diffusionsstörung und damit des Lungenemphysems bestimmt werden ❶.

Differenzierung: Blue Bloater und Pink Puffer	
Blue Bloater (vorwiegend Obstruktion)	Pink Puffer (vorwiegend Emphysem)
adipös	kachektisch
Zyanose (bläulich verfärbte Lippen und Nagelbetten)	keine Zyanose
Husten mit Auswurf	wenig Husten und Auswurf
weniger Beschwerden und geringere Atemnot	deutlichere Beschwerden und starke Atemnot

Therapie

Eine zentrale Rolle bei der Therapie der COPD spielt die Früherkennung und die Prävention der Progression. Hier liegt der Schwerpunkt auf der **Raucherentwöhnung** ❷. Zusätzlich werden Impfungen gegen Influenza und Pneumokokken empfohlen. Die **medikamentöse Therapie** im stabilen Intervall erfolgt angepasst an den Schweregrad der Erkrankung ❸.

Das **FEV_1/FVC-Kriterium** hat mehrere Limitationen. Die FVC fällt mit dem Grad der Überblähung der Lunge, sodass der FEV_1/FVC-Quotient bei einigen Patienten auch durchaus oberhalb von 70% liegen kann. Zum anderen hat das Ausmaß des Lungenemphysems (bestimmt durch die Diffusionsmessung) derzeit keinen Einfluss auf die Stadieneinteilung.

Mukolytika und **Verneblerinhalationen** werden zur Verbesserung der ziliären Clearance im Bronchialsystem gegeben.

Die Rehabilitation umfasst Ausdauertraining, Muskeltraining der peripheren und der Atemmuskulatur, Atem-Physiotherapie, psychosoziale Beratung sowie Ernährungsberatung.

An Hand der **Blutgasanalyse** ❹ muss geklärt werden, ob der Patient eine **Langzeit-Sauerstofftherapie** ❺ oder eine **nichtinvasive Beatmung** ❻ benötigt.

Komplikationen

- **Exazerbation**, i. d. R. durch einen viralen oder bakteriellen Infekt ausgelöst, erfordert in der Regel die Gabe von systemischen **Steroiden** und **Antibiotika** ❼. Entwickelt der Patient eine Hyperkapnie so kann eine nichtinvasive Beatmung eine Intubation und invasive Beatmung häufig verhindern und dadurch Leben retten.
- **Chronische ventilatorische Insuffizienz** bezeichnet die Überlastung der Atemmuskulatur und ist erkennbar durch das Entstehen einer Hyperkapnie. Durch eine nichtinvasive Beatmung können hier Symptome und Ausdauer des Patienten verbessert werden.
- **Cor pulmonale** und **Rechtsherzdekompensation.**

Stadien und deren Therapie				
Stadium/Schweregrad	FEV_1/FVC	FEV_1 % des Sollwertes	medikamentöse Therapie	weiterführende Maßnahmen
I – leicht	< 70%	> 80%	kurzwirksame **Bronchodilatatoren** bei Bedarf	–
II – mittel	< 70%	50% ≤ FEV_1 < 80%	ein oder mehrere langwirksame **Bronchodilatatoren**	Rehabilitation
III – schwer	< 70%	30% ≤ FEV_1 < 50%	ein oder mehrere langwirksame **Bronchodilatatoren** inhalative **Glukokortikoide** bei häufigen Exazerbationen	Rehabilitation
IV – sehr schwer	< 70%	< 30% bzw. < 50% und respiratorische Insuffizienz	ein oder mehrere langwirksame **Bronchodilatatoren** inhalative **Glukokortikoide** bei häufigen Exazerbationen	Rehabilitation Lungenvolumen-Reduktionschirurgie Lungentransplantation

FEV_1 = Volumen während der ersten Sekunde einer forcierten Ausatmung (forced expiratory volume in one second)
FVC = Volumen welches nach kompletter Ausatmung durch schnelles Luftholen maximal eingeatmet werden kann (forced vital capacity)

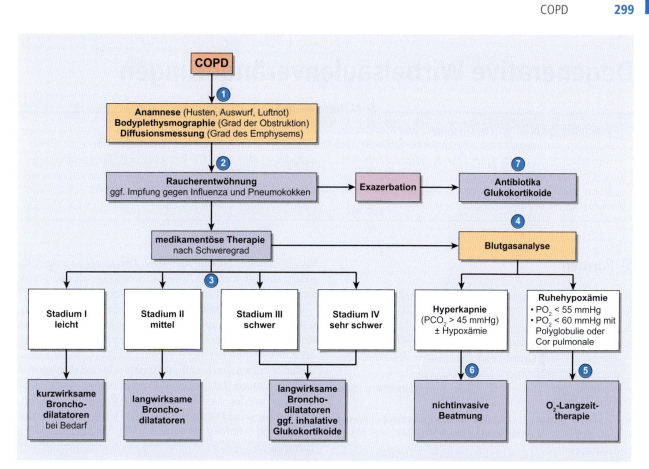

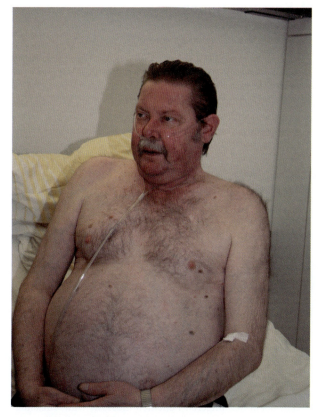

Abb. 1 Blue Bloater. Klinischer Aspekt.

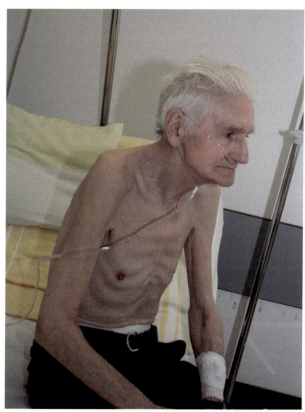

Abb. 2 Pink Puffer. Klinischer Aspekt.

R. Dinser
Degenerative Wirbelsäulenveränderungen

Zur Orientierung

Degenerative Wirbelsäulenveränderungen sind Strukturveränderungen der Wirbelkörper, Bandscheiben, Bänder und Wirbelgelenke, die im Lauf des Lebens aufgrund von Alterungsprozessen auftreten.

Die typische **Symptomatik** ist ein belastungsassoziierter Rückenschmerz mit Besserung bei Schonung bzw. in Ruhe.

Klinische **Untersuchungsbefunde** sind unspezifisch (Fehlhaltung, Druckschmerz, Muskelspannungsstörungen, Bewegungseinschränkung). Die konventionelle **Röntgendiagnostik** erlaubt die Zuordnung gröberer Veränderungen; eine weitere Bildgebung (z. B. MRT) kann zum Ausschluss von Komplikationen notwendig sein.

Formen

Die Abnahme der Festigkeit und Elastizität der einzelnen Elemente der Wirbelsäule führt zu typischen radiologischen Veränderungen (➤ Abb. 1):

- **Bandscheibe:** Höhenminderung mit reaktiven Knochenveränderungen der Grund- und Deckplatten der korrespondierenden Wirbelkörper (Osteochondrose)
- **Wirbelkörper:** Fraktur mit Fisch- und Keilwirbelbildung (Osteoporose)
- **Facettengelenke:** Abrieb mit Gelenkspaltverschmälerung und reaktiver Sklerose sowie Osteophytenbildung (Spondylarthrose)
- **Bandapparat:** Verrutschen bzw. Verkippen der Wirbelkörper (Skoliose, Pseudospondylolisthese)
- **Reaktive Veränderungen:** Sowohl bei Bandscheiben- als auch bei Wirbelkörper- und Banddegeneration kommt es zur Spondylophytenbildung im Sinne einer Abstützreaktion der Wirbelkörper (Spondylose).

Therapie

Die Therapie ist unabhängig von der morphologischen Veränderung zunächst symptomatisch und richtet sich **kurzfristig** nach der Beschwerde „Schmerz". **Langfristig** ist eine Vermeidung krankheitsfördernder Faktoren Ziel der Behandlung.

Die **kurzfristige Behandlung** ❶ beinhaltet die **physikalische Therapie, Krankengymnastik** (Massage, Wärmetherapie und ggf. Niederfrequenzstrom zur Lockerung reaktiver Verspannungen; Mobilisation blockierter Bewegungssegmente, Chiropraxis) sowie eine an den Schmerz angepasste medikamentöse Therapie mit **Analgetika**. Zum Einsatz kommen reine Analgetika wie Paracetamol oder Metamizol, nichtsteroidale Antiphlogistika in niedriger Dosierung sowie zentral wirksame Analgetika (Opiate). Oft ist eine bedarfsweise Behandlung mit rasch resorbierbaren Präparaten, die bei Schmerzeintritt oder vor schmerzhervorrufender Tätigkeit eingenommen werden, ausreichend; gelegentlich ist eine dauerhafte Abdeckung mit retardierten Präparaten notwendig. Bei unzureichendem Ansprechen auf Einzeltherapeutika kann eine **Kombinationstherapie** versucht werden.

Bei fehlendem Effekt oder Nebenwirkungen der konservativen Therapie ist eine **operative Therapie** zu erwägen ❸, welche ansonsten erst bei Komplikationen (Spinalkanalstenose und Wurzelkompression) indiziert sein kann.

Die **langfristige Behandlung** ❷ besteht aus Krankengymnastik und Ergotherapie (Korrektur von Haltungsanomalien, Kräftigung der Rückenmuskulatur, Erlernen rückenschonender Arbeitstechniken). Bei Adipositas ist eine Gewichtsreduktion anzustreben. Das berufliche Umfeld sollte auf rückenbelastende monotone Tätigkeiten überprüft werden. Langfristige Strategien werden vorwiegend durch die Rehabilitationsmedizin erarbeitet. Die Durchführung bedarf kontinuierlicher Motivation und Schulung des Patienten durch die behandelnden Therapeuten.

Komplikationen

Die wichtigsten Komplikationen sind ❹:

- **Spinalkanalstenose** durch Spondylose, Spondylarthrose, ggf. Bandscheibenvorfälle, Pseudospondylolisthese
- **Wurzelkompressionssyndrome** durch Spondylose, Spondylarthrose und Bandscheibenvorfälle (➤ Kap. Wurzelkompressionssyndrom)
- **Schmerzausbreitung** im Sinne eines Fibromyalgie-Syndroms oder einer somatoformen Störung.

Häufige Fehler

- Rückenschmerzen finden oft kein Korrelat in der bildgebenden Diagnostik. Andersherum hängt nicht jede Veränderung der Bildgebung mit Beschwerden des Patienten zusammen.
- Nichtsteroidale Antiphlogistika führen bei älteren Patienten oft zu einer Einschränkung der Nierenfunktion. Dies wird durch eine begleitende ACE-Hemmertherapie begünstigt.
- Eine operative Therapie behebt nicht den Verlust der Elastizität und Festigkeit der Wirbelsäule. Der Körper hat ein hohes Potenzial zur Überbauung degenerativer Veränderungen mit Stabilisierung des Skeletts und Schmerzminderung. Geduld ist daher die wichtigste Eigenschaft von Patient und Therapeut.
- Vor allem bei jüngeren Patienten muss die Differenzialdiagnose „entzündlicher Rückenschmerz" bedacht werden.

Degenerative Wirbelsäulenveränderungen

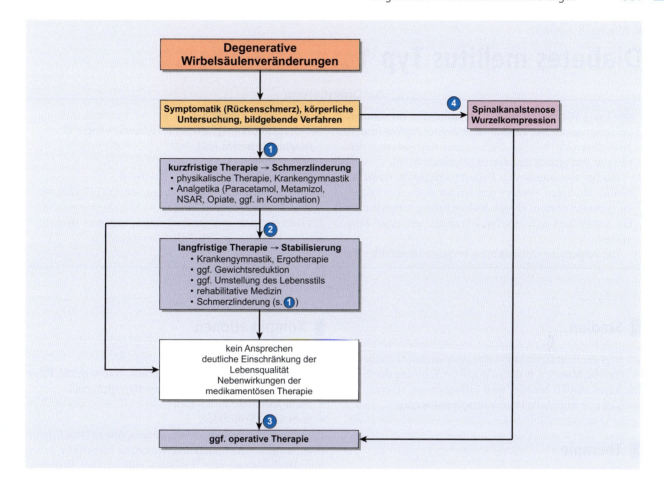

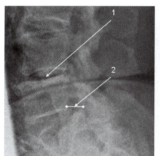 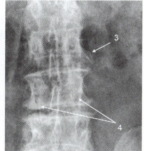

Abb. 1 Degenerative Wirbelsäulenveränderungen.
1 Osteochondrose: Verschmälerung des Bandscheibenfachs mit Randsklerosierung der Grund- und Deckplatten, Vakuumphänomen.
2 Pseudospondylolisthese: Bei degenerierter Bandscheibe verrutscht der obere Wirbelkörper gegen den unteren.
3 Spondylose: spondylophytäre Abstützreaktion.
4 Spondylarthrose: Das linke Facettengelenk ist mit Randsklerosierung noch abgrenzbar; beim rechten Facettengelenk gelingt aufgrund der starken Sklerosierung keine Abgrenzung mehr.

K. Müssig, B. Gallwitz
Diabetes mellitus Typ 1

Zur Orientierung

Der Typ-1-Diabetes ist durch einen **absoluten Insulinmangel** bei progredienter autoimmuner Zerstörung der insulinproduzierenden B-Zellen (Beta-Zellen) des Pankreas definiert. Er tritt gehäuft in jüngeren Lebensjahren auf.

Häufige **Symptome** sind Polyurie, Polydipsie, Gewichtsverlust, Müdigkeit, Übelkeit und Sehstörungen. Der Erkrankungsbeginn ist meist abrupt, etwa im Rahmen eines Infekts. Oft manifestiert sich ein Typ-1-Diabetes mit einer Ketoazidose.

Die körperliche Untersuchung ist meist unauffällig. Nur bei diabetischer **Ketoazidose** zeigen sich Kussmaul-Atmung, Dehydratation, Hypotension und Vigilanzstörungen ❶.

Diagnosekriterien sind:
- Nüchternblutzucker > 126 mg/dl
- Gelegenheitshyperglykämie > 200 mg/dl
- 2-h-Wert im oralen Glukosetoleranztest (OGTT) > 200 mg/dl.

Mit dem Nachweis von Inselzell-Autoantikörpern lässt sich der Typ-1- meist vom Typ-2-Diabetes abgrenzen.

Stadien

Oft folgt der Erstmanifestation eine symptomfreie Periode von Wochen bis Monaten, in der aufgrund der Erholung der B-Zellen kaum Insulin benötigt wird („Honeymoon"-Phase). Danach ist eine dauerhafte Insulintherapie notwendig.

Therapie

Therapieziele sind ein gutes Selbstmanagement der Erkrankung und die Vermeidung von
- diabetesbedingten Einschränkungen der Lebensqualität
- schweren Stoffwechselentgleisungen (schwere Hypoglykämien und Hyperglykämien mit Ketoazidose)
- mikro- und makroangiopathischen Folgeerkrankungen.

Daher sollten folgende **Blutzuckerwerte** angestrebt werden:
- 90–120 mg/dl vor den Mahlzeiten
- 110–135 mg/dl vor dem Schlafengehen.

Nach Erstbehandlung der Hyperglykämie und einer möglichen Ketoazidose mit **Insulin** sowie **Volumen-** und **Elektrolytsubstitution** ❷ erfolgt die weitere Betreuung des Patienten multidisziplinär (Arzt, Diätassistentin, Diabetesberaterin). Er sollte im Rahmen eines strukturierten **Therapie- und Schulungsprogramms** das Selbstmanagement erlernen ❸.

Der tägliche Insulinbedarf muss individuell angepasst werden. Eine **intensivierte Insulintherapie** mit mahlzeitenbezogener Insulingabe ist die Therapie der Wahl, da der Patient bei dieser Therapieform die Größe der Mahlzeiten und den Zeitpunkt der Einnahme individuell festlegen kann. Zum Einsatz kommen verschiedene Insulinpräparate.

Komplikationen

Akute Komplikationen ❹ sind:
- Hypoglykämie (u. a. Schweißausbruch, Wärmegefühl, Palpitationen, Bewusstlosigkeit; ➤ Kap. Hypoglykämie)
- lokale allergische Reaktionen
- diabetische Ketoazidose.

Ursachen für eine Hypoglykämie können eine zu hohe Insulindosis, ausgelassene Mahlzeiten, vermehrte körperliche Arbeit und Alkoholgenuss sein. Patienten müssen über Hypoglykämie-Symptome und die erforderlichen Maßnahmen aufgeklärt werden (orale Glukosezufuhr z. B. durch Fruchtsäfte, Glukagon i. m.). Angehörige können zudem eine Einweisung in die Applikation von Glukagon erhalten.

Chronische Komplikationen ❺ werden unterteilt in:
- **Mikrovaskuläre** Komplikationen:
  - periphere und autonome Neuropathie
  - diabetische Retinopathie (➤ Abb. 1), Katarakt, Glaukom
  - diabetische Nephropathie.
- **Makrovaskuläre** Komplikationen:
  - Atherosklerose
  - zerebrovaskuläre Erkrankungen
  - koronare Herzerkrankung
  - periphere arterielle Verschlusskrankheit.

Durch optimale Einstellung des Blutzuckers (normnaher HbA_{1c}-Wert) lässt sich das Risiko für Komplikationen senken. Diabetespatienten sollten alle 3 Monate hinsichtlich des Auftretens von makro- und mikrovaskulären Komplikationen untersucht werden ❻. Funduskopien durch einen Augenarzt sollten mindestens einmal jährlich erfolgen. Patienten mit Proteinurie oder Nierenfunktionsstörung sollten durch einen Nephrologen mitbetreut werden.

Diabetes mellitus Typ 1

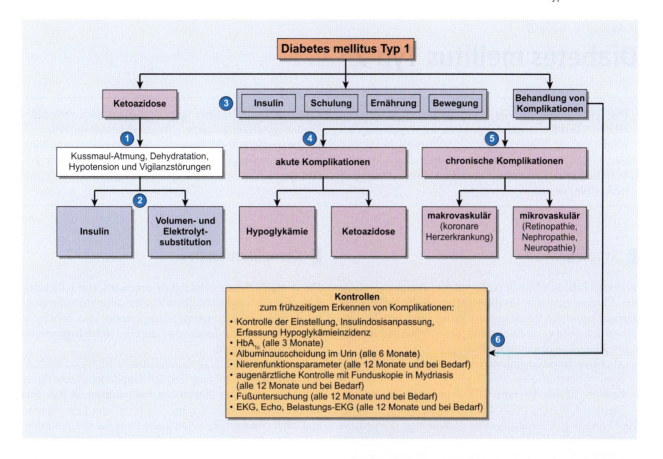

Insulinpräparate				
Insulinwirkung	Präparate	Wirkungs-beginn	Wirkungs-maximum	Wirkdauer
sehr kurz (Insulinanaloga)	Aspart, Glulisin, Lispro	15 min	1 h	2–3 h
kurz	Humaninsulin	30 min	2 h	2–3 h
mittellang	NPH-Insulin	1–2 h	4–6 h	8–12 h
lang (Insulinanalogon)	Detemir	3–4 h	10–14 h	16–20 h
sehr lang (Insulinanalogon)	Glargin	3–4 h	10–16 h	20–30 h
NPH = neutrales Protamin Hagedorn				

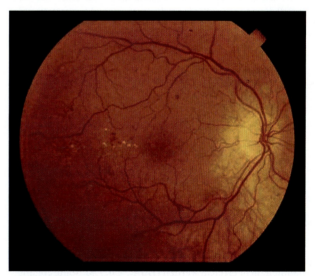

Abb. 1 **Nichtproliferative diabetische Retinopathie** mit Mikroaneurysmen, Blutungen und Exsudaten.

K. Müssig, B. Gallwitz

Diabetes mellitus Typ 2

_____ Zur Orientierung _____

Der Typ-2-Diabetes (> 90% der Diabetiker) ist durch einen **relativen Insulinmangel** mit gestörter Insulinsekretion bei Insulinresistenz definiert. Es besteht eine genetische Disposition. Oft ist die Erkrankung mit abdomineller Adipositas, Dyslipidämie und arterieller Hypertonie assoziiert (**metabolisches Syndrom**).

Da ein Typ-2-Diabetes lange asymptomatisch verlaufen kann, ist die **Diagnose** nicht selten ein Zufallsbefund oder erfolgt erst aufgrund des Bestehens von Komplikationen. Die laborchemischen Kriterien entsprechen denen des Typ-1-Diabetes.

Stadien

Bei vielen Patienten besteht zu Beginn der Erkrankung infolge des Übergewichts eine **Insulinresistenz.** Nach anfänglicher Kompensation der Insulinresistenz durch vermehrte Insulinsekretion kommt es zur Erschöpfung der B-Zellen und zur Einschränkung des Glukosestoffwechsels:
- **Abnorme Nüchternglukose** (IFG = impaired fasting glucose): Nüchternglukose 100 – 125 mg/l
- **Gestörte Glukosetoleranz** (IGT = impaired glucose tolerance): 2-h-Wert im OGTT 140 – 199 mg/l.

Hier können nichtmedikamentöse Maßnahmen (körperliche Bewegung, gesündere, kalorienärmere Ernährung) das Fortschreiten zum Typ-2-Diabetes aufhalten. Mit zunehmendem B-Zell-Versagen im Pankreas kommt es zur Manifestation der Erkrankung.

Therapie

Therapieziele umfassen eine Stoffwechselnormalisierung und die Risikoreduktion von mikro- und makrovaskulären Erkrankungen ❶. Die Ernährungs- und Bewegungstherapie, die im Rahmen einer strukturierten Schulung vermittelt werden sollte, ist von entscheidender Bedeutung und sollte von Beginn an mit der Gabe von **Metformin** kombiniert werden ❷. Die kurzfristige Therapieüberwachung erfolgt durch Blutzuckerselbstkontrolle, der **HbA$_{1c}$-Wert** sollte alle 3 – 6 Monate bestimmt werden und dient der langfristigen Stoffwechselkontrolle.

Sollten die Therapieziele durch die zuvor genannten Maßnahmen nicht erreicht werden (**HbA$_{1c}$ ≥ 6,5%**), sollte abhängig vom HbA$_{1c}$-Wert eine **Kombinationstherapie mit** oralen Antidiabetika **(OAD)** ❸ oder eine **Kombinationstherapie mit OAD und** basalem oder prandialem **Insulin** ❹ erfolgen. Ist nach 3 – 6 Monaten wiederum keine Besserung erkennbar, sollte abhängig von der zuvor gewählten Therapie, eine Umstellung erfolgen – entweder auf eine Kombination aus OAD und Insulin ❹ oder eine **intensivierte Insulintherapie** ❺.

Komplikationen

Die Komplikationen entsprechen denen bei Typ-1-Diabetes. Aufgrund des lediglich relativen Insulinmangels tritt allerdings bei einer hyperglykämischen Dekompensation eine diabetische Ketoazidose selten auf, vielmehr kann es zu einem **hyperosmolaren Koma** kommen.

Kardiovaskuläre Erkrankungen treten bei Typ-2-Diabetikern viel häufiger auf und sind die Haupttodesursache dieser Patienten. Auch das **diabetische Fußsyndrom** ist hier eine schwerwiegende vaskuläre und neurologische Komplikation und führt zu einer hohen Amputationsrate der unteren Extremitäten (➤ Abb. 1).

Nur durch einen umfassenden Behandlungsansatz, der die Kontrolle von Blutzucker, Blutdruck und Blutfetten, eine Ernährungs- und Bewegungstherapie sowie eine Raucherentwöhnung mit einschließt, ist den mikro- und makrovaskulären Risiken zu begegnen.

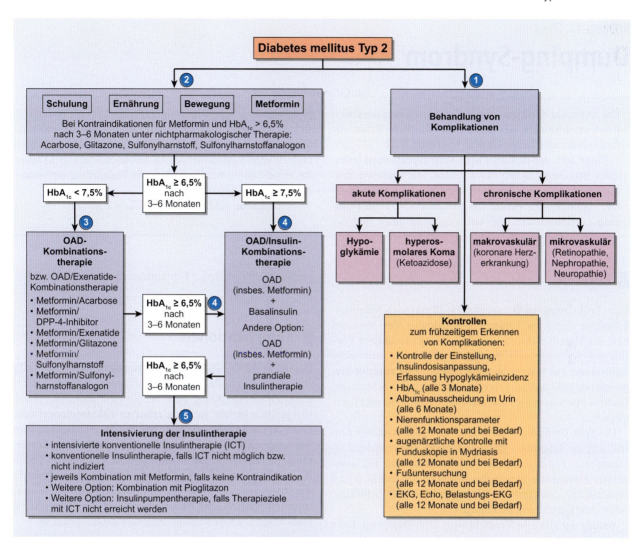

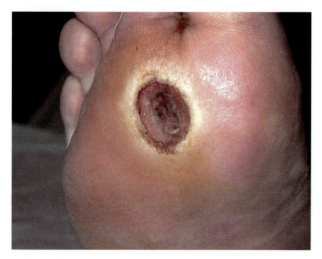

Abb. 1 **Diabetisches Fußulkus** im Bereich des Fußballens.

M. Mayr, M. Ebert
Dumping-Syndrom

Zur Orientierung

Das Dumping-Syndrom beschreibt einen **postprandialen Beschwerdekomlex,** der durch den Verlust der Reservoirfunktion des **operierten Magens** verursacht wird.

Bis zu 50% der Patienten nach Magenoperationen leiden unter neu aufgetretenen Beschwerden. Das Dumping-Syndrom ist der häufigste Beschwerdekomplex nach **Billroth-II-OP**. Unterschieden werden das postalimentäre **Früh-Dumping** mit intestinalen und kardialen Symptomen und das postalimentäre **Spät-Dumping** mit Symptomen der Hypoglykämie. Differenzialdiagnostisch abzugrenzen sind das Afferent-Loop-Syndrom (Duodenalinsuffizienz), das Efferent-Loop-Syndrom (Stenosierung im Anastomosenbereich) und das Blind-Loop-Syndrom (bakterielle Besiedelung der blind endenden Schlinge).

Die **Diagnose** wird überwiegend klinisch gestellt.

Formen

Beim **Früh-Dumping** ❶ kommt es ca. 20 min nach Nahrungsaufnahme durch mechanische Überdehnung des Jejunums bzw. der Mesenterialwurzel zur Freisetzung **vasoaktiver Peptide** wie Serotonin oder Bradykinin. Durch die osmotische Kontraktion des Plasmavolumens entsteht eine **reaktive Hypovolämie** mit Übelkeit, Erbrechen, abdominellen Schmerzen, Diarrhö, Flush-Symptomatik, Schwitzen, Hypotonie und Herzklopfen.

Das **Spät-Dumping** ❷ ist bedingt durch den schnellen Eintritt und die Resorption größerer Mengen Kohlenhydrate im Dünndarm. Die überschießende Insulinsekretion mit assoziierter Freisetzung intestinaler Hormone verursacht 2–3 h postprandial eine reaktive **Hypoglykämie** mit Schwäche, Schwitzen, Unruhe und Heißhunger.

Besteht der klinische Verdacht eines Früh-Dumpings, kann die Diagnose durch eine radiologische Untersuchung (Magen-Darm-Passage: Sturzentleerung des Magens) sowie durch eine fettreiche Provokationsmahlzeit und einen H_2-Atemtest (Ausschluss einer bakteriellen Fehlbesiedelung; > Abb. 1) bestätigt werden ❸. Bestehen die Symptome einer Hypoglykämie, so kann die Bestimmung der Blutzuckerwerte ein Spät-Dumping bestätigen ❹.

Therapie

Der Therapieansatz richtet sich nach dem Beschwerdebild. Es sollten mehrere kleine, kohlenhydratarme (Reduktion wasserlöslicher kurzkettiger Kohlenhydrate, v. a. Mono- und Disaccharide, die einen schnelleren Blutzuckeranstieg verursachen als Polysaccharide), eiweiß- und fettreiche **Mahlzeiten** eingenommen werden. Eine 40–60 min andauernde horizontale **Lagerung** postprandial sowie die Gabe von **Spasmolytika** sind zu empfehlen. Bei Diarrhöen können Kalziumkarbonat, Loperamid, Cholestyramin und Quellstoffe verordnet werden. Die Kreislauf- und Flushsymptomatik kann mit Sandostatin und Betablockern (30 min vor Nahrungsaufnahme) therapiert werden. Auch der Histamin-Serotonin-Antagonist Cyproheptadin stellt eine Therapieoption dar ❺. Eine **operative** Korrektur wird bei mindestens 1 Jahr anhaltenden Symptomen diskutiert ❻.

Komplikationen

Häufige Probleme sind **Refluxbeschwerden,** auch durch Galle oder Dünndarmsäfte, sowie Durchfälle, oft Ausdruck einer gestörten Fettverdauung oder bei Zustand nach Vagotomie. Gelegentlich besteht auch ein **relativer Laktasemangel** oder eine **bakterielle Fehlbesiedelung** ❸. Wichtige Komplikationen wie ausgeprägte **Kachexie** und **Mangelsymptome** durch verminderte Resorption von Eisen, Kalzium, Vitamin D, Vitamin B_{12} und Folsäure sind auch Folgen der Gastrektomie. Es besteht das Risiko einer Eisenmangel- und megaloblastären Anämie, einer Postgastrektomie-Osteopathie sowie der Entwicklung eines Magenstumpfkarzinoms im langfristigen Verlauf ❼.

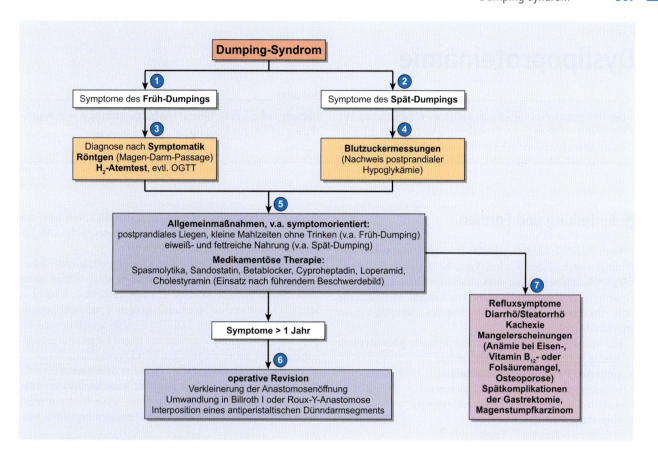

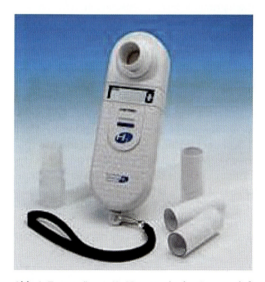

Abb. 1 Testgerät zur H_2-Messung in der Ausatemluft.

K. Parhofer
Dyslipoproteinämie

___Zur Orientierung___

Die Dyslipoproteinämie ist eine Fettstoffwechselstörung, die durch eine Erhöhung oder Erniedrigung verschiedener Lipidfraktionen charakterisiert ist. Bei ausgeprägten Störungen können äußerlich sichtbare Merkmale auftreten wie **Xanthome** und **Arcus lipoides** corneae (➤ Abb. 1).

Einteilung und Formen

Je nach Ätiologie können **primäre** (häufiger) und **sekundäre** Formen unterschieden werden. Typische Ursachen für sekundäre Dyslipoproteinämien sind entgleister Diabetes mellitus, Hypothyreose, Leber- und Nierenerkrankungen, Medikamente (z. B. Proteasen-Inhibitoren, Neuroleptika, Steroidhormone etc.) und Lymphome.

Die meisten Dyslipoproteinämien können **phänotypisch** folgenden Kategorien zugeordnet werden:

- **Isolierte LDL-Hypercholesterinämie:**
  - Gesamtcholesterin ↑, LDL-Cholesterin ↑
  - HDL-Cholesterin und Triglyzeride normal
- **Hypertriglyzeridämie:**
  - Gesamtcholesterin ↑, Triglyzeride ↑
  - LDL-Cholesterin meist normal (oder erniedrigt); HDL-Cholesterin meist erniedrigt
- **Gemischte (kombinierte) Hyperlipoproteinämie:**
  - Gesamtcholesterin ↑, LDL-Cholesterin ↑, Triglyzeride ↑
  - HDL-Cholesterin meist erniedrigt
- **Isolierte HDL-Cholesterinerniedrigung:** Gesamtcholesterin, LDL-Cholesterin und Triglyzeride normal, HDL-Cholesterin erniedrigt
- **Lipoprotein(a)-Hyperlipoproteinämie:** Lipoprotein(a) ↑, unabhängig von anderen Dyslipoproteinämien.

Eine Erhöhung der **LDL-Cholesterinkonzentration** ist mit einem erhöhten **Atheroskleroserisiko** assoziiert, wobei das Risiko mit steigender Konzentration exponentiell zunimmt. Auch ist eine **Erniedrigung des HDL-Cholesterins** meist mit einem erhöhten **kardiovaskulären Risiko** verbunden. Weniger eindeutig ist der Zusammenhang bei der Hypertriglyzeridämie: Während eine Hypertriglyzeridämie im Rahmen des metabolischen Syndroms zu einer Risikosteigerung führt, scheinen Hypertriglyzeridämien bei Patienten ohne metabolischem Syndrom von fraglicher Bedeutung zu sein.

Therapie

Da Dyslipoproteinämien normalerweise unter dem Gesichtspunkt der Atheroskleroseprävention behandelt werden, erfordert eine adäquate Therapie nicht nur eine korrekte **Klassifikation,** sondern auch eine Abschätzung des Gesamtrisikos und damit eine Evaluierung der anderen **Risikofaktoren**, z. B. Rauchen, Hypertonus, positive Familienanamnese (KHK bei erstgradigen Verwandten vor dem 55. Lj. bei Männern bzw. vor dem 65. Lebensjahr bei Frauen), Alter, Diabetes mellitus ❶. Die **Zielwerte** sind in der Tabelle aufgeführt.

An erster Stelle der Therapie (v. a. bei Hypertriglyzeridämie) steht eine **Änderung des Lebensstils** ❷, dazu zählen unter anderem: körperliche Aktivität ↑, Körpergewicht ↓, Alkohol ↓, schnell verstoffwechselbare Kohlenhydrate ↓, tierische Fette ↓, Cholesterinzufuhr ↓. Bei LDL-Hypercholesterinämie und Lipoprotein(a)-Hyperlipoprotcinämie zeigen Lebensstilveränderungen meist nur einen geringen oder keinen Effekt.

Werden die anzustrebenden Zielwerte damit nicht erreicht (Überprüfung nach 3 Monaten), ist eine **medikamentöse Therapie** indiziert. Bei Nachweis einer Atherosklerose muss diese zeitgleich mit den Lebensstiländerungen begonnen werden.

Bei reiner **Hypertriglyzeridämie** kommen **Fibrate** zum Einsatz ❸. Sie wirken primär triglyzeridsenkend und HDL-Cholesterin-erhöhend, senken aber auch das LDL-Cholesterin. Auch **Omega-3-Fettsäuren** (Fischöle) wirken triglyzeridsenkend.

Bei allen **anderen Formen** der Dyslipoproteinämie sind **Statine** an erster Stelle indiziert ❹. Lassen sich damit die Zielwerte nicht erreichen, können die Statine entweder gesteigert oder – insbesondere bei nachgewiesener Atherosklerose – mit anderen Lipidsenkern kombiniert werden. Sinnvolle Kombinationen sind ❺: Statin + **Cholesterinresorptionshemmer** (potente LDL-Senkung), Statin + **Anionenaustauscher** (potente LDL-Senkung), Statin + **Nikotinsäure** (kombinierte Hyperlipoproteinämie), Statin + **Fibrat** (kombinierte Hyperlipoproteinämie).

Die medikamentöse Therapie soll nach 4–6 Wochen überprüft werden. Dabei sollten neben den Lipidwerten auch die CK (v. a. bei Muskelbeschwerden) und die Leberwerte **kontrolliert** werden ❻.

Dyslipoproteinämie

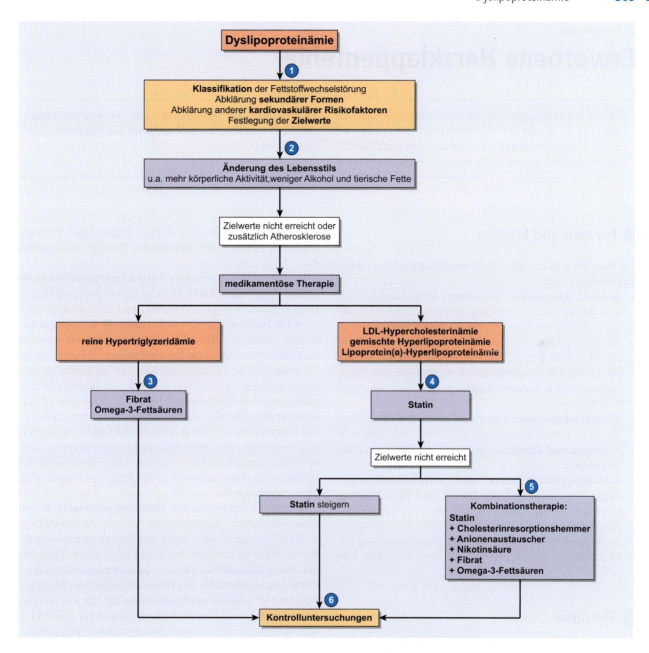

Zielwert der Plasmalipoproteine

LDL-Cholesterin

➤ KHK oder KHK-Äquivalente*	< 100 mg/dl
➤ mind. 2 kardiovaskuläre Risikofaktoren	< 130 mg/dl
➤ höchstens 1 kardiovaskulärer Risikofaktor	< 160 mg/dl**
HDL-Cholesterin	> 40 mg/dl
Triglyzeride	< 200 mg/dl***
Lipoprotein(a)	< 30 mg/dl

* Als KHK-Äquivalente gelten eine klinisch relevante Atherosklerose (pAVK, abdominelles Aortenaneurysma, symptomatische Karotisstenose) und ein Diabetes mellitus.

** Bei Patienten mit sehr niedrigem KHK-Risiko und hoher HDL-Cholesterinkonzentration werden in der Regel höhere LDL-Cholesterinkonzentrationen akzeptiert (Ziel: LDL-Cholesterinkonzentration < 190 mg/dl, falls LDL/HDL-Cholesterin-Quotient < 3).

*** Bei Patienten mit Diabetes mellitus: < 150 mg/dl.

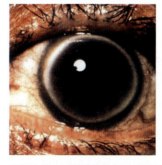

Abb. 1 Arcus lipoides cornea. Bei jungen Personen Hinweis auf schwere LDL-Hypercholesterinämie; bei älteren Patienten als Arcus senilis auch bei weniger ausgeprägten Fettstoffwechselstörungen nachweisbar.

U. Landmesser
Erworbene Herzklappenfehler

Zur Orientierung

Erworbene Herzklappenfehler bei Erwachsenen betreffen am häufigsten die **Aorten-** und **Mitralklappe** (> 80%) und sind meist auf degenerative Klappenveränderungen zurückzuführen. Zur Beurteilung des therapeutischen Managments sind die Erhebung der Symptomatik und die echokardiographische Beurteilung des Schweregrads des Klappenvitiums entscheidend.

Formen und Stadien

Die häufigsten in Europa vorkommenden erworbenen Herzklappenfehler sind:
- **Aortenklappenstenose:** Eine **schwere** Aortenklappenstenose ist definiert durch eine Klappenöffnungsfläche < 1,0 cm² bzw. < 0,6 cm²/m² Körperoberfläche. Eine schwere Form ist bei einem mittleren Gradienten < 50 mmHg unwahrscheinlich, wenn eine normale linksventrikuläre Funktion besteht. Die klassischen Symptome der Aortenstenose sind belastungsinduzierte Dyspnoe, Angina pectoris und Schwindel bzw. Synkope.
- **Mitralklappenstenose:** Eine signifikante Mitralstenose liegt bei einer Mitralöffnungsfläche < 1,5 cm² vor. Führende Symptome sind Belastungsdyspnoe und tachykardes Vorhofflimmern.
- **Aortenklappeninsuffizienz und Mitralklappeninsuffizienz:** Der Schweregrad der Aorten- und Mitralklappeninsuffizienz wird anhand verschiedener echokardiographischer Kriterien insbesondere bezüglich der Ausprägung des Regurgitationsjets beurteilt. Aorteninsuffizienz und Mitralinsuffizienz werden häufig durch eine verminderte körperliche Belastbarkeit symptomatisch.

Therapie

Bei Patienten mit **schwerer Aortenklappenstenose** ❶ ist mit dem Auftreten von Symptomen die Operationsindikation gegeben, da ab diesem Zeitpunkt ohne Operation eine sehr schlechte Prognose zu erwarten ist. Wird zu diesem Zeitpunkt ein Aortenklappenersatz durchgeführt, ist ein ausgezeichneter weiterer Verlauf erreichbar. Bei asymptomatischen Patienten ist eine Operation (Klappenersatz) bei reduzierter linksventrikulärer Funktion (LV-EF < 50%) zu empfehlen ❷. Bei asymptomatischen Patienten ohne reduzierte LV-Funktion empfiehlt sich eine Verlaufskontrolle ❸ in 6–12 Monaten.

Bei Patienten mit einer **schweren Aortenklappeninsuffizienz** ❹ ist die Operationsindikation (Klappenrekonstruktion oder -ersatz) gegeben, wenn eine Belastungsdyspnoe (≥ NYHA II), eine relevante Einschränkung der linksventrikulären Funktion (LV-EF < 50%) oder eine erhebliche linksventrikuläre Dilatation (Durchmesser LV-endsystolisch > 50 mm oder LV-enddiastolisch > 70 mm) vorliegen ❺. Wenn diese Kriterien nicht erfüllt sind, werden in der Regel Verlaufskontrollen und evtl. eine konservative Therapie durchgeführt ❻.

Bei Patienten mit **schwerer Mitralklappeninsuffizienz** ❼ ist eine Operation indiziert, wenn Symptome auftreten (Belastungsdyspnoe, Flüssigkeitsretention) und keine schwer reduzierte LV-Funktion (LV-EF > 30%) vorliegt ❽. Bei asymptomatischen Patienten wird eine Operation empfohlen, wenn Anzeichen einer Abnahme der LV-Funktion (EF < 60% oder LV-endsystolisch > 45 mm) und/oder eine sekundäre pulmonale Hypertonie (systolischer PA-Druck > 50 mmHg) oder neu aufgetretenes Vorhofflimmern bestehen. Bei Patienten mit schwerer Mitralinsuffizienz und schwer reduzierter linksventrikulärer Funktion (LV-EF < 30%) ist eine Operation zu erwägen, wenn eine ausreichende Rekompensation mit der medikamentösen Therapie nicht zu erreichen ist und das Operationsrisiko vertretbar ist. Ansonsten wird in der Regel eine konservative Therapie erfolgen ❾.

Bei einer symptomatischen **Mitralklappenstenose** ❿ mit einer mindestens mittelschweren Stenose (Öffnungsfläche < 1,5 cm²) empfiehlt sich heute eine Mitralvalvuloplastie ⓫. Sie ist auch zu erwägen bei asymptomatischen Patienten mit bereits stattgehabter Embolie, paroxysmalem Vorhofflimmern oder pulmonaler Hypertonie (systolischer PA-Druck > 50 mmHg). Liegen Ausschlusskriterien für eine Valvuloplastie vor, sollte bereits bei leicht symptomatischer (NYHA II), aber hämodynamisch schwerer Mitralstenose (Öffnungsfläche < 1 cm²) oder bei erheblich symptomatischer (NYHA III–IV) und hämodynamisch wenig fortgeschrittener Mitralstenose (< 1,5 cm²) eine chirurgische Intervention (Kommissurotomie/Klappenersatz) erwogen werden. Liegen diese Kriterien nicht vor, erfolgt in der Regel eine jährliche Verlaufskontrolle (klinisch und echokardiographisch) ⓬.

Erworbene Herzklappenfehler

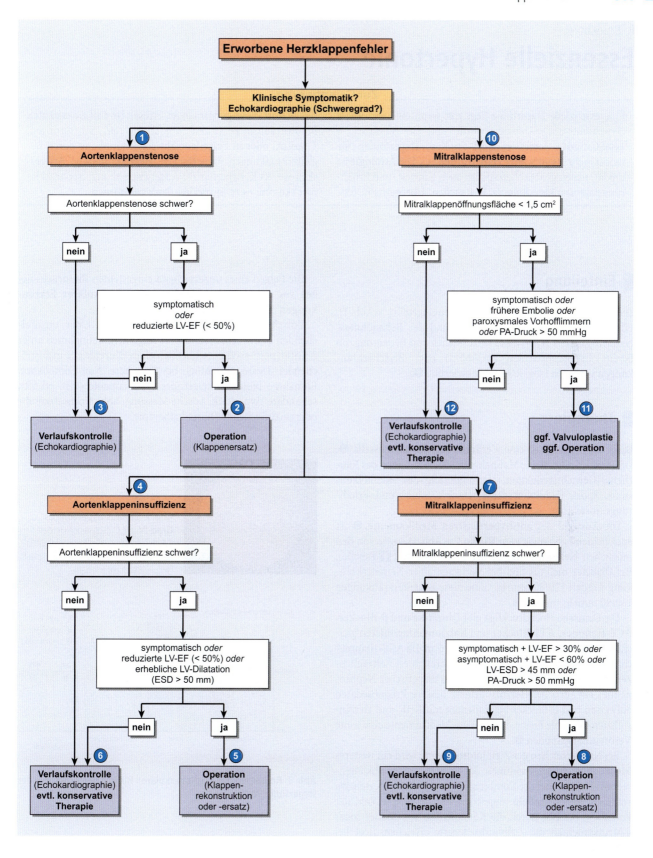

R. Brunkhorst
Essenzielle Hypertonie

Zur Orientierung

Eine essenzielle Hypertonie liegt vor, wenn eine sekundäre Hypertonie ausgeschlossen wurde und ein Blutdruck > 140/90 mmHg gemessen wird (➤ Kap. Hypertonie). Sie macht mehr als **90% aller Hypertonien** aus. Die **Ätiologie** ist unklar; neben genetischen spielen auch Umwelt- und Ernährungsfaktoren eine Rolle (z. B. Rauchen, Übergewicht, fettreiche Kost, Bewegungsmangel, Stress). Im Fall eines akuten Blutdruckanstiegs (meist Kopfschmerzen, Sehstörungen, Tinnitus) oder in Folge langjähriger Erkrankung durch Begleiterkrankungen (hypertensive Herzerkrankung, Arteriosklerose, AVK, hypertensive Augenerkrankung, Nephrosklerose) kommt es zu unspezifischen **Symptomen**.

Einteilung

Die Hypertonie wird nach **Schweregraden** eingeteilt (➤ Abb. 1). Für die Einschätzung der Prognose und der Behandlungsbedürftigkeit der Hypertonie ist zusätzlich von Bedeutung, ob bereits Endorganschäden (➤ Abb. 2) oder Begleiterkrankungen vorliegen (sog. Risikostratifizierung ❶).

Therapie

Basis der Therapie ist eine **Veränderung des Lebensstils** ❷. Dazu zählen allgemeine Maßnahmen wie Beendigung des Rauchens, Gewichtsreduktion, Verminderung des Alkoholkonsums, Sport, Reduktion des Kochsalzkonsums und Ernährungsumstellung.

Die Auswahl der **antihypertensiven Medikamente** ❸ ist entscheidend abhängig vom **Risiko** (➤ Abb. 1) sowie von den möglichen **Nebenwirkungen** der Medikamente (➕ Tabelle). Bei Diabetes mellitus und bei Vorliegen einer Nierenerkrankung werden 120/80 mmHg, ohne diese Begleiterkrankungen 130/90 mmHg angestrebt.

Die Deutsche Hochdruckliga gibt **Diuretika** und **β-Blocker**, **ACE-Hemmer**, **AT1-Blocker** und **Kalziumantagonisten** gleichermaßen als Medikamente der 1. Wahl an. Da ACE-Hemmer (bzw. bei Husten AT1-Blocker) neben ihrer guten Verträglichkeit insbesondere bei Diabetes (v. a. bei diabetischer Nephropathie) als auch bei Herzinsuffizienz bessere Prognosedaten aufweisen und β-Blocker bei Patienten mit KHK und Herzinsuffizienz Vorteile bieten, haben diese Medikamente eine weite Verbreitung gefunden ❹.

Bei Nichterreichen der Zielblutdruckwerte wird ein weiteres Medikament hinzugenommen oder die initiale Medikamentendosis erhöht. Bei der Kombination zweier Antihypertensiva sollte ein **Synergieeffekt** angestrebt werden ❺. Die Zahl der Patienten, die erst durch die Kombination von 3 oder sogar 4 Medikamenten die Zielblutdruckwerte erreichen, liegt bei über 20%. Im Fall des Nichterreichens der therapeutischen Ziele müssen auch α-Blocker oder zentral wirkende Antiadrenergika hinzugenommen werden. Vorteile der Reninantagonisten müssen noch in großen Studien gezeigt werden.

Die Folgen eines unzureichend eingestellten Blutdrucks liegen vor allem in der **Zunahme kardiovaskulärer Erkrankungen** mit Anstieg der Mortalität (➤ Abb. 3).

Von **Therapieresistenz** spricht man bei einer unzureichenden Blutdrucksenkung trotz Allgemeinmaßnahmen unter 3 Antihypertensiva einschließlich eines Diuretikums in ausreichender Dosierung. Mögliche Ursachen: Non-Compliance, Einnahme blutdrucksteigernder Medikamente (z. B. NSAR), sekundäre Hypertonie, falsche Messung, hohe Kochsalzzufuhr oder unzureichende Diuretikatherapie.

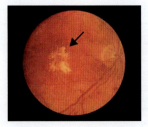

Abb. 2 Fundus hypertonicus Grad IV mit Cotton-wool-Herden (Mikroinfarkte s. Pfeil) und Einblutungen; die Arterien sind sehr eng gestellt (sog. Silberdrahtarterien).

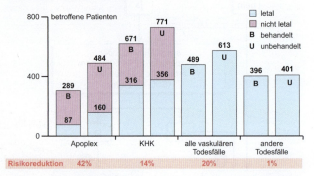

Abb. 3 Reduktion des kardiovaskulären Risikos nach Therapie der Hypertonie [MacMahon].

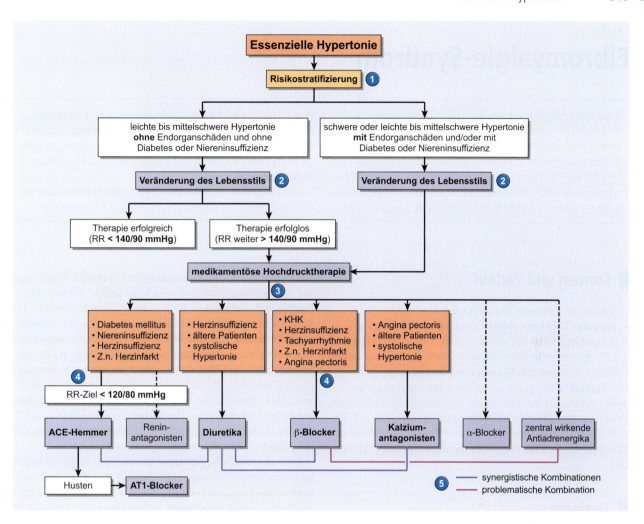

Abb. 1 Risikostratifizierung der Hypertonie (nach Deutscher Hochdruckliga). Beurteilung und Therapieindikationen.

I. H. Tarner

Fibromyalgie-Syndrom

Zur Orientierung

Das Fibromyalgie-Syndrom (FMS) ist eine chronische, nichtentzündliche **Schmerzerkrankung** unklarer Ursache. Es bestehen generalisierter Schmerz der Weichteile und des Skelettsystems sowie eine gesteigerte Schmerzempfindlichkeit auf Druckreize (Allodynie) an definierten „tender points" des Bewegungsapparates ohne objektivierbare somatische Pathologie (➤ Abb. 1). Häufig treten begleitende vegetative Symptome (z. B. Erschöpfung, Schlafstörungen, Kopfschmerz, Herzrasen, Dyspnoe, Globusgefühl, Bauchschmerz, Tinnitus) und psychische Störungen (Depression, Angst) auf. Es gibt experimentelle Hinweise auf endokrinologische und neurofunktionelle Störungen.

Die **Diagnose** des FMS bedarf als Ausschlussdiagnose einer sorgfältigen differenzialdiagnostischen Aufarbeitung.

Formen und Verlauf

Es werden zwei **Formen** unterschieden:
- primäres FMS ohne objektivierbare Grunderkrankung
- sekundäres FMS bei schmerzhaften Grunderkrankungen, z. B. rheumatische Erkrankungen (häufig!), Arthrose, endokrine Erkrankungen, Neuropathien, Malignome.

Der **Verlauf** ist chronisch mit relativ schlechter Prognose. Obwohl ca. 65% der Betroffenen im Verlauf von 10 Jahren eine Besserung gegenüber ihrem Ausgangsstatus angeben, z. T. bereits innerhalb von 2 Jahren, wird keine Heilung erzielt, und die Mehrzahl der Patienten berichtet von persistierenden Schmerzen.

Therapie

Die wichtigste therapeutische und auch diagnostische Maßnahme besteht darin, den Patienten und die Beschwerden ernst zu nehmen. Das FMS löst keine Organschäden aus, der Leidensdruck und die Beeinträchtigung der Lebensqualität dürfen jedoch nicht unterschätzt werden.

Die Ansprechraten auf die verfügbaren **symptomatischen Therapiemöglichkeiten** des FMS sind begrenzt. Der Evidenzgrad für die Therapien wird durch eine geringe Zahl von Studien mit relativ niedrigen Fallzahlen geschmälert.

Wichtigste Therapieziele sind die Aufklärung der Patienten über die Natur der Erkrankung ❶ und multimodale Schmerzlinderung zum Erhalt eines Mindestmaßes an Lebensqualität.

Ein multimodales **Therapiekonzept** umfasst:
- medikamentöse Schmerztherapie
- medikamentöse Modulation der Schmerzempfindung
- physikalische Therapie
- psychosomatische/psychiatrische Therapie.

Ein solches Therapiekonzept erfordert enge interdisziplinäre Zusammenarbeit zwischen Rheumatologen, Schmerztherapeuten und Psychiatern.

Der Erfolg der medikamentösen **Schmerztherapie** ❷ ist begrenzt. Paracetamol und Tramadol (Cave: Abhängigkeitspotenzial) sind häufig effektiver als nichtsteroidale Antiphlogistika (NSAR). Ferner gibt es Hinweise für eine bessere Wirkung der Kombination von Paracetamol und Tramadol. NSAR sind zur Behandlung entzündlich-schmerzhafter Grunderkrankungen bei sekundärem FMS geeignet. Die Effektivität der Schmerztherapie steigt durch Kombination mit einer **schmerzmodulierenden Therapie** ❸ mit trizyklischen Antidepressiva in ausreichender Dosierung, selektive Serotonin-Wiederaufnahmehemmern (SSRI), dualen selektiven Serotonin-Noradrenalin-Wiederaufnahmehemmern (SSNRI) oder Antikonvulsiva. Als supportive Therapie werden auch Muskelrelaxanzien wie Tolperison eingesetzt. Die Wirkung beruht wahrscheinlich auf der Linderung unwillkürlicher Muskelverspannungen, die aus reflektorischen Schonhaltungen erwachsen.

Eine **physikalische Therapie** ❹ mit Wärmeanwendungen und behutsamer Massage zielt ebenfalls auf Muskelentspannung. Darüber hinaus scheint die Aufrechterhaltung regelmäßiger physischer Betätigung bedeutsam zu sein. Geeignet ist ein moderates aerobes Training (Gehen, Radfahren, Schwimmen).

In den Bereich der **psychosomatischen/psychiatrischen Therapie** ❺ fallen kognitive Verhaltenstherapie einschließlich autogenem Training und progressiver Muskelrelaxation nach Jacobson, EMG-Biofeedback-Übungen, Erlernen von Coping-Strategien zum Umgang mit chronischem Schmerz sowie die Diagnose und Therapie ggf. vorliegender psychiatrischer Begleiterkrankungen ❻.

Bei sekundärem FMS ist eine adäquate Therapie der Grunderkrankung unerlässlich ❼.

Fibromyalgie-Syndrom

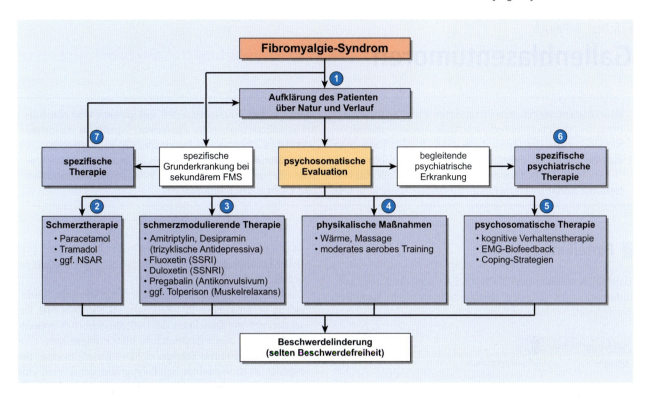

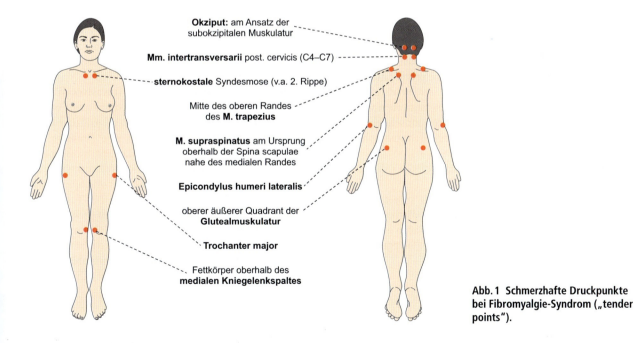

Abb. 1 Schmerzhafte Druckpunkte bei Fibromyalgie-Syndrom („tender points").

F. Schorr, J. Pausch

Gallenblasentumoren

Zur Orientierung

Gallenblasentumoren im weiteren Sinne umfassen umschriebene, z. T. auch polypoid imponierende, sowie generalisierte Veränderungen der Gallenblasenwand. Hierbei kann man zwischen benignen und malignen Formen unterscheiden.

Es gibt keine **Leitsymptome**, daher sind Gallenblasentumoren meist Zufallsbefunde bei sonographischen und radiologischen Untersuchungen. Gelegentlich wird eine biliäre Schmerzsymptomatik angegeben. Typisch für ein fortgeschrittenes invasives Wachstum sind Cholestasezeichen.

Zur **Standarddiagnostik** gehört die transkutane Sonographie. Für Staginguntersuchungen kommen Endosonographie und CT bzw. MRT zum Einsatz.

Einteilung

Gallenblasentumoren werden bei ca. 1,5 – 4,5% der Ultraschalluntersuchungen gefunden. Hierbei kann zwischen folgenden Formen unterschieden werden:

Gallenblasentumoren	
benigne	**nicht-neoplastisch**
	• Cholesterolpolypen, Cholesterolose (63%)
	• Adenomyomatose (7%)
	• inflammatorische Polypen (7%)
	• Sonstige
	neoplastisch (6%):
	Adenome (am häufigsten)
maligne (8%)	Adenokarzinome (am häufigsten)

Ursache der **Cholesterolpolypen** sind Lipidakkumulationen in der Mukosa der Gallenblasenwand (➤ Abb. 1)

Die **Adenomyomatose** ist eine seltene Wandveränderung durch Verdickung der Muskelschicht, Epithelproliferation sowie Ausbildung intramuraler Divertikel. Segmental ringförmige, lokalisierte (insbes. Fundus) sowie generalisierte Ausprägungen sind möglich. Insbesondere bei den umschriebenen Formen ist eine Neoplasie differenzialdiagnostisch auszuschließen.

Bei den **neoplastischen Polypen** handelt es sich i. d. R. um Adenome sowie Adenokarzinome (➤ Abb. 2).

Obwohl zahlreiche Klassifikationskriterien vorgeschlagen wurden, ist eine Differenzierung in nicht-neoplastische und neoplastische Formen durch bildgebende Verfahren nicht eindeutig möglich. Als prädiktiver Marker ist die Polypgröße am zuverlässigsten (s. u.).

Diagnostik und Therapie

Durch transkutane Sonographie und endoskopischen Ultraschall (EUS) kann zunächst zwischen polypoiden und invasivem Wachstum differenziert werden ❶.

In Abhängigkeit von der Größe der **polypoiden Läsion** ❷ ergeben sich folgende Therapieoptionen:

- **Läsionen > 20 mm:** Meist maligne, zum weiteren Staging sollten CT und Endosonographie durchgeführt werden. Hier ist eine offene und ggf. erweiterte Cholezystektomie mit partieller Leberresektion und Lymphknotenresektion erforderlich ❸.
- **Läsionen 10 – 20 mm:** Potenziell maligne; die Karzinominzidenz liegt zwischen 25 – 77%; hier ist ebenfalls eine Resektion ggf. mit Dissektion des Gallenblasenbettes notwendig ❹, welche laparoskopisch bzw. offen erfolgen kann.
- **Läsionen 5 – 10 mm:** Einziges sicheres Kriterium einer Benignität ist die Stabilität der Polypgröße, daher wird eine Kontroll-Sonographie nach 3 und 6 Monaten empfohlen ❺, dann ggf. jährlich. Bei Größenzunahme sollte eine Cholezystektomie durchgeführt werden.
- **Läsionen < 5 mm:** I. d. R. benigne, eine Kontroll-Sonographie kann nach 3 und 6 Monaten erfolgen ❺.

Eine **Cholezystektomie** wird unabhängig von der Polypgröße aufgrund einer erhöhten Karzinominzidenz bei gleichzeitiger Cholezystolithiasis sowie primär sklerosierender Cholangitis empfohlen. Bei anamnestisch rezidivierenden Pankreatitisepisoden und sonst unklarer Ätiologie kann eine Cholezystektomie in Erwägung gezogen werden.

Therapie fortgeschrittener Tumoren (invasives Wachstum) ❻: Wenn aufgrund des Tumorwachstums keine operative Therapie in Frage kommt, sind in der Regel palliative Maßnahmen ❼ notwendig. Diese umfassen eine Drainage der gestauten Gallenwege entweder endoskopisch-transpapillär durch Stenteinlage oder durch eine perkutan transhepatische Drainageanlage. Eine ausreichende Schmerztherapie sowie Ernährungstherapie sollte supportiv erfolgen. Der Tumorprogress ist häufig langsam und therapeutisch kaum effektiv zu beeinflussen. Eine Chemotherapie kann durchgeführt werden, es existiert jedoch kein Standardschema. Die Wirksamkeit von 5-Fluorouracil (infusional, per os) und Gemcitabin wurde nachgewiesen. Eine eindeutige Verbesserung der Überlebenszeit ist hierdurch jedoch nicht zu erzielen.

Gallenblasentumoren

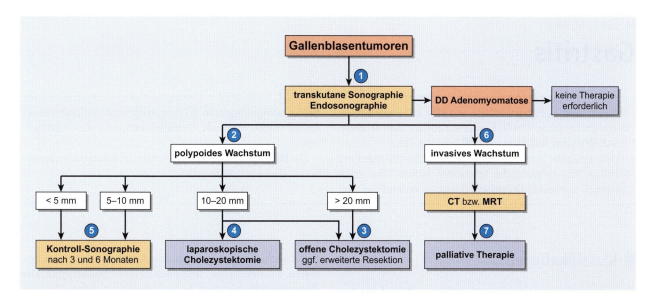

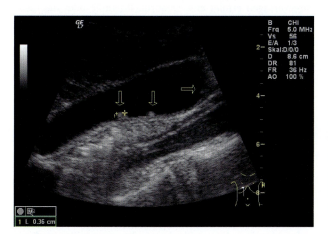

Abb. 1 Kleine Cholesterolpolypen.

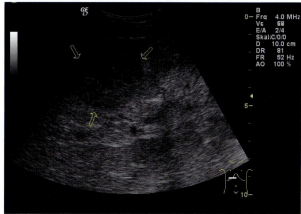

Abb. 2 Fortgeschrittenes, die Leber infiltrierendes Gallenblasenkarzinom.

M. Ebert, M. Mayr
Gastritis

Zur Orientierung

Bei der Gastritis handelt es sich um eine histologisch definierte Entzündung der Magenschleimhaut, die **akut** ❶, **chronisch** ❷ oder in **Sonderformen** ❸ auftreten kann.

Für die **akute** Gastritis sind dyspeptische Beschwerden wie Übelkeit und epigastrische Schmerzen typisch. Die meist bakteriell induzierte **chronische** Gastritis verläuft dagegen häufig asymptomatisch. Weitere Symptome sind vor allem auf die jeweils zugrunde liegende Erkrankung zurückzuführen.

Die **Diagnose** wird nach klinischem, endoskopischem und histologischem Befund gestellt.

Klassifikationen

Die weitere Einteilung der Gastritis erfolgt nach ätiologischen und histologischen Kriterien (**ABC-Klassifikation**). Die Klassifikation sollte durch Angabe der Magenregion und Ausprägung der Entzündung (**Sydney-Klassifikation**) ergänzt werden.

ABC-Klassifikation – nach histologischen und ätiologischen Kriterien		
Gastritistyp	Häufigkeit	Ätiologie
A-Gastritis	3–6%	autoimmun Antikörperbildung gegen Parietalzellen und Intrinsic-Faktor → Vitamin-B_{12}-Mangel
B-Gastritis	80–90%	v. a. Helicobacter pylori (HP, > Abb. 1) selten Helicobacter Heilmannii, sehr selten viral
C-Gastritis	7–15%	medikamentös (NSAR), Gallereflux

Eine **Sonderform** der Gastritis ist die Riesenfaltengastritis mit breiten Mukosafalten. Meist entzündlich bedingt tritt sie bei HP-Infektion, Morbus Ménétrier, Zollinger-Ellison-Syndrom und Lymphomen auf. Die lymphozytäre Gastritis (Zunahme CD8-positiver T-Lymphozyten) kommt bei der Sprue, die eosinophile Gastritis (Eosinophileninfiltration der Submukosa) bei allergischer Diathese vor. Epitheloidzellgranulome kennzeichnen die granulomatöse Gastritis bei Morbus Crohn, Sarkoidose, Tbc oder Lues. Selten sind die Strahlengastritis und die kollagene Gastritis.

Therapie

Die **akute** Gastritis bedarf neben dem Weglassen von Noxen meist keiner medikamentösen Therapie. In schweren Fällen sind Protonenpumpeninhibitoren (PPI) sinnvoll ❹. Die Behandlung der **chronischen** Gastritis richtet sich nach der zugrunde liegenden Ursache.

Bei der **Typ-A-Gastritis** ❺ bedarf es einer adäquaten Vitamin-B_{12}-Substitution und ggf. endoskopischer Kontrollen.

Zur Therapie der bakteriellen **Typ-B-Gastritis** wird eine 7-tägige HP-Eradikation ❻ durch die Kombination von Protonenpumpenhemmern (PPI) mit Antibiotika empfohlen. Das französische Triple-Schema enthält Amoxicillin und Clarithromycin, das italienische Metronidazol und Clarithomycin. Den Therapieerfolg zeigt nach 6–8 Wochen die histologische Kontrolle oder nichtinvasiv der C_{13}-Atem- oder Stuhltest. Bei Therapieversagen erfolgt eine Quadrupeltherapie oder die resistenzgerechte Antibiose nach Testung.

Die wirksamste Behandlung der **Typ-C-Gastritis** ❼ stellen PPI dar. Medikamentöse Noxen sollten gemieden werden. Endoskopische Kontrollen sind bei Ulzerationen nötig.

Die Therapie der selteneren Gastritisformen richtet sich v. a. nach der zugrunde liegenden Erkrankung.

Komplikationen ❽

Die Typ-**B**-Gastritis geht mit einem Risiko für **Duodenal-** (5%) und **Magenulzera** (1%) einher. Ebenso besteht ein Risiko für die Entwicklung von **Magenkarzinomen** oder **MALT-Lymphomen;** selten entwickelt sich eine Typ-A-Gastritis.

Bei der Typ-**A**-Gastritis kann eine **perniziöse Anämie** (durch Vitamin-B_{12}-Mangel) auftreten, das etwas erhöhte Karzinomrisiko infolge der intestinalen Metaplasie erfordert regelmäßige endoskopische Kontrollen.

Hauptkomplikation der Typ-**C**-Gastritis sind **Magen-** und **Duodenalulzera** mit eventuellen Blutungskomplikationen.

Gastritis

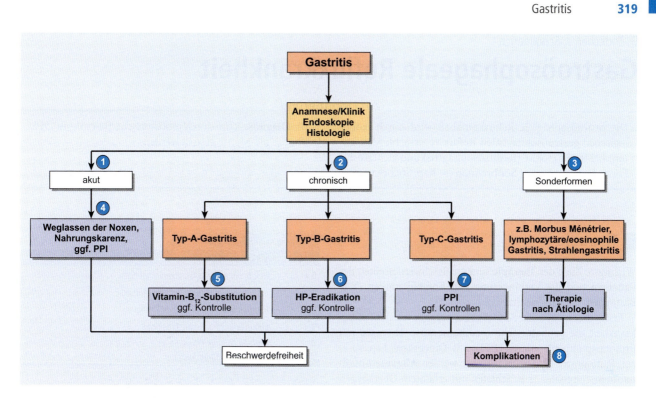

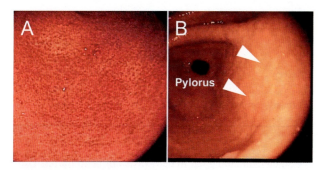

Abb. 1 Endoskopischer Befund bei Helicobacter-pylori-Gastritis (diffuser [A] und mehr granulomatöser [B] Aspekt) [Kahl. Kähler, Dormann].

Sydney-Klassifikation – v. a. nach endoskopischen und histologischen Kriterien		
endoskopische Kategorien		
Topographie	Deskription	Endoskopische Kategorie
• Pangastritis • Antrumgastritis • Korpusgastritis	Ödem, Erythem, Hämorrhagie, Hyperplasie, Atrophie, Erosion, Gefäßmuster, Exsudat	• erythematöse/exsudative Gastritis • atrophische Gastritis, Refluxgastritis • Riesenfaltengastritis, erosive Gastritis
histologische Differenzierung/ Morphologie		
Parameter	Graduierung (Grad 1: schwach, Grad 2: mittelgradig, Grad 3: stark)	
Schweregrad	3 Grade nach Dichte der Schleimhautinfiltration durch Lymphozyten und Plasmazellen, Lymphfollikeln als Zeichen der chronischen Gastritis	
Entzündungsaktivität	3 Aktivitätsgrade nach Infiltrationsdichte mit neutrophilen Granulozyten	
Drüsenkörperatrophie	3 Grade nach Reduktion der Magendrüsen (Haupt- und Becherzellen)	
intestinale Metaplasie	• Typ I: komplette Metaplasie • Typ II: inkomplette Metaplasie mit Becherzellen • Typ III: inkomplette Metaplasie vom enterokolischen Typ (Becherzellen/Krypten)	
HP-Besiedlung	Ausmaß der Schleimhautbesiedelung mit HP	

E. Endlicher, J. Schölmerich

Gastroösophageale Refluxkrankheit

Zur Orientierung

Die gastroösophageale Refluxkrankheit wird durch pathologischen **gastroösophagealen Reflux** verursacht. Man unterscheidet die erosive (**Refluxösophagitis**) und nichterosive Form. Leitsymptom ist **Sodbrennen** (➤ Kap. Sodbrennen).

Die **Diagnose** kann durch probatorische Therapie mit PPI, ÖGD oder pH-Metrie gestellt werden.

Therapie

Wichtigste **Ziele der Therapie** sind die Beschwerdefreiheit des Patienten und die Verhinderung von Komplikationen (z. B. Blutungen, Barrett-Ösophagus).

Erster therapeutischer Schritt ist bei nachgewiesener Refluxkrankheit die **probatorische medikamentöse Therapie** mit Protonenpumpenhemmern (**PPI**), z. B. Omeprazol, Lansoprazol, Pantoprazol ❶. Darüber hinaus werden **Allgemeinmaßnahmen** empfohlen, z. B. Schlafen mit erhöhtem Oberkörper, Gewichtsreduktion, Vermeiden fetter Mahlzeiten, Verzicht auf Rauchen.

Spricht der Patient auf die probatorische Therapie an, erfolgt zunächst eine Dosisreduktion „**Step-down**" ❷, schließlich wird nach 4–8 Wochen die Therapie abgesetzt. Anschließend wird eine **Therapiepause** eingelegt und der weitere Verlauf beobachtet. Kommt es zu einem **frühen Rezidiv** (innerhalb von 3 Monaten) oder spricht der Patient schlecht auf die Therapie an, erfolgt eine **Dauertherapie** ❸ mit der niedrigsten effektiven Dosis. Kommt es zu einem späten Rezidiv (3 Monate nach Absetzen der Therapie oder später), erfolgt eine Therapie wie initial ❹.

Bei schlechtem Ansprechen auf erneute Therapie oder Weiterbestehen von Beschwerden wird eine Ösophagogastroduodenoskopie (**ÖGD**) ❺ erforderlich, sofern sie nicht bereits zur Diagnosestellung durchgeführt wurde, um die Diagnose einer Ösophagitis zu stellen, andere Ursachen der Beschwerden auszuschließen (u. a. Karzinom, Divertikel) oder Komplikationen aufzuspüren.

Wird kein pathologischer Befund erhoben, kann die **pH-Metrie** eine Refluxkrankheit nachweisen ❻.

Klassifikationen und Stadieneinteilung

Wird die Diagnose **Ösophagitis** ❼ gestellt, erfolgt die Stadieneinteilung nach unterschiedlichen Klassifikationen.

Die **Einteilung nach Savary-Miller** ist die gebräuchlichste Klassifikation. Sie unterteilt die Refluxösophagitis nach dem Ausmaß der Schleimhauterosionen in 4 Stadien.

Die **MUSE-Klassifikation** der Refluxösophagitis beinhaltet die 4 endoskopischen Befunde, die bei der Refluxkrankheit nachgewiesen werden können: **M**etaplasie, **U**lkus, **S**triktur und **E**rosion.

Einteilung nach Savary-Miller	
Stadium	Schleimhautbefund
0	Reflux ohne Schleimhautveränderungen
1	isolierte Schleimhauterosionen, Rötung
2	**longitudinal** konfluierende Erosionen
3	**zirkulär** konfluierende Erosionen
4	Komplikationen: Ulkus, Striktur, Stenose, (Cave: je nach Variante auch Barrett-Metaplasie)

MUSE-Klassifikation				
Schweregrad	Metaplasie	Ulkus	Striktur	Erosion
0 (keine)	0	0	0	0
1 (gering)	1 Streifen	Übergangsulkus	> 9 mm ⌀	1 Faltenkuppe
2 (mäßig)	≥ 2 Streifen	Barrettulkus	≤ 9 mm ⌀	≥ 2 Faltenkuppen
3 (schwer)	zirkulär	beide Ulkustypen	mit Ösophagusverkürzung	zirkulär

Die Stadieneinteilung hat in der Praxis nur beim Barrett-Ösophagus eine Bedeutung, denn hier werden aufgrund des Karzinomrisikos Kontroll-ÖGDs erforderlich.

Alle Formen werden mit PPI behandelt (s. o.). Erst wenn die medikamentöse Therapie versagt, stellt die chirurgische Therapie (**Fundoplicatio**) eine alternative Therapiemöglichkeit dar ❽. Die Entscheidung zur Fundoplicatio wird durch das Vorliegen anatomischer Veränderungen wie einer Hernie erleichtert. Zur Entscheidungsfindung werden ein Röntgen-Breischluck in Kopftieflage und ggf. eine Manometrie herangezogen.

Komplikationen und deren Behandlung

Die wichtigsten Komplikationen ❾ sind Barrett-Ösophagus, peptische Stenosen und Blutungen. Der **Barrett-Ösophagus** (➤ Abb. 1) wird wegen des Karzinomrisikos in Abhängigkeit von seiner Ausdehnung und Histologie durch ÖGD überwacht. **Peptische Stenosen,** die zu Schluckbeschwerden führen, werden bevorzugt endoskopisch dilatiert. Die Therapie von **Blutungen** erfolgt endoskopisch interventionell.

Gastroösophageale Refluxkrankheit

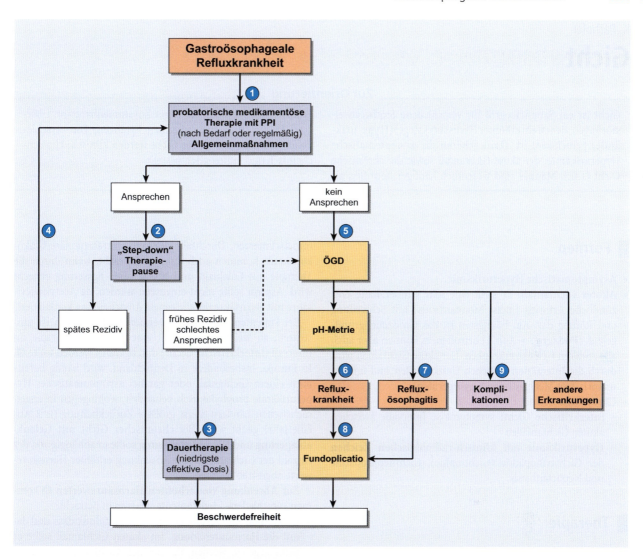

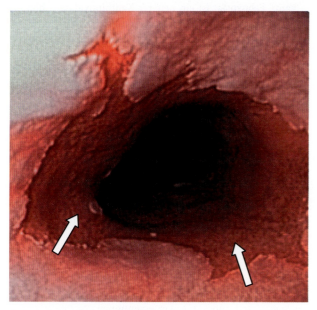

Abb. 1 Barrett-Ösophagus. Das Plattenepithel des distalen Ösophagus ist durch Zylinderepithel ersetzt (Pfeile).

K. Parhofer
Gicht

___Zur Orientierung___

Gicht ist ein Sammelbegriff für verschiedene Stoffwechselstörungen, denen ein erhöhter Harnsäurespiegel (**Hyperurikämie**) gemeinsam ist. Dazu gehören die asymptomatische Hyperurikämie, der akute Gichtanfall sowie die chronische Gicht (s. u.). Männer sind wesentlich häufiger betroffen als Frauen, zudem besteht ein enger Zusammenhang mit Übergewicht und dem metabolischen Syndrom. Die verschiedenen Manifestationen der Gicht werden klinisch, klinisch-chemisch und radiologisch gestellt.

Formen

- **Asymptomatische Hyperurikämie.**
- **Akuter Gichtanfall:** Er stellt eine sehr schmerzhafte entzündliche Arthritis (meist Monoarthritis) mit Schwellung und Rötung dar. Am häufigsten ist das Großzehengrundgelenk (**Podagra**, ➤ Abb. 1) betroffen, es können aber auch alle anderen Gelenke erkranken. Der akute Gichtanfall wird durch die Interaktion zwischen Uratkristallen und inflammatorischen Mechanismen hervorgerufen.
- **Chronische Gicht:**
  - **Interkritische Gicht:** symptomlose Intervalle zwischen akuten Gichtanfällen
  - **Hyperurikämie mit klinisch-radiologischen Zeichen** der Gichtarthopathie (Gichttophie), Gichtnephropathie und Nephrolithiasis.

Therapie

Eine **asymptomatische Hyperurikämie** sollte in aller Regel nicht medikamentös behandelt werden. Durch **Änderung des Lebensstils** (z. B. Gewichtsreduktion, purinarme Kost, reduzierte Alkoholzufuhr) und **Medikamentenumstellung** (z. B. Umstellung der antihypertensiven Therapie von Diuretika auf ACE-Hemmer/Sartane) kann der Harnsäurespiegel deutlich gesenkt werden ❶. Nur bei gleichzeitiger Niereninsuffizienz, bei sehr hohen Harnsäurespiegeln (>13 mg/dl), bei einer sehr hohen Harnsäureausscheidung (> 1100 mg/d) oder bei Nephrolithiasis sollte eine asymptomatische Hyperurikämie **prophylaktisch** mit Harnsäurespiegel senkenden Medikamenten behandelt werden (s. u.) ❷.

Der **akute Gichtanfall** ist selbstlimitierend und dauert ohne Therapie zwischen einigen Tagen und mehreren Wochen. Das Ziel der Therapie ist eine möglichst schnelle Schmerzlinderung. Hierzu können eine Reihe von verschiedenen Medikamenten eingesetzt werden. Therapie der ersten Wahl sind nichtsteroidale Antiphlogistika (**NSAR,** z. B. Indometacin, Ibuprofen) oder **COX-2-Hemmer** ❸. Bei Kontraindikationen kommen **Colchizin** oder **Glukokortikoide** (oral oder intraartikulär) in Betracht ❹. Das Ansprechen auf Colchizin ist pathognomonisch für den akuten Gichtanfall. Colchizin wirkt sehr schnell, hat aber eine Reihe von ausgeprägten Nebenwirkungen (Abdominalschmerzen, Durchfall, Übelkeit). Intraartikuläre Glukokortikoide kommen auch dann in Betracht, wenn durch die Therapie mit Colchizin und NSAR keine Besserung erreicht wird. Aspirin sollte nicht eingesetzt werden, da Acetylsalicylsäure mit Harnsäure um die renale Ausscheidung konkurriert.

Bei Patienten mit **rezidivierenden Gichtanfällen** ist umstritten, ab welcher Häufigkeit eine Prophylaxetherapie im Intervall (**interkritische Gicht**) durchgeführt werden sollte ❺. In Europa, insbesondere in Deutschland, wird häufig bereits nach einem Gichtanfall oder gar bei asymptomatischer Hyperurikämie prophylaktisch behandelt, wohingegen in angelsächsischen Ländern meist größere Zurückhaltung (≥ 2 Anfälle/Jahr) geübt wird. Bei **chronischer Gicht mit Gelenkablagerung und Nierenbeteiligung** sollte unabhängig von der Anzahl der Gichtanfälle eine Absenkung erhöhter Harnsäurewerte angestrebt werden.

Zur **Absenkung von erhöhten Harnsäurewerten** ❻ kommen verschiedene Medikamentenklassen in Betracht:
- **Uristatika:** Allopurinol hemmt die Xanthinoxidase und damit die Harnsäurebildung. Im akuten Gichtanfall sollte es nicht gegeben werden, da dies den Gichtanfall verstärken kann. Febuxostat ist ein neuerer Xanthinoxidase-Inhibitor, der stärker wirksam und nebenwirkungsärmer ist.
- **Urikosurika:** Benzbromaron, Probenezid und Sulfinpyrazon steigern die Harnsäureausscheidung.
- **Kombinationstherapie:** Bei rezidivierenden Gichtanfällen trotz Monotherpie können Urikosurika und Allopurinol kombiniert werden.
- **Rasburicase:** Kann zur Behandlung akut hoher Harnsäurekonzentrationen, insbesondere beim Tumorlyse-Syndrom, zum Einsatz kommen. Es handelt sich um eine rekombinant hergestellte Harnsäure-Oxidase, die nach intravenöser Gabe den Abbau von Harnsäure zum renal leicht ausscheidbaren Allantoin katalysiert.

Gicht 323

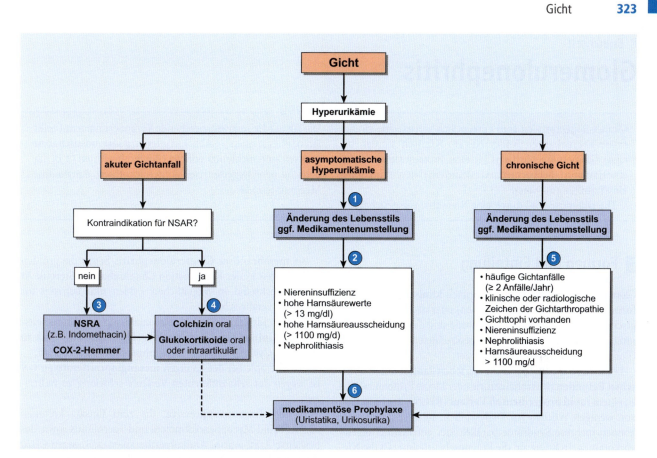

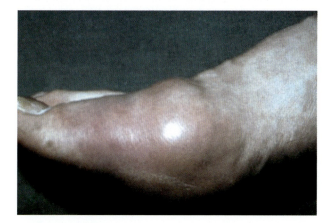

Abb. 1 Podagra.

R. Brunkhorst

Glomerulonephritis

Zur Orientierung

Glomerulonephritiden sind entzündlich verursachte glomeruläre Erkrankungen beider Nieren. **Klinisch** werden bei einer Glomerulonephritis (GN) eine Proteinurie und/oder eine Hämaturie beobachtet und es kann eine Nierenfunktionseinschränkung auftreten.

Die **Diagnose** wird durch eine Nierenbiopsie gesichert ❶.

Die Histologie zeigt entsprechende Veränderungen mit zellulären Infiltrationen (> Abb. 1). Differenzialdiagnostisch abzugrenzen sind nichtentzündliche Glomerulopathien (z. B. diabetische oder hypertensive Glomerulopathien, Amyloidose, Myelomniere) ❷.

Formen und Einteilung

Glomerulonephritiden lassen sich nach **klinischen Verlaufsformen** (bzw. klinischen Syndromen) oder nach dem **histologischen** Bild einteilen ❸. In der Tabelle sind die häufigsten klinischen Syndrome und die dabei beobachteten histologischen Glomerulonephritisformen aufgelistet.

Letztlich reicht das Spektrum von **lebenslang stabilen klinischen Befunden** (Mikrohämaturie oder kleine Proteinurie) bis zu einem **rapid progredienten Verlauf** (RPGN), der innerhalb von wenigen Wochen zur Dialysepflicht führt. Bei einer GN können mehrere Syndrome parallel oder aufeinanderfolgend vorkommen. In Bezug auf die Prognosebeurteilung ist die **Nierenbiopsie** der Goldstandard ❶. Auch eine Aussage über die Chronizität und damit zur Aussicht einer immunsuppressiven Therapie wird so möglich.

Therapie

Selten ist bis heute eine kausale Therapie bei Glomerulonephritis möglich. Bei **akuter Virushepatitis** kann die Therapie mit Interferon, aber auch mit Virustatika erfolgreich sein. Bei der **postinfektiösen Glomerulonephritis** (zumeist nach Tonsillitiden oder gastrointestinalen Infekten) geht die Glomerulonephritis nach Ausheilen des Infekts und eventuell auch antibiotischer Therapie spontan zurück.

Die strikte **Einstellung des arteriellen Blutdrucks unter 120/80 mmHg** ist wesentlich für den weiteren Verlauf der Nierenfunktion nach der Diagnosestellung. Weitere allgemeine therapeutische Maßnahmen bei nephrotischem Syndrom sind im entsprechenden Kapitel dargestellt (> Kap. Nephrotisches Syndrom).

Insbesondere bei der **RPGN**, z. B. bei Systemerkrankungen, kann durch eine rechtzeitige **immunsuppressive Therapie** ein Fortschreiten der Niereninsuffizienz verhindert werden ❹. Grundlage der immunsuppressiven Therapie ist zumeist eine **Steroidtherapie**, bei RPGN sollte sie in Bolusform, d. h. hochdosiert i. v. begonnen werden. Zusätzlich wird bei RPGN meist **Cyclophosphamid** (initial häufig i. v.) verabreicht. Die Studienlage ist im Hinblick auf weitere immunsupressive Therapieoptionen bei chronisch verlaufender GN häufig unbefriedigend.

Bei **membranöser Glomerulonephritis** liegen die größten Erfahrungen in der Kombination Chlorambucil + Steroide ❺ vor, abwechselnd in monatlichen Zyklen und befristet für 6 Monate verabreicht.

Bei steroidrefraktärem oder steroidabhängigem Krankheitsbild bei **Minimal-Change-GN** und bei **FSGS** wird zusätzlich zu Steroiden **Cyclosporin** oder **Cyclophosphamid** gegeben ❻.

Die Therapie bei der häufigen **mesangioproliferativen GN** ist wegen der sehr differenten Verläufe schwierig zu indizieren.

Weitere **Immunsuppressiva,** die zum Einsatz kommen können, sind Mycophenolatmofetil und Tacrolimus sowie das bewährte Azathioprin. Antikörpertherapien, z. B. gegen CD20 (Rituximab) oder TNF (Infliximab) sollten derzeit nur in klinischen Studien eingesetzt werden. Bei Glomerulonephritis muss stets beachtet werden, dass die Nebenwirkungen der immunsuppressiven Therapie nicht per se lebensgefährdend werden, da letztlich die Dialysetherapie als Nierenersatz zur Verfügung steht.

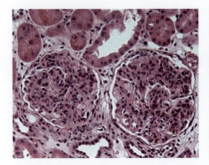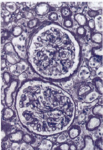

Abb. 1 Akute endokapilläre Glomerulonephritis nach Streptokokkeninfekt mit diffuser lymphozytärer Zellinfiltration (links; rechts unauffällige Glomeruli).

Glomerulonephritis

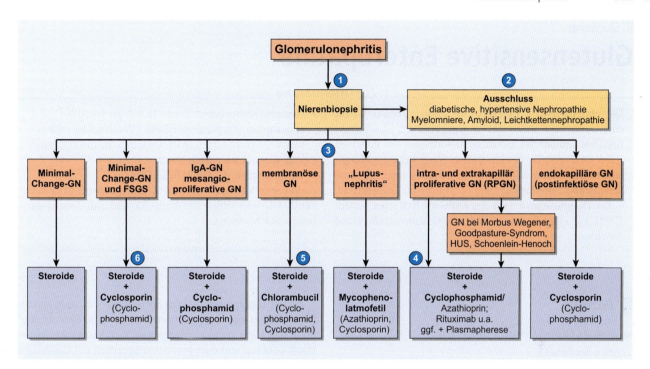

Verlaufsformen (klinische Syndrome) und dabei beobachtete histologische Glomerulonephritisformen		
klinisches Syndrom	Definition	Glomerulonephritisform
nephrotisches Syndrom	• Proteinurie > 3,5 g/d • Hypoproteinämie • Hypercholesterinämie	• Minimal-Change-GN • fokal segmentale Glomerulosklerose (FSGS) • membranöse GN • seltener: mesangioproliferative oder membranproliferative GN, GN bei Systemerkrankungen
nephritisches Syndrom	• Erythrozyturie (dysmorphe Erythrozyten), Erythrozytenzylinder • Bei postinfektiöser GN: Hypertonie, Nierenfunktionsstörung, Ödeme	• endokapilläre (postinfektiöse) GN (> Abb. 1) • mesangioproliferative GN • GN bei Systemerkrankungen • membranoproliferative GN
rapid progrediente Glomerulonephritis (RPGN)	wie nephritisches Syndrom mit schnellem Nierenfunktionsverlust ohne spontane Heilung (Dialysepflicht innerhalb von Tagen bis Monaten)	• GN bei Systemerkrankungen • idiopathische intra- und extrakapillär proliferative GN • mesangioproliferative GN
chronische Glomerulonephritis	sich über Jahre verschlechternde Nierenfunktion (ggf. kombiniert mit nephrotischem oder nephritischem Syndrom)	alle GN-Formen bis auf Minimal-Change-GN
oligosymptomatische Glomerulonephritis	kleine Proteinurie oder Mikrohämaturie ohne Nierenfunktionseinschränkung oder andere klinische Symptomatik	• mesangioproliferative GN • IgA-Nephropathie • Minimal-Change-GN

B. Siegmund
Glutensensitive Enteropathie

Zur Orientierung

Die **glutensensitive Enteropathie** (Sprue, Zöliakie) stellt eine Unverträglichkeitsreaktion gegenüber der Gliadinfraktion des Glutens bei genetisch prädisponierten Personen (HLA-DQ2) dar. Bei der klassischen Sprue steht das **Malabsorptionssyndrom** mit Diarrhöen, Gewichtsabnahme, Muskelschwund, Eiweißmangel und Fettstühlen im Vordergrund.

Die **Diagnose** wird nach den **ESPGAN-Kriterien** gestellt (1990; European Society of Pediatric Gastroenterology and Nutrition):

- Dünndarmbiopsien (≥ 3) mit Histologie (➤ Abb. 1): Zottenatrophie, Kryptenhyperplasie, Vermehrung intraepithelialer Lymphozyten (pathologisch > 40/100 Epithelzellen); Klassifikation nach Marsh
- Rückbildung unter glutenfreier Diät.

Antikörper-Nachweis: Als zusätzliche Antikörper (AK) werden IgA-Gewebsantiendomysium-AK und anti-Transglutaminase-AK bestimmt.

Formen

Nach dem klinischen Verlauf unterscheiden man verschiedene Formen der Sprue.

Klinische Formen der Sprue	
Form	Charakteristika
symptomatisch	Malabsorptionssyndrom, Zottenatrophie, positiver AK-Nachweis
oligosymptomatisch	diskrete Symptome (z. B. Eisenmangelanämie) bei normalen Zotten, erhöhten intraepithelialen Lymphozyten und positiven AK
atypisch	uncharakteristische Klinik (IgA-Nephropathie, erhöhte Transaminasen, Dermatitis herpetiformis Duhring, Osteoporose, Arthritis), erhöhte intraepitheliale Lymphozyten und evtl. Zottenatrophie sowie positive AK
latent	a- bzw. oligosymptomatische Patienten unter glutenfreier Diät mit erhöhten intraepithelialen Lymphozyten, AK und evtl. Zottenatrophie
potenziell	unauffällige Klinik und Histologie, aber AK
transient	klassische Sprue vor dem 2. Lj. mit kompletter Remission unter glutenfreier Diät und im späteren Leben trotz glutenhaltiger Ernährung keine Klinik
therapierefraktär	klassischer Verlauf hält trotz glutenfreier Diät an • Typ I: CD8+ polyklonal mit gutem Ansprechen auf Immunsuppression • Typ II: CD8+-TCRγ monoklonal mit schlechtem Ansprechen auf Immunsuppression

Therapie

Die Therapie besteht aus einer lebenslangen strikten **glutenfreien Diät** ❶. Die Mehrzahl der Patienten spricht schnell an. Endoskopische (bioptische) und AK-Kontrollen sollten lebenslang alle 2 Jahre durchgeführt werden ❷.

Bei **unsicherer** Diagnose sind eine Kontrollbiopsie unter glutenfreier Diät und danach ein Glutenbelastungstest indiziert ❸. Als zusätzliche Antikörper werden IgA-Endomysium-AK und IgA-Transglutaminase-AK bestimmt.

Bei der **therapierefraktären** Sprue kommt es trotz glutenfreier Diät zu keiner eindeutigen Besserung (s. Komplikationen). Hier können Behandlungsversuche mit Steroiden (systemisch oder topisch) oder bei Nichtansprechen mit klassischen **Immunsuppressiva** (z. B. Cyclosporin, Azathioprin, in Einzelfällen Cyclophosphamid) unternommen werden ❹. Beim therapierefraktären Verlauf muss an das Vorliegen einer kollagenen Sprue ❺ oder eines malignen T-Zell-Lymphoms ❻ gedacht werden. Wichtig sind daher jährliche bioptische Kontrollen mit der Untersuchung auf ein monoklonales T-Zellrezeptor-Rearrangement ❼, um die Entwicklung eines Dünndarmlymphoms frühzeitig zu erkennen.

Bei der Diagnose einer **Zottenatrophie** im Dünndarm sollte differenzialdiagnostisch auch an **andere Erkrankungen** ❽ gedacht werden, z. B. bakterielle Überwucherung (v. a. proximaler Dünndarm), tropische Sprue (meist diffus im gesamten Dünndarm), Kuhmilchproteinallergie (diffus im Dünn- und Dickdarm), Autoimmunenteropathie (wie Sprue), Morbus Whipple (Zotten aufgetrieben im Dünn- und Dickdarm), AIDS-Enteropathie (Jejunum), Dünndarm-Lymphom, Morbus Waldenström (Zotten aufgetrieben) sowie Lambliasis (partiell im Duodenum und oberen Jejunum).

Komplikationen

Selten können **Ulzerationen** des Magen-Darm-Traktes entstehen. Es besteht ein 3-fach erhöhtes Risiko für ein **Non-Hodgkin-Lymphom.** Bei der therapierefraktären Form muss ein malignes **T-Zell-Lymphom** ❻ oder eine **kollagene Sprue** ❺ ausgeschlossen werden.

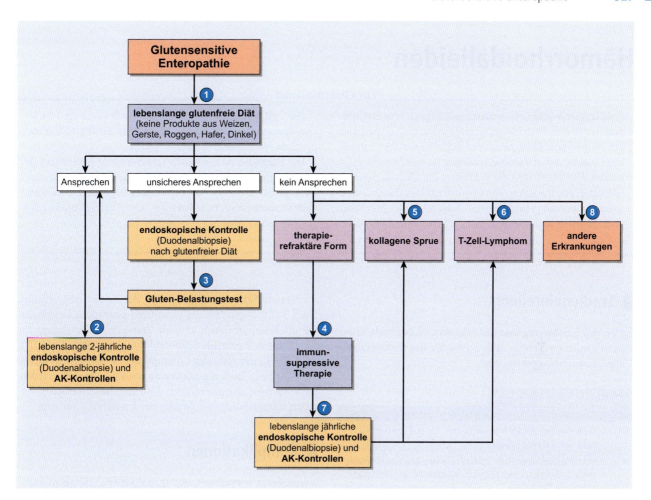

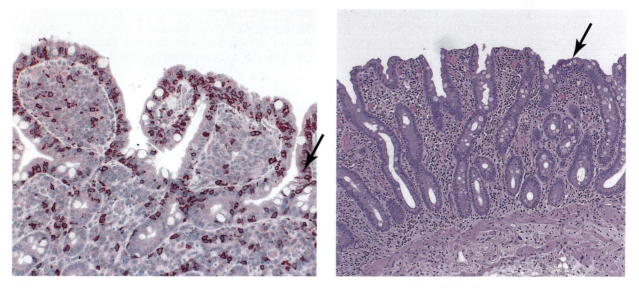

Abb. 1 Sprue. Links sind mit einer anti-CD3-Färbung die vermehrten intraepithelialen Lymphozyten dargestellt (Pfeil). Rechts ist in der HE-Färbung die charakteristische Zottenatrophie zu erkennen.

P. Otto
Hämorrhoidalleiden

Zur Orientierung

Das Hämorrhoidalleiden wird ausgelöst durch eine Dysfunktion des analen Verschlussapparates sowie eine Hyperplasie des Hämorrhoidalkomplexes mit begleitender Entzündung. Die Ursache dieser Funktionsstörung ist bisher nicht exakt geklärt. Diskutiert wird die Belastung der Mukosa der anorektalen Hochdruckzone. Der Obstipation wird dabei eine besondere Bedeutung beigemessen. Etwa 80% aller Menschen über 30 Jahre sind während ihres Lebens einmal davon betroffen.

Die **Leitsymptome** des Hämorrhoidalleidens sind Juckreiz, Brennen, Feuchtigkeit und Nässen im Analbereich sowie peranale Blutabgänge (hellrot).

Die **Diagnose** ist nur durch rektal-digitale Austastung in Kombination mit der proktologischen Untersuchung des Analkanals zu stellen ❶. Differenzialdiagnostisch müssen insbesondere tiefsitzende Rektum- oder Analkarzinome ausgeschlossen werden.

Stadieneinteilung

Es werden 3 **Schweregrade** der Hämorrhoidalveränderungen unterschieden (➤ Tabelle, Abb. 1), die für das therapeutische Vorgehen ausschlaggebend sind.

Einteilung der Hämorrhoiden	
Grad	Beschreibung
I	Knoten wölben sich ins Proktoskoplumen vor, prolabieren meist nicht und sind nicht palpabel
II	Knoten **prolabieren** unter Defäkation **in den Analkanal hinein**, werden häufig auch nach distal vor den Sphinkter verlagert, aber **spontane Retraktion**
III	Knoten prolabieren unter Defäkation, **keine spontane Retraktion,** digitale Reposition in den Analkanal erforderlich **(sekundärer Analprolaps);** vereinzelt werden die prolabierten Knoten durch den Sphinkter eingeklemmt, was zu massiven, sehr schmerzhaften Thrombosierungen mit ausgeprägten Analrandödemen führen kann

Therapie

Basis der Therapie ist die Regulation der Darmtätigkeit bzw. der Defäkation durch ballaststoffhaltige Nahrungsmittel (Quellmittel: ausreichend Flüssigkeit, Vergrößerung der Stuhlvolumina) ❷.

Das weitere Vorgehen erfolgt je nach Grad des Hämorrhoidalleidens:

Hämorrhoiden I. und II. Grades werden durch **Sklerosierung** (Verödung) behandelt ❸. Dabei wird durch die Injektion einer kristallinen Lösung eine Entzündungs- und schließlich Vernarbungsreaktion provoziert, die die lokale Blutzufuhr drosselt und den Knoten auf der Unterfläche fixiert. Die Therapieergebnisse sind ausgezeichnet bis gut und Komplikationen wie Blutungen, Abszesse und Anodermvernarbung (konsekutive anale Inkontinenz) treten selten auf ❹.

Hämorrhoiden II. und III. Grades mit extremer Vergrößerung der Hämorrhoidalkonvolute oder Knotenprolaps vor den Anus werden mittels **Ligatur** behandelt ❺. Unter proktoskopischer Sicht wird an der Basis des Knotens oberhalb der Linea dentata ein Gummiring gelegt und der Knoten abgeschnürt. Nach 3–10 Tagen fällt der nekrotisch gewordene Gewebeanteil ab. Komplikationen sind ein geringer Druckschmerz für 12–24 h sowie peranale Schmierblutungen (< 6%), die in 10% der Fälle massiv verlaufen (Therapie durch Umstechen) ❻. Bei 90% der Fälle kann die Kontinenz wieder hergestellt werden, nach 5 Jahren sind die meisten Patienten beschwerdefrei. Extreme Hämorrhoiden III. Grades werden operativ versorgt.

Komplikationen

Vergrößerte proplabierende, thrombosierte Hämorrhoidenknoten können aufgrund eines erhöhten Sphinktertonus **inkarzerieren** (extrem schmerzhafter Zustand). Die Therapie beinhaltet eine schnellstmögliche Knotenreposition in Allgemeinnarkose sowie Antiphlogistika und Analgetika. Nach Abklingen der Entzündung muss eine definitive Therapieentscheidung gefällt werden (konservativ oder operativ).

Hämorrhoidalleiden

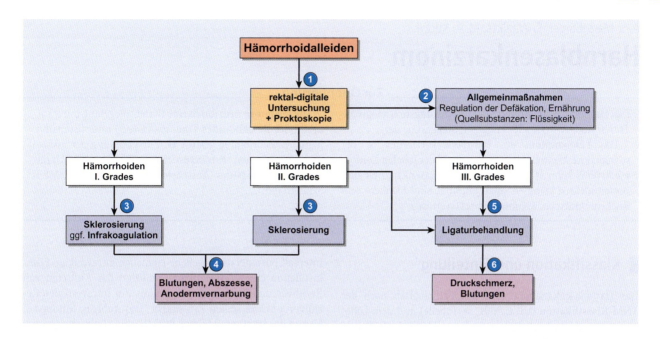

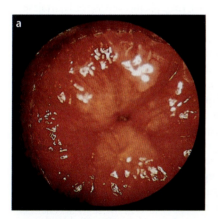
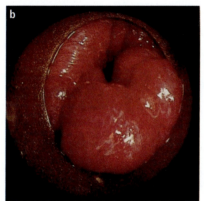
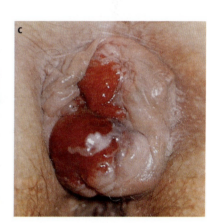

Abb. 1 Hämorrhoidalleiden.
a) **Hämorrhoiden I.** Grades: Knoten ragen ins Proktoskoplumen hinein, prolabieren aber nicht.
b) **Hämorrhoiden II.** Grades: Knoten prolabiert ins Proktoskoplumen.
c) **Hämorrhoiden III.** Grades: Knoten ist nach außen vor den Sphinkter prolabiert.

A. S. Merseburger, S. Waalkes, M. A. Kuczyk

Harnblasenkarzinom

Zur Orientierung

Das Harnblasenkarzinom ist der zweithäufigste urologische Tumor und stellt 3% aller humanen Malignome dar.

Das **Leitsymptom** des Harnblasenkarzinoms ist die schmerzlose Makrohämaturie. Aufgrund des lokalen Tumorwachstums kann es zur Abnahme der Blasenkapazität und Begleitinfekten kommen. Spätsymptome sind Flanken- und Rückenschmerzen, Anämie, Gewichtsverlust.

Die **Diagnose** wird durch eine Blasenspiegelung mit transurethraler Resektion des Tumors (TUR-B) und histopathologischer Beurteilung gestellt ❶. Zur Erfassung der lokalen und systemischen Tumorausdehnung sind weitere Untersuchungen nötig (u. a. Ausscheidungsurographie, CT, MRT, Szintigramm).

Klassifikation und Einteilung

Das Harnblasenkarzinom wird histopathologisch nach der **TNM-Klassifikation** (UICC 2001, ➤ Tabelle) und dem Differenzierungsgrad eingeteilt (low-grade- und high-grade-Tumoren). Je nach Invasivität unterscheidet man:

- **Papilläre nichtinvasive (oberflächliche)** Tumoren (ca. 70% bei Primärdiagnose): Ta, Tis, T1 (➤ Abb. 1)
- **Invasive (muskelinvasive)** Tumoren: T2, T3, T4 (➤ Abb. 2).

TNM-Klassifikation der Harnblasenkarzinome	
T – Primärtumor	
Ta	nichtinvasives papilläres Karzinom
Tis	Carcinoma in situ
T1	Infiltration des subepithelialen Bindegewebes
T2	Infiltration der Muscularis propria
T3	Infiltration über die Muscularis hinaus
T4	extravesikale Ausbreitung
N – regionäre Lymphknotenmetastasen	
N0	kein regionaler LK-Befall
N1	einzelner befallener LK < 2 cm
N2	einzelne oder multiple LK bis 5 cm
N3	LK-Befall > 5 cm
M – Fernmetastasen	
M0	keine Fernmetastasen
M1	Fernmetastasen

Therapie

Therapeutischer Goldstandard **nichtinvasiver Tumoren** ist die transurethrale Elektroresektion (TUR); diese hat hier sowohl diagnostische als auch therapeutische Bedeutung. Nach kompletter Resektion eines **papillären pTa-Tumors** ist keine weitere Therapie, jedoch eine regelmäßige Tumornachsorge erforderlich ❷.

Bei **fortgeschrittenem Tumorstadium** und **Grading** (multifokal, Ta G2–3, T1 G2, Tumorgröße > 3 cm) sollte eine Nachresektion nach ca. 4–6 Wochen erfolgen ❸. Die im 24-h-Intervall postoperativ gegebene einmalige intravesikale Frühinstillation eines Zytostatikums reduziert das Auftreten von Rezidiven und Tumorzellimplantation. Zur intravesikalen Rezidivprophylaxe stehen Zytostatika (Doxorubicin, Mitomycin C) und der Immunmodulator BCG (Bacillus Calmette-Guérin; erst 2 Wochen postoperativ) zur Verfügung ❹.

Einen Sonderfall in der Therapie nichtinvasiver Harnblasenkarzinome stellt das **Carcinoma in situ (Tis)** aufgrund seines hohen Rezidiv- und Progressionsrisikos dar. Die postoperative intravesikale Installationstherapie ist hierbei obligat ❺, bei Therapieversagen ist die radikale Zystektomie indiziert (ebenso bei T1-G3-Tumoren).

Bei **invasiven, muskelinfiltrierenden Tumorstadien** besteht die Indikation zur radikalen Zystektomie ❼, um eine Fernmetastasierung und lokale Komplikationen zu vermeiden. Vor der Operation sollte zur Beurteilung der Tumorausdehnung (lokal, systemisch) eine Ausbreitungsdiagnostik erfolgen ❻. Das operative Vorgehen beinhaltet die Entfernung der pelvinen Lymphknoten und zusätzlich die Entfernung von Uterus, vorderer Vaginalwand und Adnexen bei der Frau sowie von Prostata und Samenblasen beim Mann. Die Strahlentherapie eignet sich für inoperable Tumoren oder Patienten, die die Operation ablehnen. Bei Metastasen wird häufig eine Chemotherapie eingesetzt ❽.

Komplikationen

Die wichtigsten Komplikationen sind **Blutungen** (Anämie), **Rezidiv/Progress** und **Metastasen.** Blutungen können meist transurethral durch Elektrokoagulation gestillt werden, beim Rezidiv oder Progress ❾ müssen die dem Stadium angepassten Therapieschemata angewandt werden. Aufgrund des hohen Rezidiv-Risikos sollten zur **Tumornachsorge** regelmäßige Kontrolluntersuchungen erfolgen, die je nach Ausdehnung und Histologie (oberflächlich oder muskelinfiltrierend) unterschiedlich umfangreich sind (➤ Leitlinien unter www.uniduesseldorf.de/AWMF).

Harnblasenkarzinom

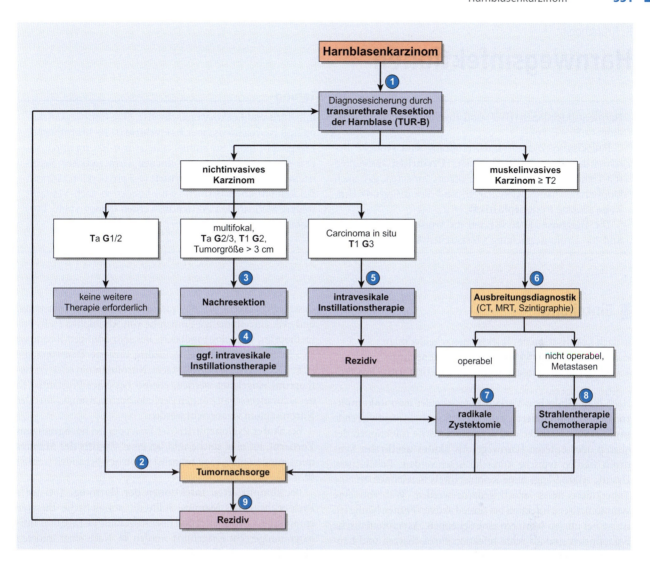

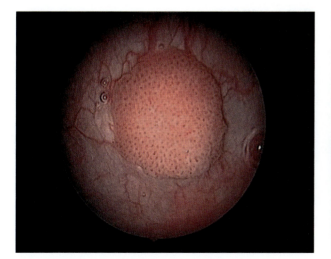

Abb. 1 Oberflächliches Harnblasenkarzinom.

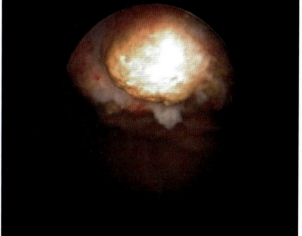

Abb. 2 Muskelinvasives Harnblasenkarzinom mit Konkrementbildung.

R. Brunkhorst
Harnwegsinfektionen

Zur Orientierung

Harnwegsinfektionen (HWI) sind überwiegend bakteriell bedingt (> 80% E. coli).

Pollakisurie, Dysurie und Harndrang sind typische Beschwerden einer **Zystitis** und/oder **Urethritis;** zusammen mit Fieber, Abgeschlagenheit, Flankenschmerzen, ggf. auch klopfschmerzhaften Nierenlagern sind dies dringende Hinweise auf eine **Pyelonephritis** ❶.

Die **Diagnose** stützt sich auf die typische Symptomatik und die Urinuntersuchung (Teststreifenverfahren im Urin mit Nitrit und Leukozytennachweis). Eine Harnwegsinfektion liegt bei Nachweis einer **Bakteriurie** (> 10^5 uropathogene Erreger pro mm³; im Einmalkatheterurin 10^2, im durch suprapubische Punktion gewonnenen Urin jeglicher Keimnachweis) und einer **Leukozyturie** (> 5 pro Gesichtsfeld) vor. Bei komplizierten Formen (s. u.) können je nach Verdacht weitere Maßnahmen notwendig werden (Sonographie, Pyelographie, CT).

Einteilung

Je nach **Lokalisation** des Infekts unterscheidet man:
- obere Harnwegsinfektionen: akute Pyelonephritis
- untere Harnwegsinfektionen: Zystitis, Urethritis, Prostatitis.

Nach dem **klinischen Verlauf** unterscheidet man **unkomplizierte** und **komplizierte,** akute und chronisch-rezidivierende sowie symptomatische und asymptomatische Infektionen der oberen oder unteren Harnwege. Als **akutes urethrales Syndrom** werden typische klinische Beschwerden (Pollakisurie, Dysurie, Harndrang) ohne Keimnachweis bezeichnet; an eine Tuberkulose muss jedoch gedacht werden. Während eine symptomatische Infektion bei sexuell aktiven Frauen häufig ist, ist sie bei jungen Männern eine Seltenheit. Asymptomatische Bakteriurien sind als echte Infektion einzuschätzen und häufiger bei älteren Menschen zu sehen.

Therapie

Die Therapieentscheidung hängt u. a. vom **Geschlecht,** von der **Risikokonstellation** und der **Lokalisation des Infekts** ab. Grundsätzlich sind eine ausreichende Trinkmenge und hygienische Maßnahmen einzuhalten.

Vor einer **antibiotischen Therapie** bzw. **bei Therapieresistenz** (Ausnahme: probatorische Therapie z. B. bei der unkomplizierten Zystitis der Frau) sollte eine quantitative **Urinkultur** ❸ und eine Gramfärbung durchgeführt werden. Bei Vorliegen der Resultate muss die Therapie ggf. geändert werden. Bei Nachweis von mehr als einer Keimart im Mittelstrahlurin muss an eine Kontamination gedacht werden.

Bei **seltenen Zystitiden** der Frau ist zunächst eine 3-tägige Antibiotikatherapie mit Trimethoprim/Sulfamethoxazol (TMP/SMX) oder Chinolonen gerechtfertigt ❹.

Bei **rezidivierenden unkomplizierten Zystitiden** ist ein Versuch mit harnansäuernden Maßnahmen (Methionin, Obstessig) gerechtfertigt, bei älteren Frauen evtl. östrogenhaltige Salben ❺. Bei rezidivierenden Zystitiden der **Frau** nach dem Geschlechtsverkehr ist ein rasches Wasserlassen postkoital und evtl. eine einmalige Einnahme von Antibiotika (z. B. Trimethoprim, Chinolon) indiziert. Bei sehr häufigen Rezidiven (> 5 Infekte/Jahr) kann eine niedrig dosierte Dauertherapie (z. B. 3 × pro Woche Ciprofloxacin, Nitrofurantoin oder Trimethoprim) eingeleitet werden, ebenso bei einer Prostatitis. In der Schwangerschaft können Cephalosporine, Amoxicillin oder Nitrofurantoin verabreicht werden.

Bei **akuter Pyelonephritis** der Frau oder bei **hochgradigem Verdacht** auf eine solche und bei einer **Zystitis des Mannes** muss mindestens 7 Tage zunächst empirisch behandelt werden ❻.

Bei **komplizierten Infektionen der Harnwege** (bei jeder Pyelonephritis des Mannes) sollte die antibiotische Therapie empirisch i. v. eingeleitet und über insgesamt 14 Tage oral antibiogrammgerecht fortgeführt werden ❼. Nach einer initialen Therapie z. B. mit Chinolonen kommen Kombinationstherapien (z. B. Aminoglykosid + Ampicillin; Aminoglykosid + Cephalosporin oder Piperacillin + Sulbactam) zum Einsatz ❽.

Komplikationen

Eine **Urosepis** kann bei inkonsequenter Therapie tödlich verlaufen. **Abzessbildung** intra- und perirenal kommt insbesondere bei Antibiotikaresistenz, bei Immunsuppression, im höheren Alter, bei Diabetes mellitus und Harnabflussstörungen vor. Eine **chronische Pyelonephritis** tritt nach rezidivierenden unzureichend therapierten akuten Pyelonephritiden auf und lässt sich sonographisch durch Verschmälerungen und narbige Veränderungen des Nierenparenchyms nachweisen.

Harnwegsinfektion

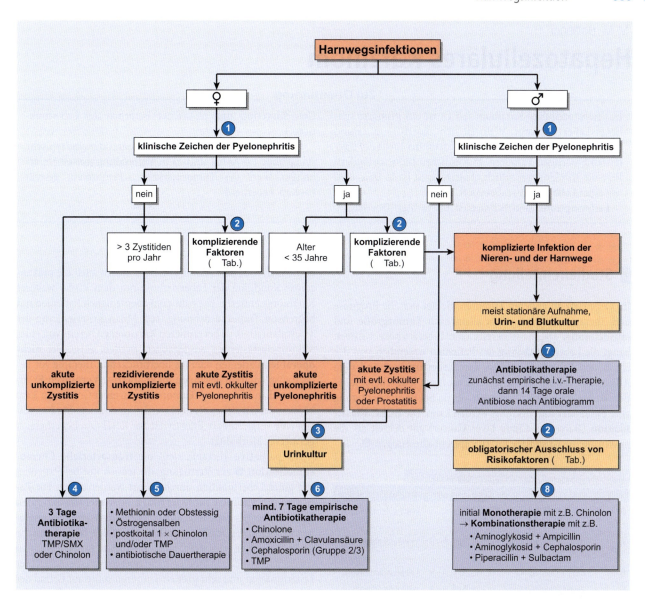

Komplizierende Faktoren der HWI ❷

- Alter < 10; > 70 Jahre; Schwangere
- Harnabflussstörungen:
  - strukturell, z. B. Steine, Prostatahypertrophie, Tumoren
  - funktionell, z. B. neurogene Blasenentleerungsstörungen, kongenitaler vesikourethraler Reflux (Kinder)
- Dauerkatheter, andere Fremdkörper
- Diabetes mellitus
- Immunsuppression
- kürzlich zurückliegende HWI, Antibiotikatherapie
- Niereninsuffizienz

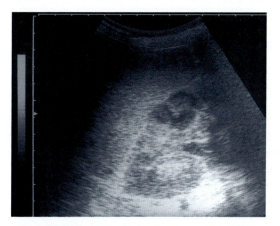

Abb. 1 Sonographischer Befund bei Nierenabszess. Kraniale Hälfte der rechten Niere im Längsschnitt. Der Nierenabszess stellt sich als inhomogene Struktur im mittleren Drittel der Nierenrinde dar. [Renz-Polster]

Hepatozelluläres Karzinom

M. M. Dollinger

Zur Orientierung

Das hepatozelluläre Karzinom (HCC) ist ein primärer maligner **Leberzelltumor**. Weltweit steht das HCC auf Grund der Durchseuchung mit Hepatitis B an fünfter Stelle der häufigsten bösartigen Tumoren. In westlichen Industrieländern liegt die Inzidenz wesentlich niedriger und ist in über 80% mit einer **Leberzirrhose** assoziiert.

Leitsymptome sind Schmerzen im rechten Oberbauch, Gewichtsverlust und plötzlicher Einbruch der Leberfunktion.

Die **Diagnose** wird durch die Histologie oder eine typische Bildgebung (➤ Abb. 1 und 2) in Verbindung mit einem erhöhten Wert des Tumormarkers α-Fetoprotein gestellt (➤ Kap. Leberherd).

Stadieneinteilung

Im Gegensatz zu anderen Tumoren, richtet sich die Prognose und Therapie des HCC nicht allein nach **Tumorgröße** und **-ausdehnung.** Da meist bereits eine Leberzirrhose vorliegt, hängt die Lebenserwartung des Patienten wesentlich von der erhaltenen **Leberfunktion** (➤ Kap. Leberzirrhose) und dem **Allgemeinzustand** ab. Entsprechend muss jede Therapieoption daraufhin überprüft werden, ob sie bei Berücksichtigung aller Parameter durchgeführt werden kann. Die **BCLC-Klassifikation** (**B**arcelona **C**linic **L**iver **C**ancer) gilt derzeit als die praktikabelste Grundlage für Therapieentscheidungen ❷.

Stadieneinteilung des hepatozellulären Karzinoms			
Stadium	Tumor	Leberfunktion	Allgemeinzustand
0	solitärer Knoten < 2 cm	Child-Pugh A	keine Einschränkung
A	solitärer Knoten oder max. 3 Knoten < 3 cm	Child-Pugh A–B	keine Einschränkung
B	multifokaler Tumor	Child-Pugh A–B	keine Einschränkung
C	vaskuläre Infiltration oder Metastasen	Child-Pugh A–B	selbstversorgend
D	Tumorausdehnung > 50% der Leber	Child-Pugh C	pflegebedürftig

Therapie

Allgemeine Therapiemaßnahmen ❶ richten sich nach der hepatischen Grunderkrankung (z. B. Alkoholabstinenz, antivirale Therapie) und der Leberzirrhose (➤ Kap. Leberzirrhose), da jede weitere Dekompensation der Leberfunktion das Tumorstadium und die Therapiemöglichkeiten beeinflusst.

Als **kurative Therapieansätze** gelten die chirurgische Leberteilresektion, die Lebertransplantation und lokal-ablative Verfahren wie die perkutane Ethanolinjektion oder die Radiofrequenzthermoablation. Therapie der Wahl bei Patienten **ohne Zirrhose** ist die **Leberteilresektion** ❸, die sonst allenfalls noch bei kompensierter Zirrhose mit exzellenter Leberfunktion in Erwägung gezogen werden sollte. Die optimale Behandlung für Patienten **mit Zirrhose** stellt die **Lebertransplantation** ❹ dar, da sie nicht nur den Tumor kuriert, sondern auch die präkanzeröse Kondition der Leberzirrhose mit dem Risiko weiterer Karzinome entfernt. Es profitieren aber lediglich Patienten mit begrenzter Tumorausdehnung (sog. Milan-Kriterien) von der Transplantation, da bei größeren Karzinomen bereits von einer Mikrometastasierung ausgegangen werden muss. Bei **nicht operablen** Patienten oder als überbrückende Therapie vor Lebertransplantation gewinnen **lokal-ablative Verfahren** ❺ zunehmend an Bedeutung. Tumoren bis zu einer Größe von 3 cm können derzeit sicher zerstört werden und neuere Studien zeigen eine vergleichbare Effektivität zur Resektion bei erheblich geringerer Morbidität.

Als **palliative** Therapie steht die **transarterielle Chemoembolisation** ❻ zur Verfügung, die jedoch nur bei Patienten mit guter Leberfunktion durchgeführt werden sollte. Für Patienten mit **vaskulär infiltrierenden** oder **metastasierenden** Tumoren zeigen neue molekulare Therapieansätze mit Angiogenese-Hemmern wie **Sorafenib** erste Erfolge ❼, systemische Chemotherapien oder strahlentherapeutische Ansätze konnten dagegen in bisherigen Studien nicht überzeugen. Bei schlechter Leberfunktion und sehr großen Tumoren sollte auf Grund der Lebenserwartung ein rein **symptomatischer Ansatz** ❽ gewählt werden.

Komplikationen

Insbesondere die Leberteilresektion kann zu einer **Dekompensation der Leberfunktion** führen. Daher sollte das Restvolumen nach Resektion mindestens 40% des ursprünglichen Volumens betragen (bei Zirrhose sollten zusätzlich weder Pfortaderdruck noch Bilirubin erhöht sein).

Tumorrezidive oder **metachrone Karzinome** in der Restleber lassen sich lediglich durch die Transplantation verhindern. Nach anderen Verfahren wird eine regelmäßige Nachsorge mittels Ultraschall und α-Fetoprotein alle 6 Monate empfohlen.

Hepatozelluläres Karzinom

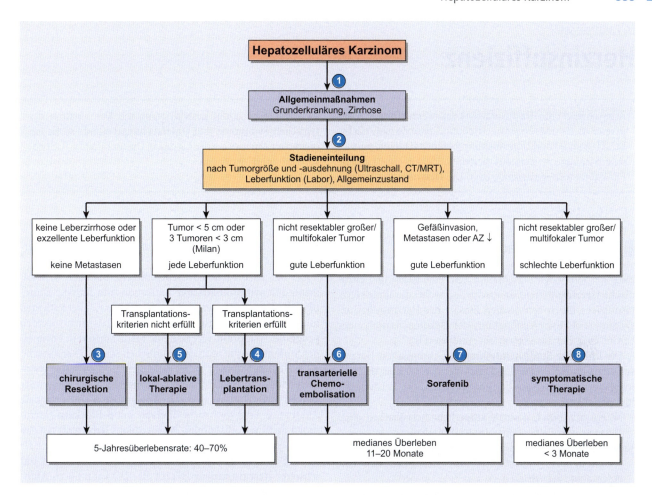

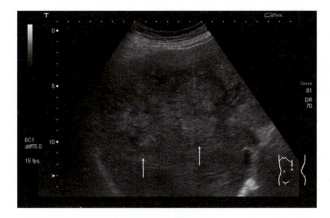

Abb. 1 Großes solitäres HCC im Ultraschall.

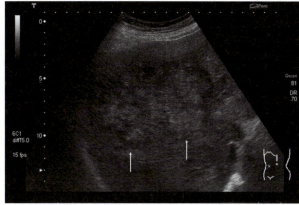

Abb. 2 Multifokales HCC im Ultraschall.

U. Landmesser
Herzinsuffizienz

Zur Orientierung

Klinisch liegt eine Herzinsuffizienz vor, wenn typische **Symptome** (Belastungsdyspnoe, Orthopnoe, paroxysmale nächtliche Dyspnoe) und Untersuchungsbefunde (Ödeme, pulmonale Stauung, 3. Herzton) bestehen, denen eine kardiale Funktionsstörung zugrunde liegt. Die **Diagnose** der Herzinsuffizienz wird somit gestellt, wenn die Kombination der typischen Symptome und Untersuchungsbefunde sowie ein objektiver Nachweis einer kardialen Dysfunktion (z. B. Echokardiographie) vorliegen.

Formen und Stadien

Nach der klinischen Präsentation wird eine **akute** und **chronische Herzinsuffizienz** unterschieden, wobei die akute Herzinsuffizienz durch den raschen Einsatz der Herzinsuffizienzsymptome als Erstmanifestation oder Dekompensation einer chronischen Herzinsuffizienz charakterisiert ist.

Die **klinische Stadieneinteilung** der chronischen Herzinsuffizienz erfolgt in der Regel nach der NYHA-Klassifikation (New York Heart Association) entsprechend der Leistungsfähigkeit der Patienten:
- **NYHA-Stadium I:** normale körperliche Belastbarkeit ohne Dyspnoe oder Palpitationen (unter Therapie)
- **NYHA-Stadium II:** klinische Symptome (Dyspnoe, Erschöpfung) bei normaler körperlicher Belastung; leicht eingeschränkte Belastbarkeit
- **NYHA-Stadium III:** klinische Symptome (wie Stadium II) bereits bei geringfügiger körperlicher Belastung; stark eingeschränkte Belastbarkeit
- **NYHA-Stadium IV:** Symptomatik bereits in Ruhe, weitere Zunahme unter Belastung; Unfähigkeit zu körperlicher Arbeit.

Therapie

Sowohl bei akuter also auch bei chronischer Herzinsuffizienz sollten zunächst **kausale Therapieansätze** ❶ mit Beseitigung der Ursache ausgeschöpft werden (z. B. koronare Revaskularisation bei ischämischer Kardiomyopathie, Therapie eines Herzklappenfehlers, Therapie einer arteriellen Hypertonie). Bei der akuten Herzinsuffizienz ist insbesondere auch an ein akutes Koronarsyndrom, hypertensive Krise, Arrhythmien, dekompensiertes Herzklappenvitium oder Perikarderguss als Ursache zu denken.

Die **allgemeinen Therapiemaßnahmen** ❷ enthalten u. a. eine Limitierung der Trinkmenge bei Patienten mit Flüssigkeitsretention, bei akuter Herzinsuffizienz auch die körperliche Schonung.

Weiterhin ist eine **medikamentöse Therapie** ❸ zur Verbesserung der Symptome und Prognose indiziert.

Bei der **akuten Herzinsuffizienz** ist häufig Sauerstoffgabe sowie eine diuretische (z. B. Furosemid i. v.) und/oder vasodilatatorische Therapie (z. B. Nitroglycerin) zur Stabilisierung erforderlich ❹.

Bei der **chronischen Herzinsuffizienz** kommen Medikamente mit **symptomatischer** Indikation zum Einsatz: Diuretika bei Flüssigkeitsretention, Herzglykoside v. a. bei Patienten mit tachykardem Vorhofflimmern ❺. Darüber hinaus werden **prognose-/symptom**-verbessernde Medikamente in Form einer **Stufentherapie** nach dem klinischen Stadium verabreicht. **ACE-Hemmer** werden ❻ bei Patienten mit reduzierter systolischer linksventrikulärer Funktion empfohlen; bei Unverträglichkeit (z. B. Husten) sind **AT₁-Antagonisten** eine geeignete Alternative. Eine zusätzliche Therapie mit **β-Blockern** (Metoprolol-Succinat, Bisoprolol, Cardvedilol, Nebivolol) ist ab NYHA-Stadium II indiziert ❼, bei NYHA-Stadium I werden sie nur bei Z. n. Myokardinfarkt gegeben ❻. Bei Patienten mit schwerer Herzinsuffizienz (NYHA III–IV) kann durch **Aldosteronantagonisten (Spironolacton)** ❽ zusätzlich die Mortalität gesenkt werden (Cave: Hyperkaliämie!). Die prognostisch günstige Wirkung dieser drei Therapieprinzipien wird unter anderem auf die Reduktion des linksventrikulären „Remodellings" zurückgeführt.

Bei Patienten mit chronischer Herzinsuffizienz, die trotz optimaler medikamentöser Therapie weiter symptomatisch bleiben sowie eine reduzierte systolische linksventrikuläre Funktion (Ejektionsfraktion, EF < 35%), Sinusrhythmus und einen verbreiterten QRS-Komlex im EKG (≥ 120 ms) aufweisen, kann die Symptomatik und Prognose durch eine **kardiale Resynchronisationstherapie (CRT)** ❾ mittels eines biventrikulären Schrittmachers verbessert werden. Weiterhin sollte bei Patienten mit Z. n. Kammerflimmern oder symptomatischer ventrikulärer Tachykardie ein **Defibrillator (ICD)** ❿ implantiert werden, was auch bei Patienten mit Herzinsuffizienz NYHA II/III mit reduzierter LV-Funktion (LV-EF < 35%) unter optimaler medikamentöser Therapie erwogen werden sollte.

Bei Patienten mit schwerster therapierefraktärer Herzinsuffizienz mit schlechter Prognose und ohne Kontraindikationen sollte eine **Herztransplantation** ⓫ erwogen werden.

Herzinsuffizienz

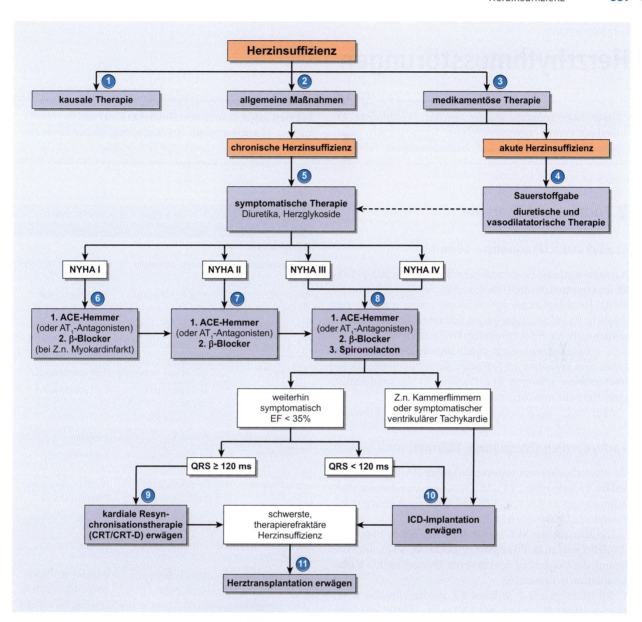

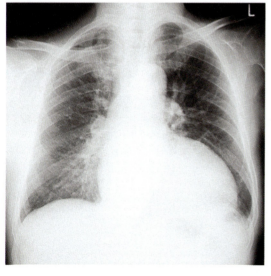

Abb. 1 Röntgenbild eines Patienten mit schwerer Herzinsuffizienz. Massive Erweiterung des Herzens (vorwiegend der linken Kammer) und Zeichen der pulmonalen Hypertonie mit deutlich erweiterten zentralen Pulmonalgefäßen. [Classen/Diehl/Kochsiek]

J. Tebbenjohanns
Herzrhythmusstörungen

Zur Orientierung

Unter Herzrhythmusstörungen werden verschiedene Arrhythmieformen zusammengefasst. Grundsätzlich unterscheidet man **harmlose** und **hämodynamisch relevante** Formen sowie zu langsame (**Bradykardien**) und zu schnelle Formen (**Tachykardien**). Anamnese und wegweisende Befunde ➤ Kap. Bradykardie und Tachykardie.

Formen und Therapie

Bradykardie (Frequenz < 60/min)

Asymptomatische Bradykardien bedürfen keiner Behandlung ❶. Bei **symptomatischen** Bradykardien (Schwindel, Leistungsabfall, Herzinsuffizienz, ggf. Synkope) muss zunächst eine mögliche Kausalität diagnostiziert und wenn möglich behoben werden (z. B. AV-Block bei akutem Herzinfarkt, starker vagaler Reiz, medikamentenbedingt durch Digitalis, Kalziumantagonisten vom Verapamiltyp, β-Blocker, Antiarrhythmika) ❷. Bei **irreversiblen, schweren Bradykardien** ist die Implantation eines Herzschrittmachers notwendig ❸.

Akut- und Langzeittherapie der Bradykardien ➤ Tabelle.

Tachykardien (Frequenz > 100/min)

Zu unterscheiden sind **supraventrikuläre (SVT)** und **ventrikuläre Tachykardien (VT)**. SVT weisen einen schmalen QRS-Komplex auf (≤ 120 ms), VT sind durch verbreiterte QRS-Komplexe charakterisiert (> 120 ms).

Die Therapie der **SVT** richtet sich nach der Symptomatik. Zunächst werden **Medikamente** eingesetzt ❹, bei Ineffektivität kommt die Möglichkeit der kurativen Therapie mittels **Katheterablation** in Betracht ❺.

Bei hämodynamisch **stabilen VT** werden zunächst β-Blocker verordnet ❻, bei **instabilen VT** oder erfolgter Wiederbelebung wird ein Defibrillator (ICD) implantiert ❼. Die Katheterablation wird bei sog. idiopathischen VT primär eingesetzt.

Akut- und Langzeittherapie der Tachykardien ➤ Tabelle.

Therapie der verschiedenen Bradykardie- und Tachykardieformen		
	Akuttherapie	Langzeittherapie
Bradykardien		
Sinusknotensyndrom	Atropin, Isoprenalin	Schrittmacher (AAI oder DDD)
bradykardes Vorhofflimmern	Atropin, Isoprenalin	Schrittmacher (VVI)
Karotissinussyndrom	Auslöser vermeiden	selten Schrittmacher nötig
AV-Block I°	keine	keine
AV-Block II°	ggf. Atropin, Isoprenalin	DDD-Schrittmacher
AV-Block III°	passagerer Schrittmacher	DDD-Schrittmacher
Tachykardien		
Sinustachykardien	β-Blocker	β-Blocker
Vorhofflattern	HF-Kontrolle, ggf. Kardioversion	Katheterablation
Vorhofflimmern	HF-Kontrolle, ggf. Kardioversion	Rezidivprophylaxe oder Frequenzkontrolle
AV-Knoten-Reentrytachykardie	Vagusreiz, Adenosin	Katheterablation
AV-Reentry-Tachykardie (WPW)	Vagusreiz, Adenosin	Katheterablation
ventrikuläre Tachykardien	Ajmalin, Amiodaron, Kardioversion	β-Blocker, ICD-Implantation, Katheterablation
AAI = Vorhofschrittmacher; DDD = Zweikammerschrittmacher; VVI = Ventrikelschrittmacher; HF = Herzfrequenz		

Herzrhythmusstörungen

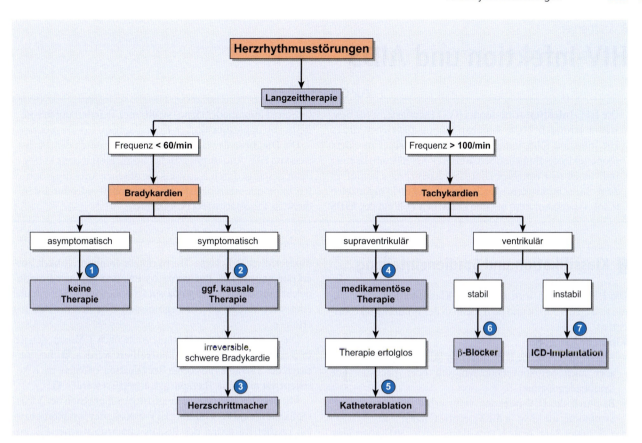

B. Salzberger
HIV-Infektion und AIDS

Zur Orientierung

Die **HIV-Infektion** wird durch HIV-1 (häufigster Typ) bzw. HIV-2 verursacht (HIV = human immunodeficiency virus). Die Infektion führt initial bei etwa einem Drittel zu einem Mononukleose-ähnlichen Serokonversionssyndrom. In einer individuell sehr variablen klinischen Latenzphase kommt es zum fortschreitenden Abfall der T-Helfer-Lymphozyten (CD4-T-Lymphozyten) bis zum klinischen Vollbild des **AIDS** (acquired immunodeficiency syndrome), definiert durch eine Reihe von opportunistischen Erkrankungen.

Die **Diagnose** der HIV-Infektion erfolgt durch den Nachweis von HIV-Antikörpern (initial im Suchtest mittels ELISA, dann bestätigt durch Nachweis spezifischer Antikörper mittels Immunfluoreszenztest oder Westernblot) oder durch den direkten Virusnachweis (PCR, Kultur).

Klassifikation und Stadieneinteilung

Die HIV-Infektion wird nach **CDC-Klassifikation** eingeteilt, die sich an der Klinik und dem Ausmaß des Immundefekts orientiert.

Klinische Kategorie:
- **A:** asymptomatische HIV-Infektion (klinische Latenzphase, aber auch Serokonversionssyndrom oder persistierende Lymphadenopathie)
- **B:** durch die HIV-Infektion verursachte Infektionen bzw. Symptome, die nicht in die Kategorie C fallen
  z.B. oraler Soor, orale Haarzellleukoplakie, HIV-assoziierte Thrombopenie
- **C:** opportunistische Erkrankung nach der aktuellen Falldefinition (AIDS-definierende Erkrankungen)
  z.B. Pneumocystis-jirovecii-Pneumonie, CMV-Retinitis, Tuberkulose, Kaposi-Sarkom (➤ Abb. 1), Zervixkarzinom.

CD4-Zellzahl:
- **1:** CD4-T-Lymphozyten ≥ 500/µl
- **2:** CD4-T-Lymphozyten 200–500/µl
- **3:** CD4-T-Lymphozyten < 200/µl.

Durch Zusammensetzung dieser beiden Kategorien sind Stadien von A1 bis C3 möglich.

Therapie

Die Therapie ist bei allen Patienten mit **symptomatischer HIV-Infektion** indiziert (klinische Stadien C, ggf. B). Bei asymptomatischen Patienten soll eine rechtzeitige Therapie eine Progression verhindern. Da das Risiko einer **Progression** bei CD4-Lymphozyten unter 200/µl rasch ansteigt, sollte die Therapie bereits vorher (CD4-Abfall < 350/µl) begonnen werden ❶. Eine hohe Viruslast im Plasma (≥ 100 000 Kopien RNA/ml) ist zusätzlich mit einem höheren Progressionsrisiko verknüpft und muss in die Überlegung einbezogen werden. Bei Patienten ohne Therapieindikation finden **Kontrolluntersuchungen** (Klinik, CD4 und HIV-RNA) im 3-monatigen Abstand statt ❷.

Die Therapie besteht in der Regel aus einer **Dreifachkombination** von **antiviralen Substanzen**, z.B. 2 Nukleosidanaloga (Zidovudin + Lamivudin, Abacavir + Lamivudin, Tenofovir + Emtricitabin) plus entweder 1 Proteaseinhibitor oder 1 nicht-nukleosidischen Reverse-Transkriptase-Inhibitor. Je nach Vorerkrankungen (z.B. Pneumozystis-Pneumonie) oder Immundefekt müssen auch **Prophylaxen** (z.B. Cotrimoxazol) parallel eingesetzt werden ❸. Vor Beginn sollte eine Resistenztestung erfolgen.

Die Wirksamkeit der Therapie sollte nach 1 Monat, danach in 3-monatigen Abständen **kontrolliert** werden ❹. Bei Versagen der Therapie muss eine Reevaluation erfolgen; nach Resistenztest muss die Therapie ggf. angepasst werden ❺.

Mit der Therapie ist eine langfristige Suppression der Virusreplikation, eine Rückbildung HIV-assoziierter Symptome bzw. ein rascher Rückgang des Risikos opportunistischer Erkrankungen und eine deutliche Verbesserung der Langzeitprognose erreichbar. Eine Heilung bzw. Eradikation der Infektion ist derzeit nicht möglich. Die Behandlung von Koinfektionen bzw. Komorbiditäten muss individuell unter Berücksichtigung der möglichen Interaktionen erfolgen ❻.

Komplikationen

Die wichtigsten Komplikationen sind:
- **opportunistische Erkrankungen** (Auftreten v.a. bei fortgeschrittenem Immundefekt, z.B. Stadien A-C3, auch nach Beginn einer Therapie als Immunrekonstitutionssyndrom)
- **Progression von Koinfektionen,** z.B. chronische Hepatitis B oder C
- **Nebenwirkungen der antiretroviralen Therapie** (Fettstoffwechselstörungen, Lipodystrophiesyndrom)
- **Therapieversagen** (kein Abfall der Viruslast oder Wiederanstieg, damit Gefahr der Resistenzentwicklung).

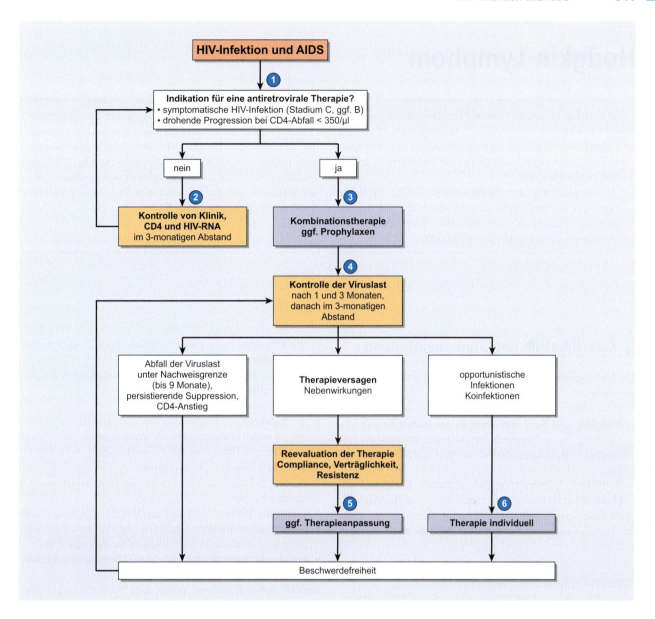

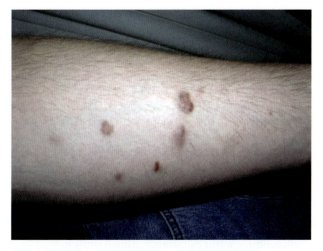

Abb. 1 Disseminierte Kaposi-Sarkome bei HIV-Infektion.

R. Naumann
Hodgkin-Lymphom

Zur Orientierung

Das Hodgkin-Lymphom (Morbus Hodgkin) ist eine maligne lymphatische Systemerkrankung. Die Lymphknoten sind am häufigsten betroffen, aber auch andere Organe wie Lunge, Leber, Knochenmark und Milz können bei Fortschreiten der Erkrankung befallen sein.

Im Vordergrund der **Symptomatik** stehen indolente Lymphknotenschwellungen (v. a. zervikal) und evtl. sog. B-Symptome (Fieber > 38 °C, Nachtschweiß, Gewichtsabnahme von mehr als 10% in den letzten 6 Monaten).

Die Sicherung der **Diagnose** erfolgt durch Lymphknotenexstirpation mit anschließender histologischer Beurteilung. Die Staginguntersuchungen zur Klärung der Tumorausdehnung umfassen zahlreiche laborchemische und bildgebende Verfahren (u. a. BSG, Blutbild, Abdomensonographie, Röntgenthorax, CT von Hals, Thorax und Abdomen, Knochenmarkbiopsie; ➤ Abb. 1 und 2) ❶.

Klassifikation und Stadieneinteilung

Die **histologische Klassifkation** nach WHO unterteilt die Erkrankung in:
- **Klassisches Hodgkin-Lymphom (95%):** Nachweis von **Hodgkin-** und **Reed-Sternberg-Riesenzellen;** weitere Unterteilung in 4 Subtypen: nodulär-sklerosierender Typ, Mischzelltyp, lymphozytenreicher und lymphozytenarmer Typ.
- **Noduläres lymphozytenprädominantes Hodgkin-Lymphom (5%):** Nachweis von Lymphozyten und Histiozyten.

Nach histologischer Sicherung muss die präzise Bestimmung der Tumorausdehnung und damit die **Stadieneinteilung** erfolgen.

Stadieneinteilung (Ann-Arbor-Klassifikation)	
Stadium I	Befall einer einzigen Lymphknotenregion oder Vorliegen eines einzigen lokalisierten extranodalen Herdes
Stadium II	Befall von ≥ 2 Lymphknotenregionen auf einer Seite des Zwerchfells oder Vorliegen lokalisierter extranodaler Herde mit ≥ 1 Lymphknotenregion auf einer Seite des Zwerchfells
Stadium III	Befall von ≥ 2 Lymphknotenregionen auf beiden Seiten des Zwerchfells oder Vorliegen von lokalisierten extranodalen Herden und Lymphknotenbefall auf beiden Seiten des Zwerchfells
Stadium IV	disseminierter Organbefall eines oder mehrerer extralymphatischer Organe (z. B. Leber, Lunge, Herz, Knochenmark) mit oder ohne Lymphknotenbefall

Zusatz: **A** = ohne B-Symptomatik; **B** = mit B-Symptomatik (s. o.)

Therapie

Die Therapie wird mit kurativer Intention durchgeführt. Die Heilungsraten liegen heute stadienabhängig bei 80 – 90%. Alle Patienten sollten möglichst im Rahmen laufender klinischer Studien therapiert werden.

Die **Primärtherapie** erfolgt risikoadaptiert. Zu den Risikofaktoren zählen:
- **a:** großer Mediastinaltumor (> $^1/_3$ des maximalen Thoraxquerdurchmessers; ➤ Abb. 2)
- **b:** Extranodalbefall
- **c:** erhöhte BSG
  - ≥ 50 mm/h (Patienten ohne B-Symptome)
  - ≥ 30 mm/h (Patienten mit B-Symptomen)
- **d:** ≥ 3 befallene Lymphknotenareale.

Nach diesen Risikofaktoren werden die Patienten dann in 3 Gruppen eingeteilt:
- **Limitierte Stadien:** Stadium I und II ohne Risikofaktoren ❷
- **Intermediäre Stadien:** Stadium I und II A mit Risikofaktoren a – d, Stadium II B mit Risikofaktoren c oder d ❸
- **Fortgeschrittene Stadien:** Stadium II B mit den Risikofaktoren a oder b, Stadium III und IV ❹.

Gemäß dieser Einteilung erfolgt eine stadiengerechte Therapie:

Limitierte und **intermediäre Stadien** werden mit einer kombinierten Therapie bestehend aus Chemo- (2 bzw. 4 Zyklen) und Strahlentherapie behandelt ❺ ❻. Die Chemotherapie wird nach dem ABVD-Schema durchgeführt (Adriamycin, Bleomycin, Vinblastin, Dacarbazin).

In **fortgeschrittenen Stadien** werden bei Patienten unter dem 60. Lj. in der Regel 8 Zyklen intensiver Chemotherapie z. B. nach dem eskalierten (dosisintensivierten) BEACOPP-Schema (Bleomycin, Etoposid, Adriamycin, Cyclophosphamid, Vincristin, Porcarbazin, Prednisolon) durchgeführt ❼. Eine zusätzliche Strahlentherapie ist nur bei PET-positivem Restbefund indiziert. Patienten im fortgeschrittenen Stadium, die älter als 60 Jahre sind, wird die Gabe nach dem ABVD-Schema (8 Zyklen) empfohlen ❽.

Nachsorgeuntersuchungen ❾ zur Früherkennung eines Rezidivs, von Spättoxizitäten (Organschäden nach Therapie) und Zweitneoplasien erfolgen in den ersten 2 Jahren vierteljährlich, im 3. – 5. Jahr halbjährlich, danach jährlich.

Hodgkin-Lymphom

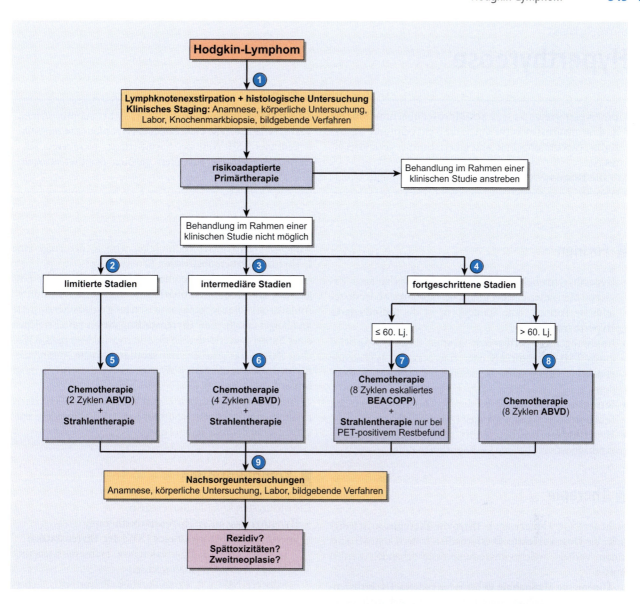

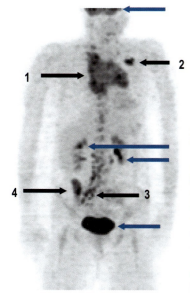

Abb. 1 Hodgkin-Lymphom. PET mit pathologischen Traceranreicherungen mediastinal ❶, axillär links ❷, abdominal im Bereich der paraaortalen und iliakalen Lymphknoten rechts ❸ sowie ossär im Bereich des Iliosakralgelenks rechts ❹. Blaue Pfeile: physiologische Traceranreicherungen (Gehirn, Nierenbeckenkelchsystem, Harnblase).

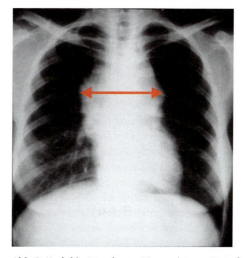

Abb. 2 Hodgkin-Lymphom. Röntgenthorax mit großem Mediastinaltumor (Lymphom größer als $1/3$ des maximalen Thoraxquerdurchmessers).

U. Woenckhaus

Hyperthyreose

___Zur Orientierung___

Die Hyperthyreose ist eine **Schilddrüsenüberfunktion,** die in ihrer manifesten Form durch die **Leitsymptome** Tachykardie, Gewichtsabnahme und innere Unruhe gekennzeichnet ist.

Die **Diagnose** wird laborchemisch durch erhöhte Schilddrüsen-(SD-)Hormonspiegel (fT3, fT4) bei supprimiertem TSH gestellt. Im Falle einer latenten Hyperthyreose zeigt ein erniedrigter TSH-Wert bei normwertigen peripheren SD-Hormonspiegeln die Herunterregulation der thyreotropen Achse an.

Formen

- **Hyperthyreose bei Schilddrüsenautonomie** (häufigste Ursache): Man unterscheidet unifokale, multifokale oder disseminierte Formen. Eine Sonderform ist die **jodinduzierte Hyperthyreose.**
- **Immunogene Hyperthyreose** (Morbus Basedow): Sie wird durch **TSH-Rezeptor-AK** oder eine eventuell begleitende endokrine Orbitopathie bewiesen (➤ Kap. Morbus Basedow).
- **Iatrogene Hyperthyreose:** durch Übersubstitution mit Schilddrüsenhormonpräparaten (Anamnese!)
- **Hyperthyreose bei Thyreoiditis** (selten): dringend differenzialdiagnostisch abklären (➤ Kap. Thyreoiditis).

Therapie

Steht der Patient unter einer **L-Thyroxin-Therapie,** so ist lediglich eine **Dosiskorrektur** ❶ erforderlich (sofern kein SD-Karzinom vorliegt, welches thyreosuppressiv behandelt werden muss).

Allgemeine Maßnahme ❷ bei jeder anderen Hyperthyreoseform ist die Einhaltung einer Jodkarenz. Zur Behandlung der adrenergen Symptome und Hemmung der Konversion von T4 in T3 kann additiv **Propranolol** eingesetzt werden. Das weitere therapeutische Procedere hängt von der zugrunde liegenden Pathogenese ab.

Zunächst wird eine **TSH-Rezeptorantikörperbestimmung** ❸ durchgeführt. Fällt diese **positiv** aus, spricht dies für das Vorliegen eines **Morbus Basedow** (➤ Kap. Morbus Basedow).

Sind die Rezeptor-AK **negativ,** erlaubt in der Mehrzahl der Fälle die **SD-Sonographie** ❹ zusammen mit den anamnestischen Angaben die differenzialdiagnostische Abgrenzung einer **Thyreoiditis** (➤ Kap. Thyreoiditis). Liegt auch keine Thyreoiditis vor, muss der Hyperthyreose eine **SD-Autonomie** zugrunde liegen. Diese wird **szintigraphisch** ❺ nachgewiesen (➤ Abb. 1), wobei für eine adäquate Traceraufnahme eine Jodkontamination ausgeschlossen sein muss. Erstes therapeutisches Ziel ist die Wiederherstellung einer Euthyreose durch **Thyreostatika** (Thionamide oder Propylthiouracil) ❻. Ist dieses erreicht, sollte sich möglichst rasch eine definitive Therapie in Form einer **SD-Operation** ❼ oder **Radiojodtherapie** ❽ anschließen. Je nach SD-Restfunktion wird in der Folge eine **L-Thyroxin-Dauersubstitution** ❾ notwendig.

Ist bei bestehender Autonomie der hyperthyreoten Entgleisung eine **Jodkontamination** (jodhaltige Kontrastmittel, Amiodaron) vorausgegangen, so ist häufig eine höher dosierte und länger andauernde **Thyreostatikagabe** bis zum Erreichen einer Euthyreose erforderlich ❿. Additiv wird über max. 4 Wochen **Perchlorat** gegeben. Der **szintigraphische** Autonomienachweis ⓫ ist frühestens 8 Wochen nach Jodexposition möglich.

Eine latente Hyperthyreose wird nur in Sonderfällen (Herzrhythmusstörungen, Osteoporose) behandelt (Procedere entspricht dann der manifesten Form).

Komplikationen

Die wichtigsten Komplikationen sind:
- **Hypothyreose unter Thyreostatikatherapie**
- **Spezifische Nebenwirkungen (NW) der Thyreostatika:**
  - **Leichte NW:** v.a. Hautreaktionen, Transaminasenerhöhung (→ evtl. Präparatewechsel)
  - **Schwere NW:** v.a. Agranulozytose, Polyarthritis, Leberversagen (→ Thyreostatika absetzen + spezifische Gegenmaßnahmen).
- **Therapieversagen der Thyreostatika:** In diesem Fall muss eine Notfall-Thyreoidektomie erwogen werden.
- **Thyreotoxischen Krise:** schwerste klinische Form der Hyperthyreose, die durch die begleitende schwere Kreislaufdepression und neurologische Symptomatik charakterisiert ist. Neben der SD-spezifischen Therapie ist eine intensivmedizinische Überwachung notwendig.

Abb. 1 Autonomes Adenom („heißer Knoten") der Schilddrüse rechts. a) Sonographie, b) Szintigraphie. [Kauffmann/Moser/Sauer] ➤

Hyperthyreose

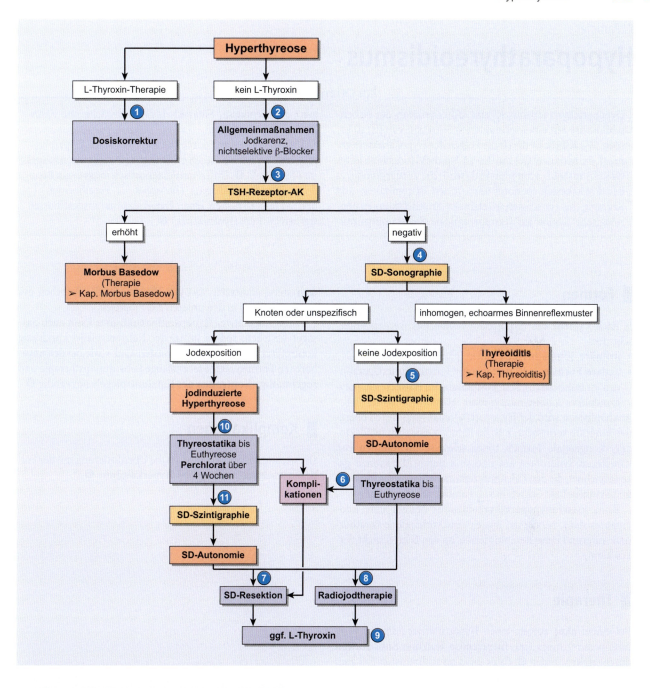

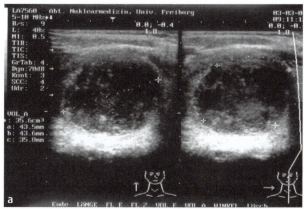

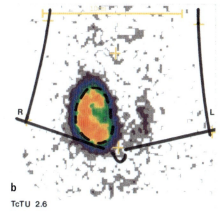

TcTU 2.6

K. Parhofer
Hypoparathyreoidismus

Zur Orientierung

Hypoparathyreoidismus ist eine Unterfunktion der Nebenschilddrüse mit einer verminderten Sekretion von Parathormon. Die **Klinik** ist durch die Folgen der Hypokalzämie geprägt, die bei einem Gesamt-Ca < 1,8 mmol/l (oder ionisiertes Ca < 1,1 mmol/l) symptomatisch wird. Im Vordergrund stehen Parästhesien (perioral und an den Extremitäten) und Krämpfe (bis zur schweren Tetanie). Chronisch können neurologische Symptome (extrapyramidale Bewegungsstörungen), Papillenödem, Katarakt, Muskelschwäche und Zahnfehlbildungen auftreten.

Die **Diagnose** wird durch die Hypokalzämie, Hyperphosphatämie und den deutlich erniedrigten Parathormonspiegel im Blut gestellt ❶. Differenzialdiagnostisch müssen ein Pseudohypoparathyreoidismus (Phosphat ↑, Parathormon ↑) und andere Ursachen einer Hypokalzämie ausgeschlossen werden (> Kap. Hyokalzämie) ❷.

Formen

Je nach Ursache des Hypoparathyreoidismus werden unterschieden:
- **primäre, idiopathische** Formen (häufig angeboren)
- **andere Formen,** z. B. postoperativ (ausgedehnte Operationen im Halsbereich), Z. n. Bestrahlung im Halsbereich, polyglanduläres Autoimmunsyndrom, Hämochromatose.

Am häufigsten wird der Hypoparathyreoidismus durch operative Eingriffe verursacht, z. B. im Rahmen einer Thyreoidektomie. Kongenitale Formen treten teilweise im Rahmen von komplexen Syndromen auf und sind durch Mutationen gekennzeichnet, die den Kalziumrezeptor, die Signaltransduktion und Synthese bzw. Sekretion von Parathormon betreffen.

Beim **Pseudohypoparathyreoidismus** besteht eine Endorganresistenz, bei der das ausreichend vorhandene Parathormon aufgrund eines Rezeptordefekts an den Nieren nicht wirken kann.

Therapie

Bei einem **akut** aufgetretenen Hypoparathyreoidismus (z. B. postoperativ) muss eine **intravenöse Kalzium-Substitution** durchgeführt werden ❸, da es sonst im schlimmsten Fall zum Laryngospasmus mit Ersticken kommen kann. Hierzu wird 10%iges Kalziumglukonat als Dauerinfusion gegeben, um den Gesamtkalziumspiegel auf > 1,8 mmol/l bzw. den ionisierten (freien) Anteil auf > 1,1 mmol/l zu halten. Bei Niereninsuffizienz müssen zuerst die erhöhten Phosphatspiegel abgesenkt werden, da es sonst zu Präzipitationen kommen kann.

Sowohl in der Akuttherapie, wie auch in der Langzeittherapie ist die alleinige Gabe von oralem Kalzium wirkungslos, da es nicht resorbiert wird. Zur **Dauertherapie** sind große Mengen **Vitamin D₃** oder seiner aktiven **Metaboliten** notwendig ❹. Dabei ist zu beachten, dass die therapeutische Breite der am stärksten wirksamen Substanzen (Kalzitriol) am geringsten ist, sodass leicht Hyperkalzämien auftreten können. Wegen der größeren therapeutischen Breite werden zunächst meist die schwächer wirksamen Substanzen Kalzidiol oder Dihydrotachysterol eingesetzt. Ziel der Therapie ist das Anheben des Kalziumspiegels in den unteren Normbereich.

Ein postoperativer Hypoparathyreoidismus kann auch passager bestehen, sodass initial der Kalziumspiegel kurzfristig kontrolliert werden muss. Ansonsten sind – wie bei den angeborenen Formen – eine lebenslange Substitutionstherapie und **regelmäßige Kontrollen des Kalziumspiegels** notwendig ❺.

Komplikationen

Die wichtigste Komplikation ist die Überdosierung mit der Folge einer schweren iatrogenen **Hyperkalzämie** ❻.

Hypoparathyreoidismus

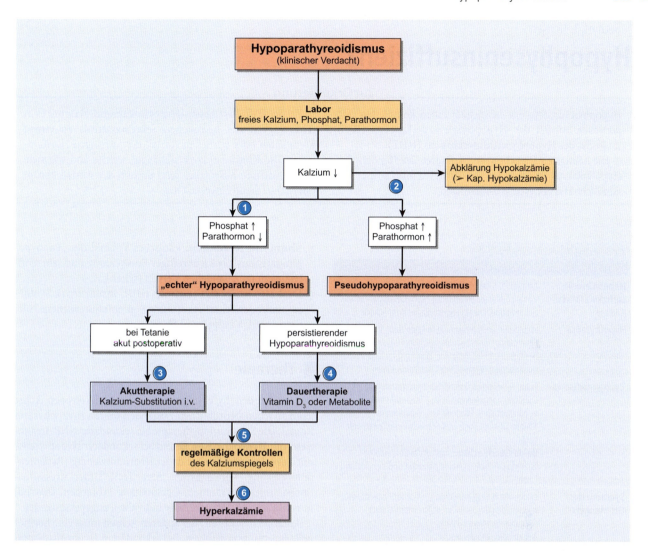

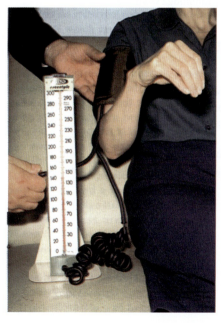

Abb. 1 **Karpalspasmus (Trousseau-Zeichen)** als eindeutiges Zeichen einer hypokalzämischen Tetanie [Forbes/Jackson].

J. Seufert, I. Hensen

Hypophyseninsuffizienz

Zur Orientierung

Hypophyseninsuffizienz bezeichnet einen kompletten oder partiellen Ausfall des **Hypophysenvorderlappens (HVL)** und/oder des **Hypophysenhinterlappens (HHL).**

Die häufigsten **Ursachen** sind Tumoren der Hypophysen-Hypothalamus-Region, Schädel-Hirn-Trauma sowie entzündliche Hypophysenveränderungen.

Bei der HVL-Insuffizienz (Hypopituitarismus) kommt es in Abhängigkeit des betroffenen Sekretionsareals zu einem kompletten oder partiellen Ausfall der jeweiligen Hormonachse. Die **Klinik** ist davon abhängig, welche und wie viele Hormonachsen ausgefallen sind und ob der Ausfall abrupt oder schleichend eingesetzt hat.

Klinik bei Hypophyseninsuffizienz	
HVL-Insuffizienz (Hypopituitarismus)	
Nebennierensuffizienz (Morbus Addison)	Adynamie, Müdigkeit, Gewichtsverlust, Nausea/Vomitus, blasses Hautkolorit durch Depigmentation, Lichtempfindlichkeit, Hypotonie bis zum Schock
Hypothyreose	allgemeine Verlangsamung in Kognition, Sprache und Bewegung, Heiserkeit, teigig-trockene Haut (> Abb. 1), Kälteintoleranz, periorbitales Myxödem, Bradykardien, vermindertes Herzzeitvolumen
Hypogonadismus	**Frau:** Amenorrhö, Infertilität, systemische und lokale Östrogenmangelerscheinung (Hitzewallungen, Vaginalatrophie, Libidoverlust, Dyspareunie) **Mann:** Libidoverlust, Erektionsschwierigkeiten, Infertilität **Beide Geschlechter:** Ausfall der Sekundärbehaarung (> Abb. 1), feine periorale und periokuläre Falten
Syndrom des GH-Mangels	abdominelle Fetteinlagerung, erhöhtes Osteoporose- und Arterioskleroserisiko, psychische Labilität, Neigung zur Hypoglykämie Bei Kindern: Minderwuchs
HHL-Insuffizienz	
Diabetes insipidus centralis	Polyurie, Polydipsie, Elektrolytstörungen (Hypernatriämie, Hyperkaliämie), Astenurie

Formen

Durch die **endokrinologische Funktionsdiagnostik** kann auf die insuffiziente Hormonachse rückgeschlossen werden:
- insuffiziente **ACTH**-Sekretion → **kortikotrope** Achse: sekundäre NNR-Insuffizienz ❶
- insuffiziente **TSH**-Sekretion → **thyreotrope** Achse: sekundäre Hypothyreose ❷
- insuffiziente **LH-/FSH**-Sekretion → **gonadotrope** Achse: sekundärer Hypogonadismus ❸
- insuffiziente **GH**-Sekretion → **somatotrope** Achse: Syndrom des GH-Mangels ❹
- insuffiziente **Prolaktin**-Sekretion → **laktotrope** Achse: nur symptomatisch bei Frauen während der Laktationsperiode.

Sonderformen:
- **Sheehan-Syndrom:** HVL-Insuffizienz infolge postpartaler Hypophysennekrose (> Abb. 1)
- **Simmond-Krankheit:** klinisches Vollbild des „Panhypopituitarismus", bei frühzeitiger Entwicklung und jahrzehntelangem unbehandelten Verlauf (selten)
- **Diabetes insipidus centralis** (HHL-Insuffizienz): Synthese- und/oder Sekretionsstörung von antidiuretischem Hormon (ADH, Vasopressin) ❺.

Therapie

Der Ausfall der thyreotropen sowie der kortikotropen Achse kann zu lebensbedrohlichen Zuständen führen (hypophysäres Koma). Die Substitutionstherapie bei sekundärer NNR-Insuffizienz mit **Hydrokortison** ❻ und bei sekundärer Hypothyreose mit **Levothyroxin** ❼ sind daher lebensnotwendig (Patientenunterweisung, Notfallausweis ausstellen!). Unter Stresssituationen (Infekte, Traumen, Operationen, Erbrechen, Diarrhö) muss die Substitutionstherapie individuell angepasst werden.

Auch bei Insuffizienz der anderen Achsen muss eine hormonelle Substitution erfolgen. Bei sekundärem Hypogonadismus werden daher **Sexualhormone** ❽, beim Syndrom des GH-Mangels **Wachstumshormon** ❾ und bei Diabetes insipidus centralis **Vasopressinanaloga** ❿ substituiert.

Komplikationen

Bei ACTH- oder TSH-Mangel kann es als Komplikation zu einem **akuten hypophysären Koma** mit schläfrig-stuporösem Krankheitsbild kommen. Die Therapie beinhaltet Hydrokortison als Bolus und Dauerinfusion, Flüssigkeitssubstitution (2–4 l NaCl 0,9% in den ersten 12–24 h) und evtl. Ausgleich einer Hypoglykämie. **12–24 h** später wird Levothyroxin als Bolus verabreicht, anschließend als Dauerinfusion (Cave: DD Addison-Krise).

Hypophyseninsuffizienz

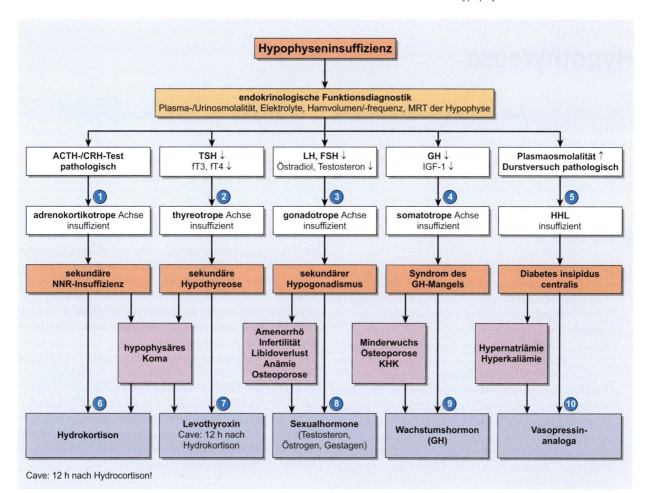

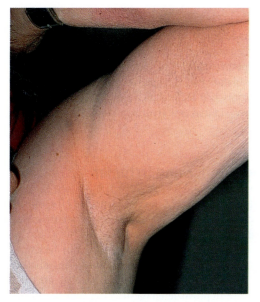

Abb. 1 HVL-Insuffizienz mit Verlust der sekundären Geschlechtsbehaarung und weicher, teigiger Haut bei einer Patientin mit Sheehan-Syndrom.

U. Woenckhaus
Hypothyreose

___ Zur Orientierung ___

Die Hypothyreose ist eine **Schilddrüsenunterfunktion,** die in ihrer manifesten Form durch die unspezifischen **Leitsymptome** Müdigkeit, Gewichtszunahme, Kälteintoleranz, Obstipation und Zyklusstörungen gekennzeichnet ist. Klinischer Aspekt ➤ Abb. 1.

Die **Diagnose** wird laborchemisch durch erniedrigte Schilddrüsen-(SD-)Hormonspiegel (fT3, fT4) gestellt. Im Falle einer latenten Hypothyreose zeigt ein erhöhter TSH-Wert bei normwertigen peripheren SD-Hormonspiegeln die Stimulation der thyreotropen Achse an.

Formen

- **Primäre Hypothyreose:** thyreogen bedingt
  - **Chronische Autoimmunthyreoiditis** (häufigste Form): Sie manifestiert sich klinisch entweder als hypertrophische (Typ Hashimoto, selten) oder atrophische Form (dominierend).
  - **Andere Thyreoiditiden** (v. a. die **subakuten** Formen, ➤ Kap. Thyreoiditis): Sie können passager eine hypothyreote Stoffwechsellage verursachen oder nach initialer Restitution durch den späteren Übergang in eine chronische Autoimmunthyreoiditis langfristig in eine permanente Hypothyreose münden.
  - **Iatrogene Hypothyreose:** nach Schilddrüsenoperationen, nach Radiojodtherapie der Schilddrüse, nach Radiatio der Halsregion, durch zu hoch dosierte Thyreostatikatherapie oder andere Medikamente, die als unerwünschte Nebenwirkung die SD-Hormonsynthese vermindern (Lithium, Amiodaron, α-Interferon).
- **Sekundäre und tertiäre Hypothyreose:** hypothalamisch-hypophysär bedingt.
- **Sonderform:** Low-T3-Syndrom mit zentraler Downregulation der thyreotropen Achse im Rahmen einer schweren Akuterkrankung.

Therapie

Das Vorgehen ist abhängig von der Ursache der Hypothyreose. Basis der Behandlung ist in aller Regel die **L-Thyroxinsubstitution** ❶.

Eine **TSH-Erhöhung** ist Ausdruck der stimulierten thyreotropen Achse bzw. eines Mangels an funktionstüchtigem Schilddrüsengewebe. Während im Falle einer Hypothyreose nach **SD-Resektion** ❷ unmittelbar mit der zu erwartenden täglichen Gesamtdosis substituiert werden kann, entwickelt sich die Hypothyreose nach **Radiojodtherapie** oder **externer Radiatio** über einen längeren Zeitraum (Monate bis Jahre) und wird deshalb der sich ändernden Stoffwechsellage kontinuierlich angepasst. Bei den **medikamenteninduzierten Formen** ❸ sind zur Dosisfindung zunächst ebenfalls regelmäßige Laborkontrollen erforderlich. Die **subakuten Thyreoiditiden** ❹ sind – wenn überhaupt – häufig nur für kurze Zeit substitutionspflichtig. Im Gegensatz dazu ist bei der **chronischen Autoimmunthyreoiditis** ❺ mit einem progredienten SD-Funktionsverlust zu rechnen, der eine dauerhafte L-Thyroxinsubstitution in steigender Dosierung erfordert.

Ein anderes therapeutisches Vorgehen ist bei der Hypothyreose durch Übersubstitution mit **Thyreostatika** ❻ indiziert. Hier führt primär die **Reduktion der Dosis** ❼ zu einer Euthyreose, nur selten wird die Thyreostase um L-Thyroxin erweitert (➤ Kap. Morbus Basedow).

Eine **TSH-Erniedrigung** spricht bei verminderten fT3- und fT4-Spiegeln für eine gestörte Funktion der thyreotropen Achse. Bei Vorliegen einer klassischen **hypothalamisch-hypophysär** bedingten SD-Unterfunktion ❽ wird die L-Thyroxindosis allein anhand der peripheren SD-Hormonspiegel festgelegt. Handelt es sich um den Sonderfall eines **Low-T3-Syndroms** ❾ ist **keine L-Thyroxinsubstitution** indiziert ❿, da diese keinen Benefit für Mortalität und Outcome bringt.

Komplikationen

Um **therapiebedingte Hyperthyreosen** ⓫ zu vermeiden, sind je nach zugrunde liegender Erkrankung unterschiedlich häufig Laborkontrollen notwendig. Das **Myxödemkoma** als schwerste Form der Hypothyreose ist klinisch durch Bewusstseinsstörungen, Hypoventilation und Hypothermie charakterisiert. Neben intensivmedizinischen Maßnahmen sind hochdosiertes intravenöses L-Thyroxin und eine Hydrokortisontherapie erforderlich.

Häufige Fehler und Irrtümer

- Aufgrund der langen **HWZ des L-Thyroxins (7 Tage)** wird nach Dosisänderung das neue Gleichgewicht erst nach ca. 6 Wochen erreicht.
- Vor der L-Thyroxin-Substitution einer zentral bedingten Hypothyreose muss eine **adrenokortikotrope Insuffizienz ausgeschlossen** bzw. zunächst behandelt werden, um keine adrenale Krise zu provozieren (gesteigerter Glukokortikoidbedarf unter L-Thyroxintherapie).
- Liegt im Rahmen einer schweren Akuterkrankung eine TSH-Erhöhung mit erniedrigten peripheren SD-Hormonspiegeln vor, so muss von einer peripher bedingten Hypothyreose ausgegangen werden, die dann substituiert wird.

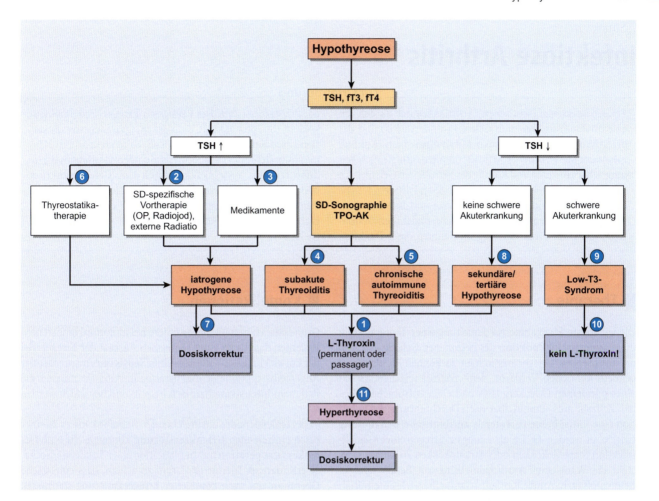

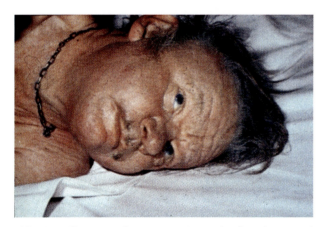

Abb. 1 Manifeste Hypothyreose mit teigiger Schwellung der Haut und periorbitalen Ödemen.

J. Strunk
Infektiöse Arthritis

Zur Orientierung

Bei der infektösen (septischen) Arthritis handelt es sich um eine direkte Infektion eines Gelenks (Monarthritis) und des periartikulären Gewebes durch Mikroorganismen. Klinisch imponiert diese Form der Arthritis oft mit deutlicher Schwellung, Überwärmung und Rötung des betroffenen Gelenks. An der Wirbelsäule finden sich infektiöse Spondylitiden, welche sekundär auf die kleinen Wirbelgelenke und Bandscheiben übergreifen können. Die Erregerinvasion findet meist **hämatogen** oder auf **direktem** Weg im Rahmen einer Punktion oder Operation statt. Die häufigsten Erreger sind Staphylokokken, Streptokokken/Gonokokken, gramnegative Bakterien (Pseudomonas, Proteus, E. coli, Salmonellen) und Haemophilus (häufig bei Kindern). Eine eindeutige **diagnostische Zuordnung** ist ausschließlich durch eine **Gelenkpunktion** und anschließender Synoviaanalyse möglich. Das purulente Punktat kann in vielen Fällen schon an dem sehr trüben, grau-gelben makroskopischen Aspekt erkannt werden (> Abb. 1).

Therapie

Die wichtigste Maßnahme vor Einleitung einer Therapie stellt die **diagnostische Punktion** des betroffenen Gelenks dar, um die auslösenden Erreger bestimmen zu können ❶. Bei dringendem klinischen Verdacht, dem makroskopischen Aspekt eines purulenten Gelenkergusses und einer entsprechend hohen Zellzahl muss unmittelbar nach Durchführung der Punktion eine initial breite parenterale **antibiotische Behandlung** eingeleitet werden ❷. Da als häufigste Erreger einer Gelenkinfektion Staphylokokken oder Streptokokken zu finden sind, stellt die Wahl eines **Aminopenicillins** mit Betalaktamasehemmstoff (z. B. Ampicillin/Sulbactam) eine wirksame Initialtherapie dar. Bei hoher systemischer Krankheitsaktivität mit drohender spetischer Aussaat kann auch eine Kombinationsbehandlung z. B. durch Gabe eines **Cephalosporins** (z. B. Cefotaxim-Gruppe) **und** eines **Aminoglykosids** (z. B. Gentamicin) durchgeführt werden. Bei Hinweisen auf eine bestehende Infektion mit gramnegativen Erregern kann auch ein Gyrasehemmer mit guter Gewebepenetration (z. B. Ciprofloxacin) gewählt werden.

In enger Abstimmung mit einem Orthopäden oder Chirurgen muss frühzeitig die Vorgehensweise bezüglich einer notwendigen **Gelenkdrainage** ❸ mit Eiterentleerung festgelegt werden. Neben der arthroskopischen Spülung des Gelenks mit anschließender Spül-/Saugdrainage kann auch eine offene Revision je nach befallenem Gelenk und Ausdehnung des Befundes erforderlich sein.

Nach Erhalt der bakteriologischen Untersuchungsergebnisse sollte die **Antibiose gemäß Resistenzlage** der gefundenen Mikroorganismen (Antibiogramm) angepasst werden ❹ und über einen ausreichend langen Zeitraum von mindestens 2–4 Wochen in parenteraler Applikationsform verabreicht werden.

Komplikationen

Grundsätzlich besteht insbesondere bei immuninkompetenten Patienten das Risiko einer septischen Aussaat der Erreger. Bei der Entwicklung des Vollbildes einer **Sepsis** mit entsprechender Allgemeinsymptomatik und Kreislaufinstabilität müssen die Patienten **intensivmedizinisch** betreut und behandelt werden ❺.

Bei fehlender oder unzureichender Therapie kann es zu einer rasch eintretenden **Gelenkzerstörung** kommen, die eine **Gelenkersatzoperation** mit Implantation einer Totalendoprothese erfordert ❻. Hierbei ist darauf zu achten, dass eine solche Operation erst nach kompletter Erregersanierung stattfindet, um eine Protheseninfektion zu verhindern.

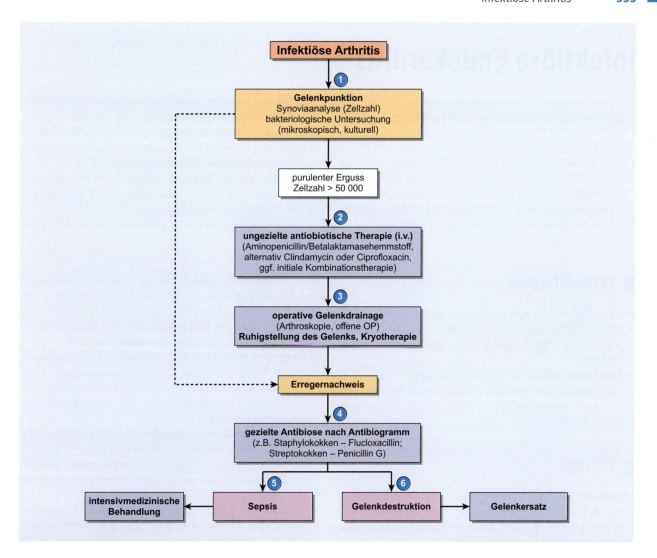

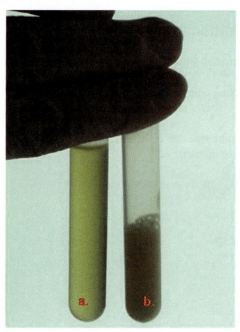

Abb. 1 Entzündlicher Gelenkerguss. Während bei nichtinfektiöser Genese der Erguss eine gelbe Färbung und leichte Trübung aufweist (a), zeigt sich bei infektiöser Genese ein septisch-purulenter Erguss, der aufgrund der hohen Zellzahl sehr trübe und grau-weißlich ist (b).

A. Khattab
Infektiöse Endokarditis

Zur Orientierung

Die infektiöse Endokarditis ist eine Entzündung des Endokards meist mit Beteiligung der Herzklappen (somit häufig Ursache einer Klappendysfunktion). Es handelt sich um eine meist **bakteriell** bedingte septische Erkrankung, die unbehandelt i. d. R. letal endet. Risikogruppen sind Patienten mit bestimmten Herzvitien und Klappenprothesenträger.

Leitsymptome sind Fieber (zum Teil unklares Fieber), neue Herzgeräusche, Splenomegalie, und arterielle Embolien. Insbesondere bei Risikopatienten sollte bei jeder Erkrankung, die mit Fieber (> 38 °C) einhergeht, die Endokarditis als Differenzialdiagnose ausgeschlossen werden.

Die Sicherung der **Diagnose** erfolgt durch ein positives Echokardiogramm (z. B. endokarditische Vegetationen, ➤ Abb. 1) und positive Blutkulturen.

Verlaufsformen

Der klinische Verlauf wird vom Erreger mitbestimmt.
- **Akuter Verlauf:** Durch Erreger **hoher** Virulenz (z. B. Staphylococcus aureus) werden häufig **gesunde** Herzklappen besiedelt.
- **Subakuter Verlauf:** Durch Erreger **geringer** Virulenz (z. B. Streptococcus viridans: Keim der normalen Mundflora) werden meist **vorgeschädigte** Herzklappen oder Klappenprothesen befallen.

Therapie

Obwohl der Nachweis typischer Mikroorganismen in Blutkulturen als Hauptkriterium einer definitiven Endokarditis gilt, darf der Therapiebeginn (beim akuten Verlauf) nicht bis zum Vorliegen der Kulturergebnisse verzögert werden. Daher ist häufig ein positiver echokardiographischer Befund entscheidend für die Initiierung der **ungezielten antibiotischen Therapie** ❶, welche eventuell später nach Vorliegen des Antibiogramms korrigiert werden kann ❷. In 10% der Fälle bleiben die Kulturen negativ. Der frühzeitige Behandlungsbeginn bestimmt aber die Prognose. Die ungezielte Initialtherapie richtet sich nach der jeweiligen Ausgangssituation (Nativ- oder Prothesenklappenendokarditis); in der Regel werden zwei Antibiotika in Kombination empfohlen (Weiteres s. Empfehlungen der Paul-Ehrlich-Gesellschaft unter www.p-e-g.org) ❶.

Während der Therapie werden regelmäßige **Verlaufskontrollen** durchgeführt ❸.

Eine **chirurgische Intervention** ❹ ist bei Komplikationen oder bei folgenden Voraussetzungen indiziert: akute Herzinsuffizienz, Pilzendokarditiden, frühe Prothesenendokarditis, Ringabszess der Aortenklappe, zunehmende Klappendysfunktion und persistierende Infektion (trotz Antibiotikatherapie), rezidivierende Embolien, Mikroorganismen mit schlechter Ansprechbarkeit auf Antibiotika, mobile Vegetationen > 10 mm (erhöhtes Embolierisiko).

Bei günstigem Verlauf bzw. nach operativer Sanierung wird die **Antibiotikatherapie für insgesamt 4–6 Wochen** fortgesetzt ❺. Nach Abschluss der Behandlung erhalten die Patienten einen **Endokarditis-Ausweis** ❻, der aktuelle Empfehlungen und Behandlungsrichtlinien zur Endokarditisprophylaxe enthält.

Empfehlungen zur **Prophylaxe** sind (in Anlehnung an die Leitlinien der American Heart Association von 2007):
- **Zielgruppe (nur Hochrisiko-Patienten):** Herzklappenprothesen, frühere infektiöse Endokarditis, zyanotische Herzfehler (nichtoperierte), operierte angeborene Herzfehler, Zustand nach Herztransplantation bei Entwicklung einer Klappenerkrankung.
- **Prophylaxebedürftige Eingriffe:** Alle zahnärztlichen Eingriffe mit Manipulation an Zahnfleisch, periapikaler Zone der Zähne oder Verletzung der Mundschleimhaut. Eingriffe am Respirationstrakt, welche die Schleimhaut einbeziehen (z. B. Adenotomie, Tonsillektomie).
- **Auswahl der prophylaktischen Antibiotika** (Einzeldosis 30–60 min vor Eingriff): Amoxicillin p. o. (Standardempfehlung) oder Ampicillin i. v.; bei Penicillinallergie: Clindamycin p. o./i. v.

Komplikationen

- **Klappendestruktion** und **Dekompensation** (→ Klappenersatz)
- **Abszessbildung** und **AV-Blockierungen** (→ operative Sanierung und Klappenersatz, ggf. Schrittmacherimplantation)
- **Septische Embolien:** z. B. in Gehirn, Niere, Milz (→ Therapie je nach Lokalisation).

Infektiöse Endokarditis

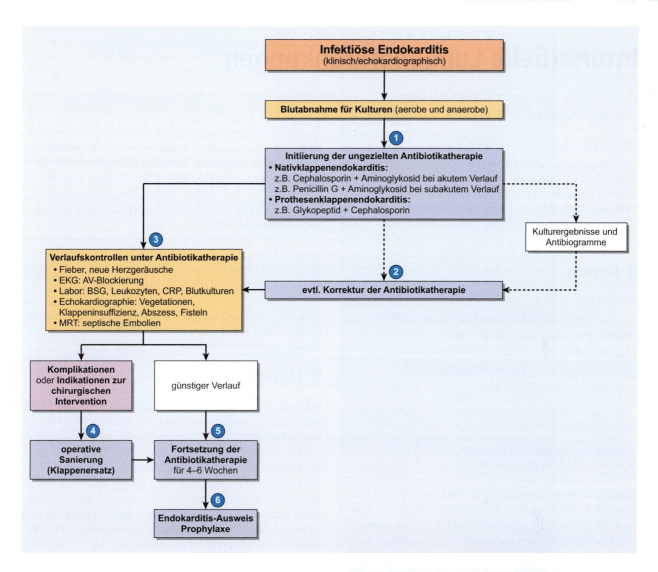

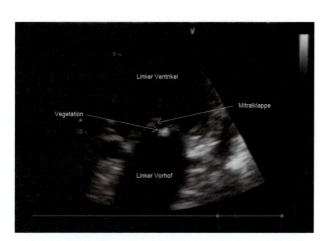

Abb. 1 Mobile Vegetation am posterioren Segel der Mitralklappe in der transthorakalen Echokardiographie.

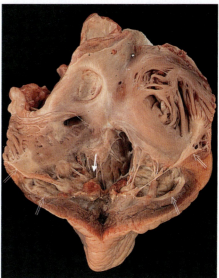

Abb. 2 **Endocarditis parietalis fibroplastica Löffler.** Blick in den rechten Ventrikel mit thrombotischen Auflagerungen (Pfeil) und Endokardfibrose (Doppelpfeile). [Böcker/Denk/Heitz/Moch]

B. Schönhofer
Interstitielle Lungenerkrankungen

Synonym: diffuse Lungenparenchymerkrankungen

Zur Orientierung

Grundlegender Pathomechanismus der heterogenen **interstitiellen Lungenerkrankungen (ILE;** engl. interstitial lung disease, ILD) ist die chronische Inflammation des Interstitiums und der alveolo-kapillären Membran, die über eine durch Fibroblastenproliferation vermittelte Vernarbung im Endstadium zum uniformen Bild der **Lungenfibrose** führt. Früher wurde die „idiopathische Lungenfibrose" als Sammelbegriff für ätiologisch ungeklärte (primäre) ILE verwendet in Abgrenzung zu den sog. sekundären ILE, d. h. mit bekannten Ursachen (z. B. Vaskulitiden, exogen allergische Alveolitis). Die primären ILE werden nun als **idiopathische interstitielle Pneumonien** bezeichnet.

Formen

Die häufigste Form der idiopathischen interstitiellen Pneumonien ist die **idiopathische pulmonale Fibrose (IPF)**; daneben werden 6 weitere Formen unterschieden.

Formen der idiopathischen interstitiellen Pneumonien
- idiopathische pulmonale Fibrose (IPF)
- nichtspezifische interstitielle Pneumonie (NSIP)
- kryptogen organisierende Pneumonie (COP)
- akute interstitielle Pneumonie (AIP)
- respiratory bronchiolitis interstitial lung disease (RB-ILD)
- desquamative interstitielle Pneumonie (DIP)
- lymphoide interstitielle Pneumonie (LIP)

Durch Anamnese, körperliche Untersuchung, Röntgenthorax, Lungenfunktion (restriktive Ventilationsstörung) und Labortests (Blutgasanalyse: Hypoxämie) werden ILE **bekannter Ursache** (bei Granulomatosen und anderen Systemerkrankungen) von den **idiopathischen** ILE unterschieden ❶.

Goldstandard der **Bildgebung** ist das hochauflösende CT des Thorax (high resolution CT, **HRCT**). Typisch für eine **IPF** sind fleckige, retikuläre Zeichnungsvermehrungen mit Betonung der basalen und subpleuralen Areale. Zum sog. „Honigwabenmuster" und zu Traktionsbronchiektasen kommt es häufig in fortgeschrittenen Stadien (➤ Abb. 1). Wegen der therapeutischen Konsequenzen und der Prognoseabschätzung hat die **Abgrenzung der IPF** zu den anderen Formen der idiopathischen interstitiellen Pneumonien eine besondere Bedeutung. Neben dem typischen Befund im HRCT müssen zur **Diagnosestellung „IPF"** ❷ 3 Hauptkriterien und mindestens 3 Nebenkriterien erfüllt sein.

Ist das HRCT untypisch für IPF und liegt z. B. überwiegend eine milchglasartige Trübung des Lungenparenchyms vor, dann lassen sich die anderen Formen der idiopathischen interstitiellen Pneumonien nur mit weiterer invasiver Diagnostik klären. Die **chirurgische Lungenbiopsie** durch videoassistierte Thorakoskopie (VATS) oder offenen Eingriff ist der Goldstandard in der Diagnostik der idiopathischen ILE ❸. Die **Bronchoskopie mit bronchoalveolärer Lavage (BAL)** und **transbronchialer Biopsie (TBB)** trägt nur selten zur definitiven Diagnose der Lungengerüsterkrankung bei ❹. Bei älteren Patienten (> 60 Jahre) mit zusätzlicher Komorbidität sollte jedoch wegen der Risiken auf eine chirurgische Lungenbiopsie verzichtet werden. Hier sind BAL und TBB zur Abklärung einer Infektion oder eines malignen Geschehens (z. B. Alveolarzellkarzinom und Metastasierung) hilfreich ❹.

Therapie

Sekundäre Ursachen der ILE werden kausal behandelt (z. B. Staub- und Allergenkarenz, Absetzen eines toxischen Medikaments) ❺. Bei **RB-ILD** ist Zigarettenkarenz die wichtigste Maßnahme, bei **NSIP** ist eine intensive und langfristige (evtl. sogar lebenslange) Therapie mit Kortikosteroiden indiziert. Zur Behandlung der **IPF** stehen bisher nur wenige Optionen zur Verfügung. Mit immunsuppressiver Therapie sind nur die sekundären entzündlichen Läsionen und nicht die Fibrose an sich zu beeinflussen. Der Therapieerfolg von Prednison in Kombination mit Azathioprin ist nicht gesichert. Die Wirksamkeit einiger antifibrotisch wirksamer Substanzen und von Interferon-γ wird zurzeit in Studien untersucht. Es muss die Indikation zur Lungen- oder Herz-Lungen-Transplantation geprüft werden. Im fortgeschrittenen Stadium wird die Hypoxämie mit Sauerstoffgabe therapiert. Zur Behandlung der Ruhedyspnoe ist ein Therapieversuch mit einem Morphinpräparat gerechtfertigt.

Diagnosekriterien der IPF ❷

Hauptkriterien
1. Ausschluss bekannter Ursachen einer interstitiellen Lungenerkrankung inkl. der Systemerkrankungen
2. restriktives Lungenfunktionsmuster und Gasaustauschstörung
3. beidseits basale retikuläre Verdichtungen subpleural im HRCT, Milchglastrübung < 30%
4. BAL (bronchoalveoläre Lavage) oder TBB (transbronchiale Biopsie) ohne Hinweise auf eine alternative Diagnose

Nebenkriterien
1. Alter > 50 Jahre
2. langsam zunehmende Belastungsdyspnoe ohne andere Ursache
3. Erkrankungsdauer > 3 Monate
4. inspiratorisches Knisterrasseln beidseits basal

Interstitielle Lungenerkrankungen

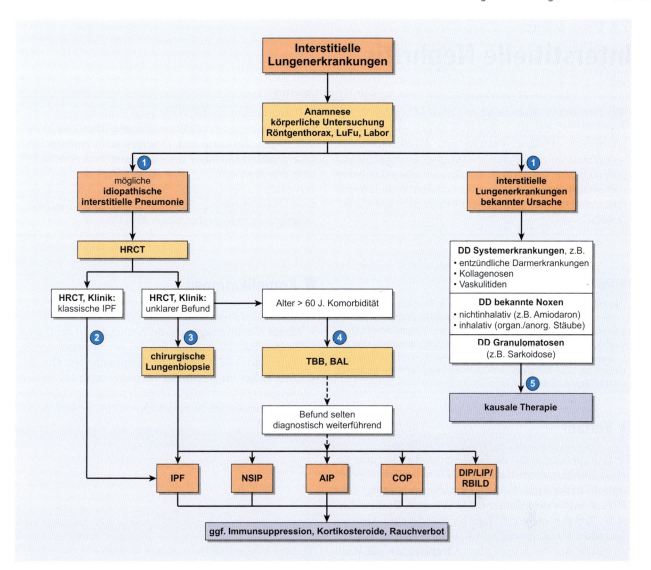

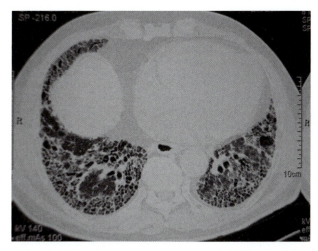
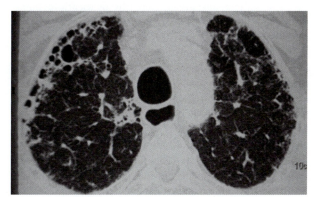

Abb. 1 CT-Befund bei IPF: Honigwabenmuster und Traktionsbronchiektasen.

G. A. Müller, O. Gross

Interstitielle Nephritis

Zur Orientierung

Die interstitielle Nephritis ist eine Entzündung des Niereninterstitiums, die sich zumeist als akutes Nierenversagen präsentiert. Häufigste **Ursache** sind **Medikamente**, die systemische Allergiezeichen wie periphere Eosinophilie und Eosinophilurie hervorrufen. Seltenere Ursachen sind bakterielle Infektionen wie Legionellose, Leptospirose und Streptokokkeninfekte, aber auch Autoimmunerkrankungen wie Sarkoidose.

Daran denken ist das Wichtigste! Typische anamnestische Hinweise sind systemische **Allergiezeichen** einschließlich Fieber, Urtikaria und (Arzneimittel-)Exanthem. Im Differenzialblutbild findet sich eine Eosinophilie, ebenso im Urin eine Eosinophilurie. Das **akute Nierenversagen** lässt sich durch die Bestimmung von Serum-Harnstoff und Kreatinin (↑) nachweisen. In Zweifelsfällen erfolgt die Diagnosesicherung durch Nierenbiopsie (> Abb. 1).

Ursachen der interstitiellen Nephritis

- **Medikamente (70%):** 30% **Antibiotika** (z. B. Penicilline, Cephalosporine, Rifampin), NSAR, COX-2-Inhibitoren, Furosemid, Thiazide, Cimetidin (Ranitidin), Allopurinol, PPI (Omeprazol), Indinavir, 5-Aminosalizylate ❶
- **Infektionen (15%):** Legionellen, Leptospiren, CMV, Streptokokken ❷
- **idiopathisch (10%)** ❸
- tubulointerstitielles Nephritis- und Uveitis-Syndrom (5%), TINU-Syndrom ❹
- **Sarkoidose (< 5%)** ❺

Verlauf

Bei Erstexposition dauert die T-Zell-vermittelte allergische Reaktion (Medikamenten-Haptene) in Form der interstitiellen Nephritis in der Regel Wochen, kann aber auch **wenige Tage** (Rifampicin) bis **viele Monate** (NSAR) betragen. Da diese allergische Reaktion meist erst Tage bis Monate nach Ansetzen eines neues Medikamentes auftritt, ist entscheidend, dass der betreuende Arzt bei systemischen Allergiezeichen wie Hautausschlag, Fieber und Eosinophilie überhaupt an die Möglichkeit einer interstitiellen Nephritis denkt und die oben beschriebenen Diagnosemaßnahmen sofort einleitet.

Therapie

Die beschriebenen Befunde sind so typisch, dass bereits bei Verdacht auf eine interstitielle Nephritis als wichtigste therapeutische Maßnahme das potenziell auslösende Agens sofort abgesetzt werden muss, um die Nierenfunktion zu retten!

Die Therapie ist abhängig von der Ursache der interstitiellen Nephritis. Sarkoidose und bakterielle Infektionen müssen ausgeschlossen werden. Zunächst muss das **auslösende Agens abgesetzt** werden. In schweren Fällen erfolgt in der Regel zusätzlich eine **Kortisontherapie** (1 mg/kg KG) für mindestens 1 Woche (Therapiedauer 3–6 Wochen). Die Therapie spricht meist innerhalb von 1–2 Wochen an. Die interstitielle Nephritis schreitet in den meisten Fällen so langsam voran, dass eine frühe, schnelle Diagnosestellung und Therapie die Nierenfunktion zumindest teilweise retten kann.

Komplikationen

Die wichtigsten Komplikationen sind:
- **Akutes Nierenversagen** mit der Notwendigkeit der Dialyse. Die Nierenfunktion erholt sich bei der Mehrzahl der Patienten nach 1–2 Wochen unter Kortisontherapie ❻.
- **Chronisches bis terminales Nierenversagen** bei längerer Allergenexposition und histologisch nachgewiesenem chronisch interstitiellen Nierenschaden bei bis zu 40% der Patienten ❼.

Interstitielle Nephritis

```
Interstitielle Nephritis
          │
Klärung der Ätiologie, ggf. Nierenbiopsie
```

- **Medikamente (70%)** 30% Antibiotika (z.B. Penicilline, Cephalosporine, Rifampin)
- **Infektionen (15%)** Legionellen, Leptospiren, Streptokokken
- **idiopathisch (10%)**
- **tubulointerstitielles Nephritis- und Uveitis-Syndrom (5%)**
- **Sarkoidose (< 5%)**
- **akutes Nierenversagen**

1. Allergen absetzen ggf. **Steroide** > 1 Woche (andere Immunsuppressiva)
2. Therapie des Infekts (ggf. danach **Steroide**)
3. Allergene suchen **Steroide**
4. **Steroide**
5. **Steroide** (andere Immunsuppressiva)
6. Dialyse **Steroide**

→ ca. 60% Beschwerdefreiheit und Erholung der Nierenfunktion

7. ca. 40% bleibend eingeschränkte Nierenfunktion chronisches Nierenversagen

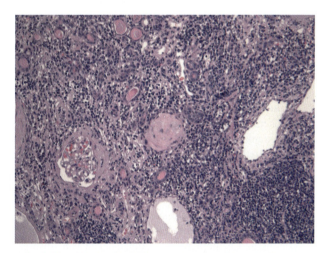

Abb. 1 Interstitielle Nephritis mit dichten Leukozyteninfiltraten im Tubulointerstitium (HE-Färbung, 100-fache Vergrößerung) [6].

P. Brunotte
Ischiassyndrom

Zur Orientierung

Das Ischiassyndrom wird häufig als Sammelbegriff verwendet für Schmerzen im Lumbalbereich mit umschriebener Schmerzlokalisation (**Lumbago** oder **Lumbalgie**) oder auch mit radikulärer Schmerzausstrahlung ins Gesäß und/oder Bein (**Ischialgie** bzw. **Lumboischialgie**). Streng genommen bezieht sich das Ischiassyndrom nur auf eine Schmerzausstrahlung im Versorgungsbereich des N. ischiadicus, eine radikuläre Schmerzausstrahlung in den Oberschenkel ist eine Femoralgie.

Als **Ursachen** kommen am häufigsten Bandscheibenvorfälle (➤ Abb. 1) und knöchern degenerative Veränderungen (z. B. Spondylose, Spondylarthrose) vor, außerdem lokale Raumforderungen wie z. B. Tumoren, Metastasen, intraspinale Prozesse (Ependymome, Hämatom), entzündliche Veränderungen (Spondylodiszitis, Lyme-Radikulitis, Zoster, spinaler Abszess) oder Veränderungen im Rahmen einer Meningeosis carcinomatosa. Eine Sonderform ist die Lumbalstenose mit gehstreckenabhängigen Beschwerden.

Leitsymptom ist die radikuläre Schmerzausstrahlung.

Die **Diagnose** eines Ischiassyndroms wird nach Anamnese und neurologischem Befund gestellt, gesichert durch die Schnittbildgebung mittels MRT oder CT, nur ausnahmsweise durch die Myelographie. Ergänzend ist gelegentlich bei entzündlichen oder tumorösen Prozessen noch eine Liquordiagnostik erforderlich.

Leitsymptome der am häufigsten geschädigten lumbalen Nervenwurzeln					
Segment	Wurzel	motorische Störung (Kennmuskel)	Sensibilitätsstörung Schmerzen	Reflexminderung Reflexverlust	Dehnungszeichen
LWK3/4	L4	Kniestrecker	Tibiakante Vorderseite Oberschenkel	Patellarsehnenreflex	umgekehrter Lasègue
LWK4/5	L5	Fußheber	Fußrücken Außenseite Unterschenkel	Tibialisposterior-Reflex	Lasègue
LWK5/ SWK1	S1	Fußsenker	Fußaußenrand Beinrückseite	Achillessehnenreflex	Lasègue

Therapie

Die Therapie richtet sich nach der zugrunde liegenden Ursache.

Lumbale Radikulopathien infolge eines **Bandscheibenvorfalls** oder **degenerativer Veränderungen** ❶ werden ähnlich behandelt. Bei leichten neurologischen Ausfällen oder Reizerscheinungen können ca. 90 % der Fälle mit einer **konservativen** (nichtinvasiven) **Therapie** beherrscht werden ❷. Ziel ist dabei zunächst eine Schmerzlinderung und anschließend eine funktionelle Normalisierung der Rückenmuskulatur. **Operative Behandlungen** ❸ sind nur bei schweren neurologischen Defiziten (Kaudasyndrom mit akuter Paraparese durch Massenvorfall oder pathologischer Wirbelkörperfraktur, Blasen- und Mastdarmlähmung, progrediente motorische Ausfälle) und bei Versagen der konservativen Therapie bei gesicherter Wurzelkompression indiziert. Die konservative und operative Behandlung beinhalten im Einzelnen:

- **Konservativ:** keine längerfristige Ruhigstellung und Entlastung, Physiotherapie, Rückenschule zur Kräftigung der Rücken- und Beckenmuskulatur, lokale Wärmeanwendung, medikamentöse Therapie mit Analgetika (Paracetamol), NSAR (Diclofenac, Ibuprofen), in seltenen Fällen Tramadol oder Opioide, Myotonolytika für kurze Zeit.
- **Operativ:** offene Nukleotomie in mikrochirurgischer Technik; alternativ kommen bei bestimmten Konstellationen auch minimal invasive Verfahren in Frage.

Lumbale Radikulopathien anderer Genese ❹ erfordern zusätzlich spezielle Therapiemaßnahmen ❺:
- **Tumoröser Wirbelkörperprozess:** Operation, Radiatio und Chemotherapie je nach Art, Fortschritt und Ausbreitung der Erkrankung ❻
- **Intraspinale Prozesse:** operative Entlastung bei Hämatom ❼, Operation und Radiatio bei Ependymom ❽
- **Entzündliche Erkrankung:** ausreichend lange antiinfektiöse Therapie bei Zosterradikulitis und Lyme-Borreliose ❾; Spondylodiszitis nach Antibiogramm, ggf. chirurgisch ❿
- **Meningeosis carcinomatosa:** Radiatio, intrathekale und systemische Chemotherapie in Abhängigkeit von Ausbreitung, Nachweis von Hirnmetastasen und extrazerebraler Tumormanifestation ⓫
- **Lumbalstenose:** konservative Therapie bei leichten und mittelschweren Symptomen, sonst operative Entlastung ⓬.

Komplikationen

Besondere Verlaufsform eines lumbalen Bandscheibenvorfalles ist der **drohende Wurzeltod** mit rascher Schmerzabnahme und gleichzeitig hochgradigem bis komplettem Ausfall der Nervenwurzelfunktion (→ operative Sofortbehandlung). Das **Kaudasyndrom** mit akuter Paraparese bei lumbalem Massenvorfall ist ein neurochirurgischer Notfall.

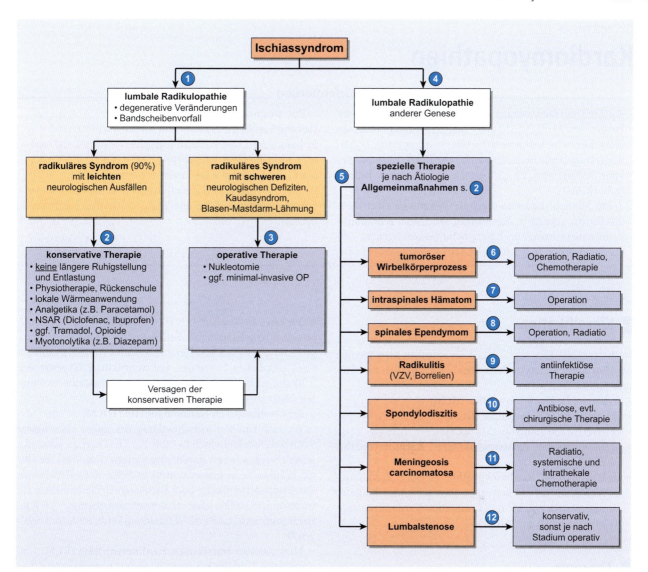

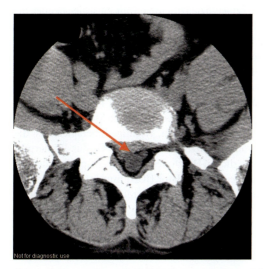

Abb. 1 Ischiassyndrom. Mediolateraler Bandscheibenvorfall LWK5/SWK1 rechts (Pfeil).

U. Landmesser

Kardiomyopathien

Zur Orientierung

Kardiomyopathien werden definiert als Herzmuskelerkrankungen mit kardialer Struktur- und Funktionsstörung, die nicht durch eine koronare Herzerkrankung, arterielle Hypertonie, kongenitale Herzerkrankung oder Herzklappenerkrankung bedingt sind. Einige Formen sind genetisch bedingt (z. B. HCM).

Das klinische Bild wird durch die **Symptome** einer Herzinsuffizienz geprägt (s. dort), wobei bei einigen Kardiomyopathien insbesondere auch Herzrhythmusstörungen im Vordergrund stehen (z. B. ARVD, HCM).

Zur **diagnostischen Abklärung** sind neben Anamnese (wichtig Familienanamnese) und körperlicher Untersuchung insbesondere EKG, Echokardiographie (wichtig!), ggf. weitere nicht-invasive bildgebende Diagnostik (z. B. Kardio-MRT) und häufig eine Herzkatheteruntersuchung erforderlich (➤ Abb. 1). Weiterhin kann eine Myokardbiopsie erwogen werden, z. B. bei unerklärter restriktiver Kardiomyopathie

Klassifikation

Nach der WHO-Klassifikation und der aktuellen Klassifikation der „European Society of Cardiology" (ESC) werden fünf Formen unterschieden:
- hypertrophe Kardiomyopathie (HCM)
- dilatative Kardiomyopathie (DCM)
- restriktive Kardiomyopathie (RCM)
- arrhythmogene rechtsventrikuläre Kardiomyopathie (ARVD)
- unklassifizierte Kardiomyopathie (seltene Kardiomyopathieformen, die mit keiner der oben genannten Entitäten vereinbar sind, z. B. LV-non-compaction-Kardiomyopathie, Takotsubo-Kardiomyopathie).

Therapie

Bei der **hypertrophen Kardiomyopathie (HCM)** zeigt sich häufig echokardiographisch eine asymmetrische Hypertrophie des linken Ventrikels, insbesondere im Septumbereich (➤ Abb. 1a). Man unterscheidet obstruktive (Obstruktion linksventrikulärer Ausflusstrakt) und nicht-obstruktive Formen. Die Therapie der symptomatischen HCM kann primär medikamentös versucht werden ❶, während bei asymptomatischen Patienten i. d. R. keine medikamentöse Therapie erfolgt. Bei **symptomatischen** Patienten werden β-Blocker und Kalziumantagonisten (Verapamil) eingesetzt, die die ventrikuläre Füllung verbessern und den Druckgradienten im linksventrikulären Ausflusstrakt reduzieren können. Zur Behandlung der **Obstruktion** des linksventrikulären Ausflusstrakts steht insbesondere bei Patienten mit einer Herzinsuffizienzsymptomatik und einem Druckgradienten von ≥ 50 mmHg die interventionelle Katheter-Septumablation (bei geeigneter Septalast-Anatomie) oder die operative Septummyektomie zur Verfügung ❷. Bei Patienten, die nach plötzlichem Herztod erfolgreich **reanimiert** wurden, bzw. Patienten mit einer dokumentierten **anhaltenden ventrikulären Tachykardie** sollte die Implantation eines Defibrillators (ICD) erfolgen ❸. Diese sollte auch primär-prophylaktisch bei Patienten mit einem Hochrisikoprofil für den plötzlichen Herztod (positive Familienanamnese eines plötzlichen Herztodes, linksventrikuläre Hypertrophie ≥ 30 mm, nicht anhaltende ventrikuläre Tachykardie im Langzeit-EKG) erwogen werden.

Bei der **dilatativen Kardiomyopathie (DCM)** ist eine Dilatation und Funktionseinschränkung des linken oder beider Ventrikel charakteristisch (➤ Abb. 1b). Die Diagnose sollte nur gestellt werden, wenn davon ausgegangen wird, dass die eingeschränkte Ventrikelfunktion nicht Folge einer Hypertonie, Herzklappenerkrankung oder koronaren Herzerkrankung ist. Insbesondere sollte eine Herzinsuffizienztherapie (➤ Kap. Herzinsuffizienz) und eine Vermeidung kardialer Noxen erfolgen ❹.

Merkmale der **restriktiven Kardiomyopathie (RCM)** sind vergrößerte Vorhöfe bei normal großen Ventrikeln und fast normaler systolischer Kontraktilität sowie das Dip-plateau-Phänomen bei der Herzkatheteruntersuchung (➤ Abb. 1c). Neben der Herzinsuffizienztherapie (mit einschleichender diuretischer Therapie) ist die spezifische Behandlung der Grunderkrankung von besonderer Bedeutung (z. B. Amyloidose, Hämochromatose, Morbus Fabry, Sarkoidose) ❺.

Die **arrhythmogene rechtsventrikuläre Dysplasie (ARVD)** ist durch eine fibrolipomatöse Degeneration mit Vergrößerung und Funktionseinschränkung primär des rechten Ventrikels gekennzeichnet, die im fortgeschrittenen Stadium auch den linken Ventrikel betreffen kann. Wichtiges Therapieziel ist die Beseitigung von Herzrhythmusstörungen ❻. Zur Primärprävention des plötzlichen Herztodes sollte bei entsprechenden Risikomerkmalen ein Defibrillator (ICD) implantiert werden ❼. Bei monomorphen Kammertachykardien kann eine Ablation erwogen werden ❽.

Kardiomyopathien

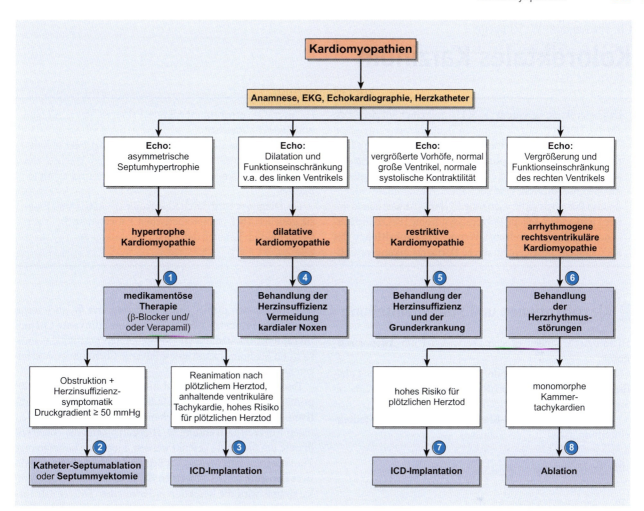

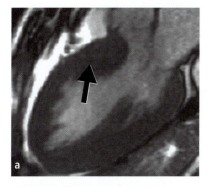
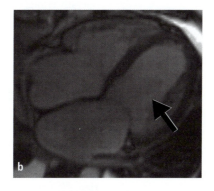
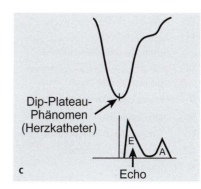

Abb. 1 Kardiomyopathien.
a) Hypertrophe Kardiomyopathie: asymmetrische Septumhypertrophie (Pfeil).
b) Dilatative Kardiomyopathie: dilatierter linker Ventrikel (Pfeil).
c) Restriktive Kardiomyopathie.

Ch. Teschendorf, W. Schmiegel

Kolorektales Karzinom

Zur Orientierung

Das kolorektale Karzinom (KRK) ist mit einer Inzidenz von 75/100 000 der häufigste Tumor in Deutschland.

Ätiologisch unterscheidet man sporadische (95%) und hereditäre (5%) Formen. **Sporadische** Formen entwickeln sich aus bestehenden Adenomen (Adenom-Karzinom-Sequenz). Zu den **hereditären** Formen zählen die familiäre adenomatöse Polyposis (APC-Gen), die HNPCC (Amsterdamkriterien) und andere seltene Polyposissyndrome (Peutz-Jeghers-Syndrom, Gardnersyndrom). Weitere **Prädispositionen** des KRK sind chronisch entzündliche Darmerkrankungen (Colitis ulcerosa), ernährungsbedingte Faktoren sowie Alkohol und Zigarettenrauchen.

Leitsymptome sind Blut im Stuhl (sichtbar oder okkult), Blutungsanämie, Gewichtsabnahme oder ein Wechsel der Stuhlgewohnheiten. Etwa 15% der Patienten sind asymptomatisch.

Die **Diagnose** wird durch Koloskopie (➤ Abb. 1) mit Biopsie gesichert (bei asymptomatischen Patienten auch als Zufallsbefund im Rahmen der Vorsorgekoloskopie).

Klassifikationen und Stadieneinteilung

Histologisch handelt es sich überwiegend um **Adenokarzinome**.

Die klinische Einteilung der KRK erfolgt nach seiner **Lokalisation**: etwa 30% sind im **Rektum** lokalisiert, 20–25% im Sigma und der Rest im übrigen Kolon.

Auf der Basis der **TNM-Klassifikation** erfolgt die **Stadieneinteilung** nach UICC (➤ Tabellen).

TNM-Klassifikation des kolorektalen Karzinoms	
T – Primärtumor	
T0	kein Anhalt für Primärtumor
Tis	Carcinoma in situ
T1	Infiltration der Submukosa
T2	Infiltration der Muscularis propria
T3	Infiltration von Serosa oder nicht peritoneal überzogenem perikolischem oder perirektalem Gewebe
T4	Infiltration des viszeralen Peritoneums oder angrenzender Organe
N – regionäre Lymphknotenmetastasen	
N0	keine regionären LK-Metastasen
N1	≤ 3 regionäre LK-Metastasen
N2	> 3 regionäre LK-Metastasen
M – Fernmetastasen	
M0	keine Fernmetastasen
M1	Fernmetastasen

Therapie

Die Therapie des KRK erfolgt stadiengerecht. Die **Koloskopie** dient der histologischen Sicherung des Tumors und seiner genauen Lokalisation bzw. der Unterscheidung in Rektum- und Kolonkarzinom ❶. Das Rektum ist anatomisch definiert als 0–16 cm ab Anokutanlinie.

Der Primärtumor eines **Kolonkarzinoms** wird bis auf wenige Ausnahmen primär chirurgisch **reseziert** ❷, auch wenn synchrone Fernmetastasen vorliegen. Eine **adjuvante Chemotherapie** ist im Stadium III (Lymphknoten positiv) klar indiziert; im Stadium II kann eine adjuvante Chemotherapie erfolgen ❸.

Das **Rektumkarzinom** wird nur im Stadium I (T1–2 N0) primär **reseziert** ❹. Höhere Stadien bedürfen der **präoperativen** (neoadjuvanten) **Radiochemotherapie** oder einer alleinigen **Kurzzeitbestrahlung** ❺. Hierdurch kann die Lokalrezidivrate um die Hälfte gesenkt werden. Liegt eine höhergradige Tumorstenose vor, so muss vor Beginn der Therapie ein protektives **Ileostoma** angelegt werden ❻. Je nach Höhe des Rektumkarzinoms wird die Resektion in Form einer TME (totale mesorektale Exstirpation, anteriore Rektumresektion) oder einer abdominoperinealen Rektumexstirpation vorgenommen. Postoperativ erfolgt eine **adjuvante Chemotherapie** in den Stadien II und III ❼.

Die Nachsorge nach abgeschlossener Therapie erfolgt entsprechend den Leitlinien.

Komplikationen

Die wichtigsten Komplikationen des Primärtumors sind der **Ileus** und die **Tumorblutung,** welche in der Regel eine Notfallsituation bedeuten und operativ angegangen werden müssen.

Das Auftreten eines **Rezidivs** ist die häufigste Komplikation, die nach kurativ intendierter Therapie eines Ersttumors auftritt ❽. Lokalrezidive finden sich fast nur bei Rektumkarzinomen. **Fernmetastasen** entwickeln sich je nach Stadium bei bis zu 70% der Patienten. Sind diese resektabel und können alle Lokalisationen operativ saniert werden, ist eine Operation anzustreben, da diese die Überlebenszeit maßgeblich verlängert. Ist keine Resektion möglich, erfolgt eine palliative Chemotherapie ❾.

Kolorektales Karzinom

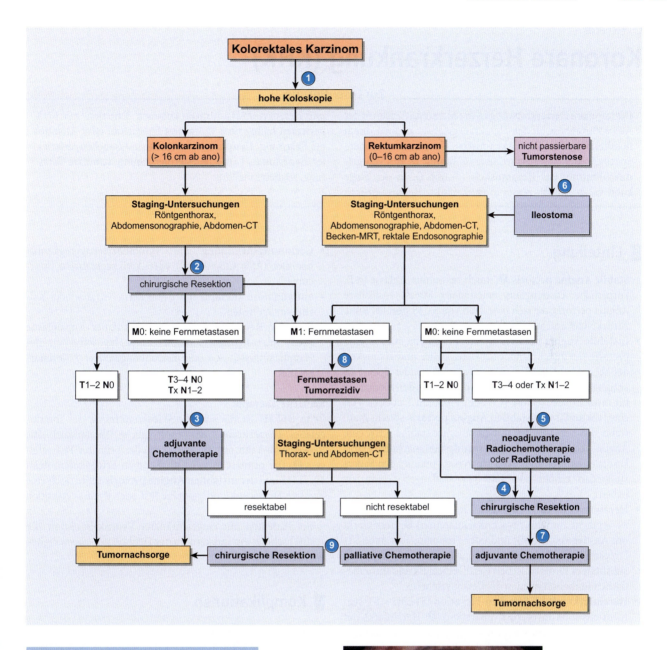

Stadieneinteilung des kolorektalen Karzinoms (UICC)		
Stadium	TNM	5-JÜR [%]
I	T1 N0 M0, T2 N0 M0	85–95
II	T3 N0 M0, T4 N0 M0	60–80
III	jedes T, N1–2, M0	30–60
IV	jedes T, jedes N, M1	< 5

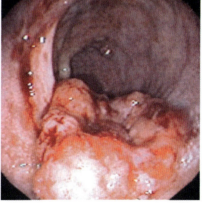

Abb. 1 Kolorektales Karzinom. Exophytisch wachsendes, exulzeriertes (schüsselförmiges) Karzinom des Colon descendens.

G. Richardt

Koronare Herzerkrankung (KHK)

Zur Orientierung

Die koronare Herzerkrankung ist die Manifestationsform der Atherothrombose an den Herzkranzgefäßen. Bedingt durch flusslimitierende atherosklerotische Läsionen, koronare Spasmen oder Koronarthrombosen kommt es zur **Mangeldurchblutung des Herzmuskels** (> Abb.1). In der Folge kann es zu Angina pectoris, Herzinfarkt, Herzinsuffizienz und Herzrhythmusstörungen kommen. Patienten mit KHK berichten häufig über thorakales Engegefühl oder Atemnot bei Belastung. **Hauptrisikofaktoren** sind Rauchen, arterieller Hypertonus, LDL-Cholesterinerhöhung, familiäre Belastung, Diabetes mellitus.

Einteilung

- **Stabile Angina pectoris ❶**: durch bestimmte Anlässe (z. B. körperliche Anstrengung, emotionaler Stress) auslösbare Angina pectoris, die sich innerhalb von 5–15 min bei Ruhe zurückbildet und auf Nitrate gut anspricht.
- **Instabile Angina pectoris ❷**: Jede Erstangina oder Angina pectoris von zunehmender Schwere, Dauer und Häufigkeit der Schmerzanfälle, Ruhe-Angina, zunehmender Bedarf an antianginösen Medikamenten ohne Anstieg der Biomarker für myokardiale Nekrose (CK-MB, Troponin T oder I). Von einer **sekundären instabilen Angina pectoris** spricht man, wenn sich bei Patienten mit chronischer stabiler KHK eine Angina pectoris verstärkt oder manifestiert, nachdem extrakardiale Faktoren (z. B. Hyperthyreose, Anämie) den Sauerstoffbedarf erhöht oder das Sauerstoffangebot reduziert haben.
- **Herzinfarkt ohne ST-Strecken-Elevation (NSTEMI** = non ST-segment-elevation myocardial infarction) ❷: Herzinfarkt mit Anstieg von CK-MB und/oder Troponin, aber ohne ST-Streckenhebung. Meist besteht eine rupturierte Plaque mit **subtotalem** thrombotischen Gefäßverschluss und thrombotischen Embolisationen in die Gefäßperipherie.
- **Herzinfarkt mit ST-Strecken-Elevation (STEMI** = ST-segment-elevation myocardial infarction) ❸: Herzinfarkt mit infarkttypischen EKG-Veränderungen (initial ST-Hebung). Meist bestehen kontinuierliche Beschwerden (Thoraxschmerzen, vegetative Symptomatik) aufgrund einer progredienten myokardialen Infarzierung bei **komplettem** Koronargefäßverschluss.

Instabile Angina pectoris, NSTEMI und STEMI werden wegen der pathophysiologischen Gemeinsamkeit einer instabilen Koronarläsion unter dem Begriff des **akuten Koronarsyndroms (ACS)** zusammengefasst.

Therapie

Generelle Maßnahmen ❹
- **Lebensstiländerung** mit Nikotinkarenz, körperlichem Training und Diät
- Zielwert LDL < 100 mg/dl, ggf. mit Hilfe einer **Statintherapie**
- **Blutdruckregulierung** vorzugsweise mit β-Blockern und ACE-Hemmern
- **Gerinnungshemmung** mit Thrombozytenaggregationshemmer (ASS, Clopidogrel) oder Antikoagulanzien (Marcumar)
- **antianginöse Therapie** mit β-Blockern, Nitraten oder Kalziumantagonisten
- koronare **Revaskularisation** mit perkutaner Angioplastie (PCI) oder Bypass-Operation (i. d. R. bei Patienten mit Hauptstammstenosen oder Erkrankungen aller 3 Koronargefäße).

Spezielle Therapie
Beim **STEMI** ist die schnelle Wiedereröffnung des Infarktgefäßes (Reperfusion) das vordringliche Therapieziel. Die Reperfusion kann mit Thrombolyse oder primärer PCI erfolgen ❺. Die primäre PCI hat die höheren Erfolgsraten. Beim **NSTEMI** und der **instabilen Angina pectoris** sollte rasch eine invasive Diagnostik und ggf. eine PCI oder Bypass-Operation erfolgen ❻.

Bei Patienten mit eingeschränkter Ventrikelfunktion (EF < 30%) schützt ein implantierbarer Defibrillator vor malignen Arrhythmien.

Komplikationen

Die wichtigsten Komplikationen sind ❼:
- **kardiogener Schock** meist im Rahmen eines akuten Herzinfarkts
- **chronische Herzinsuffizienz** im Rahmen einer sog. ischämischen Kardiomyopathie, einer ausgedehnten Infarzierung des Herzens (Aneurysmabildung) oder einer ischämischen Mitralklappeninsuffizienz
- **plötzlicher Herztod** beim akuten Myokardinfarkt oder bei ventrikulären Tachyarrhythmien, die in der Regel im chronischen Verlauf nach einem großen Herzinfarkt auftreten
- **kardiogene Embolien** (u. a. Hirnembolien) bei KHK-bedingtem Vorhofflimmern oder infolge kardialer Thromben in großen Aneurysmen bzw. Infarktnarben
- **therapierefraktäre Angina pectoris** (Verlaufsform der chronischen stabilen KHK bei diffuser Stenosierung der Koronarien ohne eine Möglichkeit der Revaskularisierung und oft gut erhaltener Ventrikelfunktion mit vitalem Myokard).

Koronare Herzkrankheit (KHK)

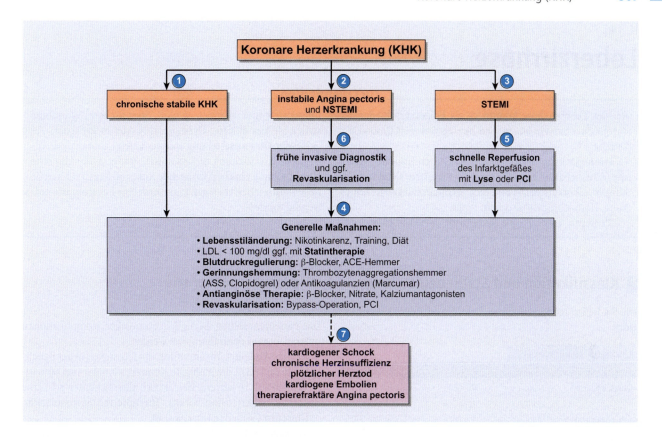

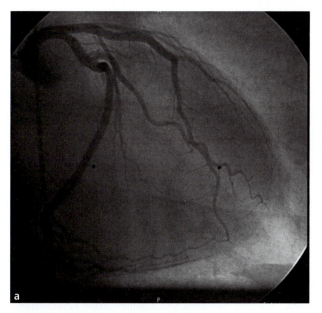
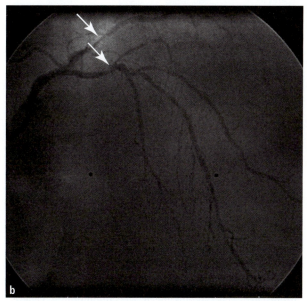

Abb. 1 Angiographie der Koronararterien.
a) Angiographisch unauffällige linke Koronararterie.
b) Schwere symptomatische koronare Herzerkrankung mit zahlreichen hochgradigen Stenosierungen (Pfeile) der linken Koronararterie.

H. Tilg
Leberzirrhose

Zur Orientierung

Bei der Leberzirrhose kommt es als Folge verschiedenster chronischer Schädigungen zum bindegewebigen Umbau des Organs.

Ätiologisch kommen verschiedenste chronische Noxen wie Virushepatitis B und C, immun-mediierte Lebererkrankungen, alkoholtoxische und nichtalkoholische Lebererkrankung, Hämochromatose u. a. in Frage.

Oft liegen unspezifische **Symptome** wie Müdigkeit, Leistungsknick und Inappetenz vor. Spezifischere Symptome stellen Meläna, Ikterus, Gynäkomastie oder Juckreiz dar.

Bei der **Diagnose**stellung spielen neben Laboranalyse, Ultraschalluntersuchung die Anamnese und v. a. die klinische Untersuchung eine hervorragende Rolle (oft liegen zahlreiche Leberhautzeichen vor), ggf. kann auch eine Leberbiopsie notwendig werden.

Klassifikation und Stadieneinteilung

Die Stadieneinteilung erfolgt nach der **Child-Pugh-Klassifikation**:

Child-Pugh-Klassifikation			
Befund	1 Punkt	2 Punkte	3 Punkte
Quick (%) bzw. INR	> 70 < 1,7	40–70 1,7–2,3	< 40 > 2,3
Albumin (g/dl)	> 3,5	3,5–2,8	< 2,8
Bilirubin (mg/dl)	< 2	2–3	> 3
Aszites	nicht, gering	mäßig	massiv
Enzephalopathie (Grad)	0	I–II	III–IV

- Stadium Child A (≤ 7 Punkte): kompensierte Zirrhose (1-JÜR fast 100%)
- Stadium Child B (8–10 Punkte): eingeschränkte Syntheseleistung (1-JÜR 85%)
- Stadium Child C (> 10 Punkte): dekompensierte Zirrhose (1-JÜR 35%)

Therapie und Komplikationen

Eine kausale Therapie steht nicht zur Verfügung. Letztlich ist nur die Lebertransplantation bei passender Indikationsstellung ein kurativer Therapieansatz.

Allgemeinmaßnahmen und Therapie der Grunderkrankung ❶

Nach Diagnosestellung ist es entscheidend eine Progression der Grunderkrankung möglichst zu verhindern. Bei verschiedenen chronischen Lebererkrankungen wie autoimmune Lebererkrankung wirkt sich eine effiziente Therapie z. B. mit Steroiden ± Azathioprin auch noch im Zirrhosestadium sehr günstig auf die Lebenserwartung aus. Alkoholkonsum sollte bei alkoholtoxischer Zirrhose gemieden werden. Eine chronische Hepatitis B oder C im Zirrhosestadium wird mit Interferon + Ribavirin oder Nucleosidanaloga behandelt. Weiterhin sollte die Leber unbedingt vor weiteren Schädigungen geschützt werden (Impfung gegen Hepatitis A und B, Meiden hoher Dosen von Paracetamol).

Diagnostik und Therapie der Komplikationen ❷

Die Patienten sollten bezüglich eventueller Komplikationen untersucht und dann therapiert werden.

- **Aszites:** Bedeutet Ansammlung von Flüssigkeit in der Bauchhöhle und stellt die häufigste Komplikation dar (bei 60% innerhalb von 10 Jahren). Bei faktisch allen Patienten geht eine portale Hypertension voraus. **Therapie** mit Spironolacton, Diuretika (Schleifendiuretika) ❸.
- **Spontanbakterielle Peritonitis:** Diese Patienten präsentieren sich mit Fieber, Bauchschmerzen und oft mit einer Verschlechterung der zerebralen Funktionen. Diagnosestellung erfolgt über eine diagnostische Aszitespunktion (Leukozytenzahl > 500/mm^3). **Therapie** mit Cephalosporinen der 3. Generation und Albumin ❹.
- **Varizenblutung:** Dramatischste aller Komplikationen, die sich bei 30–40% aller Leberzirrhotiker ereignet. Hohe Mortalität trotz modernster Medizin. Screening mittels Gastroskopie (ÖGD); **Therapie** durch Betablocker und Varizenbanding (➤ Abb. 1 und 2) ❺.
- **Hepatorenales Syndrom:** Dabei kommt es bei Patienten mit fortgeschrittener Lebererkrankung zum akuten Nierenversagen (oft getriggert durch Infektionen). **Therapie** mit Octreotid, Vasopressinanaloga, Albumin ❻.
- **Hepatische Enzephalopathie:** Neuropsychiatrische Symptome bei Leberzirrhose, die oft durch Infektionen oder eine Varizenblutung ausgelöst werden. Das Endstadium (Stadium IV) stellt das Leberkoma dar. **Therapie** durch Laktulose und nichtresorbierbare Antibiotika ❼.
- **Hepatozelluläres Karzinom (HCC):** Das HCC entsteht bei ca. 3% aller Patienten mit kompensierter Leberzirrhose. Meist zeigen sich keine Symptome. Screening mittels Sonographie und Messen von Alpha-1-Fetoprotein (AFP) alle 6 Monate (normales AFP schließt ein HCC nicht aus; ➤ Kap. Hepatozelluläres Karzinom).

Die wichtigste ärztliche Maßnahme ist, bei allen fortgeschrittenen Lebererkrankungen an eine eventuelle **Lebertransplantation** ❽ zu denken.

Leberzirrhose

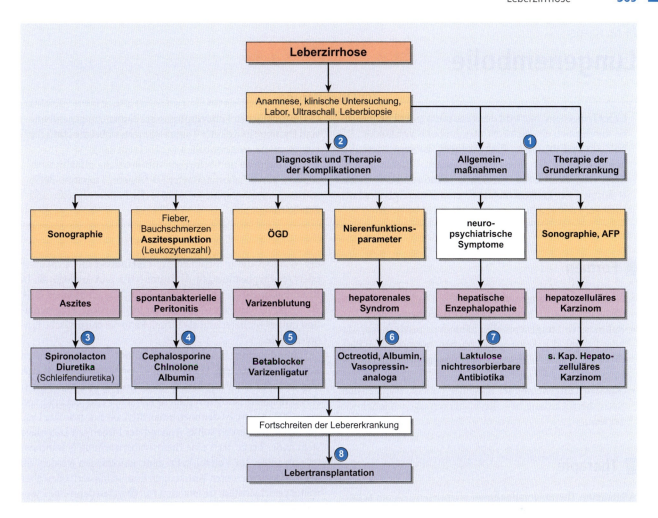

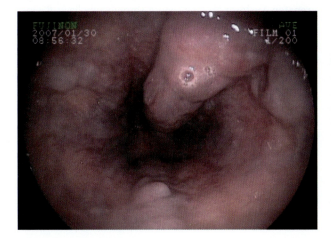

Abb. 1 Ösophagusvarizen.

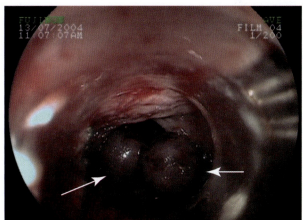

Abb. 2 Ösophagusvarizenligatur.

M. M. Hoeper

Lungenembolie

Zur Orientierung

Unter Lungenembolie wird der Verschluss einer Lungenarterie durch einen eingeschwemmten Embolus verstanden. Die mit Abstand häufigste Emboliequelle ist eine **tiefe Venenthrombose** der unteren Extremitäten, seltener anderer Körperregionen (➤ Kap. Tiefe Beinvenenthrombose). Andere Formen der Lungenembolie (Fremdkörperembolie, Luftembolie, Tumorembolie) werden hier nicht behandelt.

Die wichtigsten **Leitsymptome** der akuten Lungenembolie sind Dyspnoe und akuter Thoraxschmerz, wobei die klinische Symptomatik ausgesprochen variabel sein kann.

Die **Diagnose** und Schweregradbeurteilung erfolgt insbesondere durch Laborparameter (D-Dimere, Troponin, BNP) sowie CT-Angiographie (➤ Abb. 1) der Pulmonalgefäße und Echokardiographie.

Formen

- **Nicht massive Lungenembolie:** stabiler Patient, normotensiv, keine Schockzeichen, keine Rechtsherzbelastung.
- **Submassive Lungenembolie:** hämodynamisch (noch) stabiler Patient, d. h. keine Schockzeichen, normotensive Blutdruckwerte, aber Zeichen einer akuten Rechtsherzbelastung.
- **Massive Lungenembolie:** instabiler Patient, Hypotension, Rechtsherzbelastung bzw. Rechtsherzversagen mit Schockzeichen.

Therapie

Allgemeine Therapiemaßnahmen orientieren sich am Schweregrad der Embolie sowie den vorliegenden Begleitumständen und können von einer ambulanten Therapie bis hin zu Intensivbehandlung und Reanimation reichen. Sauerstoff, Analgetika und Sedativa werden situationsgebunden eingesetzt. Katecholamine sind bei kardiogenem Schock erforderlich.

Hämodynamisch stabile Patienten ❶ mit geringen oder keinen Beschwerden und **ohne** Zeichen der **Rechtsherzbelastung** bedürfen in der Regel keiner Intensivüberwachung. Immobilisation wird nicht mehr generell empfohlen; eine Kompressionstherapie der unteren Extremitäten ist immer dann sinnvoll, wenn floride oder abgelaufene thrombotische Veränderungen nachgewiesen werden können. Zentraler Therapiebaustein ist die **Antikoagulation** ❷. Die Initialtherapie erfolgt zumeist mit niedermolekularen Heparinen (Enoxaparin, Tinzaparin) oder Fondaparinux (unfraktioniertes Heparin nur noch in Ausnahmefällen). Überlappend wird eine **orale Antikoagulation** mit Phenprocoumon oder Warfarin begonnen ❸. Die Ziel-INR beträgt 2,0–3,0 und die Therapie mit Heparin bzw. Fondaparinux kann beendet werden, wenn die INR > 2,0 ist.

Hämodynamisch instabile Patienten ❹ **mit Schockzeichen** bedürfen einer sofortigen Intensivtherapie. Eine ausführliche und zeitraubende Diagnostik muss in solchen Fällen unterbleiben und in einigen Fällen gründet sich das therapeutische Vorgehen nur auf dem klinischen Bild sowie dem Befund der notfallmäßig durchzuführenden Echokardiographie. Therapie der Wahl ist die medikamentöse **Fibrinolyse** mit Urokinase oder Gewebeplasminogen-Aktivator (rtPA und Analoga) ❺. In Reanimationssituation wird eine Bolusgabe empfohlen (z. B. 50 mg rtPA). Alternativen sind die mechanische Fragmentation mittels Katheter und als Ultima Ratio die chirurgische Embolektomie.

Hämodynamisch stabile Patienten mit Zeichen der akuten **Rechtsherzbelastung** ❻ stellen ein besonderes Problem dar, weil das optimale Vorgehen für diese Gruppe bislang unzureichend definiert ist. Obwohl diese Patienten eine Letalität von bis zu 20 % haben, ist dennoch umstritten, ob eine primäre Lyse durchgeführt werden sollte. Anhand der bisherigen Datenlage steht außer Frage, dass eine Intensivüberwachung gewährleistet sein sollte. Im Verlauf kann dann entschieden werden, ob der Patient sich unter Antikoagulation stabilisiert oder aber weiter verschlechtert; im letzteren Fall ❼ wären dann eine Lysetherapie bzw. eines der Alternativverfahren ❺ indiziert.

Bei Patienten mit einem klar definierten und **zeitlich begrenzten Auslöser** für eine venöse Thrombembolie (z. B. Operation, Schwangerschaft) kann die Antikoagulation nach 3–6 Monaten beendet werden ❽. Patienten mit **hohem genetischem Risiko oder Malignomen** sollten möglichst dauerhaft antikoaguliert werden, sofern der klinische Zustand dies gestattet bzw. sinnvoll erscheinen lässt ❾.

Komplikationen

Die wichtigsten Komplikationen sind Rechtsherzversagen, Rezidiv-Embolie bei unzureichender Antikoagulation und Pleuraerguss auf der betroffenen Seite (v. a. differenzialdiagnostisch relevant).

Lungenembolie

```
                          Lungenembolie
                         /            \
              nicht massiv           massiv ④
          (keine Schockzeichen)      (Schockzeichen bis Kreislaufstillstand)
           /            \                     |
       ①                ⑥                    |
    CT/Echo ohne    CT/Echo mit              |
    Rechtsbelastung Rechtsbelastung          |
    BNP und Troponin BNP und/oder            |
    nicht erhöht    Troponin erhöht          |
           \            /                     |
              ②                              ⑤
         Antikoagulation  → ⑦ →        Fibrinolyse
       (niedermolekulare   Verschlechterung   (alternativ
        Heparine,                          Katheterfragmentation
        Fondaparinux,                      oder Embolektomie)
        unfraktioniertes Heparin)
                    |
                    ③
              orale Antikoagulation
              (Phenprocoumon, Warfarin)
               /                 \
      zeitliche begrenzter     Malignome, hohes genetisches Risiko
      Risikofaktor
      z.B. Operation, Schwangerschaft
            ⑧                        ⑨
      Beendigung der             evtl. dauerhafte Antikoagulation
      Antikoagulation
      nach 3–6 Monaten
```

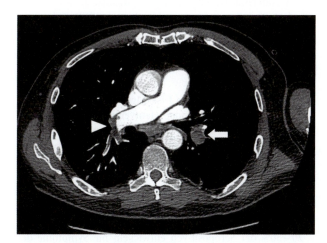

Abb. 1 Massive Lungenembolie. Die CT-Angiographie zeigt einen kompletten embolischen Verschluss der linken Pulmonalarterie (Pfeil) sowie einen umflossenen zentralen Embolus in der rechten Pulmonalarterie (Pfeilkopf).

G. Birkenfeld

Lyme-Borreliose

Zur Orientierung

Die Lyme-Borreliose ist eine durch das Spirochätenbakterium Borrelia burgdorferi ausgelöste Infektionskrankheit, die durch die Zeckenart Ixodes ricinus übertragen wird. Das **klinische Bild** ist gekennzeichnet durch kutane, neurologische, kardiale, okuläre und rheumatische Symptome. Die **Diagnose** erfolgt durch das klinische Bild und durch den Nachweis von Borrelien-Antikörpern in Serum, Liquor, Synovialflüssigkeit und Hautbiopsat.

Stadien

Die Erkrankung verläuft in drei Stadien.

Stadien der Lyme-Borreliose	
Stadium I 1–4 Wochen nach Zeckenstich	• **zentrifugales Erythema migrans** (80% d. F.), (➤ Abb. 1) • Bei Kindern: häufig Ausbildung eines sog. **Lymphozytoms** mit Rötung und Induration (u. a. am Ohrläppchen und im Gesicht) • Fieber, Kopf- und Muskelschmerzen, Lymphadenopathie • (alle Symptome sistieren auch ohne Therapie nach ca. 4 Wochen)
Stadium II Wochen bis Monate nach Zeckenstich	• **multiple Eritheme** (➤ Abb. 2) • **neurologische Symptome** wie Meningoradikulitis, **Bannwarth-Syndrom** (= lymphozytäre Liquorpleozytose, periphere Paresen, v. a. der Hirnnerven VI und VII, kraniale Neuralgie), zerebelläre Ataxie, asymmetrische radikuläre Neuropathie, v. a. bei Kindern Mononeuritis n. optici • wandernde muskuloskelettale Schmerzen, Oligoarthritiden der großen Gelenke • **kardiale Reizleitungsstörungen** (5%), Perimyokarditis, dilatative Kardiomyopathie • okuläre Symptome (Konjunktivitis, Iritis und Panophthalmitis)
Stadium III Monate bis Jahre nach Zeckenstich	• **Acrodermatitis chronica atrophicans** (ACA): rötlich livide, sklerosierend atrophische Hautläsion (➤ Abb. 3) • **distale Polyneuropathie** oder **radikuläre Neuritis**, selten manifestiert sich eine chronische Enzephalomyelitis • **Arthritiden** v. a. der großen Gelenke

Bei Verdacht auf eine Lyme-Borreliose (z. B. nach Zeckenstich, gefolgt vom Auftreten eines Erythema migrans) ❶ sollte eine **Serologie** veranlasst werden ❷. Lassen sich im Suchtest **(ELISA)** Antikörper nachweisen, so ist – wegen kreuzreagierender Spirochäten (z. B. Treponemen) – ein **Westernblot** obligat. Die Serokonversion ist unabhängig von einer empirisch begonnenen antibiotischen Therapie.

Ein positiver **IgM**-Anstieg (mit positivem Westernblot) ist im Stadium I ca. 3 Wochen, der beweisende positive **IgG**-Titer ca. 6 Wochen nach Borreliendissemination zu erwarten. Bleibt IgG aus, so ist nicht von einer Lyme-Erkrankung, sondern von einer polyklonalen Immunglobulin-Stimulation auszugehen, wie dies z. B. bei einer EBV- oder rheumatologischen Erkrankung möglich ist.

Während im Stadium II IgM oft noch erhöht und IgG zumeist nachweisbar ist, findet man in Stadium III **stets** positive Serum-IgG. Weitere wegweisende Untersuchungen und Befunde sind:
- Stadium II:
  - **Akute Neuroborreliose:** Lumbalpunktion mit Nachweis von lymphozytärer Pleozytose und **intrathekalen** Borrelien-IgM und/oder -IgG sowie positivem **Liquor/Serum-AK-Quotienten** (in bis zu 90% positiv)
  - **Arthritis:** Borreliennachweis in der Synovialflüssigkeit (PCR) in 70% positiv
- Stadium III:
  - **Chronische Neuroborreliose:**
    Mit Meningoenzephalopathie: Liquor/Serum-AK-Titer stets positiv
    Mit isolierter peripherer Polyneuropathie: intrathekale AK stets negativ
  - **Acrodermatitis chronica atrophicans:** hohes Serum-IgG, Borreliennachweis im Hautbiopsat (PCR, Kultur).

Therapie

Die AK-Bildung im **Stadium I** ist träge, daher rechtfertigt die Anamnese mit entsprechenden Hautveränderungen wie Erythema migrans oder Lymphozytom die sofortige Therapie ❸; durch die frühzeitige Therapie im Stadium I werden Spätmanifestationen in bis zu 97% verhindert. Spätestens 6 Wochen nach Borrelienaussaat ist die Serologie beweisend positiv geworden (IgM, IgG und Westernblot). Nach erfolgreicher Therapie persistieren IgM und auch IgG Monate bis Jahre, sie rechtfertigen daher keine Therapiewiederholung.

20–50% der Seropositiven entwickeln nie Symptome der Lyme-Erkrankung, sodass im **Stadium II und III** nur die Kombination aus klinischem Bild und positiver Serologie die Behandlungsbedürftigkeit sichert ❹.

Die Therapie der Borreliose erfolgt im Stadium I mit **oralen** Antibiotika über 14–21 Tage (z. B. Doxycyclin, Cephalosporin, Amoxicillin, Makrolid) ❺, in den Stadien II und III über 14–28 Tage **intravenös** (Cephtriaxon, Penicillin G; bei Allergie: Doxycyclin) ❻.

✚ Abb. Zeckenweibchen, Borrelien im Blutausstrich

Lyme-Borreliose 373

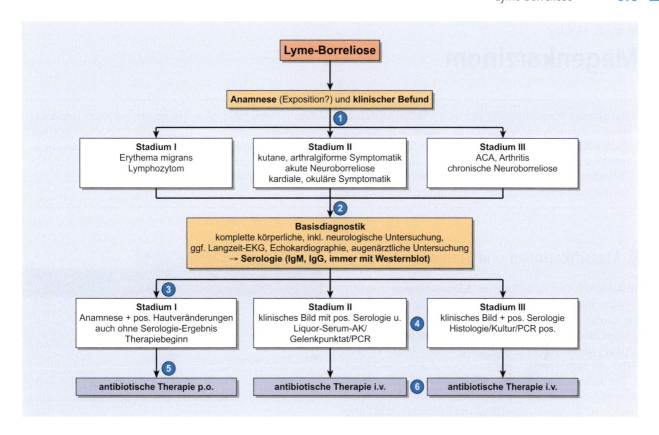

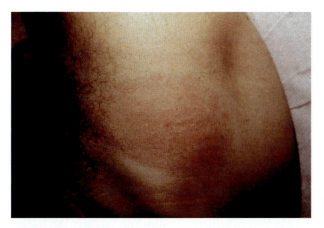

Abb. 1 Lyme-Borreliose Stadium I: Erythema migrans.

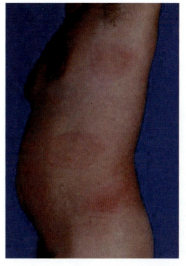

Abb. 2 Lyme-Borreliose Stadium II: multiple Erytheme.

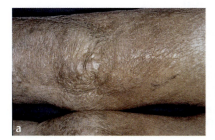
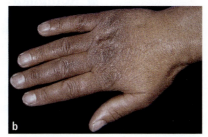
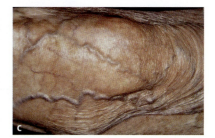

Abb. 3 Lyme-Borreliose Stadium III: Acrodermatitis chronica atrophicans.

M. Ebert, M. Mayr
Magenkarzinom

Zur Orientierung

Das primäre Magenkarzinom bezeichnet die verschiedenen malignen epithelialen Neoplasien des Magens. Verschiedene **Risikofaktoren** wie Ernährung, genetische Prädisposition, intestinale Metaplasie und HP-Infektion sind bekannt.

Frühsymptome des Magenkarzinoms wie dyspeptische Beschwerden fehlen häufig oder sind uncharakteristisch, die Diagnose wird daher oft erst in fortgeschrittenen Tumorstadien gestellt.

Durch Gastroskopie mit Biopsie wird die **Diagnose** gesichert. Das Primärstaging wird durch die Endosonographie und verschiedene bildgebende Verfahren ergänzt.

Klassifikationen und Stadieneinteilung

Histologisch unterscheidet man Adenokarzinome (papillär, tubulär, muzinös, Siegelringzellkarzinom), adeno-squamöse Karzinome, Plattenepithelkarzinome und undifferenzierte Karzinome. Meist handelt es sich um **Adenokarzinome** (➤ Abb. 1), oft auch im Bereich des ösophagogastralen Übergangs (AEG Typ I – III nach Siewert).

Die **Laurén-Klassifikation** differenziert das Magenkarzinom nach dem histologischen Wachstumsmuster. Sie ist insbesondere für das Resektionsausmaß von Bedeutung. Man unterscheidet:
- **Diffuser Typ:** infiltratives Wachstum, frühe lymphatische Metastasierung, Entwicklung einer Linitis plastica
- **Intestinaler Typ:** polypös, drüsig wachsend, gut begrenzt, bessere Prognose
- **Mischtyp.**

Die **Stadieneinteilung** des Magenkarzinoms erfolgt nach der **TNM-Klassifikation**.

TNM-Klassifikation des Magenkarzinoms	
T – Primärtumor	
T0	kein Anhalt für Primärtumor
Tis	Carcinoma in situ, keine Infiltration der Lamina propria
T1	Infiltration von Mukosa (a) und/oder Submukosa (b)
T2	Infiltration von Muscularis propria und/oder Serosa
T3	Penetration der Serosa ohne Infiltration von Nachbarstrukturen
T4	Infiltration von Nachbarstrukturen
N – regionäre Lymphknotenmetastasen	
N0	keine regionären LK-Metastasen
N1	Metastasen in 1 – 6 regionären LK
N2	Metastasen in 7 – 15 regionären LK
N3	Metastasen in > 15 regionären LK
M – Fernmetastasen	
M0	keine Fernmetastasen
M1	Fernmetastasen

Stadieneinteilung des Magenkarzinoms			
Stadium	Primärtumor	Lymphknotenmetastasen	Fernmetastasen
Ia	T1	N0	M0
Ib	T1 – T2	N0 – N1	M0
II	T1 – T3	N0 – N2	M0
IIIa	T2 – T4	N0 – N2	M0
IIIb	T3	N2	M0
IV	jedes T	jedes N	M1

Therapie

Die Therapie des Magenkarzinoms richtet sich nach dem Stadium der Erkrankung. Eine endoskopische Resektion ❶ ist bei Beschränkung des Tumors auf die Mukosa (**Mukosakarzinom**) möglich. Sobald das Karzinom die Submukosa (**Submukosakarzinom**) erreicht hat, ist die chirurgische Resektion mit Lymphknotendissektion erforderlich ❷.

Bei Tumoren mit **Lymphknotenbefall** ohne Fernmetastasen (T2 – 4 N+) ist eine neoadjuvante bzw. perioperative Chemotherapie ❸ indiziert.

Bei postoperativer Diagnose eines positiven Lymphknotenstatus oder einer R1-Situation sollte eine adjuvante Chemotherapie diskutiert werden.

Ist in **fortgeschrittenen Stadien** kein kurativer Therapieansatz möglich, wird eine palliative systemische Chemotherapie ❹ durchgeführt.

Komplikationen

Neben den **allgemeinen** Symptomen einer fortgeschrittenen Tumorerkrankung wie Fatigue, Schmerzen, Kachexie, Anämie etc. sind für das Magenkarzinom auch **paraneoplastische** Syndrome beschrieben (u. a. Akrokeratose, Acanthosis nigricans). Spezifische Komplikationen durch **lokales** Tumorwachstum sind Passagestörungen (Ileus), Blutungen, Aszites und Abtropfmetastasen der Ovarien (Krukenberg-Tumoren).

Magenkarzinom

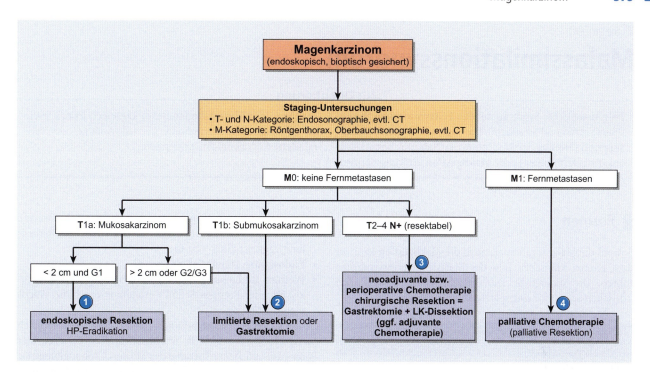

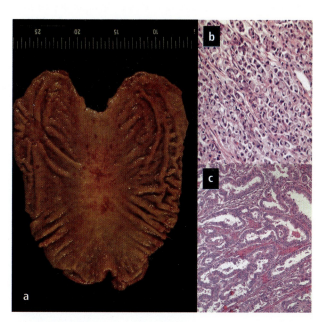

Abb. 1 Adenokarzinom des Magens.
a) Makroskopisch ulzerierende Läsion, radiäre Einziehung der Falten.
b) Diffus wachsendes Magenkarzinom mit Siegelringzellen.
c) Drüsig wachsendes Karzinom (intestinaler Typ).

B. Siegmund
Malassimilationssyndrom

―――――――――――― **Zur Orientierung** ――――――――――――

Polyätiologisches Syndrom mit den **Leitsymptomen** chronische Diarrhö und Steatorrhö. Die zugrunde liegende **Malabsorption** (Störung der Resorption der Nahrungsbestandteile aus dem Darmlumen) oder **Maldigestion** (Störung der Aufspaltung der Nahrungsbestandteile) kann sich jedoch auch durch unspezifische Symptome wie z. B. Anämie oder verminderte Knochendichte präsentieren.

Formen

Sowohl die Malabsorption als auch die Maldigestion kann zu dem bunten klinischen Bild des Malassimilationssyndroms führen. Die ätiologische Differenzialdiagnose ❶ stellt den kritischen Schritt für eine spätere kausale Therapie dar.

Ätiologische Differenzialdiagnose des Malassimilationssyndroms	
Malabsorption	Maldigestion
• **Dünndarmerkrankungen:** z. B. Sprue, tropische Sprue, Parasitosen, andere Infektionen, Morbus Whipple (> Abb. 1), Morbus Crohn, Laktasemangel, Amyloidose • **Dünndarmresektion** (= Kurzdarm) • **Intestinale Durchblutungsstörung:** Angina intestinalis, schwere Rechtsherzinsuffizienz • **Gestörte intestinale Lymphdrainage:** idiopathisch, sekundär (Lymphome, Morbus Whipple u. a.) • **Hormonal aktive Tumore:** Karzinoid, Zollinger-Ellison-Syndrom, Verner-Morrison-Syndrom • **Systemerkrankungen:** Sklerodermie, systemischer Lupus erythematodes, HIV, IgA-Defizienz, „common variable immunodeficiency" (CVID), Morbus Addison, Diabetes mellitus, Hyperthyreose	• **Zustand nach Magenresektion** • **Exokrine Pankreasinsuffizienz:** chronische Pankreatitis, Mukoviszidose, Pankreasresektion • **Mangel an konjugierten Gallensäuren:** Ileumresektion/Morbus Crohn; Dekonjugation durch bakterielle Fehlbesiedlung (Blind-loop-Syndrom), parenchymatöse Lebererkrankung, biliäre Obstruktion • **Bindung bzw. Unlöslichkeit der konjugierten Gallensäuren:** Zollinger-Ellison-Syndrom, Cholestyramin-Einnahme

Therapie

Die Grundlage der Therapie wird durch die **Diagnose der kausalen Ursache** des Malassimilationssyndroms gebildet.
- **Anamnese:** Operationen, Reisen, Familienanamnese (Sprue, Morbus Crohn), Alkoholkonsum, Diabetes mellitus, Medikamente, HIV, Strahlentherapie in der Vorgeschichte ❷
- **Klinik/Labor:** Steatorrhö, chronische Diarrhö, hypoproteinämische Ödeme, Flatulenz, Anämie, Symptome des Mangels an fettlöslichen Vitaminen (A, D, E, K), sekundäre endokrine Störungen (z. B. Amenorrhö), Symptome der ursächlichen Erkrankung ❸
- **Stuhluntersuchungen:** mikrobiologische Untersuchung, Fettbestimmung im Stuhl (pathologisch > 7 g/24 h) ❹
- **Atemtests:** Laktose-H_2-Atemtest (Laktosemalabsorption primär/sekundär); Xylose-Test (bei Malabsorption im Jejunum finden sich im Sammelurin verminderte Xylosewerte), Glukose-H_2-Atemtest (Ausschluss bakterielle Fehlbesiedlung), ggf. Schilling-Test ❺
- **Endoskopie:** Dünndarmbiopsien ❻
- **Weitere Bildgebung:** Dünndarmdarstellung (MR-Enteroklysma oder Röntgen-Sellink), Abdomensonografie, Abdomen-CT ❼

Ist die **kausale** Ursache bekannt, muss diese so weit möglich therapiert werden ❽, z. B. Enzymsubstitution bei exokriner Pankreasinsuffizienz, Therapie des Morbus Crohn, glutenfreie Diät bei Sprue (> entsprechende Kapitel). In manchen Fällen gelingt keine kausale Klärung oder die Therapie der Grunderkrankung führt zu keiner kompletten Beseitigung des Malassimilationssyndroms. In diesen Fällen ist eine **symptomatische** Therapie indiziert. Diese beinhaltet bei Patienten mit kritischem Ernährungszustand eine parenterale Ernährung sowie eine parenterale Substitution der mangelhaft resorbierten Stoffe, z. B. fettlösliche Vitamine, Vitamin B_{12} oder auch Eisen.

Komplikationen

Die Komplikationen entstehen als Folge der Mangelernährung. Es können ein unspezifischer **Gewichtsverlust** oder bei **Eiweißverlust** Ödeme auftreten. Bei **mangelnder Kohlenhydratabsorption** kann es zu Flatulenz kommen. Bei **Vitaminmangel** werden spezifische Mangelzustände beobachtet: Vitamin A → Nachtblindheit und trockene Haut; Vitamin D → Rachitis (Säuglinge) und Osteomalazie; Vitamin K → Blutungsneigung durch verminderte Synthese von Gerinnungsfaktoren; Vitamin B_{12}, Folsäure und Eisen → Anämie.

Malassimilationssyndrom

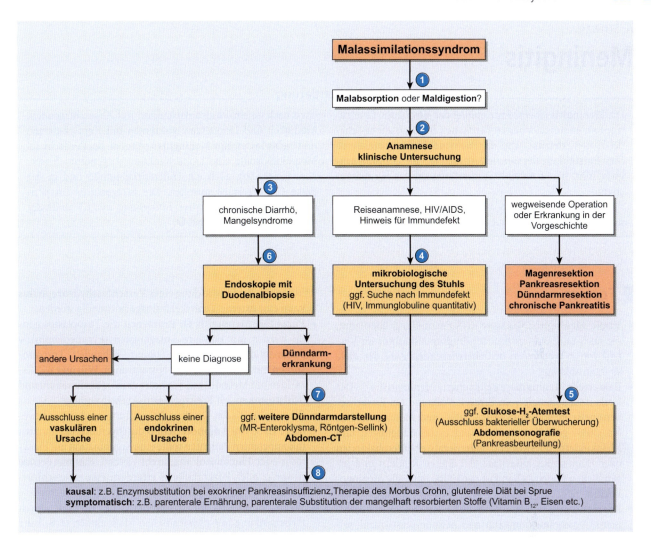

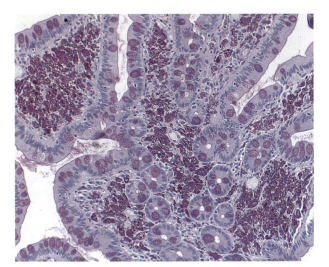

Abb. 1 Morbus Whipple. Duodenumbiopsie mit Nachweis von Tropheryma whipplei durch PAS-Färbung. Zu erkennen sind die zahlreichen charakteristischen PAS-positiven granulären intrazytoplasmatischen Einschlüsse in den Makrophagen.

A. Schwartz
Meningitis

Zur Orientierung

Die **Meningitis** ist eine Entzündung der Hirnhäute. Eine eitrige Entzündung der harten Hirnhaut z. B. durch offene Schädel-Hirn-Verletzung wird als **Pachymeningitis** bezeichnet. Eine Entzündung der weichen Hirnhäute, eine **Leptomeningitis**, führt häufig zu einer Ausbreitung auf das Hirnparenchym.

Nackensteifigkeit und im weiteren **meningeale Dehnungszeichen** wie Lasègue-, Kernig- und Brudzinski-Zeichen nach einem Prodromalstadium mit Abgeschlagenheit, Müdigkeit und Inappetenz zusammen mit Kopfschmerzen und Fieber lassen eine Meningitis vermuten. Bei Verdacht auf Meningitis sollte eine Liquorpunktion vorgenommen werden, gleichzeitig auch ein Differenzialblutbild und in der Folge CRP-Verlaufskontrollen. Die Erregersuche im peripheren Blut und apparative Bildgebung mit CT und/oder MRT sind ebenfalls obligat ❶.

Formen

- **Virale Meningitis:** häufigste ZNS-Entzündung überhaupt, die nach uncharakteristischem Prodromalstadium im Verlauf von 2 Wochen in der überwiegenden Zahl der Fälle spontan abklingt.
- **Bakterielle Meningitis:** zweithäufigste Meningitisform. Der Verlauf ist abhängig vom Erreger. Während bei Erwachsenen meist Pneumokokken (ca. 50%) und Meningokokken (ca. 30%) gefunden werden, sind es bei Säuglingen und Kleinkindern überwiegend gramnegative Enterobakterien oder Hämophilus influenzae. Bei älteren Kindern und Jugendlichen finden sich in fast der Hälfte der Fälle Meningokokken.
- **Pilzmeningitis:** am häufigsten durch Kryptococcus neoformans, Aspergillus fumigatus und Actinomyces israelii, seltener Histoplasma capsulatum oder Candida albicans. Die Haupteintrittspforte ist die Lunge mit sekundärer hämatogener Streuung. Nicht selten kann es zu einer zerebralen Abszedierung kommen.
- **Parasitäre Meningitiden** durch Protozoen oder durch Würmer sind charakterisiert durch meningitische Zeichen zu Beginn, der subakut verläuft. Die meisten chronischen Meningitisfälle sind parasitär bedingt.

Therapie

- **Bakterielle Meningitis ❷:** Es muss so früh wie möglich eine **antibiotische Therapie** begonnen werden. Ein mikroskopischer Nachweis von Kokken oder ein Antibiogramm sind schnell anzustreben. Wenn bei Erwachsenen der Erreger unbekannt ist, wird die Therapie zunächst mit einer Kombination aus Breitspektrum-Penicillin, Cephalosporin der 3. Generation und einem Aminoglykosid eingeleitet. Sind bereits Kokken nachgewiesen, kann auch mit Penicillin G allein begonnen werden. **Allgemeine Therapiemaßnahmen** sind: Fiebersenkung und Analgesie, ggf. Sedierung, Therapie des Hirnödems mit hyperosmolaren Substanzen (z. B. Sorbit) und ggf. antikonvulsive Einstellung (z. B. Phenytoin-Infusionen). Bei Entwicklung eines **Verschlusshydrozephalus** kann eine externe Ventrikeldrainage notwendig werden.
- **Parasitäre Meningitis ❸: Protozoen** wie Toxoplasma gondii werden mit Folsäure-Antagonisten (Pyrimethamin) + Sulfonamid (Sulfadiazin) + Folsäure behandelt, **Trypanosomen** mit Pentamidin oder Nitrofuranen, **Würmer** wie Ascariden mit Mebendazol, Toxocara canis, Taenia solium und **Schistosomen** mit Breitspektrum-Anthelminthika.
- **Pilzmeningitis ❹:** Die Basisbehandlung wird mit intravenöser Gabe von **Amphotericin B** durchgeführt. Bei immuninkompetenten Patienten sollte eine Kombination mit Flucytosin oder **Fluconazol** angestrebt werden. Raumfordernde Abszesse oder Pilzgranulome erfordern eine neurochirurgische Sanierung, ggf. unter gleichzeitiger Chemotherapie.
- **Virale Meningitis ❺:** symptomatische Therapie durch Fiebersenkung mit physikalischen Maßnahmen (z. B. kalte Umschläge) oder Antipyretika (z. B. Paracetamol) sowie Kopfschmerztherapie. Selten ist die Therapie eines Hirnödems notwendig. Bei Verdacht auf eine Frühsommer-Meningoenzephalitis (FSME) nach Zeckenbissen in Endemiegebieten kann innerhalb der ersten 3 Tage noch eine **Postexpositionsprophylaxe** nachgeholt werden (passive Immunisierung mit Immunglobulin).

Komplikationen

Bei einer Meningitis kann es zu zahlreichen Komplikationen kommen, schlimmstenfalls zur **Sepsis** und zum **septischen Schock.** Unbehandelt verläuft die bakterielle Meningitis oft tödlich, auch unter Therapie beträgt die Sterblichkeit je nach Art der Erkrankung 5–30%. Eine gefürchtete Komplikation ist das **Waterhouse-Friderichsen-Syndrom.**

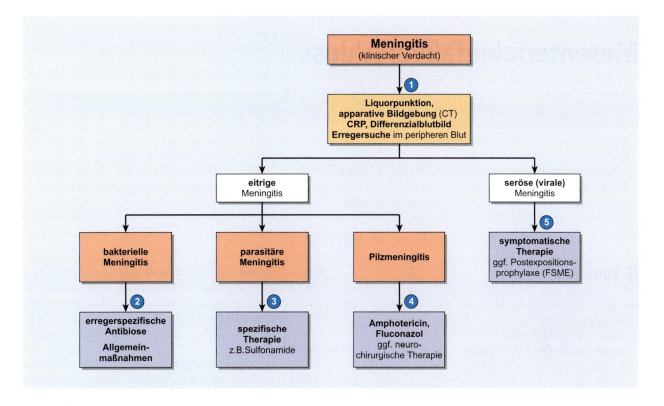

Charakteristische Befunde bei Meningitis		
Diagnose	Häufigkeit	charakteristische Befunde
virale Meningitis	++++	• **Blut:** CRP spät und gering erhöht, Lymphozytose • **Liquor:** klar, wenige bis 1000/µl lymphomonozytäre Zellen, Gesamteiweiß gering erhöht, Zucker unauffällig
bakterielle Meningitis	++	• **Blut:** CRP +++, neutrophile Granulozytose, ggf. Bakterien in der Blutkultur • **Liquor:** trüb bis eitrig, 400–4000/µl neutrophile Granulozyten, Gesamteiweiß > 1 g/l, Albuminkonzentration Liquor/Plasma > 20, Glukose erniedrigt, Laktat erhöht, ggf. Erreger • **MRT:** ggf. Anfärbung der Meningen bzw. der Ventrikelwände, Ausschluss Hydrozephalus (!)

parasitäre Meningitis	(+)	• **Blut:** CRP ++, leichte Leukozytose, ggf. Eosinophilie und Stuhlbefund bei Würmern
		• **Liquor:** leichte Pleozytose und Eiweißerhöhung, Eosinophilie bei Würmern
		• **MRT, CT:**
		  ➤ Toxoplasmose: unspezifische, multifokale Herde, chronisch Verkalkungen v. a. periventrikulär
		  ➤ Zystizerkose: Zysten mit Kontrastmittelaufnahme und Ödem

Pilzmeningitis	(+)	• **Blut:** CRP spät und gering erhöht, vereinzelt Eosinophile • **Liquor:** lymphomonozytäre Pleozytose (30–300 Zellen/µl), Direktnachweis durch Spezialfärbungen, mäßige Eiweißerhöhung, erniedrigte Glukose, passager oligoklonale IgG-Banden • **MRT:** intrazerebrale Abszesse oder Granulome

G. Sauter, J. Mayerle, M. M. Lerch

Mesenterialgefäßverschluss

Zur Orientierung

Der Mesenterialgefäßverschluss bezeichnet eine Verlegung arterieller oder venöser Mesenterialgefäße. Akute Verschlüsse können zum Mesenterialinfarkt mit Infarzierung und Nekrose von Darmabschnitten führen.

Leitsymptom des akuten Mesenterialgefäßverschlusses ist ein plötzlich auftretender starker Bauchschmerz, oft gefolgt von einem symptomarmen Intervall. Entwickelt sich die Stenosierung einer Mesenterialarterie langsam progredient, so können sich Kollateralkreisläufe ausbilden. Schmerzen treten dann oft nur bei einem gesteigerten Blutbedarf des Darms, z. B. nach dem Essen, auf (Angina abdominalis).

Da die Ischämietoleranz des Darms nur wenige Stunden beträgt, ist eine rasche **Diagnosestellung** lebenswichtig.

Einteilung

Die akute mesenteriale Ischämie wird nach der Ätiologie der Gefäßokklusion unterteilt:
- **Akute arterielle Embolie** (ca. 35%): Der Embolus entstammt meist dem linken Herzen. In 85% der Fälle ist die A. mesenterica superior betroffen (➤ Abb. 1).
- **Akute arterielle Thrombose** (ca. 30%): Sie entsteht auf dem Boden arteriosklerotischer Veränderungen. Angina abdominalis und Gewichtsverlust können auf eine vorbestehende chronische Durchblutungsstörung hindeuten.
- **Nichtokklusive mesenteriale Ischämie** (**NOMI**; ca. 25%): mesenteriale Vasokonstriktion als Reaktion auf eine vorausgegangene erhebliche Minderperfusion des Stromgebietes (z. B. bei Kreislaufschock, Herzinsuffizienz, Myokardinfarkt, oft übersehen bei Intensivpatienten).
- **Mesenterialvenenthrombose** (ca. 10%): z. B. bei Thrombophilie, Reduktion des venösen Blutflusses bei portaler Hypertension, intraabdominellen Tumoren, Verletzungen oder Entzündungen (z. B. Pankreatitis).

Therapie

Besteht klinisch der Verdacht auf einen akuten Mesenterialgefäßverschluss, sollte eine **angiographische Abklärung** ❶ erfolgen. Alternativ ist heute nach Möglichkeit eine Angio-CT vorzuziehen. Wenn sich dieser Verdacht bestätigt, ist die **notfallmäßige Laparotomie** indiziert ❷. Ist eine bildgebende Diagnostik kurzfristig nicht möglich, reicht der klinisch begründete Verdacht für die Indikation zur explorativen Laparotomie aus. Erscheint intraoperativ eine Gefäßrekonstruktion technisch nicht möglich oder wenig erfolgversprechend, z. B. bei ausgedehnter Gangrän, werden die avitalen **Darmabschnitte reseziert** ❸. Wird die Möglichkeit einer Erholung des Darms vermutet, wird die arterielle Strombahn mittels **Embolektomie** oder **Gefäßrekonstruktion** wiederhergestellt ❹. **Postoperativ** ❺ ist eine intensivmedizinische Behandlung mit Kreislaufmonitoring, engmaschigen Laborkontrollen, Antibiotika, Antikoagulation mit Heparin und ggf. eine intraarterielle Spülinfusion mit gefäßerweiternden Substanzen notwendig.

Eine sog. **Second-look-Operation** ❻ ist indiziert, wenn sich in der Kontrollangiographie ein Reverschluss zeigt, sich der klinische Zustand des Patienten nicht bessert, das Laktat erhöht bleibt oder wieder ansteigt oder Zeichen der Peritonitis persistieren oder neu auftreten. Häufig erfolgt eine **Nachresektion** ❼.

Lassen sich angiographisch keine Gefäßverschlüsse aber eine diffuse Engstellung der Mesenterialgefäße nachweisen, spricht man von der sog. **nichtokklusiven mesenterialen Ischämie (NOMI)**. Therapeutisch steht hier die Verbesserung der Kreislaufsituation im Vordergrund. Neben den allgemeinen intensivmedizinischen Maßnahmen besteht die Möglichkeit der direkten Infusion vasodilatierender Medikamente (z. B. Papaverin, Alprostadil) in die A. mesenterica superior ❽. Bei Vorliegen eines Peritonismus muss zusätzlich die Resektion gangränöser Darmanteile erfolgen ❾.

Komplikationen

Die wichtigsten Komplikationen nach Darmresektion sind **Verdauungs-** und **Resorptionsstörungen** sowie das **Kurzdarmsyndrom**. Die Letalität des akuten Mesenterialgefäßverschlusses beträgt bis zu 95%.

Abb. 1 Embolischer Verschluss der A. mesenterica superior bei neu aufgetretener Tachyarrhythmia absoluta. Luft im portovenösen Kreislauf und geringe Mengen freie Luft bei Dünndarmperforation bei Ischämie (A und B). Gaseinschlüsse in der Dünndarmwand als Zeichen der Ischämie (Pneumatosis intestinalis; C). Freie Flüssigkeit perihepatisch und perisplenisch, entzündlich imbibiertes mesenteriales Fettgewebe (D).

Mesenterialgefäßverschluss

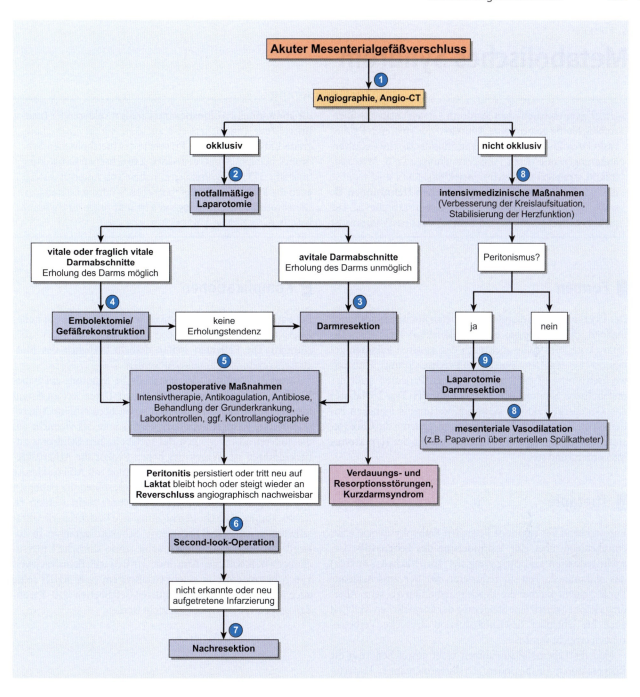

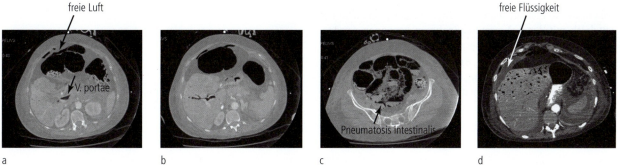

K. Parhofer
Metabolisches Syndrom

Zur Orientierung

Unter dem metabolischen Syndrom versteht man das überzufällig häufig gemeinsame Auftreten von mehreren kardiovaskulären Risikofaktoren, die arteriosklerotische Gefäßveränderungen und deren Folgeerkrankungen (z. B. Myokardinfarkt, Apoplex) nach sich ziehen können. Für die Diagnose gibt es eine Reihe von **unterschiedlichen Definitionen** ❶, wobei die ATP-III-Definition am weitesten verbreitet ist. Die pathogenetische Grundlage des metabolischen Syndroms ist die **abdominelle Adipositas** mit daraus resultierender **Insulinresistenz** (möglicherweise auf dem Boden einer „Low-grade-Entzündung"). Die Prävalenz des metabolischen Syndroms beträgt in der deutschen Erwachsenenbevölkerung ungefähr 25%. Aufgrund der Zunahme von Adipositas steigt auch die Prävalenz des metabolischen Syndroms ständig an. Zunehmend sind mehr Jugendliche und junge Erwachsene betroffen.

Formen

Der Übergang vom Gesunden zum metabolischen Syndrom ist fließend. Beim Vorliegen eines Risikofaktors bzw. eines Diagnosekriteriums sollte auch nach den anderen Faktoren gefahndet werden (also Glukosestoffwechselstörung, Fettstoffwechselstörung, Hypertonus). Bei vielen Patienten stellt das metabolische Syndrom ein **Vorstadium des Typ-2-Diabetes** dar. Genetische Faktoren bedingen, warum bei manchen Patienten die **Fettstoffwechselstörung**, bei anderen die **Glukosestoffwechselstörung** und bei wieder anderen der **Hypertonus** im Vordergrund steht.

Therapie

Entsprechend der zugrunde liegenden Pathophysiologie ist es entscheidend, über eine **Veränderung des Lebensstils** (Gewichtsreduktion und Steigerung der körperlichen Aktivität) das abdominelle Fett zu reduzieren ❸. Der entscheidende Punkt scheint hierbei die Gewichtsreduktion zu sein. Allerdings können durch eine Steigerung der körperlichen Aktivität auch bei fehlender Gewichtsreduktion deutliche Verbesserungen erreicht werden.

Sind die Lebensstilmaßnahmen nicht ausreichend um die Risikofaktoren (insbesondere Dyslipoproteinämie, Hypertonus, Glukosestoffwechselstörung) zu behandeln, müssen **spezifische Therapieansätze** ❹ gewählt werden (Lipidsenker, Antihypertensiva und Antidiabetika, s. entsprechende Kapitel).

Bei Patienten mit nachgewiesener Atherosklerose oder sehr hohem Risiko hierfür, sollte eine Therapie der Risikofaktoren zeitgleich mit den Lebensstilmaßnahmen begonnen werden. Präventive Maßnahmen, insbesondere mit dem Ziel, das Auftreten von Übergewicht und Adipositas zu verhindern, sind von entscheidender Bedeutung, um langfristig die Zunahme der Prävalenz des metabolischen Syndroms zu stoppen.

Komplikationen

Bei Patienten mit metabolischem Syndrom besteht ein hohes Risiko für den Übergang in den **Typ-2-Diabetes** (ca. 5–10% jährlich). Die Patienten sollten deshalb bezüglich des Blutzuckers regelmäßig untersucht werden.

Daneben vermittelt das metabolische Syndrom ein hohes Risiko für **Gefäßerkrankungen.** Neuere Daten weisen darauf hin, dass auch die beim Diabetiker beobachtete erhöhte Atheroskleroserate weniger auf die Hyperglykämie, als vielmehr auf die anderen Komponenten des metabolischen Syndroms zurückzuführen ist. Wegen des hohen Risikos für **Atherosklerose-Erkrankungen** (ca. $2/3$ aller Patienten mit Atherosklerose weisen ein metabolisches Syndrom auf), sollten die Patienten regelmäßig auf Gefäßkomplikationen untersucht werden ❷. Hierzu kommen am ehesten nichtinvasive Verfahren wie Ultraschalluntersuchungen, Ergometrie, Echokardiographie, in Zukunft evtl. auch MRT-Angiographie sowie klinische Untersuchungen (z. B. Knöchel-Arm-Index) in Betracht. Beim Nachweis von Atherosklerose in einem Gefäßsystem (z. B. KHK) sollte auch nach Atherosklerose in anderen Gefäßbetten (z. B. Karotiden und periphere Gefäße) gesucht werden.

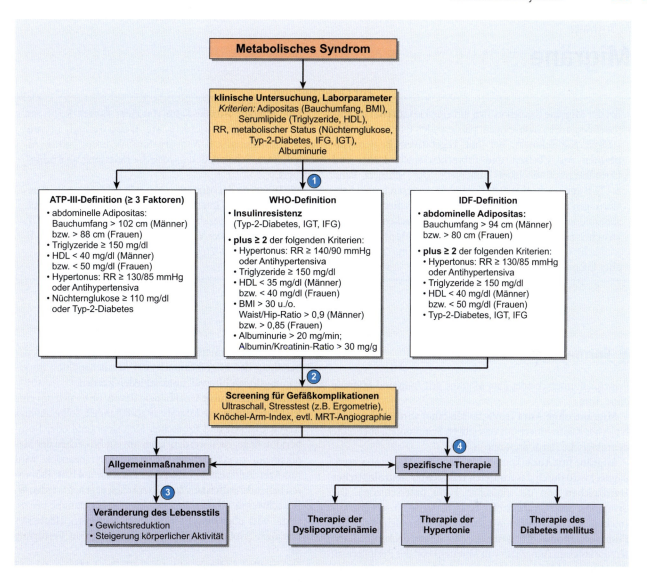

A. Schwartz
Migräne

Zur Orientierung

Bei der Migräne handelt es sich um einen **attackenartig** auftretenden, meist halbseitigen, pulsierenden oder stechenden starken Kopfschmerz, der mit **vegetativen Begleitsymptomen** wie Übelkeit und Erbrechen sowie Licht- und Lärmüberempfindlichkeit einhergeht. Der Schmerz kann 4–72 h andauern. Vor dem Kopfschmerz treten häufig Sehstörungen mit Schleier- und Flimmersehen, selten Flimmerskotome auf. Die Frequenz von Migräneattacken schwankt zwischen mehrmals pro Woche bis wenige Male pro Jahr. Das weibliche Geschlecht ist häufiger betroffen (nur im Kindesalter überwiegt das männliche Geschlecht).

Eine Migräne-Attacke kann von einer ganzen Reihe von **Faktoren** getriggert werden, wie Wetterwechsel, hormonelle Umstellung (z. B. Menstruation), Nahrungsmittel (Alkohol, Käse, Schokolade), psychische Belastung und Schlafmangel.

Die **Diagnose** der Migräne stützt sich auf die typische Anamnese und dem unauffälligen neurologischen Untersuchungsbefund. Apparative Untersuchungen (z. B. EEG, CT, MRT) sollten nur bei V. a. sekundäre Kopfschmerzen (z. B. V. a. intrakraniellen Prozess) durchgeführt werden.

Formen

Prinzipiell unterscheidet man Migräne mit Aura und Migräne ohne Aura.

Migräne ohne Aura (einfache Migräne) wird als migränetypischer Kopfschmerz mit vegetativen Symptomen, aber ohne neurologische Herdsymptome definiert.

Migräne mit Aura (komplizierte Migräne, Migraine accompagnée) wird durch das Auftreten **transienter neurologischer Herdzeichen** von der einfachen Form unterschieden. Die Symptome einer „Aura" treten typischerweise 30–60 min vor (nicht nach!) den Kopfschmerzen auf. Meist handelt es sich um **Flimmerskotome,** d. h. weißliche oder bunte, flackernde Lichter, die langsam (innerhalb von Minuten) von der Peripherie in die Mitte des Gesichtsfeldes laufen. Solche positiven Skotome können gelegentlich von einem negativen Skotom, d. h. einer umschriebenen Zone des Visusverlustes, abgelöst werden. Bei einer visuellen Aura können komplexe szenische Abläufe, Nachbilder (Palinopsie), homonyme Hemianopsie bis zum vorübergehenden kompletten Visusverlust (retinale Migräne) auftreten.

Weitere transiente neurologische Herdzeichen sind **sensible** und **motorische Halbseitensymptome** bis hin zur Hemiplegie (hemiplegische Migräne), seltener auch Aphasien und Dysphasien.

Therapie

Vor dem Beginn jeder Therapie einer Migräne müssen anderweitige Kopfschmerzursachen sorgfältig ausgeschlossen werden. Bei einer lang andauernden Anamnese ist auch an einen möglichen Schmerzmittelmissbrauch (analgetikainduzierter Kopfschmerz) zu denken. Wenn ein kausaler Zusammenhang mit der Einnahme von Kontrazeptiva erwogen wird, sollte ein Wechsel der Antikonzeption erfolgen.

Bei der **medikamentösen Therapie** ❶ muss zwischen der Behandlung des Migräneanfalls und der Behandlung im erscheinungsfreien Intervall unterschieden werden.

- **Anfallsbehandlung:** Unabhängig davon, ob es sich um eine leichte oder schwere Migräneattacke handelt, sollte anfangs wegen Übelkeit und Erbrechen Metoclopramid oder Domperidon ❷ gegeben werden, auch um ein Erbrechen der Medikamente zu verhindern. Die **leichte** Migräneattacke wird mit Azetylsalizylsäure (ASS) oder Paracetamol bzw. Ibuprofen behandelt, alternativ kann Naproxen gegeben werden ❸. Bei **schweren** Schmerzattacken können Ergotamine per os, rektal oder über Inhalation verabreicht werden. Heute stehen auch Triptane oder Lysinazetylsalizylate zur Verfügung ❹.
- **Intervallbehandlung:** Mit den β-Blockern Metoprolol und Propanolol, den Antikonvulsiva Valproinsäure oder Topiramat ❺ soll das erneute Auftreten von Kopfschmerzen verhindert werden.

Bei vielen Patienten handelt es sich um eine langfristige, chronische Erkrankung, die mit einer deutlichen Einschränkung der Lebensqualität einhergeht. Im Verlauf der Behandlung treten nicht selten Probleme der Compliance auf. Patienten, bei denen Trigger in Form von Stress eine Rolle spielen, sollte eine **Verhaltenstherapie** oder **Relaxationsverfahren** angeboten werden. Viele Patienten sprechen auch positiv auf **Entspannungsübungen** an ❻.

Migräne

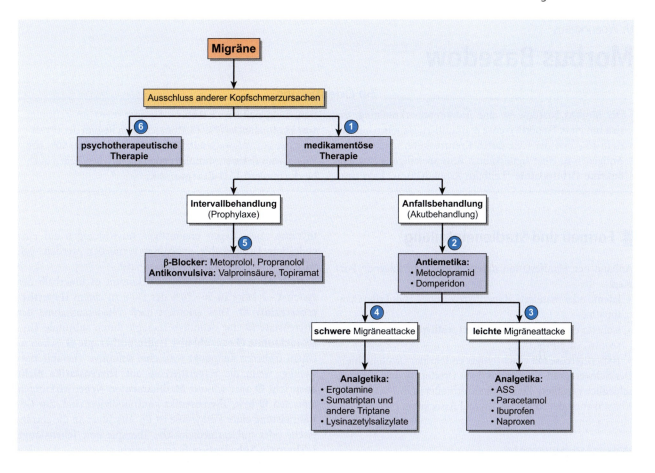

U. Woenckhaus
Morbus Basedow

Zur Orientierung

Der Morbus Basedow ist eine Autoimmunerkrankung, die sich mit einer **Hyperthyreose** manifestiert. Daneben kommt es in 15–25% der Fälle durch Kreuzreaktion mit orbitalen Antigenen zu einer signifikanten Augenbeteiligung, sog. **endokrine Orbitopathie** (Leitbild: Exophthalmus, Lidretraktion, Doppelbilder; > Abb. 1). Sie tritt meist im Zeitraum von 18 Monaten vor bis 18 Monaten nach Beginn der Hyperthyreose auf. Wegweisender Befund sind die in ca. 90% der Fälle nachweisbaren stimulierenden (in seltenen Fällen auch blockierenden) **TSH-Rezeptor-AK.**

Formen und Stadieneinteilung

Anhand der Manifestation unterscheidet man folgende Formen:
- latente oder manifeste Hyperthyreose ohne endokrine Orbitopathie
- isolierte endokrine Orbitopathie („euthyreoter Morbus Basedow", ca. 10%)
- Hyperthyreose mit gleichzeitiger endokriner Orbitopathie.

Der **Schweregrad** einer endokrinen Orbitopathie wird unterschiedlich graduiert. Zunehmend verbreitet ist die NO-SPECS-Klassifikation der American Thyroid Association.

NO-SPECS-Klassifikation		
Stadium 0	keine endokrine Orbitopathie	No symptoms or signs
Stadium 1	Lidretraktion, keine Symptome	Only signs, no symptoms
Stadium 2	periorbitales Ödem	Soft tissue involvement
Stadium 3	Exophthalmus (> 20 mm)	Proptosis
Stadium 4	Augenmuskelparesen	Extraocular muscle involvement
Stadium 5	Korneaschädigung	Corneal involvement
Stadium 6	Visusverlust	Sight loss (optic nerve involved)

Therapie

Wichtigstes Ziel der Behandlung der **Hyperthyreose** ist die Wiederherstellung eines euthyreoten Stoffwechsels. Da Jodzufuhr die Schilddrüsenhormonüberproduktion weiter triggert, ist als erste **Allgemeinmaßnahme** ❶ auf eine weitgehende Jodkarenz zu achten. Nikotinkonsum beeinflusst den Verlauf der Schilddrüsenfunktion ungünstig und verschlechtert die endokrine Orbitopathie.

Basis der medikamentösen Behandlung ist die **Thyreostase** ❷, die initial höher dosiert und mit Therapieansprechen auf eine möglichst niedrige Erhaltungsdosis reduziert wird. Zur Behandlung der adrenergen Symptome und Hemmung der Konversion von T4 in T3 kann additiv **Propranolol** eingesetzt werden. Um ein frühes Rezidiv zu vermeiden, sollte die **thyreostatische Erhaltungstherapie** über 12–18 Monate beibehalten werden ❸. Die Entwicklung einer iatrogenen Hypothyreose muss wegen ungünstiger Auswirkungen auf eine endokrine Orbitopathie unbedingt vermieden werden, ggf. wird die Therapie um L-Thyroxin ergänzt.

Nach Absetzen der Thyreostase kommt es innerhalb der ersten 1–2 Jahre in 50–70% der Fälle zu einem **Hyperthyreoserezidiv** ❹. Dies erfordert nach Wiederaufnahme der Thyreostase ❺ eine definitive Therapie durch **subtotale Thyreoidektomie** ❻ oder **ablative Radiojodtherapie** ❼. Schon zu einem früheren Zeitpunkt wird eine definitive Therapie notwendig, wenn die Hyperthyreose auf **Thyreostatika nicht anspricht** ❽ oder schwere **Medikamenten-Nebenwirkungen** auftreten ❾ bzw. Thyreostatika kontraindiziert sind. Zur Gewährleistung einer Euthyreose ist im Anschluss an die chirurgische oder nuklearmedizinische Therapie eine **lebenslange L-Thyroxin-Substitution** ❿ erforderlich.

Bei **endokriner Orbitopathie** sind zur Therapie der milden Formen **lokale Maßnahmen** (Tränenersatz, Augensalben, Schlafen mit erhöhtem Kopf, Sonnenbrille) ⓫ häufig ausreichend. Bei zunehmendem Exophthalmus und Doppelbildern werden **Glukokortikoide** ⓬ in mittlerer Dosierung eingesetzt, die gewöhnlich innerhalb von 4–6 Wochen zur Besserung führen. Versagen die Glukokortikoide oder bestehen Kontraindikationen, so wird eine **Orbitaspitzenbestrahlung** ⓭ durchgeführt. Ultima Ratio bei progredienter Orbitopathie oder akuter Erblindungsgefahr ist die operative **Orbitadekompression** ⓮.

Nicht unerheblich für den Gesamtverlauf der endokrinen Orbitopathie ist die adäquate schilddrüsenspezifische Behandlung, da sich sowohl die hyperthyreote als auch die hypothyreote Stoffwechsellage negativ auf die Orbitopathie auswirken.

Komplikationen

- **Nebenwirkungen unter Thyreostatikatherapie** (> Kap. Hyperthyreose)
- **Erblindungsgefahr** bei progredienter endokriner Orbitopathie.

Morbus Basedow

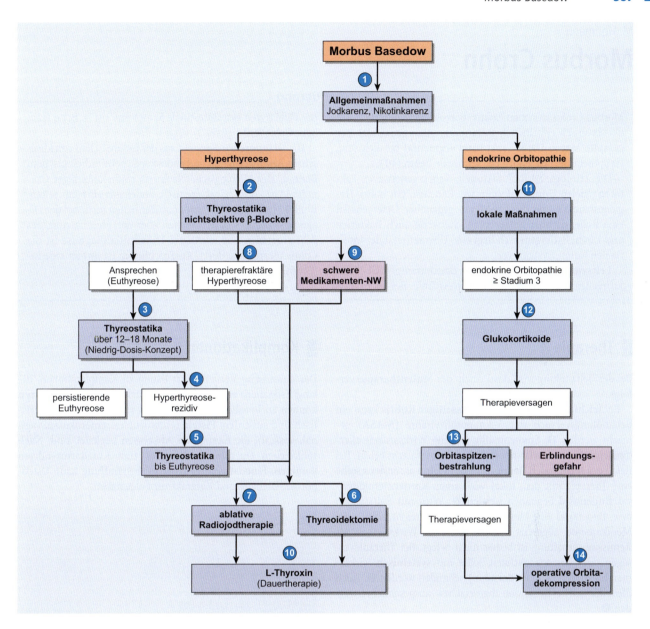

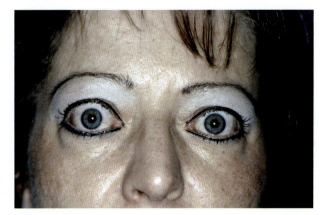

Abb. 1 Endokrine Orbitopathie.

M. Holtmann
Morbus Crohn

Zur Orientierung

Morbus Crohn ist neben Colitis ulcerosa die häufigste Form der chronisch-entzündlichen Darmerkrankungen (CED). Der gesamte Magen-Darm-Trakt kann **segmental** befallen sein, Hauptbefallsort ist jedoch das terminale Ileum (40%).

Die **Ätiologie** ist multifaktoriell. Neben genetischen Faktoren spielen Umweltfaktoren wie Rauchen, ein hoher Hygienestandard und die Exposition gegenüber Detergenzien eine Rolle, darüber hinaus möglicherweise auch Bakterien und Viren. Pathogenetisch liegt eine Überaktivität des intestinalen Immunsystems vor.

Leitsymptome sind Durchfälle, Bauchkrämpfe, Übelkeit/Erbrechen, Gewichtsverlust, Fieber, Anämie. Bei bis zu 50% der Fälle treten extraintestinale Symptome auf (z. B. an Haut oder Gelenken).

Die **Diagnose** wird gestellt aus der Gesamtschau von klinischem Beschwerdebild und endoskopischem/radiologischem Befund. Der histologische Nachweis epitheloidzelliger Granulome ist zwar charakteristisch, findet sich aber nur selten. Blutbild und Entzündungsparameter helfen nicht bei der Diagnosestellung, sondern dienen eher der Einschätzung des Schweregrades. Die wichtigste **Differentialdiagnose** ist die Colitis ulcerosa (s. dort). Auszuschließen ist immer eine infektiöse Enterokolitis.

Therapie

Bei der Behandlung wird das Prinzip der **Stufentherapie** verfolgt.

Bei **leicht bis mäßig** aktiver **linksseitiger Kolitis** kann ein Behandlungsversuch mit 5-Aminosalizylsäure (**5-ASA**) gemacht werden ❶. Studienmäßig ist eine Wirksamkeit allerdings nur für Sulfasalazin, nicht aber für Mesalazin belegt. Bei Befall des **terminalen Ileums** oder des **Colon ascendens** sollte eine Therapie mit dem **lokal** wirksamen Kortikosteroidderivat **Budenosid** begonnen werden ❷. Wird mit Sulfasalazin bzw. Budenosid eine klinische Remission erreicht, sollten die Medikamente abgesetzt werden ❸. Eine Wirksamkeit als Remissionserhaltung ist bisher nicht belegt. Bei Therapieversagen oder Unverträglichkeit sollte mit **systemisch** wirksamen **Steroiden** (z. B. Prednisolon) behandelt werden ❹. Auch diese können bei Remission abgesetzt bzw. ausgeschlichen werden ❺.

Schwere Schübe sollten primär mit **systemisch** wirksamen **Steroiden** in Kombination mit einem **Immunsuppressivum** (Azathioprin oder Methotrexat) therapiert werden ❻. Bei Remission sollten die Steroide ausgeschlichen, die Immunsuppression aber langfristig fortgesetzt werden ❼. Bei fehlendem Ansprechen, Unverträglichkeit oder Steroidabhängigkeit sind die rekombinanten **TNF-Antikörpern** wie Infliximab und Adalimumab indiziert ❽. Die Bedeutung einer gleichzeitigen Immunsuppression ist noch nicht eindeutig geklärt. Bei Einsatz von Immunsuppressiva in der Remissionsinduktion können sie zur Remissionserhaltung fortgeführt werden, alternativ ist eine Weiterbehandlung mit den TNF-Antikörpern indiziert ❾. Bei primärem oder sekundärem Therapieversagen des einen TNF-Antikörpers kann der Wechsel zu einem anderen erwogen werden. Häufig bleiben jedoch nur **chirurgische** Optionen ❿. Medikamentöse Strategien zur Schubprophylaxe nach einer Operation haben nur marginale Effekte.

Komplikationen

Der chronische Verlauf führt häufig zu Komplikationen, die langfristig meist einer Operation bedürfen. Narbige **Strikturen** können zu Ileusbeschwerden führen (➤ Abb. 1). Charakteristisch sind außerdem **Fisteln** (enteroenteral, enterokutan, vaginal, vesikal), die häufig von **Abszessen** begleitet sind. Nach zahlreichen Operationen kann es zum Kurzdarmsyndrom kommen. Eine langzeitige **Kortisonbehandlung** kann Osteoporose, Diabetes und Katarakt zur Folge haben.

Morbus Crohn

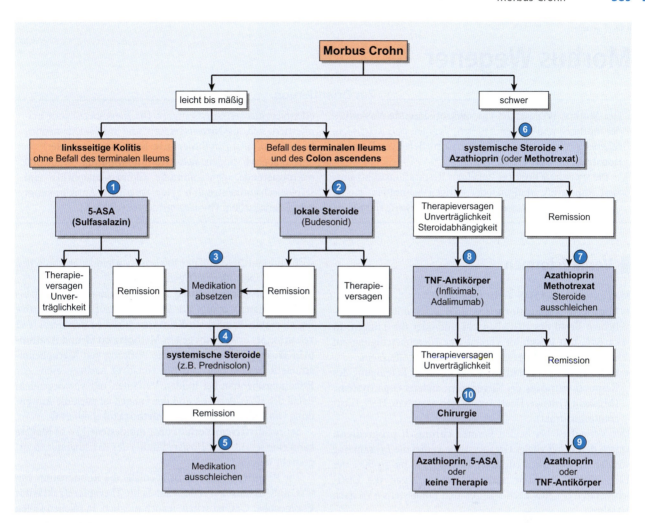

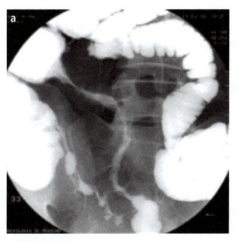
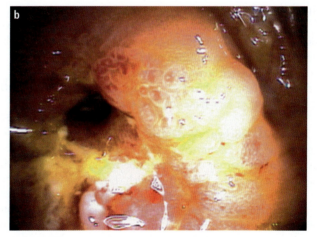

Abb. 1 Morbus Crohn.
a) Langstreckige Stenose im terminalen Ileum.
b) Entzündliche Stenose der Bauhin-Klappe.

I. H. Tarner
Morbus Wegener

Zur Orientierung

Der Morbus Wegener ist eine **nekrotisierende Vaskulitis** der mittleren und kleinen Arterien, Venolen und Arteriolen, seltener größerer Arterien. Typisch ist ein Befall von **Respirationstrakt** (> Abb. 1) und **Nieren**.

Die typische **Klinik** bei Befall des Respirationstrakts umfasst Rhinorrhö, blutigen oder eitrigen Schnupfen, nasale oder orale Ulzera, Husten, Dyspnoe, Heiserkeit, Hämoptoe oder pleuritischen Brustschmerz. Die Nierenbeteiligung manifestiert sich als Nierenversagen und mit einem nephritischen Sediment (Erythrozyturie, Erythrozytenzylinder).

Histologisch finden sich **Granulombildung**, segmental nekrotisierende, pauci-immune Glomerulonephritis und serologisch antineutrophile zytoplasmatische Antikörper mit zytoplasmatischem Fluoreszenzmuster (**cANCA**).

Verlaufsformen

Man unterscheidet zwei Verlaufsformen:
- **Limitierte Verlaufsform** (ca. 25% d. F.) mit ausschließlichem Befall des HNO-Bereichs und/oder der Lungen. In ca. 80% tritt jedoch im Verlauf eine Nierenbeteiligung auf und auch andere Organsysteme können betroffen sein.
- **Generalisierte Verlaufsform** mit primärer Beteiligung des Respirationstraktes, der Nieren sowie anderer Organsysteme (Muskeln, Gelenke, Haut, Augen, Nervensystem, Herz, Gastrointestinaltrakt).

Der Verlauf ist bei beiden Formen **chronisch progredient**. Durch den Befall vitaler Organsysteme verlief die Erkrankung vor der Verfügbarkeit effektiver Therapien in bis zu 90% der Fälle binnen 2 Jahren letal. Heutzutage liegen die Überlebensraten bei 80% nach 5 Jahren und mindestens 65% nach 10 Jahren.

Therapie

Zur **Remissionsinduktion** bedarf es einer aggressiven, immunsupprimierenden Therapie, im Wesentlichen mit **Cyclophosphamid (CYC)** und hochdosierten **Steroiden** in verschiedenen Applikationsformen. Am besten etabliert ist das sog. **Fauci-Schema** ❶ mit täglicher oraler Einnahme von CYC und Prednisolon.

Bei **akut lebensbedrohlichen Verläufen** (Kreatinin > 2,0 mg/dl, respiratorische Insuffizienz, ZNS-Vaskulitis, Darminfarkt) ist eine **Intensivierung** durch streng überwachte Dosissteigerung (Leukozytenzahl > 4000/µl) möglich. Ergänzend wurde bei Fällen von dialysepflichtiger Nierenbeteiligung und/oder pulmonaler Hämorrhagie auch die Wirksamkeit einer **Plasmapherese** ❷ nachgewiesen.

Alternativ ist eine parenterale Pulstherapie (**Austin-Schema**) möglich ❸, die geringere Toxizität aber möglicherweise auch verminderte Effektivität besitzt.

Bei leichten Verlaufsformen ist eine Remissionsinduktion mit **Methotrexat** und **Prednisolon** möglich ❹, hier sind jedoch Rezidive häufiger.

Parameter zur **Beurteilung des Therapieerfolges** bzw. der Krankheitsaktivität sind BSG, CRP, Blutbild, Kreatinin, Urinsediment und cANCA-Titer sowie die vorhandenen klinischen Zeichen der betroffenen Organsysteme.

Zur **Remissionserhaltung** nach 3–6 Monaten (ggf. auch bis zu 12 Monaten) erfolgt die Umstellung auf eine alternative Basistherapie. Parallel wird ein Ausschleichen des Steroids ❺ versucht. Als erste Wahl gelten **Methotrexat** ❻ und **Azathioprin** ❼. Inzwischen ist auch die Wirkung von Mycophenolatmofetil, Leflunomid und Rituximab ❽ nachgewiesen. Zur Erhaltungstherapie bei milden Verläufen mit vorwiegendem Befall des HNO-Bereichs und der Lungen ist auch die Anwendung von **Trimethoprim/Sulfamethoxazol** etabliert ❾.

Bei **rezidivfreiem Verlauf** über mindestens 12–24 Monate kann eine schrittweise Dosisreduktion der Basistherapie ❿ angestrebt werden.

Zur **Rezidivtherapie** ⓫ ist ebenfalls die Kombination von CYC und Prednisolon erste Wahl. Echte **Therapierefraktärität** ⓬ gegenüber CYC ist selten, jedoch möglich. In solchen Fällen sollte die Verlegung in ein spezialisiertes Zentrum erfolgen. Klare, evidenzbasierte Leitlinien existieren bisher nicht. Versucht werden können Leflunomid, Mycophenolatmofetil, Infliximab, Rituximab, Etoposid, Anti-Thymozyten-Globulin oder das in Erprobung befindliche 15-Deoxyspergualin.

Komplikationen

Die wichtigsten Komplikationen ⓭ sind (z. T. irreversible) **Organschäden**. Dazu zählen terminale Niereninsuffizienz, respiratorische Insuffizienz, neurologische Ausfälle, Myokardinfarkt, erhöhtes Thromboserisiko, Sattelnase, Orbita-Pseudotumor und subglottische Stenose.

Daneben sind **therapieassoziierte Komplikationen** häufig. Manifestationen der CYC-assoziierten Toxizität sind Zystitis, Amenorrhö, opportunistische Infekte, Blasenkarzinom, Myelodysplasie und Lymphom. Bei langdauernder, hochdosierter Steroidtherapie können Katarakt, osteoporotische Frakturen, aseptische Knochennekrose, gastrointestinale Blutungen oder Steroiddiabetes auftreten.

Morbus Wegener

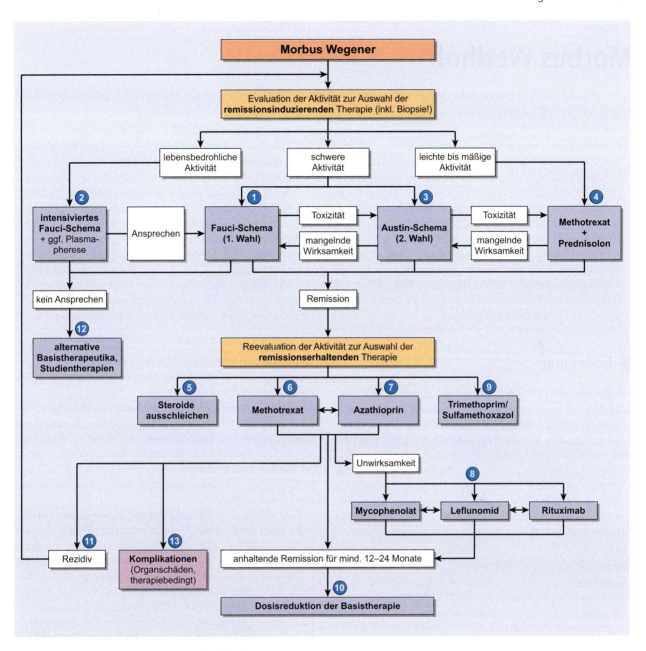

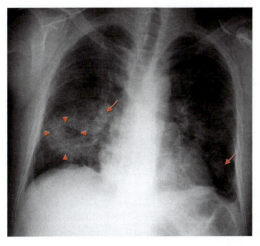

Abb. 1 Morbus Wegener. Pulmonale Granulome (Pfeile), diffuses Infiltrat und Kavernenbildung (Pfeilspitzen).

S. Mayer
Morbus Werlhof

Synonym: **chronische idiopathische thrombozytopenische Purpura (ITP).** Heute wird das Akronym ITP mit dem Begriff Immunthrombozytopenie gleichgesetzt.

Zur Orientierung

Der Morbus Werlhof bezeichnet die chronische Form der ITP. Die Thrombozytopenie entsteht durch eine autoantikörpervermittelte verkürzte Thrombozytenlebensdauer mit normaler oder gesteigerter Thrombopoese (Megakaryozytopoese). Eine Helicobacter-pylori-Gastritis scheint bei einem Teil der Patienten pathogenetisch eine Rolle zu spielen.

Leitsymptome der Thrombozytopenie sind petechiale Blutungen (v.a. an den unteren Extremitäten, > Abb.1), Schleimhautblutungen, kleine Hämatome und verlängerte Blutungen nach Traumen. Bei Frauen ist eine verstärkte Regelblutung (Menorrhagie) möglich.

Die **Diagnostik** umfasst eine sorgfältige Anamnese sowie verschiedene laborchemische und bildgebende Verfahren (> Abb. 2) ❶. Die ITP ist eine Ausschlussdiagnose! Ziel der Diagnostik ist es, andere Ursachen für die Thrombopenie zu erkennen sowie die sekundäre ITP abzugrenzen. Wichtige **Differenzialdiagnosen** sind die sog. Pseudothrombopenie (Agglutination der Thrombozyten in vitro), die heparininduzierte Thrombopenie (HIT), die thrombotisch-thrombozytopenische Purpura, Thrombopenie bei Hypersplenismus oder Infekten (z.B. Malaria, Leptospirose) sowie die hypo- und amegakaryozytären Thrombopenien verschiedener Genese.

Einteilung

Die Einteilung der ITP erfolgt in eine **primäre** (ohne bekannte Grunderkrankung) und eine **sekundäre Form** (mit bekannter Grunderkrankung). Bei der primären ITP wird eine akute von einer chronischen Verlaufsform unterschieden. Die akute betrifft v.a. Kinder und Jugendliche, tritt häufig nach Virusinfektionen auf und zeigt in ca. 80% der Fälle eine spontane Remission innerhalb von 6 Monaten. Die chronische Verlaufsform betrifft überwiegend Erwachsene, 80% der Patienten sind jünger als 60 Jahre. Spontanremissionen werden in < 20% der Fälle beobachtet.

Einteilung der Immunthrombozytopenien	
primäre ITP ohne bekannte Grunderkrankung	• akute ITP • chronische ITP (Morbus Werlhof)
sekundäre ITP mit bekannter Grunderkrankung	• maligne Lymphome • Autoimmunerkrankungen (z.B. SLE) • HIV • allogene Knochenmarkstransplantation
medikamentenassoziierte ITP	• Heparin (HIT) • Penicilline, Cephalosporine • Valproat
allo-Antikörper-assoziierte ITP	• Posttransfusionspurpura • Alloimmunthrombopenie des Neugeborenen

Therapie

Nicht jede ITP muss therapiert werden. **Ziel der Therapie** ist es Blutungen zu verhindern sowie die Blutungsgefährdung zu vermindern. **Indikationen** zur Behandlung sind die symptomatische ITP mit Blutung, nicht aufschiebbare Operationen sowie jede ITP mit Thrombozyten ≤ 30 000/μl.

Zur **Akuttherapie** kommen zum raschen Anheben der Thrombozyten (bedrohliche Blutung, präoperativ) intravenöse **Steroide** in Kombination mit **Immunglobulinen** in hoher Dosierung zum Einsatz ❷.

Bei der **Thrombopenie ohne bedrohliche Blutung** erfolgt die Primärtherapie ebenfalls durch **Steroide** in niedrigerer Dosis (Prednisolon, Dexamethason-Stoßtherapie); diese können auch oral verabreicht werden ❸. Bei adäquatem Anstieg der Thrombozyten wird die Prednisolon-Dosis innerhalb von 6–8 Wochen sukzessive unterhalb der Cushing-Schwellendosis reduziert ❹.

Die Indikation zur Sekundärtherapie (**Splenektomie** ❺) besteht, wenn die Thrombozyten nur kurzzeitig oder gar nicht auf Werte > 30 000/μl ansteigen **(steroidrefraktär)** oder die Steroiddosis, welche die Thrombozyten > 30 000/μl hält, über der Cushing-Schwellendosis liegt **(steroidabhängig).** Bei Kontraindikation gegen Splenektomie oder persistierende Thrombopenie nach Splenektomie (Therapieversagen) kommen z.B. Rituximab, verschiedene immunsuppressive Substanzen, Anti-D-Immunglobuline, Danazol sowie experimentelle Verfahren (Thrombopoese-stimulierende Substanzen, z.B. Eltrombopag, Romiplostim) zum Einsatz ❻.

Auch bei **fehlender Therapieindikation** sollten regelmäßige klinische und laborchemische Verlaufskontrollen erfolgen ❼ sowie auf Medikamente, welche die Thromboyztenfunktion beeinträchtigen, möglichst verzichtet werden.

Bei der **sekundären ITP** wird die Grunderkrankung therapiert.

Vor Splenektomie ist eine prophylaktische Immunisierung gegen kapseltragende Keime (Pneumokokken, Haemophilus, Meningokokken) indiziert.

Komplikationen

Die wichtigsten Komplikationen sind **bedrohliche Blutungen** (intrazerebral, gastrointestinal). Nach Splenektomie ist die er-

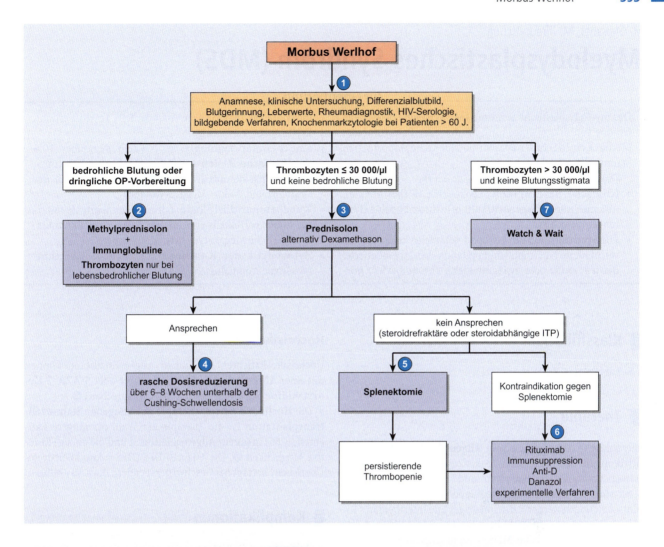

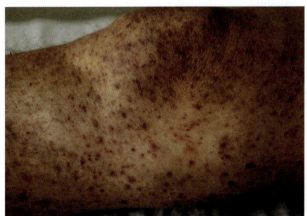

Abb. 1 Petechien bei Morbus Werlhof.

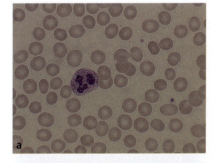

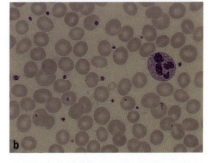

höhte Morbidität durch bekapselte Keime zu bedenken. Die oft immunsuppressive Wirkung der eingesetzten Therapeutika muss beachtet werden.

Abb. 2 Thrombopenie im Blutausstrich (a) und normaler Blutausstrich (b).

B. Gleissner, M. Pfreundschuh
Myelodysplastisches Syndrom (MDS)

Zur Orientierung

Das myelodysplastische Syndrom (MDS) ist eine heterogene Gruppe von Erkrankungen mit **Mono-** oder **Panzytopenie,** die durch einen Schaden der pluripotenten hämatopoetischen Stammzelle entsteht.

Diagnose und Stadieneinteilung durch ❶:
- **Klinische Beschwerden:** Leukopenie (Fieber/Infekte), Anämie (Abgeschlagenheit/Luftnot), Thrombopenie (Blutungen/Petechien)
- **Differenzialblutbild:** basophil getüpfelte Erythrozyten, verminderte Neutrophilengranulation, Übersegmentierte, Blasten, große oder hypogranulierte Thrombozyten; normozytäre bis makrozytäre Anämie, teils Ferritin erhöht, Erythropoetin erniedrigt
- **Knochenmarkzytologie:** in ≥ 2 Zellreihen über 10% **dysplastische Zellen** (megaloblastoide rote Vorstufen, ≥ 15% Ringsideroblasten, Kern-Plasma-Dissoziation der Granulozyten, Mikro-Megakaryozyten)
- **Knochenmarkhistologie:** normale/vermehrte Zellularität, abnormal lokalisierte unreife myeloische Vorstufen, dysplastische Megakaryozyten, Markfibrose
- **Zytogenetik der Knochenmarkzellen:** klonale chromosomale Anomalien.

▌ Klassifikation

(➤ Tabelle)

▌ Therapie

Sie erfolgt in Abhängigkeit vom **Allgemeinzustand** und dem **Risikoprofil** der Erkrankung (3 Risikomerkmale: Anzahl der Knochenmarkblasten, Karyotyp und Anzahl zytopenischer Zellreihen im Blut; 4 Prognosegruppen). Für therapeutische Entscheidungen werden i. d. R. niedriges und intermediäres Risiko 1 (**Niedrigrisiko-MDS**) bzw. intermediäres Risiko 2 und hohes Risiko (**Hochrisiko-MDS**) zusammengefasst.

Niedrigrisiko-MDS

Bei vielen dieser Patienten stellt die **Transfusion** von Erythrozyten/Thrombozyten bei Anämie oder Blutung die einzige sinnvolle Therapie dar ❷. Dauerhafte Erythrozytentransfusionen bringen die Gefahr einer Eisenüberladung mit sich und daher sollte ab Transfusionen von 25 Erythrozytenkonzentraten eine Therapie mit **Eisenchelatbildnern** begonnen werden. Weiterhin sind empirische Behandlungen von Infektionen (bakteriell, viral, Pilze) und prophylaktische Maßnahmen (z. B. Impfung gegen Grippeviren) empfehlenswert. Auch die Therapie mit **hämatopoetischen Wachstumsfaktoren** hat sich bewährt. So führt die Gabe von **Erythropoetin ± G-CSF** bei RA/RAEB oder RARS und erniedrigtem Erythropoetin zu einer Ansprechrate zwischen 40 und 60%. Bei Neutropenie bzw. refraktären Infektionen ist der Einsatz von **G-CSF** (Granulozyten-Kolonie-stimulierender-Faktor) sinnvoll. Eine weitere Therapiemöglichkeit ist die **Immunsuppression** mit Anti-Thymozytenglobulin oder Cyclosporin.

Bei **5q-Syndrom** hat sich in zahlreichen Studien zudem das Thalidomid-Analogon Lenalidomid als gut wirksam erwiesen (bisher keine Zulassung in Deutschland) ❸.

Hochrisiko-MDS

Hochrisiko-Patienten mit gutem Allgemeinzustand können mit einer **AML-typischen Chemotherapie** oder **5-AZA-2-Deoxycytidine** behandelt werden (64% Ansprechen) ❹.

Die **Hochdosis-Chemotherapie mit allogener Stammzelltransplantation** ist die Therapie der Wahl für jüngere Patienten (< 65) in gutem Allgemeinzustand und die einzige kurative Möglichkeit ❺. Die 3-Jahres-DFS (DFS = krankheitsfreies Überleben) beträgt bei Geschwisterspendern etwa 35–40%.

▌ Komplikationen

- **Anämie**
- **Blutungen** (Thrombozytentransfusion bei Thrombozyten < 10 000/µl)
- **Eisenüberladung** bei wiederholten Transfusionen
- **Infektionen** (antibiotische Prophylaxe bei Leukozytenzahlen < 1000/µl)
- Transformation in eine **sekundäre akute Leukämie** (Behandlung wie akute Hochrisiko-Leukämie).

Myelodysplastisches Syndrom (MDS)

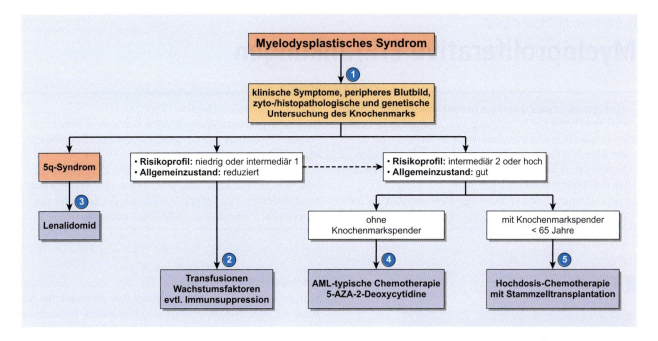

Klassifkation des MDS	peripheres Blut	Knochenmark
refraktäre Anämie (RA)	• Anämie > 6 Monate	• erythroide Dysplasie • **< 15% Ringsideroblasten** • **< 5% Blasten**
refraktäre Anämie mit Ringsideroblasten (RARS)	• s. RA	• s. RA, aber ≥ **15% Ringsideroblasten**
refraktäre Zytopenie mit multilineärer Dysplasie (RCMD)	• Bi- oder Panzytopenie • keine oder selten Blasten • keine Auerstäbchen • < 1 × 10⁹/L Monozyten	• Dysplasie in ≥ 10% Zellen von ≥ 2 Zellreihen • **< 15% Ringsideroblasten** • **< 5% Blasten** • keine Auerstäbchen
refraktäre Zytopenie mit multilineärer Dysplasie und Ringsideroblasten (RCMD-RS)	• s. RCMD	• s. RCMD aber • **≥ 15% Ringsideroblasten**
refraktäre Anämie mit Blastenexzess (RAEB-1)	• Zytopenie • < 5% Blasten • keine Auerstäbchen • < 1 × 10⁹/L Monozyten	• Dysplasie ≥ 1 Zellreihe • **5–9% Blasten** • keine Auerstäbchen
refraktäre Anämie mit Blastenexzess (RAEB-2)	• Zytopenie • 5–19% Blasten • Auerstäbchen ± • < 1 × 10⁹/L Monozyten	• Dysplasie ≥ 1 Zellreihe • **10–19% Blasten** • **Auerstäbchen ±**
MDS, unklassifiziert (MDS-U)	• Zytopenie • keine oder selten Blasten • keine Auerstäbchen	• Dysplasie der Granulozyten oder Megakaryozyten • **< 5% Blasten** • keine Auerstäbchen
MDS mit Deletion 5q (5q-Syndrom)	• Anämie • < 5% Blasten • Thrombozyten normal/erhöht	• normale/vermehrte Megakaryozyten mit hypolobulierten Kernen • **< 5% Blasten** • keine Auerstäbchen • isolierte Deletion 5q

Myeloproliferative Erkrankungen

B. Gleissner, M. Pfreundschuh

Zur Orientierung

Myeloproliferative Erkrankungen sind charakterisiert durch eine neoplastische Vermehrung von Erythrozyten, Leukozyten oder Thrombozyten (**myeloide Zellreihen**), die auf einer klonalen Expansion hämatopoetischer Stammzellen im Knochenmark beruht. Die entstehenden peripheren Blutzellen sind funktionell nur partiell aktiv.

Initial treten uncharakteristische **Beschwerden** auf (Müdigkeit, Abgeschlagenheit, Gicht, Fieber, Juckreiz). Häufig besteht eine Splenomegalie, Kopfschmerzen, Schwindel, Bluthochdruck, Sehstörungen sowie Brennen in Zehen und Fingern (Erythromyalgie), arterielle und venöse Thrombosen sowie Blutungszeichen.

Diagnostisch wegweisend sind Blutbild, Differenzialblutbild, Knochenmarkzytologie und -histologie (Vermehrung von mindestens einer myeloiden Zellreihe) und Molekulargenetik (Ph-Translokation, JAK2-Mutationen) ❶.

Formen

Häufige Subtypen myeloproliferativer Erkrankungen		
Subtyp	typische Blutbildveränderungen	typischer genetischer Befund
chronische myeloische Leukämie	Vermehrung und Linksverschiebung der Granulopoese	Ph-Translokation: t(9;22) BCR-ABL-Fusion
Polycythaemia vera	Erythrozytose	JAK2-Mutationen
essenzielle Thrombozythämie	Thrombozytose	JAK2-Mutationen, PRV1-Überexpression
idiopathische Myelofibrose (Osteomyelofibrose)	Panzytopenie	JAK2-Mutationen

Therapie

Eine Therapieindikation besteht bei allgemeinem Krankheitsgefühl und Gewichtsverlust, Beschwerden durch die Splenomegalie, Leukozytenzahl > 50 000/μl, Thrombozyten > 1 Mio./μl.

Chronische myeloische Leukämie ❷: Therapie der Wahl ist die Tyrosinkinasehemmung mit Imatinib (bei Imatinib-Resistenz: Dasatinib). Hydroxyurea ist zytoreduktiv einsetzbar.

Polycythaemia vera ❸: Zur Senkung des Hämatokrits und Vermeidung von Gefäßverschlüssen werden Aderlassbehandlungen durchgeführt, bis ein klinischer Eisenmangel auftritt. Azetylsalizylsäure (ASS) wird zur Reduktion thromboembolischer Komplikationen gegeben. Allopurinol ist bei Hyperurikämie indiziert. Bei Versagen der Aderlassbehandlung erfolgt eine zytoreduktive Therapie (Hydroxyurea, Interferon-α, Anagrelide).

Essenzielle Thrombozythämie ❹: Bei hohen Thrombozytenzahlen oder Blutungszeichen erfolgt eine zytoreduktive Behandlung (Hydroxyurea, Interferon-α, Anagrelide). Gabe von ASS bei koronarer Herzerkrankung, Zeichen peripherer Durchblutungsstörungen, Mikrozirkulationsstörungen oder Erythromyalgie.

Idiopathische Myelofibrose ❺: Bei hohen Zellzahlen (Thrombozytose, Leukoyztose) erfolgt eine zytoreduktive Behandlung. Bei Zytopenie meist symptomatische Behandlung (Transfusion und evtl. Erythropoetingabe bei Anämie, Thrombozytensubstitution bei Thrombopenie, Gabe von Prednison oder Androgenen). Splenektomie bei symptomatischem Hypersplenismussyndrom oder bei Schmerzen durch Splenomegalie (Cave: Entfernung der Milz als blutbildendes Organ bei Markfibrose).

Bei Versagen der konventionellen Behandlung ist insbesondere bei jüngeren Patienten die Möglichkeit einer kurativen **allogenen Stammzelltransplantation** ❻ zu prüfen.

Komplikationen

Die wichtigsten Komplikationen sind:
- **Panzytopenie** bei idiopathischer Myelofibrose
- Übergang in eine **akute Leukämie**.

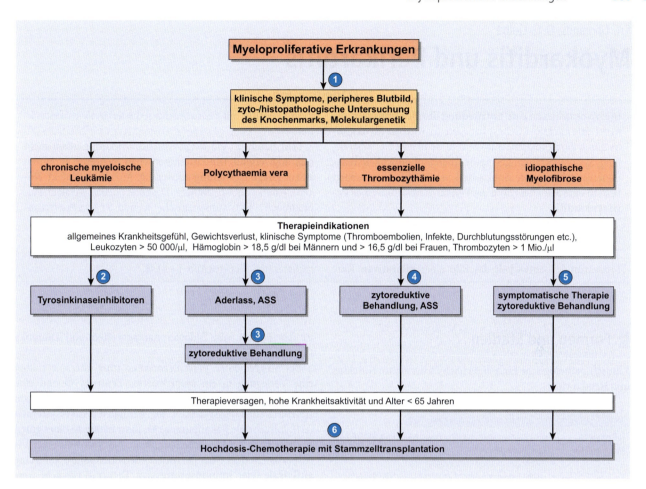

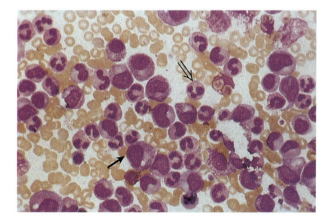

Abb. 1 CML, peripheres Blutbild. Chronische Phase mit kontinuierlicher Linksverschiebung. Alle granulozytären Reifungsstufen von Promyelozyten (Pfeil) bis zum Segmentkernigen (Doppelpfeil) sind vorhanden. [Renz-Polster]

Ch. Tillmanns, D. C. Gulba
Myokarditis und Perikarditis

Zur Orientierung

Die Myokarditis ist eine **Entzündung des Herzmuskels,** die meist eine infektiöse Genese hat. Seltener wird die Myokarditis durch kardiotoxische Substanzen/Medikamente, Bestrahlung, Systemerkrankungen sowie Überempfindlichkeitsreaktionen auf bestimmte Substanzen verursacht. Nicht selten besteht eine Mitbeteiligung des Perikards im Sinne einer **Perimyokarditis.**

Der akute **Verlauf** reicht von häufig subklinischen Verläufen bis hin zu einer raschen kardialen Dekompensation und Tod. Meist heilt die Myokarditis folgenlos aus. Ein Teil der Myokarditiden entwickelt das Bild einer **dilatativen Kardiomyopathie** mit persistierend reduzierter Ventrikelfunktion.

Sehr häufig ist ein diagnostisches Verfahren allein nicht richtungweisend. Die Zusammenschau mehrerer Verfahren ist zur **Diagnosestellung** notwendig: Anamnese (Infekt, Noxen), Klinik (Thoraxschmerz, Dyspnoe, Fieber, Myalgie, Palpitationen), EKG (unspezifische T- und ST-Streckenveränderungen, Arrhythmien), Labor (Entzündungsparameter ↑, Troponin ↑, CK ↑), Echokardiographie (evtl. reduzierte ventrikuläre Pumpfunktion, Perikarderguss), Kardio-MRT, Herzkatheter und Biopsie (Abb. 1–4) ❶.

Formen und Stadien

Klinisch-pathologische Einteilung nach Liebermann, Hutchins und Herskowitz.

Klinisch-pathologische Einteilung der Myokarditis	
fulminante Myokarditis	• rasanter Krankheitsbeginn, schwere kardiovaskuläre Kompromittierung • Histologie: multiple entzündliche Foci • rasche Besserung oder aber rasche Verschlechterung der LV-Funktion
akute Myokarditis	• weniger rasanter Krankheitsbeginn • evtl. Entwicklung einer dilatativen Kardiomyopathie
chronisch-aktive Myokarditis	• häufig klinisch und histologisch entzündliche Rezidive • evtl. Entwicklung einer LV-Dysfunktion mit Nachweis chronisch-entzündlicher Veränderungen
chronisch-persistierende Myokarditis	• histologischer Nachweis persistierender entzündlicher Infiltrate, häufig mit Nachweis von myokardialen Fibrosen • häufig typische Symptome ohne Nachweis einer LV-Dysfunktion

Therapie

Die wichtigste Therapie der Myokarditis ist die **körperliche Schonung** und ggf. zu Beginn auch Bettruhe ❷. Im Verlauf kann eine langsame symptomorientierte Steigerung erfolgen, möglichst rhythmusüberwacht und unter Kontrolle der ventrikulären Pumpfunktion. Positive Effekte sind auch durch Alkoholkarenz und das Meiden anderer kardialer Noxen belegt; Digitalis- und NSAR-Präparate sollten nicht zum Einsatz kommen.

Bei Vorliegen von Rhythmusstörungen und linksventrikulären Funktionseinschränkungen sind je nach Schweregrad eine **Monitorüberwachung** ❸ oder eine **intensivmedizinische Überwachung** ❹ notwendig. Frühzeitig sollten ACE-Hemmer und β-Blocker zum Einsatz kommen. Je nach klinischem Bild ist der Einsatz von Aldosteronantagonisten und Diuretika sinnvoll ❺.

Bei progredienter Verschlechterung trotz Therapie sollten eine Verlegung in ein spezialisiertes Zentrum ❻ und eine **Biopsie** ❼ erwogen werden. Auch der frühe Einsatz von Herzunterstützungssystemen, sog. kardialen **Assist-Systemen** (z. B. intraaortale Ballonpumpe) ❽, führt häufig zu einer guten Verbesserung der klinischen Situation. Bei Nachweis einer Viruspersistenz oder einer persistierenden Entzündung kann eine **antivirale** oder **immunsuppressive Therapie** versucht werden ❾.

Bei Hinweisen auf eine Grunderkrankung (z. B. Neoplasie, Kollagenose, Speicherkrankheit), die sekundär zu einer Myokarditis führte, sollte möglichst die Diagnose mittels Biopsie gesichert werden, um dann eine **gezielte Therapie** zu initiieren ❿.

Ultima Ratio ist die Herztransplantation ⓫.

In Abhängigkeit von der Ausprägung des Krankheitsbildes sollten **Verlaufskontrollen** von Klinik, EKG, Herzrhythmus, Echokardiographie und ggf. MRT nach 1, 3, 6, 9 und 12 Monaten durchgeführt werden.

✚ Tabelle zu diagnostischen Verfahren bei Myokarditis

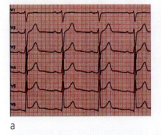 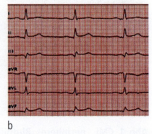

a b

Abb. 1 EKG Brustwand (a) und Extremitäten (b). Erhöhter ST-Streckenabgang aus dem aufsteigenden Schenkel des „S" im Rahmen einer Perimyokarditis.

Myokarditis und Perikarditis

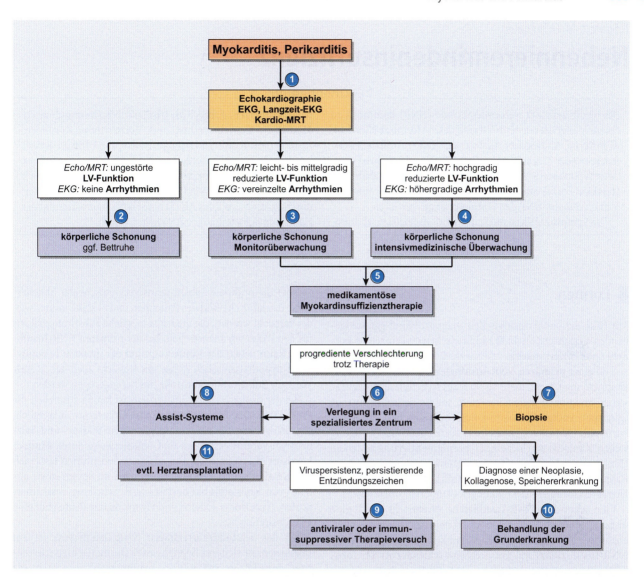

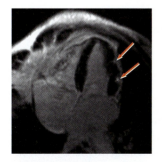

Abb. 2 Kardio-MRT: Nachweis von myokardialen Fibrosen (typische intramurale und oder epikardial betonte Lokalisation, Pfeile).

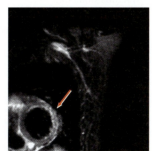

Abb. 3 Kardio-MRT: Nachweis eines myokardialen Ödems (Pfeil).

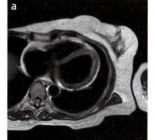
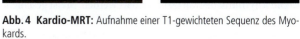

Abb. 4 Kardio-MRT: Aufnahme einer T1-gewichteten Sequenz des Myokards.
a) Vor Kontrastmittelgabe.
b) Nach Kontrastmittelgabe mit fleckförmiger Mehranreicherung (Pfeile).

J. Seufert, U. Lichtenauer
Nebennierenrindeninsuffizienz

Zur Orientierung

Bei Insuffizienz der Nebennierenrinde (NNR) kommt es zu einem Mangel der in der NNR gebildeten Hormone (Kortisol, Aldosteron, Androgene). Auslöser der NNR-Insuffizienz können entweder Erkrankungen der NNR selbst (**primäre** Form) oder hypophysäre (**sekundäre** Form) bzw. hypothalamische (**tertiäre** Form) Störungen sein, die über eine verminderte Stimulation der NNR den Hormonmangel bewirken.

Die **Symptomatik** ist meist nur sehr unspezifisch: abdominelle Schmerzen, Erbrechen, Übelkeit, belastungsinduzierte Müdigkeit, Gewichtsverlust und Herzrhythmusstörungen. Beim akuten schweren Hypokortisolismus (**Addison-Krise**) kann es zu lebensbedrohlichem Koma bis hin zum Schock kommen. Bei längerer primärer NNR-Insuffizienz kann sich durch Stimulation des MSH-Rezeptors in den Melanozyten durch exzessiv erhöhtes ACTH eine Hyperpigmentierung der Haut- und Schleimhäute entwickeln (> Abb. 1).

Formen

Mit Hilfe der endokrinologischen Diagnostik und ggf. bildgebenden Verfahren (MRT) ❶ kann zwischen den einzelnen Formen differenziert werden.

Von einer **primären NNR-Insuffizienz (Morbus Addison)** ❷ spricht man, wenn mehr als 90% des Nebennierenrindengewebes funktionell ausgefallen sind, sodass dem Organismus lebensnotwendige Glukokortikoide (Kortisol) und Mineralokortikoide (Aldosteron) nicht mehr ausreichend zur Verfügung stehen. Klinisch kann hier eine **Hyperpigmentierung** bestehen. Häufige Ursachen sind eine Autoimmunadrenalitis (auch im Rahmen einer pluriglandulären Insuffizienz) oder beidseitige Nieren-/Nebennierenerkrankungen (Tumoren, Infektionen).

Eine **sekundäre NNR-Insuffizienz** ❸ entsteht durch eine ungenügende Produktion von ACTH bei Hypophyseninsuffizienz bzw. bei hypothalamischer Funktionsstörung (**tertiäre NNR-Insuffizienz**) mit entsprechend fehlender ACTH- bzw. CRH-Sekretion. Hier besteht ausschließlich ein Kortisolmangel, während die Mineralokortikoidproduktion der Nebenniere nicht betroffen ist. Im Gegensatz zur primären NNR-Insuffizienz besteht hier klinisch **keine Hyperpigmentierung** (häufigste Ursachen > Kap. Hypophyseninsuffizienz).

Therapie

Der Hypokortisolismus wird unabhängig von der Form (primär, sekundär/tertiär) und der Ätiologie mit dem Glukokortikoid **Hydrokortison** behandelt ❹ ❺. Hierbei sollte die **zirkadiane Rhythmik** des Kortisols imitiert werden. Meist geschieht dies durch die orale Gabe morgens und mittags (⅔ der Dosis morgens, ⅓ mittags). In Stresssituationen (Operationen, konsumierende Erkrankungen) muss die Substitutionsdosis aufgrund des höheren Kortisolbedarfs um das 3–5-Fache erhöht werden. In jedem Fall muss der Patient über die Symptome und die Bedeutung der potenziell lebensbedrohlichen Erkrankung unterrichtet sein und Dosisanpassungen, besonders in Stresssituationen, möglichst selbständig durchführen. Ein Notfallausweis (> Abb. 2) sollte zudem immer mitgeführt werden.

Über die optimale Substitutionsdosis entscheidet üblicherweise das klinische Bild des Patienten, und es sollte immer wieder versucht werden, die niedrigst mögliche Substitutionsdosis für den Patienten anzustreben. Bei der primären NNR-Insuffizienz kann neben der Klinik aufgrund der intakten hypophysären-hypothalamischen Achse mit Vorsicht auch der ACTH-Wert zur Substitutionskontrolle mit herangezogen werden.

Bei der primären NNR-Insuffizienz ist häufig zusätzlich die Produktion des Mineralokortikoids Aldosteron ausgefallen, das maßgeblich für einen ausgeglichenen Wasser- und Salzhaushalt verantwortlich ist und üblicherweise durch **Fludrokortison** ❹ ersetzt wird. Die adäquate Substitution lässt sich durch Kalium- und Reninbestimmungen im Serum sowie anhand von Kreislauffunktionstests (z. B. Schellong-Test) überprüfen. Hypertonie, Ödeme und Hypokaliämie deuten auf eine Überdosierung hin.

Bei der **sekundären/tertiären NNR-Insuffizienz** ist auf Insuffizienzen weiterer hypophysärer Hormonachsen (thyreotrop, gonadotrop, somatotrop, mammotrop) zu achten, die entsprechend substituiert werden müssen ❻ (> Kap. Hypophyseninsuffizienz).

Ohne Beschwerden oder Komplikationen sollten **endokrinologische Kontrolluntersuchungen** halbjährlich bis jährlich stattfinden.

Komplikationen

Die wichtigsten Komplikationen sind **akuter Hypokortisolismus (Addison-Krise)** ❼ bei primärer NNR-Insuffizienz und **hypophysäres Koma** ❽ bei sekundärer/tertiärer NNR-Insuffizienz mit schweren Elektrolytentgleisungen, lebensgefährlichen Vigilanzstörungen und Schock. Diese Patienten werden intensivmedizinisch mit viel Flüssigkeit (mind. 2–3 l täglich i. v.) ❾ ❿ und hohen Kortisongaben therapiert.

Nebennierenrindeninsuffizienz 401

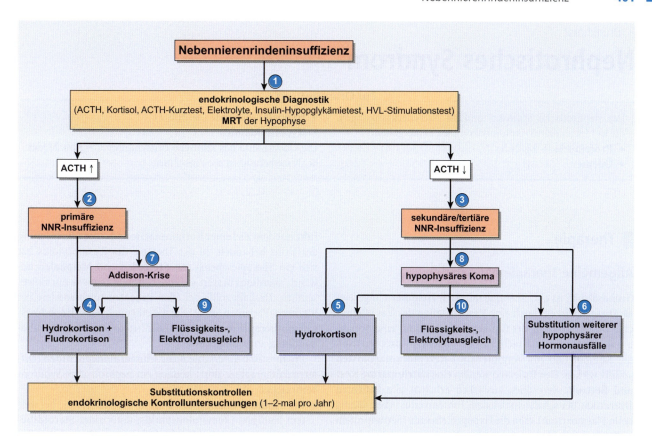

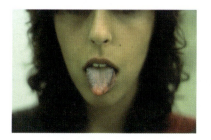

Abb. 1 Morbus Addison. Hyperpigmentierung der Haut, Schleimhäute und Handlinien.

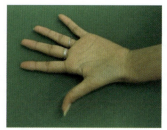

Abb. 2 Notfallausweis bei NNR-Insuffizienz (Morbus Addison).

Nephrotisches Syndrom

R. Brunkhorst

Zur Orientierung

Das nephrotische Syndrom umfasst Nierenerkrankungen, die mit folgendem Symptomenkomplex einhergehen:
- **Proteinurie** (> 3 g/24 h)
- **Ödeme**
- **Hypoalbuminämie** (> Abb. 1)
- **Hyperlipidämie.**

Die Ödeme sind das klinische Leitsymptom (> Abb. 2), der Schlüsselbefund ist die Proteinurie.

Therapie

Allgemeine Therapiemaßnahmen

Grundsätzlich ist eine Therapie mit **ACE-Hemmern** angezeigt ❶. Diese bewirken durch eine Vasodilatation des Vas efferens eine Druckentlastung des Glomerulus und damit eine Abnahme der Proteinurie. Bei nicht ausreichendem Ansprechen kann die Kombination mit **Angiotensin-I-Rezeptorantagonisten** additiv wirken. Den Patienten werden eine **natriumarme Kost** und **Bettruhe** verordnet, zusätzlich erhalten alle Patienten **Diuretika.** Bei schwerem renalem Proteinverlust (bes. häufig beim Plasmozytom) kann die Hypoproteinämie (Serumprotein < 40 g/l) durch Hypotonie, Infekte, Katabolismus etc. lebensgefährlich werden, sodass in Einzelfällen eine Nephrektomie in Betracht gezogen wird.

Spezielle Therapiemaßnahmen

Die spezielle Therapie richtet sich nach der zugrunde liegenden Erkrankung. Die Unterscheidung der **primären Glomerulonephritiden** kann nur histologisch, also durch **Nierenbiopsie** ❷ vorgenommen werden.

Abzugrenzen von den „entzündlichen" Glomerulonephritiden sind Glomerulopathien bei Patienten mit mehr als 10-jährigem **Diabetes mellitus** (Typ I oder II) oder bei Patienten mit **Plasmozytom** (multiples Myelom). Eine Nierenbiopsie sollte auch bei Vorliegen einer dieser Grunderkrankungen diskutiert werden, da bei Diabetes-Patienten (Diabetes < 10 Jahre, keine Retinopathie) eine nichtdiabetische Nierenerkrankung vorliegen kann und bei gesichertem Plasmozytom nur die Histologie zwischen den Formen der Nierenbeteiligung unterscheiden kann (→ Konsequenzen für Prognose und Therapie).

Bei Vorliegen einer **diabetischen Nephropathie** ❸ (➕ Abbildung) ist therapeutisch auf eine optimale **Blutzucker-** und **Blutdruckeinstellung** (systolisch < 120, diastolisch < 85 mmHg) zu achten. **ACE-Hemmer** sind Therapie der 1. Wahl, da sie zusätzlich zur antihypertensiven Wirkung einen nephroprotektiven Effekt (auch bei eingeschränkter Nierenfunktion) haben.

Grundsätzlich kann es beim **Plasmozytom** ❹ drei verschiedene Typen einer Nierenbeteiligung geben: Myelomniere, AL-Amyloidose der Nieren oder Leichtkettennephropathie. Die Myelomniere wird v. a. durch ausreichende **Flüssigkeitszufuhr** mit dem Ziel einer Normovolämie und einer Alkalisierung des Urins behandelt. In der Therapie des Plasmozytoms hat sich ein Therapieschema mit **Steroiden** und **Melphalan** bewährt, allerdings bessert sich die Langzeitprognose nur unwesentlich. Deshalb sollte bei allen Patienten (insbesondere bei jüngeren Patienten ohne Herzbeteiligung), eine **Hochdosis-Chemotherapie** mit autologer oder heterologer **Stammzellbehandlung** angestrebt werden.

Prognostisch unterschiedliche **Glomerulonephritiden** (Differenzialtherapie s. dort) können ein nephrotisches Syndrom verursachen.
- Die **Minimal-Change-GN** ❺ ist im Kindesalter die bei weitem häufigste Glomerulonephritis; unter einer **Steroidtherapie** kommt es in > 90% der Fälle zu einer kompletten Remission.
- Die **Minimal-Change-GN** kann mit einer **fokal segmentalen Glomerulosklerose** (FSGS) ❻ kombiniert sein. Dadurch verschlechtert sich die Prognose der Erkrankung drastisch.
- Die häufigste GN im Erwachsenenalter ist die **mesangioproliferative GN,** die nur bei etwa 30% der Patienten mit einem nephrotischen Syndrom einhergeht ❼.
- Die häufigste Ursache eines nephrotischen Syndroms bei Erwachsenen ist die **membranöse GN** ❽. Sie tritt insbesondere beim älteren Patienten häufig paraneoplastisch auf (**Tumorsuche:** Röntgenthorax, Sonographie, Koloskopie, Hämoccult-Test, ggf. CT).

Komplikationen

- **Hyperkoagulabilität** bedingt u. a. durch einen AT-III-Mangel. Spätestens bei Albuminwerten < 20 g/l ist eine **Antikoagulation** (langfristig mit Marcumar) angezeigt.
- Die **Hyperlipidämie** ist u. a. durch eine vermehrte hepatische Synthese von Lipoproteinen bedingt (bes. LDL, bei schwerer Erkrankung auch VLDL und Triglyceride). Wahrscheinlich ist eine cholesterinsenkende Therapie mit **Statinen** progressionsverzögernd wirksam.
- **Hypochrome Anämie** verursacht durch den renalen Verlust von Transferrin.

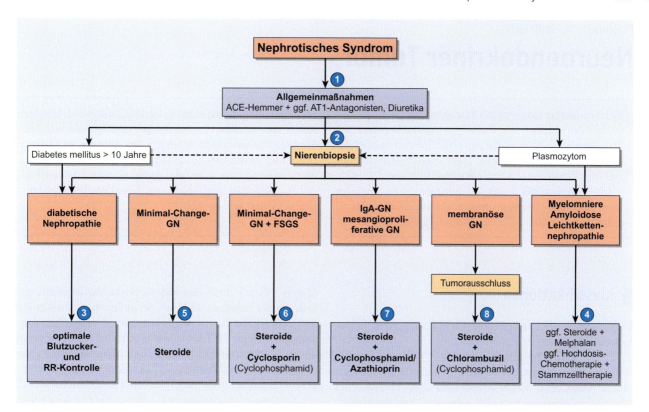

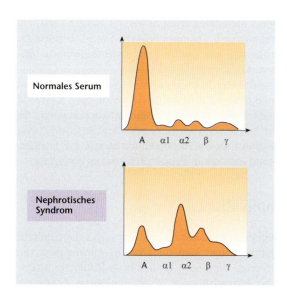

Abb. 1 Serumelektrophorese bei nephrotischem Syndrom. Albuminverminderung sowie Zunahme der α2, β und γ-Globulinfraktion im Vergleich zu einem Normalbefund.

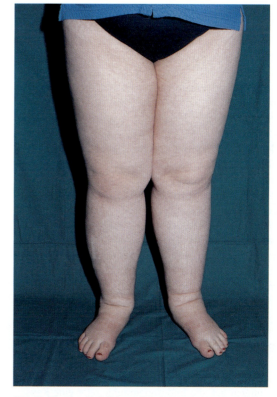

Abb. 2 Massive Beinödeme bei einer Patientin mit nephrotischem Syndrom.

C. Schmidt, A. Stallmach

Neuroendokriner Tumor

Zur Orientierung

Neuroendokrine Tumoren (NET) sind seltene, meist langsam wachsende Tumoren des Gastrointestinaltrakts (sowie der Bronchien oder Ovarien), die von verschiedenen neuroendokrinen Zellsystemen ausgehen. Man unterscheidet hormon**aktive** und (häufigere) hormon**inaktive** Tumoren.

Die **Symptomatik** hängt bei hormonaktiven Tumoren vom jeweiligen Sekretionsmuster ab, ein „Karzinoidsyndrom" tritt in < 10% der Fälle auf. Endokrin inaktive Tumoren zeigen oft nur unspezifische lokale Tumormasseneffekte. Neben hormonellen Untersuchungen und Bestimmung des Markers Chromogranin A werden zur **Diagnostik** bildgebende und endoskopische Verfahren sowie die Somatostatinrezeptor-Szintigraphie herangezogen, da die Tumorzellen durch einen stärkeren Besatz von Somatostatinrezeptoren charakterisiert sind (> Abb. 1).

Klassifikationen

Die Einteilung der Tumoren erfolgt nach Lokalisation, pathologischen Kriterien und Funktionalität.

Hinsichtlich der **Lokalisation** wird bei NET des gastroenteropankreatischen Systems zwischen Tumoren des Vorderdarms (Ösophagus, Magen, Duodenum und Pankreas), des Mitteldarms (Jejunum bis Colon ascendens) und des Hinterdarms (Colon transversum bis Rektum) unterschieden. Am häufigsten finden sich die Tumoren in Dünndarm und Rektum.

Die **pathologische** Klassifikation (nach WHO) orientiert sich neben der Tumorgröße an der Proliferation des Tumors (Ki-67-Index). Man unterscheidet:
- hoch differenzierte NET (Karzinoide)
- hoch differenzierte neuroendokrine Karzinome (maligne Karzinoide)
- niedrig differenzierte, kleinzellige neuroendokrine Karzinome.
- Die Mehrzahl der NET sind sporadisch, sie können aber auch im Rahmen familiärer Syndrome auftreten (MEN I, von Hippel-Lindau Syndrom, Neurofibromatose Typ 1).

Hinsichtlich der **endokrinen Sekretion** finden sich entsprechend der Herkunft der Tumorzellen bei Vorderdarmtumoren Gastrinome und Insulinome, selten Glukagonome, VIPome, Somatostatinome, und bei funktionellen Mitteldarmtumoren das Karzinoidsyndrom, während Enddarmtumoren in aller Regel nicht funktionell sind. Die **Metastasierung** der Tumoren erfolgt in erster Linie in die Leber, zudem in regionale Lymphknoten.

Therapie

Im Rahmen der **Staging-Diagnostik** werden neben den o.g. Untersuchungen ggf. die Endosonographie oder eine Kapselendoskopie durchgeführt ❶.

Bei **lokalisierten Tumoren** stellt die Operation die Therapie der Wahl dar. Das Ausmaß der **Resektion** wird dabei von Größe und Lokalisation des Tumors bestimmt ❷. Während kleine Magen-NET z. T. durch eine endoskopische Mukosektomie geheilt werden können, wird bei größeren Tumoren eine Antrektomie (Resektion des Antrum pyloricum) oder eine Gastrektomie durchgeführt. NET des Pankreas bedürfen einer operativen Therapie. Dünndarm-NET werden üblicherweise mittels einer Segmentresektion therapiert. NET des Kolons (Ausnahme Appendix) erfordern in der Regel eine totale Kolektomie. Bei NET des Rektums wird in Abhängigkeit der Größe eine lokale oder radikale Exzision vorgenommen.

Bei **limitierter hepatischer Metastasierung** sollte eine Resektion der Metastasen erwogen werden. Neuere Verfahren wie die transarterielle Chemoembolisation von Lebermetastasen sowie Thermo- und Kryoablation werden zunehmend häufig eingesetzt ❸.

Bei **ausgedehnter Erkrankung** und geringer Proliferation kommt eine biologische Therapie (Octreotid bzw. Lanreotid oder auch Interferon-α) zur Symptomkontrolle zum Einsatz ❹, bei rascher Proliferation wird eine zytostatische Chemotherapie durchgeführt ❺. Die Radiorezeptortherapie mit markiertem Octreotid steht nur in wenigen Zentren zur Verfügung.

Komplikationen

Die wichtigsten Komplikationen sind Hypoglykämie, peptische Ulzera/Blutungen und Karzinoidkrise. In Abhängigkeit von den sezernierten Hormonen können beim Insulinom lebensbedrohliche **Hypoglykämien** resultieren, beim Gastrinom kann es zu atypischen und ausgeprägten **Ulzerationen** mit u. U. massiven **gastrointestinalen Blutungen** kommen. Eine **Karzinoidkrise** ist durch eine ausgeprägte Flush-Symptomatik, extreme Blutdruckschwankungen, Bronchokonstriktion, Arrhythmien bis hin zu Verwirrung und Stupor gekennzeichnet.

Neuroendokriner Tumor

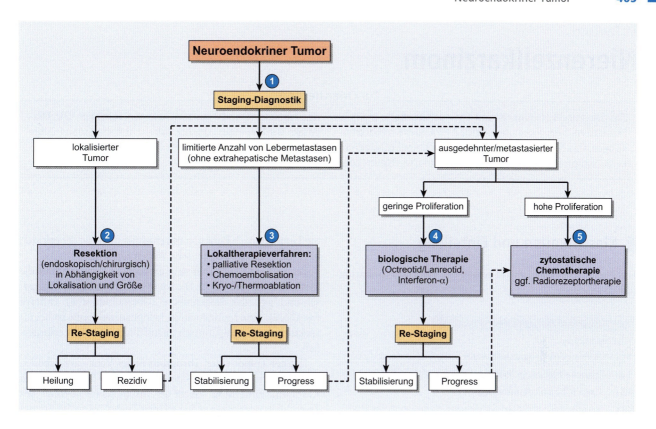

Pathologische Kriterien neuroendokriner Tumoren					
biologisches Verhalten	Differenzierungsgrad	Tumorgröße	Ki-67-Index [%]	Angioinvasion	Metastasen
benigne	hoch	≤ 1 cm	< 2%	–	–
benigne oder niedrigmaligne	hoch	≤ 2 cm	< 2%	–/+	–
niedrigmaligne	hoch	> 2 cm	> 2%	+	+
hochmaligne	niedrig	beliebig	> 30%	+	+

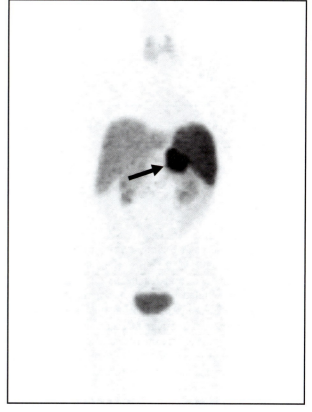

Abb. 1 Szintigraphische Darstellung eines NET des Pankreasschwanzes (Pfeil).

M. Fahlbusch
Nierenzellkarzinom

Zur Orientierung

Das Nierenzellkarzinom ist mit 85% der häufigste maligne Primärtumor der Niere und betrifft 2–3% aller Krebserkrankungen. Das Nierenzellkarzinom verursacht im Frühstadium keine Symptome. Mit zunehmendem Tumorwachstum können Hämaturie und Flankenschmerzen auftreten. Die **Diagnose** wird zumeist zufällig durch Abdomensonographie oder -CT gestellt (➤ Abb. 1).

Klassifikation und Einteilung

Das Nierenzellkarzinom wird gemäß der **TNM-Klassifikation** (2002) eingeteilt.

TNM-Klassifikation des Nierenzellkarzinoms	
T – Primärtumor	
T1a	Tumor < 4 cm auf die Niere begrenzt
T1b	Tumor 4–7 cm auf die Niere begrenzt
T2	Tumor > 7 cm auf die Niere begrenzt
T3a	Tumor infiltriert perirenales Gewebe innerhalb der Gerota-Faszie oder Nebenniere
T3b	Tumorthrombus in Nierenvene oder V. cava unterhalb des Zwerchfells
T3c	Tumorthrombus oberhalb des Zwerchfells
T4	Tumor außerhalb der Gerota-Faszie
N – regionäre Lymphknotenmetastasen	
N1	Befall eines regionalen LK
N2	Befall > ein regionaler LK
M – Fernmetastasen	
M1	Fernmetastasen

Man unterscheidet drei histologische Subtypen: **chromophobes** (4–5%; beste Prognose), **papilläres** NZK (10–15%) und **klarzelliges** Nierenzellkarzinom (80–90%; schlechteste Prognose).

Therapie

Die Operation ist der einzige kurative Therapieansatz. Die Operationsmethode richtet sich nach Größe und Lage des Tumors.

Es herrscht allgemein Konsens, dass Tumoren bis zu einer Größe von 4 cm (= **lokal begrenzt**) nierenerhaltend operiert werden sollten. Die Tumorexzision kann offen oder laparoskopisch (nur in Kompetenzzentren) durchgeführt werden ❶. Mit steigender Erfahrung der Operateure werden heute auch größere Tumoren erfolgreich exzidiert. Das onkologische Ergebnis scheint dabei der radikalen Nephrektomie gleichwertig zu sein.

Als zurzeit noch experimentelle Alternativen zur Exzision stehen die Radio-Frequenz-Ablation und die Kryotherapie zur Verfügung ❷. Bei diesen wenig invasiven Verfahren werden die Tumoren nach Punktion mit einer Sonde entweder erfroren oder durch elektromagnetische Wellen zerstört.

Bei **größeren Tumoren** stellt die radikale Nephrektomie die Methode der Wahl dar ❸. Die Niere wird mitsamt der Fettkapsel und ggf. der Nebenniere (Oberpoltumoren) entfernt (➤ Abb. 2). Eine routinemäßige Lymphadenektomie ist bei inspektorisch und palpatorisch unauffälligen LK nicht erforderlich.

Hat der Tumor einen **Thrombus** in der Vena cava gebildet, wird konventionell offen operiert und der Thrombus nach Kavotomie entfernt ❸. Reicht der Thrombus bis oberhalb des Zwerchfells oder sogar in den rechten Vorhof, kann der Einsatz einer Herz-Lungen-Maschine notwendig werden.

Bei **resektablen Metastasen** ist, wenn möglich, eine Operation anzustreben. Wegen der fehlenden therapeutischen Alternativen sollte hier die Indikation je nach Allgemeinzustand großzügig gestellt werden ❹.

Im **fortgeschrittenen metastasierten Stadium** scheint die Kombination aus Nephrektomie und medikamentöser Therapie den Patienten einen Überlebensvorteil zu bieten ❺. Seit Anfang 2007 sind für diese Indikation in Europa Multi-Thyrosinkinase-Inhibitoren (Sunitinib, Sorafenib) zugelassen, die höhere Ansprechraten erreichen als die klassischen Immuntherapeutika Interferon, Interleukin, 5-FU.

Tritt in der Nachsorge ein **Rezidiv** auf, ist immer auch die operative Resektion des Lokalrezidivs als Option zu prüfen ❻.

Komplikationen

Durch Einbruch des Tumors in das Hohlsystem der Niere kann es zu einer **Makrohämaturie** und bei Abgang von Blutkoageln über den Harnleiter zur **Nierenkolik** kommen. Falls der Patient nicht operabel ist, kann man durch eine palliative Embolisation ❼ der Niere die Blutung beherrschen. Ein Tumorthrombus kann selten zu ausgedehnten **pulmonalen Embolien** führen ❽. Paraneoplastische Syndrome zeigen neben Fieberschüben und einer Anämie häufig Leberfunktionsstörungen und eine **Hyperkalzämie.**

Nierenzellkarzinom

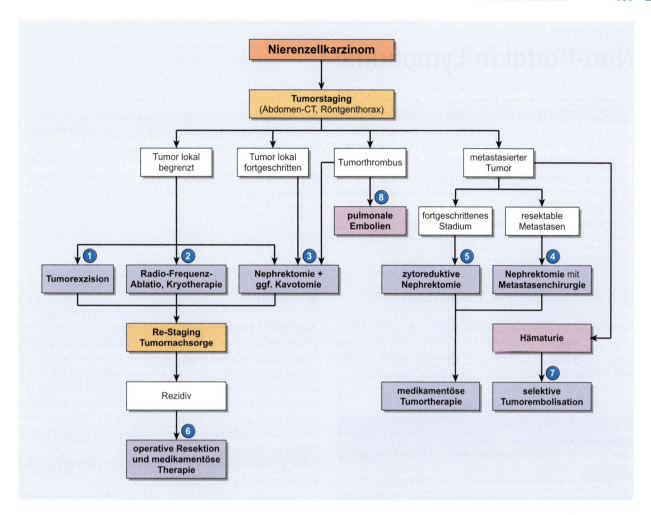

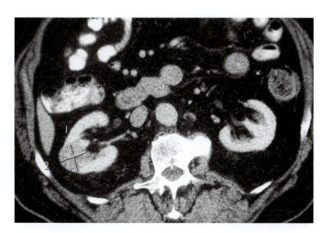

Abb. 1 Nierenzellkarzinom (4 × 4 cm) der rechten Niere im CT.

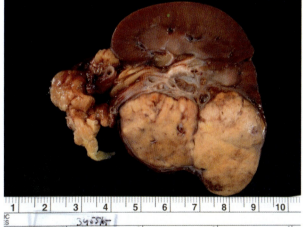

Abb. 2 Nephrektomie-Präparat eines ausgedehnten Nierenzellkarzinoms am Unterpol.

Ph. Schafhausen
Non-Hodgkin-Lymphome

___ Zur Orientierung ___

Das **Leitsymptom** der Non-Hodgkin-Lymphome (NHL) ist eine zunehmende **Lymphknotenschwellung.** Zugrunde liegt eine maligne klonale Neoplasie, die von B- oder T-Lymphozyten des lymphatischen Gewebes ausgeht. Eine Sonderform bildet das multiple Myelom (MM), welches sich primär im Knochenmark manifestiert. Ca. 30% der NHL manifestieren sich leukämisch.

Die **Diagnose** sollte immer durch eine histologische Untersuchung eines ganzen Lymphknotens oder einer Organbiopsie, bei Knochenmarkbeteiligung durch eine Beckenkammbiopsie erfolgen. Die Immunphänotypisierung und Zytogenetik sind als ergänzende Untersuchungen obligat. Zur Beurteilung der Lymphomausbreitung erfolgen neben CT-Bildgebung eine Knochenmarkpunktion und ggf. Liquorpunktion ❶.

Klassifikation und Stadieneinteilung

Die **WHO-Klassifikation** unterscheidet B- von T- und NK-Zell-Neoplasien. Entsprechend ihrem biologischen Verhalten erfolgt eine **klinische Einteilung** in indolente, aggressive und sehr aggressive NHL.

WHO-Klassifikation der NHL (modifiziert)		
	B-Zellen-Neoplasien	T- und/NK-Zellen-Neoplasien
sehr aggressive Lymphome ❷	• Vorläufer-B-lymphoblastische(s) Lymphom • Burkitt-Lymphom (➤ Abb. 1)	• Vorläufer-T-lymphoblastische(s) Lymphom • blastäres NK-Zell-Lymphom
aggressive Lymphome ❸	• follikuläres Lymphom (Grad III) • Mantelzell-Lymphom (➤ Abb. 3) • diffus großzelliges B-Zell-Lymphom	• Angioimmunoblastisches T-Zell-Lymphom (AILD) • ALK+ großzelliges Lymphom
indolente Lymphome ❹	• follikuläres Lymphom (Grad I–II) • chronische lymphatische Leukämie (B-CLL) • B-Prolymphozyten-Leukämie (B-PLL) • lymphoplasmozytisches Lymphom • Haarzellenleukämie (-Variante) (➤ Abb. 2) • multiples Myelom (MM) • Marginalzonenlymphom	• Leukämie großer granulärer Lymphozyten ➤ T-Zell-Typ (T-CLL) ➤ NK-Zell-Leukämie • T-Prolymphozyten-Leukämie (T-PLL) • Mycosis fungoides, Sézary-Syndrom

Die **Stadieneinteilung** der NHL erfolgt wie bei den Hodgkin-Lymphomen nach Ann-Arbor und unterscheidet zwischen **lokalisierten** Stadien (I–II) bzw. **disseminierten** Stadien (III–IV) (➤ Kap. Hodgkin-Lymphom).

Therapie

Aggressive Lymphome stellen insbesondere in fortgeschritteneren Stadien einen Notfall dar: bei Therapieeinleitung droht aufgrund des raschen Tumorzerfalls ein Tumorlysesyndrom ❺. Zur Vermeidung sollten als **Allgemeinmaßnahmen** neben einer ausreichenden Flüssigkeitszufuhr (> 2–6 Liter) zu Beginn der Therapie eine prophylaktische Senkung des Harnsäurespiegels mit Allopurinol erfolgen ❻. Bei Hyperkalzämie (häufig bei MM) ❺ muss zusätzlich eine Therapie mit Bisphosphonaten durchgeführt werden ❻.

Die **primäre Chemotherapie** richtet sich nach der Art des Lymphoms und dem Stadium:

Die spezifische Behandlung **sehr aggressiver** Lymphome erfolgt meist nach dem ALL-Protokoll für Erwachsene und beinhaltet eine wiederholte Polychemotherapie einschließlich Behandlung des ZNS, ggf. zusätzliche Strahlentherapie sowie eine allogene Stammzelltransplantation (SCT) bei Höchstrisikopatienten ❼.

Aggressive Lymphome werden in der Regel mit einer kombinierten Immunochemotherapie behandelt, z. B. Rituximab (monoklonaler Antikörper) in Kombination mit dem CHOP-Protokoll ❽. In bestimmten Situationen (großer Primärtumor, Resttumor nach Chemotherapie) kann zusätzlich eine Strahlentherapie erfolgen. Die Hochdosis-Chemotherapie mit Transplantation von autologen Stammzellen aus dem peripheren Blut wird meist in der Rezidivsituation bzw. in Studien eingesetzt ❽.

Indolente Lymphome werden selten im **Stadium I** diagnostiziert; dann ist mit einer alleinigen Bestrahlung eine kurative Behandlung möglich ❾. In den fortgeschrittenen Stadien **(Stadium II–IV)** ist eine Heilung mit einer konventionellen Chemotherapie meist nicht möglich. Daher wird zunächst ein abwartendes Vorgehen verfolgt (Watch & Wait) ❿. Eine Therapie sollte erst bei Auftreten von Beschwerden begonnen werden ⓫. Als Behandlungskonzepte stehen die konventionelle Chemotherapie, die passive Immuntherapie oder die autologe und allogene Stammzelltransplantation zur Verfügung ⓬. Letztere wird wegen des chronischen Verlaufs und bei dem meist höheren Alter der Patienten nur selten eingesetzt.

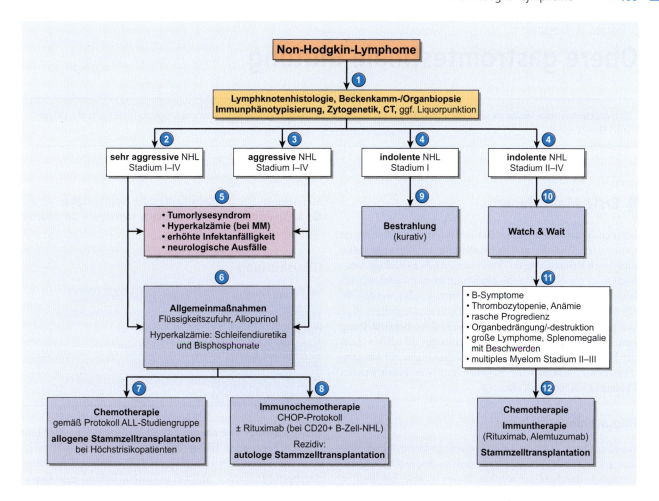

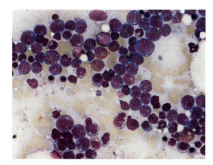

Abb. 1 Knochenmarkbefall bei Burkitt-Lymphom. Die Blasten haben ein sehr basophiles Zytoplasma und sind größtenteils vakuolisiert.

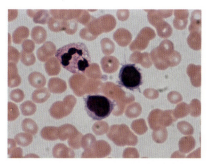

Abb. 2 Blutausstrich bei Haarzellenleukämie. Die als sog. „Haarzellen" bezeichneten Lymphozyten zeigen ein ausgefranstes Zytoplasma und wirken somit haarig. Neben zwei Haarzellen ein segmentkerniger Granulozyt.

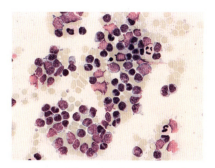

Abb. 3 Lymphknotentupfpräparat bei Mantelzell-Lymphom mit typischen, gekerbten und eher reifen Lymphozyten. Dazwischen auch unreif (feineres Chromatin) wirkende Zellen.

Komplikationen

Die wichtigsten Komplikationen ❺ sind:
- **Tumorlysesyndrom** bei großer Tumorlast mit akutem Nierenversagen
- **Hyperkalzämie** bei multiplen Myelom (MM)
- erhöhte **Infektanfälligkeit** bei sekundärem Immunglobulinmangel
- ZNS-Befall mit **neurologischen Defiziten.**

S. Gölder, H. Messmann
Obere gastrointestinale Blutung

___ Definition ___

Hämatemesis und **Melaena** sind die typischen Leitsymptome bei Blutungen aus dem oberen Gastrointestinaltrakt (Magen und Duodenum).

Erste Maßnahmen

Um den Blutverlust bei einer aktiven intestinalen Blutung zu minimieren, sind eine **rasche Ermittlung der Blutungsquelle und deren Behandlung** für den Patienten **lebenswichtig**. Dennoch sollte die diagnostische Abklärung wenn möglich nur bei hämodynamisch stabilen Patienten durchgeführt werden ❶. Als Allgemeinmaßnahmen empfehlen sich zunächst die Anlage von **großlumigen venösen Zugängen** und die **Bereitstellung von Erythrozytenkonzentraten** (Faustregel 10 – Hb = Zahl der benötigten EK) und bei stärkeren Blutungen mit Massentransfusion zusätzlich die Bereitstellung von **Fresh Frozen Plasma** (1 FFP pro 5 EK) ❷.

Hämatemesis/Melaena

Bei klinischem Verdacht auf eine obere gastrointestinale Blutung sollte eine **Ösophagogastroduodenoskopie** (ÖGD) ❸ unverzüglich durchgeführt werden. Dabei ist eine Lokalisation der Blutungsquelle und ggf. eine endoskopische Therapie möglich.

Zur Vorbereitung auf die Untersuchung sollten bei erwarteter aktiver Blutung oder nicht nüchternem Patienten eine prokinetische Therapie (Förderung der Magen-Darm-Motilität) mit Erythromycin eingeleitet werden.

Bei **Verdacht auf Ösophagusvarizenblutung** sollte Terlipressin verabreicht werden. Alternativ kommt Somatostatin infrage.

Eine Protonenpumpenhemmergabe erfolgt in der Standarddosierung sofort i. v. und weiter nach ÖGD-Befund, bei verzögerter Durchführung der ÖGD in Standarddosierung 2-mal täglich i. v.

Formen und weitere Maßnahmen

Die weiteren Maßnahmen richten sich im Wesentlichen nach dem **Befund der endoskopischen Untersuchung** ❸.

Lässt sich zwar die Blutungsquelle nicht, aber frisches Blut bzw. Hämatin im oberen Gastrointestinaltrakt (GIT) nachweisen, erfolgt bei kreislaufstabilen Patienten eine **Kontrollgastroskopie** nach 12 – 24 h ❹. Chirurgische bzw. **radiologische Intervention** ist bei hämodynamisch instabilen Patienten notwendig ❺.

Bei nicht lokalisierbarer Blutung ohne Blutnachweis kommen bei kreislaufinstabilen Patienten mit Melaena weitere Maßnahmen wie die **Koloskopie** oder **Angiographie** infrage ❻. Kreislaufstabile Patienten bluten womöglich an anderer Stelle als im oberen GIT ❼.

Ulkusblutung

Endoskopische Einteilung der Ulkusblutung nach Forrest	
Forrest Ia	Ulkus mit spritzender arterieller Blutung
Forrest Ib	Ulkus mit Sickerblutung
Forrest IIa	Ulkus mit Gefäßstumpf
Forrest IIb	Ulkus mit Blutkoagel
Forrest IIc	Ulkus mit hämatinbelegtem Grund
Forrest III	fibrinbelegtes Ulkus

Eine **endoskopische Therapie** ❽ ist bei Ulzera (> Abb. 1) im Stadium **Forrest Ia – IIb** (> Tab. 1) erforderlich. Es sollte während der Endoskopie zusätzlich ein **Helicobacter-Schnelltest** durchgeführt werden und bei positivem Befund eine **Eradikation** erfolgen (> Kap. Ulkuskrankheit). Lässt sich keine Blutstillung erreichen, kommen wie bei der Ulkusblutung chirurgische bzw. radiologische Maßnahmen infrage ❺. Wird dagegen eine Hämostase erzielt, richtet sich die weitere konservative Therapie nach der Blutungsquelle ❾.

Die **Protonenpumpenhemmertherapie** sollte in der Standarddosierung zweimal täglich i. v. für 72 h weitergeführt werden, dann mit der Standarddosis einmal täglich.

Ösophagusvarizenblutung

Bereits initial sollte eine Kombination aus **endoskopischer (Ligatur oder Histoacrylinjektion)** und **medikamentöser Therapie** erfolgen (Somatostatin- oder Terlipressingabe) ❿.

Endoskopisch nicht stillbare Varizenblutungen können mit **Ballonsonden** behandelt werden (Sengstaken-Blakemore bei Ösophagusvarizen, Linton-Nachlass-Sonde bei Magenvarizen) ❺. Auch ein transjugulärer intrahepatischer portosystemischer Shunt (TIPS) oder eine chirurgische Shuntanlage zur Senkung des Pfortaderdrucks ist möglich ❺.

Nach Blutstillung sollte eine **Enzephalopathieprophylaxe** mit Laktulose und eine Antibiose (z. B. Aminopenicillin/Clavulansäure, Cephalosporin Gr. 3 oder Fluorchinolon Gr. 2 oder 3) begonnen werden ❾.

Als **Rezidivprophylaxe** werden nichtselektive Betablocker (z. B. Propranolol) einschleichend nach Herzfrequenz und Blutdruck und endoskopische Ligaturbehandlung eingesetzt.

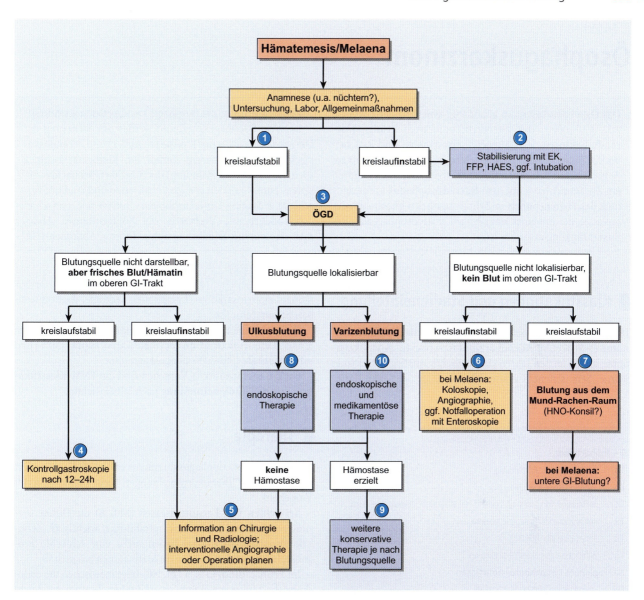

Komplikationen

Bei endoskopisch nicht beherrschbaren **Varizenblutungen** ist die notfallmäßige Anlage eines TIPS oder eine chirurgische Shuntanlage zur Senkung des Pfortaderdrucks möglich.

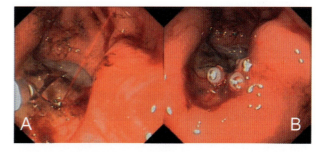

Abb. 1 Magenulkus mit Forrest-Ia-Blutung (A) und endoskopische Blutstillung mit Metallclips (B).

E. Endlicher
Ösophaguskarzinom

Zur Orientierung

Das Ösophaguskarzinom gehört mit einer Inzidenz von ca. 2,5–8/100 000 zu den selteneren Tumorarten. **Prädisponierende Faktoren** des Plattenepithelkarzinoms sind Rauchen und Alkoholabusus, darüber hinaus Laugenverätzungen, Achalasie und Tylose. Beim Adenokarzinom besteht dagegen ein Zusammenhang mit dem **Barrettösophagus** (Umwandlung des Plattenepithels in Zylinderepithel = intestinale Metaplasie), der mit einer langjährigen gastroösophagealen Refluxerkrankung assoziiert ist.

Leitsymptom ist die Dysphagie (> Kap. Schluckstörung). Bei V. a. Ösophaguskarzinom werden zur Sicherung der **Diagnose** eine ÖGD mit Biopsie (> Abb. 1) und bei endoskopisch nicht passierbarem Tumor ein Röntgenbreischluck (Beurteilung der Ausdehnung) durchgeführt. Bei nachgewiesenem Tumor können je nach Lokalisation und Stadium verschiedene Staging-Untersuchungen sinnvoll sein (verschiedene bildgebende Verfahren wie Röntgenthorax, Abdomensonographie, Endosonographie, Thorax-/Abdomen-CT).

Klassifikationen und Stadieneinteilung

Histologisch findet man am häufigsten **Plattenepithelkarzinome** (> 90%) und **Adenokarzinome,** wobei für Adenokarzinome in den letzten Jahren ein deutlicher Anstieg verzeichnet wurde. Sehr seltene Tumoren sind u. a. anaplastische Karzinome, Leiomyosarkome, Lymphome, Sarkome, gastrointestinale Stromatumoren.

Unter therapeutischen Gesichtspunkten unterscheidet man je nach **Tumorlokalisation zervikale** (20%), **supra-** (50%) und **infrabifurkale** (30%) Ösophaguskarzinome.

Für das therapeutische Vorgehen sind die **TNM-Klassifikation** und die **Stadieneinteilung** nach UICC wichtig.

TNM-Klassifikation des Ösophaguskarzinoms	
T – Primärtumor	
T0	kein Anhalt für Primärtumor
Tis	nichtinvasives Karzinom
T1	Infiltration von Lamina propria (T1m) und/oder Submukosa (T1sm)
T2	Infiltration der Muscularis propria
T3	Infiltration der Adventitia
T4	Infiltration von Nachbarstrukturen
N – regionäre Lymphknotenmetastasen	
N0	keine regionären LK-Metastasen
N1	regionäre LK-Metastasen
M – Fernmetastasen	
M0	keine Fernmetastasen
M1	zöliakale LK-Metastasen (M1a) andere Fernmetastasen (M1b)

Stadieneinteilung des Ösophaguskarzinoms			
Stadium	Primärtumor	Lymphknotenmetastasen	Fernmetastasen
0	Tis	N0	M0
I	T1	N0	M0
IIa	T2–3	N0	M0
IIb	T1–2	N1	M0
III	T3	N1	M0
	T4	jedes N	M0
IV	jedes T	jedes N	M1
IVa	jedes T	jedes N	M1a
IVb	jedes T	jedes N	M1b

Therapie

Die Therapie des Ösophaguskarzinoms erfolgt stadienadaptiert nach folgenden Therapieempfehlungen (kein standardisiertes Vorgehen):

Bei **Fehlen von Fernmetastasen** (M0) ist die Differenzierung zervikal und supra- bzw. infrabifurkal wichtig ❶. Zervikale Ösophaguskarzinome haben meist eine schlechte Prognose, häufig sind nur palliative Maßnahmen möglich ❷.

Im **Frühstadium (Tis, T1m, N0)** zeigt inzwischen die endoskopische Mukosaresektion an erfahrenen Zentren vergleichbare Ergebnisse mit der Operation bei jedoch deutlich niedrigerer Morbidität und Mortalität ❸.

Eine chirurgische radikale Tumorentfernung ist meist nur bei **T1–3 N0 und T1–2 N1** möglich. Alternativ kommt in diesem Stadium auch eine neoadjuvante/primäre Radiochemotherapie infrage ❹.

Bei **lokal fortgeschrittenen Tumoren (T3–4, N0–1)** kann beim Plattenepithelkarzinom ebenso entweder eine neoadjuvante Radiochemotherapie mit anschließender Operation oder auch eine definitive Radiochemotherapie durchgeführt werden ❹; beim Adenokarzinom ist in diesem Stadium eine neoadjuvante Chemotherapie sinnvoll ❺.

Bei Vorliegen von **Fernmetastasen (M1)** ist ein individuelles Behandlungsregime angezeigt ❻. Neben Radiochemotherapie oder alleiniger Chemotherapie sind Verfahren zur Wiederherstellung der Nahrungspassage, (par-)enterale Ernährung und Schmerztherapie bedeutsam.

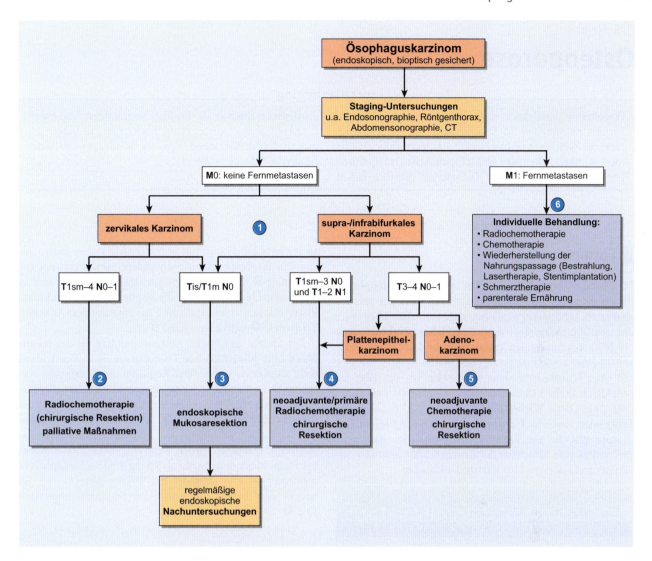

Komplikationen

Die wichtigsten Komplikationen sind:
- **Ösophagusobstruktion** (→ mechanischer Dilatation, Einlage von Endoprothesen und Brachytherapie, ggf. Anlage einer perkutanen endoskopischen Gastrostomie [PEG])
- **Rekurrensparese**
- **Tumorblutungen** (→ thermische Laserkoagulation oder Argonplasmakoagulation)
- **ösophagotracheale Fistel** (→ Deckung durch Endoprothesen).

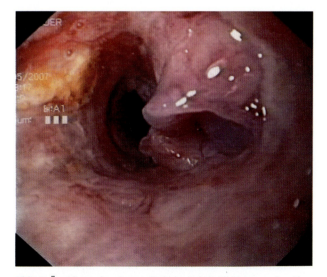

Abb. 1 Ösophaguskarzinom. Endoskopisches Bild eines polypoiden, z. T. ulzerierenden Plattenepithelkarzinoms des mittleren Ösophagus.

C. Bollheimer

Osteoporose

Zur Orientierung

Osteoporose bezeichnet eine Erkrankung des gesamten Skeletts mit Abnahme der Knochenmasse und Verschlechterung der Mikroarchitektur. Je nach Ätiologie unterscheidet man **primäre, sekundäre** und **idiopathische** Osteoporosen (➤ Kap. Knochenschwund). Osteoporose führt zu einem drastisch erhöhten Risiko für Knochenfrakturen (sog. manifeste Osteoporose), die es zu vermeiden gilt. Zur Diagnostik ➤ Kap. Knochenschwund. Typische Wirbelkörperveränderungen im Schema ➤ Abb. 1.

Formen

Die Behandlungsbedürftigkeit der **primären Osteoporose** (Osteoporose der postmenopausalen Frau bzw. des Mannes ab dem 60. Lebensjahr) wird heutzutage am statistischen Wert des sog. hüftfrakturäquivalenten **10-Jahres-Frakturrisikos (10-JFR)** festgemacht. Ein Risiko von mehr als 20%, innerhalb von 10 Jahren eine Fraktur zu erleiden, die in ihrer Schwere mit einer Schenkelhalsfraktur vergleichbar ist, gilt dabei als bedenklich. In die Kalkulation des 10-JFR gehen vor allem bereits eingetretene **Wirbelkörperfrakturen** und daneben das **Lebensalter** sowie der **T-Score-Wert** (Knochendichte) ein. Der T-Score gibt die Standardabweichung (SD) des Patientenmesswertes vom Mittelwert der Knochendichte gesunder 30-Jähriger an (T-Score > 1 SD = normaler Knochen).

Befundkonstellationen mit Hüftfrakturäquivalentem 10-Jahres-Frakturrisiko (10-JFR) > 20% bei *primärer* Osteoporose		
Wirbelkörperfrakturen	Alter	Knochendichte (T-Score-Wert)
keine	< 65 J.	T < –3,5 SD
keine	65–75 J.	T < –2,5 SD
keine	> 75 J.	T < –2,0 SD
1	< 65 J.	T < –2,0 SD
1	≥ 65 J.	unerheblich
mehrere	unerheblich	unerheblich

Bei den selteneren **sekundären** und **idiopathischen Osteoporoseformen** gibt es eine Risikostratifizierung bislang nicht.

Therapie

Ziel bei der Behandlung einer Osteoporose ist die Prophylaxe von Frakturen. Abgesehen von der Behandlung der Grunderkrankung bei sekundären Osteoporoseformen und möglichen **Lebensstilmodifikationen** (Aufgabe von Nikotin- und Alkoholkonsum, Vermeidung von Untergewicht, körperliche Aktivität zur Förderung von Muskelkraft und Koordination) wird für alle Osteoporoseformen die **Basistherapie** mit einer täglichen **Kalzium-** und **Vitamin-D-Zufuhr** empfohlen ❶.

Bei der **primären Osteoporose** ist ab einem 10-JFR > 20% ❷ eine zusätzliche Therapie mit spezifischen Antiosteoporotika zu erwägen. Für Frauen mit primärer Osteoporose stehen neben den Bisphosphonaten noch andere Substanzklassen zur Verfügung ❸, für Männer mit primärer Osteoporose sind in Deutschland bislang lediglich die Bisphosphonate Alendronat, Risedronat und Zoledronat sowie das Parathormon-Analogon Teriparatid ❹ zugelassen (Stand 2009).

Der Einsatz spezifischer Antiosteoporotika bei der **sekundären** oder **idiopathischen Osteoporose** ist in Deutschland nicht zugelassen und in aller Regel nur als Heilversuch vertretbar ❺. Ausnahme ist der zugelassene Einsatz spezieller Bisphosphonate zur Vermeidung einer manifesten Osteoporose unter Kortikosteroidtherapie ❻. So können die Bisphosphonate Alendronat, Risedronat oder Etidronat zusätzlich zur Basistherapie verordnet werden, wenn eine mindestens 3-monatige Steroidtherapie mit mehr als 7,5 mg Prednisolonäquivalent notwendig ist und entweder ein T-Score-Wert < –1,5 SD besteht oder bereits osteoporotische Frakturen eingetreten sind ❼.

Komplikationen

Die wichtigsten Komplikationen sind (mediale) Schenkelhalsfraktur und Wirbelkörperfraktur.

Gangunsicherheit und fehlende häusliche Hilfsmittel zur Sturzrisikosenkung (Spazierstock, Rollator, Toilettensitzerhöhung, Sitzhocker in Dusche etc.) führen dazu, dass das Lebenszeitrisiko für eine **Schenkelhalsfraktur** bei über 50-Jährigen 15 (Mann) bis 30 (Frau) % beträgt. Die Schwere dieses Traumas zeigt sich in seiner unmittelbaren Mortalität von 20–30% bei über 50-Jährigen.

Bei einer akuten osteoporotisch bedingten **Wirbelkörperfraktur** (typische Lokalisation BWK6 bis LWK2) bestehen in der Regel stärkste Schmerzen. Symptomatisch im Vordergrund steht deshalb die (bisweilen langfristige) symptomatische Therapie mit stark wirksamen Analgetika. Zur Vermeidung einer Fehlhaltung als Ursache chronischer Rückenbeschwerden sind vor allem physiotherapeutische sowie ggf. interventionelle Maßnahmen (Kypho-/Vertebroplastie) zu veranlassen.

Osteoporose

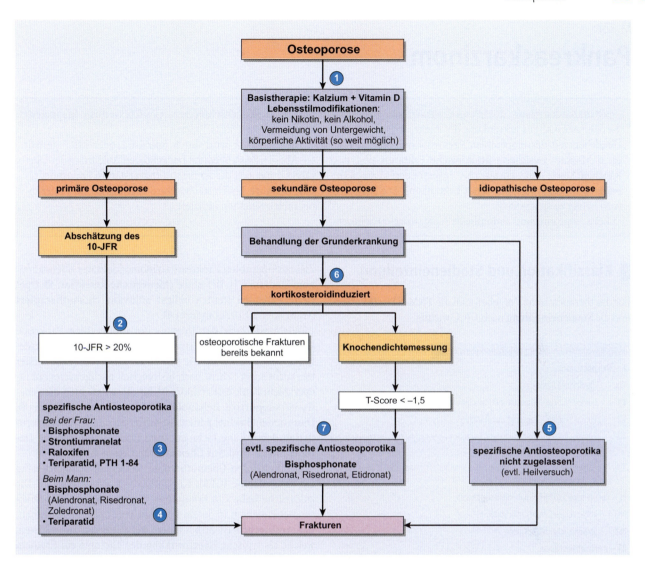

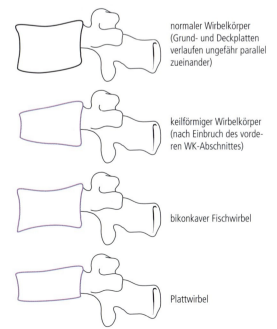

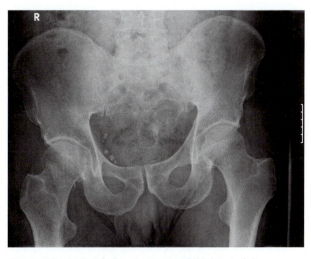

◂ Abb. 1 **Verschiedene Wirbelkörperveränderungen** bei manifester Osteoporose. [Kauffmann/Moser/Sauer]

Abb. 2 **Schenkelhalsfraktur im Röntgenbild.** [Gerstorfer]

M. Löhr
Pankreaskarzinom

Zur Orientierung

Das Pankreaskarzinom (duktales Adenokarzinom > 90%) ist die häufigste maligne Erkrankung des Pankreas. Die mediane Überlebenszeit des inoperablen Pankreaskarzinoms beträgt ca. 6 Monate. Gesicherte **ätiologische** Faktoren sind das Rauchen sowie eine chronische, insbesondere hereditäre Pankreatitis als prädisponierende Erkrankung. Die Diagnose wird häufig zu spät gestellt.

Leitsymptome sind abdominelle (epigastrische) Schmerzen, auch Rückenschmerzen, Gewichtsverlust, Inappetenz sowie ein (Verschluss-)Ikterus.

Die **Diagnose** wird durch Spiral-CT oder MRT gestellt (➤ Abb. 1). Zur unbedingt notwendigen Abklärung der Operabilität hat sich die kontrastmittelverstärkte Endosonographie bewährt. Eine histologische Sicherung ist nur in der inoperablen Situation indiziert.

Klassifikation und Stadieneinteilung

Für das therapeutische Vorgehen sind die **TNM-Klassifikation** und die **Stadieneinteilung** nach UICC wichtig.

TNM-Klassifikation des Pankreaskarzinoms	
T – Primärtumor	
Tis	Carcinoma in situ
T1	Tumor ≤ 2 cm, begrenzt auf Pankreas
T2	Tumor > 2 cm, begrenzt auf Pankreas
T3	Tumor überschreitet Pankreas, invadiert aber nicht Truncus coeliacus oder A. mesenterica superior
T4	Tumor überschreitet Pankreas und invadiert Truncus coeliacus oder A. mesenterica superior
N – regionäre Lymphknotenmetastasen	
N0	keine regionären LK-Metastasen
N1	regionäre LK-Metastasen
M – Fernmetastasen	
M0	keine Fernmetastasen
M1	Fernmetastasen

Stadieneinteilung des Pankreaskarzinoms		
Stadium	TNM	Kommentar
0	T0/PanIN	klinisch nicht fassbare intraepitheliale Neoplasie
I	T1 N0 M0, T2 N0 M0	
II	T1–T3, N0, M0	
III	T1–T3, N1, M0	theoretisch resektabel
IV	jedes T, jedes N, M1	definitiv inoperabel

Für die Prognose und Therapie sind das Grading sowie weitere histologische Kriterien (z. B. Lymphangiose) unerheblich.

Therapie

Zunächst muss die **(Nicht-)Operabilität** des Tumors festgelegt werden. Sie ist durch die Beteiligung der arteriellen Gefäße definiert (arterielle Gefäßinfiltration = inoperabel). Primäres Ziel des **operablen** Pankreaskarzinoms (duktales Adenokarzinom Stadium I, II, III) ist die **chirurgische Resektion** ❶. Operierte Patienten werden obligat **adjuvant chemotherapiert** (GEM oder 5-FU/Folinsäure) ❷.

Wichtigste Ziele der Therapie des **inoperablen** Pankreaskarzinoms (Stadium IV) sind die Schmerz- und Beschwerdefreiheit des Patienten sowie eine antitumoröse Therapie. Erster therapeutischer Schritt nach histologisch nachgewiesenem inoperablem Pankreaskarzinom ist für diese Patienten die generische **supportive Behandlung** maligner Erkrankungen ❸. Diese besteht in einer patientenzentrierten und symptomorientierten Behandlung (Schmerz- und Ernährungstherapie). Darüber hinaus wird eine Chemotherapie empfohlen.

Die **Erstlinien-Chemotherapie** ❹ besteht standardmäßig aus Gemcitabine (GEM; Kurzinfusion 1 × pro Woche). Die zusätzliche Gabe von Erlotinib ist nach neuesten Erkenntnissen bei Patienten in gutem körperlichem Zustand vorteilhaft. Ein Ansprechen ist insbesondere bei Patienten zu erwarten, welche als typische Nebenwirkung der Therapie ein Erythem entwickeln.

Wenngleich sich die medianen Überlebenszeiten unter Chemotherapie nur langsam verbessern, ist der Anteil der Einjahresüberlebenden von ca. 10% (GEM) auf ca. 30% (GEM + Erlotinib) gestiegen. Daher lohnen sich die Chemotherapie bis zum Progress und die anschließende **Zweitlinientherapie** ❺. Ein bewährtes Zweitlinienschema ist das OFF-Protokoll (Oxaliplatin-5-FU-Folinsäure).

Beim duktalen Adenokarzinom werden aufgrund der **schlechten Prognose** ständig kontrollierte Therapiestudien durchgeführt. Deshalb ist es vor Beginn einer Chemotherapie empfehlenswert, sich über die aktuellen Therapieempfehlungen zu informieren.

Komplikationen

Die wichtigsten Komplikationen ❻ sind:
- **Gallengangsstenose** (Verschlussikterus) und maligne **Magenausgangsstenose** (→ endoskopische Anlage einer Endoprothese)
- **maligner Aszites** (→ Parazentese und ggf. lokal ablative Chemotherapie mit 5-FU, Mitoxantron).

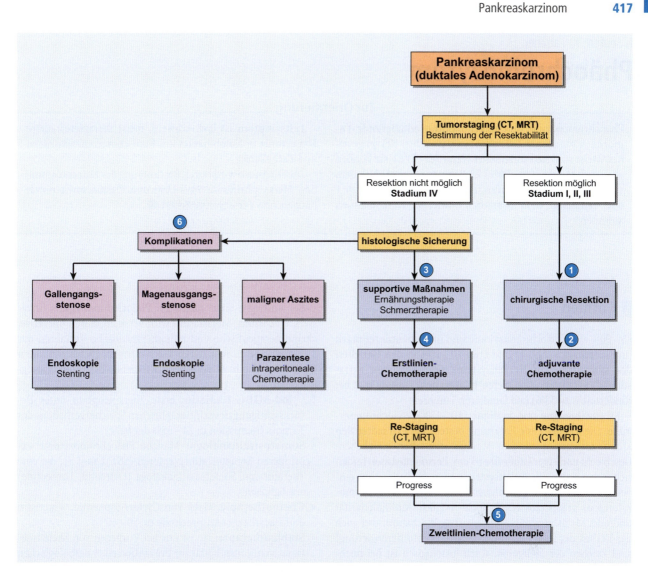

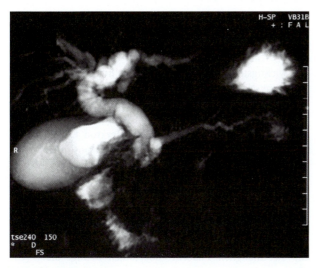

Abb. 1 **Pankreaskarzinom.** Typisches „double duct sign" in der MRCP (pathognomonisch für ein Pankreaskopfkarzinom).

J. Seufert, K. Laubner

Phäochromozytom

Zur Orientierung

Phäochromozytome sind **katecholaminproduzierende Tumoren** chromaffiner Zellen des sympathischen Nervengewebes. Meist sind sie sporadischer Natur (ca. 90%), sie können aber auch familiär (10–20%) im Rahmen einer MEN 2, dem von-Hippel-Lindau-Syndrom, der Neurofibromatose Typ 1 oder familiärer Glomustumoren sowie bei Phakomatosen auftreten.

Leitsymptom ist eine schwere, meist therapierefraktäre **Hypertonie** in Kombination mit Kopfschmerzen, Schwitzen und Tachykardie.

Die **Diagnose** wird durch Bestimmung der Katecholamine und Metanephrine im 24-h-Urin und Plasma sowie durch bildgebende Verfahren gesichert ❶.

Formen

85–90% aller Phäochromozytome sind im **Nebennierenmark** (intraadrenal; ➢ Abb. 1) und etwa 10–15% in den **Ganglien des sympathischen Nervensystems** (Paragangliom; extraadrenal) lokalisiert. 10% treten **bilateral** auf – bevorzugt bei Kindern (bis zu 35%) und familiären Tumoren.

Es gibt **benigne** und **maligne** (10–15%) Phäochromozytome. Die Tendenz zur Entartung besteht bei extraadrenalen Manifestationen, niedrigem Manifestationsalter, weiblichem Geschlecht und einer Größe über 5 cm. **Fernmetastasen** finden sich insbesondere im Skelettsystem und in der Leber. Eine eindeutige Differenzierung benigner und maligner Phäochromozytome ist präoperativ häufig nicht möglich. Multilokularität und/oder Metastasierung sowie invasives Wachstum, aber auch der Verlust der Katecholaminproduktion (Entdifferenzierung) sind Zeichen der Malignität. Auch histologisch ist bei hochdifferenzierten Phäochromozytomen der Malignitätsgrad oft nicht eindeutig einzuordnen.

Therapie

Ziel der Therapie ist die möglichst vollständige **operative Entfernung** des Tumors. Präoperativ muss eine **medikamentöse Vorbehandlung** ❷ erfolgen. Mit Hilfe einer α-Rezeptorblockade (Phenoxybenzamin, Prazosin oder Doxazosin) kann die vasokonstriktorische Wirkung der sezernierten Katecholamine blockiert werden. Damit kann eine präoperative Blutdruckkontrolle erreicht und evtl. lebensbedrohlichen hypertensiven Krisen während der Operation vorgebeugt werden. Bei Auftreten von Tachykardien unter α-Blockade als Nebenwirkung können β-Blocker (vorzugsweise β₁-selektiv) gegeben werden (Cave: Die Gabe eines β-Blockers ohne α-Blocker ist kontraindiziert!).

Beim **benignen** Phäochromozytom ist im Falle eines in der Nebenniere liegenden Tumors die laparoendoskopische oder retroperitoneoskopische **Adrenalektomie** ❸ Standardverfahren. Bei kleinen Tumoren gelingt manchmal auch die Enukleation unter Erhalt der gesunden Nebenniere.

Bei Vorliegen eines **malignen Phäochromozytoms** (invasives Wachstum, Metastasen) wird versucht, durch operative, chemotherapeutische und radiotherapeutische Verfahren das Tumorgewebe zu reduzieren. Nach einer möglichst **radikalen Operation** ❹ gibt es postoperativ folgende Behandlungsmöglichkeiten ❺:

- **¹³¹Jod-MIBG-Radiatio:** erste Therapieoption unter Berücksichtigung des szintigraphischen Speicherverhaltens des Tumors (Remission in 24–55% der Fälle)
- **Somatostatinanaloga:** Manche Phäochromozytome exprimieren Somatostatinrezeptoren (SST 2 und 3), die eine Therapie mit Somatostatinanaloga (Octreotid, Lanreotide) ermöglichen.
- **Chemotherapie:** Gabe von Cyclophosphamid, Vincristin und Dacarbazin (Ansprechrate ca. 50–60%)
- **Stahlentherapie:** Sie ist nur bei Vorliegen von Skelettmetastasen mit Instabilität zur Prävention einer pathologischen Fraktur indiziert.

Postoperativ sollte in einem Abstand von 3–6 Monaten die erste **Nachsorgeuntersuchung** erfolgen, anschließend in jährlichen Abständen ❻.

Komplikationen

Die wichtigsten Komplikationen sind **hypertensive Krisen** (Therapie: Nitroprussidnatrium, Urapidil oder Phentolamin) und Folgeerscheinungen des arteriellen Hypertonus bzw. der anhaltend erhöhten Katecholaminausschüttung, z. B. Katecholamin-**Kardiomyopathie, plötzlicher Herztod** ❼. Postoperativ kann sich durch Hypovolämie eine **Hypotonie** ❼ entwickeln, die eine rasche Flüssigkeitssubstitution erfordert; bei Auftreten von Hypertonien liegt meist noch Resttumorgewebe vor. Daneben kann insbesondere nach bilateraler Adrenalektomie eine **Nebenniereninsuffizienz** ❽ auftreten.

Die **5-Jahres-Überlebensrate** (JÜR) benigner Phäochromozytome liegt über 95%, **Rezidive** treten in bis zu 10% der Fälle auf. Bei malignen Phäochromozytomen beträgt die 5-JÜR 45%.

Phäochromozytom

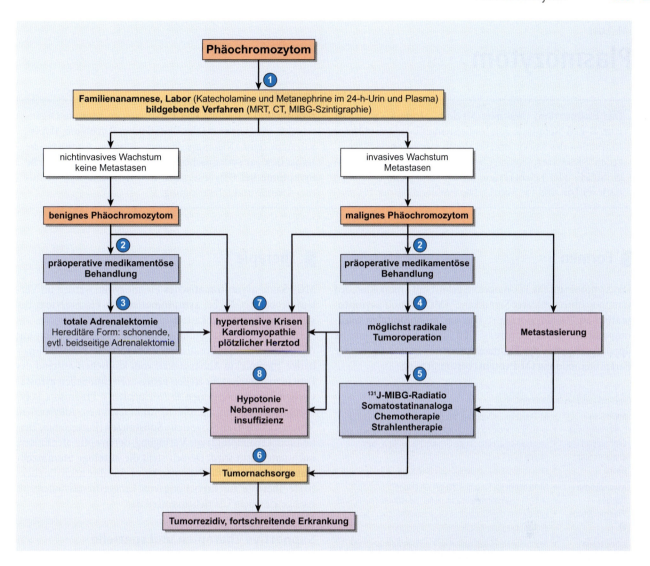

Symptome bei Phäochromozytom

Leitsymptom	schwere Hypertonie mit Kopfschmerzen, Schwitzen und Tachykardie
weitere Symptome	Gewichtsabnahme, Blässe, Übelkeit, Fieber, Nervosität/Unruhe, Tremor, pektanginöse Beschwerden, Linksherzinsuffizienz mit Lungenödem, absolute Arrhythmie bei Vorhofflimmern, dilatative Kardiomyopathie (Katecholaminkardiomyopathie), evtl. Abdominal- oder Flankenschmerz

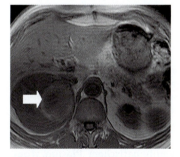

Abb. 1 Phäochromozytom der rechten Nebenniere (Pfeil) in einer T2-gewichteten MRT-Aufnahme.

M. Eder

Plasmozytom

Zur Orientierung

Das Plasmozytom (multiples Myelom, Morbus Kahler) ist eine **B-Zell-Neoplasie** mit zumeist multilokulärer/diffuser Infiltration des Knochenmarks durch monoklonale Plasmazellen. Diese sezernieren in über 95% **monoklonale Immunglobuline** oder **Leichtketten**, die im Serum und/oder Urin nachweisbar sind (> Abb. 1). Die Proliferation der Plasmazellen und die Bildung von Paraproteinen kann zu Organschäden wie Hemmung der Blutbildung, Osteolysen, Hyperkalzämie und Niereninsuffizienz führen, wodurch die Indikation zur systemischen Therapie gegeben ist. Typische **Symptome** bei Diagnose sind Knochenschmerzen/-frakturen, Anämie und Infektneigung.

Formen

Das symptomatische Plasmozytom gehört mit „monoklonalen Gammopathien unklarer Signifikanz" (**MGUS**) und **asymptomatischen** Plasmozytomen zu den sog. **monoklonalen Gammopathien,** deren Einteilung und klinische Symptomatik durch das Ausmaß der Plasmazellproliferation und Folgen der Paraproteinbildung (**M-Protein**) bestimmt wird.

Formen des Plasmazytoms

MGUS ❶ („monoklonale Gammopathien unklarer Signifikanz")	• M-Protein im Serum < 30 g/l *und* • < 10% monoklonale Plasmazellen im Knochenmark *und* • keine plasmazellbedingte Organschäden bzw. Symptome (s. u.) *und* • kein Hinweis auf andere B-Zell-Neoplasie
asymptomatisches Plasmozytom ❷	• M-Protein im Serum > 30 g/l *und/oder* • > 10% monoklonale Plasmazellen im Knochenmark *und* • keine plasmazellbedingten Organschäden bzw. Symptome (s. u.)
symptomatisches Plasmozytom ❸	• monoklonale Plasmazellen im Knochenmark *und/oder* durch Biopsie nachgewiesenes Plasmozytom • **M-Protein** im Serum und/oder Urin *und* • plasmazellbedingte Organschäden bzw. Symptome
plasmazellbedingte Organschäden bzw. Symptome (1 Befund ausreichend)	• **Kalzium** > 0,25 mmol/l über Norm oder > 2,75 mmol/l • **Kreatinin** > 173 mmol/l • **Anämie: Hb** 2 g/dl unter Norm oder < 10 g/dl • **Osteolysen** oder **Osteoporose** • **Andere:** Amyloidose (Ablagerungen von Leichtketten z. B. in Niere, Herz, GIT, Nerven), symptomatische Hyperviskosität, rezidivierende bakterielle Infekte (> 2 Episoden in 12 Monaten).

Weitere Diagnostik bei symptomatischem Plasmozytom: großes Blutbild, Elektrolyte mit Kalzium, Nierenwerte, Serum- und Immunelektrophorese, quantitative Immunglobuline, Bence-Jones-Protein im 24-h-Urin, ggf. Bestimmung freier Leichtketten im Serum, β_2-Mikroglobulin, LDH, CRP, Knochenmarkzytologie/-histologie, Röntgen langer Röhrenknochen (Oberschenkel und Oberarme in einer Ebene), Achsenskelett (HWS, BWS, LWS in 2 Ebenen), Beckenübersicht, knöcherner Thorax und Schädel, ggf. MRT der Wirbelsäule bei klinischer Symptomatik.

Therapie

MGUS und **asymptomatisches** Plasmozytom werden im Verlauf beobachtet ❹, bei **symptomatischem** Plasmozytom besteht eine Therapieindikation.

Initial wird das Behandlungsziel (komplette Remission mit Aussicht auf Langzeitremission oder partielle Remission/palliative Therapie) in Abhängigkeit vom klinischen Zustand des Patienten festgelegt. Es stehen neben konventionellen **zytostatischen Therapieoptionen** ❺ (Melphalan + Prednison, Polychemotherapien mit Steroiden, Anthrazyklinen, Alkylanzien, Vincaalkaloiden) effektive **neue Substanzen** (Bortezomib, Thalidomid, Lenalidomid) zur Verfügung, deren optimaler Einsatz noch untersucht wird. Derzeit stellt die **autologe Stammzelltransplantation** ❻ für Patienten bis ca. 65 Jahre noch die effektivste Therapie zur Erreichung von Langzeitremissionen mit nachgewiesenem Überlebensvorteil dar.

Supportive Therapien und spezielle Therapieoptionen

Das Fortschreiten osteolytischer Prozesse, Knochenschmerzen und Auftreten pathologischer Frakturen kann durch **Bisphosphonate** (Pamidronat, Ibandronat, Zoledronat) verzögert bzw. gelindert werden (Therapiemodifikationen bei Niereninsuffizienz!).

Symptomatische Hyperviskosität aufgrund erhöhter Paraproteinspiegel kann mittels **Plasmapherese** und zytoreduktiver Therapie behandelt werden ❼.

Die **Strahlentherapie** ist u. a. bei frakturgefährdeten Osteolysen ❽, zur hoch effektiven Therapie von Knochenschmerzen und zur Behandlung extramedullärer Plasmozytomherde indiziert.

Plasmozytombedingte Hyperkalzämie bedarf der umgehenden Einleitung einer zytoreduktiven Behandlung, der **Rehydradation** mit NaCl 0,9% sowie der Gabe von **Bisphosphonaten** ❾, ggf. auch der Dialyse.

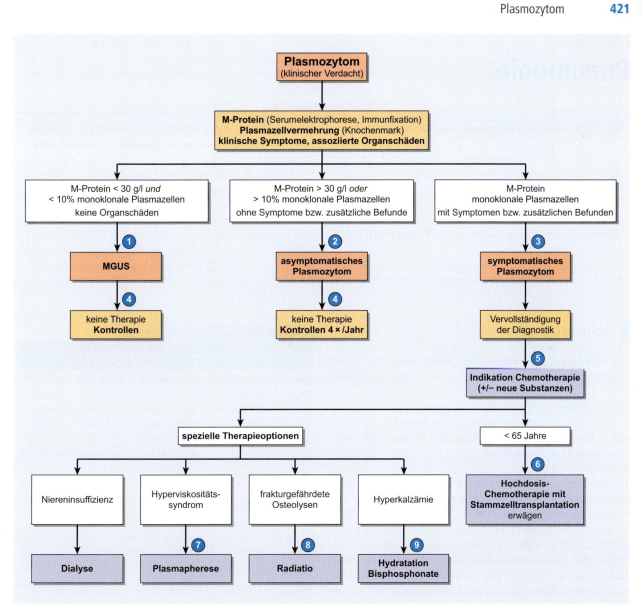

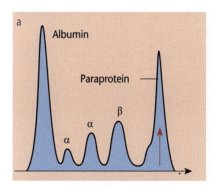
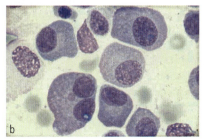
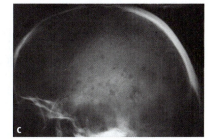

Abb. 1 Plasmozytom (multiples Myelom).
a) Serumelektrophorese mit typischem M-Gradienten.
b) Vermehrung atypischer Plasmazellen im Knochenmark.
c) Röntgenbild mit multiplen Osteolysen am Schädel (Schrotschuss-Schädel).

J. Niedermeyer

Pneumonie

Zur Orientierung

Die Pneumonie wird pathologisch-anatomisch als Entzündung überwiegend der Alveolen, des Interstitiums und/oder der zuführenden terminalen Bronchien definiert. Je nach Erkrankungsort und Abwehrlage des Patienten werden unterschieden:
- **ambulant erworbene Pneumonien** („community acquired", **CAP**)
- **stationär erworbene (nosokomiale) Pneumonien** („hospital acquired", **HAP**)
- **Pneumonien bei immunsupprimierten Patienten.**

Häufige **Erreger der CAP** sind Pneumokokken, Mykoplasmen, Haemophilus influenzae, Chlamydien und Staphylococcus aureus.

Typische Beschwerden sind Husten, Fieber, pleuritische Schmerzen und Luftnot. Der klassische Auskultationsbefund (fein- bis mittelblasige ohrnah klingende Rasselgeräusche oder Bronchialatmung) ist nicht immer zu erheben. Mit zunehmendem Lebensalter sind oligosymptomatische Verläufe häufiger. Radiologisch ist eine neue oder größenprogrediente Infiltration nachzuweisen (➕ Abbildung Legionellenpneumonie).

Schweregrad

Der Schweregrad ❶ wird durch den **CRB-65-Index** (je 1 Punkt pro Kriterium) erfasst und beinhaltet die 4 klinischen Kriterien:
- **C** (= confusion): Bewusstseinstrübung
- **R** (= respiratory rate): Atemfrequenz > 30/min
- **B** (= blood pressure): diastolischer RR < 60 mmHg oder systolischer RR < 90 mmHg
- **65** = Alter > 65.

Patienten mit einem **CRB-65-Index = 0** können meist ambulant behandelt werden ❷. Bei einem **CRB-65 > 0** sollte die stationäre Einweisung erwogen werden ❸. **Schwere CAP (CRB-65 3–4)** bedürfen der intensivmedizinischen Überwachung, wenn eine schwere akute respiratorische Insuffizienz (PaO_2/FiO_2 < 250) vorliegt, multilobuläre Infiltrate im Röntgenthoraxbild nachweisbar sind bzw. wenn die Notwendigkeit zur maschinellen Beatmung oder Schocktherapie besteht.

Kalkulierte antibiotische Therapie der CAP			
Ort	Risikokonstellation	Antibiotikum der Wahl	Alternative
ambulant	keine Risikofaktoren	Aminopenicillin	Makrolid
	mit Risikofaktor	Betalaktamantibiotikum	Fluorchinolone Gr. 3 und 4
stationär	keine Risikofaktoren	Betalaktamantibiotikum +/– Makrolid Fluorchinolone Gr. 3 und 4	Betalaktamantibiotikum + Doxycyclin
	mit Risikofaktor für Pseudomonas aeruginosa	Ureidopenicillin + Betalaktamaseninhibitor oder Carbapenem +/– Makrolid Fluorchinolon Gr. 2 und 3	–

Therapie

Entscheidend für den Erfolg der antimikrobiellen Therapie ist der frühzeitige Einsatz des richtigen **Antibiotikums**. Das Ergebnis einer eventuellen mikrobiologischen Diagnostik kann nicht abgewartet werden.

Hospitalisierte Patienten sollten initial **parenteral** behandelt werden. Bei Erreichen der Herzfrequenz < 100/min, der Atemfrequenz < 24/min, eines systolischen Blutdrucks ≥ 90 mmHg, der Körpertemperatur < 37,8 °C, der O_2-Sättigung > 90 %, eines normalen Bewusstseinszustandes und Wiedererlangung der Fähigkeit zur oralen Medikamenteneinnahme kann auf **orale** Antibiotika (Sequenztherapie) umgestellt werden.

Weiteres Management ➤ Flowchart ❹.

Komplikationen

- **Progrediente Pneumonie** bei unzureichender Antibiotikatherapie (z. B. Unterdosierung, Erregerspektrum nicht berücksichtigt)
- **Pleuraempyem**
- **Retentionspneumonie** (zentrale Obstruktion z. B. durch Bronchialkarzinom)
- **Lungenabszess.**

Pneumonie

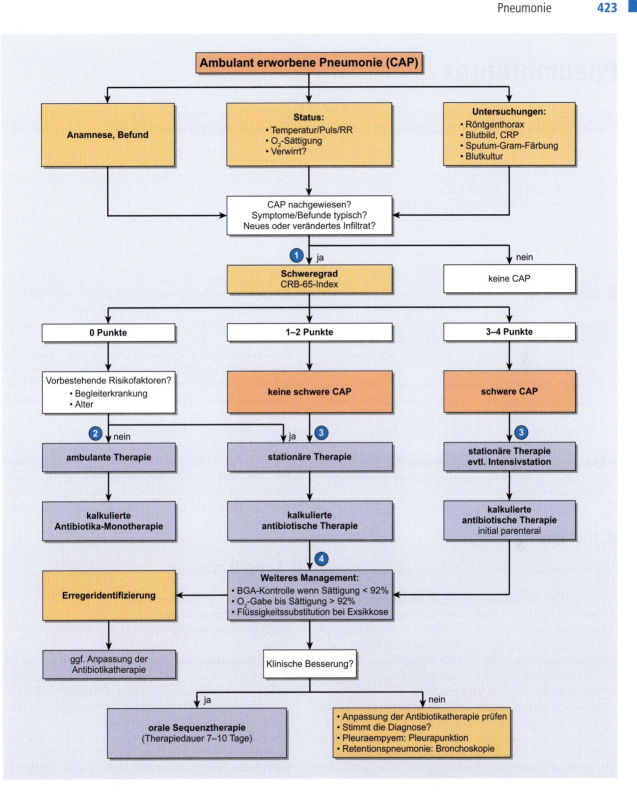

W. Harms
Pneumothorax

Zur Orientierung

Ein Pneumothorax ist eine Ansammlung von Luft im Pleuraspalt. **Leitsymptome** sind Thoraxschmerzen und Luftnot. Abhängig von der Ausdehnung des Pneumothorax und der Lungenfunktion des Patienten kann die Symptomatik von fast vollständiger Beschwerdefreiheit über Schmerzen und Dyspnoe bis zur respiratorischen Insuffizienz reichen. Mit Hilfe eines Röntgenthorax (in 2 Ebenen) kann die **Diagnose** gesichert werden. Bei der körperlichen Untersuchung können sich auf der betroffenen Seite ein hypersonorer Klopfschall und ein abgeschwächtes oder fehlendes Atemgeräusch zeigen.

Einteilung

- **Spontanpneumothorax:** primär (= idiopathisch; v. a. junge lungengesunde Männer) oder sekundär (v. a. ältere Menschen mit vorbestehenden Lungenschäden wie Emphysem oder Lungenfibrose)
- **Traumatischer Pneumothorax:** stumpfes oder spitzes Trauma, auch iatrogen (z. B. durch unsachgemäße Pleuraergusspunktion, fehlerhafte Anlage eines zentralen Venenkatheters oder selten bei Patienten, die invasiv mit hohen Drücken beatmet werden)
- **Spannungspneumothorax:** insbesondere bei Pneumothorax infolge schwerer Traumata, selten als Spontanspannungspneumothorax.

Therapie

Allgemeinmaßnahmen sind die Gabe von Sauerstoff und ggf. Analgetika ❶.

Liegen klinische Hinweise auf einen **Spannungspneumothorax** (➤ Abb. 1) vor (zunehmende Luftnot, gestaute Halsvenen, Tachykardie, Pulsus paradoxus = Blutdruckabfall > 10 mmHg bei der Einatmung), muss rasch die Anlage einer Thoraxdrainage erfolgen ❷. Im Falle eines Schocks ist sofort eine Entlastungspunktion mit einem großvolumigen Zugang notwendig ❸, anschließend wird eine Thoraxdrainage gelegt.

Bei einem gering ausgeprägten **Spontanpneumothorax** kann zunächst abgewartet werden, ob die Luft von alleine resorbiert wird; alternativ kann die Luft mit einer großlumigen Kanüle aspiriert werden ❹. Bei Misserfolg dieser Maßnahmen oder größerer Ausdehnung des Pneumothorax ist jedoch die Anlage einer Thoraxdrainage notwendig ❺. Mittels Unterdruck kann nach dem Wasserschlossprinzip die Luft aus dem Pleuraspalt abgeleitet werden (➤ Abb. 2). Entfaltet sich die kollabierte Lunge nicht, kann mit speziellen Apparaturen ein Sog von bis zu 100 mbar angelegt werden. Der Erfolg der Drainage wird täglich durch Röntgen überprüft. Nach kompletter Entfaltung der Lunge sollte der Drainageschlauch für 24 h abgeklemmt werden. Bleibt die Lunge über weitere 24 h entfaltet, kann die Drainage entfernt werden.

Ist der Pneumothorax wegen eines großen Luftlecks trotz der genannten Maßnahmen und ggf. der Anlage weiterer Drainagen therapierefraktär, wird ein thoraxchirurgischer Eingriff erforderlich ❻.

Beim **traumatischen Pneumothorax** ist in der Regel nach Anlage einer Thoraxdrainage ebenfalls ein chirurgisches Vorgehen erforderlich ❼. Eine Ausnahme stellt der iatrogene Pneumothorax dar, bei dem meist nur ein kleiner Defekt ursächlich ist. Hier kann mitunter ein Vorgehen analog zum gering ausgeprägten Spontanpneumothorax erfolgreich sein.

In 30 – 50% der Fälle **rezidiviert** ein Spontanpneumothorax. Dann sind eine Pleurodese (Verklebung der Pleurablätter) durch thorakoskopische Talkumverstäubung in der Pleurahöhle oder chirurgische Maßnahmen (Aufrauung der Pleurablätter oder Pleurektomie) notwendig, um weiteren Rezidiven vorzubeugen ❽.

Komplikationen

Die wichtigsten Komplikationen sind:
- **Spannungspneumothorax** (s. o.)
- **respiratorische Insuffizienz:** fast nur bei vorerkrankter Lunge
- **Haut-/Mediastinalemphysem:** Luft kann nach kranial bis in den Kopf und nach medial in das Mediastinum gelangen und zu Kompressionserscheinungen der Gefäße und Atemwege führen (ggf. Entlastung mit subkutanen Kanülen oder Mediastinostomie mit Drainageeinlage).
- **Reexpansionslungenödem** (➤ Abb. 3): Risikofaktoren sind ein langes Bestehen des Pneumothorax, ein ausgeprägter Kollaps und eine rasche Entfaltung der Lunge. Prophylaktisch sollte beim Spontanpneumothorax zunächst nur ein Wasserschloss angelegt und erst später zusätzlicher Sog erzeugt werden. Die Behandlung des Reexpansionslungenödems entspricht der Therapie des kardialen Lungenödems (Oberkörperhochlagerung, Sauerstoff, Diuretika, CPAP).

Pneumothorax

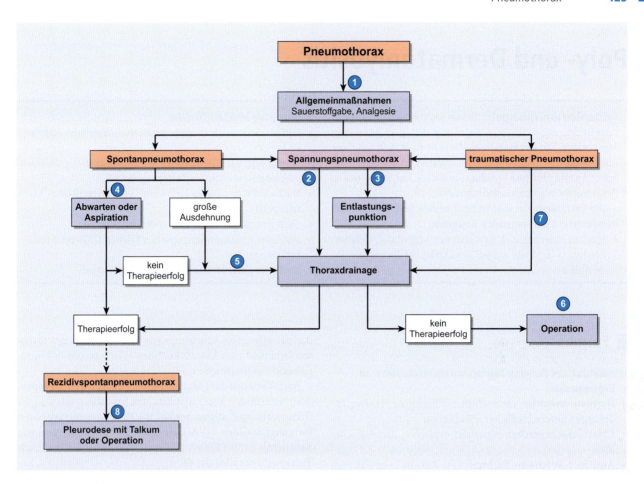

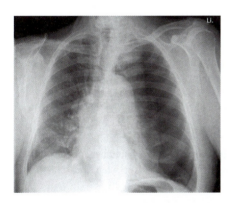

Abb. 1 Spannungspneumothorax.

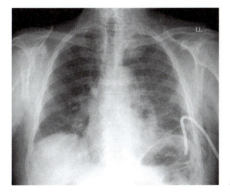

Abb. 3 Postexpansionslungenödem.

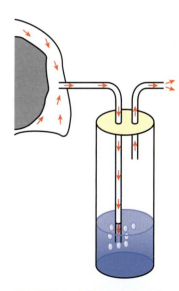

Abb. 2 **Wasserschlossprinzip.** Luft wird in der Exspiration aus dem Pleuraspalt in die Drainageflasche gedrückt und entweicht, ohne zurückströmen zu können.

J. Strunk
Poly- und Dermatomyositis

Zur Orientierung

Bei der **Polymyositis** handelt es sich um eine immunologisch vermittelte, entzündliche Erkrankung der quer gestreiften Muskulatur. Die **Dermatomyositis** geht zusätzlich mit einer erythematösen entzündlichen Hautbeteiligung unterschiedlicher Ausprägung und Lokalisation einher. **Leitsymptom** ist die proximal betonte Muskelschwäche.

Die Erkrankung ist sehr wahrscheinlich bei Vorliegen von **mindestens 4 der folgenden Kriterien:**
- Hautveränderung, z. B. Erythem der Augenlider, Gottron-Zeichen (= Erythem auf der Streckseite der Fingergelenke, ➤ Abb. 1)
- proximale Muskelschwäche
- erhöhte Serum-CK (Serum-Kreatininkinase) oder Aldolase
- Druck- oder Spontanschmerz der Muskulatur
- pathologische EMG-Veränderungen
- Nachweis von Anti-Jo-1-(Histidyl-tRNA-Synthetase-)Antikörpern
- nicht destruierende Arthritis oder Arthralgien
- systemische Entzündungszeichen (Fieber, CRP- oder BSG-Erhöhung)
- Nachweis einer Myositis in der Muskelbiopsie.

Formen

Hinsichtlich der Ausprägungsformen unterscheidet man:
- **Polymyositis**
- **Dermatomyositis:** entzündlich-erythematöse Hautveränderungen unterschiedlicher Lokalisation
- **Einschlusskörperchen-Myositis:** typisches histologisches Bild
- **Anti-Jo-1-Syndrom:** Nachweis von Anti-Jo-1-Antikörpern + Polymyositis + fibrosierende Alveolitis.

Therapie

Nach Ausschluss einer malignen Grunderkrankung und Entnahme einer Muskelbiopsie zur histologischen Untersuchung stellt die Gabe von **Glukokortikoiden** den initialen therapeutischen Schritt bei der Polymyositis dar ❶. Neben der oralen Behandlung mit **Prednisolon** ist in besonders schweren Fällen auch eine intravenöse Gabe von hochdosiertem **Methylprednisolon** eine mögliche Alternative. Die Wirksamkeit der Therapie stellt sich oft erst im Verlauf ein. Sie wird in Form einer klinisch fassbaren Zunahme der Muskelkraft und der Rückläufigkeit der **Kreatinkinase (CK)** gemessen ❷. Die Reduktion der Glukokortikoide muss langsam und über einen ausreichend langen Zeitraum in kleinen Dosisreduktionsschritten bis zu einer Erhaltungsdosis durchgeführt werden.

Kommt es unter Reduktion der Glukokortikoide zu einem erneuten Anstieg der CK bzw. tritt bei der initialen Therapie nur ein unzureichender Effekt ein, so besteht die Indikation für die Einleitung einer **immunsuppressiven Dauertherapie.** Die hier am häufigsten eingesetzten Substanzen sind **Azathioprin** und **Methotrexat** ❸. In schweren Fällen stellt **Cyclophosphamid** ❹ eine Alternative dar, wobei die Dauer dieser Therapie auf ca. ein halbes Jahr begrenzt sein soll. Da es aufgrund fehlender Studien keine evidenzbasierten Therapieempfehlungen für die Polymyositis gibt, können auch weitere immunsuppressive Substanzen wie Cyclosporin A oder Mycofenolatmofetil zum Einsatz kommen (Wirksamkeit in Einzelfallberichten beschrieben).

Nach Versagen der gängigen immunsuppressiven Therapien oder bestehenden Kontraindikationen bzw. therapiebedingten Nebenwirkungen stellen sowohl die Gabe von **intravenösen Immunglobulinen** (IVIG) als auch die Verabreichung von **Rituximab** (Anti-CD20-Antikörper) eine potenziell wirksame Therapiemöglichkeit dar ❺.

Komplikationen

Sowohl die Polymyositis als auch die Dermatomyositis (häufiger) können als **paraneoplastisches Syndrom** bei Karzinomen (z. B. Mamma, Magen, Bronchien, Ovarien) auftreten, sodass im Rahmen der initialen Diagnosestellung immer die Suche nach einem möglichen malignen Geschehen einbezogen werden muss.

In seltenen Fällen tritt das Erkrankungsbild akut mit **Rhabdomyolyse** und **Myoglobinurie** auf. Ein unbehandeltes Voranschreiten der Myositis kann zur irreversiblen **Muskelatrophie** mit entsprechenden **Kontrakturen** führen.

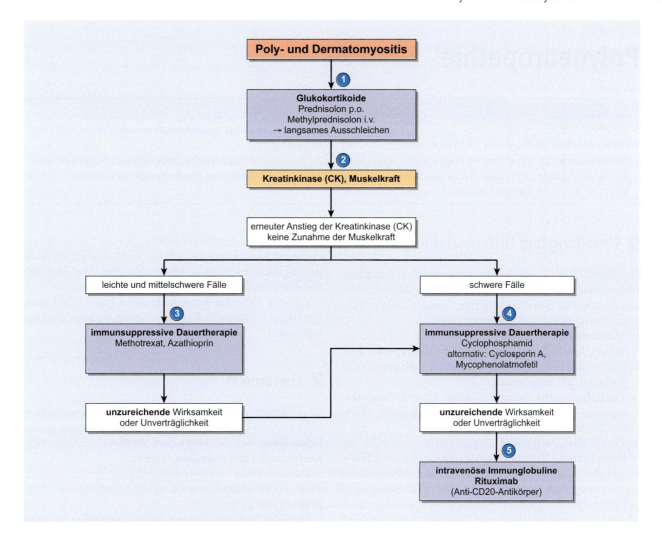

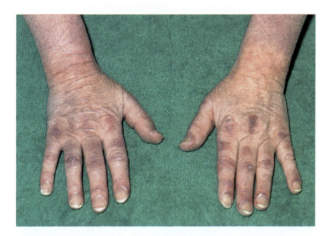

Abb. 1 Dermatomyositis mit Gottron-Zeichen. Entzündlich-erythematöse Hautveränderung von rötlich livider Färbung über den Streckseiten der Hand- und Fingergelenke.

O. Kastrup
Polyneuropathie

Zur Orientierung

Polyneuropathien (PNP) sind systemische generalisierte Schädigungen/Erkrankungen des peripheren Nervensystems. Häufig treten sie als Folge oder Komplikation internistischer Erkrankungen auf. Die Patienten klagen in der Regel über periphere **sensible** oder **motorische Ausfallserscheinungen** (z.B. Kribbelmissempfindungen, Krämpfe, Schmerzen, Lähmungen, Schwächegefühl), wobei sich die meisten Polyneuropathien **distal symmetrisch** manifestieren. Auch das **autonome**/vegetative Nervensystem kann betroffen sein (orthostatische Beschwerden, Störungen der Magen-/Darmmotilität, der Blasenfunktion sowie Sexualfunktion).

■ Einteilung und Differenzialdiagnose

Grundsätzlich wird zwischen **hereditären** Polyneuropathien (selten) und **erworbenen** Polyneuropathien unterschieden. Die Ursachen der erworbenen Polyneuropathien sind vielfältig. Man unterscheidet folgende Hauptgruppen:
- **Metabolisch-endogene** Polyneuropathien: endokrin, urämisch, hepatisch, Vitamin-Mangel-Polyneuropathie, PNP bei Gammopathie, PNP bei systemischer Kollagenose oder Vaskulitis, paraneoplastisch
- **Toxisch-exogene** Polyneuropathien: Alkohol, Chemotherapeutika (Vinca-Alkaloide, Taxane und Cisplatin), antiretrovirale Substanzen, Interferon-α
- **Entzündliche/infektiöse** Polyneuritiden: chronische inflammatorische demyelinisierende Polyneuropathie **(CIDP)**.

Entzündlich infektiöse Polyneuropathien und Polyneuritiden treten häufig akut bis subakut auf oder manifestieren sich schubförmig rezidivierend. Metabolische Neuropathien entwickeln sich in der Regel schleichend. Toxische Polyneuropathien können sich akut oder subakut entwickeln.

Die primäre **Diagnostik** beinhaltet: genaue Anamnese, körperliche Untersuchung inkl. neurologischer Status, elektrophysiologische Untersuchungen (Messung der Nervenleitgeschwindigkeit, Elektromyogramm), Standardlabor ❶. Elektrophysiologisch kann zwischen Polyneuropathien mit Axonschädigung (**axonale** PNP ❷) und mit Myelinschädigung (**demyelinisierende** PNP ❸) unterschieden werden, gehäuft sind Mischformen anzutreffen.

Da **Diabetes mellitus** und **chronische Alkoholkrankheit** die häufigsten Ursachen sind, sollten primär der Ausschluss und die Diagnostik in Richtung einer alkoholischen oder diabetischen Neuropathie erfolgen ❹ ❺.

Bei **entzündlichen** Neuropathien ist eine Liquoruntersuchung zur Bestimmung des Zellzahl- und Eiweißgehalts sowie der oligoklonalen Banden obligat. Typischerweise zeigt sich hier eine Eiweißerhöhung.

Bei etwa **30% aller Polyneuropathien** bleibt jedoch auch unter Ausschöpfung aller diagnostischen Maßnahmen die **Ätiologie unklar.**

■ Therapie ❻

Grundsätzlich richtet sich bei den erworbenen endogenen Polyneuropathien das Hauptaugenmerk der Therapie auf die **Behandlung der internistischen Grunderkrankung** oder **Korrektur der metabolischen Störung.**

Die autoimmun-bedingten Polyneuritiden werden üblicherweise mit **Steroiden** therapiert, ggf. mit Azathioprin zur Steroideinsparung.

Die CIDP zeigt auch therapeutisches Ansprechen auf intravenöse **Immunglobuline,** das akute Guillain-Barré-Syndrom auf **Plasmapherese** und auch **Immunglobuline.**

Im Vordergrund vieler Therapiemaßnahmen bei Polyneuropathien steht die rein **symptomatische Schmerztherapie** des neuropathischen Schmerzes. Hier kommen **Antiepileptika** und **Membranstabilisatoren** (Carbamazepin, Pregabalin, Gabapentin) als First-line-Therapie in Betracht, ggf. auch bei neuropathischen Schmerzen wirksame **Antidepressiva** (Amitriptylin, Duloxetin, Venlafaxin). Insbesondere **Duloxetin** (Cymbalta) hat die Zulassung zur Therapie des neuropathischen Schmerzes bei diabetischer Polyneuropathie. Auch retardierte **Opiate** sind in der Therapie des neuropathischen Schmerzes wirksam.

Ursachen einer Polyneuropathie		
mögliche Erkrankung (relative Häufigkeit)	axonal (A), demyelinisierend (D)	weiterführende Untersuchungen, typische Befunde
diabetische PNP (++++)	A, D	• Anamnese • distale sensible symmetrisch betonte und autonome Neuropathie
alkoholtoxische PNP (+++)	A	• Anamnese • Transaminasen ↑, Anämie und CDT ↑ (CDT = Carbohydrate-deficient transferrin)
urämische PNP (+++)		• Anamnese • distale sensomotorische Neuropathie • Restless-Legs-Syndrom, Besserung durch Dialyse und Nierentransplantation

Polyneuropathie

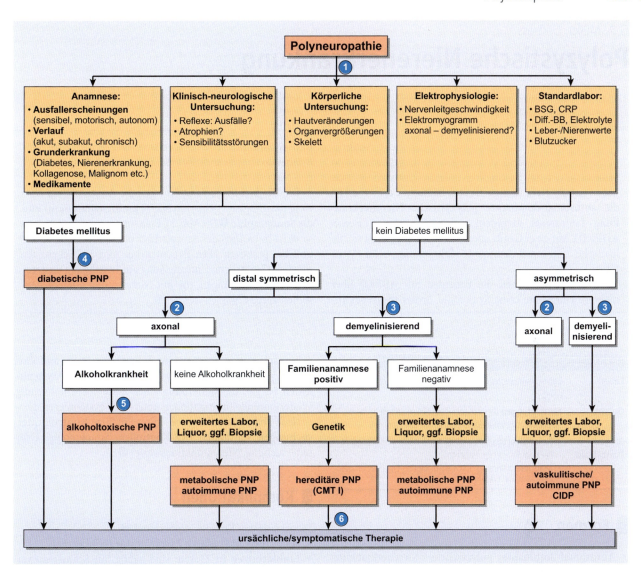

mögliche Erkrankung (relative Häufigkeit)	axonal (A), demyelinisierend (D)	weiterführende Untersuchungen, typische Befunde
hepatische PNP (++)		• Leberzirrhose
Vitaminmangel-PNP (++)		• bei Alkohol, chronisch-entzündlicher Darmerkrankung • assoziiert mit funikulärer Myelose und perniziöser Anämie • Vitamine: B_1, B_6, B_{12}, E
PNP bei Gammopathie, Plasmozytom, Amyloidose (++)	D	• Immunfixationselektrophorese, Leichtkettennachweis, Amyloidnachweis im Gewebe
PNP bei Hypo- oder Hyperthyreose (+)	D	• Myopathie, Akromegalie • TSH, T_3, T_4
PNP bei Kollagenose (+)	A	• Nachweis von Antikörpern für SLE, Sharp-Syndrom, Sklerodermie, Sjögren-Syndrom, primär chronische Polyarthritis, Sarkoidose
paraneoplastische PNP (+)		• schmerzhafte, distale sensible PNP • bei kleinzelligem Bronchialkarzinom • onkoneurale AK (anti-HU, Anti-Ri)
PNP nach Chemotherapie (+)	A	• Vinca-Alkaloide, Taxane und Cisplatin
chronische inflammatorische demyelinisierende PNP (CIDP) (+)	D	• schubförmiger Verlauf mit schweren proximalen Paresen • Liquor: normale Zellzahl, hoher Proteingehalt • Variante des Guillain-Barré-Syndroms mit Demyelinisierung der Nerven • z. T. MAG- oder GAD-AK

G. A. Müller, O. Gross

Polyzystische Nierenerkrankung

Synonyme: Zystennieren, familiäre Zystennieren

Zur Orientierung

Polyzystische Nierenerkrankungen sind **erbliche Nephropathien** mit progredienter Zystenbildung in Nephronen und Sammelrohren mit Beteiligung anderer Organsysteme wie Leber, Gefäße, Herz, Hirngefäße. Die häufigste Form (s. u.) ist die **autosomal-dominante polyzystische Nierenerkrankung** (autosomal dominant polycystic kidney disease, **ADPKD**). Mit einer Genfrequenz von etwa 1 : 1000 ist sie die häufigste autosomal-dominante Erkrankung beim Menschen.

Typischerweise haben die Patienten mit ADPKD über mehrere Jahrzehnte keine Symptome. Später treten **sekundäre Symptome** als Folge der arteriellen Hypertonie, Verdrängungssymptomatik (große Zysten) und fortgeschrittenen Niereninsuffizienz auf.

Die **Diagnostik** umfasst eine gezielte Anamnese zur Klärung des Erbgangs (einschließlich **Familienanamnese**) und die **Sonographie** ❶ (➤ Abb. 1). Eine sonographische Diagnose ❷ ist in ca. 95% der Anlageträger bis zum 20. Lebensjahr und bei praktisch allen Patienten bis zum 30. Lebensjahr möglich. Zusätzliche Untersuchung auf Beteiligung weiterer Organe. Erkrankungen, die mit Nierenzysten einhergehen, sollten ausgeschlossen werden ❸.

Organbeteiligung bei polyzystischen Nierenerkrankungen	
Leber	**Leberzirrhose** bei Kindern mit autosomal-rezessivem Erbgang
Gehirn	**Hirnblutungen** (bei positiver Familienanamnese sollte ein Screening auf Hirnarterienaneurysmen erfolgen)
Magen-Darm-Trakt	• **Kolondivertikel** (häufige Komplikationen insbesondere bei transplantierten Patienten) • **Mangelernährung** durch Verdrängung/Obstruktion des Magen-Darm-Traktes

Formen

- **Autosomal-dominante** polyzystische Nierenerkrankung (ADPKD): ADPKD-1- und ADPKD-2-Gen
- **Autosomal-rezessive** polyzystische Nierenerkrankung (ARPKD): bei Kindern, obligate Leberzirrhose, sehr seltene Form
- **Medulläre** polyzystische Nierenerkrankung: Nieren nicht vergrößert, medulläre Zysten.

Eine Gen-Analyse ist nur in wenigen Fällen indiziert (z. B. bei geplanter Nierenspende eines Familienmitglieds) ❹.

Therapie

Derzeit ist **keine kausale Therapie** möglich ❺, in Zukunft ggf. Gabe von Vasopressin-Rezeptor- oder mTOR-Antagonisten. Eine sorgfältige **Hypertoniebehandlung** und konsequente **Therapie von Harnwegsinfekten** (z. B. Chinolone wegen guter Zystenpenetration, alternativ Cephalosporine) wird empfohlen. Die terminale Niereninsuffizienz entwickelt sich im Mittel mit 54 Jahren (ADPKD 1) bzw. 74 Jahren (ADPKD 2). Auch mit terminaler Niereninsuffizienz haben die Patienten eine gute Überlebensprognose – die **Nierentransplantation** kann mit guten Ergebnissen erfolgen, auch ggf. als Leber-Nieren-Doppeltransplantation bei massiven Leberzysten. Aufgrund ihrer Größe vor Transplantation oder rezidivierenden Zysteninfekten ist ggf. die Entfernung einer Zystenniere notwendig. Weiterführende Informationen unter www.zystennieren.de.

Nach Diagnosestellung sollten regelmäßige **Kontrolluntersuchungen** stattfinden (RR-Kontrollen, Sonographie, Urinuntersuchung, Nierenfunktionswerte) ❻.

Komplikationen

Die wichtigsten Komplikationen sind ❼:
- **Hämaturie** meist durch **Zystenruptur** (schmerzhaft)
- **Einblutungen in Zysten:** sind häufig mit Schmerzen verbunden und ohne Hämaturie
- **(Flanken-)Schmerzen,** Blutungen mit Koliken, **Harnwegsinfekte,** mäßiggradige Proteinurie und **Nephrolithiasis** (20% der Patienten)
- **verminderte Konzentrationsfähigkeit des Urins** (→ Nykturie, Polyurie, Polydipsie, Enuresis nocturna bei Kindern)
- **Sekundäre Nierenerkrankungen:** Insbesondere bei schwerer Hypertonie kann sich eine fokale Glomerulosklerose entwickeln.
- Blutungen bei **Hirnarterienaneurysmen** bei 10–15% der Familien
- **Leberzysten** in 75% der Fälle im 60. Lebensjahr, aber nie Leberinsuffizienz
- **Pankreaszysten, Leistenhernien** und **Bauchwandhernien**
- **Kolondivertikulose** bei mehr als 50% der Dialysepatienten mit ADPKD

Polyzystische Nierenerkrankung

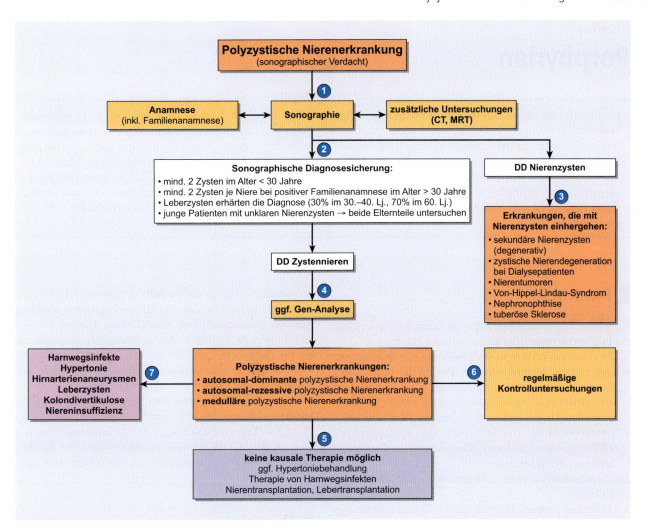

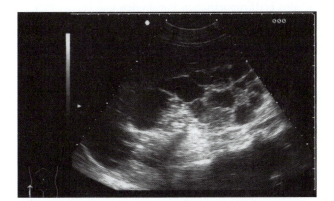

Abb. 1 Autosomal-dominante Zystennieren: typischer sonographischer Befund mit multiplen Zysten bei (noch) normaler Nierenfunktion.

D. Dorlars
Porphyrien

Zur Orientierung

Porphyrien sind **seltene Stoffwechselstörungen der Hämbiosynthese,** verursacht durch Enzymdefekte mit Akkumulation von Porphyrinen und Vorstufen in Urin, Stuhl, Blut und im Gewebe mit entsprechend unterschiedlicher Klinik. Man unterscheidet genetisch bedingte **primäre** Porphyrien (erythropoetische und hepatische) von exogen verursachten **sekundären** Porphyrien (z. B. Bleiintoxikation), die meist klinisch asymptomatisch sind.

Die Klinik ist sehr variabel mit den **Leitsymptomen** Photodermatose, Lebererkrankung, Splenomegalie oder akute Bauchsymptome. Wegen der häufigen Fehldiagnosen gilt: Daran denken! Die **Diagnose**sicherung erfolgt mit dem Nachweis kumulierter Porphyrine in Urin, Stuhl oder Erythrozyten (s. gelbe Kästen im Flowchart; **Proto** = Protoporphyrin, **Kopro** = Koproporphyrin, **Uro** = Uroporphyrin).

Formen

Nach dem Hauptort der Expression des Gendefekts unterscheidet man **erythropoetische** und **hepatische** Porphyrien.

Die selteneren **erythropoetischen** Porphyrien ❶ umfassen:
- **Kongenitale erythropoetische Porphyrie (CEP)** oder Morbus Günther: autosomal-rezessiv, < 1 : 1 000 000 (nur etwa 200 Fälle weltweit!), Manifestation bereits im Kleinkindesalter, Defekt der Uroporphyrinogen-III-Synthetase.
- **Erythropoetische (erythrohepatische) Protoporphyrie (EPP):** autosomal-donimant, Manifestation im Kindesalter, Defekt der Ferrochelatase.

Die **hepatischen** Porphyrien ❷ umfassen akute und chronische Formen:
- Die **akuten** Formen **(AHP)** ❸, die eher Frauen betreffen, gehen mit einer Induktion der ALS-Synthase (ALS = Aminolävulinsäure) der Leber einher und treten meist ab dem 20. – 30. Lebensjahr auf. Am häufigsten sind **akute intermittierende Porphyrie (AIP,** autosomal-dominant, 5 : 100 000) mit einem Defekt der PBG-Desaminase (PBG = Porphobilinogen) und die **Porphyria variegata** (autosomal-dominant, < 1 : 100 000) mit einem Defekt der Protoporphyrinogen-Oxidase, selten sind die hereditäre Koproporphyrie (autosomal-dominant) und die Doss-Porphyrie (autosomal-rezessiv).
- Die **chronische** Form **(CHP)** ❹ bzw. die **Porphyria cutanea tarda (PCT,** autosomal-dominant) tritt am häufigsten auf und betrifft 1 % der Bevölkerung. Defekt der Uroporphyrinogen-Decarboxylase in der Leber.

Leitsymptome – „Chamäleon"!

Photodermatose: Photodermatose und -sensibilität sind Leitsymptome der erythropoetischen Porphyrien und der PCT (➤ Abb. 1 und 2), z. B. bei milden Formen als „Sonnenurtikaria" ❺ oder bei schweren Formen mit Blasen- und Narbenbildung sowie sklerodermieartigen Veränderungen ❻.

Akute unklare Bauschschmerzen und wiederholte Krankenhausaufenthalte inkl. Voroperationen: akute, klinisch z. T. bedrohliche vielfältige abdominelle Symptome (z. B. Koliken, Ileus, Diarrhö) müssen an die AIP denken lassen. Mögliche **Auslöser** (Anamnese!) sind Medikamente, Alkohol, Steroide und Hungern ❼. Typisch ist eine jahrelange Leidensgeschichte bis zur Diagnosestellung. Bei der AIP können neurologisch-psychiatrische Symptome wie Lähmungen, Krampfanfälle hinzukommen, aber **keine** Hautsymptome.

Leberwerterhöhung ohne sonstige Ursache: schwere **Cholestase** und Ikterus, bis 10 % sogar Leberzirrhose treten bei der EPP auf ❺. **Leberveränderungen bis zur Zirrhose** finden sich auch bei der PCT ❽; wichtige Kofaktoren sind hier Alkohol, Östrogene und Eisen (Assoziation mit Hämochromatose möglich).

Therapie

Bei den **erythropoetischen Porphyrien** und bei der **PCT** ist Schutz vor Sonnenexposition wichtig. Dies kann durch Betakarotin 50 – 150 mg/d p. o. unterstützt werden ❾ ❿. Bei Cholestase werden symptomatisch die üblichen Maßnahmen empfohlen (Ursodeoxycholsäure, fettlösliche Vitamine ADEK, evtl. Colestyramin).

Für die **AHP** ist das Meiden auslösender Noxen essenziell. Glukose i. v. (bei milder Klinik 2 l 20 %) bzw. Häm-Infusionen mit Hämarginat (bei progressiver Klinik) bewirken eine Unterdrückung der ALS-Synthase-Induktion in der Leber ⓫. Dadurch kann ein akutes Stadium in eine Latenzphase zurückgeführt werden. Bei rezidivierenden Krisen ist eine Intervalltherapie bis zu 1 Jahr möglich.

Bei der **CHP** führen Alkoholkarenz, die Vermeidung von Östrogenen und Aderlässe oft zu einer klinischen Besserung. Therapie der Wahl ist Chloroquin (niedrig dosiert 125 mg alle 3 Tage) ⓬.

Porphyrien 433

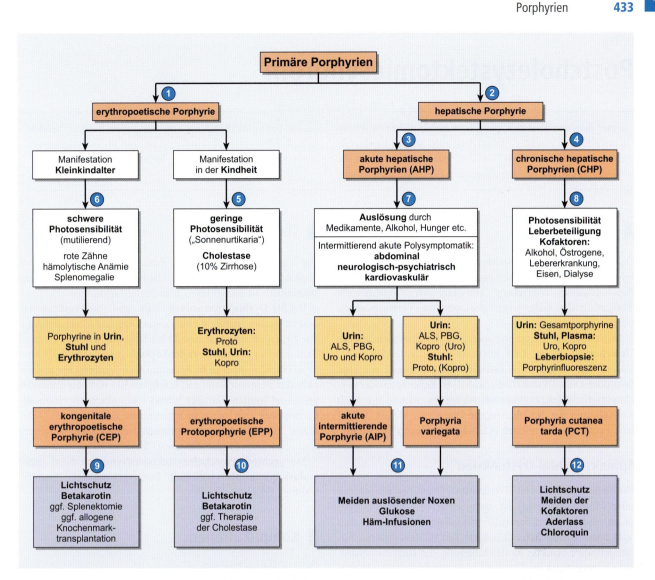

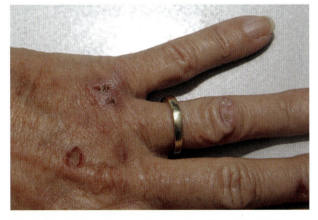

Abb. 1 **Porphyria cutanea tarda:** makulopapulöse Hautveränderungen mit Blasen und Schuppenbildung.

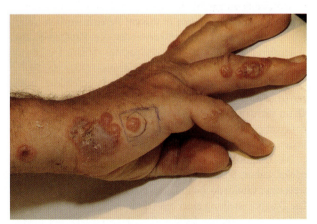

Abb. 2 **Porphyria cutanea tarda** (diskrete Veränderungen): narbig abheilende Blasenbildung, psoriatiforme Veränderungen.

H. Tilg
Postcholezystektomiesyndrom

Zur Orientierung

Unter dem sog. Postcholezystektomiesyndrom versteht man sämtliche Beschwerden, die im Anschluss an eine Cholezystektomie (CHE) auftreten bzw. fortbestehen (Häufigkeit: ca. 15–20%) und mit der ursprünglichen Diagnose (Gallensteinleiden) häufig nicht in Zusammenhang stehen. Meist handelt es sich dabei um funktionelle Störungen im Gallengangsbereich, wie z. B. eine Störung der Sphinkter-Oddi-Funktion.

Formen

Das „echte" Postcholezystektomiesyndrom ❶ tritt sehr selten auf. Es kann ausgelöst werden durch übersehene Steine, Papillenstenose, übersehene Tumoren, operationsbedingte Verletzung der Gallenwege, postoperative Verwachsungen oder Narbenhernien.

Meist sind bei diesen postoperativen Beschwerden **andere Ursachen** als das zur CHE führende Gallensteinleiden zu erwägen. Sehr häufig lösen **funktionelle Störungen** wie eine Sphinkter-Oddi-Dysfunktion (häufig!) ❷, Reizmagen oder psychosomatische Erkrankungen dieses Beschwerdebild aus. Auch **Krankheiten der Nachbarorgane** (Pankreas, Magen, Leber) bzw. Fehldiagnosen müssen in Erwägung gezogen werden ❸.

Sphinkter-Oddi-Dysfunktion

Die Sphinkter-Oddi-(SO-)Dysfunktion (entweder als Stenose oder Motilitätsstörung) ist beim Postcholezystektomiesyndrom eine sehr wichtige Differenzialdiagnose; sie kann aber auch ohne CHE auftreten (häufiger). Der SO stellt eine muskuläre zirkuläre Struktur an der Mündung von Ductus choledochus/pancreaticus ins Duodenum dar und ist ca. 6–10 mm lang. Er fungiert als physiologische Barriere, um die Gallenblasenfüllung zu garantieren bzw. den duodenalen Reflux zu verhindern. Für Störungen in diesem Bereich wurden unterschiedlichste Nomenklaturen verwendet, u. a. Papillenstenose, sklerosierende Papillitis, biliärer Spasmus, biliäre Dyskinesie bis hin zum Postcholezystektomiesyndrom.

Man unterscheidet zwei klinische Beschwerdebilder: **biliärer** (d. h. kolikartiger) **Schmerz** (SO des Ductus choledochus) ❹ im rechten Oberbauch und **Pankreatitis** (SO des Ductus pancreaticus) ❺ mit bohrendem Schmerz im Epigastrium, die in den Rücken ausstrahlen.

Die **Diagnostik** beinhaltet folgende Untersuchungen: zunächst Labor, Sonographie, Endosonographie, MRCP (Nachweis einer Choledocholithiasis), dann ERCP mit Manometrie. Die Diagnosestellung einer SO-Dysfunktion ist schwierig und verlangt u. a. erhöhte Amylase/Lipase (> 1,5-fach der oberen Norm), erhöhte Transaminasen bzw. GGT/alkalische Phosphatase (> 1,5-fach der oberen Norm), einen dilatierten Pankreasgang bzw. Gallengang und eine verzögerte Kontrastmittelentleerung nach **ERCP** (> 9 min). Die Diagnose wird durch eine **SO-Manometrie** ❻ gestellt (wichtigster pathologische Befund: erhöhter Basaldruck).

Therapie

Die Therapie richtet sich beim Postcholezystektomiesyndrom nach den möglichen Ursachen. Die Erstdiagnose eines Gallensteinleidens ist immer kritisch zu hinterfragen.

Bei **SO-Dysfunktion** sollten Galle- und Pankreasfluss verbessert werden; dafür ist eine exakte Diagnose Voraussetzung. Die Patienten sprechen sowohl bei biliärem Schmerz als auch Pankreatitis gut auf eine **endoskopisch-interventionelle** Therapie (Papillotomie) an ❼. Bei erfahrenem Untersucher und gesicherter Diagnose kann mit Erfolg bei 50–60% der Patienten gerechnet werden. Darüber hinaus kann alternativ ein **medikamentöser** Therapieversuch mit Kalziumantagonisten (Nifedipin) und Nitraten unternommen werden (generell liegen aber nur wenige Studiendaten vor) ❽.

Ein „echtes" Postcholezystektomiesyndrom muss meist **endoskopisch-interventionell** therapiert werden (Steinextraktion, Papillotomie) ❾.

Komplikationen

Die wichtigsten Komplikationen der Therapie sind: Verletzung des Gallengangs, Blutungen, gallige Peritonitis, Abszess, Fisteln, Strikturen, mechanische **Cholestase** und **Pankreatitis** ❿.

Postcholezystektomiesyndrom

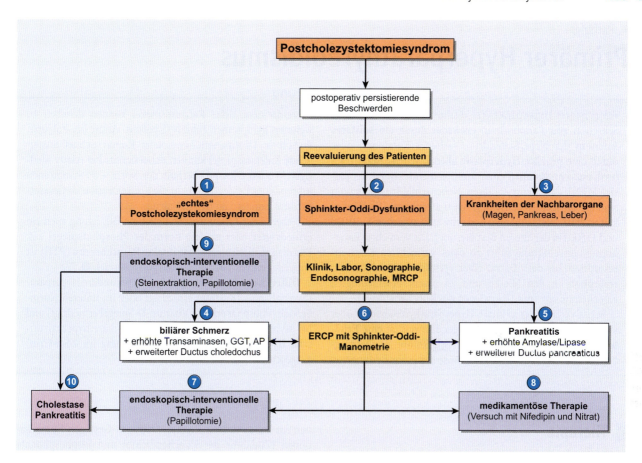

K. Parhofer
Primärer Hyperparathyreoidismus

Zur Orientierung

Ein primärer Hyperparathyreoidismus stellt eine autonome Sekretion von Parathormon entweder durch ein **solitäres Adenom** der Nebenschilddrüse (seltener Karzinom) oder durch eine primäre **Hyperplasie** aller 4 Nebenschilddrüsen (evtl. auch im Rahmen einer multiplen endokrinen Neoplasie, MEN) dar. Beim solitären Nebenschilddrüsenadenom sind die übrigen Nebenschilddrüsen atrophiert. Die Häufigkeit ist stark altersabhängig und schwankt zwischen 1 : 10 000 und 1 : 500 (in der älteren Bevölkerung). Die vermehrte Parathormonausschüttung führt zu einer vermehrten Kalziumresorption aus dem Darm, einer verstärkten Kalziumrückresorption in den Nieren und zu einem beschleunigten Knochenumsatz (mit Überwiegen des Knochenabbaus).

Meist verläuft der primäre Hyperparathyreoidismus über lange Zeit asymptomatisch, einziger Hinweis ist eine **Erhöhung des Serumkalziums.** Langfristig kommt es allerdings zu einer Osteopenie oder Osteoporose sowie zur Bildung von Nierensteinen. Hohe Kalziumspiegel können daneben zu weiteren Symptomen führen (Übelkeit, Anorexie, Polyurie, Polydipsie, Obstipation, Somnolenz, Koma). Schnell ansteigende Kalziumspiegel können dabei bereits bei relativ niedrigen Werten – knapp oberhalb der Norm – zu Symptomen führen. Entscheidend ist nicht die Konzentration an Gesamtkalzium, sondern an freiem Kalzium.

Neben einer Erhöhung des Kalziums fällt häufig auch ein **erniedrigter** oder **niedrig normaler Phosphatspiegel** auf. Das diagnostisch eingesetzte intakte **Parathormon** (PTH) ist entweder erhöht oder im oberen Normbereich ❶.

Differenzialdiagnostisch sollte der sekundäre Hyperparathyreoidismus (Kalzium erniedrigt oder im unteren Normbereich; Phosphat erhöht; Vitamin-D-Spiegel erniedrigt) und bei asymptomatischen Patienten die familiäre hyperkalzurische Hyperkalzämie (Kalziumausscheidung im 24-h-Urin) ausgeschlossen werden.

Therapie

Eine **operative** Sanierung sollte dann angestrebt werden, wenn eine **symptomatische** Form vorliegt oder wenn bei **asymptomatischen** Patienten eines oder mehrere der nachfolgenden Kriterien erfüllt sind ❷:
- Serumkalzium > 2,90 mmol/l
- Kalziumausscheidung im 24-h-Urin > 400 mg
- Einschränkung der altersadjustierten Kreatinin-Clearance um > 30%
- Verminderung der Knochendichte: T-Score < – 2,5 SD
- Patient < 50 Jahre
- Kontrollen nicht gewährleistet.

Lässt sich präoperativ ein Adenom eindeutig lokalisieren ❸, sollte eine **minimal-invasive Operation** mit intraoperativer PTH-Schnellmessung durchgeführt werden ❹. Ist dies nicht möglich, sollte eine **bilaterale Operation** mit Darstellung aller 4 Nebenschilddrüsen erfolgen ❺. Findet sich eine Hyperplasie aller Nebenschilddrüsen, werden hiervon 3,5 entfernt und das verbliebene Nebenschilddrüsengewebe markiert. Bei MEN werden alle 4 Nebenschilddrüsen entfernt und eine halbe Nebenschilddrüse auf den Unterarm autotransplantiert.

Eine **konservative** Therapie kommt in Betracht ❻, wenn keines der genannten Kriterien erfüllt ist; allerdings sollten dann regelmäßige Kontrollen gewährleistet sein ❼. Daneben kommen konservative Ansätze bei inoperablen oder operationsunwilligen Patienten zum Einsatz. Die konservative Therapie zielt v. a. auf eine Vermeidung der Hyperkalzämie sowie der Osteoporose. Neben allgemeinen supportiven Maßnahmen (Vermeidung von Bettruhe, adäquate Hydrierung, moderate Kalziumzufuhr, Vermeidung von Thiaziden und Lithium) können zur konservativen Therapie Östrogen-Gestagen-Kombinationen (Zunahme der Knochendichte) und Bisphosphonate eingesetzt werden.

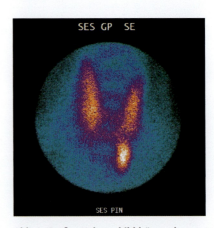

Abb. 1 Großes Nebenschilddrüsenadenom unter dem linken Schilddrüsenlappen. Radionuklidszintigramm. [Forbes/Jackson]

Primärer Hyperparathyreoidismus

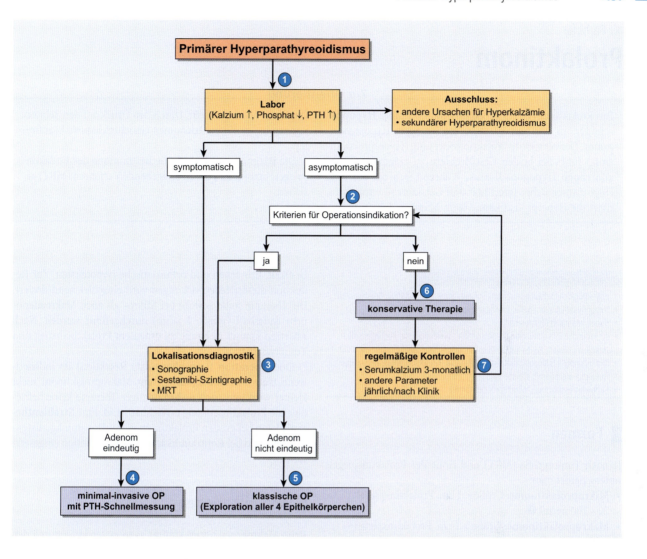

Prolaktinom

K. Parhofer

Zur Orientierung

Das Prolaktinom ist ein Prolaktin produzierendes **Hypophysenadenom** und mit 40–45% der häufigste Hypophysentumor. Die vermehrte Prolaktinfreisetzung (Hyperprolaktinämie) führt bei beiden Geschlechtern zu einem **hypogonadotropen Hypogonadismus**. Während sich bei der Frau Oligo-/Amenorrhö, Infertilität und Galaktorrhö entwickeln, führt die Hyperprolaktinämie beim Mann zu Libidoverlust, Impotenz und Infertilität. Durch den Druck auf den Sehnerv können bei größeren Adenomen Gesichtsfeldausfälle auftreten.

Die **Diagnose** wird durch die Bestimmung des Prolaktinspiegels im Blut und durch bildgebende Verfahren (MRT) gesichert.

Differenzialdiagnose der Hyperprolaktinämie
- physiologisch (Schwangerschaft, Stillzeit, Stress, Stimulation Brustwarzen)
- hypophysär (Akromegalie, Läsionen des Hypophysenstils)
- hypothalamisch (Tumoren)
- systemische Erkrankungen (Hypothyreose, Leberzirrhose, Niereninsuffizienz)
- Medikamente (Neuroleptika, Antidepressiva, Metoclopramid, Methyldopa, Reserpin, Verapamil, Opiate etc.)
- Labor (Stresshormon, Makroprolaktinämie)

Formen

Je nach Tumorgröße (MRT) und Höhe des Prolaktinspiegels unterscheidet man:
- **Mikroprolaktinome:** Größe < 1 cm, Prolaktinspiegel 20–200 ng/ml ❶
- **Makroprolaktinome:** Größe > 1 cm, Prolaktinspiegel > 200 ng/ml ❷.

Therapie

Die Therapie richtet sich nach der Größe des Tumors und dem Kinderwunsch der Patientin.
- **Therapie des Mikroprolaktinoms:** Bei Galaktorrhö oder Kinderwunsch wird eine Therapie mit Dopaminagonisten durchgeführt ❸; zur alleinigen Therapie des Hypogonadismus erfolgt meist die Substitution mit Sexualhormonen ❹. Alternativ können auch in dieser Situation Dopaminagonisten eingesetzt werden. Mit Cabergolin kann in etwa 90%, mit Bromocriptin in etwa 60% der Fälle eine Normalisierung des Serumprolaktins erreicht werden.
- **Therapie des Makroprolaktinoms:** Therapie der Wahl ist die medikamentöse Therapie mit Dopaminagonisten ❺. Häufig (80%) findet sich darunter eine Tumorregression und Normalisierung des Gesichtsfeldes.

Bei der medikamentösen Therapie nutzt man die hemmende Wirkung von **Dopaminagonisten** auf die Prolaktinsynthese und -sekretion aus. Cabergolin und Quinagolid weisen gegenüber Bromocriptin eine bessere Effektivität und Verträglichkeit auf. Häufige Nebenwirkungen aller Dopaminagonisten sind Übelkeit, Erbrechen und orthostatische Hypotension. Zur Reduktion dieser Nebenwirkungen wird einschleichend dosiert. Die Therapie sollte sowohl bei Mikro- als auch Makroadenomen dauerhaft (mind. 2 Jahre) durchgeführt werden. Nach Absetzen kommt es häufig zu erneutem Prolaktinanstieg und Tumorwachstum.

Eine **Operation** (transphenoidale Resektion) ist indiziert, wenn trotz Dopaminagonisten ein Makroprolaktinom nicht kleiner wird und nach mehrmonatiger Therapie keine befriedigende Prolaktinsenkung erreichbar ist ❻. Eine **Strahlentherapie** kann bei großen Prolaktinomen mit Dopaminagonistenresistenz und bei Kontraindikationen zur Operation eingesetzt werden.

Komplikationen

Beim Makroprolaktinom kommt es in erster Linie durch den Druck auf Nachbarstrukturen zu Komplikationen (**Chiasmasyndrom,** andere neurologische Symptomatik, Einschränkung der anderen Hypophysenachsen mit entsprechenden Mangelzuständen).

Während einer **Schwangerschaft** ist bei 1–5% der Mikroadenome eine **Größenzunahme** zu beobachten. Prolaktinbestimmungen sind allerdings in der Schwangerschaft nicht sinnvoll, als Monitoring können lediglich die Klinik und die Perimetrie dienen. Bei Makroprolaktinomen besteht in der Schwangerschaft ein hohes Risiko der Entwicklung von **neurologischen Symptomen** (15–35%). Daher sollte bei Kinderwunsch eine Vorbehandlung zur Tumorverkleinerung mit Dopaminagonisten unter Kontrazeption erfolgen; ggf. kann Bromocriptin während der gesamten Schwangerschaft gegeben werden. In ausgewählten Fällen kann auch eine chirurgische Entfernung des Prolaktinoms vor der geplanten Konzeption erfolgen.

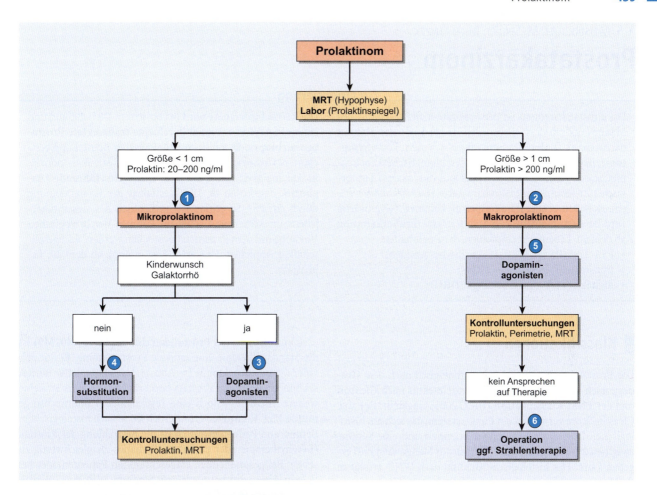

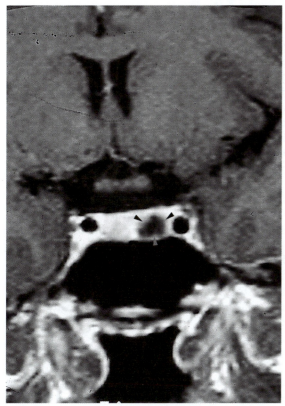

Abb. 1 Hypophysenadenom. Koronale T$_1$-gewichtete MR-Aufnahme nach Kontrastmittelgabe. [Kauffmann/Moser/Sauer]

A. S. Merseburger, M. Seidler, M. A. Kuczyk
Prostatakarzinom

Zur Orientierung

Das Prostatakarzinom ist der häufigste maligne Tumor des Mannes und ab der 4. Lebensdekade bei 30% aller Männer nachweisbar. Im Frühstadium zeigen sich meist keine **Symptome,** häufig kommt es erst durch symptomatische Knochenmetastasen zu Beschwerden. Aufgrund von lokalem Tumorwachstum kann es zur Makrohämaturie, Harnstrahlabschwächung, Nykturie oder Hämatospermie kommen. Gegenwärtig wird bei asymptomatischen Männern eine **Früherkennung** ab dem 50. Lebensjahr empfohlen, diese beinhaltet:
- PSA-Test (**PSA** = Prostata-spezifisches Antigen)
- transrektaler Ultraschall (**TRUS**)
- digitale rektale Untersuchungn (**DRU**)

Die Verdachtsdiagnose wird bei positivem DRU-Befund und einem PSA-Wert > 4 ng/dl durch eine **transrektale Prostatastanzbiopsie** ❶ mit histopathologischer Beurteilung gesichert. Bei histologisch nachgewiesenem Prostatakarzinom ist in Abhängigkeit vom PSA-Wert eine **weiterführende Diagnostik** empfohlen ❷. Die Wertigkeit der Früherkennung durch ein PSA-Screening ist hinsichtlich des Gesamtüberlebens umstritten und sollte im Rahmen der urologischen Vorsorge mit dem Patienten besprochen werden. Fachgesellschaften empfehlen eine erste Bestimmung ab dem 40. Lebensjahr.

Klassifikationen

Das Prostatakarzinom wird histopathologisch nach dem **Grading nach WHO** (2004), der Tumorarchitektur **nach Gleason** und der **TNM-Klassifikation** (UICC 2001) eingeteilt. Der sog. Gleason-Score verwendet ein Punktesystem, das sich am histologischen Differenzierungsmuster orientiert und eine Summe zwischen 2 (niedrigster) und 10 (höchster Malignitätsgrad) ergeben kann. Das histologische Grading nach WHO erfolgt in drei Stufen und beschreibt den Grad der Kernaplasie (gering = G1; mäßig = G2; stark = G3–4).

TNM-Klassifikation der Prostataadenkarzinome (modifiziert)	
T – Primärtumor	
T0	kein Anhalt für einen Primärtumor
T1	Tumor weder tastbar noch in der Bildgebung sichtbar
T2	auf die Prostata begrenzter Tumor
T3	extrakapsuläre Tumorausbreitung
T4	Tumor ist fixiert oder infiltriert andere benachbarte Strukturen mit Ausnahme der Samenblasen (z. B. Blasenhals, Rektum, Beckenwand)
L – regionäre Lymphknotenmetastasen	
N0	kein regionaler LK-Befall
N1	regionäre LK-Metastase(n)
M – Fernmetastasen	
M0	keine Fernmetastasen
M1	Fernmetastasen

Therapie

Das wichtigste **Ziel in der Therapie** des Prostatakarzinoms sind die frühzeitige Detektion mit nachfolgender Tumorfreiheit und eine möglichst lange rezidivfreie Zeit nach Primärdiagnose. Besonders bei metastasierten, fortgeschrittenen Tumoren spielt die Lebensqualität eine wichtige Rolle.

Beim **lokalisierten Prostatakarzinom (T1–3, N0, M0)** ist die Standardtherapie eine radikale Prostatektomie ❸ mit pelviner Lymphadenektomie (> Abb. 1). Nach kompletter R0-Resektion eines auf die Prostata beschränkten Tumors ist keine weitere Therapie, jedoch eine regelmäßige Tumornachsorge mittels PSA-Kontrollen erforderlich ❹. Je nach histologischem Befund und Patientenwunsch ist die Bestrahlung der Prostata (Brachytherapie oder perkutane Radiatio) als gleichwertig zu sehen. Bei gesundheitlich eingeschränkten Patienten oder bei hohem Alter wird bei niedrigem Stadium auch eine „Wait & See"-Strategie ❺ verfolgt.

Bei persistierend hohen PSA-Werten nach Primärtherapie oder PSA-Rezidiv sollte eine adjuvante Androgensuppression mit postoperativer Radiatio erfolgen.

Lokal fortgeschrittene oder metastasierte Prostatakarzinome werden in der Regel nicht mehr operiert. Bei **lokal fortgeschrittenen Tumoren** (> Abb. 2) kann primär eine Strahlentherapie erfolgen und/oder eine palliative Hormontherapie (Hormonentzug oder -blockade z.B. durch Antiandrogene, LH-RH-Agonisten, Östrogene, etc.) ❻.

Auch bei **primär fernmetastasierten Tumoren** wird die Therapie mit einer Hormonblockade begonnen ❼.

Kommt es zum erneuten Ansteigen des PSA-Wertes (meist nach 3–4 Jahren) kann die Hormontherapie umgestellt werden, was meist zu einer erneuten PSA-Erniedrigung führt. Bei 3-maligem PSA-Anstieg unter Hormontherapie liegt definitionsgemäß ein **hormonresistentes Karzinom** vor. Als Sekundärtherapie wird dann eine Chemotherapie ❽ empfohlen. Der Einsatz von Taxanen erzielt die höchsten Remissionsraten bei tolerabler Toxizität. Bisphosphonate wirken sowohl zur Schmerzreduktion als auch hemmend auf die Progression von Knochenmetastasen.

Das Prostatakarzinom wird je nach TNM-Stadium nachgesorgt. Bei durchgeführter kurativer Therapie erfolgen halbjährliche PSA-Wert-Kontrollen. Beim fortgeschrittenen Prostatakarzinomleiden sollten je nach Therapiemodalität und Verlauf engmaschige urologische Kontrollen erfolgen.

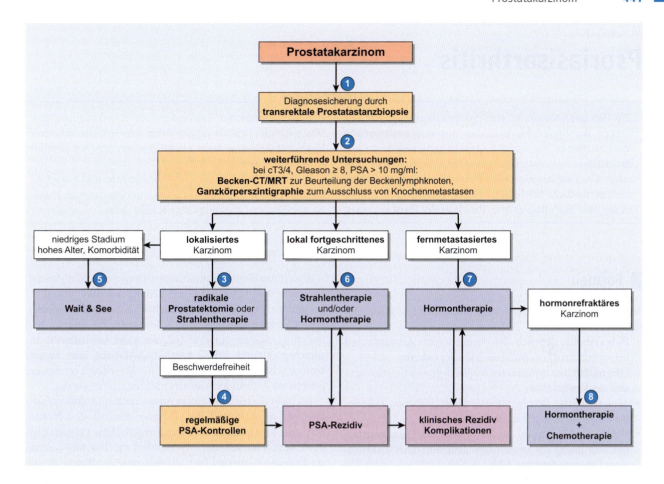

Komplikationen

Die wichtigsten Komplikationen der primären Therapie (Operation/Radiatio) sind Harninkontinenz, Impotenz, Rezidiv, Progress, Metastasen (v. a. Knochenfiliae), Blutungen (meist erst bei lokal fortgeschrittenen Stadien), Anämie, Thrombosen, Embolien.

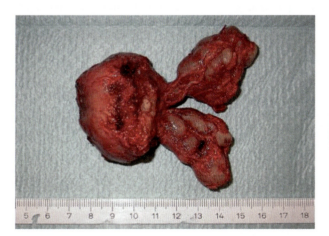

Abb. 1 **Makroskopische Ansicht eines postoperativen Prostatektomiepräparats.** Rechts die Samenblasen und der Samenleiter, links die Prostatadrüse.

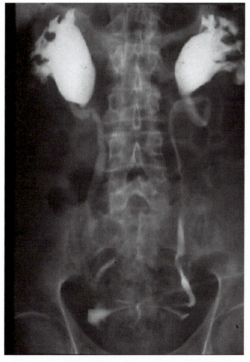

Abb. 2 **Ausscheidungsurographie mit beidseitigen massiven Harnstauungsnieren bei fortgeschrittenem Prostatakarzinom.**

M. Gaubitz
Psoriasisarthritis

Zur Orientierung

Die Psoriasisarthritis ist eine Systemerkrankung aus der Gruppe der **Spondyloarthritiden** mit verschiedenartigen Manifestationen. Sie umfasst Krankheitserscheinungen wie **Arthritiden** (teils destruktiver, teils proliferativ-osteoplastischer Art, Oligoarthritis oder Polyarthritis), **Enthesitiden** und **entzündliche Wirbelsäulenmanifestationen,** die meist einige Jahre nach Beginn einer **Psoriasis der Haut** auftreten; eine Manifestation vor Beginn der Hauterkrankung ist ebenfalls möglich. Typisch ist der Befall der Fingergelenke im Strahl mit der bei anderen Arthritiden sehr seltenen Beteiligung des Endgelenks (➤ Abb. 1).

Die **Diagnose** wird durch typische klinische und Röntgenbefunde gestellt, meist bei Vorliegen einer Psoriasis der Haut; ein spezifischer Laborparameter besteht nicht.

Formen

Je nach Befallsmuster unterscheidet man folgende Manifestationsformen:
- **Polyarthritis** (ähnlich der rheumatoiden Arthritis): mit teils symmetrischem Befall auch kleiner Gelenke
- **Oligoarthritis:** asymmetrischer Befall großer Gelenke, speziell des Kniegelenks
- **Monarthritis:** Beteiligung nur eines größeren Gelenks, meist Sprung- oder Kniegelenk
- Befall der **Fingerend-** und evtl. auch der **Fingermittelgelenke** häufig im Strahl unter dem Bild einer Daktylitis eines Fingers oder einer Zehe
- **axialer Befall** in Form einer entzündlichen Wirbelsäulenveränderung, am häufigsten einer Sakroiliitis
- **Enthesitis:** Entzündung von Sehnen, Sehnenansätzen und bindegewebigen Platten, besonders plantar und im Bereich der Achillessehne.

Therapie

Therapieziele sind die Unterdrückung und möglichst Beendigung der Entzündungsprozesse, die Linderung der Schmerzen bis Schmerzfreiheit und der Erhalt oder die Wiederherstellung der Funktion von Gelenken und Wirbelsäule. Die Therapiewahl richtet sich nach der **Schwere der Erkrankung** und besonders dem **Erkrankungstyp** (periphere Arthritis, axiale Beteiligung, Daktylitis, Enthesitis). Die Aktivität der Psoriasisarthritis ist nicht eng an die Aktivität der Hautveränderungen gebunden; trotzdem ist eine parallele Besserung der Hautsymptome erwünscht und möglich.

Zu den **allgemeinen Therapiemaßnahmen** ❶ zählen die **Aufklärung** des Patienten über Wesen und Verlauf seiner Erkrankung, die schnelle **Schmerzlinderung** mit NSAR, selektiven COX-2-Hemmern oder bei Bedarf reinen Analgetika der WHO-Klasse II sowie **Physiotherapie** und **physikalische Maßnahmen** (Krankengymnastik, Ergotherapie, Balneotherapie sowie Kälte- und Wärmetherapie).

Spezielle Therapiemaßnahmen richten sich nach Erkrankungsschwere und -typ. Klassische Basistherapeutika (**DMARD** = disease modifying antirheumatic drugs) wie Methotrexat, Cyclosporin A, Sulfasalazin und Leflunomid sind speziell bei der peripheren Arthritis ❷ wie auch der Haut- und Nagelbeteiligung wirksam, weniger jedoch bei axialer Erkrankung und Daktylitis. Sollten einzelne Gelenke nicht befriedigend ansprechen, können **lokale Steroidinjektionen** zum Einsatz kommen, besonders bei der Daktylitis ❸; seltener ist dies bei peripheren Arthritiden oder einer Sakroiliitis notwendig.

Bei nicht ausreichend gutem Ansprechen auf Lokalmaßnahmen und mindestens 2 DMARD über mindestens 6 Monate können **TNF-Hemmer** eingesetzt werden. Diese Präparate haben eine gute bis sehr gute Wirksamkeit auf Haut **und** Gelenkerscheinungen, speziell auch auf die axiale Beteiligung ❹ und die Enthesitiden ❺, die ja durch klassische DMARD kaum beeinflusst werden.

Bei mangelhaftem Erfolg der konservativen und medikamentösen Maßnahmen sollten frühzeitig die Möglichkeiten der **operativen Therapie** (Synovialektomie, Sehnenrekonstruktion, Gelenkersatz) bedacht werden ❻.

Komplikationen

Komplikationen der Psoriasisarthritis treten besonders bei zu später oder inkonsequenter Behandlung auf. Wie bei allen Arthritiden kann es zur **Gelenkzerstörung** mit weitgehendem Funktionsverlust kommen.

Im Rahmen der symptomatischen und Basistherapie können die bekannten Nebenwirkungen auftreten, also besonders **Nebenwirkungen von NSAR/COX-2-Hemmern** (gastrointestinal, hepatisch, kardiovaskulär) und **DMARD** (Transaminasenerhöhung, Hypertonus, Zytopenie, Infektionen).

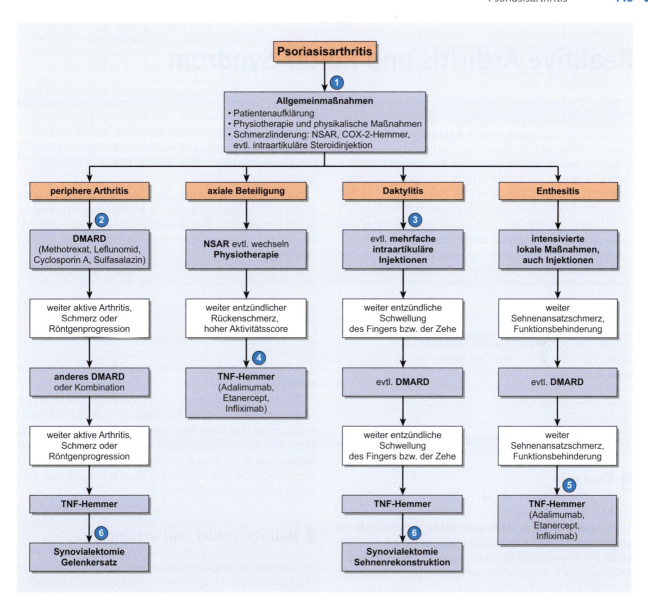

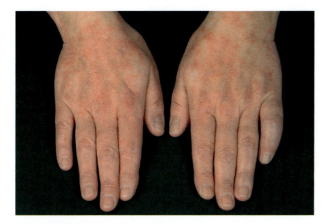

Abb. 1 Endgelenksarthritis bei Psoriasis mit typischen Hautveränderungen.

J. Strunk
Reaktive Arthritis und Reiter-Syndrom

Zur Orientierung

Bei der reaktiven Arthritis handelt es sich um eine entzündliche Gelenkerkrankung, welche wenige Tage bis Wochen nach Infekten im Urogenital- (z. B. Chlamydien), Intestinal- (z. B. Yersinien, Salmonellen) oder Respirationstrakt (z. B. Streptokokken) auftritt. Der Häufigkeitsgipfel der Erkrankung liegt zwischen dem 20. und 40. Lebensjahr, bei ca. 65% der betroffenen Patienten findet sich ein positives HLA-B27.

Als **Leitsymptom** steht eine asymmetrische Mon- oder Oligoarthritis mit Betonung der unteren Extremität im Vordergrund, wobei grundsätzlich jedes Gelenk inkl. der Wirbelsäule betroffen sein kann. Extraartikuläre Manifestationen können beobachtet werden. Das **Reiter-Syndrom** ist eine klassische postinfektiöse reaktive Arthritis, welche durch die typische Symptomenkonstellation Arthritis, Urethritis (Prostatitis, Zervizitis) und Konjunktivitis (Iritis) charakterisiert ist.

Für die **Diagnosestellung** der reaktiven Arthritis ist der anamnestische Hinweis auf einen vorangegangenen Infekt richtungweisend und wird in den meisten Fällen von einer laborchemisch messbaren entzündlichen Aktivität (BSG, CRP) unterstützt.

Extraartikuläre Manifestationen bei reaktiver Arthritis	
Auge	Konjunktivitis (häufig), Iritis
Haut, Schleimhaut	Keratoderma blennorrhagicum (> Abb. 1), Balanitis circinata
Herz- und Blutgefäßveränderungen	Myo-, Endo- oder Perikarditis
Allgemeinsymptome	Einschränkung des Allgemeinbefindens, Fieber

Therapie

Da die reaktive Arthritis oft sehr schmerzhaft ist, stellt die Gabe eines **nichtsteroidalen Antirheumatikums (NSAR)** ❶ die grundlegende therapeutische Maßnahme dar. Hierbei müssen neben der Anpassung der adäquaten Tagesdosis des jeweiligen Präparates auch mögliche Komorbiditäten (z. B. Ulkuskrankheit, Herz-Kreislauf-Erkrankungen) berücksichtigt werden. Bei noch aktuell nachgewiesenem Infekt sollte eine gemäß Antibiogramm **gezielte Antibiose** ❷ durchgeführt werden (z. B. Streptokokken – Penicillin; Chlamydien – Tetracyclin, Yersinien – Ciprofloxacin).

Schon bei initialer differenzialdiagnostischer Unsicherheit im Hinblick auf die Genese der Mon- oder Oligoarthritis muss eine **Gelenkpunktion** ❸ mit anschließender Synovialanalyse durchgeführt werden. Kann hierbei eine infektiös-septische Arthritis ausgeschlossen werden, so ist eine unmittelbare **intraartikuläre Glukokortikoidgabe** ❹ (z. B. Triamcinolon-Kristallsuspension) eine sehr wirksame Maßnahme, welche die Arthritis im betroffenen Gelenk meist dauerhaft zur Ruhe bringt. Auch bei Versagen der NSAR-Therapie ist an eine Glukokortikoidinjektion in das Gelenk zu denken.

Bei hochaktiven Fällen mit Beteiligung vieler Gelenke (mehr als 5 Gelenke = **Polyarthritis**) ist grundsätzlich der Einsatz **systemischer Glukokortikoide** ❺ möglich. Jedoch zeigt dies meist nicht die erwartete Wirksamkeit, sodass diese Vorgehensweise mit Zurückhaltung nur in Einzelfällen zu empfehlen ist. Bei fehlender Wirkung kann eine lokale Therapie mit Glukokortikoiden für die am stärksten betroffenen Gelenke versucht werden.

Sollte eine reaktive Arthritis einen **chronischen Verlauf** nehmen, so ist im ersten Schritt eine Überprüfung der Diagnose erforderlich. Hierbei muss geklärt werden, ob sich nicht eine andere seronegative Spondyloarthritis, wie z. B. eine ankylosierende Spondylitis oder eine Psoriasisarthritis, mit initialer Mon- oder Oligoarthritis manifestiert. Da eine Therapie mit **Sulfasalazin** ❻ bei den meisten Spondyloarthritiden wirksam ist, sollte dies als Mittel der ersten Wahl bei chronischen Verläufen zur Anwendung kommen.

Häufige Fehler und Irrtümer

Der alleinige serologische Nachweis eines Antikörpers gegen einen potenziellen Erreger, der eine reaktive Arthritis induzieren kann (wie z. B. Chlamydien oder Streptokokken), reicht zur Diagnosestellung nicht aus, da die Durchseuchung in der Bevölkerung für diese Keime hoch ist.

Reaktive Arthritis und Reiter-Syndrom

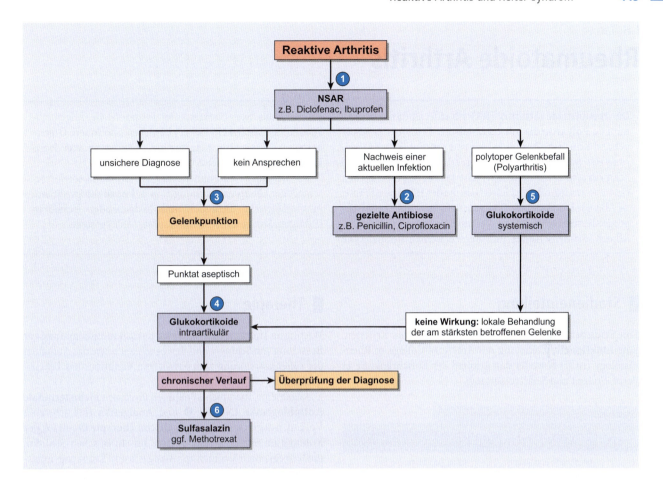

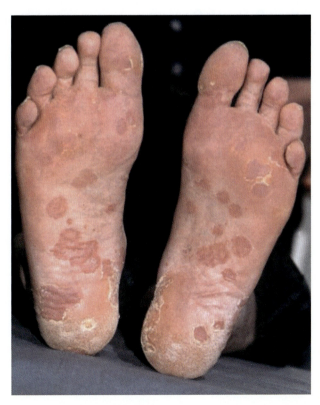

Abb. 1 Keratoderma blennorrhagicum.
Typische psoriasiforme Hautveränderungen bei Patienten mit Reiter-Syndrom, die oft an den Fußsohlen zu finden sind.

I. H. Tarner

Rheumatoide Arthritis

Zur Orientierung

Die rheumatoide Arthritis (RA) ist eine autoimmun vermittelte **Polyarthritis** mit entzündlicher Erosion von Knorpel und Knochen. Zugrunde liegt eine entzündliche Aktivierung des Synovialgewebes unklarer Ursache. Typisch sind Schmerz und Schwellung der meist symmetrisch befallenen Gelenke (v. a. proximale kleine Gelenke der Hände und Füße; ➤ Abb. 1), langdauernde Morgensteifigkeit und chronisch-progredienter, schubartiger Verlauf. Auch die Wirbelsäule, Sehnen, Sehnenscheiden und Bursen werden befallen. Die RA kann als Systemerkrankung unspezifische Allgemeinsymptome (Müdigkeit, Fieber) bewirken und innere Organe betreffen (Vaskulitis, Neuropathie, Beteiligung von Herz, Lunge, Augen).

Die **Diagnose** wird anhand der Symptomatik sowie verschiedener Laboruntersuchungen (u. a. Entzündungszeichen, immunologische Befunde) und bildgebender Verfahren (Röntgen, Sonographie, Szintigraphie, MRT) gestellt.

Stadieneinteilung

Eine Stadieneinteilung erfolgt gemäß **radiologischer** Kriterien. Eine **funktionelle** Einteilung des American College of Rheumatology (ACR) bewertet das Ausmaß der Einschränkung in Beruf, Freizeit und Selbstversorgung.

Stadieneinteilung der rheumatoiden Arthritis		
Stadium	radiologische Kriterien (Steinbrocker)	funktioneller Status (ACR)
I	gelenknahe Entkalkung	keine Einschränkung des täglichen Lebens
II	beginnende Knorpel- und Knochendestruktion	Einschränkung der Freizeitaktivitäten
III	Knochendestruktion, Osteoporose, Subluxationen	Einschränkung von Freizeitaktivitäten und Beruf; Selbstversorgung noch möglich
IV	fortgeschrittene Gelenkzerstörungen, Luxationen, Ankylosen	Einschränkung aller Aktivitäten

Zur Beurteilung von **Krankheitsaktivität** und **therapeutischem Ansprechen** kann der Disease Acitivity Score 28 (DAS28) herangezogen werden. Er berechnet sich aus der Anzahl schmerzhafter und geschwollener Gelenke (28 Gelenke), der BSG (1. Stunde) und der Einschätzung der Krankheitsaktivität durch den Patienten (DAS28-Formular unter http://dgrh.de//kriterienassessments.html).

Disease Acitivity Score 28	
DAS28-Wert	Bedeutung
> 5,1	starke Aktivität
> 3,2 ≤ 5,1	mäßige Aktivität
≤ 3,2	geringe Aktivität
< 2,6	Remission
Rückgang um > 1,2 in 4 Monaten bzw. > 3,2 in 12 Monaten	signifikantes Ansprechen

Therapie

Wichtigste **Therapieziele** sind eine Entzündungshemmung zur Besserung von Schmerz und Beweglichkeit sowie das Aufhalten der Gelenkzerstörung zum Erhalt von Funktion und Lebensqualität.

Allgemeine Therapiemaßnahmen umfassen **nichtsteroidale Antiphlogistika (NSAR)** ❶ und **Analgetika** (bei schweren Verläufen auch Opiate), **physikalische Therapie** ❷ mit lokaler Kühlung im akuten Schub, Wärme im chronischen Stadium, niederfrequenten Strömen zur Analgesie und Krankengymnastik zur Gelenkstabilisierung und zum Erhalt der Beweglichkeit sowie **Ergotherapie** mit Hilfsmittelversorgung ❷.

Entscheidend ist die frühestmögliche Einleitung einer **Basistherapie** ❸. **Steroide** ❹ sind unverzichtbar im akuten Schub und bei systemischer Beteiligung, sehr gut geeignet zur Überbrückung der Wirklatenz der Basistherapeutika und nachgewiesen gelenkprotektiv. Das Risiko langfristiger Kumulativdosen gebietet eine frühestmögliche Dosisreduktion ❺. **Methotrexat** ❸ ist bei der Basistherapie der Goldstandard. Bei Unverträglichkeit oder unzureichendem Ansprechen erfolgt eine Umsetzung auf andere Monotherapien ❻ oder eine **Kombinationstherapie** ❼, ❽. Für **Biologika** ❾, ❿ gilt derzeit noch eine Indikation bei therapierefraktären Verläufen. Ein früher Einsatz ist jedoch bei hoher Aktivität sinnvoll ❿. Bei langfristig gutem Ansprechen kann eine **Dosisreduktion** ⓫ der Basistherapie versucht werden. **Invasive Maßnahmen** (Gelenkpunktion, Radiosynoviorthese, operativer Gelenkersatz) sind besonders bei mangelndem Ansprechen einzelner Gelenke indiziert.

Rheumatoide Arthritis

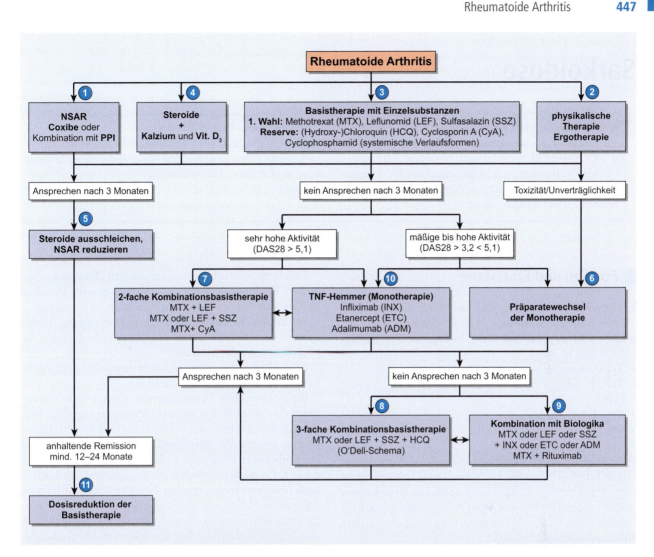

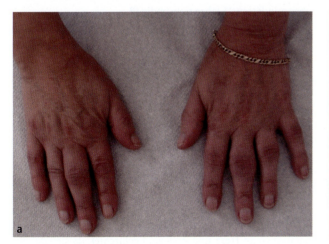
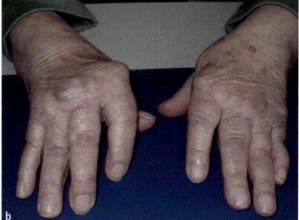

Abb. 1 Rheumatoide Arthritis. Symmetrische Schwellung der proximalen Fingergelenke (a) und Ulnardeviation (b).

T. Fühner, T. Welte, M.W. Pletz
Sarkoidose

Zur Orientierung

Die Sarkoidose (Morbus Besnier-Boeck-Schaumann) ist eine **granulomatöse Multisystemerkrankung** unklarer Ätiologie. Die Lunge ist das am häufigsten betroffene Organsystem (> 90%). Die Histologie ist gekennzeichnet durch T-Lymphozyten, mononukleäre Monozyten/Phagozyten und nichtverkäsende Epitheloidzellgranulome.

Die **Diagnose** basiert auf dem klinischen bzw. radiologischen Bild (s. u.), dem histologischen Nachweis nichtverkäsender Granulome und dem Ausschluss anderer Erkrankungen (z. B. HIV, Tbc, andere interstitielle Lungenerkrankungen).

Formen und Einteilung

Es gibt pulmonale und extrapulmonale Manifestationsformen.

Die **pulmonale Sarkoidose** (> 90%) wird nach dem Röntgenthoraxbefund (p.a.-Aufnahme) in folgende Typen eingeteilt (> Abb. 1):
- **Typ 0:** Normalbefund
- **Typ I:** bihiläre (ggf. mediastinale) Lymphadenopathie (BHL)
- **Typ II:** BHL mit Lungeninfiltration
- **Typ III:** Lungenbefall ohne BHL
- **Typ IV:** Lungenfibrose.

Die **extrapulmonale Sarkoidose** kann so gut wie jedes Organsystem betreffen. Besonders häufig sind Haut (Erythema nodosum, Lupus pernio), Lymphknoten (bilaterale Lymphadenopathie), Augen (Uveitis) und Leber beteiligt (außerdem: Milz, Nervensystem, Gl. parotis/lacrimalis, Knochen, Gelenke, Herz, Niere und Skelettmuskulatur).

Bezüglich des klinischen Verlaufs unterscheidet man eine akute und eine chronische Sarkoidose. Bei der **akuten** Verlaufsform (**Löfgren-Syndrom**) findet man die typische Trias Arthritis, Erythema nodosum und bihiläre Lymphadenopathie. Die häufigere **chronische** Form beginnt schleichend mit unspezifischen Allgemeinsymptomen und geht im Verlauf mit trockenem Husten, Belastungsdyspnoe, peripherer Lymphknotenschwellung, Hautbefall, kardialer Arrhythmie, Nierenkolik und Splenomegalie einher.

Eine Sonderform ist das **Heerfordt-Waldenström-Syndrom** mit Fieber, Parotis-Schwellung, Uveitis anterior und Fazialisparese.

Therapie

Es gibt keine einheitlichen Therapierichtlinien für die Behandlung der Sarkoidose. Das Hauptproblem bei der Therapieentscheidung liegt in der **Einschätzung von Erkrankungsausmaß und -aktivität** ❶. Die Einschätzung zur Therapieindikation stützt sich auf eine Zusammenschau aus Anamnese, körperlichem Untersuchungsbefund, Röntgenthoraxbild und Lungenfunktionstest sowie extrapulmonaler Manifestationen.

Üblicherweise wird zur medikamentösen Therapie der Sarkoidose **Prednisolon** über 4–6 Wochen eingesetzt. Über 2–3 Monate folgt dann eine langsame Reduktion der Dosierung.

Bei **milden Verlaufsformen** wie Hautbeteiligung, Uveitis anterior oder Husten können Glukokortikoide auch nur topisch ❷ angewendet werden.

Beim **Löfgren-Syndrom** sind nichtsteroidale Antiphlogistika (NSAR) in der Regel ausreichend ❸.

Bei **systemischen Verlaufsformen** werden orale Steroidgaben empfohlen ❹. Vor allem bei Beteiligung von Herz, Nervensystem und Augen oder bei Vorliegen einer Hyperkalzämie ist eine systemische Steroidapplikation indiziert. Repetitive Steroidtherapien können im Verlauf der Erkrankung notwendig sein. Bei **Nichtansprechen** der Therapie bzw. zur langfristigen Glukokortikoideinsparung stehen verschiedene immunsuppressive Substanzen zur Verfügung (Methotrexat, Azathioprin, Mycophenolat, Mofetil oder Cyclophosphamid) ❺, allerdings ohne dass der Effekt durch kontrollierte Studien belegt ist.

Nach Beendigung der Therapie ist eine **Verlaufskontrolle** über mindestens 3 Jahre notwendig ❻.

In seltenen Fällen kann im **Endstadium** der Erkrankung eine Organtransplantation (z. B. Lungen) notwendig werden ❼. Sarkoidoserezidive in den transplantierten Organen sind häufig (30–80%), jedoch unter Immunsuppression selten bedeutsam.

Komplikationen

Mortalität und Morbidität sind vor allem durch die **Lungenmanifestation** bedingt. Am bedeutsamsten sind die typischen Komplikationen einer interstitiellen Lungenerkrankung (> Kap. interstitielle Lungenerkrankungen). Die meisten Komplikationen außerhalb der Lunge betreffen das **Auge**. Manifestationen an **Herz** und **ZNS** sind gefürchtet, da sie vital bedrohlich sein können und auf die übliche Therapie nicht immer gut ansprechen.

Sarkoidose

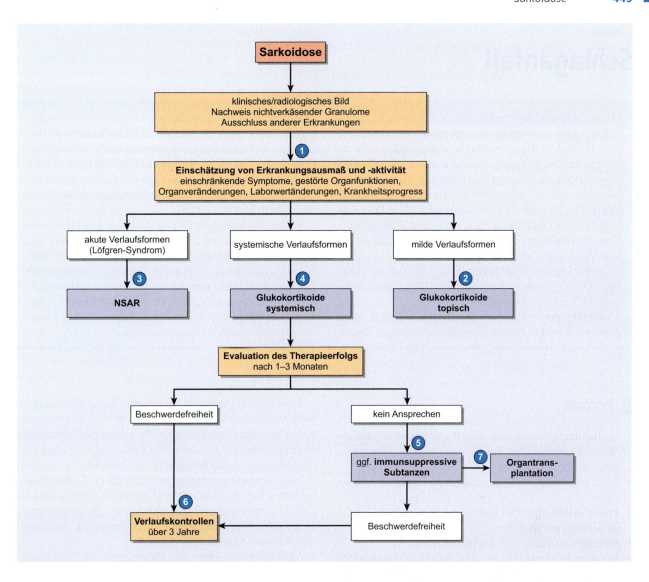

Mögliche Aktivitätshinweise der Sarkoidose	
Klinik	Fieber, Uveitis, Erythema nodosum, Lupus pernio, Narbenveränderungen, Polyarthralgie, Lymphadenopathie, vergrößerte Glandula parotis/lacrimalis, Herzinsuffizienz, Herzrhythmusstörungen, AV-Blockierungen, Fazialisparese, Neurosarkoidose, zunehmend Husten und Dyspnoe
Labor	Serum-ACE, Hyperkalzämie, Verschlechterung der Lungenfunktion/DLCO, bronchoalveoläre Lavage (lymphozytäre Alveolitis und CD4/CD8-Ratio > 3,5), erhöhte Leberwerte, sIL-2R (löslicher Interleukin-2-Rezeptor), IFN-y, Neopterin, erhöhtes Vitamin D
Bildgebung	zunehmende Veränderung in Röntgenthorax oder CT-Thorax, Milchglastrübung im HRCT der Lunge, positive ^{67}Ga-Szintigraphie, auffällige Fluoreszenzangiographie vom Auge, Spiegelung des Augenhintergrunds, MRT/CT vom Kopf, Knochenzysten, Abdomensonographie (Leber), auffälliges EKG, Herzechokardiographie

✚ Abbildungen histologischer Befund bei Sarkoidose

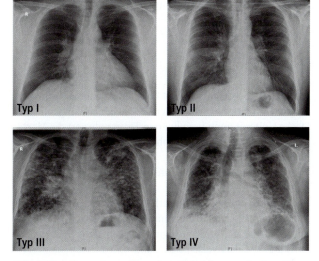

Abb. 1 Einteilung der pulmonalen Sarkoidose nach dem Röntgenthoraxbefund.

Schlaganfall

P. Berlit

Zur Orientierung

85% der Schlaganfälle kommen durch eine zerebrale Durchblutungsstörung zustande, meist embolisch aus vorgeschalteten Gefäßabschnitten (**zerebrale Makroangiopathie** mit arterioarterieller Embolie) oder dem Herzen (**kardiogene Embolie**). Seltene Ursachen sind Koagulopathien und nichtarteriosklerotische Vasopathien. Die **zerebrale Mikroangiopathie** führt zu lakunären Infarkten und subkortikaler arteriosklerotischer Enzephalopathie (Gang- und Blasenstörung, Demenz). **Blutungen** sind für 15% aller Schlaganfälle verantwortlich (➤ Abb. 1 und 2).

Die wichtigsten **Risikofaktoren** sind Hypertonie (Odds Ratio, OR = 5), Diabetes mellitus (OR = 2) und absolute Arrhythmie bei Vorhofflimmern (OR = 5 – 18).

Leitsymptom ist das **akute neurologische Defizit.** Dabei kann es sich um Lähmungen, Sensibilitätsstörungen, Sprach- oder Sprechprobleme sowie Sehschwierigkeiten handeln. Bewusstseinsstörungen (Basilaris!) oder Kopfschmerzen (Dissektion, Subarachnoidalblutung, Sinusvenenthrombose) können begleitend auftreten. Vor einem Hirninfarkt treten häufig **flüchtige Ischämien** (TIA = transitorische ischämische Attacke, Amaurosis fugax) auf (jährliche Schlaganfallrate nach flüchtiger Ischämie: 5 – 10%).

Diagnostisch erfolgen CT und MRT zum Infarktnachweis und Blutungsausschluss, Ultraschallmethoden (extra- und transkranielle Duplexsonographie) und CTA/MRT zum Nachweis einer Makroangiopathie sowie die Herzdiagnostik (Langzeit-EKG, TEE) zum Nachweis kardialer Emboliequellen ❷. **Differenzialdiagnostisch** müssen Hypoglykämien, eine Todd-Symptomatik nach epileptischem Anfall, Tumoren oder Enzephalitiden bedacht werden.

Formen

- **Mediainfarkt** (bis zu 65% aller Hirninfarkte): kontralaterale, sensomotorische, brachiofazial betonte Hemiparese und ggf. Aphasie, Dysarthrie
- **Anteriorinfarkt** (< 5%): kontralaterale, beinbetonte Hemiparese
- **Posteriorinfarkt** (10%): homonyme Hemianopsie zur Gegenseite, oft mit Neglect
- **Kleinhirninfarkt** (< 5%): ipsilaterale Ataxie
- **Hirnstamminfarkt** (bis zu 10%): gekreuzte Symptomatik mit Hirnnervensymptomen ipsilateral und Extremitätensymptomen kontralateral
- **Lakunäre Syndrome** (bis zu 25%): rein motorische oder rein sensible Halbseitensymptomatik, Dysarthria-clumsy-hand-Syndrom.

Therapie

Jeder akute Schlaganfall (< 24 h) sollte notfallmäßig in eine **Stroke Unit** eingewiesen werden ❷. Die Behandlung auf einer Stroke Unit mit multidisziplinärem Team reduziert die Mortalität um 18 – 46%, Tod oder Abhängigkeit um 29% und Pflegebedürftigkeit um 25%.

Entscheidend für therapeutische Entscheidungen ist das **Zeitfenster:**

Die **intravenöse Lyse** mit rtPA (10% der Gesamtdosis als Bolus, die restlichen 90% als Infusion über 60 min) ist bis zu 4,5 Stunden nach Symptombeginn möglich ❶.

Akute Basilarisverschlüsse und Mediahauptstammverschlüsse können außerhalb dieses Zeitfensters auch lokal lysiert werden.

Beim akuten Hirninfarkt sind wichtig: keine Blutdrucksenkung, frühe Rezidivprophylaxe mit **ASS** und **Atorvastatin.** Weiterhin sollten eine frühzeitige Physiotherapie, Ergotherapie und Logopädie erfolgen, außerdem Frühmobilisation und low-dose-Heparin s. c. zur Thromboseprophylaxe ❸.

In der Sekundärprophylaxe müssen stets die Risikofaktoren behandelt werden (Hypertonie, Diabetes) ❹. Je nach Ursache sind Thrombozytenaggregationshemmer, Antikoagulation, TEA (Thrombendarteriektomie) oder Stent-PTA (perkutane transluminale Angioplastie) indiziert:

- **Aggregationshemmer:** ASS 100 mg senkt das Rezidivrisiko um 11 – 15%. ASS + Dipyridamol sollte bei Ereignis unter ASS allein, Clopidogrel bei > 2 Risikofaktoren, KHK oder pAVK eingesetzt werden ❺.
- **Antikoagulation** (INR 2 – 3): bei Patienten mit kardialer Emboliequelle (z. B. Vorhofflimmern), Dissektion oder Sinusvenenthrombose ❻.
- **Karotis-TEA** bei symptomatischer Internastenose > 70%. **Stent-PTA** bei Rezidivstenosen nach TEA, radiogenen Stenosen, im Einzelfall auch bei symptomatischen Vertebralisstenosen oder symptomatischen intrakraniellen Stenosen ❼.

Komplikationen ❽

Interkurrente **Infektionen** (Pneumonie, Harnwegsinfekt) sollten früh antibiotisch behandelt werden, bei **Inkontinenz** muss ein Blasenkatheter angelegt werden. Bei **epileptischen Krampfanfällen** sind Antikonvulsiva indiziert (akut Lorazepam oder Diazepam, danach Valproinsäure, Lamotrigin oder Levetiracetam), eine Entlastungskraniektomie bei **raumfordernden zerebellären** oder **Mediainfarkten.**

Schlaganfall

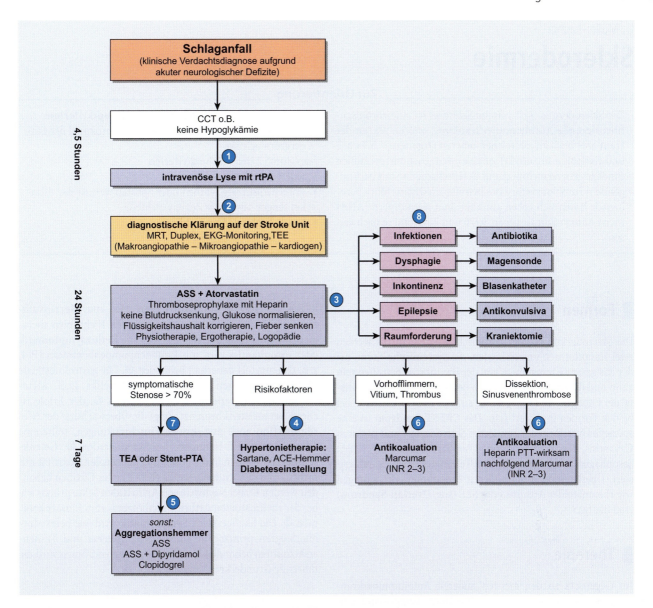

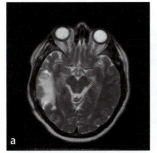
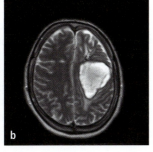

Abb. 1 Schlaganfalldarstellung im MRT (T2-Wichtung).
a) Ischämie.
b) Blutung.

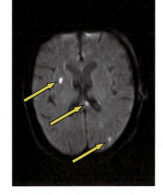

Abb. 2 Multiple akute Embolien in der MRT-Diffusionswichtung.

➕ Abbildungen weitere Infarktdarstellungen im MRT

U. Müller-Ladner
Sklerodermie

Zur Orientierung

Die Sklerodermie (systemische Sklerose) ist eine chronisch-**fibrosierende Autoimmunerkrankung,** welche v. a. an der **Haut** aber auch an zahlreichen inneren **Organen** (v. a. Lunge und Gastrointestinaltrakt) zu einer weitgehend irreversiblen Bindegewebsvermehrung und Gefäßschädigung mit nachfolgendem Funktionsverlust des betroffenen Organs führt. Serologisch lassen sich neben antinukleären Antikörpern (ANA) meist Autoantikörper gegen Scl70 und Zentromere nachweisen.

Die **Diagnose** wird gestellt durch das **Hauptkriterium**
- sklerodermieartige Hautveränderungen proximal der Fingergrundgelenke

oder durch **2 der 3 Nebenkriterien**
- Sklerodaktylie
- grübchenförmige Narben oder Substanzverlust der distalen Finger- und/oder Zehenweichteile
- basale bilaterale Lungenfibrose.

Formen

Die Sklerodermie verläuft chronisch progredient. Es werden zwei Hauptformen unterschieden, die **systemische** Form, bei der das gesamte Integument von der Hautfibrose betroffen sein kann und die **limitierte** Form, bei der die Hautfibrose nur distal der Ellbogen- und Kniegelenke auftritt. Das Gesicht kann bei beiden Formen involviert sein. Das **CREST-Syndrom** ist eine spezielle Unterform der limitierten Sklerodermie und ist durch **C**alcinosis, **R**aynaud-Syndrom, Ösophagusbeteiligung (engl.: „**e**sophagus"), **S**klerodaktylie und **T**eleangiektasien charakterisiert. Überlappungen mit anderen Autoimmunerkrankungen wie rheumatoider Arthritis oder SLE (sog. **Overlap-Syndrom**) sind häufig.

Therapie

Im Gegensatz zu den meisten anderen Autoimmunerkrankungen sind bezüglich der Fibrose Immunsuppressiva einschließlich D-Penicillamin wirkungslos, lediglich bei rasch progredientem Verlauf kann zu Beginn Methotrexat eingesetzt werden. Schwerpunkt der therapeutischen Maßnahmen ist daher der **Organschutz** bzw. die **Therapie der Organkomplikationen.**

Die **Haut** sollte v. a. an mechanisch exponierten Stellen vor Druck geschützt werden ❶; auf einen ausreichenden Wärmeschutz muss auch wegen des meist vorhandenen **Raynaud-Syndroms** (> Abb. 1) dringend geachtet werden ❷. Letzteres sollte primär mit Kalziumantagonisten (z. B. 5 – 20 mg Nifedipin) behandelt werden, bei Versagen bzw. der Entwicklung von digitalen Ulzera kommt in der Akutphase Ilomedin und zur Verhinderung eines Neuauftretens Bosentan zum Einsatz. Eine **pulmonale Hypertonie** muss frühzeitig mit Kalziumantagonisten, ggf. Antikoagulation und Sauerstoff behandelt werden ❸, ab NYHA (II) – III (> Kap. Herzinsuffizienz) sind Bosentan, Sitaxentan oder Sildenafil indiziert. Bei der Entwicklung einer rapid progressiven **Lungenfibrose** muss eine Cyclophosphamid-Stoßtherapie über mindestens 6 Monate erfolgen ❹. **Herzrhythmusstörungen** oder eine **Herzinsuffizienz** werden entsprechend der geltenden Richtlinien therapiert (> entsprechende Kapitel) ❺. Eine **Refluxsymptomatik** oder **-ösophagitis** wird mit Protonenpumpenhemmern (PPI, z. B. Omeprazol) dauerhaft behandelt ❻. Für gastrointestinale **Motilitätsstörungen** können alle Prokinetika (z. B. Metoclopramid, Domperidon) versucht werden ❼, der Erfolg ist allerdings meistens begrenzt. Zeigt die Überwachung der **Nierenfunktion** auch nur geringe Einschränkungen, sollte eine Therapie mit ACE-Hemmern begonnen werden ❽. **Gelenkschmerzen** können unter Beachtung der renalen Toxizität mit nichtsteroidalen Antiphlogistika (NSAR) oder Coxiben behandelt werden ❾, bei Nachweis von **Arthritiden** sollte primär wie bei der rheumatoiden Arthritis Methotrexat zum Einsatz kommen ❿. Die häufige **Sicca-Symptomatik** wird wie beim Morbus Sjögren primär mit künstlichem Speichel und Tränenersatzmitteln behandelt. Bei Überlappungssyndromen wird die führende Grunderkrankung therapiert ⓫.

Komplikationen

Bei raschem Blutdruckanstieg, Entwicklung von Ödemen und Kreatininanstieg liegt in der Regel eine **renale Krise** vor. Diese muss sofort in Maximaldosierung mit ACE-Hemmern (ggf. intensivmedizinisch) behandelt werden, eine Verzögerung von > 24 h bedeutet Organverlust.

Bei rascher **Verschlechterung der Hautfibrose** oder der **Lungenfunktion** (Wochen bis Monate) sollte eine Stammzelltransplantation diskutiert werden ⓬.

Sklerodermie

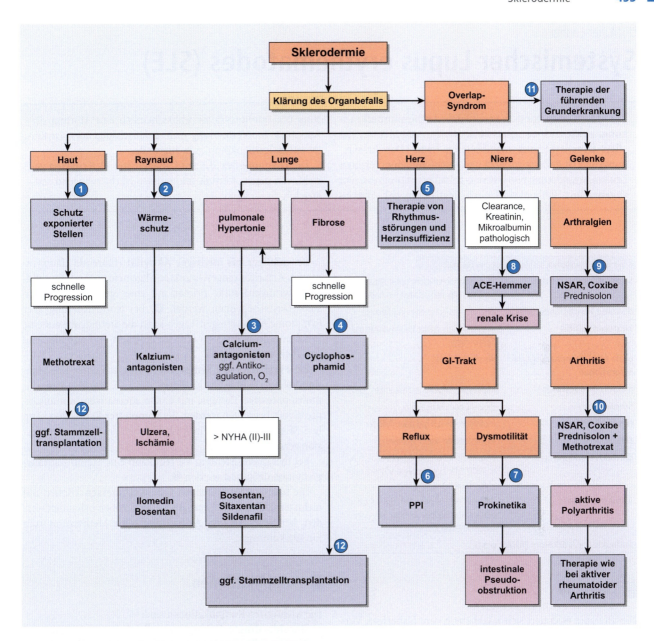

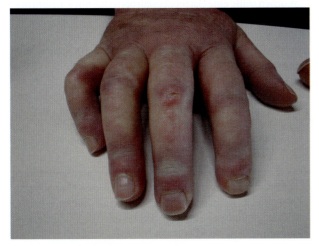

Abb. 1 Raynaud-Anfall bei Sklerodermie.

U. Müller-Ladner

Systemischer Lupus erythematodes (SLE)

Zur Orientierung

Der SLE ist eine chronisch verlaufende **Autoimmunerkrankung**, welche sich als „Chamäleon der Inneren Medizin" an **allen Organsystemen** manifestieren kann. Das Erscheinungsbild ist äußerst variabel und reicht von einer leichten Leistungsminderung bis zu bereits initial rasch progressivem Organverlust. Pathophysiologisch liegt neben der Aktivierung des Immunsystems wahrscheinlich eine Störung der Apoptose in Verbindung mit gefäßschädigenden zirkulierenden Immunkomplexen zugrunde.

Die **Diagnose** des SLE wird anhand von **11 Kriterien** gestellt, von denen **4** erfüllt sein müssen (nicht zwingend zeitgleich!).

Kriterien des systemischen Lupus erythematodes	
Schmetterlingserythem	Wangenerythem meist unter Aussparung der Nasolabialfalten (> Abb. 1)
diskoide Hautveränderungen	erythematös-erhabene Hautflecken
Photosensibilität	ungewöhnlich starke Hautreaktion auf Sonnenlicht
orale oder nasopharyngeale Ulzerationen	meist schmerzlos
nichterosive Arthritis	mindestens 2 periphere Gelenke
Serositis	Pleuritis oder Perikarditis
Nierenbeteiligung	Proteinurie > 0,5 g/d oder Zylinder
ZNS-Beteiligung	Krampfanfälle oder Psychosen
Blutbildveränderungen	hämolytische Anämie oder Leukozyten < 4000 oder Lymphozyten < 1500 oder Thrombozyten < 100 000
Autoantikörper	Anti-ds-DNS-AK oder Anti-Sm-AK oder ein Anti-Cardiolipin-AK oder positives Lupus-Antikoagulans
antinukleäre Antikörper (ANA)	positiv

Therapie

Die Therapie orientiert sich unabhängig vom bisherigen Verlauf stets am Grad der aktuellen systemischen Aktivität oder der Organbeteiligung.

Bei **schwerer** lebensbedrohlicher **Aktivität** (zerebrale Vaskulitis, schwere Allgemeinsymptome) oder drohendem **Organausfall** (Niere) kommt das „Fauci-Schema" (Cyclophosphamid + Prednisolon) oder das „Austin-Schema" zum Einsatz ❶.

Bei **hoher Aktivität** (Fieber, Serositis, Leukopenie, Thrombopenie, nicht rasch progrediente Nierenfunktionseinschränkung) sollte primär Prednisolon gegeben werden ❷. Bei Normalisierung aller Symptome nach wenigen Tagen kann die Steroidgabe bis auf eine Erhaltungsdosis für 3–6 Monate reduziert werden. Bei Persistenz der Symptome sollte nach spätestens einer Woche eine immunsuppressive Therapie ❸ mit Azathioprin oder Mycophenolatmofetil begonnen werden. Alternativ stehen Cyclosporin A, Methotrexat oder Leflunomid zur Verfügung. Bei Verschlechterung kommt ebenfalls Cyclophosphamid zum Einsatz.

Bei **mäßiger bis niedriger Aktivität** (führende Hautsymptome, Arthritis, eingeschränkter Allgemeinzustand, Blutbildveränderungen) sollte primär mit einer geringeren Prednisolon-Dosis begonnen werden ❹. Bei Normalisierung aller Symptome nach wenigen Tagen kann die Steroidgabe auf eine Erhaltungsdosis für 3–6 Monate reduziert und anschließend ggf. abgesetzt werden ❺.

Bei **Persistenz der Symptome** sollte nach einer Reevaluation (Wiederholung in der Regel alle 3–6 Monate) eine immunsuppressive Therapie mit einem alternativen Immunsuppressivum begonnen werden. Bei **kompletter Remission** kann in 6-Monatsintervallen ein Ausschleichen der Immunsuppression versucht werden ❻.

Bei therapieresistentem Verlauf kann eine Stammzelltransplantation diskutiert werden ❼.

Die häufig vorkommenden **Gelenkschmerzen** können mit nichtsteroidalen Antirheumatika oder Coxiben behandelt werden, bei Nachweis von **Arthritiden** sollte Methotrexat zum Einsatz kommen.

Komplikationen

Die wichtigsten Komplikationen sind:
- **Steroidbedingte Osteoporose:** Bei jeder Steroidgabe > 2 Wochen sollte eine Osteoporoseprophylaxe mit Kalzium und Vitamin D erfolgen.
- Eine arterielle oder venöse Thrombose oder rezidivierende Aborte sollten immer an ein **sekundäres Antiphospholipidsyndrom** denken lassen.
- Schwangerschaft: Bei positiven SSA/SSB-Antikörpern (Risiko: **kongenitaler Herzblock**) muss zwischen der 16. und 24. Woche alle 2 Wochen ein fötaler Ultraschall durchgeführt werden.
- Hohe **Agranulozytosegefahr** bei Kombination von Azathioprin und Allopurinol.
- Alternativmedizinisch aufgeschlossene Patienten müssen vor Immunstimulanzien und nicht definierten Homöopathika gewarnt werden, auch entsprechende Therapieformen wie Eigenblutbehandlungen etc. können zu einem **letalen „immunologic burst"** führen.

Systemischer Lupus erythematodes (SLE)

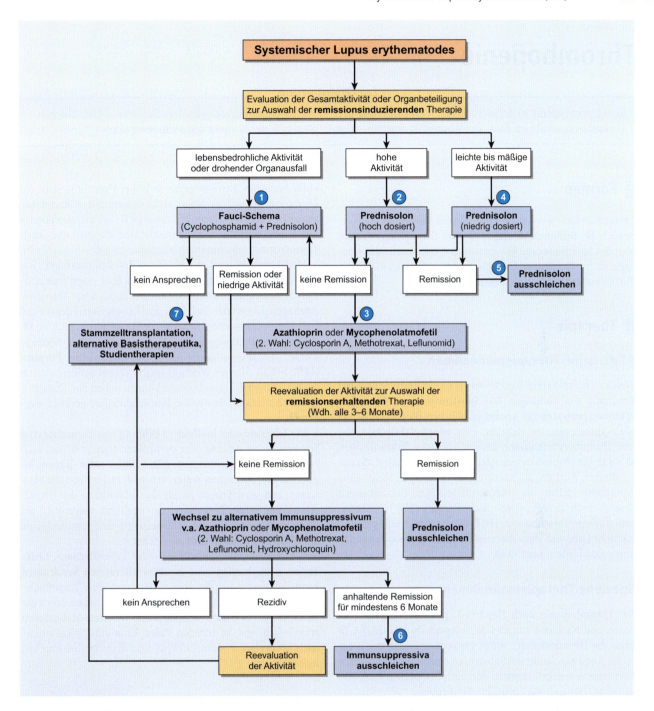

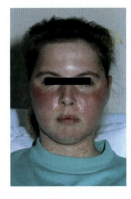

Abb. 1 Schmetterlingserythem bei SLE.

Ch. Wrede
Thrombopenie

―――――― Zur Orientierung ――――――

Eine Thrombopenie ist definiert als eine **Verminderung der Thrombozytenzahl** im Blut. Differenzialdiagnostisch sollte eine Pseudothrombopenie durch Bestimmung der Thrombozytenzahl im Citratblut ausgeschlossen werden.

Formen

Thrombopenien werden durch **erhöhten Thrombozytenverbrauch** ❶, **Bildungsstörungen** ❷ oder Sequestration in die Milz bei **Splenomegalie** ❸ verursacht. Die Kenntnis der Ätiologie ist für die weitere Therapie einschließlich der Gabe von Thrombozytenkonzentraten entscheidend.

Therapie

Allgemeine Therapiemaßnahmen

Ziel der Therapie einer Thrombopenie ist die Vermeidung und Behebung von Blutungen. Die **Substitution** von **Thrombozytenkonzentraten** bei lebensbedrohlichen Blutungen ist bei allen Thrombopenien indiziert. Eine **prophylaktische Gabe** von Thrombozytenkonzentraten ist bei vielen Erkrankungen ❻ bis ❿ bei Thrombozytenzahlen < 10 000/µl indiziert, da unter diesem Wert das Risiko zerebraler Blutungen steigt. Eine Ausnahme stellen die prokoagulatorischen Erkrankungen thrombotisch-thrombozytopenische Purpura (TTP) und heparininduzierte Thrombopenie (HIT) dar, bei denen eine prophylaktische Gabe von Thrombozyten die Bildung von intravasalen Thromben fördern kann ❹ ❺.

Spezielle Therapiemaßnahmen

Bei **Thrombopenie nach Heparin-Exposition,** ggf. Thrombosen und Nachweis von PF4-Antikörpern im HIT-ELISA ❹ muss die Heparintherapie sofort gestoppt und eine therapeutische Antikoagulation mit Substanzen ohne klinisch relevante Kreuzreaktion gegen Heparin durchgeführt werden (z. B. Argatroban, Danaparoid, Lepirudin, Bivalirubin).

Die **TTP** wird über den Nachweis einer hämolytischen Anämie mit Fragmentozyten im Blutausstrich diagnostiziert und muss aufgrund der unbehandelt hohen Letalität rasch mit Plasmainfusionen (FFP, fresh frozen plasma) und Plasmaaustausch behandelt werden ❺. Vorher sollte EDTA-Blut zur Bestimmung der ADAMTS13-Protease asserviert werden, deren Erniedrigung die Diagnose sichert. Bei fehlendem klinischem Ansprechen ist eine immunsuppressive Therapie (z. B. Rituximab) indiziert.

Eine **disseminierte intravasale Gerinnung (DIC)** sollte mit niedrigdosiertem Heparin, FFP, Antithrombin III (AT III) und Antifibrinolytika auf der Basis einer differenzierten Gerinnungsanalyse vorgenommen werden ❻. Bei **Sepsis** und **vaskulär** bedingter Thrombopenie (z. B. bei Vaskulitis) steht die Therapie der Grunderkrankung im Vordergrund, während **mechanisch** bedingte Thrombopenien (z. B. bei extrakorporaler Zirkulation oder durch mechanische Herzklappen) nur durch Thrombozytensubstitution therapierbar sind ❻.

Medikamente und verschiedene **Infektionserreger** wie Zytomegalie, HIV und Malaria können über einen immunologisch bedingten Thrombozytenverbrauch, über Thrombozytenaggregation oder auch über eine Knochenmarkdepression (z. B. durch Chemotherapeutika) zur Thrombopenie führen ❼. Wichtigstes Therapieprinzip ist das Absetzen der Medikamente. Die **idiopathische thrombozytopenische Purpura (ITP,** ➤ Kap. Morbus Werlhof) spricht oft gut auf Prednisolon an, bei kritischer Thrombopenie können neben der Thrombozytensubstitution intravenöse Immunglobuline gegeben werden ❼.

Die **fehlende** oder **ineffektive Bildung von Thrombozyten** bei aplastischer Anämie oder perniziöser Anämie ❽ und auch die Knochenmarkinfiltration mit **soliden oder hämatologischen neoplastischen Zellen** ❾ betrifft in der Regel alle Blutreihen und wird primär durch die Behandlung der Grunderkrankung und Thrombozytensubstitution therapiert. Bei Vitamin-B_{12}- und Folsäure-Mangel wird eine entsprechende Substitutionsbehandlung durchgeführt.

Eine ausgeprägte Splenomegalie bei **Leberzirrhose, Leukämien, Lymphomen** oder **myeloproliferativen Syndromen** kann über ein Pooling der Thrombozyten zu einer Thrombopenie führen ❿. Meist ist diese nicht ausgeprägt, sodass neben der Therapie der Grunderkrankung keine weiteren Maßnahmen erforderlich sind. In seltenen Fällen kann eine Splenektomie nach vorheriger Pneumokokken- und Hämophilus-Impfung indiziert sein.

Komplikationen

Die wichtigste Komplikation einer Thrombozytensubstitution ist die Bildung von thrombozytären Antikörpern, die einerseits als akutes Ereignis eine Woche nach der Transfusion als sog. **Posttransfusionspurpura** auftreten und andererseits zu einer **transfusionsrefraktären Thrombopenien** führen kann.

Thrombopenie

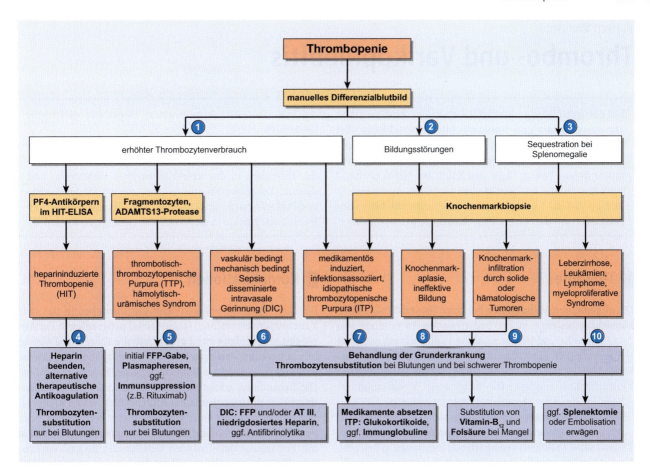

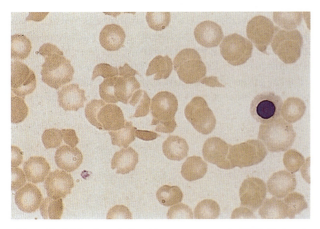

Abb. 1 Blutbild mit typischen Fragmentozyten bei TTP. Rechts ein Normoblast. [Freund]

V. Hach-Wunderle
Thrombo- und Varikophlebitis

___Zur Orientierung___

Bei der Entzündung oberflächlicher Venen wird zwischen Thrombophlebitis und Varikophlebitis unterschieden. Bei der **Thrombophlebitis** ist eine offensichtlich gesunde Vene betroffen. Es zeigen sich die klassischen Entzündungssymptome Rubor, Tumor, Dolor und Kalor: Das Gefäß erscheint gerötet, verhärtet und geschwollen sowie druckschmerzhaft und überwärmt (➤ Abb. 1a). Bei der **Varikophlebitis** handelt es sich um die entzündliche Reaktion einer Krampfader, die mit einer örtlich begrenzten Thrombose einhergeht (➤ Abb. 1b).

Die **Diagnose** lässt sich in der Regel allein durch Inspektion und Palpation stellen. Bei einer Varikophlebitis können die Thromben in das tiefe Venensystem einwachsen und dann zur Lungenembolie führen. Das trifft v. a. für die Stamm- und Perforansvarikose zu. Deshalb sollte hier die B-Bild- oder Duplexsonographie in die Diagnostik einbezogen werden ❶.

▌ Therapie

Die **allgemeinen Maßnahmen** bei einer Thrombo- oder Varikophlebitis bestehen in der bedarfsweisen Anwendung von Antiphlogistika und lokaler Kühlung (Kühlpackung, gekühlte Heparinsalbe) ❷. Ein Kompressionsverband wird bei der Varikophlebitis immer, bei der Thrombophlebitis je nach lokaler Verträglichkeit angelegt. Die fortgesetzte Mobilisation erscheint im Sinne der Thromboseprophylaxe wichtig.

Die **speziellen Maßnahmen** richten sich nach der Ursache.

Als **externe Ursachen** einer Thrombophlebitis kommen u. a. Traumen und (häufiger) venenreizende Infusionen in Betracht. Nach Abstellung der Reizung bildet sich die Entzündungsreaktion langsam zurück ❸.

Bei den **internen Ursachen** einer Phlebitis ist zwischen der Entzündungsreaktion in einer gesunden Vene im Sinne der strangförmigen Thrombophlebitis oder der Thrombosierung einer Varize im Sinne einer Varikophlebitis zu differenzieren.

Die **strangförmige Thrombophlebitis** ❹ erfordert eine komplette internistische Untersuchung und die Therapie richtet sich nach der Grunderkrankung ❺. In erster Linie ist ein Malignom auszuschließen. Die Phlebitis wird deshalb auch unter dem Begriff „paraneoplastisches Syndrom" geführt. Weiterhin kommen in Betracht: eine systemische Vaskulitis, eine Kollagenose oder Morbus Buerger (= Thrombangiitis obliterans). Die Heparinisierung ist bei einer Progredienz der Thrombophlebitis in Erwägung zu ziehen. Ein Kompressionsverband wirkt auch schmerzstillend ❺.

Die **Varikophlebitis** ❻ ist eine häufige Komplikation der primären oder sekundären Varikose. Sie kann spontan oder nach einer Sklerosierung auftreten. Bei der lokalen Form ❼ führt die Thrombusexpression nach Stichinzision mit anschließendem Kompressionsverband zur sofortigen Schmerzlinderung. Die Heparinisierung ist nur ausnahmsweise indiziert.

▌ Komplikationen

Bei einer Varikophlebitis können die Thromben in das tiefe Venensystem einwachsen (**transfaszial progrediente Varikophlebitis**) und dann zur **Lungenembolie** führen. Die Gefahr ist v. a. bei einer Stammvarikose der Vena saphena magna bzw. parva im Bereich der Leistenbeuge bzw. der Kniekehle gegeben. Die Behandlung erfolgt deshalb wie bei einer tiefen Venenthrombose mit therapeutischer Antikoagulation und Kompressionsverband ❽. Bei einer zugrunde liegenden Stamm- oder Perforansvarikose kommt die sofortige operative Intervention mit Entfernung der varikösen Gefäßabschnitte und vorsichtiger Thrombusextraktion in Betracht.

Bei der sog. **Kragenknopfphlebitis** wächst ein Thrombus über eine Perforansvene in die zugehörige Leitvene ein. Am häufigsten sind die Cockett-Venen oberhalb des Innenknöchels betroffen. Bei einem umschriebenen Befund reichen Antiphlogistika und Kompressionsverband aus, bei einer Ausdehnung der Thrombose in der V. tibialis posterior über eine Länge von ca. 5 cm ist die Antikoagulation empfehlenswert. Der Krankheitsverlauf muss engmaschig sonographisch kontrolliert werden.

Thrombo- und Varikophlebitis

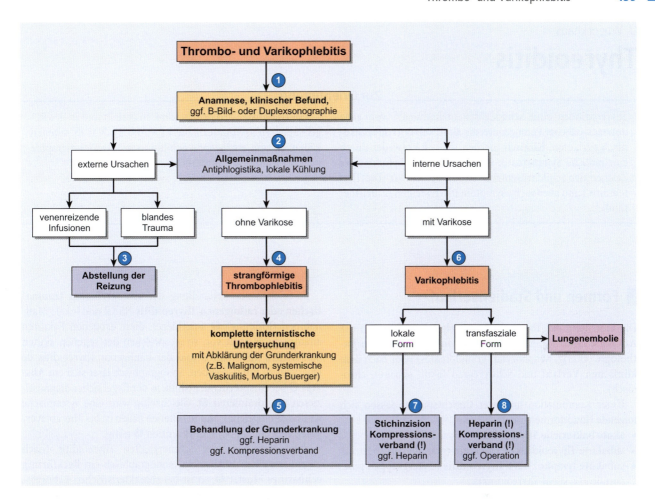

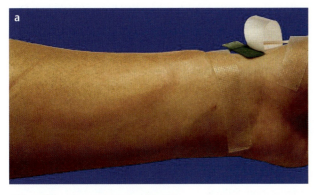

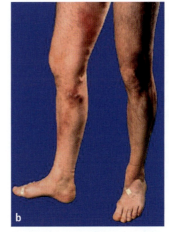

Abb. 1 Thrombo- und Varikophlebitis.
a) Thrombophlebitis am Unterarm bei venenreizender Infusion.
b) Varikophlebitis bei einer Stammvarikose der Vena saphena magna.

U. Woenckhaus
Thyreoiditis

Zur Orientierung

Thyreoiditiden sind Schilddrüsenentzündungen von ganz unterschiedlicher Pathogenese, die **akut, subakut** oder **chronisch** verlaufen. **Klinisch** machen sie sich entweder durch entzündliche Symptomatik (Schmerzen, Lokalbefund) oder Zeichen der Schilddrüsenfehlfunktion bemerkbar. Die Thyreoiditis kann aber auch asymptomatisch bleiben (Zufallsbefund).

Die **Diagnose** wird primär klinisch gestellt und in der Regel sonographisch untermauert (> Abb. 1). Nur in seltenen Fällen ist eine ergänzende Schilddrüsen-(SD-)Szintigraphie oder SD-Punktion erforderlich.

Formen und Stadienverlauf

Die Einteilung der Thyreoiditiden erfolgt entweder nach der **Ätiologie** (infektiös, parainfektiös, autoimmun), nach der **Pathologie** (eitrig, lymphozytär, granulomatös) oder nach dem **klinischen Verlauf** und Schweregrad (akut, subakut, chronisch).

Unter Kombination mehrerer Gesichtspunkte lassen sich folgende Hauptformen unterscheiden:
- **akute bakterielle Thyreoiditis**
- **subakute Thyreoiditis de Quervain** (granulomatöse Form)
- **subakute lymphozytäre Thyreoiditis** (Untergruppen postpartale und silent Thyreoiditis)
- **chronische Autoimmunthyreoiditis** (hypertrophische Form = klassische Hashimoto-Thyreoiditis, atrophische Form = häufigere Form)
- **Thyreoiditis durch exogene Faktoren:**
  - Strahlenthyreoiditis
  - traumatische Thyreoiditis
  - medikamenteninduzierte Thyreoiditis (Amiodaron, Lithium, Interferon); histologisch und klinisch häufig der silent Thyreoiditis entsprechend.

Die Schilddrüsenfunktion verläuft bei den Thyreoiditiden klassischerweise in drei **Stadien:**
- **1. initiale Hyperthyreose** durch Zerstörung der Follikelepithelzellen und Proteolyse von Thyreoglobulin
- **2. Hypothyreose** nach Aufbrauchen der SD-Hormonspeicher
- **3. Restitutio mit Euthyreose.**

Je nach Schweregrad des entzündlichen Prozesses werden die einzelnen Phasen in unterschiedlicher Ausprägung und in variabler Länge durchlaufen. In Einzelfällen kommt es nicht zur Resitutio, weshalb die Hypothyreose persistiert (> Kap. Hypothyreose).

Therapie

Die Therapie der Thyreoiditiden richtet sich nach der führenden Symptomatik.

So reichen zur Behandlung der **schmerzhaften traumatischen** oder **radiogenen Thyreoiditis** NSAR und lokale Maßnahmen (Kühlung) ❶ aus. Liegen diese exogenen Faktoren anamnestisch nicht vor, so ist zwischen der seltenen akuten bakteriellen Thyreoiditis und der häufigeren Thyreoiditis de Quervain zu unterscheiden. Sonographisch lässt sich ein **Abszess** ❷ bei entsprechender Klinik in der Regel sicher diagnostizieren und drainieren ❸. Gleichzeitig wird eine systemische Antibiose eingeleitet. Nur in seltenen Fällen ist bei Therapieversagen eine chirurgische Intervention ❹ nötig.

Zeigt sich bei einer schmerzhaften Thyreoiditis (nach anamnestischem Virusinfekt) sonographisch ein **fleckförmig echoarmes** Muster ❺, so ist bei charakteristischen Laborveränderungen (massive BSG-Beschleunigung ohne signifikante Leukozytose) die Diagnose einer **Thyreoiditis de Quervain** zu stellen. Therapeutisch reichen hier NSAR meist nicht aus. Das schnelle Ansprechen auf Glukokortikoide ❻ kann als zusätzlicher Diagnosebeweis gewertet werden. In **unklaren Fällen** ist vor Therapieeinleitung eine SD-Punktion ❼ mit zusätzlicher mikrobiologischer Untersuchung erforderlich.

Symptomatik und Verlauf der **schmerzlosen** Thyreoiditiden sind in aller Regel so blande, dass nach anamnestischer Differenzierung zwischen den Untergruppen (**medikamenteninduzierte** Form, **postpartale** Form nach Entbindung innerhalb des vorangegangenen Jahres bzw. **silent Thyreoiditis**), der Spontanverlauf abgewartet werden kann. In eher seltenen Fällen werden **β-Blocker** ❽ zur Symptomlinderung eingesetzt (Kontraindikation: Stillen).

Die **chronische lymphozytäre Thyreoiditis** manifestiert sich klinisch in aller Regel durch langsam progrediente **Hypothyreosesymptomatik** ❾ (> Kap. Hypothyreose). Nur in Ausnahmefällen besteht initial eine transiente Hyperthyreose (in schwererer Ausprägung „Hashitoxikose" genannt).

Thyreoiditis

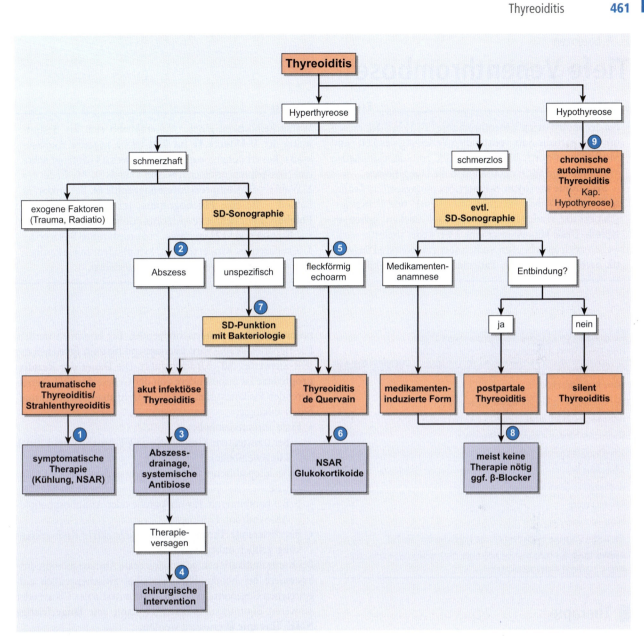

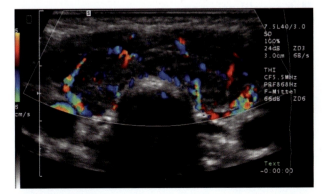

Abb. 1 Thyreoiditis mit inhomogenem Muster und Hyperperfusion in der Duplexsonographie.

H.-P. Lorenzen
Tiefe Venenthrombose

Zur Orientierung

Bei der akuten tiefen Venenthrombose (TVT) handelt es sich um eine partielle oder vollständige Verlegung der Leit- und Muskelvenen durch Blutgerinnsel, die zum appositionellen Wachstum und zur Embolisation in die Lunge neigen.

Symptome wie Ödem, Schmerz, Spannungsgefühl, Zyanose, verstärkte Venenzeichnung sowie Druck- und Dehnungsschmerz der Wade (Homans- und Payr-Zeichen) gelten als typisch. Diese können zwar eine TVT weder definitiv nachweisen noch ausschließen, sollten aber eine weitere **Diagnostik** nach sich ziehen. Bei Patienten mit niedriger klinischer Wahrscheinlichkeit einer TVT empfiehlt sich die Bestimmung der **D-Dimere** ❶ im Blut (hohe negative Aussagekraft). Bei erhöhtem Score oder positiven D-Dimeren sollte eine Bildgebung erfolgen (> Abb. 1 und 2), Methode der 1. Wahl ist die **Kompressionssonographie** ❷. Bei unklarem Befund sollte eine **Phlebographie,** im Beckenbereich ein **Phlebo-CT** zur definitiven Klärung erfolgen ❸. Als Differenzialdiagnosen sind Hämatome, eine rupturierte Bakerzyste, Muskelfaserriss, Bänderzerrung, Lymphödem sowie kardiale oder nephrogene Ödeme in Betracht zu ziehen.

Einschätzung der klinischen Wahrscheinlichkeit einer tiefen Venenthrombose	
Klinische Parameter	Punkte
aktive Krebserkrankung	1
Lähmung oder kürzliche Immobilisation der Beine	1
Bettruhe (> 3 Tage), große Chirurgie (< 12 Wochen)	1
Schmerz/Verhärtung entlang der tiefen Venen	1
Schwellung des ganzen Beins	1
Schwellung des Unterschenkels > 3 cm gegenüber der Gegenseite	1
eindrückbares Ödem am symptomatischen Bein	1
Kollateralvenen	1
frühere dokumentierte TVT	1
alternative Diagnose mindestens ebenso wahrscheinlich wie TVT	−2
Auswertung: ≥ 3 hohe Wahrscheinlichkeit; 1–2 mittlere Wahrscheinlichkeit; < 1 geringe Wahrscheinlichkeit	

Therapie

Ziele der Therapie sind ein weiteres Thrombuswachstum zu verhindern, die Entwicklung einer Lungenembolie zu vermeiden sowie den ursprünglichen Blutfluss möglichst schnell wiederherzustellen.

Bei gesicherter TVT ist daher eine sofortige effektive **Antikoagulation** ❹ erforderlich. Die initiale Behandlung erfolgt üblicherweise mit niedermolekularem **Heparin (NMH)** in körpergewichtsadaptierter Dosierung. NMH führen wesentlich seltener zu einer heparininduzierten Thrombozytopenie (HIT) Typ II als unfraktioniertes Heparin. Für Patienten mit bekannter HIT Typ II sind Danaparoid, Lepirudin und Argatroban zugelassen ❺.

Eine Immobilisation ist nicht indiziert. Anfänglich sollte eine **Kompression** mit elastischen Kurzzugbinden erfolgen, nach Abschwellung werden Kompressionsstrümpfe angepasst ❻.

Die Umstellung der Antikoagulation auf oral applizierbare **Vitamin-K-Antagonisten** ❼ kann bereits am Tag der Diagnosestellung bzw. dem nachfolgenden Tag begonnen werden. Die Heparintherapie wird überlappend bis zum Erreichen des INR-Zielwertes 2,0–3,0 fortgeführt. Die **Dauer der Rezidivprophylaxe** ist insbesondere von der Genese der TVT, persistierenden Risikofaktoren und der Anzahl abgelaufener Thrombosen abhängig.

- Erste Thromboembolie:
  – Bei transientem Risikofaktor (TVT proximal und distal, Lungenembolie): 3–6 Monate
  – Bei idiopathischer Genese oder Thrombophilie: 6–12 Monate
  – Bei kombinierter Thrombophilie oder Antiphospholipid-AK-Syndrom: 12 Monate
- Rezidivierende Thromboembolie oder aktive Krebserkrankung: zeitlich unbegrenzt.

Bei Kontraindikationen gegen eine orale Antikoagulation, insbesondere bei hohem Blutungsrisiko, zwischenzeitlich aufgetretenen Gegenanzeigen (z. B. gastrointestinales Ulkus) oder schweren Blutungskomplikationen kann eine **längerfristige NMH-Therapie** ❽ erwogen werden.

Komplikationen

Die am meisten gefürchtete akute Komplikation der tiefen Venenthrombose ist die **Lungenarterienembolie.** Langfristig kann sich im Rahmen eines **postthrombotischen Syndroms** eine sekundäre chronische venöse Insuffizienz mit Stauungsbeschwerden und ein Ulcus cruris venosum entwickeln (> Kap. chronische venöse Insuffizienz).

Tiefe Venenthrombose

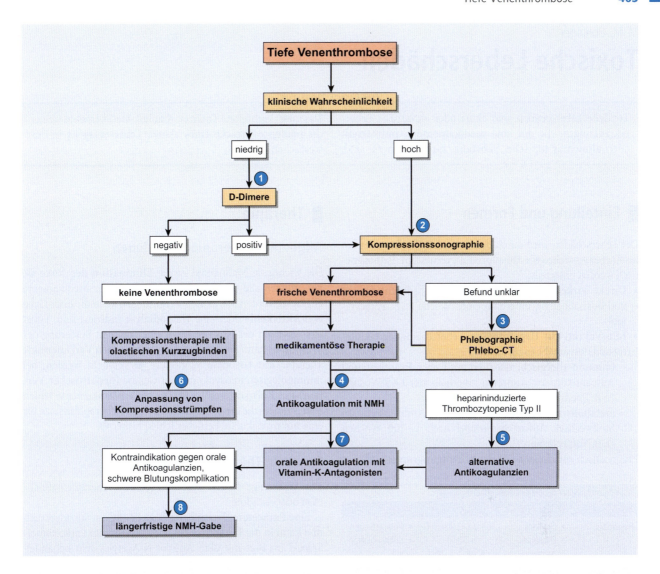

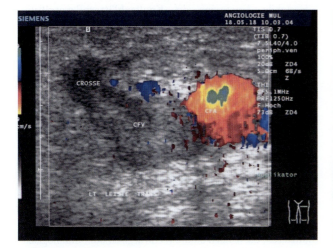

Abb. 1 Sonomorphologisch frische Thrombose der Vena femoralis communis links.

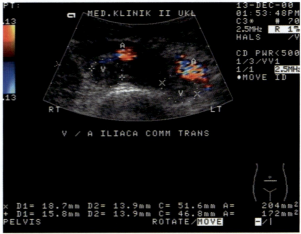

Abb. 2 Duplexsonographisches Bild beidseitiger Thrombosen der Venae iliacae communes.

M. M. Dollinger
Toxische Leberschäden

Zur Orientierung

Toxische Leberschäden sind akute oder chronische Lebererkrankungen, die auf eine **medikamentös-, industriell-** oder **alimentär-toxische Substanz** zurückzuführen sind. Das meist verbreitete Toxin ist Alkohol; Medikamente stellen die häufigste Ursache eines akuten Leberversagens in der westlichen Welt dar.

Einteilung und Formen

Der Leberschaden wird durch den **Fremdstoff** selbst oder ein im Körper entstehendes Abbauprodukt verursacht. Pathogenetisch werden unterteilt:
- **Direkt wirkende Hepatotoxine:** Leberschädigung obligat und dosisabhängig innerhalb einer Woche (z. B. Paracetamol)
- **Idiosynkratische Hepatotoxine:** Leberschädigung fakultativ und dosisunabhängig
  - **immuno-allergisch:** assoziiert mit Fieber, Exanthem und Autoantikörpern; Auftreten innerhalb von 1–5 Wochen (z. B. Phenytoin)
  - **metabolisch:** bedingt durch genetische Unterschiede im Stoffwechsel; Auftreten variabel nach 1–100 Wochen (z. B. Valproinsäure).

Prognostisch entscheidend ist das **Schädigungsmuster** ❷.

Schädigungsmuster toxischer Leberschäden			
Pathologie	klinisches Bild	Labor	Beispiel
Hepatitis	• Übelkeit • Enzephalopathie	• ALAT/ASAT ↑ > 5fach • AP ↑ < 2fach	• Paracetamol • Knollenblätterpilz
Cholestase	Ikterus/Juckreiz	• AP ↑ > 2fach • ALAT/ASAT ↑ < 5fach	• Erythromycin • Clavulansäure
cholestatische Hepatitis (Mischtyp)	• Übelkeit • Ikterus/Juckreiz	• ALAT/ASAT ↑ > 3fach • AP ↑ > 2fach	• Marcumar • Penicilline
mikrovesikuläre Fettleber	• Übelkeit • Enzephalopathie	• ALAT/ASAT ↑ 5–25fach • AP ↑ 1–3fach	• Tetracyclin • Salycilate
makrovesikuläre Fettleber	• asymptomatisch • Druckgefühl im Abdomen	• ALAT/ASAT ↑ 1–5fach • AP ↑ 1–3fach	• Alkohol • Amiodaron
vaskuläre Veränderungen	• Druckgefühl im Abdomen • Aszites	Bilirubin/ALAT/ASAT ↑	• Cyclophosphamid • Pyrrolizidin (Huflattich)
Tumoren	Leberrundherd	variabel	• Aflatoxin • Östrogene

Therapie

Allgemeine Therapiemaßnahmen

Die wichtigste Maßnahme ist die **Elimination der Noxe** ❶, ggf. müssen alle verdächtigen Substanzen oder Medikamente abgesetzt werden. Bei akuten Vergiftungen kann die orale Gabe von **Aktivkohle** oder eine **Hämodialyse** indiziert sein. Führt das Absetzen der Noxe nicht zu einer raschen Besserung der Symptome, kann bei vorrangig **cholestatischen** Verläufen eine Therapie mit Ursodesoxycholsäure ❸ versucht werden, bei immunologisch idiosynkratischer Genese **(hepatitischer Verlauf)** mit Kortikosteroiden ❹. Für beide Medikamente fehlen aber Studien, die die Wirksamkeit belegen. Therapieansätze für eine mikrovesikuläre Fettleber fehlen bisher ❺.

Spezielle Therapiemaßnahmen

Nur für wenige Toxine existieren spezielle Therapiemaßnahmen oder Antidote.

Eine **Paracetamolvergiftung** ❻ ist häufig ein Suizidversuch und kann in der Frühphase bei noch messbarem Paracetamol-Spiegel im Blut mit dem Antidot N-Acetylcystein behandelt werden.

Hauptsächlich zwischen August und Oktober verursachen hitzestabile Amatoxine die **Knollenblätterpilzvergiftung** (➤ Abb. 1) ❼. Nach neuesten Studien sollte nur noch das Antidot Silibinin eingesetzt werden.

Die **alkoholtoxische (makrovaskuläre) Fettleber** ist bei alleiniger Abstinenz regredient, die **Steatohepatitis** kann bei schweren Verläufen (➤ Kap. Fettleber) antientzündlich mit Steroiden und Pentoxyphyllin behandelt werden ❽. Die Langzeitprognose verbessert sich durch eine hochkalorische enterale Ernährung.

Eine **Budd-Chiari-Syndrom** ❾ (Lebervenenthrombose) kann mit einem chirurgischen oder interventionellen Shunt (Pfortader – Vena cava) umgangen werden, um die Leberdurchblutung zu entlasten. Bei einer intrahepatischen **Venenverschlusskrankheit** ❿ sollten Defibrotide eingesetzt werden.

Toxine können sowohl benigne als auch maligne **Tumoren** induzieren, die je nach Stadium chirurgisch oder onkologisch-internistisch behandelt werden müssen ⓫.

Toxische Leberschäden

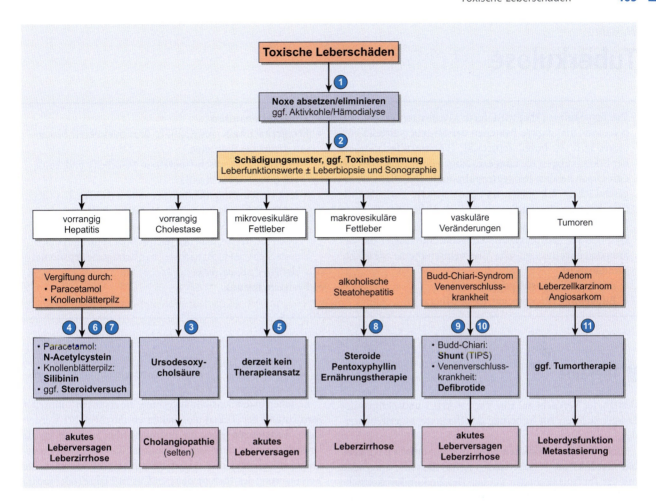

Komplikationen

Die wichtigsten Komplikationen sind:
- **Akutes Leberversagen:** Alarmsymptome sind steigende Bilirubin- und Kreatininwerte, ein fallender Quick sowie eine Enzephalopathie. Bei direkt wirkenden Toxinen (Paracetamol, Knollenblätterpilz u. a.) tritt erst eine **Latenzphase** (24–48 h nach Einnahme) mit Besserung der Symptome auf. Einzige Therapie ist die sofortige Lebertransplantation.
- **Leberzirrhose** (> Kap. Leberzirrhose)
- **Chronische Cholangiopathie:** seltene Komplikation mit Destruktion der großen oder kleinen Gallenwege, einzige Therapie mit langfristigem Erfolg ist die Transplantation.

Abkürzungen:
ALAT = Alaninaminotransferase
ASAT = Aspartataminotransferase
AP = alkalische Phosphatase

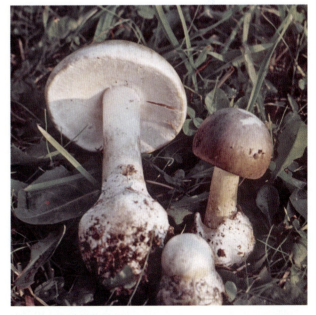

Abb. 1 Knollenblätterpilz.

W. Harms
Tuberkulose

Zur Orientierung

Die Tuberkulose (Tbc) wird durch Mycobacterium (M.) tuberculosis und andere Bakterien des M.-tuberculosis-Komplexes (z. B. M. bovis) verursacht. Hauptmanifestationsort der Erkrankung ist die **Lunge,** es kann jedoch auch jedes andere Organ befallen sein (**extrapulmonale** Tbc). Bei abwehrgeschwächten Erkrankten sind generalisierte Verläufe (Miliartuberkulose bis zur Sepsis) möglich. Neben chronischem Husten (trocken oder produktiv, z. T. Hämoptysen) und auch Dyspnoe (bei ausgeprägtem Lungenbefall) klagen die Erkrankten über unspezifische Allgemeinsymptome wie leichte Ermüdbarkeit.

Zur **Basisdiagnostik** gehören:
- **Bildgebung** (Röntgen, ggf. CT des Thorax)
- **Tuberkulinhauttest**
- **Erregernachweis:** aus Sputum, Bronchialsekret, Magensaft, Urin oder Biopsaten
  - direktmikroskopisch (säurefeste Stäbchen) und kulturell (lange Anzuchtzeit!)
  - Nukleinsäureamplifikationstechniken (NAT; z. B. PCR): rasche Differenzierung von M. tuberculosis und nichttuberkulösen Mykobakterien, wenn direktmikroskopisch säurefeste Stäbchen nachweisbar sind. Sind säurefeste Stäbchen nicht nachweisbar, beträgt die Sensitivität der NAT nur ca. 50%.
- **Resistenztestung.**

Therapie

Besteht der Verdacht auf eine Tbc (➤ Abb. 1 und 2) muss der Erregernachweis zur Sicherung der Diagnose angestrebt werden.

Sind **säurefeste Stäbchen direktmikroskopisch nachweisbar** und **NAT** auf M. tuberculosis positiv ❶, sollte umgehend mit der Therapie begonnen werden. Der direktmikroskopische Nachweis von säurefesten Stäbchen im Sputum bedeutet Infektiösität und erfordert die Isolierung des Patienten bis der direktmikroskopische Nachweis negativ wird.

Bei Verdacht auf eine Tbc und **negativer Direktmikroskopie** ❷ wird die Therapieentscheidung von der Erkrankungsschwere und der Wahrscheinlichkeit des Vorliegens einer Tbc (anhand Klinik, Bildgebung und NAT) abhängig gemacht. Bei Patienten mit **geringen** Beschwerden kann das Ergebnis der Tuberkulosekulturen abgewartet werden ❸. Sind sie positiv, wird die Tbc behandelt ❹; sind sie negativ, müssen die Differenzialdiagnosen der Tbc abgeklärt werden ❺. Bei **schwer kranken Patienten** (➤ Abb. 1) oder einer hohen Wahrscheinlichkeit für eine Tbc sollte bzw. kann mit der Therapie begonnen werden ohne das Kulturergebnis abzuwarten ❻.

Die **Standardtherapie** der Tbc erfolgt über 6 Monate ❼: **2 Monate** als **Vierfachkombination** mit sog. Erstrangmedikamenten (Isoniazid, Rifampicin, Ethambutol, Pyrazinamid oder Streptomycin), anschließend **4 Monate** als **Zweifachkombination** (Isoniazid und Rifampicin). Die Kombinationstherapie ist erforderlich, um die Therapiedauer abzukürzen und die Entwicklung von Resistenzen zu verhindern.

Bei **schwer kranken Patienten,** tuberkulöser Meningitis (Verlängerung der Gabe der Zweifachkombination auf 10 Monate) oder Perikarditis werden in der Anfangsphase der Therapie zusätzlich Steroide gegeben ❽.

Bei **Immungeschwächten** (z. B. Diabetiker, AIDS-Kranke) ist eine Therapiedauer von bis zu 9 Monaten (2 Monate Vierfachkombination, 4–7 Monate Zweifachkombination), mitunter sogar länger, notwendig ❾.

Bestehen in der Sensibilitätstestung, die erst nach kultureller Anzüchtung der Tuberkulosebakterien durchgeführt werden kann, **Resistenzen** gegen die Erstrangmedikamente ❿, ist die Umstellung auf andere Antituberkulostatika (Erst- oder Zweitrangmedikamente) und wegen schlechterer Wirksamkeit die Verlängerung der Therapiedauer auf bis zu 2 Jahre (oder mehr) notwendig. Die Heilungschancen sind geringer als bei sensiblen Erregern. In Ausnahmefällen kann eine Resektion der befallenen Lungenareale die Ausheilung fördern.

Bei **fehlendem Therapieansprechen** (kultureller Nachweis auch 5 Monate nach Therapiebeginn positiv, keine Rückbildung der Tbc-Manifestationen) muss eine erneute **Resistenzprüfung** und ggf. Therapieumstellung erfolgen ⓫. NAT eignen sich nicht zur Verlaufskontrolle, weil sie lange nach der Ausheilung der Tbc noch positiv bleiben können. Bestehen keine Resistenzen, muss die Compliance des Patienten angezweifelt werden; die Medikamenteneinnahme sollte dann ärztlich überwacht erfolgen ⓬.

Tuberkulose

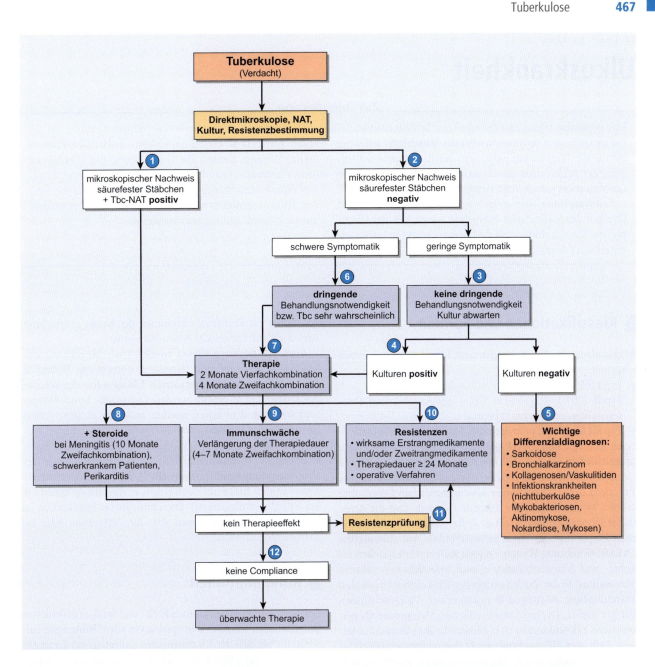

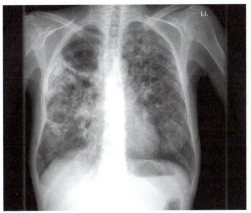

Abb. 1 Schwere beidseitige kavernöse Tuberkulose.

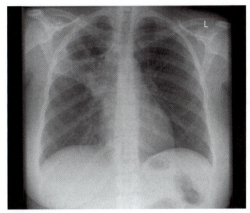

Abb. 2 Tuberkulöse Pneumonie des rechten Lungenoberlappens mit großer apikaler Kaverne.

M. Ebert, M. Mayr

Ulkuskrankheit

Zur Orientierung

Das peptische Ulkus ist ein begrenzter Schleimhautdefekt, der im Gegensatz zur Erosion **über die Muscularis mucosae** hinaus die Magenwand penetriert. Meist liegt eine Schädigung der Schleimhaut durch verschiedene Noxen vor, eine Gastritis muss jedoch nicht zwingend vorausgehen.

Leitsymptome sind epigastrische Schmerzen, teils mit Übelkeit, Inappetenz oder Erbrechen. Bis zu 30% der Ulzera bleiben klinisch stumm und die Diagnose wird erst beim Auftreten von Komplikationen gestellt.

Die **Diagnose** wird mittels Gastroduodenoskopie mit Biopsien gesichert ❶. Endoskopisch können das Ulkusstadium (aktiv, Heilung, Narbe), die Größe sowie der Ulkusgrund (evtl. Blutungsstigmata) und der Ulkusrand (glatter Randwall ohne Faltenabbruch bei benignem Ulkus) beurteilt werden. Jedes Magenulkus muss wiederholt kontrolliert werden, um ein Magenkarzinom auszuschließen.

Klassifikationen und Formen

Magenulzera (> Abb. 1) werden nach Lokalisation in 3 Typen eingeteilt:
- **Typ I** (60%): an kleiner Kurvatur gelegen, hypoazid
- **Typ II** (20%): Magenulkus distal des Angulus und Duodenalulkus, normo- bis hyperazid
- **Typ III** (ca. 20%): präpylorisches Magenulkus, hyperazid.

Nach Ätiologie können **HP-positive** und **HP-negative** Ulzera unterschieden werden. HP-Infektionen liegen bei 99% der Duodenalulzera und bei 75% der Magenulzera vor. Da sich die Prävalenz der HP-Infektionen mit zunehmendem Lebensalter erhöht, spielen zusätzliche exogene Faktoren und die genetische Disposition eine wichtige Rolle. Als Ursache HP-negativer Ulzera sind vor allem **nichtsteroidale Antirheumatika (NSAR)** ❷ bekannt. Weitere exogene Risikofaktoren stellen Alkohol- und Nikotinabusus wie auch Stressfaktoren **(akutes Stressulkus)** ❸ dar. Zu den endogenen Risikofaktoren gehören **Durchblutungsstörungen** ❹ (postoperativ, Vaskulopathien), galliger Reflux, Hyperparathyreoidismus, **Malignome** ❺, **systemische Erkrankungen** (z. B. Morbus Crohn) ❻ und das seltene **Zollinger-Ellison-Syndrom** ❼ (Säurehypersekretion).

Sonderformen: Nach Magenoperationen entstehen u. a. durch den Gallereflux häufig Ulzera im Anastomosenbereich **(Anastomosenulkus).** Wegen des erhöhten Karzinomrisikos sind ausgiebige Biopsien nötig. Das **Ulcus Dieulafoy** beschreibt eine meist nur kleine Läsion, die aufgrund atypisch großer submuköser Arterien zu bedrohlichen Blutungen führen kann. Unter den „**kissing ulcers**" versteht man 2 gegenüberliegende Duodenalulzera der Bulbusvorderwand (> Abb. 2).

Therapie

Die Therapie des Ulkus richtet sich nach der Ätiologie.

Bei **HP-positiver** Ulkuskrankheit erfolgt die Eradikation ❽ mit 7-tägiger Tripletherapie aus 1 Protonenpumpeninhibitor (PPI) und 2 Antibiotika. Der Therapieerfolg kann z. B. mittels Atemtest nach 6–8 Wochen überprüft werden. Therapieversager sollten zur Resistenzbestimmung des Keims erneut biopsiert und dann testgerecht behandelt werden.

Auch **HP-negative** Ulzera werden nach Möglichkeit entsprechend der zugrunde liegenden Erkrankung behandelt. Beim häufigen **NSAR-induzierten Ulkus** sollte ein Wechsel der Medikation ❾ geprüft werden. Diätetische Empfehlungen sind weitgehend verlassen worden, mögliche exogene Risikofaktoren wie u. a. Nikotin oder Stress ❿ sollten reduziert werden.

Wichtiger Therapiebestandteil ist die Säureblockade mit **Protonenpumpeninhibitoren (PPI)** ⓫, H_2-Rezeptorantagonisten spielen heute nur noch eine untergeordnete Rolle (z. B. bei PPI-Unverträglichkeit). Die chirurgische Intervention ist lediglich bei Komplikationen wie der Perforation oder bei Malignomen sinnvoll.

Komplikationen

Bei der Ulkuskrankheit können Früh- und Spätkomplikationen unterschieden werden. Akut spielen vor allem **Blutungen** eine Rolle, die bei 20% der Ulkuspatienten auftreten und deren Aktivität nach der Forrest-Klassifikation beurteilt wird (> Kap. Obere gastrointestinale Blutung). Seltener sind **Perforationen** oder die **Penetration** von Ulzera in benachbarte Organe. Zu den Spätkomplikationen zählen die narbige Magenausgangs- oder Duodenalstenose sowie die maligne Entartung chronischer Magenulzera.

Ulkuskrankheit

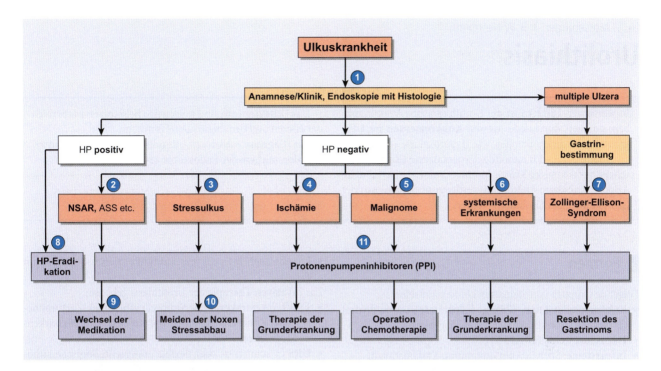

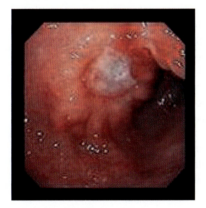

Abb. 1 Magenulkus im Antrumbereich an der kleinen Kurvatur mit Fibrinbelag.

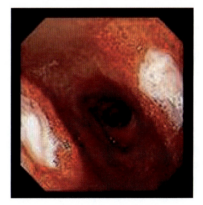

Abb. 2 Duodenalulzera („kissing ulcers") mit Fibrinbelag.

A. S. Merseburger, T. R. W Herrmann

Urolithiasis

Zur Orientierung

In westlichen Ländern ist die Urolithiasis eine Volkskrankheit, definiert durch jede Art von **Konkrementen im Urogenitaltrakt.** Erkrankungen wie Hyperoxalurie (Oxalatausscheidung > 1,5–3,0 mmol/d), Hyperkalzurie (Kalziumausscheidung > 4 mg/kg KG/d), Morbus Crohn, renale tubuläre Azidose, Kurzdarmsyndrom, Hyperthyreose, Sarkoidose oder Gicht können zur Urolithiasis führen.

Das **Leitsymptom** sind kolikartige Schmerzen im Bereich der Nieren und der ableitenden Harnwege.
Die **Diagnose** wird durch Ultraschall, Röntgen, CT und Inspektion mithilfe der Endoskopie gestellt.

Formen

Folgende Gruppen von Steinarten können auftreten:
- **Kalziumoxalatsteine (75 %):** Kalziumoxalat-Monohydrat (Whewellit) und -Dihydrat (Weddellit) (➤ Abb. 2)
- **Harnsäuresteine (10–15 %)**
- **Infektsteine:** Struvit, Ammoniumurat, Karbonatapatit
- **Zystinsteine:** bei autosomal-rezessiv vererbbarer tubulärer Transportstörung (lebenslange Nachsorge notwendig!)
- **Xanthinsteine:** Rarität, autosomal-rezessiv vererbbare Defekt der Xanthinoxidase (Familienanamnese!).

Je nach Lokalisation der Steine unterscheidet man Nierenbeckensteine (**Nephrolithiasis**) und Harnleitersteine (**Ureterolithiasis**).

Therapie

Ziel in der Therapie ist die Steinfreiheit und möglichst lange rezidivfreie Zeit nach der Behandlung.

Die Primärtherapie bei einer Harnleiterkolik sollte in der **Schmerzbekämpfung** ❶ mit gleichzeitiger Spasmolyse (Diclofenac, Butylscopolamin, Metamizol) zur Erleichterung eines spontanen Steinabgangs bestehen.

Konkremente < 4 mm (insbesondere bei Lage im oberen Kelchsystem und im distalen Harnleiter) werden meist spontan ausgeschieden und bedürfen daher keiner Therapie; ggf. kann der Steinabgang medikamentös gefördert werden (Chemolitholyse) ❷.

Bei **Konkrementen > 4 mm** ist grundsätzlich eine **invasive Therapie** je nach Lage und Größe des Konkrements zu empfehlen, da es im Verlauf zu Größenzunahme und Komplikationen (s. u.) kommen kann.
- Für eine **Nephrolithiasis** ist die Lage im Kelchsystem entscheidend. Vor allem die **untere** Kelchgruppe ❸ zeigt anatomisch bedingt ein schlechtes Ansprechen auf nichtinvasive Therapien (ESWL). Für Steine der **mittleren** und **oberen** Kelchgruppen sowie des **Nierenbeckens** ❹ kommen je nach Steingröße sowohl invasive als auch nichtinvasive Verfahren zum Einsatz.
- Für den **Harnleiter** ist die Höhe der Steinlage sowie die Größe entscheidend ❺. Entsprechend dieser Kriterien kommt auch hier ein fein ausdifferenziertes Schema zum Einsatz.

Zur **invasiven Therapie** der Urolithiasis gehören:
- **ESWL** (= extrakorporale Stoßwellentherapie): Zertrümmerung der Konkremente durch von außen am Körper wirkende **Stoßwellen**
- **URS** (= semirigide oder flexible ureterrenoskopische Lithotripsie und Konkrementextraktion): **endoskopische** Steinentfernung mittels Körbchen (➤ Abb. 1 und 2), Zangen und Zertrümmerungsinstrumenten (Laser)
- **PNL** (= perkutane Nephrolithotripsie): Nierenbecken- oder Kelch**punktion** mit Steinentfernung.
- **Chemolitholyse:** medikamentöse Steinauflösung, z. B. bei Harnsäuresteinen.

Die allgemeine **Rezidivprophylaxe** ❻ zielt darauf ab, die Flüssigkeitsausscheidung zu steigern und somit lithogene Substanzen im Urin zu reduzieren. Dies kann u. a. erreicht werden durch Steigerung der Trinkmenge, Urin-Alkalisierung oder je nach Äthiologie Ansäuerung, Vermeiden von Kaffee, schwarzem Tee und Alkohol, Stuhlregulierung, Vermeiden von tierischen Eiweißen. Auch regelmäßige Steinkontrollen (Anamnese, Urinstatus, Sonographie) sollten erfolgen.

Komplikationen

Die wichtigsten Komplikationen sind Nierenkoliken, Schmerzen, rezidivierende Infektionen, postrenales Nierenversagen und Urosepsis.

Obstruktive **Nieren- und Harnleiterkoliken** sollten bei ausbleibender Schmerzfreiheit (im Extremfall: Status colicus) mittels sofortiger Harnleiterschienung und Spasmoanalgesie (z. B. Butylscopolamin und Metamizol i. v.) therapiert werden. Bei unbehandeltem Krankheitsprogress kann es andernfalls zum **postrenalen Nierenversagen** und/oder intensivpflichtigem **septischen** Krankheitsbild kommen. Die notfallmäßige Behandlung besteht primär in einer sofortigen Niederdruck-Harnableitung (Harnleiterschiene, Nierenfistel, Dauerkatheter) und testgerechter Antibiose.

Durch eine vollständige Konkrementsanierung des Harntraktes lassen sich nach antibiotischer Therapie **rezidivierende Infektionen** meist erfolgreich behandeln.

Urolithiasis 471

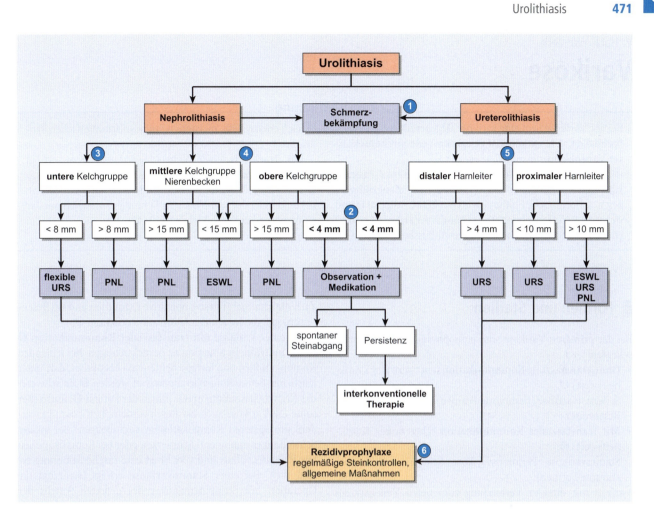

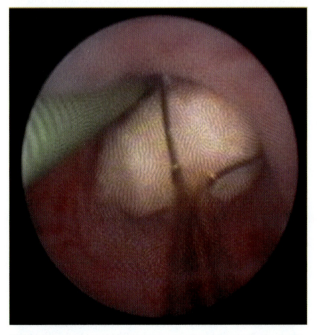

Abb. 1 Bergung eines Harnsteins im Harnleiter mittels Drahtkörbchen.

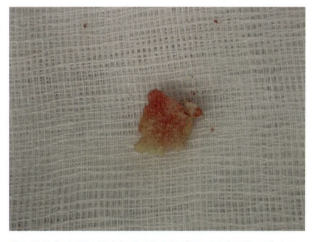

Abb. 2 Geborgenes Kalziumoxalat-Konkrement (ca. 6 mm).

V. Hach-Wunderle

Varikose

Zur Orientierung

Bei der Varikose liegt eine variköse Degeneration einer oberflächlichen, d. h. extrafaszial gelegenen Vene mit konsekutiver Venenklappeninsuffizienz vor.

Die **primäre Varikose** (> 90%) tritt gehäuft im 3. Lebensjahrzehnt bei familiärer Disposition auf. Begünstigend wirken u. a. hormonelle Einflüsse wie Gravidität, Adipositas und stehende Berufsausübung. Die **sekundäre Varikose** (< 10%) entsteht als Spätfolge einer venösen Abflussbehinderung im tiefen Venensystem, meistens beim postthrombotischen Syndrom.

Der **Nachweis** einer Venenklappeninsuffizienz erfolgt mit der Duplexsonographie unter Anwendung von Provokationstests (Valsalva-Presstest, Wadendekompressionstest), bei unklaren oder komplizierten Befunden zusätzlich mit der aszendierenden Pressphlebographie ❶.

Formen und Stadien

Bei der primären Varikose sind pathophysiologisch zu unterscheiden:
- **Ohne transfasziale Kommunikation** (eher *geringer* Krankheitswert) ❷:
  Seitenastvarikose (bestimmte Formen), retikuläre Varikose, Besenreiser
- **Mit transfaszialer Kommunikation** (eher *hoher* Krankheitswert) ❸:
  Stammvarikose, Perforansvarikose, Seitenastvarikose (bestimmte Formen).

Varizen mit direkter Verbindung zum tiefen Venensystem (= transfasziale Kommunikation) haben eine höhere Komplikationsrate. Das trifft v. a. auf die Stammvarikose zu. In Abhängigkeit von der distalen Ausdehnung der Venenklappeninsuffizienz werden bei der Stammvarikose der Vena saphena magna 4 und bei der Vena saphena parva 3 Krankheitsstadien differenziert (> Abb. 1 und 2). Je schwerer das Krankheitsstadium umso größer ist das über die tiefen Venen zum Herzen rezirkulierende Blutvolumen. Ein **kompensierter Rezirkulationskreis** verursacht keine oder kaum Beschwerden (> Abb. 3). Nach Jahren kann infolge der Überlastung tiefer Venen ein **dekompensierter Rezirkulationskreis** auftreten, erkennbar an einer zunehmenden Beinschwellung.

Therapie

Zu den **Allgemeinmaßnahmen** bei einer Varikose gehören die Normalisierung des Körpergewichts und die regelmäßige sportliche Aktivität (Gehen, Schwimmen, Radfahren) ❹.

Die **speziellen therapeutischen Maßnahmen** hängen v. a. ab von: Art der Varikose, Lebensalter des Patienten, Beschwerden, Begleiterkrankungen und lokalen Komplikationen.

Bei einer Varikose **ohne transfasziale Kommunikation** ❷ und Beschwerdefreiheit kommt ggf. eine Behandlung aus ästhetischen Gründen in Betracht ❺. Wenn die Varizen lokale Schmerzen oder ein Stauungsgefühl verursachen, stehen die Sklerosierung mit Polidocanol, bei Seitenastvarizen alternativ auch die minimal-invasive operative Extraktion und bei Besenreisern ggf. die Laserkoagulation zur Verfügung ❻.

Bei einer Varikose **mit transfaszialer Kommunikation** ❸ ist die individuelle Situation zu berücksichtigen. Bei fehlenden Komplikationen und fortgeschrittenem Lebensalter, darf unter jährlicher Befundkontrolle abgewartet werden ❼. Je schwerer das Krankheitsstadium und je jünger der Patient ❽, umso eher sollte die Varikose auch bei Beschwerdefreiheit beseitigt werden, um späteren Komplikationen vorzubeugen. Bei lokaler Schwellungsneigung und Schmerzen oder bei Komplikationen wie Phlebitis, Ulkus und CVI ❾ ist eine rasche Sanierung erforderlich. Bei einer **Stammvarikose** erfolgt bevorzugt die Operation mit Strippingmanöver des defekten Anteils der Vene; suffiziente Venensegmente bleiben erhalten (ggf. für Venenbypässe). In leichten Krankheitsfällen kann anstelle der Operation die endoluminale Obliteration der Stammvene durch Laserkoagulation oder Radiofrequenzablation und bei älteren Patienten eine Schaumsklerosierung vorgenommen werden. Die **Seitenastvarikose** und die **Perforansvarikose** werden vorzugsweise chirurgisch ausgeschaltet. Die Kompressionstherapie erfolgt nach einer Sklerosierung für wenige Tage und nach Operation/endoluminaler Obliteration für ca. 4 Wochen (meist Kompressionsstrumpf, in komplizierten Krankheitsfällen zusätzlicher Kompressionsverband am Unterschenkel).

Komplikationen

Bei ausgeprägten Formen der Stammvarikose sowie der Perforansvarikose können folgende Komplikationen auftreten:
- **Varikophlebitis** (=Thrombosierung der Varize) mit Gefahr des Einwachsens in das tiefe Venensystem und konsekutiver Lungenembolie.
- **sekundäre Leitveneninsuffizienz** (= Überlastung der tiefen Venen durch großes rezirkulierendes Blutvolumen)
- **chronische venöse Insuffizienz** (CVI, s. dort)
- **arthrogenes Stauungssyndrom** (= eingeschränkte/aufgehobene Beweglichkeit des oberen Sprunggelenks durch lokale Entzündungsreaktion).

Varikose 473

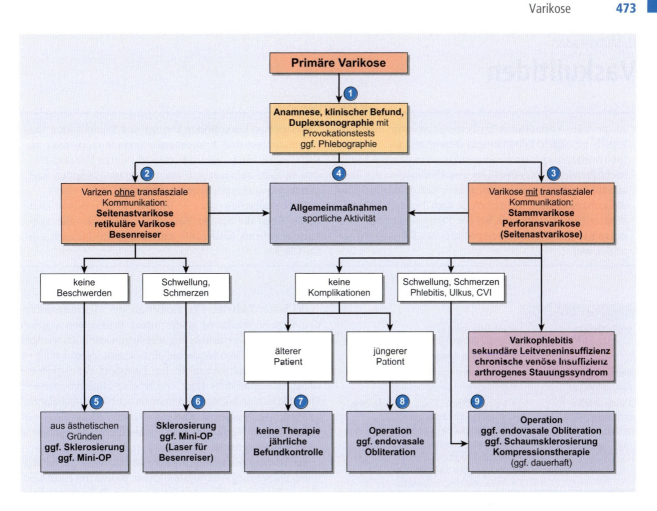

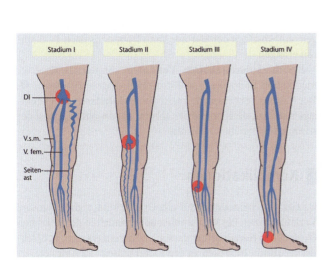

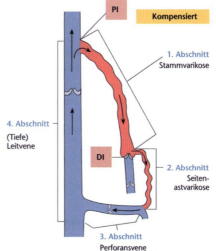

Abb. 1 Einteilung der Stammvarikose der Vena saphena magna in 4 Stadien (nach Hach). Proximaler Insuffizienzpunkt (PI) bei defekter Mündungsklappe in der Leiste und distaler Insuffizienzpunkt (DI) in Leiste (Stadium I), oberhalb (II) bzw. unterhalb (III) des Kniegelenks und am Innenknöchel (IV). [Renz-Polster]

Abb. 2 Kompensierter Rezirkulationskreis bei Stammvarikose der Vena saphena magna (nach Hach). Reflux des Blutes aus der V. femoralis in die Vena saphena magna über eine defekte Mündungsklappe in der Leiste (1. Abschnitt) und dann über eine konjugierende Seitenastvarize (2. Abschnitt) und eine Perforansvene (3. Abschnitt) in das tiefe Venensystem (4. Abschnitt). PI = proximaler Insuffizienzpunkt, DI = distaler Insuffizienzpunkt. [Renz-Polster]

U. Müller-Ladner
Vaskulitiden

Zur Orientierung

Als **primäre Vaskulitiden** wird eine Gruppe von immunologisch geprägten Erkrankungen bezeichnet, die alle eine (peri)vaskuläre chronische Entzündungsreaktion mit häufig nachfolgendem Gefäßverschluss und Dysfunktion des hiervon abhängigen Organs bzw. deutlicher Reduktion des Allgemeinzustandes nach sich ziehen. Je nach Typ der Vaskulitis können große Gefäße (z. B. bei der Takayasu-Arteriitis) bis hin zu Kapillaren (z. B. der mikroskopischen Polyangiitis) betroffen sein.

Sekundäre Vaskulitiden können eine Komplikation von rheumatischen und autoimmunen Erkrankungen sein, im Rahmen von Infektionen auftreten oder durch Medikamente und toxische Substanzen bedingt sein; am häufigsten sind allerdings paraneoplastische Vaskulitiden.
Die **Lokalisation** und eine **Biopsie** (wenn möglich) klärt in der Regel die Art der Vaskulitis, daneben können **spezifische Befunde** bei der Differenzialdiagnostik hilfreich sein (➤ Tabelle).

Primäre Vaskulitiden	
große Gefäße (Aorta und deren Abgänge)	• Takayasu-Arteriitis • Riesenzellarteriitis • Polymyalgia rheumatica
mittelgroße Gefäße (Organversorger)	• Panarteriitis nodosa • Morbus Kawasaki (Kindesalter)
kleine Gefäße (Intraorgangefäße, Hautgefäße)	• Morbus Wegener, Churg-Strauss-Syndrom • mikroskopische Polyangiitis • Purpura Schoenlein-Henoch (Kindesalter) • Immunkomplexvaskulitis • Morbus Behçet • Thrombangitis obliterans • leukozytoklastische Vaskulitis

Verlauf

Die meisten primären Vaskulitiden sind **chronisch-progredient.** Durch den häufigen Befall vitaler Organsysteme (v. a. Gehirn, Lunge, Nieren) verlaufen sie ohne Therapie in der Regel letal oder ziehen einen schweren Organschaden bzw. -verlust nach sich. Behandelt können alle Vaskulitiden eine normale Lebenserwartung erreichen, wenn zügig eine langfristige Remission induziert wird.

Therapie

Alle Vaskulitiden bedürfen zur **Remissionsinduktion** einer aggressiven, immunsuppressiven Therapie, die sich im Wesentlichen auf Cyclophosphamid und hochdosierte Steroide stützt.

Bei den sekundären Vaskulitiden muss die Grunderkrankung bzw. das auslösende Agens gesucht und primär behandelt werden (➤ entsprechende Kap.) ❶. Reicht das nicht aus, sollte wie bei primären Vaskulitiden vorgegangen werden

Bei schwerer **lebensbedrohlicher Aktivität** (zerebrale Vaskulitis, schwere Allgemeinsymptome) oder drohendem **Organausfall** (Niere) kommt das Fauci-Schema (Cyclophosphamid + Prednisolon) oder das Austin-Schema zum Einsatz ❷.

Bei **hoher Aktivität** (Verminderung des Allgemeinzustandes, Organdysfunktion) sollte primär Prednisolon gegeben werden ❸. Bei Normalisierung aller Symptome nach wenigen Tagen kann die Steroidgabe auf eine Erhaltungsdosis für 3–6 Monate reduziert werden ❹. Bei Persistenz der Symptome sollte nach spätestens einer Woche eine immunsuppressive Therapie mit Methotrexat, Azathioprin oder Mycophenolatmofetil begonnen werden ❺. Alternativ stehen Cyclosporin A oder Leflunomid zur Verfügung. Bei Verschlechterung kommt ebenfalls Cyclophosphamid zum Einsatz.

Bei **leichter bis mäßiger Aktivität** (führende Hautsymptome, Entzündungskonstellation) sollte primär mit einer niedrigeren Prednisolondosis begonnen werden ❻. Bei Normalisierung aller Symptome nach wenigen Tagen kann die Steroidgabe auf eine Erhaltungsdosis für 3–6 Monate reduziert und ggf. dann abgesetzt werden ❹. Bei Persistenz der Symptome sollte eine immunsuppressive Therapie mit den bei hoher Aktivität genannten Immunsuppressiva begonnen werden ❺. Bei **kompletter Remission** kann in 6-Monatsintervallen ein Ausschleichen der Immunsuppression versucht werden ❼.

Eine Besonderheit stellt die **Polymyalgia rheumatica** dar, welche in der Regel mit einer Prednisolon-Monotherapie in niedriger Dosierung gut zu kontrollieren ist ❽. Das primäre Ausschleichen bis auf Erhaltungsdosen muss aufgrund der hohen Rezidivgefahr aber über mindestens 8–12 Wochen erfolgen, ein Absetzen der Steroide kann frühestens nach 1–2 Jahren erfolgen.

Bei **therapierefraktären Verläufen** können als Reservemedikation Biologika (v. a. Rituximab) eingesetzt werden ❾. Der Morbus Behçet spricht meist gut auf Interferon an. Die einzige und kausale Therapie der Thrombangitis obliterans ist der komplette Verzicht auf Nikotin.

Komplikationen

Da Gefäße lebenswichtig für alle Organe sind, ziehen schwere Verlaufsformen der Vaskulitiden unbehandelt in der Regel den **Organ(funktions)verlust** nach sich: Nierenversagen, apoplektischer Insult, Nekrosen an den Extremitäten (✚ Abb.) etc.

Vaskulitiden

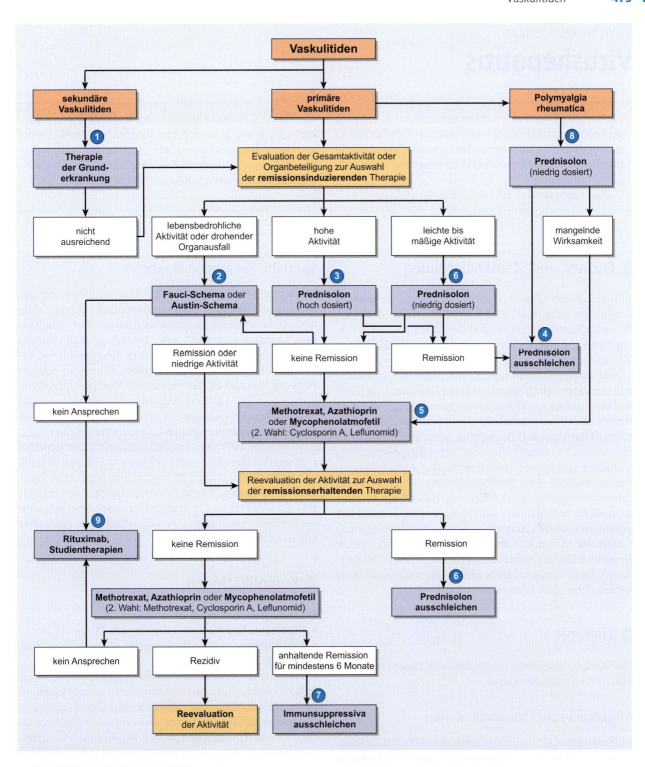

Spezifische Befunde bei Vaskulitiden	
klinisches Merkmal/Laborparameter	häufig bei
Sturzsenkung, Alter > 60 J.	Polymyalgia rheumatica, Riesenzellarteriitis
Alter < 40 J.	Takayasu-Arteriitis
Eosinophilie > 10%, Asthma	Churg-Strauss-Syndrom
cANCA (Anti-Proteinase-3-Antikörper)	Morbus Wegener

Fortsetzung	
klinisches Merkmal/Laborparameter	häufig bei
pANCA (Anti-Myeloperoxidase-Antikörper)	mikroskopische Polyangiitis
Aneurysmen, Hepatitis-B-Träger	Panarteriitis nodosa
rezidivierende genitale/orale Ulzera, HLA-B51	Morbus Behçet
zirkulierende Immunkomplexe	Immunkomplexvaskulitis

M.-W. Welker, S. Zeuzem

Virushepatitis

Zur Orientierung

Als Hepatitis bezeichnet man eine entzündliche Schädigung der Leber, die infektiöser (Viren, Bakterien, Parasiten, Pilze) oder nichtinfektiöser (autoimmun, hereditär, metabolisch, toxisch) Genese sein kann. Dieses Kapitel umfasst ausschließlich Virushepatitiden.

Die **Diagnose** wird über erhöhte Transaminasen (ALT, AST) und histologisch gestellt. Die Feststellung der Ätiologie gelingt durch serologische Untersuchungen ❶. Cave: Bei akuter Hepatitis B (> Abb. 1) können HBc-IgM-Antikörper der einzige serologisch positive Marker sein; bei akuter Hepatitis C können Antikörpertests noch negativ ausfallen.

Formen und Stadieneinteilung

Virushepatitiden können ausgelöst werden durch **primäre** hepatotrope Viren (HAV, HBV/HDV, HCV, HEV) oder Viren, die im Stadium der Organmanifestation zu einer Hepatitis führen können (v. a. Viren der Herpesgruppe: CMV, EBV, HSV, VZV).

Nach dem klinischen Verlauf unterscheidet man eine **akute** und eine **chronische Hepatitis**. Während ein chronischer Verlauf bei Hepatitis A und E nicht vorkommt (Cave: chronische Hepatitis E evtl. bei immunkompromittierten Patienten), können HBV/HDV sowie HCV ausheilen oder chronifizieren (Virusnachweis > 6 Monate). Viren der Herpesgruppe persistieren lebenslang und können eine Hepatitis akut oder bei Reaktivierung auslösen. Eine **Stadieneinteilung** ist vor allem für chronische Hepatitiden von Bedeutung. Histologisch wird das Ausmaß der entzündlichen Aktivität (**„Grading"**), des bindegewebigen Umbaus (**„Staging"**) und der Grad der Verfettung (**„Steatosis"**) bestimmt. **Score-Systeme** sind für die chronische Hepatitis B/D und C gebräuchlich (Desmet-, Ishak-, Metavir-Score). Der Fibrosegrad kann auch nichtinvasiv abgeschätzt werden (Fibro-Test, Fibro-Scan).

Therapie

Die Therapiemaßnahmen richten sich nach Dauer (akut/chronisch) und ursächlichem Virus.

Allgemeine Therapiemaßnahmen

Im Vordergrund stehen bei akuter Hepatitis **körperliche Schonung** und **supportive Maßnahmen** ❷. Hygienische (**Isolation** bei HAV, HEV) und gesetzliche Maßnahmen (**Meldepflicht!**) sind zu beachten. Eine spezielle „Leberdiät" ist nicht erforderlich.

Spezielle Therapiemaßnahmen

Bei **Hepatitis A** ❸ und **E** ❹ erfolgt keine antivirale Therapie. Bei **akuter Hepatitis B/D** ist keine spezifische Therapie etabliert; bei fulminanten Verläufen wird jedoch häufig ein Nukleosidanalogon eingesetzt. Eine Behandlungsindikation bei **chronischer Hepatitis B/D** ❺ wird in Abhängigkeit von der Schwere der Hepatitis (Transaminasen, Histologie) und der Höhe der Viruslast im Blut gestellt. Die Therapie – pegyliertes Interferon-α (PEG-INF-α) und Nukleos(t)idanaloga – richtet sich nach dem HBV-Genotyp (A – F) und der Serologie. Die Behandlung der **akuten Hepatitis C** ❻ sollte mit pegyliertem Interferon-α für 24 Wochen erfolgen. Bei **chronischer Hepatitis C** erfolgt die Therapie in Abhängigkeit von Genotyp ❶ bis ❻ und Viruslast für 24 oder 48 Wochen mit pegyliertem Interferon-α + Ribavirin. Eine antivirale Therapie erfolgt bei **CMV, HSV** und **VZV** ❼ in der Regel bei immunsupprimierten Patienten (Nukleosidanaloga), die Behandlung einer EBV-Infektion ist nicht etabliert.

Komplikationen

Die wichtigsten Komplikationen sind:
- **fulminante Hepatitis** mit Leberversagen ❽
- **Leberzirrhose**, portale Hypertension, hepatozelluläres Karzinom ❾

Ein fulminanter Verlauf kann bei akuter Hepatitis B (< 1%), A (< 0,5%) und E (bis 10%), äußerst selten bei akuter Hepatitis C sowie als Komplikation bei chronischer Hepatitis B („flare up", HDV-Superinfektion) auftreten. Bei Zeichen des Leberversagens ist eine **Intensivtherapie** mit Substitution von Gerinnungsfaktoren, Behandlung des Aszites und evtl. passagerem Einsatz eines **extrakorporalen Leberersatzverfahrens** erforderlich. Bei hepatischer Enzephalopathie erfolgen **Laktuloseeinläufe** bei **eiweißarmer Diät** (nur kurzfristig!). Als Ultima Ratio steht die **Lebertransplantation** zur Verfügung.

Virushepatitis

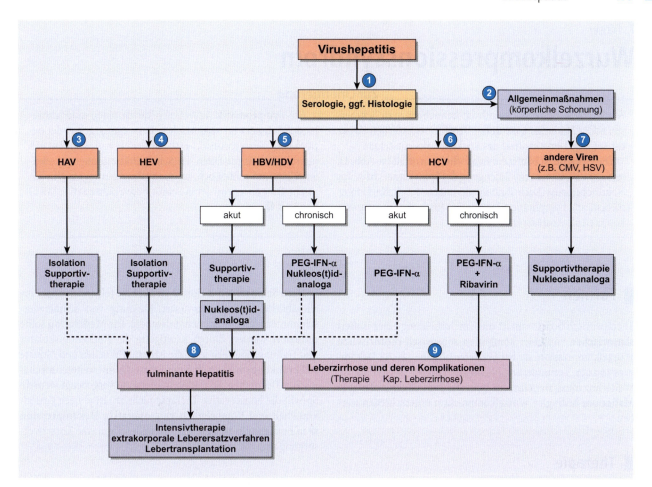

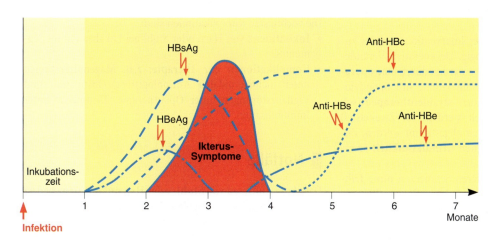

Abb. 1 Akute Hepatitis B. Zeitlicher Verlauf der Hepatitis-B-Antikörper und -Antigene.
[Böcker/Denk/Heitz/Moch]

R. Dinser
Wurzelkompressionssyndrom

___ Zur Orientierung ___

Als Wurzelkompressionssyndrom bezeichnet man Schmerzen oder Lähmungen, die durch Druck einer externen Struktur auf eine Nervenwurzel des Rückenmarks entstehen.

Die **Ursache** ist häufig ein Bandscheibenvorfall (> Abb. 1), seltener eine knöcherne Einengung des Spinalkanals bzw. des Neuroforamens. Auch Raumforderungen durch Karzinommetastasen, Lymphome oder primäre Rückenmarksprozesse kommen als Auslöser in Frage.

Die **Symptomatik** äußert sich durch einen akut auftretenden Schmerz im sensorischen Versorgungsgebiet der betroffenen Nervenwurzel, evtl. begleitet von segmentalen neurologischen Ausfällen wie Sensibilitätsstörungen, Reflexausfällen und schließlich Lähmungserscheinungen. Die klinische **Diagnose** wird oft in Schnittbildverfahren (CT, MRT) bestätigt ❶.

Formen

Therapeutisch bedeutsam ist die Unterscheidung einer isoliert **sensorischen** von einer kombiniert **sensorisch-motorischen** Wurzelkompression, da bei Letzterer oft eine rasche Dekompression zur Verhinderung bleibender Paresen notwendig ist. Weiterhin muss zwischen im weiteren Sinn **degenerativ** und **Malignom** bedingter Wurzelkompression unterschieden werden.

Therapie

Die Dringlichkeit und Reihenfolge der Interventionen richtet sich zunächst nach der An- bzw. Abwesenheit von Lähmungserscheinungen.

Bei Lähmungen ist die Art der Intervention von der zugrunde liegenden Ursache abhängig. Degenerative Veränderungen (z. B. Bandscheibenvorfälle) werden durch eine **operativ Dekompresssion** ❷ (z. B. Laminektomie mit Spondylodese) versorgt; Malignome können **strahlentherapeutisch** oder auch **operativ** ❸ behandelt werden. Im Zweifelsfall muss das Vorgehen interdisziplinär abgestimmt werden. Zudem ist eine **Therapie der malignen Grundkrankheit** anzustreben ❹.

Bei akut aufgetretenen radikulären Schmerzen **ohne Lähmungen** wird zunächst eine **multimodale Schmerztherapie** eingeleitet ❺. Diese beinhaltet eine **Immobilisation** mit Entlastung der Nervenwurzeln durch z. B. Stufenlagerung sowie **physikalische** Therapie mit Wärme (Fango-Packung, heiße Rolle) zur Minderung reaktiver Muskelverspannungen. **Medikamentös** ist anfangs oft eine Kombination mehrerer schmerzlindernder Prinzipien notwendig. Dabei wird ein nichtsteroidales Antiphlogistikum (Ibuprofen, Diclofenac) in Kombination mit reinen Analgetika wie Metamizol und Opiaten (Tramadol, Tilidin, ggf. auch höherpotente Opiate und Morphin-Präparate) verabreicht. Wichtiges Prinzip der Medikation ist eine regelmäßige Applikation retardierter Substanzen unter Berücksichtigung der Wirkdauer sowie die Bereitstellung rasch wirksamer Analgetika nach Bedarf.

Nach Schmerzreduktion ❻ ist über die folgenden Tage eine allmähliche Mobilisation unter Meidung von schmerzverschlimmernden Situationen notwendig. Die **Medikation** sollte **reduziert** werden. Durch Kräftigung der Rückenmuskulatur und Haltungsübungen über die nächsten Wochen und Monate soll **krankengymnastisch** einer Fehlstatik mit weiterer mechanischer Dekompensation der Wirbelsäule vorgebeugt werden. Spricht die konservative Therapie nicht an, ist je nach Grundkrankheit und Komorbidität eine **operative Dekompression** ❼ in Erwägung zu ziehen. In Einzelfällen kann eine Korsettversorgung sinnvoll sein.

Komplikationen

Die wichtigsten Komplikationen sind:
- **Inkontinenz** von Harn oder Stuhl bei Lokalisation im Segment S2
- **Komplikationen der Therapie:** z. B. Magenulzerationen unter nichtsteroidalen Antiphlogistika, Obstipation und Vigilanzstörungen unter Opiattherapie, Thrombose unter Immobilisation.

Notfälle

Das akute Auftreten von **Stuhl- oder Harninkontinenz** bedarf einer notfallmäßigen schnellen Diagnostik und rascher Wurzeldekompression. Anderweitige Muskellähmungen sind regelhaft als Eilfall aufzufassen.

Wurzelkompressionssyndrom

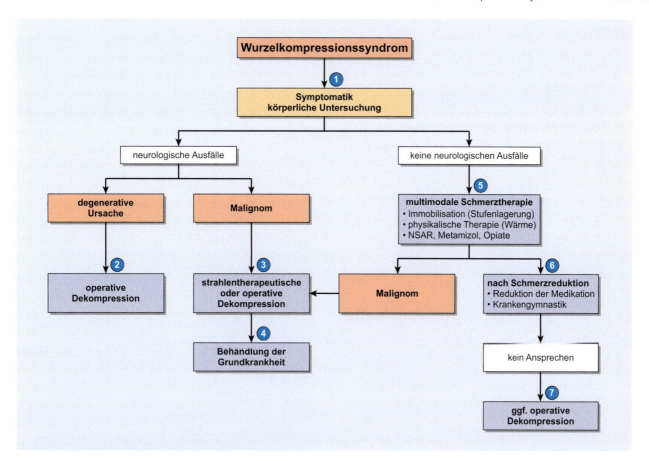

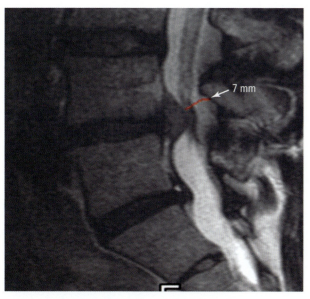

Abb. 1 Klinisch beidseitiges Wurzelkompressionssyndrom (L4/L5) bei kernspintomographisch median gelegenem Bandscheibenvorfall.

Anhang

Quellennachweis

Der Verweis auf die jeweilige Abbildungsquelle befindet sich bei allen Abbildungen im Buch am Ende des Legendentextes in eckigen Klammern. Alle nicht besonders gekennzeichneten Grafiken und Abbildungen © Elsevier GmbH, München.

Wir danken allen für die freundliche Überlassung der Abbildungen!

[Bates] Bates, J.: Abdominal Ultrasound, 2. Auflage, Churchill Livingstone, 2004

[Böcker/Denk/Heitz/Moch] Böcker, W.; Denk, H.; Heitz, Ph.; Moch, H.: Pathologie, 4. Auflage, Elsevier München, 2008

[Classen/Diehl/Kochsiek] Classen, M.; Diehl, V.; Kochsiek, K.; Hallek, M.; Böhm, M.: Innere Medizin, 6. Auflage, Elsevier München, 2009

[Forbes/Jackson] Forbes, C.; Jackson, W.: Color Atlas and Text of Clinical Medicine 3. Auflage, Mosby, 2003

[Freund] Freund, M.: Praktikum der miskroskopischen Hämatolie, 11. Auflage, Elsevier München, 2008

[Gerstorfer] Gerstorfer M., 80 Fälle Chirurgie, 1. Auflage, Elsevier München, 2006 S. 415

[Grauselund] Grauslund, J. Green, A., Sjølie, A. K.: Proliferative retinopathy and proteinuria predict mortality rate in type 1 diabetic patients from Fyn County, Denmark. Diabetologia 2008; 51: 583–588

[Gimeno] Gimeno Orna, J. A. et al.: Microalbuminuria and clinical proteinuria as the main predictive factors of cardiovascular morbidity and mortality in patients with type 2 diabetes. Rev Clin Esp 2003; 203: 526–531

[Heckner/Freund] Heckner, F.; Freund, M.: Praktikum der mikroskopischen Hämatologie, 11. Auflage, Elsevier München, 2008

[Isbruch] Dr. A. Isbruch, Klinik für Gynäkologie und Geburtshilfe, Helois-Klinikum Berlin-Bruch

[Kahl/Kähler/Dormann] Kahl, S.; Kähler, G.; Dormann, A.: Interventionelle Endoskopie, 1. Auflage, Elsevier München, 2006

[Kauffmann/Moser/Sauer] Kauffmann, G.; Moser, E.; Sauer, R.: Radiologie, 1. Auflage, Elsevier München, 2006

[MacMahon] MacMahon S.; Peto R.; Cutler J.; Collins R.; Sorlie P.; Neaton J., et al.: Blood pressure, stroke, and coronary heart disease. Part 1, Prolonged differences in blood pressure: prospective observational studies corrected for the regression dilution bias. Lancet 1990; 335:765–774. MA

[Marre] Marre, R.; Mertens, T.; Trautmann, M.; Zimmerli, W.: Klinische Infektiologie, 2. Auflage, Elsevier München, 2007

[Mettler] Mettler, F.: Klinische Radiologie, 1. Auflage, Elsevier München, 2005

[Meves] Meves, A.: Intensivkurs Dermatologie, 1. Auflage, Elsevier München, 2006

[Mir] Mir, A.: Blickdiagnosen, 1. Auflage, Elsevier München, 2007

[Muntau] Muntau, A.: Intensivkurs Pädiatrie, 5. Auflage, Elsevier München, 2009

[Neumann] Dr. R. Neumann, Universitätsklinik Jena, Institut für Diagnostische und Interventionelle Radiologie

[Ohly] Ohly, A.: EKG endlich verständlich, 1. Auflage, Elsevier München, 2008

[Pachmann] Dr. C. Pachmann, Israelitisches Krankenhaus, Hamburg

[Pane] Pane, A.; Simcock, P.: Praktische Augenheilkunde, 1. Auflage, Elsevier München, 2007

[Pickard] R. Pickard, München

[Rassner] Rassner, G.: Dermatologie Lehrbuch und Atlas, 9. Auflage, Elsevier München, 2009

[Renz-Polster] Renz-Polster, H.; Krautzig, S.; Braun, J.: Basislehrbuch Innere Medizin, 4. Auflage, Elsevier München 2008

[Ritter] Dr. C. Ritter, Institut für Röntgendiagnostik, Universität Würzburg

[Roche] Roche Lexikon Medizin Sonderausgabe, 5. Auflage, Elsevier München, 2009

[Rössler/Rüther] Rössler, H.; Rüther, W.: Orthopädie und Unfallchirurgie, 19. Auflage, Elsevier München, 2005

[Steffens] Dr. J.-C. Steffens, Röntgeninstitut am Israelitischen Krankenhaus, Hamburg

[Vogt] Prof. T. Vogt, Dermatologische Klinik, Universität Regensburg

[6] Institut und Poliklinik für Radiologische Diagnostik, Universitätsklinikum Carl Gustav Carus an der TU Dresden

Literaturverzeichnis

Teil 1

Akute Halbseitenlähmung
Schwartz, A.: Leitsymptom: „Akute Halbseitenlähmung". Intensiv- und Notfallbehandlung 2003; 28: 181 – 197

Akute Oberbauchschmerzen
Flasar, M. H., Goldberg, E.: Acute abdominal pain. Med Clin North Am 2006; 90: 481 – 503

Akutes Abdomen
Mössner, J.: Akutes Abdomen. Internist 2005; 46: 974 – 981

Anämie
Hoffbrand, Pettit, Moss (eds.): Essential Haematology. 5th edition 2006; Blackwell Publishing
Hillman, Ault, Ringer (eds.): Hematology In Clinical Practice: A guide to diagnosis and management, 4th edition 2005; Mc Graw-Hill Publishing
Leitlinien: Empfehlungen der Deutschen Gesellschaft für Hämatologie und Onkologie e. V. für die Diagnostik und Therapie hämatologischer und onkologischer Erkrankungen: Anämien (11/2007). http://www.dgho.de/informationen/leitlinien/nichtonkologische-erkrankungen/Anaemien.pdf

Analschmerz
Billingham, R. P., Isler, J. T., Kimmins, M. H., Nelson, J. M., Schweitzer, J., Murphy, M. M.: The diagnosis and management of common anorectal disorders. Review. Curr Prob Surg 2004; 41: 586 – 645
Cheuny, O., Wald, A.: Review article: management of pelvic floor disorders. Aliment Pharmacol Ther 2004; 19: 481 – 95

Antriebslosigkeit
Leitlinie der Deutschen Gesellschaft für Allgemeinmedizin und Familienmedizin: Müdigkeit (2006, AWMF-Leitlinien-Register Nr. 053/002). http://www.uni-duesseldorf.de/WWW/AWMF/ll/053-002.htm

Anurie/Oligurie
Kierdorf, H. P.: Organversagen der Nieren: Diagnostik und Therapie. Dtsch Med Wochenschr 2006; 131: 2475 – 9.
Hilton, R.: Acute renal failure. British Med J 2006; 333: 786 – 90

Appetitstörung
Legenbauer, T., Herpertz, S.: Essstörungen – Diagnostik und Therapie. Dtsch med Wochenschr 2008; 133: 961 – 965
Knecht, T.: Pica – eine qualitative Appetitstörung. Schweiz Med Wochenschr 1999; 129: 1287 – 1292

Arterielle Hypertonie
National Heart, Lung, and Blood Institute: The Seventh Report of the Joint National Committee on Prevention, Detection, Evaluation, and Treatment of High Blood Pressure (JNC 7). Hypertension. 2003;42:1206 – 1252 (http://www.nhlbi.nih.gov/guidelines/hypertension/index.htm)

Aszites
Gerbes, A. L., Gülberg, V.: Aszites – Diagnostik und Therapie; Dtsch Med Wochenschr 2004; 129 Suppl 2: 63 – 65

Atemnot
Welte, T.: Akute Luftnot. Der Internist 1998; 39: 152 – 160

Bauchkolik
Lammert, F. et al.: S3-Leitlinie der DGVS und der DGVC zur Diagnostik und Behandlung von Gallensteinen. Z Gastroenterol 2007; 45: 971 – 1001 (http://www.uni-duesseldorf.de/WWW/AWMF/ll/021-008.htm)
Layer, P., Rosien, U.: Praktische Gastroenterologie. 2. Auflage 2004, Urban & Fischer Verlag

Beinschwellung
Gorman, W. P., Davis, K. R., Donnelly, R.: ABC of arterial and venous disease. Swollen lower limb-1: general assessment and deep vein thrombosis. BMJ 2000; 320: 1453 – 6

Blutungsneigung
Luxembourg, B.; Krause, M.; Lindhoff-Last, E.: Basiswissen Gerinnungslabor. Dtsch Ärztebl 2007; 104: A1489 – 98

Bradykardie
Seidl, K., Schuchert, A., Tebbenjohanns, J., Hartung, W.: Kommentar zu den Leitlinien zur Diagnostik und Therapie von Synkopen – der Europäischen Gesellschaft für Kardiologie 2001 und dem Update 2004. Z Kardiol 2005; 94: 592 – 612
Willems, S., Eckardt, L., Hoffmann, E. et al.: Leitlinie invasive elektrophysiologische Diagnostik. Clin Res Cardiol 2007; 96: 634 – 651

BSG-Erhöhung
Guder, W. G., Nolte, J.: Das Laborbuch für Klinik und Praxis. Urban & Fischer, München Jena, 2005

Chronische Oberbauchschmerzen
Tack, J., Talley, N. J., Camilleri, M., Holtmann, G., Hu, P., Malagelada, J. R., Stanghellini, V. J.: Functional gastroduodenal disorders. Gastroenterol 2006; 130: 1466 – 1479

Claudicatio
Leitlinie der Deutsche Gesellschaft für Angiologie – Gesellschaft für Gefäßmedizin: Diagnostik und Therapie der peripheren arteriellen Verschlusskrankheit (PAVK) (04/2009). http://www.uni-duesseldorf.de/WWW/AWMF/ll/065-003.htm oder http://www.dga-gefaessmedizin.de/uploads/media/S3-LL_PAVK_27_4_09_def.pdf
Rieger, H., Schoop, W. (Hrsg): Klinische Angiologie. Springer, Berlin Heidelberg 1998

CRP-Erhöhung
Simon, L., Gauvin, F., Amre, D. K., Saint Louis, P., Lacroix, J.: Serum procalcitonin and C-reactive protein levels as markers of bacterial infection: a systematic review and meta-analysis. Clin Infect Dis. 2004; 39: 206 – 17

Durchfall
Aranda-Michel, J., Giannella, R. A.: Acute diarrhea: a practical review. Am J Med 1999; 106: 670–676
Fine, K. D., Schiller, L. R.: AGA technical review on the evaluation and management of chronic diarrhea. Gastroenterology 1999; 116: 1464–1486 (Review)

Dysurie
Jocham, D., Miller, K.. (Hrsg.): Praxis der Urologie. 2007 Georg Thieme Verlag Stuttgart New York, 3. Auflage.
European Association of Urology: Guidelines 2008 edition (http://www.uroweb.org/professional-resources/guidelines/)

Epileptischer Anfall
Schmitz, B., Steinhoff, B. J.: Epilepsien. Taschenatlas spezial. Thieme, Stuttgart, 2005
Wildemann, B., Steinhoff, B. J.: Epilepsien und Epilepsiesyndrome. In: Wildemann, B., Fogel, W., Grau, A. (Hrsg.): Therapieleitfaden Neurologie. Kohlhammer, Stuttgart 2002: 377–399

Epistaxis
Kucik, C. J., Clenney, T.: Management of epistaxis. Am Fam Physician 2005; 71: 305–311
Schlosser, R. J.: Epistaxis. N Engl J Med 2009; 360: 784–789

Erbrechen (Emesis)
AGA guideline: Nausea and vomiting. Gastroenterology 2001; 120: 261.

Exophthalmus
Wiersinga, W. M., Kahaly, E. J. (eds.): Graves' orbitopathy: a multidisciplinary approach. Karger 2007
Rootman, J.: Diseases of the orbit. 2nd ed. Wippincott, Williams & Wilkins Philadelphia 2003

Exsikkose
Huang, L. H. et al.: Dehydration (Online-Übersichtsartikel in Englisch): http://emedicine.medscape.com/article/906999-overview
Fukagawa et al.: Fluid and Electrolyte Disorders. In: Tierney, J., McPhee, S., Papadakis, M. (Hrsg.): Current Medical Diagnosis and Treatment. Lange 2008
Hensen, J.: Wasserhaushalt. In: P. Nawroth, R. Ziegler (Hrsg.): Klinische Endokrinologie und Stoffwechsel. Springer Verlag 2001

Extremitätenschmerz
Rieger, H., Schoop, W. (Hrsg): Klinische Angiologie. Springer, Berlin Heidelberg 1998

Fazialisparese
Diener, H. C., Putzki, N. (Hrsg.): Leitlinien für Diagnostik und Therapie in der Neurologie. Kommission „Leitlinien" der Deutschen Gesellschaft für Neurologie. Thieme-Verlag, 4. überarbeitete Auflage 2008 (http://www.dgn.org/leitlinien-der-dgn-2008-113.html)

Fettleber
Levitsky, J., Mailliard, M. E.: Diagnosis and therapy of alcoholic liver disease. Sem Liv Dis 2004; 24: 233–248
Torres, D. M., Harrison, S. A.: Diagnosis and therapy of non-alcoholic steatohepatitis. Gastroenterology 2008; 134: 1682–1698

Fieber unbekannter Ursache (FUO)
Cunha, B. A.: Fever of unknown origin: focused diagnostic approach based on clinical clues from the history, physical examination, and laboratory tests. Inf Dis Clin North America 2007; 21: 1137–1187

Flush
Izikson, L. I., English, J. C., Zirwas, M. J.: The flushing patient: Differential diagnosis, workup, and treatment. J Am Acad Dermatol 2006; 55: 193–208.

Geschmacksstörungen/Mundgeruch
AWMF-Leitlinie Schmeckstörung der Arbeitsgemeinschaft Olfaktologie und Gustologie der Deutschen Gesellschaft für HNO-Heilkunde, Kopf- und Halschirurgie: http://www.uni-duesseldorf.de/AWMF/ll/017-052.htm
Scully, C., Greenman, J.: Halitosis (Breath odor). Periodontology 2000 2008; 48: 66–75

Gewichtsverlust
Gross, V.: Diagnostisches Vorgehen bei Gewichtsverlust. In: Klinik der Gegenwart. Urban & Schwarzenberg, München 1996; Kap. 15: 1–17

Gewichtszunahme
Deutsche Adipositasgesellschaft: Leitlinie zur Prävention und Therapie der Adipositas. http://www.adipositas-gesellschaft.de/daten/Adipositas-Leitlinie-2007.pdf
Eckel, R.: Nonsurgical Management of Obesity in Adults. N Engl J Med 2008; 358: 1941–1950

Halsschmerzen
Bisno, A. L.: Acute pharyngitis. N Engl J Med 2001; 344: 205–211

Halsschwellung
Kempf, H. K.; Schilcher, B.: Maligne Tumoren des oberen Aero-Digestivtraktes – Diagnostik und Therapieprinzipien von Kopf-Hals-Malignomen. Notfall & Hausarztmedizin 2008; 34: 88–95
Michel, O.: Differenzialdiagnose von Halsschwellungen: Richtige Entscheidung beim dicken Hals. HNO-Nachrichten 2005, Nr. 6

Hämaturie
Koch, K. M.: Hämaturie. In: Klinische Nephrologie. Urban & Schwarzenberg, München 1999

Heiserkeit
Rosen, C. A., Anderson, D., Murry, T.: Evaluating hoarseness: keeping your patient's voice healthy. Am Fam Physician 1998; 57: 2775–2782
Lundy, D. S., Silva, C., Casiano, R. R., Lu, F. L., Xue, J. W.: Cause of hoarseness in elderly patients. Otolaryngol Head Neck Surg 1998; 118: 481–485
Mujica, V. R., Rao, S. S.: Recognizing atypical manifestations of GERD. Asthma, chest pain, and otolaryngologic disorders may be due to reflux. Postgrad Med 1999; 105: 53–66

Hirsutismus
Essah, P. A., Wickham, E. P., Nunley, J. R., Nestler, J. E.: Dermatology of androgen-related disorders. Clinics in Dermatology 2006; 24: 289–298

Hodenschwellung
Junnila, J., Lassen, P.: Testicular masses. Am Fam Physician 1998; 57: 685–692

Hörstörungen
Kaschke, O.: Ohr. In: Behrbohm, H., Kaschke, O., Nawka T. (Hrsg.): Kurzlehrbuch Hals-Nasen-Ohrenheilkunde, Thieme Verlag 2009

Strutz, J.: Erkrankungen der Hör- und Gleichgewichtsorgane. In: Strutz, J., Mann, W. (Hrsg.): Praxis der HNO-Heilkunde, Kopf- und Halschirurgie, 2. Auflage, Thieme Verlag 2009

Hörsturz
Leitlinie der Deutschen Gesellschaft für HNO-Heilkunde, Kopf- und Halschirurgie: Hörsturz. http://www.uni-duesseldorf.de/WWW/AWMF/ll/017-010-m.htm

Strutz, J.: Innenohr. In: Strutz, J., Mann, W. (Hrsg.): Praxis der HNO-Heilkunde, Kopf- und Halschirurgie. Thieme Verlag 2001: S. 294–320

Husten
Leitlinie der Deutschen Gesellschaft für Pneumologie zur Diagnostik und Therapie von Patienten mit akutem und chronischem Husten. Pneumologie 2004; 58: 570–602 (http://www.pneumologie.de/fileadmin/pneumologie/downloads/LL_Chron_Husten.pdf)

Leitlinie der Deutschen Gesellschaft für Allgemeinmedizin und Familienmedizin: Husten. DEGAM-Leitlinie Nr. 11 (09/2008). http://www.uni-duesseldorf.de/WWW/AWMF/ll/053-013.pdf

Hyperglykämie
Kerner, W., Brückel J., Böhm, B. O.: Praxis-Leitlinie der Deutschen Diabetes-Gesellschaft: Definition, Klassifikation und Diagnostik des Diabetes mellitus, letzte Überarbeitung Dezember 2005 (AWMF-Leitlinie Nr. 057/002, http://www.uni-duesseldorf.de/WWW/AWMF/ll/057-002k.pdf)

Hyperkaliämie
Allon, M.: Hyperkalemia in end-stage renal disease: mechanisms and management. J Am Soc Nephrol 6, 1995: 1134–1142

Hollander-Rodriguez, J. C., Calvert, J. F.: Hyperkalemia. Am Fam Physician 15, 2006: 283–290

Rose, B. D., Post, T. W.: Clinical Physiology of Acid-Base and Electrolyte Disorders. Fifth edition, McGraw-Hill New York 2001: 898–910

Hyperkalzämie
Janner, M., Mullis, P. E.: [Impaired calcium homeostasis, clinical impact]. Ther Umsch 2007; 64: 271–275

Shepard, M. M., Smith, J. W. III: Hypercalcemia. Am J Med Sci 2007; 334: 381–385

Hypernatriämie
Rose, B. D., Post, T. W.: Clinical Physiology of Acid-Base and Electrolyte Disorders. Fifth edition, Mc Graw-Hill New York 2001: 746–793

Schrier, R. W: The sea within us: disorders of body water homeostasis. Curr Opin Investig Drugs 2007; 8: 304–311

Ellison, D. H.: Disorders of sodium and water. Am J Kidney Dis 2005; 46: 356–361

Hyperurikämie
Keith M. P., Gilliland W. R.: Updates in the management of gout. Am J Med 2007 (120): 221–224

Hypoglykämie
Guettier, J. M., Gorden, P.: Hypoglycemia. Endocrinol Metab Clin North Am 2006; 35(4): 753–66

Service, F. J.: Hypoglycemic disorders. N Engl J Med 1995; 332:1144–52

Hypogonadismus
Shalender Bhasin, S., Glenn, R., Cunningham, G. R., Frances, J., Hayes F. J., Alvin, M., Matsumoto, A.M., Snyder P.J., Swerdloff R. S., Montori, V. M.: Testosterone Therapy in Adult Men with Androgen Deficiency Syndromes: An Endocrine Society Clinical Practice Guideline. Journal of Clinical Endocrinology & Metabolism 2006; 91:1995–2010

Hypokalzämie
Cooper, M. S., Gittoes, N. J.: Diagnosis and management of hypocalcaemia. BMJ 2008; 336: 1298–1302

Janner, M., Mullis, P. E.: [Impaired calcium homeostasis, clinical impact]. Ther Umsch 2007; 64: 271–275

Hyponatriämie
Adrogue, H. J., Madias, N. E.: Hyponatremia. NEJM 2000; 342: 1581–1590

Gutierrez, O. M., Lin, H. Y.: Refractory hyponatremia. Kidney Int 2007; 71: 79–82

Rose, B. D., Post, T. W.: Clinical Physiology of Acid-Base and Electrolyte Disorders. Fifth edition, McGraw-Hill New York 2001: 699–716

Juckreiz
Leitlinie der Deutschen Dermatologischen Gesellschaft: Diagnostisches und therapeutisches Vorgehen bei chronischem Pruritus (07/2007). http://www.uni-duesseldorf.de/WWW/AWMF/ll/013-048.htm

Bigliardi, P. L.: Ursachen, Diagnose und Therapie von Pruritus. Aktuelle Dermatologie 2006; 32; 468–473

Ikterus
Heathcote, E. J.: Diagnosis and management of cholestasis liver disease. Clin Gastroenterol Heaptol. 2007 5: 776–82

Zollner, G., Trauner, M.: Mechanisms of cholestasis. Clin Liver Dis. 2008 12: 1–26

Infertilität
Practice Committee of the American Society for Reproductive Medicine: Optimal evaluation of the infertile female. Fertility and Sterility 2004; 82: S169–S172

Glander, H. J., Haidl, G., Köhn, F. M., Ochsendorf, F., Paasch, U. und Schuppe, H. C.: Andrologie. Journal der Deutschen Dermatologischen Gesellschaft 2007; 5: 924–34

Knochenschmerz
Novack, D. V., Teitelbaum, S. L.: The osteoclast: friend or foe? Annual Review in Pathology 2008; 3: 457–484

Kurth, A. A.: Die Behandlung des M. Paget. Der Orthopäde 2007; 36: 118–123

Knochenschwund
Jakob, F.: Metabolische Knochenerkrankungen. Internist 2007; 48: 1101–1118

Dachverband Deutschsprachiger wissenschaftlichen Gesellschaften für Osteologie (DVO) e.V. (2006): Evidenz-basierte Konsensus-Leitlinien zur Osteoporose bei [a] Frauen ab der Menopause und Männern ab dem 60. Lebensjahr und bei [b] chronischer Einnahme von Glukokortikoiden. http://www.uni-duesseldorf.de/WWW/AWMF/ll/034-003k.htm (http://www.dv-osteologie.org/dvo_leitlinien/dvo-leitlinie-2009)

Körpergeruch
Reiss, M., Reiss, G.: Bad breath – etiological, diagnostic and therapeutic problems. Wiener Medizinische Wochenschrift 200; 150: 98–100

Cantani, A.: Diagnosis of congenital amino acidopathies by phenotype markers (urine or body odors, skin, hair, eye symptoms or skeletal changes). Klinische Pädiatrie 1989; 201: 443–451

Koma
Biniek, R., Schwarz, S., Hamann, G. F.: Differentialdiagnose von Koma und Bewusstseinsstörungen. In: Schwab, S., Krieger, D., Müllges, W., Hamann, G., Hacke, W. (Hrsg): Neurologische Intensivmedizin. Springer 1999: S. 45–57

Greminger, P., Bassetti, C. L., Spinas, G., Kupferschmidt, H.: Komatöse Zustände. In: Siegenthalers Differenzialdiagnose Innerer Krankheiten – vom Symptom zur Diagnose. Thieme Verlag 2005: S. 997–1019

Kopfschmerzen
Strutz, J.: Symptomorientierte Probleme – Kopfschmerzen. In: Strutz, J., Mann, W.: Praxis der HNO-Heilkunde, Kopf- und Halschirurgie. Thieme Verlag 2001: S. 982–988

Leberherd
Boozari, B. et al.: Bildgebende Diagnostik von Lebertumoren. Internist 2007; 48: 8–20

Schwartz, J. M. et al.: Approach to the patient with a focal liver lesion. Up to date 2008. www.uptodate.com

Leibesumfangszunahme
Wiest, R., Schölmerich, J.: Diagnostik und Therapie Aszites. Deutsches Ärzteblatt 2006; 103: 1972–1981

Leukopenie
Schwartzberg, L. S.: Neutropenia: etiology and pathogenesis. Clin Cornerstone. 2006; 8 Suppl. 5: S5–11

Baretzi, M. J.: Leukopenie/Neutropenie. Therapeutische Umschau. 2006, 1: 78–82

Lipaseerhöhung
Rünzi, M.: Klinisch inapparente Pankreasenzymerhöhungen: Was ist diagnostisch und therapeutisch erforderlich? DMW 2001; Sonderausgabe Suppl. Nr. 1 und 2: 97 ff.

Metabolische Alkalose
Rose, B. D., Post, T. W.: Clinical Physiology of Acid-Base and Electrolyte Disorders. 5th ed., McGraw-Hill, New York, 2001, 559–564

Galla, J. H.: Metabolic alckalosis. J Am Soc Nephrol 2000; 11: 369

Orwoll, E. S.: The milk-alkali-syndrome: Current concepts. Ann Intern Med 1982; 97: 242

Metabolische Azidose
Rose, B. D., Post, T. W.: Clinical Physiology of Acid-Base and Electrolyte Disorders. 5th ed., McGraw-Hill, New York 2001: 583–588

Kraut, J. A., Madias, N. E.: Serum anion gap: its uses and limitations in clinical medicine. Clin J Am Soc Nephrol 2007; 2: 162

Meteorismus
Azpiroz, F., Malagelada, J. R.: Abdominal Bloating. Gastroenterology 2005; 129: 1060–1078

Muskelkrämpfe
Meinck, H. M., Thompson, P.: Stiff man syndrome and related conditions. Mov Dis 2002; 17: 853–866

Miller, T. M., Layzer, R. B.: Muscle cramps. Muscle Nerve 2005; 32: 431–442

Leitlinie der Deutschen Gesellschaft für Neurologie: Crampi/Muskelkrampf. http://www.dgn.org/images/stories/dgn/leitlinien/LL2008/ll08kap_067.pdf

Pfausler, B., Kampfl, A., Haring, H. P., Berek, K., Luef, G., Schmutzhard, E.: Verlauf und Management des Tetanus. Wr Klin Wsch 1993; 105: 527–529

Rosenbaum, H. K., Miller, J. D.: Malignant hyperthermia and myotonic disorders. Anesthesiol Clin 2002; 20: 623–664

Muskelschmerzen
Mense, S.: Neurobiologische Grundlagen von Muskelschmerz. Schmerz 1999; 13: 3–17

Leitlinie der Deutschen Gesellschaft für Neurologie: Diagnostik und Differenzialdiagnose bei Myalgien. http://www.dgn.org/images/stories/dgn/leitlinien/LL2008/ll08kap_069.pdf

Leitlinie der Deutschen Gesellschaft für Neurologie: Myositiden. http://www.dgn.org/images/stories/dgn/leitlinien/LL2008/ll-08kap_071.pdf

Pongratz, D., Müller-Felber, W.: Muskelschmerz. Internist 1990; 31: W41–50

Sieb, J. P., Gillessen, T.: Iatrogenic and toxic myopathies. Muscle Nerve 2003; 27: 142–156

Muskelschwäche
Dalakas, M. C., Hohlfeld, R.: Polymyositis and dermatomyositis. Lancet 2003; 362: 971–982

Leitlinie der Deutschen Gesellschaft für Neurologie: Diagnostik von Myopathien. http://www.dgn.org/images/stories/dgn/leitlinien/LL2008/ll08kap_066.pdf

Leitlinie der Deutschen Gesellschaft für Neurologie: Myasthenia gravis. http://www.dgn.org/images/stories/dgn/leitlinien/LL2008/ll08kap_070.pdf

Leitlinie der Deutschen Gesellschaft für Neurologie: Myotone Dystrophien, nichtdystrophe Myotonien und periodische Lähmungen. http://www.dgn.org/images/stories/dgn/leitlinien/LL2008/ll08kap_068.pdf

Zierz, S., Jerusalem, F. (Hrsg.): Muskelerkrankungen. 3. Auflage 2003, Thieme, Stuttgart

Nebenniereninzidentalom
Mantero, F., Arnaldi, G.: Management approaches to adrenal incidentalomas. Endocrinol Metab Clin North Am 2000; 29: 107–125

Nykturie
Asplund, R.: Nocturia in relation to sleep, health, and medical treatment in the elderly. BJU Int 2006; 96 (S1): 15–21

Johnson, T. M., Sattin, R. W., Parmelee, P.: Evaluating potentially modifiable risk factors for prevalent and incident nocturia in older adults J Am Geriatr Soc. 2005; 53: 1011–1016

Sugaya, K., Nishijima, S., Oda, M., Owan, T., Miyazato, M., Ogawa, Y.: Biochemical and body composition analysis of nocturia in the elderly. Neurourol Urodyn 2008; 27: 205–211

Nystagmus
Kaufmann, H.: Strabismus. Thieme Stuttgart 2003 3. Aufl.: Kapitel Nystagmus: S. 476 ff. u. 558 ff.

Parkinson-Syndrom
Reichmann, H. et al.: Parkinson-Syndrome: Diagnostik und Therapie. In: Diener, H. C., Putzki, N.: Leitlinien für die Diagnostik und Therapie in der Neurologie. 4. Aufl. Thieme-Verlag 2008: S. 82–112 (http://www.dgn.org/images/stories/dgn/leitlinien/LL2008/ll08kap_009.pdf)

Pleuraerguss
Light, R. W.: Clinical practice: Pleural Effusion. N Engl J Med 2002; 346: 1971–1977

Polydipsie
Verbalis, J. G.: Disorders of body water homeostasis. Best Pract Res Clin Endocrinol Metab 2003; 17: 471–503

Polyurie
Weiss, J. P.: Nocturia: „Do the math". J Urol 2006; 175: S16–18
Oster, J. R., Singer, I., Thatte, L., Grant-Taylor, I., Diego, J.: The polyuria of solute diuresis. Arch Intern Med 1997; 157: 721–729
Schrier, R. W.: Body water homeostasis: clinical disorder of urinary dilution and concentration. J Am Soc Nephrol 2006; 17: 1820–1832

Okkulte Blutung: Positiver Hämokkulttest
Leighton, J. A. et al.: Obscure gastrointestinal bleeding. Gastrointest Endosc 2003; 58: 650–655
Davila, R. E. et al.: ASGE Guideline: the role of endoscopy in the patient with lower-GI bleeding. Gastrointest Endosc 2005; 62: 656–660

Rückenschmerzen
Diener, H. C. und die Kommission Leitlinien der DGN (Hrsg.): Leitlinien für Diagnostik und Therapie in der Neurologie. 4. überarbeitete und erweiterte Auflage. Thieme Stuttgart, New York 2008
Brandt, T., Dichgans, J., Diener, H. C. (Hrsg.): Therapie und Verlauf neurologischer Erkrankungen. 5. vollständig überarbeitete und erweiterte Auflage. Kohlhammer Stuttgart, Berlin, Köln 2007

Schlafstörungen
Mayer, G. et Kotterba, S.: Parasomnien im Erwachsenenalter. Dtsch Ärztebl 2004; 101: A 2323–2328 (http://www.aerzteblatt.de/v4/archiv/artikel.asp?src=suche&p=Schlafst%F6runge&id=43122)

Schluckstörung (Dysphagie)
AGA guideline: Dysphagia caused by benign disorders of the distal esophagus. Gastroenterology 1999; 117: 229
Leitlinien der Deutschen Gesellschaft für Phoniatrie und Pädaudiologie: Dysphagie (2005). http://www.uni-duesseldorf.de/AWMF/ll/049-011.htm
Universitätsklinikum Regensburg: Abklärung Dysphagie (05/2008). http://www.uniklinikum-regensburg.de/imperia/md/content/kliniken-institute/innere-medizin-i/sops/gastroenterologie/gd-abkl.pdf)

Schock
Topalian, S., Ginsberg, F., Parrillo, J. E.: Cardiogenic shock. Crit Care Med 2008; 36 (Suppl 1): S66–74
Dellinger, R. P., Levy, M. M., Carlet, J. M., et al.: Surviving Sepsis Campaign: international guidelines for management of severe sepsis and septic shock: 2008. Crit Care Med 2008; 36: 296–327

Rivers, E., Nguyen B., Havstad, S., Ressler, J., Muzzin, A., Knoblich B., Peterson, E., Tomlanovich M., and the Early Goal-Directed Therapy Collaborative Group: Early Goal-Directed Therapy in the Treatment of Severe Sepsis and Septic Shock. N Engl J Med 2001; 345: 1368–1377

Schwindel
AWMF-Leitlinie Schwindel-Diagnostik. In: Leitlinien für Diagnostik und Therapie in der Neurologie; 4. überarbeitete Auflage 2008, S. 654 ff., Thieme Verlag Stuttgart (http://www.uni-duesseldorf.de/WWW/AWMF/ll/030-017.htm)

Sehstörungen
Kaufmann, H.: Strabismus. Thieme Stuttgart 2003 3. Aufl.: Kapitel Strabismus: S. 188 ff., Untersuchung des Binokularsehens: S. 333 ff., Augenmuskellähmungen: S. 442 ff.
Grehn, F.: Augenheilkunde. Springer Berlin 2008 30. Aufl.: Kapitel Schielen: S. 351 ff.

Sodbrennen
Koop, H.; Schepps, W.; Müller-Lissner, S.; Madisch, G.; Micklefield, G.; Messmann, H.; Fuchs, K. H.; Hotz, J.: Gastroösophageale Refluxkrankheit – Ergebnisse einer evidenzbasierten Konsensuskonferenz der Deutschen Gesellschaft für Verdauungs- und Stoffwechselerkrankungen. Z Gastroenterol 2005; 43: 163–164

Splenomegalie
Dürr, E. M.; Geiß, H. C.; Pontz, B. F., Parhofer, K. G.: 32-jähriger Patient mit pathologischer Humerusfraktur, Splenomegalie und Thrombozytopenie. Der Internist 2004; 45: 455–460
Sudeck, H.: Kala Azar. Der Internist 2006; 47: 825–834

Synkope
Seidl, K., Schuchert, A., Tebbenjohanns, J., Hartung, W.: Kommentar zu den Leitlinien zur Diagnostik und Therapie von Synkopen – der Europäischen Gesellschaft für Kardiologie 2001 und dem Update 2004. Z Kardiol 2005; 94: 592–612
Strickberger, S. A., Benson, W., Biaggioni I. et al.: AHA/ACCF Scientific Statement on the Evaluation of Syncope. J Am Coll Cardiol 2006; 47: 473–484

Tachykardie
Seidl, K., Schuchert, A., Tebbenjohanns, J., Hartung, W.: Kommentar zu den Leitlinien zur Diagnostik und Therapie von Synkopen – der Europäischen Gesellschaft für Kardiologie 2001 und dem Update 2004. Z Kardiol 2005; 94: 592–612
Willems, S., Eckardt, L., Hoffmann, E. et al.: Leitlinie invasive elektrophysiologische Diagnostik. Clin Res Cardiol 2007; 96: 634–651

Tagesschläfrigkeit
Deutsche Gesellschaft für Schlafforschung und Schlafmedizin: http://www.charite.de/dgsm/dgsm
Sullivan C. E., Issa F. G., Berthon-Jones M., Eves L.: Reversal of obstructive sleep apnoea by continuous positive airway pressure applied through the nares. Lancet 1981; 1: 862–865
Flemons, W. W., Whitelaw, W. A., Brant, R., Remmers, J. E. Am J Respir Crit Care Med 1994; 150: 1279

Thrombophilie
Luxembourg, B.; Krause, M.; Lindhoff-Last, E.: Basiswissen Gerinnungslabor. Dtsch Ärztebl 2007; 104: A1489

Tinnitus
Leitlinie der Deutschen Gesellschaft für HNO-Heilkunde, Kopf- und Halschirurgie: Tinnitus. http://www.uni-duesseldorf.de/WWW/AWMF/ll/017-064-m.htm

Transaminasenerhöhung
Blum, H. E.: Chronische Hepatitis – Aktuelle Diagnostik. Schweiz Rundsch Med Prax 2006; 95: 1271–1274

Green, R. M., Flamm, S.: AGA technical review on the evaluation of liver chemistry tests. Gastroenterology 2002; 123: 1367–1384

Kim, W. R. et al.: Serum activity of alanine aminotransferase (ALT) as an indicator of health and disease. Hepatology 2008; 47: 1363–1370

Unterbauchschmerzen
Kreis, M. E., Koch F. E., Jauch, K.-W., Friese, K.: Abklärung der rechtsseitigen Unterbauchschmerzen. Dtsch Ärztebl 2007; 104: A-3114/B-2738/C-2645

Untere gastrointestinale Blutung
Leighton, J. A. et al.: Obscure gastrointestinal bleeding. Gastrointest Endosc 2003; 58: 650–655

Davila, R. E. et al.: ASGE Guideline: the role of endoscopy in the patient with lower-GI bleeding. Gastrointest Endosc 2005; 62: 656–660

Urtikaria
Braun-Falco, O. et al. (Hrsg.): Dermatologie und Venerologie. 5. Aufl. 2005 Berlin Heidelberg, Springer

Visusverlust
Grehn, F.: Augenheilkunde. Springer Berlin 2008 30. Aufl.

Wachstumsstörungen/Kleinwuchs
Lee, M. M.: Clinical practice. Idiopathic short stature. The New England Journal of Medicine 2006; 15: 2576–2582

Zyklusstörungen
Fazio, S. B., Ship, A. N.: Abnormal uterine bleeding. South Med J 2007; 100: 376–382

Zytopenie im peripheren Blut
Hübl, W.: Erythrozytenindizes (MCV, MCH, MCHC, RDW)-Übersicht.

Weber, R. et Fontana, A.: Bedeutung einzelner Befunde für die Differenzierung febriler Zustände. In: Siegenthaler, W. (Hrsg.): Siegenthalers Differenzialdiagnose Innere Krankheiten – vom Symptom zur Diagnose. 19. Auflage 2005 Stuttgart, Thieme: S. 200 ff.)

Leitlinien: Empfehlungen der Deutschen Gesellschaft für Hämatologie und Onkologie e. V. für die Diagnostik und Therapie hämatologischer und onkologischer Erkrankungen: Thrombozytopenien (05/2008). http://www.dgho.de/onkopedia/Thrombozytopenien

Zytose im peripheren Blut
Kroschinsky, F., Schäkel, U. et Ehninger, G.: Leukozytose – Ursachen und Differenzialdiagnostik. Der Internist 2007: 48: 1239–1254 (www.springerlink.com/index/TG87883324M6T731.pdf)

Rüfer, A., Tobler, A., Tichelli, A., Wuillemin, W. A.; Myeloproliferative Syndrome: Polycythaemia vera, essentielle Thrombozythämie, Osteomyelofibrose. Schweiz Med Forum Nr. 43 2003: 1026–1033 (www.medicalforum.ch/pdf/pdf_d/2003/2003-43/2003-43-317.PDF)

Teil 2

Akromegalie
Ben-Shlomo, A., Melmed, S.: Acromegaly. Endocrinol Metab Clin North Am 2008; 37(1): 101–22.

Melmed, S.: Update in pituitary disease. J Clin Endocrinol Metab 2008; 93(2): 331–338.

Akute Bronchitis
Gonzales, R., Bartlett, J. G., Besser, R. E., Cooper, R. J., Hickner, J. M., Hoffman, J. R., Sande M. A.: Principles of appropriate antibiotic use for treatment of uncomplicated acute bronchitis: background. Ann Intern Med 2001, Mar 20; 134(6): 521–9.

Akute Leukämie
www.kompetenznetz-leukaemie.de

www.dgho.de (Deutsche Gesellschaft für Hämatologie und Onkologie; Leitlinien „Akute Leukosen")

www.asheducationbook.hematologylibrary.org/content/vol2008/issue1 (aktuelle Artikel zur Diagnose und Therapie akuter Leukämien und anderer hämatologischer Systemerkrankungen)

www.bildatlas.onkodin.de/bildatlas/content/e1352/e1838/e3068/e3197/index_ger.html (hämatologischer Bildatlas)

Akute Pankreatitis
UK Working Party on Acute Pancreatitis: UK guidelines for the management of acute pancreatitis. Gut 2005; 54: iii1–iii9.

Mayerle, J. et al.: Current management of acute pancreatitis. Nat Clin Pract Gastroenterol Hepatol 2005; 2: 473–83.

Akutes Nierenversagen
Bellomo, R., Ronco, C., Kellum, J. A., Mehta, R., Palevsky, P. and the ADQI workgroup: Acute renal failure-definition, outcome measures, animal models, fluid therapy and information technology needs: the Second International Consensus Conference of the Acute Dialysis Quality Initiative (ADQI) Group. Crit Care 2004; 8: R204–12.

Ankylosierende Spondylitis
Sidiropoulos, P. I., Hatemi, G., Song, I. H., Avouc, J., Collantes, E., Hamuryudan, V. et al.: Evidence-based recommendations for the management of ankylosing spondylitis: systematic literature search of the 3E Initiative in Rheumatology involving a broad panel of experts and practising rheumatologists. Rheumatology 2008; 47: 355–61.

www.dgrh.de (Leitlinien der Deutschen Gesellschaft für Rheumatologie)

Arthrosen
Zhang, W., Moskowitz, R. W., Nuki, G. et al.: OARSI recommendations for the management of hip and knee osteoarthritis, Part I: Critical appraisal of existing treatment guidelines and systema-

tic review of current research evidence. Osteoarthritis Cartilage 2007; 15: 981–1000.

Hunter, D. J., Felson, D. T.: Clinical review: Osteoarthritis. BMJ 2006; 332: 639–42.

Asthma bronchial
www.atemwegsliga.de (Asthma-Leitlinien)

Bronchialkarzinom
Molina, J. R., Adjei, A. A., Jett, J. R.: Advances in chemotherapy of non-small cell lung cancer. Chest 2006; 130: 1211–1219.

Thomas, M., Baumann, M., Deppermann, M., Freitag, L., Gatzemeier, U., Huber, R., Passlik, B., Serke, M., Ukena, D.: Empfehlungen zur Therapie des Bronchialkarzinoms. Pneumologie 2002; 56: 113–131.

Drings, P., Dienemann, H., Wannenmacher, M.: Management des Lungenkarzinoms. Springer Verlag, Berlin Heidelberg New York, 2003.

Cholelithiasis
www.dgvs.de (Leitlinien der DGVS, Gallensteinleiden)

Keus, F., de Jong, J. A., Gooszen, H. G., van Laarhoven, C. J.: Laparoscopic versus open cholecystectomy for patients with symptomatic cholecystolithiasis. Cochrane Database Syst Rev 2006: CD006231.

Martin, D. J., Vernon, D. R., Toouli, J.: Surgical versus endoscopic treatment of bile duct stones. Cochrane Database Syst Rev 2006: CD003327.

Cholezystitis und Cholangitis
Indar, A. A., Beckingham, I. J.: Acute cholecystitis. Br Med J 2002; 325: 639–643.

www.dgvs.de (Leitlinien der DGVS, Gallensteinleiden)

Gurusamy, K. S., Samraj, K.: Early versus delayed laparoscopic cholecystectomy for acute cholecystitis. Cochrane Database Syst Rev 2006: CD005440.

Chronische Bronchitis
Braman, S. S.: Chronic cough due to chronic bronchitis: ACCP evidence-based clinical practice guidelines. Chest 2006; 129: 104–115.

Haidl, P., Schönhofer, B., Siemon, K., Kohler, D.: Inhaled isotonic alkaline versus saline solution and radioaerosol clearance in chronic cough. Eur Respir J 2000; 16: 1102–1108.

Chronische lymphatische Leukämie
www.dcllsg.de (Deutsche CLL-Studiengruppe)

Hallek et al.: Guidelines for the diagnosis and treatment of chronic lymphocytic leukemia: a report from the International Workshop on Chronic Lymphocytic Leukemia updating the National Cancer Institute-Working Group 1996 guidelines. Blood 2008 Jun 15; 111(12): 5446–56.

Chronische myeloische Leukämie
Kompetenznetz Leukämien: www.kompetenznetz-leukaemie.de

Evolving concepts in the management of chronic myeloid leukemia: recommendations from an expert panel on behalf of the European LeukemiaNet. Baccarani et al. Blood 2006 Sep 15; 108(6): 1809–20.

Chronische Pankreatitis
Mayerle, J., Heidecke, C. D., Lerch, M. M.: Diagnostik und Therapie der chronischen Pankreatitis. Gastroenterologe 2007; 2: 275–290.

Chronische venöse Insuffizienz
Hach-Wunderle V.: Blickdiagnostik: Gefäßerkrankungen. Nekrose, Varikose und Zuavenhose. Via medici 2008; 13(4): 36–38.

Hach, W.: VenenChirurgie. Schattauer, 2. Auflage 2007.

Colitis ulcerosa
Travis, S. P. L., Stange, E. F., Lémann, M., et al.: European evidence-based Consensus on the management of ulcerative colitis: Current management. Journal of Crohn's and Colitis 2008; 2: 24–62.

COPD
American Thoracic Society – Medical Section of the American Lung Association: Standards for the Diagnosis and Care of Patients with Chronic Obstructive Pulmonary Disease. Am J Respir Crit Care Med 1995; 152: S77–S120.

Fletcher, C. H.: Terminology in chronic obstructive lung diseases. J Epidemiol Community Health 1978; 32: 282–288.

Degenerative Wirbelsäulenveränderungen
Rubinstein, S. M., van Tulder, M.: A best-evidence review of diagnostic procedures for neck and low-back pain. Best Pract Res Clin Rheumatol 2008; 22: 471–482.

www.neuro24.de/ruckenschmerz.htm (gute aktuelle Übersicht unter Verlinkung mit weiterführenden Websites)

Diabetes mellitus Typ 1
www.deutsche-diabetes-gesellschaft.de: evidenzbasierte Leitlinien
- Definition, Klassifikation und Diagnostik des Diabetes mellitus (W. A. Scherbaum, W. Kiess).
- Therapie des Diabetes mellitus Typ 1 (W. A. Scherbaum, W. Kerner).

Diabetes mellitus Typ 2
www.deutsche-diabetes-gesellschaft.de: evidenzbasierte Leitlinie
- Definition, Klassifikation und Diagnostik des Diabetes mellitus (W. A. Scherbaum, W. Kiess).
- Medikamentöse antihyperglykämische Therapie des Diabetes mellitus Typ 2 (W. A. Scherbaum, T. Haak).

Nathan, D. M., Buse, J. B., Davidson, M. B., Heine, R. J., Holman, R. R., Sherman, R., Zinma, B.: Management of hyperglycaemia in type 2 diabetes: a consensus algorithm for the initiation and adjustment of therapy. A consensus statement from the American Diabetes Association and the European Association for the Study of Diabetes. Diabetologia 2006; 49: 1711–21.

Dumping-Syndrom
www.mayoclinic.com/health/dumping-syndrome/DS00715

Dyslipoproteinämie
Smith, S. C., Allen, J., Blair, S. N., Bonow, R. O., Brass, L. M., Fonarow, G. C., Grundy, S. M., Hiratzka, L., Jones, D., Krumholz, H. M., Mosca, L., Pasternak, R. C., Pearson, T., Pfeffer, M. A., Taubert, K. A.: Endorsed by the National Heart, Lung, and Blood Institute. AHA/ACC Guidelines for Secondary Prevention for Patients With Coronary and Other Atherosclerotic Vascular Disease: 2006 Update. Circulation 2006; 113: 2363–2372.

Erworbene Herzklappenfehler
Guidelines on the management of valvular heart disease: The Task Force on the Management of Valvular Heart Disease of the European Society of Cardiology. Eur Heart J. 2007; 28(2): 230–68.

Frei verfügbar unter: www.escardio.org/guidelines-surveys/esc-guidelines/GuidelinesDocuments/guidelines-VHD-FT.pdf

Essenzielle Hypertonie
AWMF online – Leitlinie Arterielle Hypertonie (AWMF-Reg.-Nr. 046/001), www.leitlinien.net

Fibromyalgie-Syndrom
Carville, S. F., Arendt-Nielsen, S., Bliddal, H., Blotman, F., Branco, J. C., Buskila, D., Da Silva, J. A., Danneskiold-Samsøe, B., Dincer, F., Henriksson, C., Henriksson, K. G., Kosek, E., Longley, K., McCarthy, G. M., Perrot, S., Puszczewicz, M., Sarzi-Puttini, P., Silman, A., Späth, M., Choy, E. H.: EULAR evidence-based recommendations for the management of fibromyalgia syndrome. Ann Rheum Dis 2008; 67: 536 – 541.

Gallenblasentumoren
Lee, K. F., Wong, J., Li, J. C. et al.: Polypoid lesions of the gallbladder. AmJ Surg 2004; 188(2): 186 – 90.
Myers, R. P., Shaffer, E. A., Beck, P. L.: Gallbladder polyps: epidemiology, natural history and management. Can J Gastroenterol 2002; 16(3): 187 – 94.

Gastritis
www.innneremedizincompact.at/darm-gastritis.pdf

Gastroösophageale Refluxkrankheit
www.dgvs.de (Leitlinien der DGVS [Deutsche Gesellschaft für Verdauungs- und Stoffwechselkrankheiten])

Gicht
Jordan, K. M., Cameron, S. J., Snaith, M., Zhang, W., Doherty, M., Seck, J. et al.: British Society for Rheumatology and British Health Professionals in Rheumatology guideline for the management of gout. Rheumatology 2007; 46(8): 1372 – 4.
www.rheumatology.org.uk/guidelines/guidelines_other/gout-guide

Glutensensitive Enteropathie
Stein, J.: Einheimische Sprue (Zöliakie). Der Internist 2006; 47: 929 – 38.
Binder, H.: Malabsorptionssyndrome (dt. Ausgabe: Tröger, H., Schulzke, J.-D.). In: Dietel, M., Suttorp, N., Zeitz, M.: Harrisons Innere Medizin. ABW Wissenschaftsverlag, 17. Aufl. 2008.

Hämorrhoidalleiden
Johanson, J. F., Rimm, A.: Optimal nonsurgical treatment of hemorrhoids: a comperartive analysis of infrared coagulation, rubber band ligation, and injection sclerotherapy. Am J Gastroenterol 1992; 87: 1600 – 6.
American Gastroenterological Association medical position statement: Diagnosis and treatment of hemorrhoids. Clinical Practice Committee, American Gastroenterological Association. Gastroenterology 2004; 126: 1461 – 2.
Madoff, R. D., Fleshman, J. W.: Clinical Practice Committee, American Gastroenterological Association. American Gastroenterological Association technical review on the diagnosis and treatment of hemorrhoids. Gastroenterology 2004; 126: 1463 – 73.

Harnblasenkarzinom
DGU-Information: www.urologenportal.de
EAU-Leitlinien: www.uroweb.org/nc/professional-resources/guidelines/online
AUA-Leitlinien: www.auanet.org/content/guidelines-and-quality-care/clinical-guidelines.cfm

Hepatozelluläres Karzinom
El-Serag, H. B., Marrero J. A., Rudolph, L., Reddy, K. R.: Diagnosis and treatment of hepatocellular carcinoma. Gastroenterology 2008; 134: 1752 – 1763.
Llovet, J. M., Bruix, J.: Novel advancements in the management of hepatocellular carcinoma. J Hepatol 2008; 48: S20 – S37.

Herzinsuffizienz
ESC Guidelines for the diagnosis and treatment of acute and chronic heart failure 2008. Eur Heart J 2008; 29: 2388 – 442.
Frei verfügbar unter: www.escardio.org/guidelines-surveys/esc-guidelines/Pages/acute-chronic-heart-failure.aspx

Herzrhythmusstörungen
Lemke, B., Nowak, B., Pfeiffer, D.: Leitlinien zur Herzschrittmachertherapie. Z Kardiol 2005; 94: 704 – 720.
Kuck, K.-H. et al.: Leitlinien zur Katheterablation. Clin Res Cardiol 2007; 96: 833 – 849.
www.leitlinien.dgk.org.

HIV-Infektion und AIDS
www.hiv.net
www.unaids.org (Joint United Nations Programme on HIV/AIDS)
www.daignet.de (Deutsche AIDS-Gesellschaft)

Hodgkin-Lymphom
www.ghsg.org (Deutsche Hodgkin Studiengruppe, GHSG)

Hyperthyreose
Pearce, E. N.: Diagnosis and management of thyrotoxicosis. BMJ 2006; 332: 1369 – 73.
Woenckhaus, U., Girlich, C.: Therapie und Prävention der Hyperthyreose. Internist 2005; 46: 1318 – 1323.

Hypoparathyreoidismus
Shoback, D.: Hypoparathyroidism. N Engl J Med 2008 (359): 391 – 403.

Hypophyseninsuffizienz
Toogood, A. A., Stewart, P. M.: Hypopituitarism: clinical features, diagnosis and management. Endocrinol Metab Clin North Am 2008; 37(1): 235 – 61.

Hypothyreose
Devdhar, M., Ousman, Y. H., Burman, K. D.: Hypothyroidism. Endocrinol Metab Clin North Am 2007; 36(3): 595 – 615.
Roberts, C. G., Ladenson, P. W.: Hypothyroidism. Lancet 2004; 363(9411): 793 – 803.

Infektiöse Arthritis
Mathews, C. J., Kingsley, G., Field, M., Jones, A., Weston, V. C., Phillips, M., Walker, D., Coakley, G.: Management of septic arthritis: a systematic review. Ann Rheum Dis 2007; 66: 440 – 5.

Infektiöse Endokarditis
www.p-e-g.org
Leitlinien und Empfehlungen der Paul-Ehrlich-Gesellschaft für Chemotherapie:

- Leitlinien zur Diagnostik und Therapie der infektiösen Endokarditis
- Prophylaxe der infektiösen Endokarditis

Interstitielle Lungenerkrankungen
American Thoracic Society/European Respiratory Society International Multidisciplinary Consensus Classification of the Idiopathic Interstitial Pneumonias. Am J Respir Crit Care Med 2002; 165: 277–304.

Joint Statement of the American Thoracic Society (ATS) and European Respiratory Society (ERS). Idiopathic pulmonary fibrosis: diagnosis and treatment. International consensus statement. Am J Respir Crit Care Med 2000; 161: 646–664.

Interstitiell Nephritis
Krämer, B. K., Bana, B.: Akutes Nierenversagen. In: Risler, T., Kühn, K.: Facharzt Nephrologie. Elsevier Urban & Fischer, 2008.

Ischiassyndrom
Diener, H. C. und die Kommission Leitlinien der DGN: Leitlinien für Diagnostik und Therapie in der Neurologie. Thieme, 4. Auflage 2008.

Brandt, T., Dichgans, J., Diener, H. C.: Therapie und Verlauf neurologischer Erkrankungen. Kohlhammer, 5. Auflage 2007.

Kardiomyopathie
Classification of the cardiomyopathies: a position statement from the European Society of Cardiology Working Group on Myocardial and Pericardial Diseases. Eur Heart J 2008; 29: 270–276.

Kolorektales Karzinom
www.charite.de/chi/elearning/krk/index.html
www.dgvs.de/1037.php

Koronare Herzerkrankung
Tölg, R., Richardt, G.: Koronare Herzerkrankung – Stellenwert der koronaren Intervention. Med Klin 2007; 102: 919–28.

Dietz, R., Rauch, B.: Leitlinien zur Diagnose und Behandlung der chronischen koronaren Herzerkrankung der Deutschen Gesellschaft für Kardiologie – Herz- und Kreislaufforschung. Z Kardiol 2003; 92: 501–521.

Leberzirrhose
Gines, P., Cardenas, A., Arroyo, V., Rhodes, J.: Management of cirrhosis and ascites. N Engl J Med 2004; 350: 1646–54.

Schuppan, D., Afdhal, N. H.: Liver cirrhosis. Lancet 2008; 371: 838–51.

Lungenembolie
Piazza, P., Goldhaber, Z.: Acute pulmonary embolism: Part II: Treatment and Prophylaxis. Circulation 2006; 114: 42–47.

Torbicki, A. et al.: Guidelines on the diagnosis and management of acute pulmonary embolism. Eur Heart J 2008; 29: 2276–2315.

Magenkarzinom
www.nccn.org/professionals/physician_gls/PDF/gastric.pdf
(NCCN Clinical Practice Guidelines in Oncology: Gastric Cancer – V.2.2009)

Malassimilationssyndrom
Binder, H.: Malabsorptionssyndrome (dt. Ausgabe: Tröger, H., Schulzke, J.-D.) In: Dietel, M., Suttorp, N., Zeitz, M.: Harrisons Innere Medizin. ABW Wissenschaftsverlag, 17. Auflage 2008.

Mesenterialgefäßverschluss
Lock, G.: Acute mesenteric ischemia: classification, evaluation and therapy. Acta Gastroenterol Belg 2002; 65: 220–225.

Metabolisches Syndrom
Haffner, S. M.: Risk constellations in patients with the metabolic syndrome: epidemiology, diagnosis and treatment patterns. Am J Med 2006; 119: S3–9.

Migräne
Diener, H. C. et al.: Therapie der Migräneattacke und Migräneprophylaxe. Empfehlungen der Deutschen Migräne- und Kopfschmerzgesellschaft (DKMG). Nervenheilkunde 2000; 19: 345–353.

Diener, H. C. (Hrsg.) und Kommission Leitlinien der Deutschen Gesellschaft für Neurologie: Leitlinien für Diagnostik und Therapie in der Neurologie. Thieme, 3. Auflage 2005.
www.migraene-akademie.de

Morbus Basedow
Abraham, P., Avenell, A., Watson, W. A., Park, C. M., Bevan, J. S.: Antithyroid drug regimen for treating Graves' hyperthyroidism. Cochrane Database Syst Rev 2005: CD003420.

Bartalena. L. et al.: Consensus statement of the European Group on Graves' orbitopathy (EUGOGO) on management of GO. Eur J Endocrinol 2008; 158(3): 273–85.

Morbus Crohn
Hoffmann, J. C., Kroesen, A. J., Klump, B.: Chronisch entzündliche Darmerkrankungen. Das CED Handbuch für Klinik und Praxis. Herausgeber. Thieme, 2. Auflage 2008

www.dccv.de (Deutsche Morbus Crohn/Colitis ulcerosa Vereinigung)

AWMF online – Leitlinien zur Diagnostik und Therapie des Morbus Crohn, www.leitlinien.net

Morbus Wegener
Hellmich, B., Lamprecht, P., Gross, W. L.: Advances in the therapy of Wegener's granulomatosis. Curr Opin Rheumatol 2006; 18: 25–32.

Morbus Werlhof
www.dgho.de
www.utdol.com
Rodeghiero, F.: First line therapies for immune thrombocytopenic purpura: re-evaluating the need to treat. Eur J Haematol Suppl 2008 Feb; 69: 19–26.

Myelodysplastisches Syndrom
www.kompetenznetz-leukaemie.de/content/aerzte/therapie/mds/uebersicht_mds
www.cancer.gov/cancertopics/pdq/treatment/myelodysplastic

Myeloproliferative Erkrankungen
www.dgho.de/_cmsdata/_file/file_153.pdf

Myokarditis
Skouri, H., Dec, G., Friedrich, M., Cooper, L. et al.: Noninvasive

Imaging in Myocarditis. Journal of the American College of Cardiology 2006; 48(10): 2085–2093.
Feldmann, A. M., McNamara, D.: Myokarditis. The New England Journal of Medicine 2000; 343(19): 1388–1398.
Magnani, J. W., Dec, G. W.: Myocarditis. Current Trends in Diagnosis and Treatment. Circulation 2006; 113: 876–890.

Nebenniereninsuffizienz
Kyriazopoulou, V.: Glucocorticoid replacement therapy in patients with Addison's disease. Expert. Opin Pharmacother 2007. 8(6): 725–729.

Neuroendokriner Tumor
Modlin et al.: Gastroenteropancreatic neuroendocrine tumours. Lancet Oncology 2008; 9: 61–72.

Nierenzellkarzinom
Rübben, H.: Uroonkologie. Springer, 4. Auflage 2007.
Ljungberg, B., Hanbury, D. C., Kuczyk, M. A., Merseburger, A. S., Mulders, P. F. A.; Patard, J.-J., Sinescu, I. C: Guidelines on Renal Cell Carcinoma. European Association of Urology 2008 edition. www.uroweb.org/professional-resources/guidelines

Non-Hodgkin-Lymphome
Kompetenznetz maligne Lymphome: www.lymphome.de/Info-Lymphome/Literatur
Tumorzentrum München, Manual Maligne Lymphome 8. Auflage 2008: www.tumorzentrum-muenchen.de/aerztebereich/manuale/manual/9.html
Jaffe, E. S. et al.: Classification of lymphoid neoplasms: the microscope as a tool for disease discovery. Review. Blood 2008 Dec 1; 112(12): 4384–99.

Obere gastrointestinale Blutung
Eisen, G. M. et al.: An annotated algorithmic approach to upper gastrointestinal bleeding. Gastrointest Endosc 2001; 53: 853–858

Ösophaguskarzinom
Enzinger, P. C., Mayer, R. J.: Esophageal cancer. N Engl J Med 2003; 349: 2241–2252.

Osteoporose
www.lutherhaus.de/osteo/leitlinien-dvo
Dachverband Deutschsprachiger wissenschaftlichen Gesellschaften für Osteologie (DVO) e.V. (2006): Evidenz-basierte Konsensus-Leitlinien zur Osteoporose bei [a] Frauen ab der Menopause und Männern ab dem 60. Lebensjahr und bei [b] chronischer Einnahme von Glukokortikoiden.

Pankreaskarzinom
www.clinicaltrials.gov (kontrollierte Therapiestudien des duktalen Adenokarzinoms)
www.krebsgesellschaft.de/wub_llevidenzbasiert_exokrines_pankreaskarzinom.html (Leitlinie Exokrines Pankreaskarzinom)

Phäochromozytom
Adler, J. T., Meyer-Rochow, G. Y., Chen, H., Benn, D. E., Robinson, B. G., Sippel, R. S., Sidhu, S. B.: Pheochromocytoma: current approaches and future directions. Oncologist 2008. 13(7): 779–793.

Plasmozytom
Durie et al.: Myeloma management guidelines: a consensus report from the Scientific Advisors of the International Myeloma Foundation. Hemat J 2003; 4: 379–398.

Pneumonie
www.capnetz.de
Ewig, S., Lorenz, J., Müller, E.: Behandlungskonzepte ambulant erworbener Pneumonien Deutsches Ärzteblatt 2006; 103(1–2): A-40/B-29/C-29.

Pneumothorax
Tschopp, J. M., Rami-Porta, R., Noppen, M., Astoul, P.: Management of spontaneous pneumothorax: state of the art. European Respiratory Journal 2006; 28(3): 637–650.
Wendel, H., Diwok, K.: Pneumothorax. In: Konietzko, N., Wendel, H., Wiesner, B.: Erkrankungen der Lunge. Walter de Gruyter, 1995.

Poly- und Dermatomyositis
Choy, E. H., Hoogendijk, J. E., Lecky, B., Winer, J. B.: Immunosuppressant and immunomodulatory treatment for dermatomyositis and polymyositis. Cochrane Database Syst Rev 2005; 20: CD003643.

Polyzystische Nierenerkrankungen
Gross, O., Weber, M.: Hereditäre Nephropathien. In: Risler, T., Kühn, K.: Facharzt Nephrologie. Elsevier Urban & Fischer, 2008.

Porphyrie
Doss, M. O., Stölzel, U.: Krankheiten durch Störungen der Porphyrin- und Hämbiosynthese. In: Gerok, W., Huber, Ch., Meinertz, Th., Zeidler, H.: Die Innere Medizin. Schattauer, 11. Auflage 2007.
Vetter, C.: Porphyrien – Erhebliche Dunkelziffer. Deutsches Ärzteblatt 2006; 103(38): A-2446/B-2121/C-2045.

Postcholezystektomiesyndrom
Behar, J., Corazziari, E., Guelrud, M. et al.: Functional gallbladder and Sphincter of Oddi disorders. Gastroenterology 2006; 130: 1498–509.
Sgorous, S. N., Pereira, S. P.: Systematic review: sphincter of Oddi dysfunction – non-invasive diagnostic methods and long-term outcome after endoscopic sphincterotomy. Aliment Pharmacol Ther 2006; 24: 237–46.

Prolaktinom
Casanueva, F. F., Molitch, M. E., Schlechte, J. A., Abs, R., Bonert, V., Bronstein, M. D., Brue, T., Cappabianca, P., Colao, A., Fahlbusch, R., Fideleff, H., Hadani, M., Kelly, P., Kleinberg, D., Laws, E., Marek, J., Scanlon, M., Sobrinho, L. G., Wass, J. A., Giustina, A.: Guidelines of the Pituitary Society for the diagnosis and management of prolactinomas. Clin Endocrinol (Oxf) 2006; 65: 265–73.

Prostatakarzinom
DGU-Information: www.urologenportal.de/prostatakarzinom.html
EAU-Leitlinien: www.uroweb.org/nc/professional-resources/guidelines/online
AUA-Leitlinien: www.auanet.org/content/guidelines-and-quality-care/clinical-guidelines.cfm

Psoriasisarthritis
Kavanaugh, A. F., Ritchlin, C. T. and the GRAPPA Treatment Guideline Committee: Systematic review of treatments for Psoriatic Arthritis: An Evidence based Approach and Basis for treatment Guidelines. J Rheumatol 2006; 33: 1417–21.

Kyle, S., Chandler, D., Griffiths, C. E. M. et al.: Guideline for anti-TNF-alpha therapy in psoriatic arthritis. Rheumatology 2005; 44: 390–97.

Reaktive Arthritis und Reiter-Syndrom
Vorläufige diagnostische Kriterien der Deutschen Gesellschaft für Rheumatologie. Qualitätssicherung in der Rheumatologie, 2000. Teil 1, Diagnostik: 3.7.

Rheumatoide Arthritis
Lee, D. M., Weinblatt, M. E.: Rheumatoid arthritis. Lancet 2001; 358(9285): 903–11.

Sarkoidose
Costabel, U., Hunninghake, G. W.: ATS/ERS/WASOG statement on sarcoidosis. Sarcoidosis Statement Committee. American Thoracic Society. European Respiratory Society. World Association for Sarcoidosis and Other Granulomatous Disorders. Eur Respir J. 1999 Oct; 14(4): 735–7.

Hart L. A., Conron, M., du Bois, R. M.: Sarcoidosis. Int J Tuberc Lung Dis 2001; Sep; 5(9): 791–806.

Dietel, M., Suttorp, N., Zeitz, M., Harrison, T. R.: Harrisons Innere Medizin. ABW Wissenschaftsverlag; 16. Auflage 2005.

Schlaganfall
Berlit, P.: Basiswissen Neurologie. Springer, 5. Auflage 2007.

Diener, H. C., Putzki, N. et al.: Leitlinien für Diagnostik und Therapie in der Neurologie. Thieme, 4. Auflage 2008.

Sklerodermie
Saar, P., Müller-Ladner, U.: Die systemische Sklerose – eine rheumatologische Herausforderung. Z Rheumatol 2006; 65: 429–440.

Avouac, J., Kowal-Bielecka, O., Landewe, R., et al.: EULAR/EUSTAR Recommendations for the Treatment of Systemic Sclerosis: Methods of elaboration and results of systematic literature research. Ann Rheum Dis; in press.

Van Laar, J. M., Farge, D., Tyndall, A.: Stem cell transplantation: a treatment option for severe systemic sclerosis? Ann Rheum Dis 2008; 67: 35–38.

Systemischer Lupus erythematodes
Fischer-Betz, R., Schneider, M.: Modern therapy for systemic lupus erythematosus. Z Rheumatol 2007, 66: 662–666 and 668–671.

Thrombo- und Varikophlebitis
Dierkesmann, R., Fleig, W. E., Heidrich H. et al.: Rationelle Diagnostik und Therapie in der Inneren Medizin. Elsevier Urban und Fischer, 2007.

Thrombopenie
Warkentin, T. E., Greinacher, A.: Heparin-Induced Thrombocytopenia: Recognition, Treatment and Prevention. CHEST 2004; 126: 311S–337S.

Thyreoiditis
Mönig, H., Harbeck, B.: Thyreoiditis. DMW 2008; 133(7): 301–4.

Pearce, E. N., Farwell, A. P., Bravermann, L. E.: Thyroiditis. N Engl J Med 2003; 348(26): 2646–55.

Tiefe Venenthrombose
AWMF online – Diagnostik und Therapie der tiefen Bein- und Beckenvenenthrombose, www.leitlinien.net

Toxische Leberschäden
Navarro, V., Senior, J.: Drug-related hepatotoxicity. N Engl J Med 2006; 354: 731–739.

Polson, J., Lee, W. M.: AASLD position paper: the management of acute liver failure. Hepatology 2005; 41: 1179–1197.

Tuberkulose
Schaberg, T., Forßbohm, M., Hauer, B., Kirsten, D., Kropp, R., Loddenkemper, R., Magdorf, K., Rieder, H., Sagebiell, D., Urbanczik, R.: DZK-Richtlinien zur medikamentösen Behandlung der Tuberkulose im Erwachsenen- und Kindesalter. Pneumologie 2001; 55: 494–511.

Konietzko, N., Loddenkemper, R.: Tuberkulose. Thieme, 1999.

www.rki.de (unter: Infektionskrankheiten A–Z, Tuberkulose)

Ulkuskrankheit
AWMF online – Leitlinie der DGVS und Deutschen Gesellschaft für Hygiene und Mikrobiologie: Helicobacter pylori und gastroduodenale Ulkuskrankheit, www.leitlinien.net

Urolithiasis
DGU-Arbeitskreis Harnsteine: www.urologenportal.de

AUA-Guidelines Ureterolithiasis, Ausgusssteine: www.auanet.org/content/guidelines-and-quality-care/clinical-guidelines.cfm

EAU-Guidelines Urolithiasis, Ureterolithiasis: www.uroweb.org/nc/professional-resources/guidelines/online

Varikose
Hach-Wunderle, V.: Gefäße. In: Renz-Polster, H., Krautzig, S.: Basislehrbuch Innere Medizin. Elsevier Urban und Fischer, 4. Auflage 2008.

www.gesundheitpro.de/Krampfadern

Vaskulitiden
Mukhtyar, C. et al.: EULAR Recommendations for the management of primary small and medium vessel vasculitis. Ann Rheum Dis. 2008, epub ahead of print.

Mukhtyar, C. et al.: EULAR Recommendations for the management of large vessel vasculitis. Ann Rheum Dis 2008, epub ahead of print.

Virushepatitis
Cornberg, M. et al.: Prophylaxe, Diagnostik und Therapie der Hepatitis B-Virus-(HBV-)Infektion: „Upgrade" der Leitlinie, AWMF-Register-Nr.: 021/011. Z Gastroenterol 2007; 45: 1–50.

Fleig, W. E. et al.: Diagnostik und Therapie der akuten und chronischen Hepatitis-C-Virusinfektion sowie der viralen Hepatitis bei Kindern und Jugendlichen – Ergebnisse einer evidenzbasierten Konsensuskonferenz der Deutschen Gesellschaft für Verdauungs- und Stoffwechselkrankheiten und des Kompetenznetzes Hepatitis. Z Gastroenterol 2004; 42: 703–704.

Wurzelkompressionssyndrom
Peul, W. C., van Houwelingen, H. C., van den Hout, W. B. et al.: Surgery versus prolonged conservative treatment for sciatica. N Engl J Med 2007; 356: 2245–56.

Register

Liebe Leser, zur besseren Orientierung wurde das Register dem Farbleitsystem des Buchs angepasst.
Sie finden die Stichworte zu roten Ziffern in Teil 1, Vom Symptom zur Diagnose;
Stichworte zu blauen Ziffern in Teil 2, Von der Diagnose zur Therapie.
Schwarze Ziffern verweisen auf Differenzialdiagnosen, Komplikationen oder weitere wichtige Beiträge.

A

Abdomen, akutes 2, 4–5
Abduzensparese 210–211
Abflussstörung
– lymphatische 26
– venöse 26
Abszesse, intraabdominale 72
Achalasie 22–23, 51, 158, 205
Acrodermatitis chronica atrophicans (ACA) 372
Addison-Syndrom 106, 348, 376, 400–401
Adenokarzinom, Magen 375
Adenomyomatose, Gallenblase 316–317
Adipositas 82, 146
– abdominelle 382
Adnexitis 240
ADPKD (autosomal dominant polycystic kidney disease) 430–431
adrenogenitales Syndrom 94, 254
adrenokortikotrope Insuffizienz 350
Aerophagie 22–23
Ageusie 78–79
Agranulozytose 150, 454
Ahornsirupkrankheit 138
AIDS 11, 156, 340–341
Akromegalie 94, 262–263, 429
Akrozyanose, periphere 252
Akustikusneurinom 66–67, 98, 100, 208, 234
akute Bronchitis 264–265
akute Cholangitis 284–285
akute Cholezystitis 284–285
akute Herzinsuffizienz 336–337
akute Leukämie 266–267, 394
akute Oberbauchschmerzen 2, 3
akute Pankreatitis 268–269
akuter Gefäßverschluss, Extremitäten 270–271
akutes Abdomen 2, 4–5
akutes Nierenversagen (ANV) 272–273
Alkalose 120
– diuretikainduzierte 160
– metabolische 160–161
Alkoholikerazidose 162
Alkoholikerketoazidose 163
Alkoholismus/Alkoholmissbrauch 80, 118
Alkoholkrankheit, chronische 428
alkoholtoxische Fettleber 68, 464–465
allergische Erkrankungen 70
allergisches Ekzem 132
Alport-Syndrom 84, 174, 244
Alterserythrodermien 54
Amaurosis fugax 248
Amenorrhö, primäre/sekundäre 254

Amnesie, transiente globale 46
amnestische Aphasie 219
Amyloidose 174, 195–196, 216, 376
Anämie 6–7, 148, 244, 256, 288, 290, 394
– aplastische 150, 256–257
– autoimmunhämolytische 288
– chronische Erkrankungen 6
– Eisenmangel 6, 11
– hypochrome 402
– megaloblastäre 6–7
– perniziöse 318
– refraktäre (RA) 395
– – mit Blastenexzess (RAEB-1/2) 395
– – mit Ringsideroblasten (RARS) 395
– sideroachrestische 7
Analfissur 9, 180
Analfistel 9
Analgetikanephropathie 175
Analkarzinom 9
Analprolaps 328–329
Analschmerz 8–9
Analthrombose 9
anaphylaktischer Schock 206
Anasarka 182
Androgenmangel 130
Aneurysma 86
Anfälle, dissoziative (psychogene) 46
Angina abdominalis/intestinalis 36, 376
Angina lacunaris 89
Angina pectoris 4, 214, 230
– instabile 366–367
– stabile 366–367
– therapierefraktäre 366
Angiodysplasie 184–185, 242
Angiomyolipom 173
Angioödem 246
Angststörung 230
Anitis 8
ankylosierende Spondylitis 274–275
Anorchie 116
Anorexia nervosa 118
Anorexie 14–15, 80, 164
Anteriorinfarkt 450
Anti-Jo-1-Syndrom 426–427
Antiphospholipidsyndrom 232
– sekundäres 454
Antithrombin-III-Mangel 232
α₁-Antitrypsinmangel 236
Antriebslosigkeit 10–11
Antrumgastritis 319
Anurie 12–13
Aortenaneurysma 4
Aortendissektion 198, 224, 230
Aortenisthmusstenose 16–17
Aortenklappeninsuffizienz 310

Aortenklappenstenose 224, 310
Apatitrheumatismus 76
APC-Resistenz 232
Aphasie 219
– amnestische/globale 219
– Broca-/Wernicke-Aphasie 219
Aphonie 88
Appendizitis 51, 240
– akute 2, 4
Appetitstörungen 14–15
Arcus lipoides corneae 309
arrhythmogene rechtsventrikuläre Kardiomyopathie 362–363
Arteria-basilaris-Thrombose 86
arterielle Durchblutungsstörungen 38, 64
arterielle Embolie, akute, mesenteriale 380–381
arterielle Hypertonie 16–17
arterielle Verschlusskrankheit, periphere (PAVK) 38, 302
Arteriitis temporalis 34, 143, 248
– Sonographie 41
Arthralgien 216
Arthritis 372, 452, 454
– infektiöse 352–353
– nichterosive 454
– Psoriasis 442–443
– reaktive 444–445
– rheumatische/rheumatoide 72, 76, 136, 446–447
– – Disease Activity Score 28 446
arthrogenes Stauungssyndrom 472
Arthropathien
– metabolische 76
– reaktive/postinfektiöse 76
Arthrose(n) 38, 64, 262, 276–277
Artikulationsstörungen 218
Arzneimittelexanthem 132–133
Aspiration 102
Asplenie 152
Asthma bronchiale 20–21, 102, 148, 222, 250, 278–279
Asthmaanfall, akuter 278
asympathikotone Hypotonie 124
Aszites 18–19, 146–147, 236, 368
– kardialer 18
– maligner 18, 416
Atelektasen 252
Atemnot 20–21
Atemwegsinfektionen 110
Atherosklerose 38, 302, 382
ATRA-Syndrom 266
Auerstäbchen 395
Aufstoßen 22–23
Augenmuskelstörungen 210
Augenzittern s. Nystagmus
Austrocknungsekzem 132
autoimmune Hypoglykämie 114
Autoimmunhepatitis 127, 236
Autoimmunneutropenie 150

Autoimmunthrombozytopenie 30
Autoimmunthyreoiditis, chronische 350–351, 460–461
Autoimmunvaskulitis 100
autosomal-dominante polyzystische Nierenerkrankung (ADPKD) 430–431
AV-Block 32, 338–339, 354
– 1. Grades 33
AV-Knoten-Reentry-Tachykardie 338–339
AV-Malformationen 61
AV-Überleitungsstörungen 224
Azidose
– metabolische 20–21, 162–163, 272
– renal-tubuläre 106, 118, 163

B

bakterielle Fehlbesiedelung (bacterial overgrowth) 22–23, 42, 164, 306
Balbuties 218
BANA-Test 78
Bandscheibenvorfall 186, 198, 212, 230
– Ischiassyndrom 361
– lumbaler 360–361
Bannwarth-Syndrom 372
Barotrauma 100
Barrett-Ösophagus 320–321
Bartter-Syndrom 118, 160
Basedow-Syndrom 386–387
– Exophthalmus 61
– Hyperthyreose 344–345
Bauchkolik 24–25
Bauchschmerzen, akute unklare 432
Bauchwandhernien 430
Bechterew-Syndrom 274–275
Beckenbodendysfunktion 180
Begleitschielen 210
Behçet-Syndrom 474–475
Beinödeme 403
Beinschwellung 26–27
Bell'sche Parese 66
Besnier-Boeck-Schaumann-Syndrom 448–449
Beugenexanthem 57
Bewegungsstörungen 46
Bezoar, Koliken 24
Binge-Eating-Syndrom 82, 164
Bing-Horton-Syndrom 142
Bizytopenie 256–257
Blähungen (Meteorismus) 146, 164–165, 202
– funktionelle 164
Blase, neurogene 12
Blasenentleerungsstörungen, funktionelle 44

Blasenmuskulatur, Hypertrophie 44
Blasenstein 44
Blasentumoren 44
Blausäureintoxikation 138
Bleiintoxikation 4
Blickrichtungsnystagmus 178
Bluthusten 28–29
Blutungen 266, 392, 394
- endobronchiale 286
- gastrointestinale 404
- – obere 410–411
- – untere 242–243
- intraabdominale 4
- intrazerebrale 86, 140, 142, 450–451
- okkulte 184–185
- – untere 242–243
- posttraumatische, multiple, Diabetes insipidus 111
Blutungsneigung 30–31
Borrelia recurrentis 73
Borreliose 72
Bouchard-Arthrose 77
B-Prolymphozyten-Leukämie 408
Bradykardie 32–33, 338–339
Bradykardie-Tachykardie-Syndrom 32
branchiogene Zyste 90
Brandunfall 102
Briden, Koliken 24
Broca-Aphasie 219
Bromhidrose 138–139
Bronchialkarzinom 28, 102, 190, 280–281
- kleinzelliges 280–281, 429
- nichtkleinzelliges 280–281
- TNM-Klassifikation 280
Bronchiektasen 28
Bronchitis 28, 70
- akute 264–265
- chronische 102, 286–287
Brown-Séquard-Syndrom 212
Brucellose 156
Brudzinski-Zeichen 378
Brugada-Syndrom 224–225
BSG-Erhöhung 34–35
Budd-Chiari-Syndrom 126, 236, 464–465
Bulimie 14–15, 160
Burkitt-Lymphom 408–409
B-Zell-Lymphom, diffus großzelliges 408

C

Café-au-Lait-Flecken 46
Carotis-Sinus-cavernosus-Fistel 60
Castleman-Syndrom 157
CD4-Zellzahl, HIV-Infektion 340
Cerumen obturans 98, 234
C1-Esterase-Inhibitormangel 36
Cheyne-Stokes-Atmung 228
Child-Pugh-Klassifikation, Leberzirrhose 368
Cholangiolithiasis 24
Cholangiopathie, chronische 465
cholangiozelluläres Karzinom (CCC) 144
Cholangitis 70, 127, 284–285
- akute 282, 284–285
- eitrige 285

Choledocholithiasis 127, 282–283, 292
Cholelithiasis 282–283
Cholestase 126, 132, 202, 292, 434, 464
Cholesteatom 67, 99
Cholesterin-Gallenblasensteine 282
Cholesterolpolypen 316–317
Cholezystektomie 284–285
Cholezystitis 24, 51, 154, 284–285
- akute 2, 4, 282, 284–285
Cholezystolithiasis 24, 282–283
- Koliken 24
Cholezystostomie 284
Chondritis 230
Chondrokalzinose 76
Choreoathetose, paroxysmale 47
chronic obstructive pulmonary disease s. COPD
Chronic-Pelvic-Pain-Syndrom (CPPS) 44
chronische Bronchitis 286–287
chronische Herzinsuffizienz 336–337
chronische Oberbauchschmerzen 36–37
chronische Pankreatitis 292–293
chronische venöse Insuffizienz 64, 294–295, 472
- Widmer-Klassifikation 294
chronisch-lymphatische Leukämie 288–289
chronisch-myeloische Leukämie 290–291
Churg-Strauss-Syndrom 152, 474–475
Chvostek-Zeichen, Hypokalzämie 120
Chylothorax 190
Claudicatio 38–39
- intermittens 38–39, 64
- spinalis 38, 64
- venosa 38
Clonorchis sinensis 127
Cluster-Kopfschmerz 142
CMV-Infektion 156
Colitis ulcerosa 154, 240, 242, 250, 296, 297, 388
- linksseitige/extensive 296–297
common variable immuno-deficiency (CVID) 376
Conn-Syndrom 16–17, 160, 172
COPD (chronic obstructive pulmonary disease) 20–21, 102, 148, 222, 252, 298–299
Cor pulmonale 298
Corona phlebectatica paraplantaris 65, 294
Coxsackie-A-Infektion 88
CREST-Syndrom 452–453
Crohn-Krankheit 80–81, 154, 184–185, 240, 242, 250, 376, 388–389
CRP-Erhöhung 40–41
Crush-Niere 106
Culicosis bullosa 57
Cushing-Syndrom 16, 94, 136, 160, 172
C-Zell-Karzinom 74

D

Dalrymple-Zeichen 60
Darmentzündungen, akute infektiöse 164
Darmerkrankungen
- chronisch-entzündliche 36, 51
- ischämische 164
Darmkolik 24
Darmstenosen 164
degenerative Wirbelsäulenveränderungen 300–301
Demenz mit Lewy-Körperchen 188
Depression 80, 149
Dermatitis, atopische 132
Dermatomyositis 168, 170, 426–427
- Gottron-Zeichen 427
Dermatose(n) 55
- akute febrile neutrophile 58
Descensus uteri 177
Diabetes insipidus 62, 110, 176, 194, 348–349
- Blutungen, posttraumatische, multiple 111
- centralis/zentraler 110, 192, 194–195, 348–349
- nephrogener/renaler 110, 192, 194–195
Diabetes mellitus 52–53, 80, 104, 114, 116, 132, 140, 149, 176, 192, 202, 302–305, 376, 382, 402, 428
- entgleister 50, 62, 162
- Typ 1 136, 302–304
- – Insulinpräparate 302–303
- Typ 2 304–305
diabetisches Fußsyndrom 304–305
Diarrhö 42–43, 62, 118, 160, 192, 244
- chologene 43
- entzündliche 42
- funktionelle 42
- inflammatorische 42
- osmotische 42, 110
- sekretorische 42
DIC (disseminierte intravasale Gerinnung) 456–457
Dieulafoy-Ulkus 468–469
Digitalisintoxikation 106
dilatative Kardiomyopathie (DCM) 362–363
Diphtherie 156
Diplopie 210–211
Disease Activity Score 28, Arthritis, rheumatische 446
Diszitis 198
Diurese, osmotische 62, 110, 118, 192, 194
Divertikel 242
Divertikulitis 4, 70, 240–241
Doppeltsehen 210–211
Down-Syndrom 113, 152, 250
Drogenmissbrauch 80
Dropattacks 46
Dünndarmileus 129
Dumping-Syndrom 306–307
Duodenalulkus/-ulzera 2, 36, 154, 318, 468–469
Durchblutungsstörungen 258
- arterielle 38, 64

Durchfall s. Diarrhö
Durstversuch 192–193
Dysarthrie 218
Dysgeusie 78–79
Dysgrammatismus 218
Dyslalie 218
Dyslipoproteinämie 308–309
Dysmorphophobie-Syndrom 138–139
Dysostosen 250
Dyspepsie, funktionelle 22–23, 36, 164
Dysphagie 204–205
Dysphonie 92, 220–221
Dyspnoe 20–21, 244
- psychogene 20–21
Dysurie 44–45

E

EBV-Infektion 88, 156
- akute 71
Echinokokkuszyste, Ruptur 4
EEG-Kurve, epileptische Anfälle 47
Einblutungen 246
Einflussstauung, obere 90
Einschlusskörperchen-Myositis 170, 426–427
Eisenmangel(anämie) 6, 11
Eisenüberladung 394
Eiweißverlust 376
- enteraler 26
EKG, Hypokaliämie 119
Ekzem 54–55
- allergisches 132
- austrocknungsbedingtes 132
- seborrhoisches 58
Elektrolytstörungen 32
Embolie(n)
- arterielle, akute, mesenteriale 380–381
- kardiogene 366
- pulmonale 406
- septische 354
Endgelenksarthritis 443
Endocarditis
- fibroplastica Löffler 355
- lenta 34, 148
Endokarditis 34, 70, 72
- infektiöse 354–355
endokrine Orbitopathie 386–387
Endometriose 4, 131
Endosonographie, anale (EAUS) 8
Enophthalmus, kontralateraler 60
Enteritis, eosinophile 43
Enteropathie 182
- exsudative 26
- glutensensitive 326–327
Enthesitis 442
Enzephalitis 140, 195, 203
Enzephalopathie
- hepatische 368
- Prophylaxe, Ösophagusvarizenblutung 410
Eosinophilie 152
Epiglottitis 88, 222
epileptische Anfälle/Epilepsie 46–47, 50, 140, 179, 450
- EEG-Kurve 47
- fokale 186
Epistaxis 48–49

Erbrechen (Emesis) 50–51, 62, 160, 192, 244
– anhaltendes 118
erektile Dysfunktion (ED) 52–53
Erysipel 26, 54–55
Erythema
– exsudativum multiforme 54–55, 58–59
– migrans 54, 372
– nodosum 54–55, 58–59
– – Sarkoidose 109
Erytheme 54–55, 58–59
– anuläre 54
– großflächige 54
– knotige 54
– plaqueförmige 54
Erythrodermien 54, 58
– im Alter 54
erythropoetische Porphyrie 432–433
Erythrozytenindices, Anämie 6
Escherichia coli 42
ESPGAN-Kriterien, Sprue 326
essenzielle Hypertonie 312–313
Essstörungen 164
Exantheme 56–57
Exazerbation, COPD 298
Exophthalmus 60–61
– Basedow-Syndrom 61
Exsikkose 62–63, 174
– Fontanelle, eingesunkene 63
– Hautfalte, stehende 63
extrapankreatische Tumoren 114
Extrasystolen 226
Extrauteringravidität 4, 240
Extremitäten, Gefäßverschluss, akuter 270–271
Extremitätenischämie 65
Extremitätenschmerz 64–65

F

Facettengelenke, Osteophytenbildung 300
Fadenwürmer 156
Faktor-V-Mutation 232
Faktor-XIII-Mangel 30
Faszienkompressionssyndrom, venöses, chronisches 294
Fazialisparese 66–67
– diabetische 66
Felsenbeinfrakturen 67
Fenstermembran, runde Ruptur 98
Ferriman-Gallwey-Score, Hirsutismus 94
Fettleber 68–69
– alkoholtoxische 68, 464–465
– makrovesikuläre 68–69, 464–465
– mikrovesikuläre 68–69, 464–465
– nichtalkoholische 68, 464–465
Fibromyalgie 169
Fibromyalgie-Syndrom 76, 300, 314–315
– tender points 315
Fibrosarkom 135
Fieber 70–71, 74, 110, 174
– unbekannter Ursache (FUO) 72–73
Filariose, lymphatische 156

Fischwirbel 300
Fistel, ösophagotracheale 413
Flimmerskotome 384
Flush 74–75
Foetor
– ex ore 62, 78–79
– hepaticus 138, 236
– uraemicus 138, 244
fokal noduläre Hyperplasie (FNH) 144–145
Folsäuremangel 150, 256
Fontanelle, eingesunkene, Exsikkose 63
Foramen stylomastoideum, Läsion 66
Forrest-Klassifikation, Ulkusblutung 410
Fragmentozyten 457
Freier-Androgen-Index (FAI), Hirsutismus 94
Fremdkörperaspiration 222
Fröhlich-Syndrom 82
Früh-Dumping 306–307
Fruktoseintoleranz 42
Fundus
– diabeticus 174
– hypertonicus 174
FUO (fever of unknown origin) 72–73
Fußerytheme 54
Fußsyndrom, diabetisches 304–305

G

Gallenblase, Adenomyomatose 316–317
Gallenblasenempyem 284
Gallenblasengangrän 284
Gallenblasenkarzinom, infiltrierendes 317
Gallenblasenperforation 282, 284
Gallenblasenpolypen 316–317
Gallenblasensteine, simultane 282
Gallenblasentumoren 316–317
Gallengangssteine, simultane 282
Gallengangsstenose 416
Gallenkolik 2, 24, 50, 282
Gallensteine, Koliken 24
Gallensteinileus 284
Gallenwegserkrankungen 36
Gammopathien, monoklonale 420–421
– unklarer Signifikanz (MGUS) 34, 420–421
Gangrän 138
Gasbrand 138–139
Gastrinom 43
Gastritis 318–319
– ABC-Klassifikation 318–319
– eosinophile 318–319
– granulomatöse 318–319
– lymphozytäre 318–319
– Sydney-Klassifikation 318–319
Gastroenteritis 2, 50
gastrointestinale Blutung 242–243, 404, 410–411
– obere 410–411
– untere 242–243
gastroösophageale Refluxkrankheit 22–23, 102, 320–321
Gastroparese 22–23

Gaucher-Krankheit 151
Gaucher-Zellen 151, 216
Gefäßverschluss
– akuter, Extremitäten 270–271
– retinaler 248
– thromboembolischer, akuter 271
Gehirn ... s. a. Hirn ...
Gehirntumoren 78
Gelenkerguss, entzündlicher 353
Gelenkerkrankungen
– entzündliche 64
– rheumatische 64
Gelenkschmerzen 76–77, 454
Gelenkschwellung 76–77
Gerinnungsstörungen 28, 48
Geschmacksstörungen 78–79
Gesichtserythem 54
Gesichtsfeldeinschränkungen 262
Gestationsdiabetes 104
Gewichtsverlust 80–81, 376
Gewichtszunahme 82–83
– medikamentös induzierte 82
GH-Mangel 348
GHRH-produzierender Tumor, Akromegalie 262
Gianotti-Crosti-Syndrom 57
Giardia lamblia 42, 43
Gicht 76, 77, 113, 322–323
Gichttophi 113
Gilbert-Meulengracht-Syndrom 127
Gingivitis 79
GIT-Tumoren 50, 70, 72
Glaskörperblutung 248
Glaukomanfall, akuter 143, 248
globale Amnesie, transiente 46
globale Aphasie 219
Glomerulonephritis 84, 174, 244, 324–325, 402–403
– akute 12
– chronische 324–325
– endokapilläre 324
– membranöse 324–325
– membranoproliferative 196
– mesangioproliferative 196, 402–403
– oligosymptomatische 324–325
– postinfektiöse 196, 324
– rapid progrediente (RPGN) 196, 324–325
Glomerulosklerose, fokal segmentale (FSGS) 196, 402–403
Glukosetoleranz
– gestörte 304
– pathologische 104
glutensensitive Enteropathie 326–327
Glykogenose 112
Glykogenspeicherkrankheiten 112
Gonarthrose 277
Goodpasture-Syndrom 28
Gottron-Zeichen, Dermatomyositis 427
von Graefe-Zeichen 60
Graft-versus-host-disease 266
Granulomatosen 148
Granulopoese
– normale bis gesteigerte 150
– reduzierte bis aplastische 150
Granulozytopenie 256
Guajak-Test, positiver 184–185
Guillain-Barré-Syndrom 67, 186, 213

H

Haarzellenleukämie 408–409
Hämangiome 158
– kavernöse 144
– Leber 144
Hämatemesis 410–411
Hämatochezie 242–243
hämatologische Systemerkrankungen 112
Hämatom(e) 30, 127
– retroperitoneales 198
Hämatopoese, megaloblastär veränderte 150
Hämatothorax 190
Hämaturie 24, 84–85, 196, 244, 430
Hämobilie 127
Hämochromatose 76, 236
hämodynamisch bedingte Synkope 224
Hämoglobinurie, paroxysmale, nächtliche 6
Hämokkulttest, positiver 184–185
Hämolyse 127
– Anämie 6
Hämophilie 30
Hämoptoe 28–29
Hämoptyse 28–29
hämorrhagische Diathese 30–31
Hämorrhoidalknoten 328–329
– inkarzerierte 9
Hämorrhoidalleiden 8–9, 328–329
Hämorrhoidalprolaps, inkarzerierter 8
Halbseitenlähmung 86–87
Halbseitensymptome, motorische 384
Halitosis 78–79
Halsrippe 90
Halsschmerzen 88–89
Halsschwellungen 90–91
Halsvenenstauung 236
Halszysten 202
Hand-Mund-Fuß-Exanthem 56–57
Harnblasenkarzinom 12, 330–331
– TNM-Klassifikation 330
Harninkontinenz 441, 478
Harnleiterkolik 470
Harnleiterkonkrement 240
Harnleitersteine 471
Harnröhrenstriktur 44
Harnsäuresteine 470–471
Harnstauungsniere 175
– Ausscheidungsurographie 441
Harntrakttumoren 84
Harnuntersuchung 44–45
Harnverhalt 4, 240
Harnwegsinfektionen 44, 70, 84, 176, 196, 332–333, 430
Harnwegsobstruktion 195
Hashimoto-Thyreoiditis 460–461
Hautemphysem 424
Hautfalte, stehende, Exsikkose 63
Hautfibrose 452
Hautinfektionen 70
HbA$_{1c}$-Wert, Diabetes mellitus Typ 2 304
HDL-Cholesterin 309
– Erniedrigung, isolierte 308
Heberden-Arthrose 77

Register

Heerfordt-(Waldenström-)Syndrom 67, 448–449
Heiserkeit 92–93, 220–221
– psychogene 92
Helicobacter-pylori-Gastritis 319
Helicobacter-pylori-positive Ulkus-Krankheit 468–469
Hemianopsie, bitemporale 116
Hemiparese 86–87
– postiktale 86
hepatische Porphyrie 432–433
hepatische Störung 140
Hepatitis 51, 126, 202
– autoimmune 127, 236
– cholestatische 464
– fulminante 476
– toxische 464
Hepatitis A 476–477
Hepatitis B 148, 476–477
Hepatitis C 132, 148, 476–477
Hepatitis D 476–477
Hepatomegalie 48, 68
Hepatopathie 79
– toxische 236
hepatopulmonales Syndrom 252
hepatorenales Syndrom 368
Hepatotoxine 464
hepatozelluläres Karzinom (HCC) 18–19, 144, 237, 334–335, 368
Hernie(n) 146
– eingeklemmte 96
– Koliken 24
– Ruptur 96
Herzblock 454
Herzinfarkt
– mit ST-Strecken-Elevation (STEMI) 366–367
– ohne ST-Strecken-Elevation (NSTEMI) 366–367
Herzinsuffizienz 12, 26, 80, 102, 106, 123, 148, 176, 182, 190, 208, 252, 336–337, 366
– akute/chronische 336–337
– NYHA-Stadium 336
Herzklappendestruktion 354
Herzklappenfehler, erworbene 310–311
Herzkrankheit, hypertensive 32
Herz-Kreislauf-Erkrankungen 10
Herzrhythmusstörungen 338–339
Herztod, plötzlicher 366, 418
Heterophorien 210
H$_2$-Glukose-Atemtest 22
Hiatushernie 202
Hinterwandinfarkt 202
von-Hippel-Lindau-Syndrom 404–405
Hippokampussklerose 47
Hirn … s. a. Gehirn …
Hirnabszess 86
Hirnarterienaneurysmen 430
Hirninfarkt 212
Hirnmetastasen 86
Hirnstamminfarkt 98, 234, 450
Hirntumoren 86, 203
Hirschsprung-Krankheit 180
Hirsutismus 94–95
– Ferriman-Gallwey-Score 94
– Freier-Androgen-Index (FAI) 94
– PCO-Syndrom 255
Histiocytosis X 195
HIT II 232

HIV-Infektion 11, 66, 148, 156, 340–341
– CD4-Zellzahl 340
HLA-B27 274
Hodenschwellung 96–97
Hodentorsion 96
Hodgkin-Lymphom 70, 190, 342–343
– noduläres lymphozyten-prädominantes 342–343
Hodgkin-Zellen 342
Hörprüfungen 98
Hörstörungen 98–99, 234
Hörsturz 98, 100–101, 234
Hörverlust 234
– ototoxischer 98
Hungerketoazidose 162–163
Hungerödeme 182
Husten 102–103, 264
HVL-Insuffizienz 348–349
Hyalinosis cutis et mucosae 92
Hydrozele 96
Hyperaldosteronismus 118
Hyperandrogenämie, Hirsutismus 94
Hyperbilirubinämie 126
Hyperemesis gravidarum 50
Hypergammaglobulinämie 72
Hyperglykämie 104–105, 192
Hyperkaliämie 106–107, 272
– EKG 107, 245
Hyperkalzämie 108–109, 192, 195, 406, 409, 448
– familiäre hypokalziurische 108
– Hypoparathyreoidismus 346–347
– Pankreatitis 268
Hyperkoagulabilität 402
Hyperkortisolismus 82, 254
Hyperlipidämie 402
– Pankreatitis 268
Hyperlipoproteinämie, gemischte (kombinierte) 308
Hypernatriämie 110–111
Hyperparathyreoidismus 51, 108
– primärer 134, 136, 436–437
– sekundärer 137
– tertiärer 108
Hyperpigmentierung 400–401
Hypersomnie 228–229
Hypersplenismus 150
hypertensive Krise 208, 418
Hyperthermie 62
– maligne 167
Hyperthyreose 16–17, 80, 92, 108, 132, 136, 170, 236, 344–345, 376
– Basedow-Syndrom 386
– iatrogene, immunogene bzw. jodinduzierte 344–345
– Thyreoiditis 460–461
Hypertonie 48, 177, 430
– arterielle 16–17, 32, 52, 142
– diastolischer/systolischer Wert 313
– essenzielle 16, 312–313
– pulmonale 20–21, 230, 452
– Schweregrad 313
Hypertriglyzeridämie 308
hypertrophe Kardiomyopathie (HCM) 362–363
Hyperurikämie 112–113, 322–323

Hyperventilationssyndrom 120, 186
Hypervolämie 272
hypervolämische Hyponatriämie 122
Hypoaldosteronismus 106
Hypodipsie 110
Hypogeusie 78–79
Hypoglycaemia factitia 114
Hypoglykämie 86, 114–115, 302, 306
– postprandiale 114
Hypogonadismus 52–53, 82, 116–117, 130–131, 136, 348
– hypogonadotroper 116, 438
– primärer, sekundärer bzw. tertiärer 116–117
Hypokaliämie 118–119
– chronische 195
– EKG 119
Hypokalzämie 120–121
– Pfötchenstellung 121
Hypokortisolismus 123
Hypomagnesiämie 120
Hyponatriämie 122–123
Hypoparathyreoidismus 51, 120, 346–347
hypophysäres Koma, akutes 348–349
Hypophysenadenom 438–439
Hypophyseninsuffizienz 114, 262, 348–349
Hypoproteinämie 182
Hyposplenismus 152
hyposympathikotone Hypotonie 124
hypothalamische Störung, funktionelle 254
Hypothyreose 50–51, 78, 82, 92, 123, 132, 136, 149, 170, 236, 348, 350–351
– iatrogene 350
– Thyreoiditis 350–351, 460–461
Hypotonie 11, 100, 124–125, 208, 418
– asympathikotone 124
– orthostatische 62, 124–125
Hypovolämie 124
hypovolämische Hyponatriämie 122
hypovolämischer Schock 206
Hypoxämie, hypobare 252
Hypoxanthin-Guanin-Phosphoribo-syltransferase-Mangel 112

I

idiopathische pulmonale Fibrose (IPF) 356–357
IgA-GN 196
Ikterus 126–127
Ileus 128–129
– paralytischer/funktioneller 128
Immunhämolyse 6
Immunkomplexvaskulitis 474–475
Immunleukopenie 150
Immunneutropenie 150
immunologic burst 454
Immunthrombozytopenie 256
Impotenz 441
Induratio penis plastica 53
infektiöse Endokarditis 354–355

infektiöse (septische) Arthritis 352–353
Infektionen 11, 40, 124
– bakterielle 70
– rezidivierende 470
Infektsteine 470–471
Infertilität 130–131
Influenza-Schnelltest 264
Inkontinenz 450, 478
Innenohrschaden, toxischer 100
Insektenstiche 57
Insomnie 200
Insulinmangel 106, 304
Insulinom 82, 114
Insulinresistenz 304, 382
interstitial lung disease (ILD) 356–357
interstitielle Lungenerkrankungen 356–357
interstitielle Nephritis 358–359
intestinale Pseudoobstruktion, Koliken 24
Intoxikationen 140, 162–163
intraokulare Entzündungen 248
intraspinale Tumoren 199
Invagination 129
Isaacs-Syndrom 166–167, 169
Ischämie-Test 170
Ischialgie/Ischiassyndrom 360–361
ITP (idiopathische thrombozyto-penische Purpura) 392–393

J

Juckreiz 132–133

K

Kachexie 81, 182, 306
Kahler-Syndrom 420–421
Kakogeusie 78–79
Kala-Azar 156
Kaliumverteilungsstörung 106
Kallmann-Syndrom 116
Kalziumoxalatsteine 470–471
Kaposi-Sarkom 340–341
kardiogener Schock 206, 366
Kardio-MRT 399
Kardiomyopathie(n) 362–363, 418
– arrhythmogene rechts-ventrikuläre 362–363
– dilatative 362–363
– restriktive 362–363
Karies 78
Karotisglomustumor 90
Karotissinussyndrom 224, 338–339
Karpalspasmus 347
Karzinoidkrise 404
Karzinoid(syndrom) 16–17, 43, 74, 132, 376, 404–405
Kataplexie 46
Katarakt 248
Katzenkratzkrankheit 156
Kaudasyndrom 360
Kawasaki-Syndrom 474–475
Kayser-Fleischer-Kornealring 237
Keilwirbel 300
Keratitis 248

Keratoderma blennorrhagicum 445
Keratosen, follikuläre 57
Kerley-B-Linien 183
Kernig-Zeichen 378
Ketoazidose 79, 112, 163
– diabetische 50 – 51, 118, 138, 154
kissing ulcers 468
Kleienflechte 56
Kleinhirninfarkt 98, 234, 450
Kleinhirntumoren 203
Kleinhirnzeichen 188
Kleinwuchs 250 – 251
Klinefelter-Syndrom 116, 131
Klopfschmerz, Nierenlager 12, 174
Knochendichtemessung 134, 136
Knochenmark, hyperzelluläres 267
Knochenmarkinfiltration 150
Knochenmarkkarzinose 150, 257
Knochenmetastasen
– osteolytische 134
– osteoplastische 134
Knochennekrose, aseptische 135
Knochenschmerzen 134 – 135
– generalisierte 134
Knochenschwund 136 – 137
Knochentumoren, maligne 135
Knochenzysten 135
Knollenblätterpilzvergiftung 464 – 465
Knoten, heißer 344 – 345
Koagulopathien 28, 254
Körpergeruch 138 – 139
Kohlenhydratintoleranzen 164
Kohlenhydratmalabsorption 36, 376
kolikartige Schmerzen 240
Kolitis
– extensive 296
– infektiöse 242
– ischämische 242
– linksseitige 388
– mikroskopische 43
Kollagenosen 10, 76, 92, 148
Kolondivertikulose 242
Kolonkarzinom 24, 180, 242, 364 – 365
Kolonpolypen 24, 242
Kolonstrikturen 180
kolorektales Karzinom 296, 364 – 365
Koma 140 – 141, 244
– hyperosmolares 154, 304
– hypophysäres, akutes 348 – 349
Kompartmentsyndrom, abdominales 146
Kontaktallergie 55
Kontaktekzem 132
Kontrakturen 426
Kopfschmerzen 142 – 143, 208, 248
– otogene 143
– postpunktionelle 142
– sinugene 143
– zervikogene 143
Koplik-Flecken 57
Koprostase 24
Koronararterienstenose 367
koronare Herzerkrankung (KHK) 32, 36, 52, 230, 302, 366 – 367
Koronarsyndrom, akutes (ACS) 366 – 367
Korpusgastritis 319

kortikobasale Degeneration (CBD) 188
Krämpfe/Krampfanfälle 110
– epileptische s. epileptische Anfälle/Epilepsie
Kragenknopfphlebitis 458
Krampfanfälle 244
Kraniopharyngeom 116 – 117, 195

L

Labyrinthitis, bakterielle 100
Labyrinthläsion 208
Lähmungen 478 – 479
– periodische, dyskaliämische 170
Lähmungsschielen 210
Lärmtrauma 98, 234
Lagenystagmus 178
Lagerungsnystagmus 178
Lagerungsschwindel 208
Laktasemangel 376
– relativer 306
Laktatazidose 112, 162 – 163
Laktoseintoleranz 36
Laktosemalabsorption 42
lakunäre Syndrome 450
Langerhans-Zell-Histiozytose 157
Laryngeus-superior-Parese 221
Laryngitis 88, 92
– akute/chronische 220
Larynxerkrankungen 222
Larynxkarzinom 220 – 221
– endoskopischer Befund 93
Lasègue-Zeichen 378
Lateralsklerose, amyotrophe 92
Laurence-Moon-Biedl-Syndrom 82
Laurén-Klassifikation, Magenkarzinom 374
Laxanzienabusus 43
– chronischer 118
LDL-Cholesterin 309
LDL-Hypercholesterinämie, isolierte 308
L-Dopa-Test 188
Leber, Verfettungsstörung 144
Leber'sche hereditäre Optikusneuropathie 248
Leberadenom 144
Lebererkrankung, chronische 18
Leberherd 144 – 145
Leberinsuffizienz 149, 182, 190
Leberschäden, toxische 464 – 465
Lebertumoren 464
Leberversagen
– akut-auf-chronisches 126
– akutes 138, 465
Leberzelladenom 144
Leberzirrhose 12, 18 – 19, 26, 116, 123, 154, 182, 190, 244, 368 – 369, 429, 432, 456, 465, 476
– Child-Pugh-Klassifikation 368
Leberzysten 144, 430
Leibesumfangszunahme 146 – 147
Leichtkettennephropathie 196
Leishmaniose 156
Leistenhernien 430
Leistungsknick 148 – 149
Leitveneninsuffizienz 472
Leptomeningitis 378 – 379
Leukämie 34, 72, 80, 100, 132, 150, 152 – 153, 157, 258, 456

– akute 256 – 257, 266 – 267, 394
– – biphänotypische/undifferenzierte (BAL/AUL) 266
– – lymphatische (ALL) 152, 266 – 267
– – myeloische (AML) 266 – 267
– chronisch-lymphatische (CLL) 288 – 289, 408
– chronisch-myeloische (CML) 290, 291, 396 – 397, 408
– idiopathisch eosinophile 152
Leukopenie 150 – 151, 256
Leukoplakie 220
Leukostasesymptome 290
Leukozytenzylinder 45, 174
Leukozytose 152 – 153, 258
Leukozyturie 45, 174
Lichen ruber 56 – 57, 59
Lichtdermatose, polymorphe 54
Liddle-Syndrom 118, 161
Linksherzinsuffizienz 20 – 21
Linksverschiebung 153
Lipaseerhöhung 154 – 155
Lipome 158
Lipoprotein(a) 309
Lipoprotein(a)-Hyperlipoproteinämie 308
Liposarkome 158
Liquorverlustsyndrom 100
Löfgren-Syndrom 448 – 449
Loin-pain-hematuria-Syndrom 84
Long-QT-Syndrom 224 – 225
Low-T3-Syndrom 350
Lues cerebri 66
Luftnot s. Dyspnoe
Luftschlucken 22
Lumbago, Lumbalgie bzw. Lumboischialgie 360 – 361
Lumbalstenose 199, 360 – 361
Lungenabszess 28, 422
Lungenembolie 20 – 21, 28, 37, 70, 72, 102, 148, 190, 207, 224, 230, 370, 458, 462
Lungenemphysem 11, 20 – 21, 253
Lungenerkrankungen, interstitielle (ILE) 20 – 21, 252, 356 – 357
Lungenfibrose 20 – 21, 102, 452
– idiopathische 356 – 357
Lungengefäßerkrankungen 252
Lungeninsuffizienz 80
Lungenparenchymerkrankungen, diffuse 356 – 357
Lupus erythematodes 55, 57, 150, 157
– systemischer (SLE) 54, 72, 76, 376, 429, 454 – 455
Lupus-Serologie 54
Lyell-Syndrom 55
Lyme-Borreliose 372 – 373
Lymphadenitis 90
Lymphadenopathie 156 – 157
– biliäre, Sarkoidose 109
Lymphangiome 158
Lymphangitis 26
Lymphknotenschwellung 156 – 157
Lymphödem 26
– sekundäres 17
Lymphom(e) 34, 72, 80, 132, 146, 150, 158, 172, 216, 456
– aggressive 408 – 409
– folliküläres 408
– generalisierte 156

– hochmalignes 288
– indolente 408 – 409
– inguinale 156
– lymphoplasmozytisches 408
– maligne 34, 90 – 91, 108, 153, 157
lymphoproliferative Erkrankungen 112, 152
Lymphozytom 372
Lymphozytose 152
– Blutausstrich bei CLL 289

M

Magenausgangsstenose 416
Magen-Darm-Beschwerden, funktionelle 22
Magen-Darm-Tumoren 80
Magenentleerungsstörungen 36
Magenkarzinom 318, 374 – 375
– Laurén-Klassifikation 374
Magensäurereflux, chronischer 92
Magenüberdehnung 202
Magenulkus 230, 318, 411, 468 – 469
Magenulkus/-ulzera 2, 36, 154, 318, 468 – 469
Magnesiummangel 160
Maintenance-of-wakefulness-Test 200
Makroangiopathie, zerebrale 450 – 451
Makrohämaturie 406
Makroprolaktinom 438 – 439
Makrozytose 6
Makulopathien 248
Malabsorptionssyndrom 62, 149
Malassimilationssyndrom 120, 376 – 377
Maldigestionssyndrom 149
MALT-Lymphome 318
Mammakarzinom 190
Mangelernährung 182
Mangelsymptome 306
Mantelzell-Lymphom 408 – 409
Marginalzonenlymphom 408
Masernexanthem 59
Mastoiditis 67
Mastozytose 74, 132, 246
Mediainfarkt 450
Mediastinalemphysem 424
Mediastinalverbreiterung 158 – 159
Mediaterritorialinfarkt 87
Medikamentenfieber 72
Medikamentenüberdosierung 11
Megakolon, toxisches 296
Melaena 410 – 411
Melkersson-Rosenthal-Syndrom 67
Ménétrier-Syndrom 318 – 319
Menière-Syndrom 98, 100, 208, 234
meningeale Dehnungszeichen 378
Meningeom 195
Meningeosis carcinomatosa 67, 360 – 361
Meningitis 66, 70, 100, 140, 142, 378 – 379
– bakterielle/virale 378 – 379
– parasitäre 378 – 379
Menopause 254
mesenteriale arterielle Embolie, akute 380 – 381

mesenteriale Ischämie, nichtokklusive (NOMI) 380–381
Mesenterialgefäßverschluss
  380–381
Mesenterialinfarkt 2
Mesenterialischämie 4
Mesenterialvenenthrombose
  380–381
Mesotheliom 190
metabolische Alkalose 160–161
metabolische Azidose 162–163
metabolisches Syndrom 68, 304,
  382–383
Metastasen 108
Meteorismus 146, 164–165, 202
– s. a. Blähungen
– funktioneller 164
Methämoglobinämie 252
Microsporie 56
Migräne 50, 142, 248, 384–385
– im Kindesalter 46
– mit/ohne Aura 46, 384–385
Mikroangiopathie, zerebrale
  450–451
Mikroprolaktinom 438–439
Milch-Alkali-Syndrom 108, 160
Milzinfarkt 2, 4
Milzruptur 4
Milzvenenthrombose 269
Mineralokortikoidexzess 161
Minimal-Change-GN 196,
  324–325, 402–403
Mirizzi-Syndrom 127
Mitralklappe, Vegetationen 355
Mitralklappeninsuffizienz 310
Mitralklappenstenose 310
Mitralvitien 32
Mittelmeerfieber 2
– familiäres 72
Moebius-Zeichen 60
Monarthritis 442
Monochorditis 220
Mononukleose, infektiöse 4
Monozytopenie 256–257
Monozytose 152
Morbus
– Basedow 61, 344–345,
  386–387
– Behçet 474–475
– Besnier-Boeck-Schaumann
  448–449
– Crohn 184–185, 388–389
– Wegener 48, 390–391,
  474–475
– Werlhof 30, 392–393, 456–457
Motorikstörungen 168
– zentrale 167
Müdigkeitssyndrom, chronisches
  10, 149
multiple Sklerose 66, 186, 208, 212
multiple Systematrophie (MSA) 188
multiples Myelom (MM) 34, 408,
  420–421
Mundgeruch 78–79
MUSE-Klassifikation, Ösophagitis
  320
Muskelatrophie 426
Muskeldystrophien 170
Muskelkrämpfe 166–167
Muskelschmerzen 168–169
Muskelschwäche 108, 170–171
– passagere/fluktuierende 170

– progrediente 170
– psychogene 170
Myalgie 168–169
Myasthenia gravis 92, 170–171,
  210
Mycosis fungoides 133
Myelodysplasie 256–257
myelodysplastisches Syndrom
  (MDS) 150, 153, 258, 394–395
– unklassifiziertes (MDS-U) 395
Myelofibrose, idiopathische
  396–397
Myelomniere 196
myeloproliferative Erkrankungen/
  Syndrome 112, 152–153,
  396–397, 456
Mykosen 70
Myoglobinurie 426
Myokardinfarkt 2, 4, 33, 230
Myokarditis 398–399
Myoklonus 188
Myopathie 170, 429
– alkoholische 168
Myositis
– extraokulare 210
– interstitielle 168
Myxödem 26, 54–55

N

Nackensteifigkeit 378
Nahrungsmittelintoleranzen 22–23
Narkolepsie 46, 200, 228
Nasenbluten s. Epistaxis
Nebenhodenzysten 96
Nebennierenabszess 173
Nebennierenadenom 172
Nebennierenhyperplasie, makro-
  noduläre 172
Nebenniereninsuffizienz 78, 108,
  149, 348, 418
Nebennierenmetastasen 172
Nebennierenmetastasen 172
Nebennierenrindeninsuffizienz 62,
  106, 114, 400–401
– primäre, sekundäre bzw. tertiäre
  400
Nebennierentumoren 94
Nebenschilddrüsenadenom 158,
  436
Nebenschilddrüsentumor 90
Nematoden 156
Nephritis, interstitielle 12, 84, 196,
  358–359
nephritisches Syndrom 85, 182,
  324–325
Nephrokalzinose 84
Nephrolithiasis 24, 113, 430,
  470–471
Nephropathie
– diabetische 174, 196, 244, 302,
  402
– obstruktive 174, 244
Nephrosklerose 196, 245
– hypertensive 174, 244
nephrotisches Syndrom 12, 26, 123,
  174, 182, 190, 196, 244, 324–325,
  402–403
Nervendruckläsion 186

Nervus laryngeus recurrens, Läsion
  92
Neuritis
– nervi optici 248
– radikuläre 372
– vestibularis 208
Neuroborreliose 66
neuroendokriner Tumor 404–405
Neurofibromatose Typ 1 404–405
neurogener Schock 206
neurokardiogene Synkope 224
neurologische Defizite 409
Neuropathie 170
– diabetische 302
– juvenile 248
– periphere 64
Neurosarkoidose 195
Neutropenie, autoimmune 150
Neutrophilie 152
nichtokklusive mesenteriale
  Ischämie (NOMI) 380–381
Nierenabszess 333
Nierenarterienstenose 16, 160
Nierenerkrankungen 10, 62
– autosomal-dominante polyzystische (ADPKD) 430–431
– polyurische 192
– polyzystische 84, 174, 244,
  430–431
Niereninfarkt 4, 84
Niereninsuffizienz 11, 26, 34, 50,
  106, 108, 112, 120, 122–123, 132,
  149, 154, 162, 174–175, 176, 182,
  190, 203, 244
– chronische 116, 163
– Pruritus 15
– dialysepflichtige 100
Nierenkolik 24, 50, 406, 470
Nierenlager, Klopfschmerz 12, 174
Nierenparenchymschädigung 245
Nierenretentionsparameter 12
Nierensteine 36
Nierentumoren, Sonographie 85
Nierenvenenthrombose 84
Nierenversagen 266
– akutes 272–273, 358
– chronisches 358
– intrarenales 12–13, 272–273
– postrenales 12–13, 272–273,
  470
– prärenales 12–13, 272–273
– terminales 138, 358
Nierenzellkarzinom 406–407
Nierenzelltumoren 70, 72
Nierenzysten, Ruptur 430
Nikotinabusus 152
NNR-Insuffizienz s. Nebennieren-
  rindeninsuffizienz
NOMI (nichtokklusive mesenteriale
  Ischämie) 380–381
Non-Hodgkin-Lymphome 70, 190,
  326, 408–409
Noonan-Syndrom 250
Normaldruckhydrozephalus
  188–189
Normoproteinämie 182
Norwalkviren 42
NSCLC (nichtkleinzelliges
  Bronchialkarzinom) 280–281
NSTEMI (non ST-segment elevation
  myocardial infarction)
  366–367

Nüchternglukose 104
– abnorme 304
Nüchternhypoglykämie 114
Nykturie 176–177
Nystagmus 178–179
– blickparetischer 178
– optokinetischer 178

O

Oberbauchschmerzen
– akute 2–3
– chronische 36–37
obere gastrointestinale Blutung 404,
  410–411
Obesitas-Hypoventilations-Syndrom
  200
Obstipation 180–181
Obstruktionsileus 128
Obturationsileus 128
Ödeme 182–183, 246, 403
– medikamenteninduzierte 182
– posttraumatische 26
ösophageale Dysphagie 204–205
Ösophagitis 50, 204, 214
– MUSE-Klassifikation 320
– Savary-Miller-Klassifikation 320
ösophagotracheale Fistel 413
Ösophagusdivertikel 158, 202, 204,
  214
Ösophaguskarzinom 50, 204, 214,
  412–413
Ösophagusmanometrie 22
Ösophagusmotilitätsstörungen 50,
  204, 214
Ösophagusobstruktion 413
Ösophagusstenose 22–23
– peptische 320
Ösophagusvarizenblutung 369,
  410–411
Ösophagusvarizenligatur 369
Ohrgeräusche 100, 234–235
Ohrmikroskopie,
  Trommelfellbefund 235
okkulte Blutungen 184–185
Okulomotoriusparese 210
Oligoarthritis 442
Oligurie 12–13
Ophthalmoplegie, inter-/infra-
  nukleäre 210
Optikusneuropathie, ischämische
  248
Orbitadachfraktur 61
Orbitahämatom 60
Orbitaphlegmone 60, 248
Orbitatumoren 60
Orbitavarix 60
Orbitopathie, endokrine 60, 210,
  386–387
Orchitis 96, 131
Organomegalie 146
Ormond-Syndrom 12
oropharyngeale Dysphagie
  204–205
Oropharynxtumoren 88
orthostatische Hypotonie 124–125
orthostatische Synkope 224
Osler-Rendu-Weber-Syndrom 48
Osteochondrose 300–301
Osteoklastom 135
Osteolysen 108

Osteomalazie 134
– kalzipenische 137
Osteomyelitis 135
Osteomyelofibrose 150, 258, 396–397
Osteopathie, renale 134, 137
Osteopenie 136–137
Osteoporose 134, 137, 198, 274, 414–415
– idiopathische 136
– primäre/sekundäre 136
– steroidbedingte 454
Osteosarkome 158
Ostitis deformans 134
Otitis externa 98
Otitis media 67, 98–99
– akute 98
– chronische 98
Otosklerose 98, 100, 234
Ovarialinsuffizienz 254
Ovarialkarzinom 18–19
– metastasiertes 72
Ovarialtumoren 94
Ovarialzyste
– eingeblutete oder geplatzte 240
– Stieldrehung 4
Ovarsyndrom, polyzystisches 94
Overlap-Syndrom 452–453

P

Pachymeningitis 378–379
Paget-Syndrom 108, 134–135
Palmarerytheme 54
Panarteriitis nodosa 474–475
Pangastritis 319
Pankreasinsuffizienz 42
– endokrine 292
– exokrine 164, 292
Pankreaskarzinom 154, 416–417
– zystisches 155
Pankreaskopfkarzinom 292
Pankreaspseudozysten 158, 269, 292
– Ruptur 4
Pankreaszysten 430
Pankreatitis 12, 40, 51, 62, 80, 154, 190, 202, 434
– akute 2, 4, 18–19, 120, 268–269
– biliäre, akute 282
– chronische 36, 292–293
– Nekrosen 268
– nekrotisierende, CT 41
– Postcholezystektomiesyndrom 434
– schwere 268
Pannikulitis 54
Panzytopenie 216, 256–257
Papillennekrose 84
Papillitis 248
Papillom 220
Paracetamolvergiftung 464–465
Parästhesien 120, 186–187
Parageusie 78–79
Paralyse, progressive supranukleäre 188
paraneoplastisches Syndrom 426
Parasitosen 70, 132, 168
Parasomnien 46, 200
Parathyreoidektomie 120

Parkinson-Syndrom 188–189, 238
– idiopathisches 188–189
– medikamenteninduziertes 188
– vaskuläres 188–189
Parkinsontremor 238
Parosmien 78–79
Parotistumoren 67
Paukenhöhlenerguss 98, 234
PCO-Syndrom 254
– Hirsutismus 255
Pemphigoid 55
Pemphigus 138
Pendelnystagmus 178
Penisanomalien 52
Perforansvarikose 472–473
Perikarditis 4, 202, 214, 230, 398–399
Perilymphfistel 100
periproktitischer Abszess 9
Peritonealkarzinose 18–19, 36
Peritonitis 4, 202
– gallige 434
– sekundär bakterielle 18–19
– spontan bakterielle 368
– tuberkulöse 4
Peritonsillarabszess 88
Petechien 30–31, 246, 393
Pfötchenstellung, Hypokalzämie/Tetanie 121
Pfortaderhochdruck 18–19, 26, 216
Pfortaderthrombose 269
Phäochromozytom 16, 74, 172, 418–419
Pharyngitis, akute/chronische 88
Phenylketonurie 138
Phimose 12
Phlebothrombose 26
pH-Metrie 214–215
Phonetogramm 220
Phosphoribosyl-Pyrophosphat-Synthase-Überaktivität 112
Photodermatose 432
Photosensibilität 454
Pica-Syndrom 14–15
Pigmentsteine, braune/schwarze 282
Pilzmeningitis 378–379
Pityriasis
– rosea 56–57
– versicolor 56, 59
Plasmalipoproteine, Zielwert 309
Plasmozytom 34, 132, 134, 136, 174, 402, 420–421
– Eiweißelektrophorese 35
Pleuraempyem 190, 422
Pleuraerguss 20–21, 190–191
– parapneumonischer 190
Pleuritis 202, 230
– tuberculosa 190
Plummer-Vinson-Syndrom 88
Pneumocystis-jirovecii-Pneumonie 340–341
Pneumonie 20–21, 28, 62, 70, 102–103, 202, 230, 264, 286, 422–423
– ambulant erworbene (community acquired, CAP) 422–423
– basale 2, 4
– bei immunsupprimierten Patienten 422–423
– interstitielle, idiopathische 356–357

– stationär erworbene (hospital acquired, HAP) 422–423
– tuberkulöse 467
Pneumothorax 20–21, 102, 230, 424–425
– traumatischer 424–425
Podagra 77, 322–323
Pollakisurie 176
Polyangiitis, mikroskopische 474–475
Polyarthritis 442, 444, 446
Polycythaemia vera 132, 258, 396–397
Polydipsie 104, 110, 122, 192–193
– medikamentenbedingte 192
– psychogene 194
Polyglobulie 100, 258
– reaktive 259
Polymyalgia rheumatica 34, 72, 76, 169, 474–475
Polymyositis 170, 426–427
Polyneuritis cranialis 67
Polyneuropathie 168, 186, 212, 428–429
– alkoholtoxische 428–429
– diabetische 428–429
– distale 372
– entzündliche/infektiöse 428–429
– metabolisch-endogene 428–429
– toxisch-exogene 428–429
– urämische 428–429
Polypen
– Kolon 24, 242
– Stimmband 220–221
– uterine 254
– zervikale 254
Polyradikulitis 67
Polysomnographie 228
Polyurie 104, 110, 176, 194–195
polyzystische Nierenerkrankungen 430–431
Poplitea-Entrapment 38
Porphyria
– cutanea tarda (PCT) 432–433
– variegata 432–433
Porphyrie 2, 4, 432–433
– akute intermittierende (AIP) 432–433
– erythropoetische (erythrohepatisce) 432–433
– – kongenitale (CEP) 432–433
portale Hypertension 18–19, 26, 216
post nasal drip 102
Postcholezystektomiesyndrom 434–435
Posteriorinfarkt 450
Postexpansionslungenödem 425
Posthyperkapnialkalose 160
Post-Polypektomie 242
postthrombotisches Syndrom 462
Posttransfusionspurpura 456
Prader-Willi-Syndrom 82, 116, 250
primäre Amenorrhö 254
primärer Hyperparathyreoidismus 436–437
primärer Hypogonadismus 116–117
Proktitis 296–297
Proktokoloskopie 8
Prolaktinom 94, 116, 438–439

Promyelozytenleukämie, akute (APL) 266
Prophyrie 36
Prostataadenom 176
Prostatahyperplasie, benigne (BPH) 12, 44, 177
Prostatakarzinom 34, 44, 84, 440–441
Prostatitis 44, 84
Protein-C-Mangel 232
Protein-S-Mangel 232
Proteinurie 174, 196–197, 244
– physiologische 196
Prothrombinmutation 232
Protoporphyrie, erythropoetische (erythrohepatische) (EPP) 432–433
Prurigo subacuta 57
Pruritus 244
– ani 9
– mit/ohne Effloreszenzen 132
– Niereninsuffizienz, chronische 13
– senilis 132
Pseudochylothorax 190
Pseudoexophthalmus 60
Pseudogicht 76
Pseudohypokapnialkalose 160
Pseudohyponatriämie 122
Pseudohypoparathyreoidismus 120, 346–347
Pseudokrupp 222
Pseudoobstruktion, intestinale 164
Pseudoperitonitis, diabetische 2, 4
Pseudospondylolisthese 300–301
Pseudothrombozytopenie 30
Pseudotumor orbitae 60
Psoriasis 54, 57, 112, 132, 442
– guttata 56
– vulgaris 59
Psoriasisarthritis 76, 442–443
psychogene Anfälle 46
psychogene Dyspnoe 20–21
psychogene Heiserkeit 92
psychogene Muskelschwäche 170
psychogene Polydipsie 194
psychogener Tremor 238
pulmonale Fibrose, idiopathische (IPF) 356–357
pulmonale Infiltrationen 252
pulmorenales Syndrom 28
Purpura
– idiopathische thrombozytopenische (ITP) 392–393, 456–457
– – chronische 392–393
– Schoenlein-Henoch 474–475
– senilis 30
Pyelonephritis 4, 195–196, 332–333
– akute 2, 332–333
– chronische 84, 174, 244, 332

Q

5q-Syndrom 394, 395
QT-Syndrom, kurzes/langes 224
Querschnittsyndrom 212
de-Quervain-Thyreoiditis 460–461

R

Rachendiphtherie 89
Rachitis 120
Radikulitis 198
Radikulopathien, lumbale 360–361
Rauchgasinhalation 102
Raynaud-Syndrom 452–453
reaktive Arthritis 444–445
Rechtsherzdekompensation 298
Rechtsherzinsuffizienz 236, 376
rechtsventrikuläre Dysplasie, arrhythmogene (ARVD) 362–363
Reed-Sternberg-Riesenzellen 342
Reexpansionslungenödem 424
Reflux 202, 306
Refluxkrankheit 214, 230
– erosive (ERD) 202
– gastroösophageale 22–23, 36, 102, 320–321, 452
– nichterosive (NERD) 202
Refluxösophagitis 50, 202, 320–321, 452
Regurgitation 22
Reinke-Ödem 220–221
Reiter-Syndrom 444–445
Reizdarmsyndrom 164, 180, 240
Reizleitungsstörungen, kardiale 372
Rektumkarzinom 9, 242, 364–365
Rektumprolaps 8
Rekurrensparese 220–222, 413
renale Krise 452
respiratorische Insuffizienz 424
respiratory bronchiolitis interstitial lung disease (RB-ILD) 356
Restharn 44
Restless-Legs-Syndrom 47, 228
restriktive Kardiomyopathie (RCM) 362–363
Retentionspneumonie 422
Retikulozyten-Produktions-Index (RPI), Anämie 6
retinaler Gefäßverschluss 248
Retinopathie, diabetische 302
Rhabdomyolyse 108, 110, 170, 426
rheumatische Erkrankungen 40, 148, 216
rheumatische/rheumatoide Arthritis 72, 76, 136, 446–447
– Disease Activity Score 28 446
Rhinolalia aperta/clausa 218
rhythmogene Synkope 224
Richter-Syndrom 288
Riesenfaltengastritis 318–319
Riesenzellarteriitis 474–475
Ringsideroblasten 395
Rosazea 54–55, 57
Rotaviren 42
Röteln 156
Rubeosis faciei 54
Rucknystagmus 178
Rückenmarkschädigung 212
Rückenschmerzen 198–199
Ruhetremor 239
runde Fenstermembran, Ruptur 234

S

Sängerknötchen 92
Salmonellen 42
Salpingitis 4
Salzvergiftung 110
Salzverlustnephropathien 62
Sarkoidose 70, 72, 90, 108, 154, 157, 159, 168, 170, 173, 429, 448–449
– Erythema nodosum 109
– Lymphadenopathie, bihiläre 109
– pulmonale 448–449
Savary-Miller-Klassifikation, Ösophagitis 320
Schädelbasistumoren 67
Schalltrauma, akutes 100
Schellong-Test 124, 125
Schenkelhalsfraktur 414–415
Schielen 210–211
Schilddrüsenadenom 344–345
Schilddrüsenautonomie, Hyperthyreose 344–345
Schilddrüsenfunktionsstörung 254
Schilddrüsenkarzinom 120
– medulläres 74
Schlafapnoe(-Syndrom) 11, 52, 149, 176
– obstruktive 200, 228
– zentrale 200, 228
Schlaflatenz-Test 200
Schlafstörungen 200–201
Schlaganfall 450–451
Schluckauf 202–203
Schluckstörungen 204–205
Schmerzsyndrom, chronisches 10
Schmetterlingserythem 54, 454–455
Schock 206–207
– anaphylaktischer 206
– hypovolämischer 206
– kardiogener 206, 366
– Lungenembolie 370
– Meningitis 378
– neurogener 206
– septischer 206
Schoenlein-Henoch-Purpura 474–475
Schuppenröschen 56
Schwangerschaft 14–15
Schwangerschaftsfettleber 68
– akute 68
Schwartz-Bartter-Syndrom (SIADH) 122–123
Schweißgeruch 138–139
Schwerhörigkeit 98–99, 208
– hereditäre 100
Schwindel 100, 208–209
– kardialer 208
– ohne Nystagmus 208
– okulärer 208
– orthostatischer 208
– peripher-vestibulärer 208
– psychogener 208
– ungerichteter 208
– vaskulärer 208
– zentral-vestibulärer 208
SCLC (kleinzelliges Bronchialkarzinom) 280–281
seborrhoisches Ekzem 58
Sehstörungen 208, 210–211
Seitenastvarikose 472–473
Sensibilitätsstörungen 212–213
Sepsis 12, 120, 124
– Meningitis 378
– Thrombopenie 456
septischer Schock 206
Serositis 454
Serumelektrophorese 403
Sézary-Syndrom 54
Sharp-Syndrom 429
Sheehan-Syndrom 195, 348–349
Short-QT-Syndrom 224–225
Shuntvitien 252
SIADH (Syndrom der inadäquaten ADH-Sekretion) 122–123
Sicca-Symptomatik 92, 452
Sichelzellanämie 7, 195
Sick-Sinus-Syndrom 32
Sigmakarzinom 181
Sigmatismus 218
Sigmoidokoloskopie 8
silent Thyroiditis 460–461
Simmonds-Krankheit 348–349
Simpson-Provokationstest 171
Singultus 202–203
sinubronchiales Syndrom 102
Sinusitis 248
– akute 102
Sinusknotensyndrom 224, 338–339
Sinusrhythmus, 12-Kanal-EKG 33
Sinustachykardien 226, 338–339
Sinusvenenthrombose 86
SIRS 40
Sjögren-Syndrom 76, 78, 88, 92, 429
Skabies 57, 59
Skleren, gelbe Verfärbung 127
Sklerodermie 376, 429, 452–453
Skoliose 300
Slow-transit-Obstipation 181
Sodbrennen 22, 214–215, 320–321
somatosensorisch evozierte Potenziale (SEP) 212
Somnolenz 244
Soorösophagitis 205
Spät-Dumping 306–307
Spannungskopfschmerz 142
Spannungspneumothorax 424–425
Speicheldrüsenschwellung 90
Speichelschnelltest 78
Speicherkrankheiten 150, 157, 216
Spermatogenese, gestörte 130
Spermatozele 96
Sphärozytose, hereditäre 6
Spinalkanalstenose 198, 300
spinozerebelläre Atrophien (SCA) 188
Splenomegalie 48, 216–217, 236, 259, 290, 456
Spondylarthrose 198, 300, 300–301
Spondylitis, ankylosierende 274–275
Spondyloarthritis 442
Spondylodiszitis 198
– tuberkulöse 73
Spondylose 198, 300–301
Spontannystagmus 178
Spontanpneumothorax 424–425
Sprech-/Sprachstörungen 218–219
Sprue 80, 120, 236, 326–327, 376
– ESPGAN-Kriterien 326
– kollagene 326
– Zottenatrophie 327
Stammfettsucht 83

Stammvarikose 472–473
Status
– asthmaticus 278
– nonconvulsivus 140
Stauungsdermatitis 55
Stauungsekzem 54, 132
Stauungssyndrom, arthrogenes 294, 472
Steatohepatitis 69, 464–465
– nichtalkoholische 236
Steatosis 476
Stellwag-Zeichen 60
STEMI (ST-segment elevation myocardial infarction) 207, 366–367
Sterilität 130–131
Stiff-Person-Syndrom (SPS) 166–167, 169
Still-Syndrom 72
Stimmbandpolypen 220–221
Stimme, raue 88
Stimmstörungen 220–221
Stomatitis 79
Strabismus 208, 210–211
– concomitans 210
– paralyticus 210
Strahlenenteritis 242
Strangulationsileus 128
Stressulkus, akutes 468–469
Striae rubrae 83
Stridor 222–223
Stroboskopie 220
Strömungsinsuffizienz, ante-/ retrograde 294
Struma 90, 202, 262
– intrathorakale 158
– nodosa 91
Stuhlinkontinenz 478
Sturge-Weber-Syndrom 46
Subarachnoidalblutung 86, 142–143
Sugillationen 30–31
Sweet-Syndrom 54, 58
Sydney-Klassifikation, Gastritis 318–319
sympathikotone Reaktion 124
Syndrom
– der dünnen Basalmembran 84
– der inadäquaten ADH-Sekretion (SIADH) 122–123
– der polyzystischen Ovarien (PCO) 82
Synkope 46, 224–225
– situative 224
– vasovagale 224
Syphilis 156
systemische Sklerose (s. Sklerodermie) 76, 452–453
systemischer Lupus erythematodes (SLE) 54, 72, 76, 376, 429, 454–455

T

Tachykardie 62, 226–227, 338–339
– anhaltende ventrikuläre 362–363
– paroxysmale supraventrikuläre 226
– supraventrikuläre 224, 227

– ventrikuläre 224, 226–227, 338–339
Tagesschläfrigkeit 228–229
Takayasu-Arteriitis 474–475
Teleangiektasien 48, 54
tender points, Fibromyalgie-Syndrom 315
Tensilon®-Test 170
Tetanie 120, 167, 186
– Pfötchenstellung 121
Tetanus 167
thorakale Raumforderungen/Tumoren, benigne/maligne 222
Thoraxschmerzen 230–231
Thrombangitis obliterans 38, 474–475
Thrombembolie 232
thrombembolischer Gefäßverschluss, akuter 271
Thrombopathien 48
Thrombopenie 48, 392, 393, 456–457
– transfusionsrefraktäre 456
– Typ II, heparininduzierte 232
Thrombophilie 232–233
– hereditäre/idiopathische 232
Thrombophlebitis 458–459
Thrombose 232–233
– arterielle, akute, mesenteriale 380–381
Thrombozytenfunktionsstörung 30
Thrombozythämie, essenzielle 258–259, 396–397
Thrombozytopenie 256, 288, 290
Thrombozytose 259
– reaktive 258–259
Thymome 158
Thymuskarzinom 158
thyreoglossale Zyste 90
Thyreoglossuszysten 90
Thyreoiditis 460–461
– akute bakterielle 460–461
– exogene 460–461
– Hyperthyreose 344–345, 460–461
– Hypothyreose 350–351, 460–461
– subakute de Quervain 350, 460–461
– subakute lymphozytäre 460–461
thyreotoxische Krise 344–345
TIA (transitorisch ischämische Attacke) 46, 186
Tics 47
tiefe Venenthrombose (TVT) 462–463
Tierpockeninfektion 139
Tinea 56
– corporis 56
Tinnitus 100, 208, 234–235
Tonschwellenaudiogramm, Hörsturz 101
Tonsillentumoren 88
Tonsillitis, akute 88
Tourette-Syndrom 47
toxische Leberschäden 464–465
Toxoplasmose 156, 195
Trachealstenosen 222
Tracheametastase 223

Tracheobronchitis, akute 102
Tracheomalazie 222
Transaminasenerhöhung 236–237
transiente neurologische Herdzeichen 384
Tremor 238–239
– psychogener 238
Trigeminusneuralgie 142
Triglyzeride 309
Trochlearisparese 210
Trommelfellperforationen 98
Trousseau-Zeichen 347
– Hypokalzämie 120
Tuberkulose 11, 18–19, 28, 72, 80, 108, 148, 156, 173, 466–467
– kavernöse 467
tuberöse Sklerose 46
Tubulusnekrose, akute 12
Tularämie 156
Tumorblutungen 413
Tumorerkrankungen 14–15, 112
Tumorhypoglykämie 114
Tumorlysesyndrom 409
Turner-Syndrom 250
Typ-A/B/C-Gastritis 319
Typhus abdominalis 138, 154
T-Zell-Lymphome 54, 326
– kutane 132

U

Übelkeit 244
Ulcus
– corneae 248
– cruris 294, 462
– Dieulafoy 468–469
– ventriculi/duodeni 2, 36, 51, 154, 318, 468–469
Ulkus, peptisches 468–469
Ulkusblutung, Forrest-Klassifikation 410
Ulkuskrankheit 468–469
Ulkusperforation 4
Ulnardeviation 447
Ulzerationen, orale oder nasopharyngeale 454
unklassifizierte Kardiomyopathie 362–363
Unterbauchschmerzen 240–241
untere gastrointestinale Blutung 242–243
Unterkieferfrakturen 67
Unterschenkelerythem 54
Urämie 2, 4, 36, 50, 79, 140, 196, 203, 244–245, 272
Uratnephropathie 113
Ureterolithiasis 470–471
Uretersteine 44
Urethritis 44, 332–333
Urolithiasis 84, 470–471
Urosepsis 332
Urothelkarzinom 12
Urtikaria 55, 57, 132, 246–247
Urtikariavaskulitis 57, 246
urtikarielle Exantheme 56
Uterusmyom 177
Uveitis 448

V

Varikophlebitis 458–459, 472
– transfaszial progrediente 458
Varikose 472–473
Varikozele 96
Varizenblutung 368
Vasculitis allergica 56, 59
Vaskulitis 4, 57, 456, 474–475
– leukozytoklastische 474–475
Vasopathie 30
Vegetationen, Mitralklappe 355
Vena cava superior, Kompression 90
Venenthrombose
– septische 72
– tiefe 462–463
Venenverschlusskrankheit 464–465
venöse Insuffizienz, chronische 64, 124, 177, 294–295, 472
– Widmer-Klassifikation 294
ventilatorische Insuffizienz, chronische 298
Verbrennungen 62, 110, 120, 192
Verfettungsstörung, Leber 144
Verner-Morrison-Syndrom 376
Verschlusshydrozephalus, Meningitis 378
Vestibularisläsion 208
Vipom 43
Virusexanthem 57
Virushepatitis 68, 154, 236, 476–477
– akute 324
Virusinfektionen 70
Visusverlust 248–249, 274
Vitamin-B_{12}-Mangel 150, 256
Vitamin-D-Mangel 120
Vitamin-D-Überdosierung 108
vocal cord dysfunction 20–21, 222
VOD (veno-occlusive disease) 236
Volvulus, Koliken 24
von-Willebrand-Jürgens(vWJ)-Syndrom 30
Vorhofflattern 226, 338–339
Vorhofflimmern 32, 226, 338–339
Vorläufer-B-lymphoblastisches Lymphom 408

W

Wachstumshormonmangel 82, 250
Wachstumsstörungen 250–251
Waldenström-Syndrom 34
Wanderröte 54
Wangenerythem 54
Wasseransammlungen s. Ödeme
Wasserdiurese, nichtosmotische 192
Wasserintoxikation 122–123
Waterhouse-Friderichsen-Syndrom, Meningitis 378
Wegener-Granulomatose 48, 390–391, 474–475
Weichteilinfektionen 70
Weil-Syndrom 127

Werlhof-Syndrom 30, 392–393, 456–457
Wernicke-Aphasie 219
Whipple-Syndrom 72, 81, 156, 376–377
white clot syndrome 232
Wickham-Streifen 57
Widmer-Klassifikation, chronische venöse Insuffizienz 294
von-Willebrand-Jürgens(vWJ)-Syndrom 30
Wilson-Syndrom 236
Windpocken 56
Wirbelkörperfrakturen 414
Wirbelsäulenveränderungen
– degenerative 300–301
– entzündliche 442
Wolff-Parkinson-White-Syndrom 227, 338–339
Wortfindungsstörungen 218
Wurzelkompressionssyndrom 300, 478–479
Wurzeltod 360

X

Xanthinsteine 470–471
Xerostomie 78

Z

Zellen, blastäre, unreife 267
Zenker-Divertikel 204
zerebellärer Tremor 238
zerebrale Ischämien 186
– s.a. Schlaganfall bzw. TIA
zerebrale Tumoren 142
zerebrovaskuläre Insuffizienz/Störungen 140, 208
Zinkmangel 78
Zittern 238–239
ZNS-Störungen 162
Zöliakie 42, 164, 250, 326–327
Zollinger-Ellison-Syndrom 318–319, 376, 468–469
Zoster oticus 66
Zottenatrophie, Sprue 327
Zyanose 252–253
– periphere/zentrale 252
Zyklusstörungen 254–255
Zysten
– branchiogene 90
– perikardiale 158
– thyreoglossale 90
Zystennieren 244, 430–431
– familiäre 430–431
Zystinsteine 470–471
Zystitis 4, 44, 240, 332–333
Zytopenie 150
– im peripheren Blut 256–257
– refraktäre mit multilineärer Dysplasie (RCMD) 395
– – und Ringsideroblasten (RCMD-RS) 395
Zytose im peripheren Blut 258–259